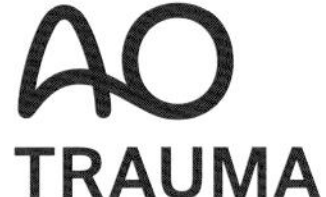


# AO腕部骨折手术图解

## Manual of Fracture Management—Wrist

主编
Jesse B Jupiter
Douglas A Campbell
Fiesky Nuñez

主译
刘 珅 柴益民 谢雪涛

上海科学技术出版社

图书在版编目（CIP）数据

AO腕部骨折手术图解 / （美）耶西·B.朱庇特等主编；刘珅，柴益民，谢雪涛主译. -- 上海 ：上海科学技术出版社，2024.1
书名原文：Manual of Fracture Management—Wrist
ISBN 978-7-5478-6067-0

Ⅰ. ①A… Ⅱ. ①耶… ②刘… ③柴… ④谢… Ⅲ. ①手－骨折－外科手术－图解②腕骨－骨折－外科手术－图解 Ⅳ. ①R683.41-64

中国国家版本馆CIP数据核字(2023)第017274号

---



**AO 腕部骨折手术图解**

**主编** Jesse B Jupiter Douglas A Campbell Fiesky Nuñez

**主译** 刘 珅 柴益民 谢雪涛

上海世纪出版（集团）有限公司
上 海 科 学 技 术 出 版 社 出版、发行
（上海市闵行区号景路 159 弄 A 座 9F-10F）
邮政编码 201101 www.sstp.cn
山东韵杰文化科技有限公司印刷
开本 889 × 1194 1/16 印张 33.5
字数：850 千字
2024 年 1 月第 1 版 2024 年 1 月第 1 次印刷
ISBN 978-7-5478-6067-0/R · 2700
定价：298.00 元

---

# 内容提要

《AO腕部骨折手术图解》是AO Trauma最新出品的关于腕部骨折处理的指导性教材，邀请了多位国际骨科专家，就显露桡骨远端、尺骨远端及腕骨的各种手术标准入路做了详细的图解和说明，并以病例的形式帮助广大骨科医生形象、直观地了解腕部骨折治疗的AO原则和方法。本书内容丰富，图文并茂，通过近2 000幅手术图片与影像图片及14个手术视频，让读者直观地了解手术技术，适合骨科医生及相关临床工作者阅读与借鉴。

# 译者名单

主　译

刘　珅　柴益民　谢雪涛

主　审

曾炳芳

参译人员

（以姓氏笔画为序）

王龑懋　占　宇　刘生和　芮碧宇

吴天一　陆晟迪　周润华　钟万润

# 编者名单

## 主　编

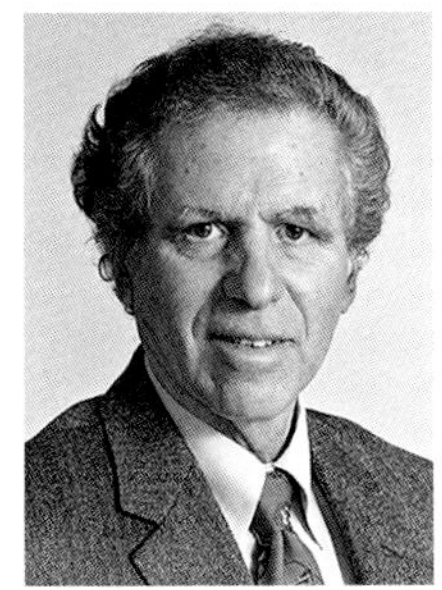

**Jesse B Jupiter**, MD
Hansjorg Wyss/AO Professor of Orthopaedic Surgery
Harvard Medical School
Massachusetts General Hospital
Yawkey Center, Suite 2100
55 Fruit Street
Boston MA 02114
USA

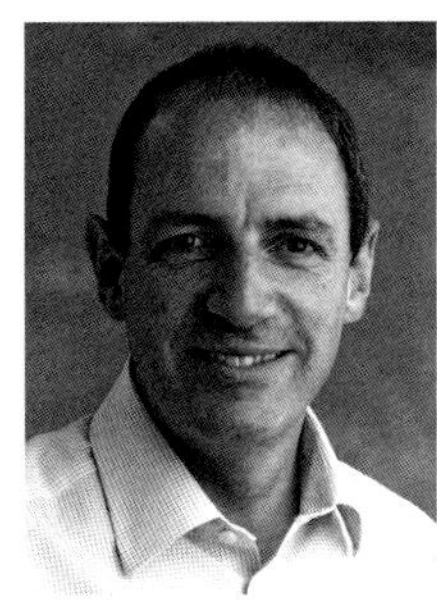

**Douglas A Campbell**, ChM, FRCS Ed, FRCS(Orth), FFSEM(UK)
Consultant Hand and Wrist Surgeon
Leeds General Infirmary
Great George St
Leeds LS1 3EX
United Kingdom

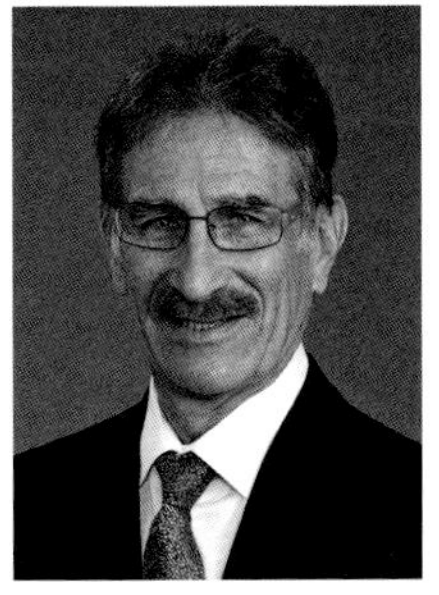

**Fiesky A Nuñez Sr**, MD
Associate Professor
Department of Orthopaedic Surgery
Wake Forest School of Medicine
Medical Center Boulevard
Winston-Salem NC 27157-1010
USA

## 参编人员

**Douglas A Campbell**, ChM, FRCS Ed, FRCS(Orth), FFSEM(UK)
Consultant Hand and Wrist Surgeon
Leeds General Infirmary
Great George St
Leeds LS1 3EX
United Kingdom

**Diego L Fernández**, MD
Professor of Orthopaedic Surgery
University of Bern
Orthopedic Surgeon
Consultant, Hand and Upper Extremity Surgery
Ch. de la Côte du Bas 12
CH-1588 Cudrefin
Switzerland

**Thomas J Fischer**, MD, FAOA, ASSH, AAOS, AOTK
Hand Expert Group
Clinical Associate Professor
Indiana University School of Medicine
Department of Orthopedic Surgery
Section Chief Hand Surgery
Ascension St Vincent, Indianapolis
Indiana Hand to Shoulder Center
8501 Harcourt Rd
Indianapolis, IN 46260
USA

**Renato Fricker**, MD
Member AOTrauma Europe, Swiss and American
Societies for Hand Surgery, German speaking Working Group for Surgery of the Hand
Specialist in Hand Surgery FMH
Senior Consultant Hand, Wrist, Elbow Surgery
Orthopedic and Trauma Surgeons
Hirslanden Clinic Birshof
Reinacherstrasse 28
CH4142 Münchenstein
Switzerland

**Juan González del Pino**, MD, PhD
Member Spanish Society for Hand Surgery
Member Spanish Society for Orthopaedic Surgery
Former member AOTK Hand Expert Group
Former Editor-in-Chief Spanish Journal of Orthopaedic Surgery
Former President Spanish Society for Microsurgery
Founder and Head
The Institute of the Hand
Nuestra Señora del Rosario Hospital
80 Castelló St
28006 Madrid
Spain

**Jesse B Jupiter**, MD
Hansjorg Wyss/AO Professor of Orthopaedic Surgery
Harvard Medical School
Massachusetts General Hospital
Yawkey Center, Suite 2100
55 Fruit Street
Boston MA 02114
USA

**Zhongyu Li**, MD, PhD, FAOA, FAAOS, ASSH, ASPN
ABOS Board Certified in Orthopaedic Surgery and Hand Surgery
Professor
Department of Orthopaedic Surgery
Department of Vascular and Endovascular Surgery
Wake Forest School of Medicine
Medical Center Boulevard
Winston-Salem NC 27157-1070
USA

**Fiesky A Nuñez Jr**, MD, PhD
Hand Surgeon
Bon Secours Mercy Health
Piedmont Orthopedic Associates
35 International Drive
Greenville, SC 29615
USA

**Fiesky A Nuñez Sr**, MD
Associate Professor
Department of Orthopaedic Surgery
Wake Forest School of Medicine
Medical Center Boulevard
Winston-Salem NC 27157-1010
USA

# 中文版序

手是人类的劳动器官，也是人们进行社交活动的工具，其重要性不言而喻。腕关节作为手与前臂的连接部，一旦遭受损伤或罹患疾病，将影响手甚至整个上肢的功能，需要及时修复或重建，是创伤骨科和手外科医生必须应对的临床挑战。

腕关节由远近两排共8块腕骨与桡骨、尺骨远端构成，结构复杂多元，彼此连接紧密而灵活，损伤或病变之后对修复与重建的要求比较高。就桡骨远端骨折而言，倘若累及腕关节，就会导致部分或完全关节内骨折，治疗上需要解剖复位坚强固定。为提高治疗效果，有必要进行专科教育以规范手术医生的医疗行为，用相同的适应证选择病例，遵循一样的原则选择手术入路、复位方法、内植物种类、内固定技术和康复计划，使患者得到效果优良的同质化治疗。为了达到这个目的，知名的国际学术组织“内固定研究学会”（AO/ASIF）的做法是，除了开办学习班面对面讲解理论知识、手把手传授手术技巧之外，还组织资深专家著书立说，分门别类出版学术专著，为创伤骨科的专科教育提供教材和参考书。2005年，AO出品的由J B Jupiter和D C Ring两位手外科专家主编的*AO Manual of Fracture Management: Hand and Wrist*就是个典型的例子。这部专著以病例研究为基础，深入浅出地阐述了应用AO骨折治疗的原则改善手腕部骨折治疗效果应知、应会的知识精髓和技术要点，对手腕部骨折的手术操作步骤和现行的AO固定技术做了详尽的描述，是一部科学性与实用性俱佳的学术专著。2006年，顾玉东和劳杰两位教授主译出版了该书中文版《AO手及腕部骨折处理手册》，把它介绍给中国的同行，普及AO骨折治疗的理念，为我国创伤骨科的学科发展和手外科诊疗水平的提高起到了积极的推动作用。转眼间10多年过去了，人们对手腕部的复杂解剖结构有了更加深入的认识，手及腕部骨折的手术技术在推广应用中有了新的发展，临床上也出现了许多新的内植物，解剖形状不同、损伤模式各异的骨折都能得到恰当的有效固定，进一步提高了手及腕部骨折手术治疗的效果。2016年，AO决定对初版的*AO Manual of Fracture Management: Hand and Wrist*进行修订，并把再版的专著拆分成两本，分别定名为*Manual of Fracture Management—Hand*和*Manual* *of Fracture Management—Wrist*。前者由J B Jupiter、F Nuñez、R Fricker主编，其中文版《AO手部骨折手术图解》由刘璠、陶然主译，于2018年5月由上海科学技术出版社出版；后者由J B Jupiter、D A Campbell、F Nuñez主编，于2019年出版，同年上海科学技术出版社邀请上海市第六人民医院骨科主任柴益民教授主持*Manual of Fracture Management—Wrist*中文版的翻译工作。柴教授雷厉风行，不顾临床工作繁忙，立即组织一班人投身其中。只可惜，2019年9月，柴教授不幸遭遇脑血管意外，不能亲力亲为，翻译工作因此搁置，中文版未能如期出版，当为憾事。所幸柴教授原先已明确分工、下达任务，同事们也听从安排，各司其职，译著的初稿已经拟就，只缺汇总、统稿。他的一位学生吴天一医生在出版社编辑的支持下挑起统稿的重担。这段时间，正值新冠肺炎疫情暴发，对人们的社会活动、医院的日常医疗工作，均造成很大影响。吴博士也响应号召，毅然决然逆行而上，离开骨科临床岗位，走进收治新冠肺炎患者的方舱医院，投身抗疫第一线。尽管这样，他还是不遗余力努力奋斗，这才完成本书的翻译工作，未辜负柴主任的期望，完成了他未竟的学术夙愿。吴博士的行为深深感动了我，让我看到年轻一代的担当，不由得心存佩服。当他提出请我为这部译著作序时，我欣然应允。

这本著作的英文书名为*Manual of Fracture Management—Wrist*，直译应当为“腕部骨折处理手册”，但我赞成把“处理手册”改译为“手术图解”，加上本书为AO Trauma的系列出版物，冠以AO理所当然，因此《AO腕部骨折手术图解》这个书名十分恰当：一则与本书的姊妹篇*Manual of Fracture Management—Hand*的中文版书名《AO手部骨折手术图解》相对应，二则与本书的内容和格调更加吻合。因为本书除了第一篇按教科书的格式介绍了10种手术入路以外，其余四篇都是以病例研究为基础进行阐述的，分层次、按步骤逐一陈叙，附以线描图、实景照片和影像资料，图文并茂，一目了然，是一部精细的手术图谱，可供临床医生在实践中参考，“按图索骥”，直至顺利完成手术。

为了作序，我有幸浏览了全文，感到本书内容非常丰富，虽然是以病例介绍为主，但在描述中穿插着理念、原则的阐述，极具哲理，有很强的指导性，值得读者认真学习。阅读可以知其然，理解才能知其所以然。在欣赏专家处理病例的一招一式的同时，读者莫忘领略作者科学的思维方法，从个案的转归中领悟处理腕部骨折与损伤的普遍原理和手术技巧，融会贯通地掌握知识和技术的真谛，将之应用于临床实践，如此才能触类旁通，而不仅是机械地重复。当然，临床上不会有完全一样的两个病例，也不能指望有放之四海而皆准的解决方法，即便是同一个病例也可以有不同的处理方法，只有治疗的目的才是一致的：解除病患痛苦，重建手腕功能，让患者恢复生活和劳动的能力，回归社会。

我相信，本书的出版将给从事腕部骨折治疗的创伤骨科和手外科医生提供学习和深造的途径，为有志于攻克腕部伤病治疗难题的同道们增添制胜的法宝。为此，我们要感谢本书的译者们，是他们通过自己辛勤的劳动，帮助大家克服语言的障碍，直接从AO专家们的著作中汲取学术营养，提高自身解决临床问题的能力，造福中国的腕部伤残者；我们还要特别感谢上海科学技术出版社，是他们一如既往地给中国创伤骨科学界以支持，与时俱进地提供学术食粮，为中国创伤骨科学科的发展贡献力量。

AO理事（2005—2011）

2022年5月23日于上海

# 英文版序

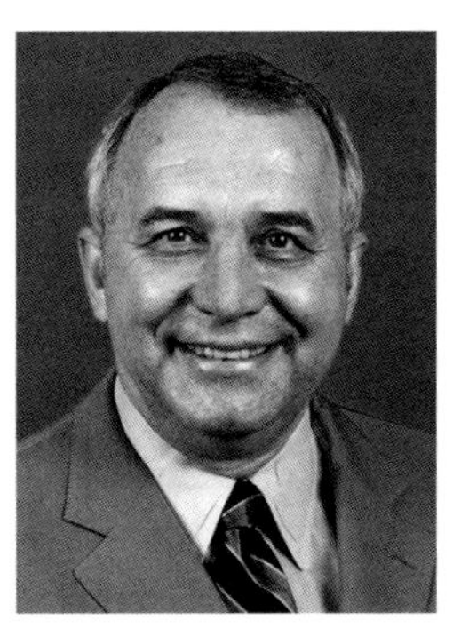

**Thomas J Fischer**, MD, FAOA, ASSH, AAOS, AOTK
Hand Expert Group
Clinical Associate Professor
Indiana University School of Medicine
Department of Orthopedic Surgery
Section Chief Hand Surgery
Ascension St Vincent, Indianapolis
Indiana Hand to Shoulder Center
8501 Harcourt Rd
Indianapolis, IN 46260
USA

60年前，一群外科医生开创性地成立了一个独特的组织，或称“工作组”，名为Arbeitsgemeinschaft für Osteosynthesefragen（简称AO，即内固定研究学会）。AO致力于开发教育计划、编制骨折处理文件、开展研究和推动操作器械发展，以使其理念适用于各种骨折治疗。

大约30年前，该工作组编写了一本名为*Manual of Internal Fixation*的教材。这本教材应用广泛，是当时骨折固定技术开发领域的共识，为外科医生提供了一个处理骨折和关节损伤的框架。它整合了世界各地的外科医生在文件编制、器械操作和医学教育方面的理念，以实现AO的目标。

经过数十年上千次手术后，今天，有各式各样的内植物可供我们选择。这些内植物采用具有高度适应性的技术，以实现在特殊人体部位（如手腕）的精细化应用。

Campbell、Jupiter和Nuñez三位博士终身致力于外科教育事业，他们注意到腕部骨折处理原理的精细化应用问题，并编写了一本证据充分、逻辑清晰的教材，讲解腕部原发性骨折处理的手术方法。本书清晰地记录了相关证据，以帮助我们选择合适的手术方法和内植物。此外，作者并未止步于骨折的基础处理，本书在图解、案例和循证决策中展示的组合方法，也适用于处理困扰患者的相关并发症和创伤后状况。

经验丰富的外科医生们本着AO创始人的精神和理念，在手术中精益求精，并通过线上平台更好地完成教育工作。他们将复杂的腕关节修复方法用图文记录下来，并反复研究、改进。事实上，腕关节是一系列精巧关节的组合，用于维持手在空间中的位置。他们详细介绍了腕关节解剖和常见损伤，以此提供治疗腕关节损伤的手术和非手术治疗方案。

这些外科医生都是我的同事，我很荣幸被邀请和他们一起编写这本*Manual of Fracture Management—Wrist*。自首次使用掌侧钢板固定剪切骨折和外固定结合钢针固定广泛粉碎性骨折以来，腕部骨折的治疗原则及方法不断发展，本书的诞生是必然的结果。本书很好地涵盖了腕关节创伤的方方面面，并详细指导我们该如何学习腕关节创伤治疗。

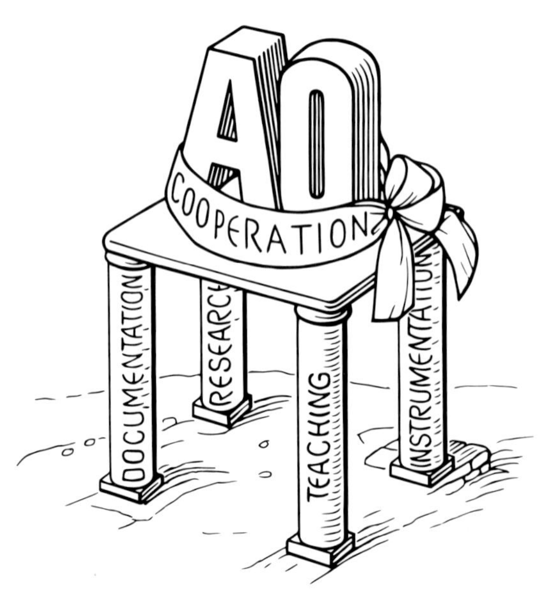

# 英文版前言

对腕部损伤和重建问题更深刻的理解促使我们决定将*AO Manual of Hand and Wrist*修订成完全分开的两本教材。继2016年出版了*Manual of Fracture Management—Hand*之后，现在，我们将全新的修订版*Manual of Fracture Management—Wrist*献予各位读者。

本书完全以案例介绍为基础。业已证明，案例这种形式在帮助学员和训练有素的外科医生处理和治疗简单与复杂损伤方面都是卓有成效的。与已出版的手部分册一样，本书不仅用取自AO在线教育网站和AO Reference Surgery图书馆的插图丰富了临床病例介绍，还受益于AO Reference Surgery和AO Education Institute医学插图与图像设计团队的支持和帮助。

基于以下重要进展——对腕部复杂解剖的理解，手术入路数量的扩大，以及各种适用于不同解剖形状和损伤模式的内植物技术的改进，本书内容分为五篇。第一篇为读者提供了显露桡骨远端、腕骨和尺骨远端的10种不同的手术入路；第二篇介绍了腕骨骨折和骨折脱位，包括舟骨简单骨折和多骨片的骨折、骨折不愈合，以及如何使用带血管蒂的骨移植；第三篇聚焦于尺骨远端和下尺桡关节的问题；第四篇涵盖了桡骨远端种类繁多的骨折类型和内固定方法，甚至有一些临床案例包含了严重的粉碎性骨折和骨折畸形；第五篇为读者提供了一些有关各种重建问题的带图解的病例，包括桡骨远端骨不愈合及畸形愈合，以及桡腕关节和腕骨间关节的创伤后疾病。

本书还反映了许多讲师的经验和专业知识，这些讲师多年来在世界各地举办的AO基金会手部及腕部学习班上讲课，他们的理念和临床实例也给予了编者极大的帮助。

特别感谢以下外科医生：Diego Fernandez、Renato Fricker、Fiesky Nuñez Jr、Zhong yu Li、Thomas Fischer和Juan Del Pino。他们为一些具体问题贡献了独到的治疗方法。

正如我们在最初出版的*AO Manual of Hand and Wrist*中第一次指出，并在最近出版的*Manual of Fracture Management—Hand*中再次强调的那样，本次出版的*Manual of*

*Fracture Management—Wrist* 主要包含一些手术治疗的实例，不应当把它确立为处理问题的唯一方法，甚至也没有必要说是最好的方法。同样，它也不是一本面面俱到的教材。尽管如此，我们依然希望各位读者能在本书中徜徉学习、获得乐趣，这会是我们和编者同仁为本书奉献大量时间的回报。

**Jesse B Jupiter**

**Douglas A Campbell**

**Fiesky Nuñez**

# 致　谢

如果没有大家的共同努力，就不会有AO出版物的诞生和出版，*Manual of Fracture Management—Wrist*也是如此。感谢AO成员分享的资源、图片和病例；感谢腕关节外科同仁承担的教育工作，以及我们自己临床工作人员的参与。这意味着确实有许多值得感谢的人。

虽然有很多人参与了本书的撰写，但我们仍要特别鸣谢以下人员。

- AO创伤教育委员会成员。感谢他们为本书及其姊妹篇*Manual of Fracture Management—Hand*的出版提供的帮助。
- AO教育学院的Urs Rüetschi和Robin Greene。感谢他们最大限度地提供人力和物力，正是由于他们的帮助，本书才能顺利出版。
- Renato Fricker，既是*Manual of Fracture Management—Hand*的编者，又是本书的作者。感谢他为这两本书所做的贡献。
- Diego Fernandez和Ladislav Nagy。感谢他们在AO中对手部和腕部教育所做的贡献，以及对本书出版的贡献和帮助。
- Thomas J Fischer。感谢他为本书撰写了序言。
- 出版社经理Carl Lau和项目部经理Michael Gleeson。感谢他们出版了*Manual of Fracture Management—Hand*和*Manual of Fracture Management—Wrist*。同样感谢平面设计团队和医学插画团队，他们将手绘草图和口头想法绘制成精美的图片。
- AO Surgery Reference经理Lars Veum及现任和前任项目经理，外科医生作者、编辑和插画团队。感谢他们为扩充AO Surgery Reference腕关节和桡骨远端手术参考资料所做的工作。
- 感谢Fiona Henderson和Andreas Schabert，他们是来自Thieme出版社的AO出版合作伙伴。
- 最后，感谢我们的合作伙伴和亲人、朋友，感谢他们不断支持和鼓励我们参与AO的优秀书籍的编撰、各种课程及在线教育活动等。

# 常用术语缩略词英汉对照

| | | |
|---|---|---|
| **APL** | abductor pollicis longus | 拇长展肌 |
| **CH** | capitate head | 头状骨头部 |
| **CMC** | carpometacarpal | 腕掌 |
| **DCP** | dynamic compression plate | 动力加压钢板 |
| **DRUJ** | distal radioulnar joint | 下尺桡关节 |
| **ECRB** | extensor carpi radialis brevis | 桡侧腕短伸肌 |
| **ECRL** | extensor carpi radialis longus | 桡侧腕长伸肌 |
| **ECU** | extensor carpi ulnaris | 尺侧腕伸肌 |
| **EDC** | extensor digitorum communis | 指总伸肌 |
| **EDM** | extensor digiti minimi | 小指伸肌 |
| **EIP** | extensor indicis proprius | 示指固有伸肌 |
| **EPB** | extensor pollicis brevis | 拇短伸肌 |
| **EPL** | extensor pollicis longus | 拇长伸肌 |
| **FCR** | flexor carpi radialis | 桡侧腕屈肌 |
| **FCU** | flexor carpi ulnaris | 尺侧腕屈肌 |
| **LC-DCP** | limited contact dynamic compression plate | 有限接触动力加压钢板 |
| **LCP** | locking compression plate | 锁定加压钢板 |
| **PIP** | proximal interphalangeal | 近侧指间关节 |
| **SL** | scapholunate | 舟月关节 |
| **SLAC** | scapholunate advanced collapse | 舟月骨进行性塌陷 |
| **SNAC** | scaphoid nonunion advanced collapse | 舟骨骨不连进行性塌陷 |
| **TFCC** | triangular fibrocartilage complex | 三角纤维软骨复合体 |
| **TFC** | triangular fibrocartilage disc | 三角纤维软骨盘 |
| **VA** | variable angle | 可变角度 |
| **VCP** | volar column plate | 掌侧柱钢板 |

# 目　录

## 第1部分　手术入路



## 第2部分　病例

本书所有视频需通过扫描该二维码获取。除视频外，另提供附加的在线教育资源。

该二维码由AO Foundation提供并维护。

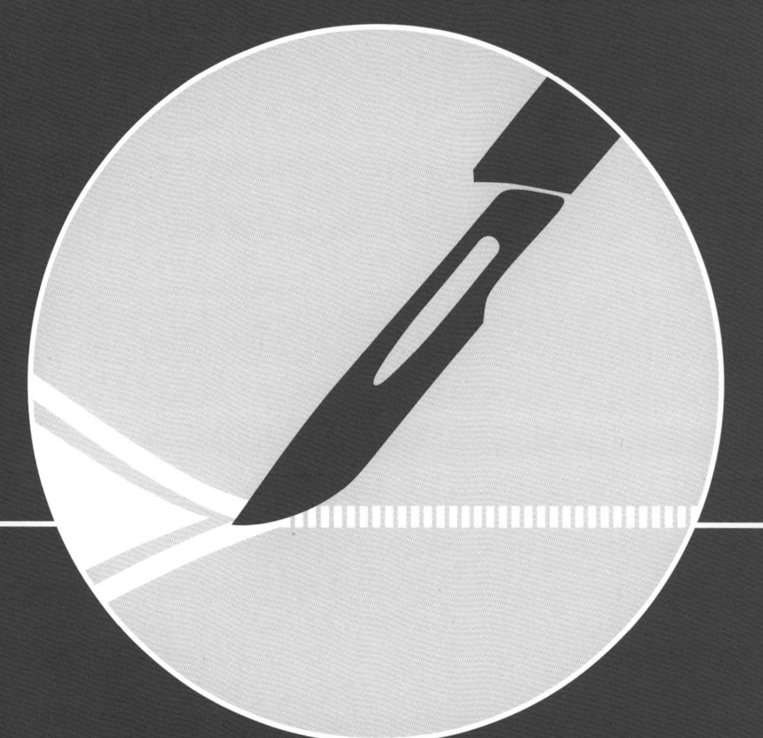

# 第1部分 手术入路

# Surgical approach

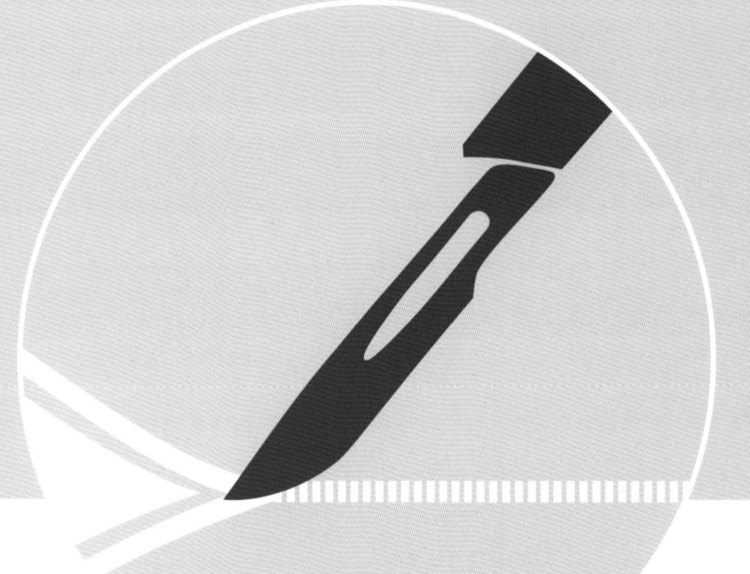

1

第1篇

# 入路

Approaches

# 第 1 章　显露舟骨的掌侧入路

Palmar approach to the scaphoid

## 1 手术入路

图1-1-1　累及舟骨的损伤时可通过掌侧入路进行治疗。

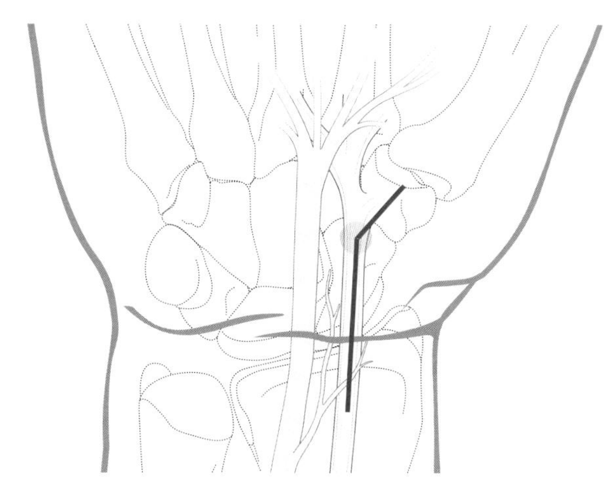

## 2 适应证

图1-1-2 a、b.　舟骨骨折可根据骨折位置进行分型：舟骨近极骨折（骨折线位于近端1/3），舟骨腰部骨折（骨折线位于舟骨中间1/3），舟骨远极骨折（骨折线位于远端1/3）。显露舟骨的掌侧入路适用于治疗有移位的舟骨中部骨折或舟骨远端1/3骨折（a），也适用于治疗舟骨骨折不愈合（b）。

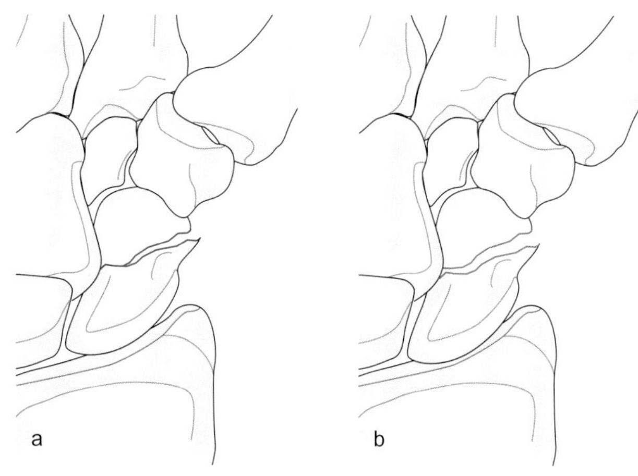

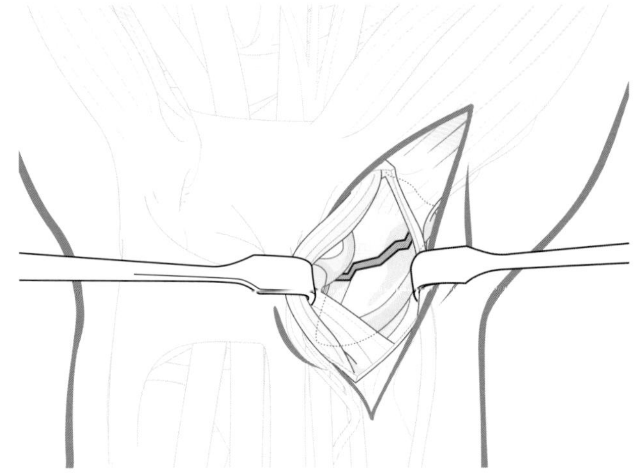

**图 1-1-3** 掌侧入路也能显露移位无法整复的舟骨腰部骨折（中间1/3），这些骨折无法使用经皮技术复位和固定。

## 骨折类型

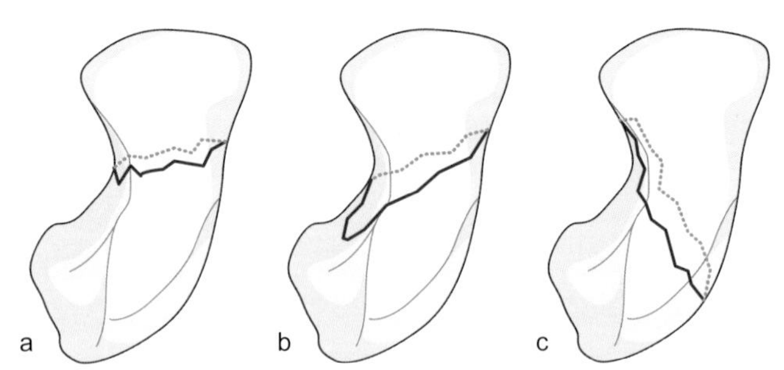


**图 1-1-4 a~c.** 大部分舟骨腰部骨折为横行骨折（a），也有部分可为水平位斜行骨折（b）或垂直位斜行骨折（c）。

# 3 外科解剖

## 腕骨

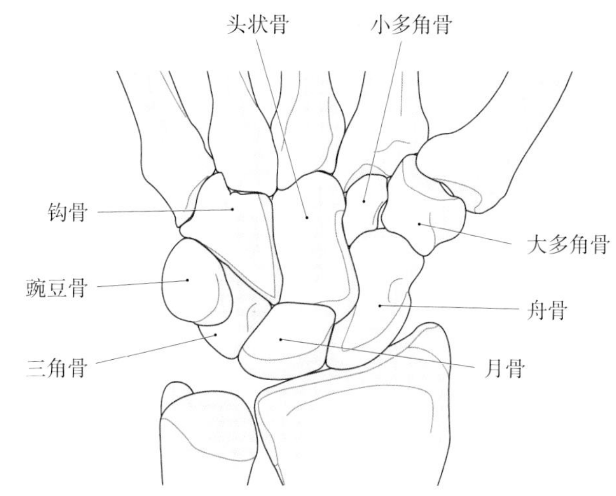


图1-1-5　腕关节骨骼由位于手近侧的腕骨和位于前臂远端的尺骨、桡骨组成。腕骨有8块，包括远排腕骨的钩骨、头状骨、小多角骨、大多角骨和近排腕骨的豌豆骨、三角骨、月骨、舟骨。

腕骨之间以及腕骨与尺桡骨间的连接通过一系列复杂的软组织稳定。截至目前数据统计，舟骨是最常受伤的腕骨。

## 软组织

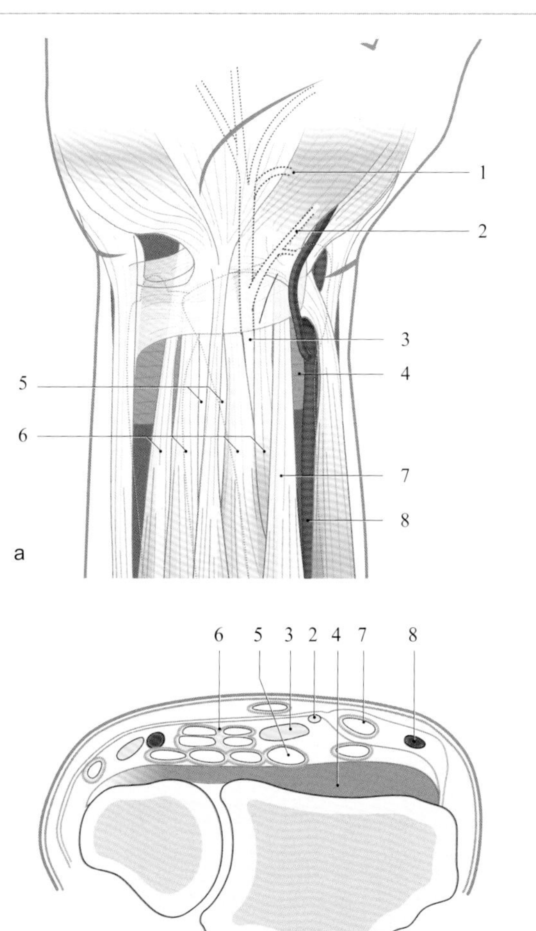


图1-1-6 a、b.　在腕关节掌侧，可以看到以下解剖结构。

1. 正中神经运动支。
2. 正中神经掌侧皮神经分支。
3. 正中神经。
4. 旋前方肌。
5. 指深屈肌腱。
6. 指浅屈肌腱。
7. 桡侧腕屈肌肌腱。
8. 桡动脉。

# 4 皮肤切口

## 有角度的皮肤切口

图 1-1-7 有角度的掌侧皮肤切口的重要解剖标记如下。

- 舟骨结节。
- 桡侧腕屈肌肌腱。

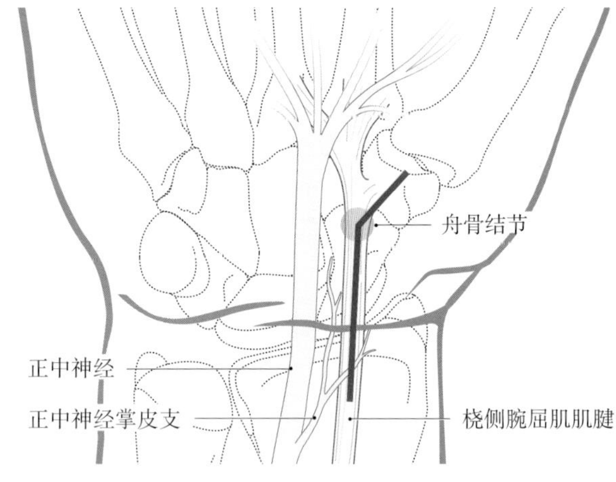


图 1-1-8 与桡侧腕屈肌肌腱的走行一致，在皮肤上画切口线的标记，始于舟骨结节，向近侧延伸约2 cm。切口线在舟骨结节的远侧成角，经由舟大多角关节的上方，指向拇指基底部。注意：这个切口就位于正中神经掌皮支的近侧（如图1-1-7所示），应避免损伤此神经。

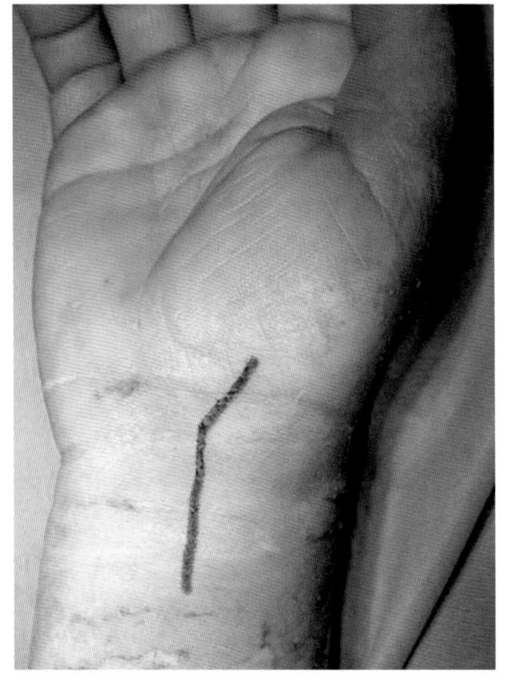

## “Z”形切口

图1-1-9　作为替代的选择，也可以使用相同的解剖标记做掌侧“Z”形切口。

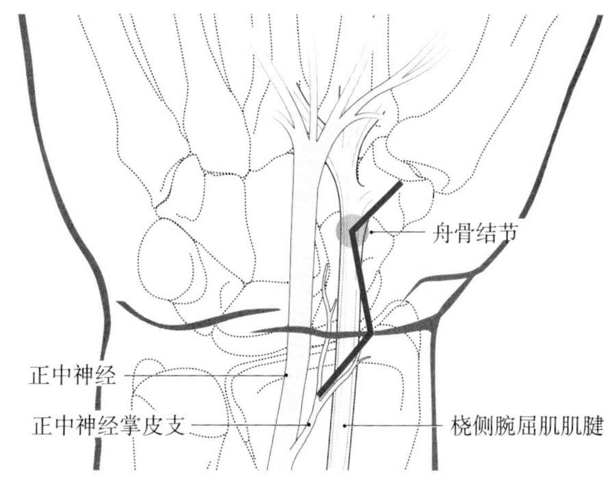


## 结扎桡动脉掌浅支

图1-1-10　桡动脉掌浅支走行于舟骨结节附近，通向手掌。必要时可予以结扎切断。

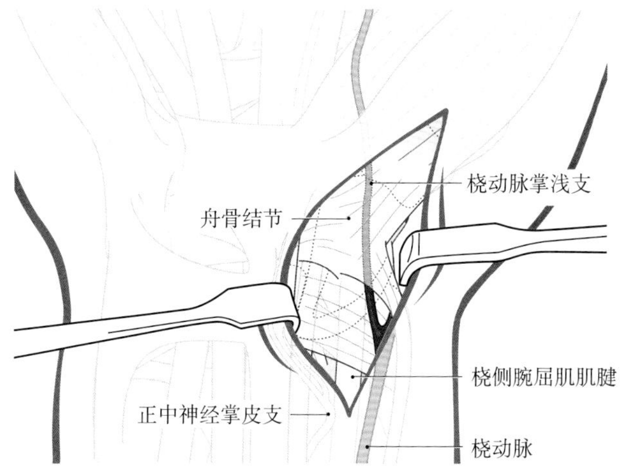


## 打开桡侧腕屈肌腱鞘

图1-1-11　尽可能向远侧切开桡侧腕屈肌腱鞘，肌腱向尺侧牵开。

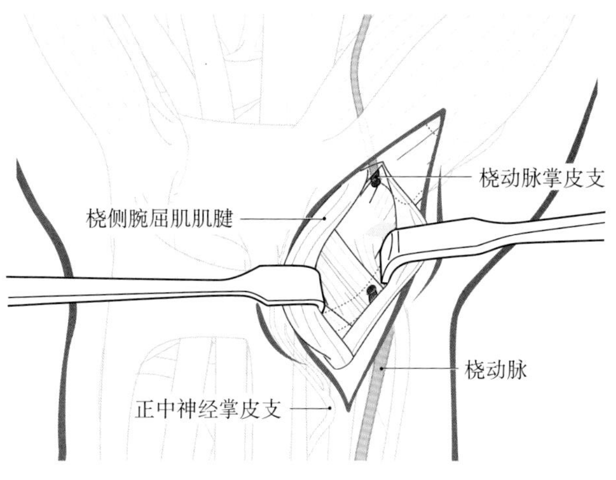

## 暴露腕关节囊

图1-1-12　然后从远侧的舟骨结节向近侧的桡骨掌侧缘斜行切开关节囊。切口也涉及桡舟头韧带和长桡月韧带。根据骨折的形状，要尽可能多地保留掌侧韧带复合体，因为这样有助于控制舟骨的近极，并防止舟骨向掌侧倾斜。

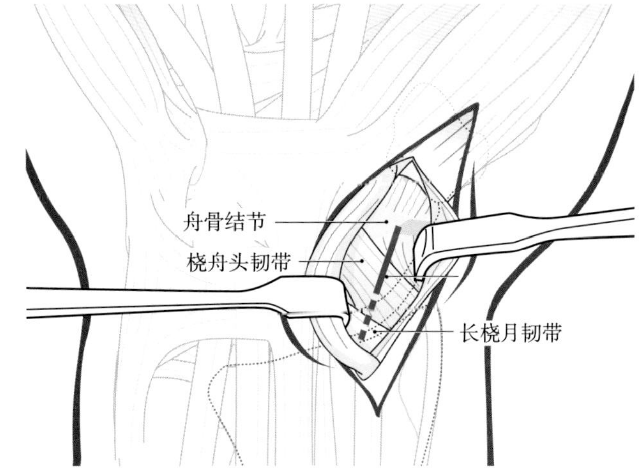


## “Z”形切开关节囊

图1-1-13　作为替代的选择，为了保留掌侧韧带，可以在关节囊上做“Z”形切开。

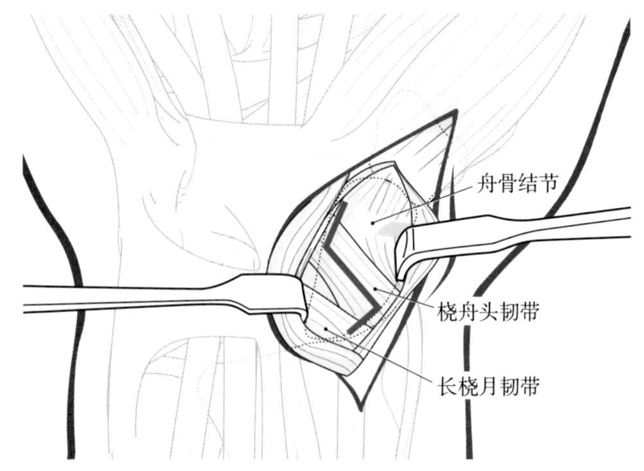


## 暴露舟骨

图1-1-14　牵拉切开的桡舟头韧带以暴露舟骨。

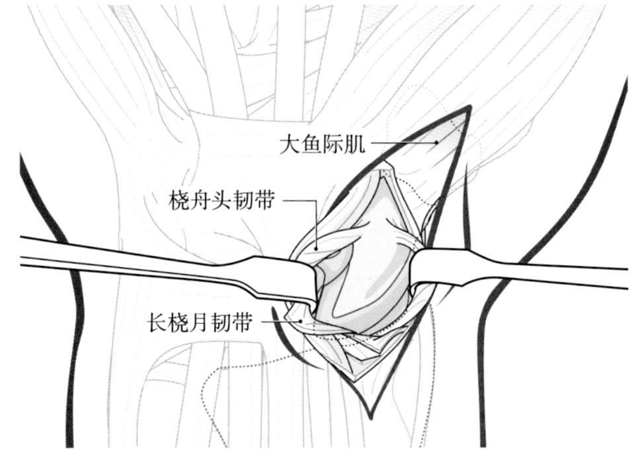

图1-1-15　如果有必要暴露舟骨的近侧部分，可在近侧切开长桡月韧带，直到桡骨的掌侧缘。

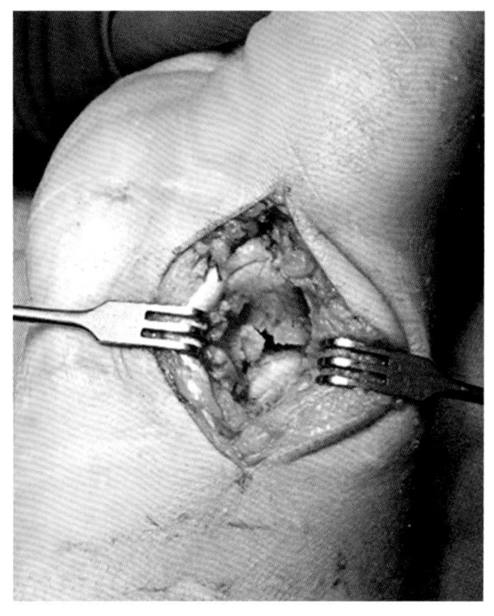

## 暴露舟大多角关节

图1-1-16　必须暴露舟大多角关节，以便在最佳位置安放螺钉。沿着大鱼际肌纤维走行方向，切开大鱼际肌的起点，在远侧加深切口。

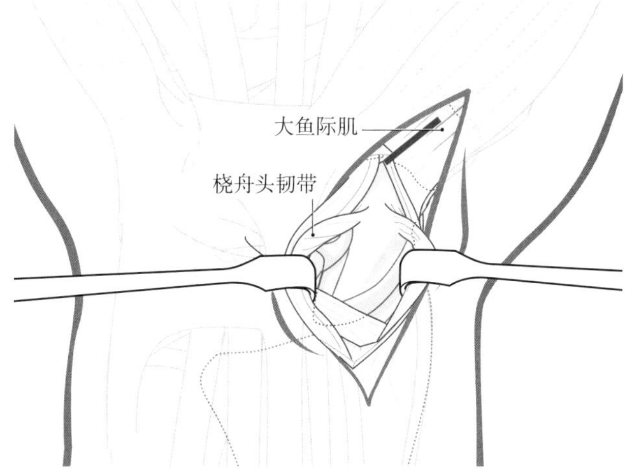


图1-1-17　确认舟大多角关节，沿纤维走行方向切开舟大多角韧带并向两侧牵开，打开下方关节囊。

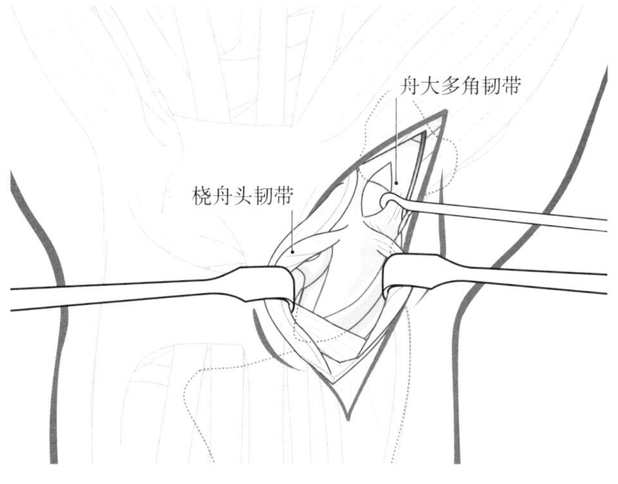

## 5 切口闭合

图1-1-18　必须间断缝合修补术中切开的部分掌侧韧带(桡舟头韧带和长桡月韧带)，以防发生继发性腕骨不稳定。对合舟大多角关节上方的软组织。被动活动腕关节以检测软组织修复的完整性。最后，缝合桡侧腕屈肌腱鞘，并用皮下软组织覆盖。

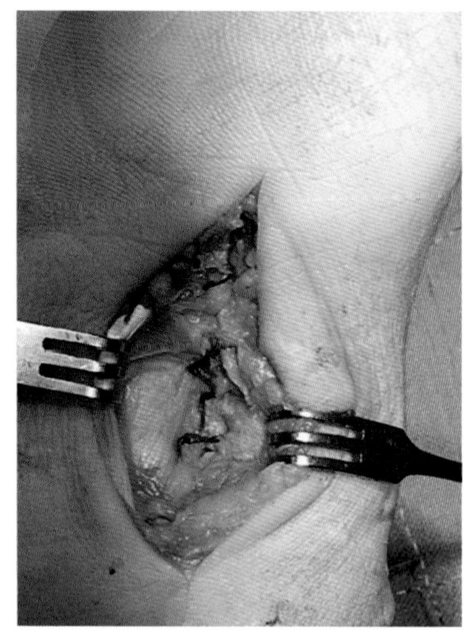

### 视频

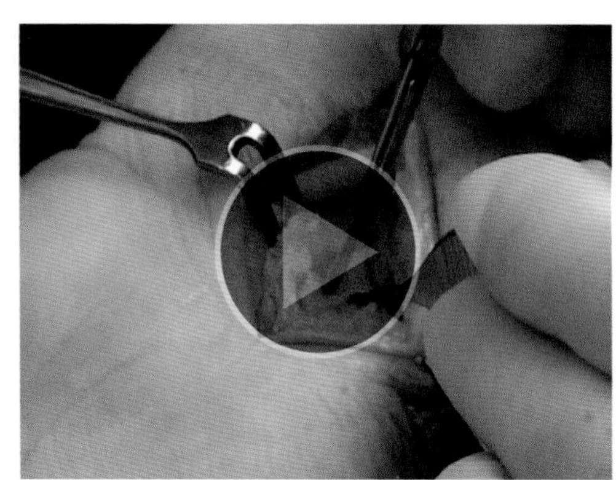

视频1-1-1　本视频展示显露腕骨的掌侧入路。

# 第2章 显露舟骨的背侧入路

Dorsal approach to the scaphoid

## 1 手术入路

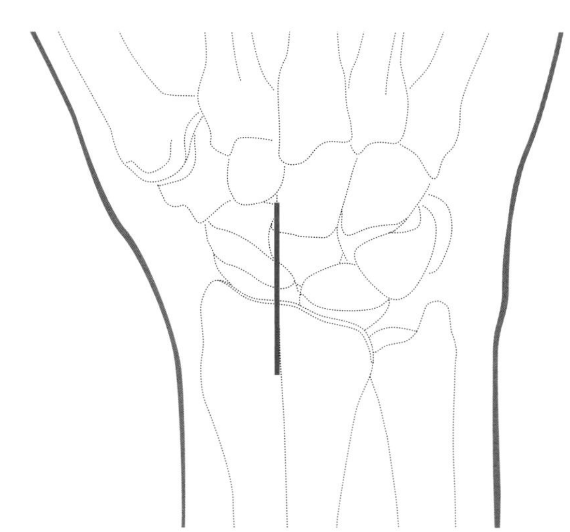

**图1-2-1** 累及舟骨的损伤可采用背侧入路进行治疗。

## 2 适应证

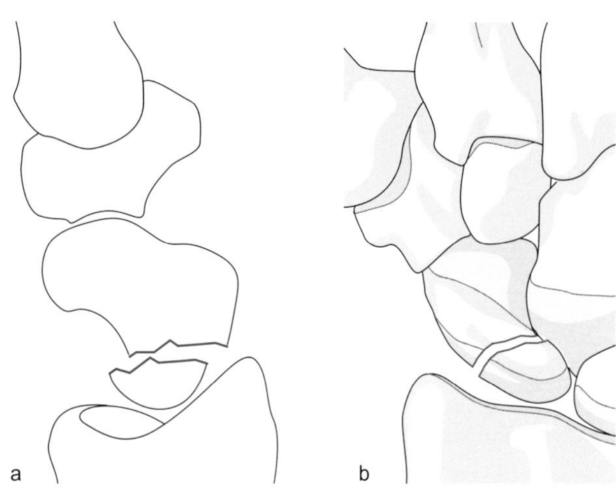


**图1-2-2 a、b.** 显露舟骨的背侧入路适用于所有移位和无移位的急性舟骨近极（近端1/3）骨折（a）。它也适用于舟骨近极骨不连的植骨治疗（b）。

# 3 外科解剖

## 伸肌间室

图1-2-3 腕背桡侧区域有5个伸肌间室，腕背尺侧区域有1个伸肌间室。这些间室或隧道内有伸肌腱通过。

第一伸肌间室里有拇长展肌（APL）和拇短伸肌（EPB）肌腱。第二伸肌间室里有桡侧腕长伸肌（ECRL）和桡侧腕短伸肌（ECRB）肌腱。第三伸肌间室里有拇长伸肌（EPL）肌腱。第四伸肌间室里有示指固有伸肌（EIP）和指总伸肌（EDC）肌腱。第五伸肌间室里有小指固有伸肌（EDM）肌腱。第六伸肌间室里有尺侧腕伸肌（ECU）肌腱。

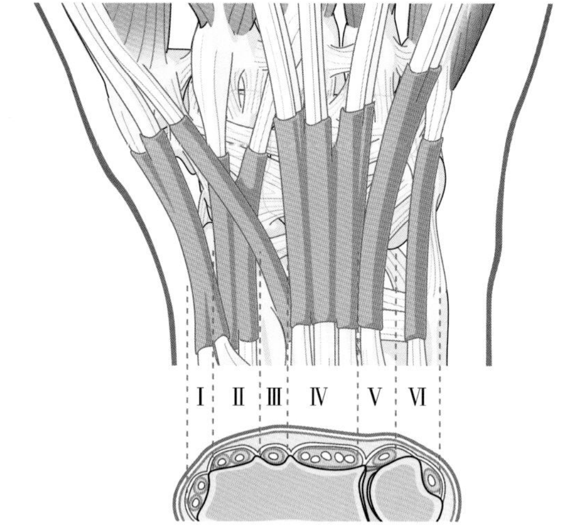


图1-2-4 桡神经浅支（1）和尺神经掌背支（2）位于伸肌间室浅层的皮下组织里，手术过程中容易损伤。

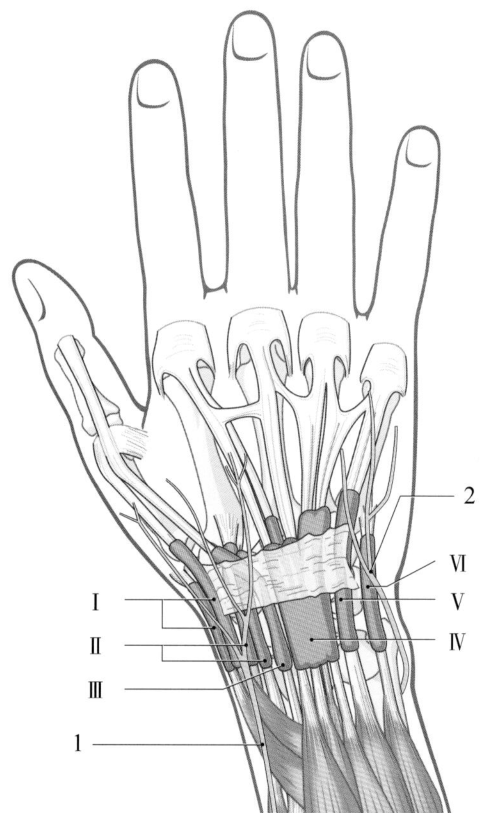

## 4 皮肤切口

图1-2-5 a、b.　始于Lister结节（位于桡骨远端的骨性隆起）上方做一直切口，向远端延伸大约4 cm。

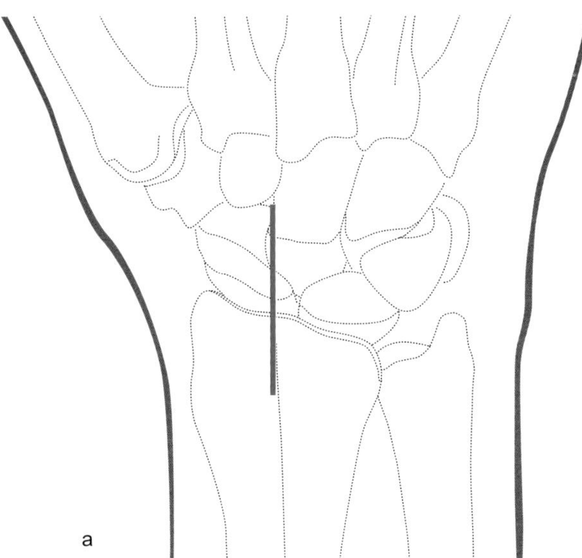
a

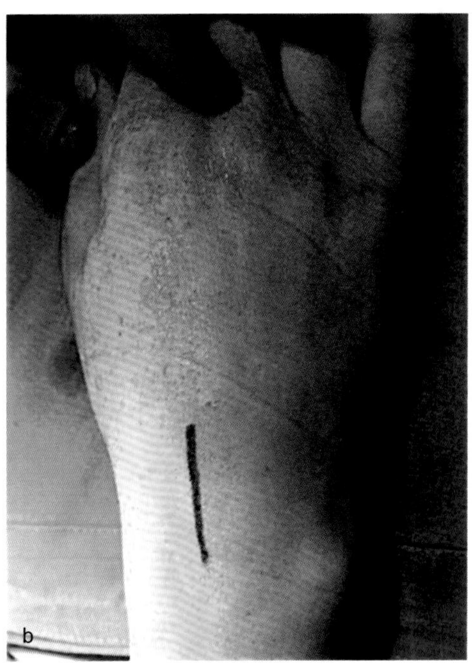
b

## 辨认桡神经

图1-2-6　桡神经浅支走行于切口的桡侧皮瓣内，确保其各个部分都要保留。

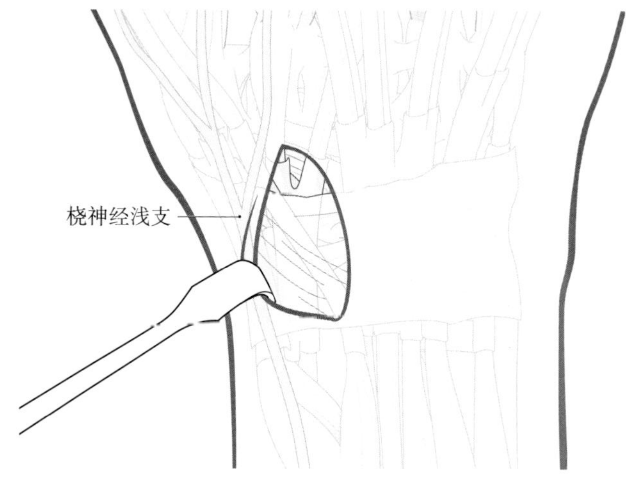


## 切开伸肌支持带

图1-2-7　切开位于拇长伸肌腱浅面的伸肌支持带远侧部分，保持其近侧部分完整。

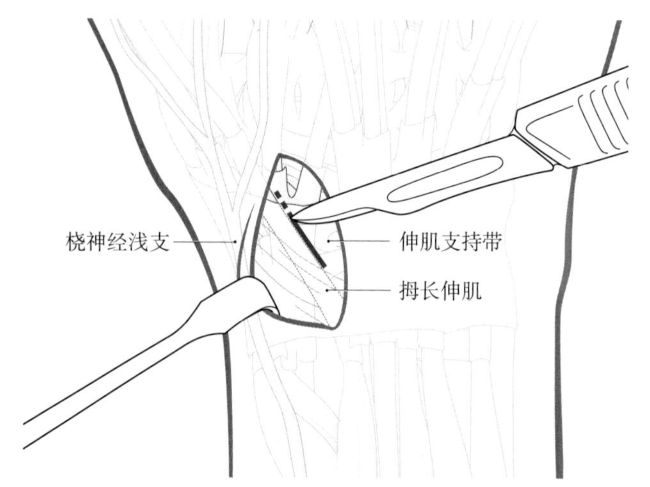

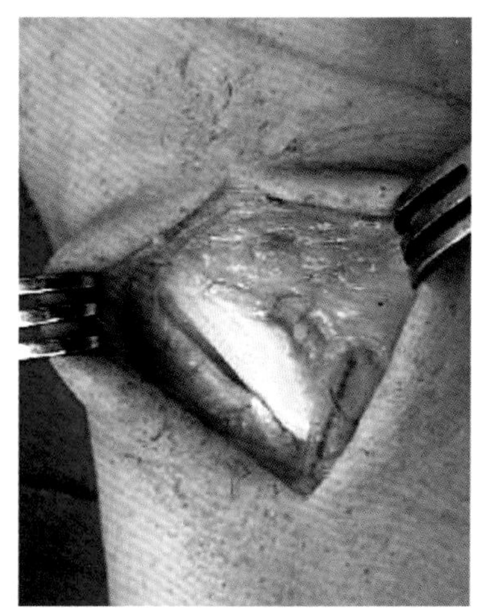

图1-2-8　切开第三伸肌间室的远侧部分。

## 牵开肌腱

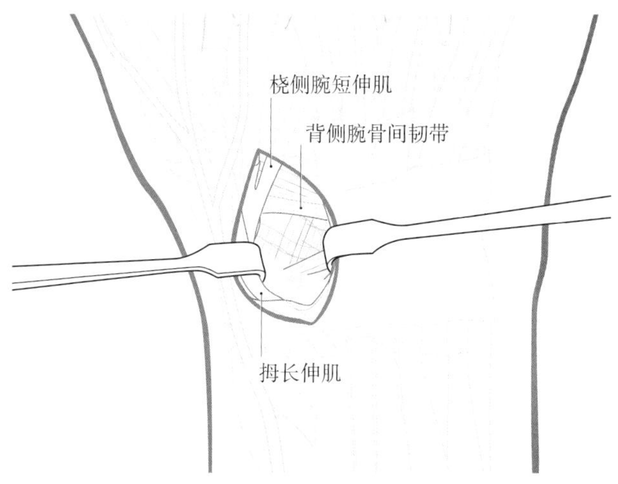


图1-2-9　将拇长伸肌肌腱连同第二伸肌间室的肌腱（桡侧腕长伸肌和桡侧腕短伸肌）一起向桡侧牵开。

将第四伸肌间室的肌腱向尺侧牵开。

## 打开关节囊

图1-2-10　起自桡骨远端的背侧缘，延伸至桡腕背侧韧带，做纵行切口或倒“T”形切口。

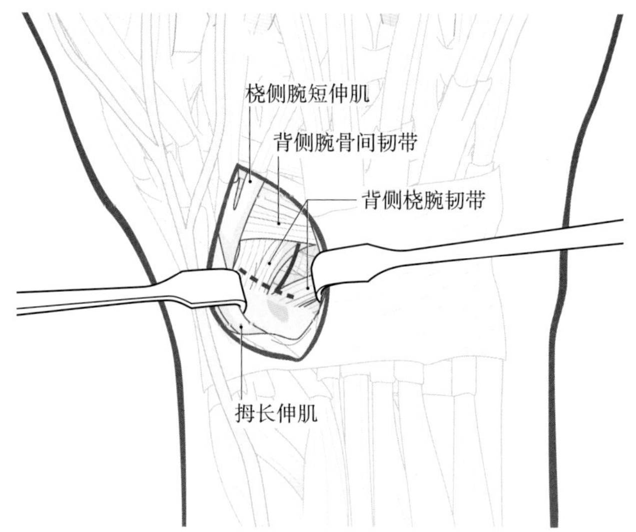


图1-2-11　小心保留进入舟骨背侧缘的血管，不应当从这个区域剥离关节囊。

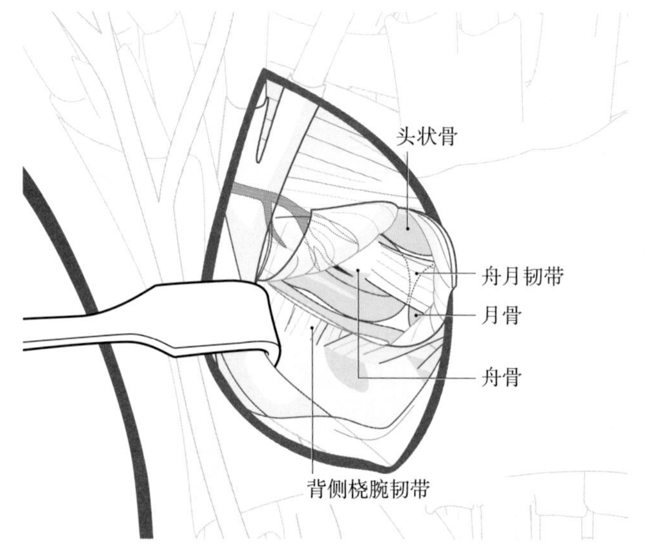

### 暴露舟骨

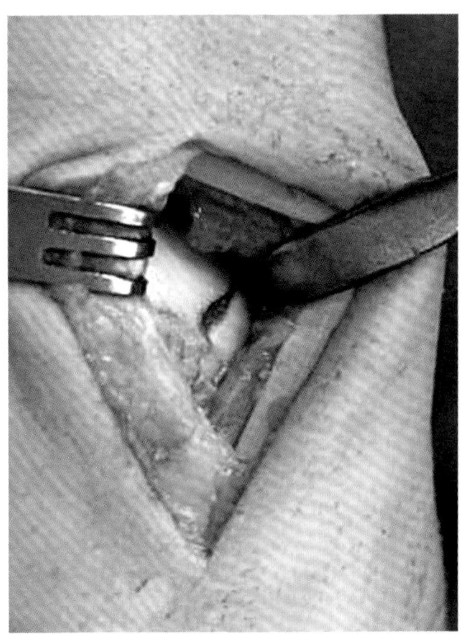

图1-2-12　为了暴露舟骨近极，腕关节必须屈曲。现在能看到舟骨，也能够辨认舟月韧带。

## 5 关闭切口

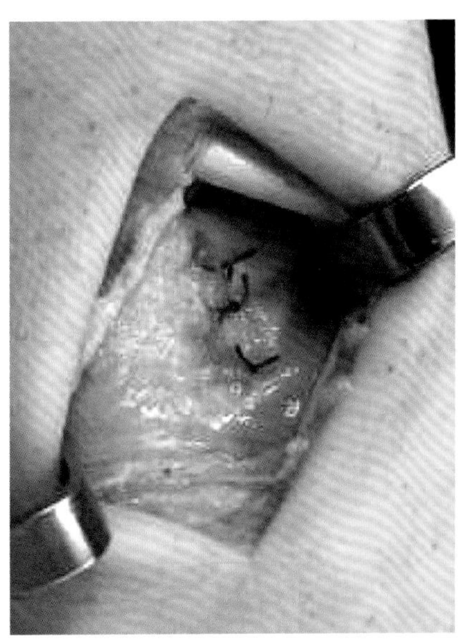

图1-2-13　间断缝合关闭关节囊。没有必要修复第三伸肌间室，因其近侧部分是完整的。

## 视频

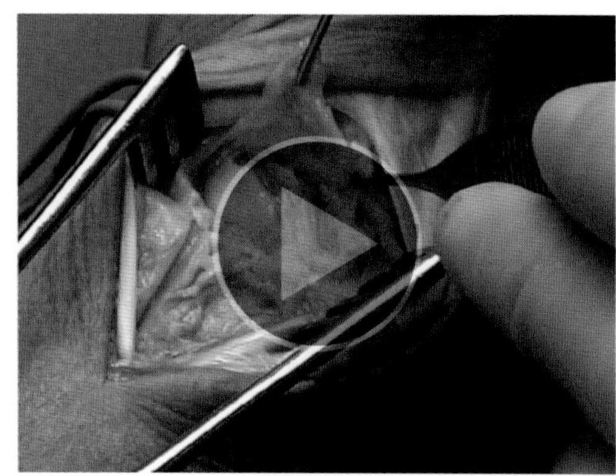

**视频1-2-1** 本视频展示显露腕骨的背侧入路。

# 第3章　处理月骨及月骨周围损伤的联合入路

Combined approach to the lunate and perilunate injuries

## 1 手术入路

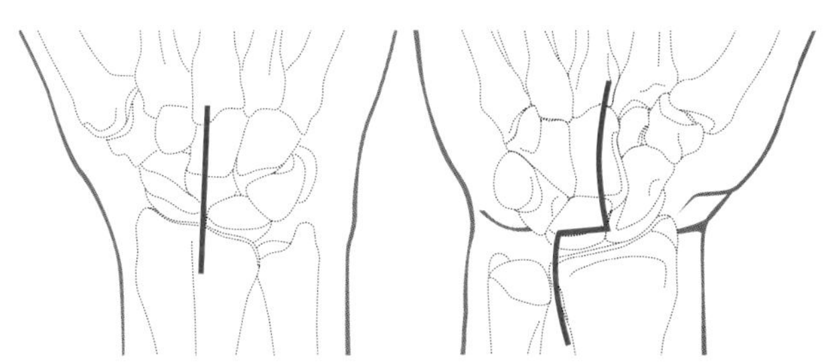

图1-3-1　累及月骨或其周围结构的损伤可通过掌背侧联合切口进行治疗。

## 2 适应证

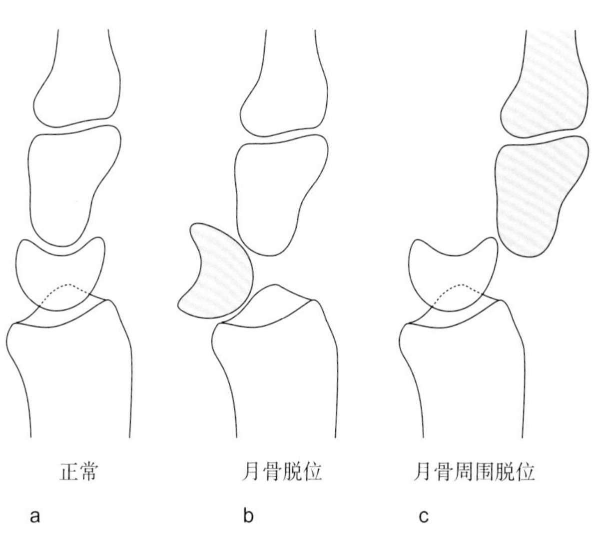


图1-3-2 a~c.　掌背侧联合入路常用于治疗月骨及月骨周围损伤。

若月骨（a）与桡骨远端的月骨窝（b）脱离接触，则为月骨脱位。

然而，若邻近的腕骨损伤或脱位，而月骨本身仍然与桡骨远端的月骨窝保持接触，则为月骨周围损伤（c）。

采用联合入路进行手术时，大多数先行背侧入路；但在月骨掌侧脱位或罕见的其他腕骨掌侧脱位时，先从掌侧入路开始手术。

需要指出的是，处理这些损伤并非总是需要联合入路。舟月骨间韧带的背侧部分强度较高，因而在需要修复舟月韧带的背侧部和整复舟月分离（韧带损伤）时，有指征采用背侧入路。在其他月骨周围骨折脱位需要复位及固定时，也有指征使用背侧入路。

# 3 外科解剖

## 伸肌间室

图1-3-3 腕背桡侧区域有5个伸肌间室，腕背尺侧区域有1个伸肌间室。

第二伸肌间室里有桡侧腕长伸肌和桡侧腕短伸肌肌腱。第三伸肌间室里有拇长伸肌肌腱。第四伸肌间室里有示指固有伸肌和指总伸肌肌腱。月骨周围损伤可经第二、三、四伸肌间室进行处理。

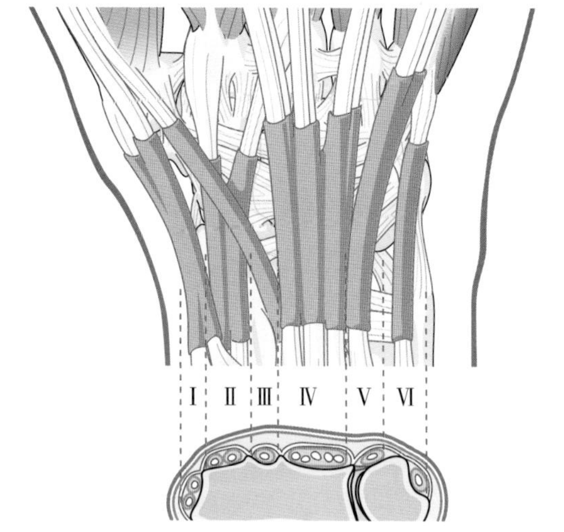


## 软组织

图1-3-4 a、b. 在腕关节掌侧，可见以下结构。

1. 正中神经运动支。
2. 正中神经掌皮支。
3. 正中神经。
4. 旋前方肌。
5. 指深屈肌肌腱。
6. 指浅屈肌肌腱。
7. 桡侧腕屈肌肌腱。
8. 桡动脉。

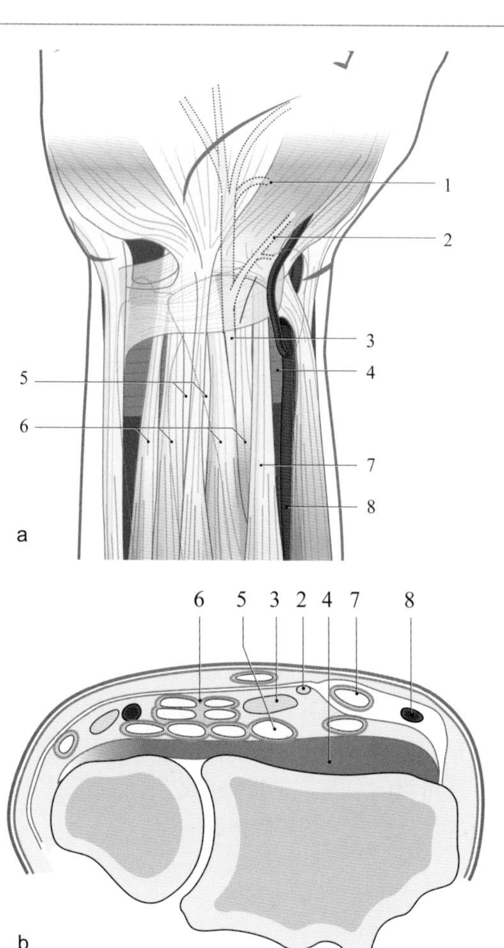

# 4 背侧皮肤切口

## 直行皮肤切口

图1-3-5　近侧始于Lister结节尺侧，远侧止于第三掌腕关节平面，做一直的皮肤切口。切口应当有大约8 cm长。必要时切口可向近侧或远侧延伸。

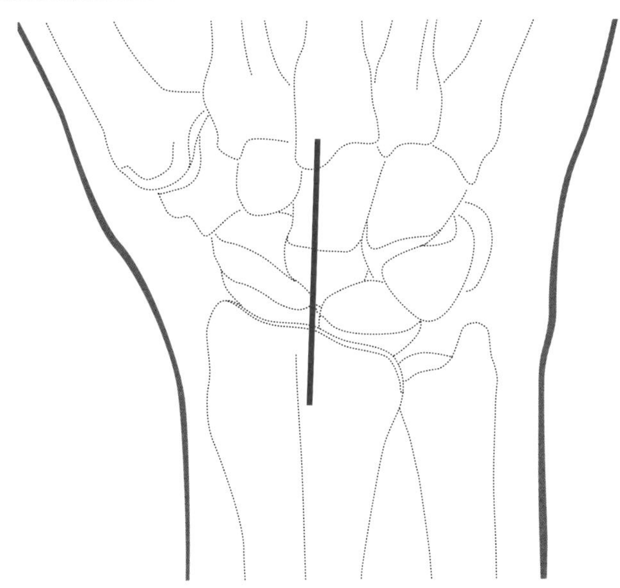

## 掀开皮瓣

图1-3-6　注意保护粗大的纵向走行静脉，结扎切断横跨切口的静脉分支，以便于切口暴露。

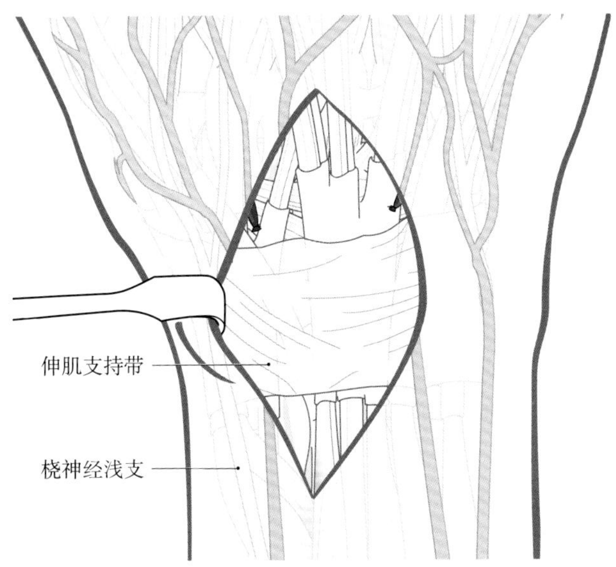

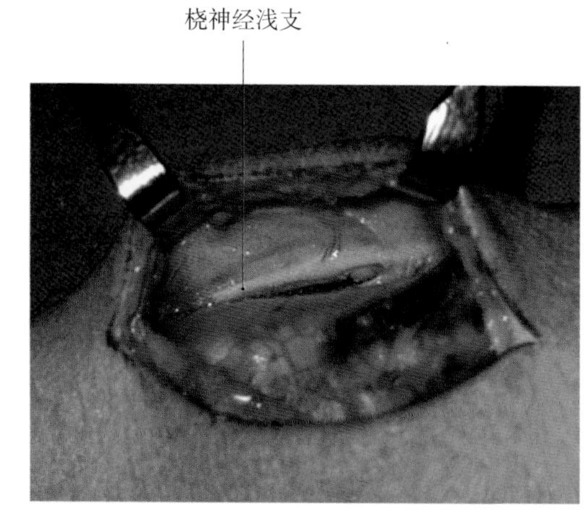


图1-3-7　完全连同皮下组织一起从伸肌支持带表面掀开皮瓣。应当辨认桡神经浅支并同皮瓣一起掀开。

## 打开第三伸肌间室

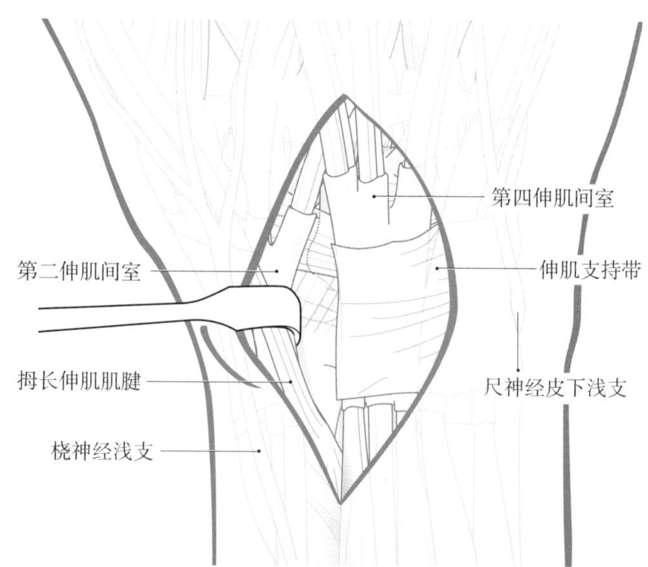


图1-3-8　切开拇长伸肌肌腱浅面的伸肌支持带，打开第三伸肌间室。

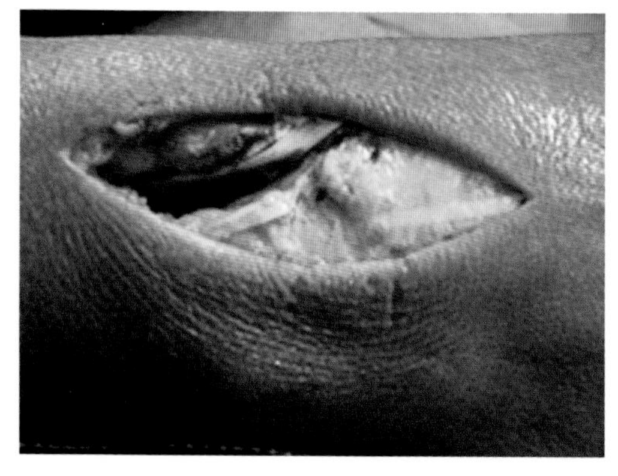

图1-3-9　从第三伸肌间室中游离出拇长伸肌肌腱，连同第二伸肌间室的伸肌腱一起牵向桡侧。

## 打开第四伸肌间室

**图1-3-10**　将第四伸肌间室的伸肌腱向尺侧牵开，以暴露腕关节囊。

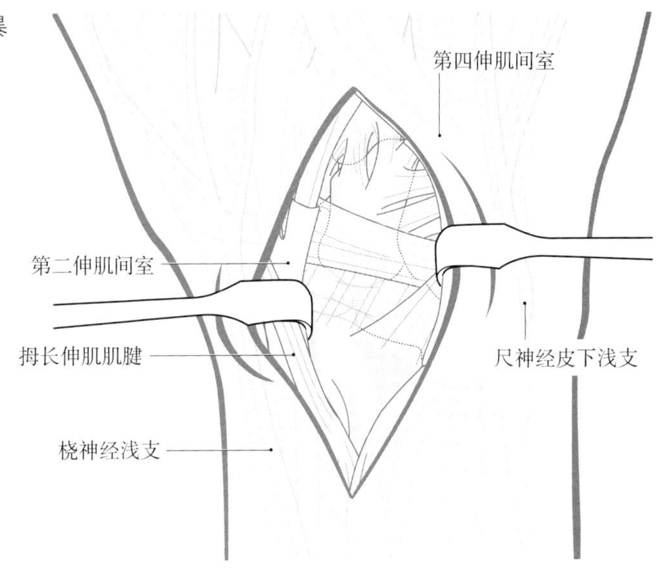


## 基底在桡侧的关节囊切口

**图1-3-11**　掀起一个基底在桡侧的关节囊韧带组织瓣，以便完全暴露腕骨；关节囊切口始于桡侧，位于第二伸肌间室基底的深部。

关节囊在桡骨远端背侧缘的附着处要留下2~3 mm的边，用以之后的缝合修复。

切口切开步骤如下。

1. 切口沿桡骨背侧缘向尺侧延伸。

2. 然后沿桡月三角韧带（背侧桡腕韧带）的纤维走行方向转向远侧。

3. 在三角骨处，切口顺背侧腕骨间韧带的纤维转向桡侧延伸。

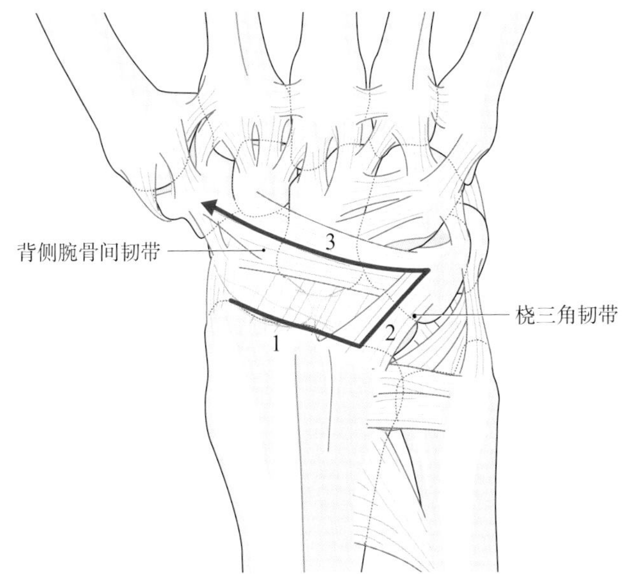

## 保护下尺桡关节

图1-3-12　小心别切断下尺桡韧带或下尺桡关节的三角纤维软骨，后者必须予以保护。

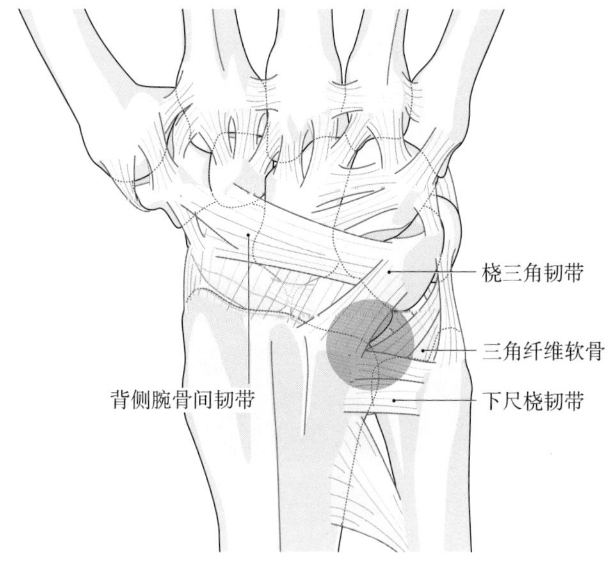


## 掀起腕关节囊组织瓣

图1-3-13　由尺侧向桡侧，通过锐性解剖掀起腕关节囊组织瓣。

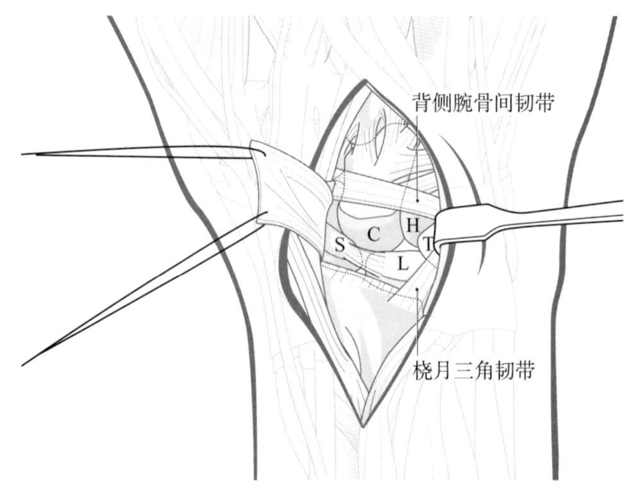


图1-3-14　暴露近排腕骨及其固有韧带和腕中关节。

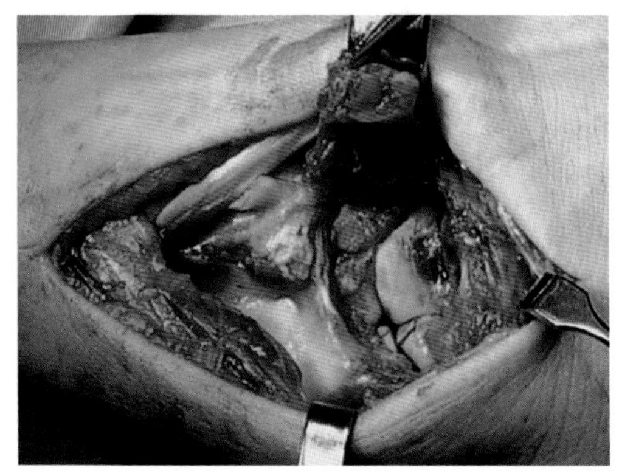

## 5　掌侧皮肤切口

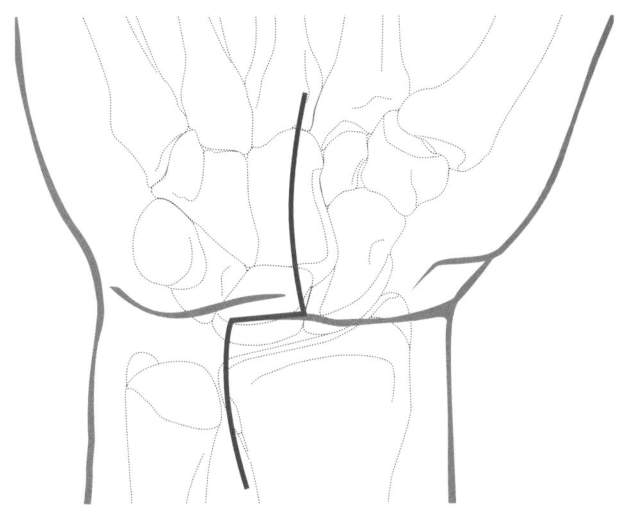

**图1-3-15**　通过背侧入路手术完成背侧临时固定后，如有必要，就进行掌侧入路手术。

### 延长的腕管切口

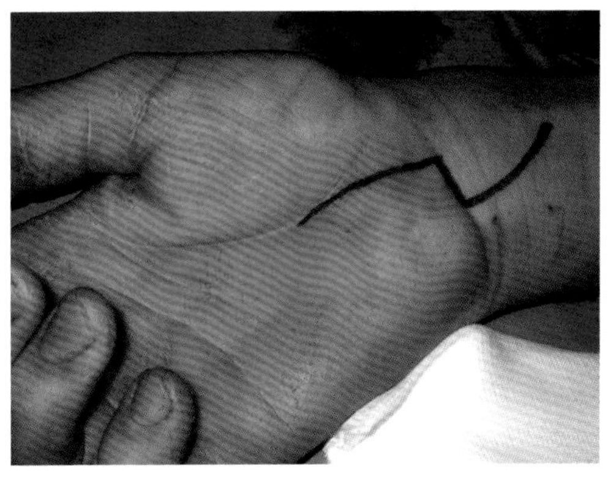

**图1-3-16**　切口始于手掌，在屈肌支持带远侧缘水平，与第三掌骨一致，沿鱼际隆起之间的皱褶向近侧延续到腕关节屈肌皱褶处。

至此在腕横纹上呈90°向尺侧延伸2 cm；随后稍稍弯曲，向近端纵行延伸至所需要的长度。

## 牵开皮瓣

**图1-3-17** 在掌长肌的尺侧，通过锐性解剖先在远侧从掌腱膜表面、再在近侧从前臂筋膜表面掀起皮瓣。如此保护通向掌长肌肌腱桡侧的正中神经掌皮支。

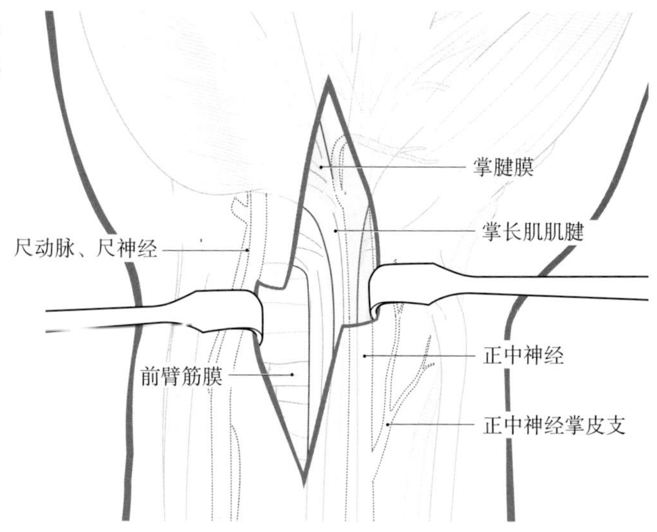


## 打开腕管

**图1-3-18** 辨认位于掌长肌肌腱的桡侧和深面的正中神经。在正中神经与屈肌支持带之间，将钝头器械插入腕管。在钝头器械之上切开屈肌支持带，如此保护正中神经。应当在正中神经的尺侧切开屈肌支持带，以保护其支配大鱼际肌肉的运动支。

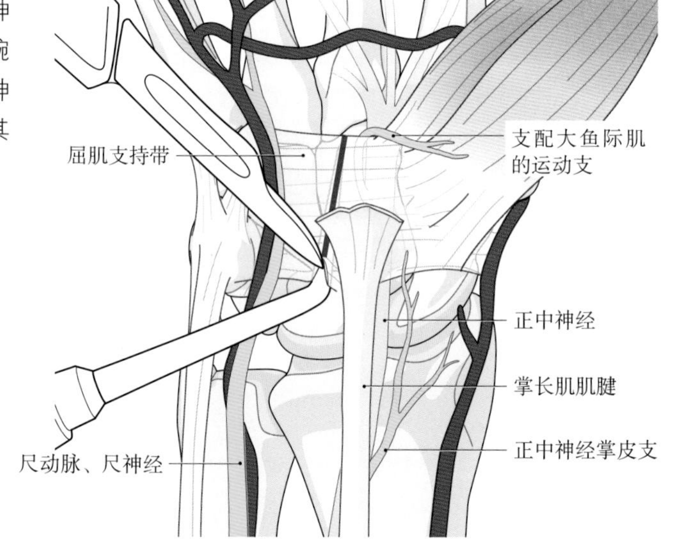

## 牵开屈肌腱

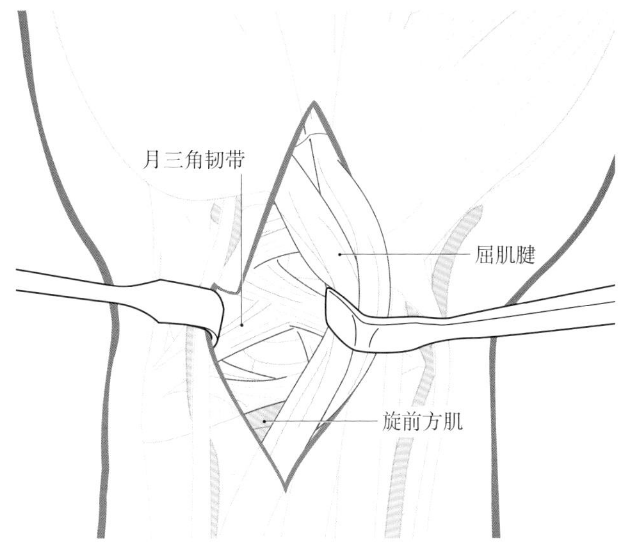


**图1-3-19** 将所有屈肌腱都向桡侧牵开，以暴露掌侧腕骨间韧带。

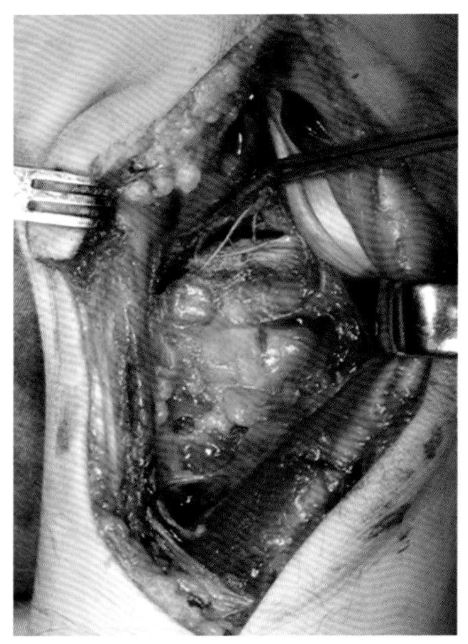

**图1-3-20** 只保留尺神经及尺动脉在尺侧。

### 备选方案：显露掌侧关节囊桡侧部的入路

图1-3-21　有的时候，必须小心将正中神经连同拇长屈肌肌腱一起向桡侧牵开。所有屈指肌腱都要向尺侧牵开，由此暴露掌侧关节囊的桡侧部分。

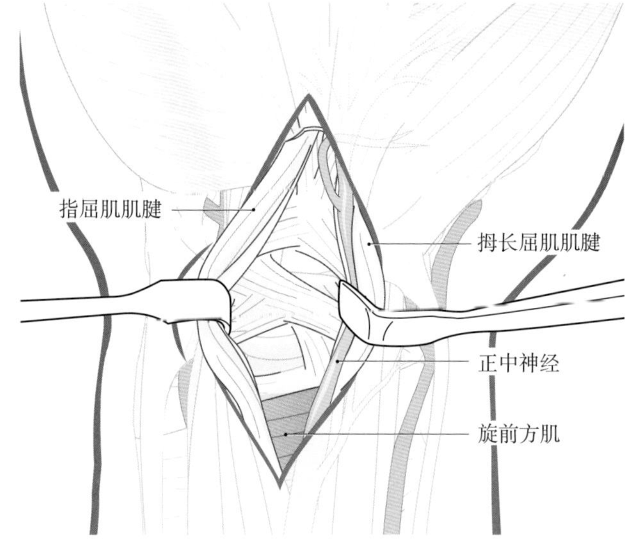


## 6 关闭切口

### 关闭关节囊切口

图1-3-22　在桡侧，间断缝合修复基底在背侧的关节囊组织瓣。

为了规避拇长伸肌肌腱缺血性断裂的风险，有人推荐将拇长伸肌肌腱留在伸肌支持带上面的皮下组织内。

如果掌侧也做了切口，用标准方法缝合皮肤。

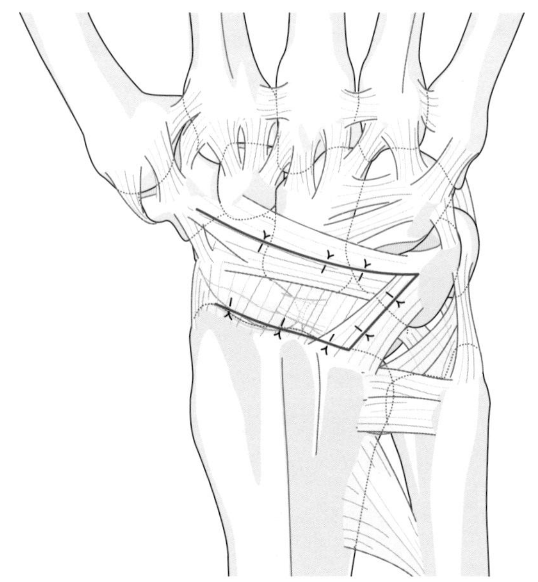

# 第 4 章　显露拇指基底部的桡掌侧入路

Radiopalmar approach to the thumb base

## 1 手术入路

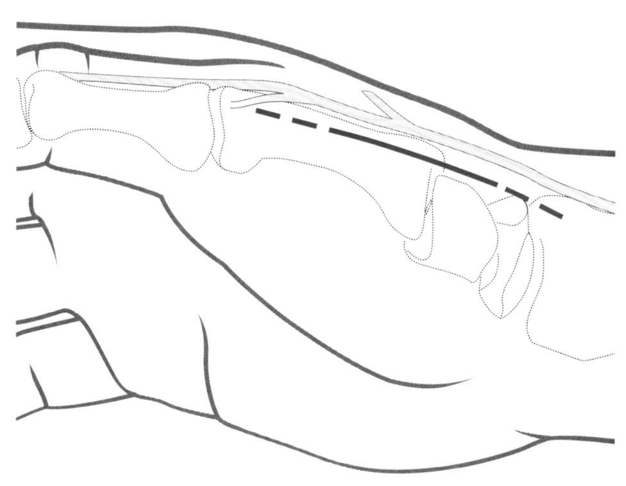

**图1-4-1**　累及拇指基底部的损伤可采用桡掌侧入路进行治疗。

## 2 适应证

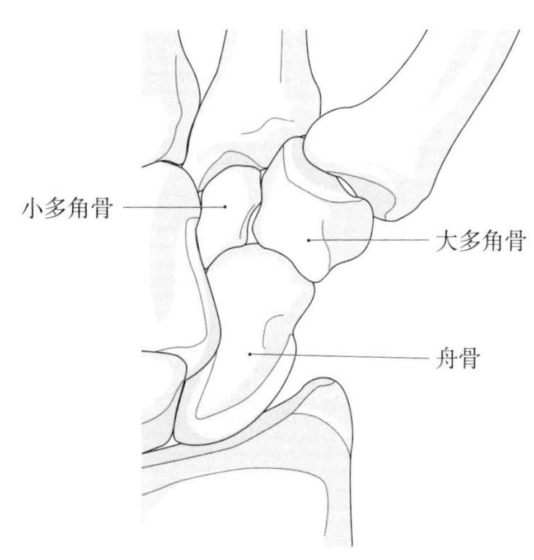


**图1-4-2**　这个入路适用于大多角骨骨折的治疗，第一腕掌关节的关节内骨折，如Bennett或Rolando骨折也一样。该入路也适用于掌骨基底骨折的治疗。

## 3 外科解剖

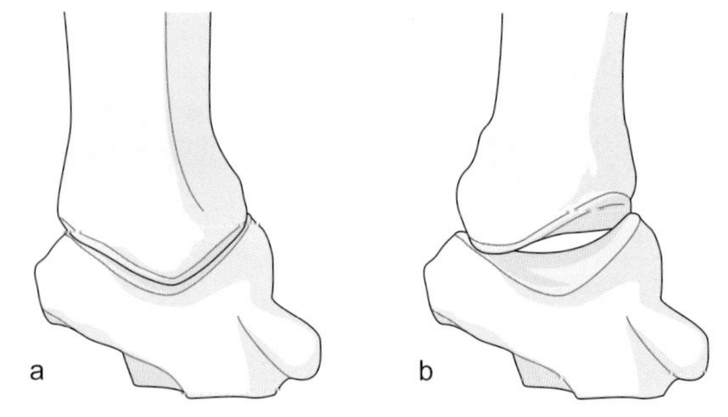


**图1-4-3 a、b.** 大多角骨和第一掌骨的关节面组成两个相互交锁的鞍状物。关节的几何形状、韧带支持系统和拇指的肌群一起协同作用，使得拇指能够与其余手指对指。

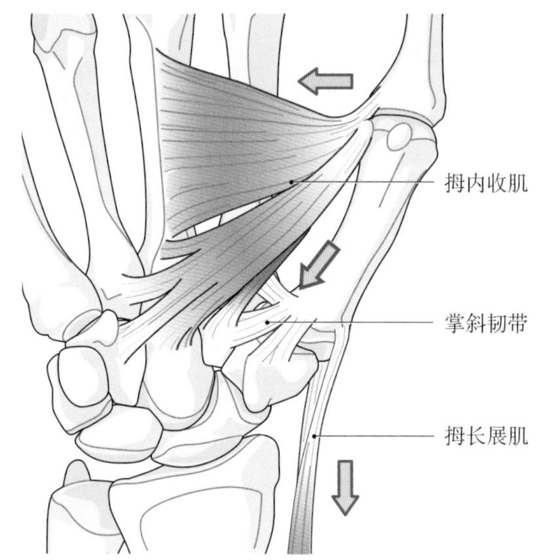


**图1-4-4** 作为第一掌骨基底部的稳定结构，坚强的掌斜韧带是至关重要的；它附着于第一掌骨基底尺侧的掌喙的关节缘。第一掌骨基底的桡侧是拇长展肌的止点。拇内收肌收缩时将拇指拉向掌侧和尺侧。

## 4 皮肤切口

有两种不同的皮肤切口可以用。

- 桡掌侧直切口。
- Wagner描述的弧形切口。

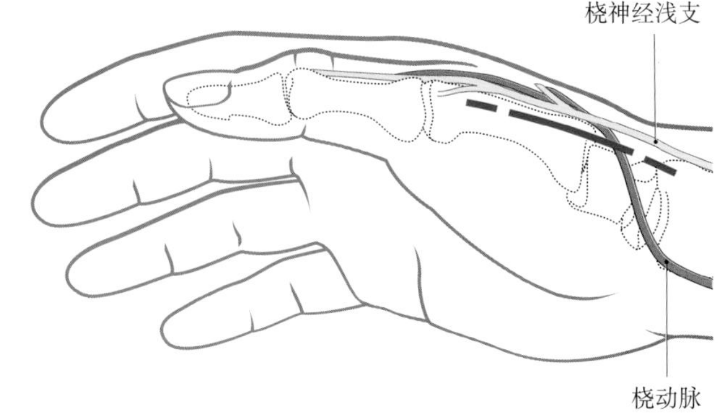


**图1-4-5** 直切口做在大鱼际的桡背侧，位于掌侧与背侧皮肤交界处。切口起自桡骨茎突顶点以远1 cm处，向远侧延伸4~5 cm。

在这个区域内，桡神经浅支发出几条分支。辨认并保护这些皮支，以免形成恼人的神经瘤。桡动脉斜行经过切口近端，也必须加以辨认、保护和保留。

图1-4-6　Wagner切口顺着大鱼际走行，柔和向其掌侧弯曲。这个切口的弊端在于有形成跨越腕横纹瘢痕和损伤神经分支的风险。

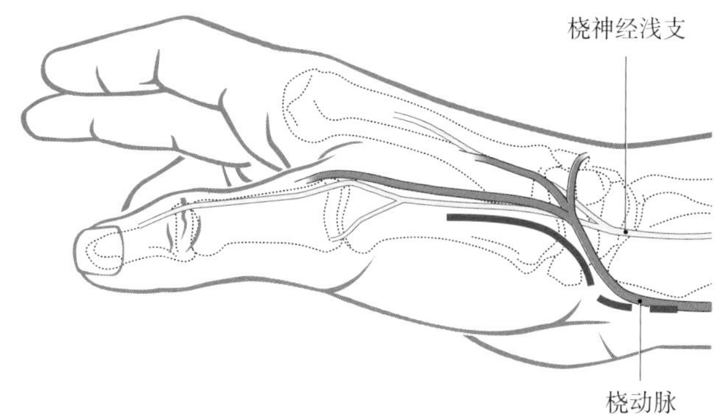


## 掀开皮瓣

图1-4-7　通过钝性解剖掀开皮肤及皮下组织瓣，辨认并保护桡神经浅支及拇长展肌肌腱。用弹性橡皮片轻柔牵拉辅助暴露。

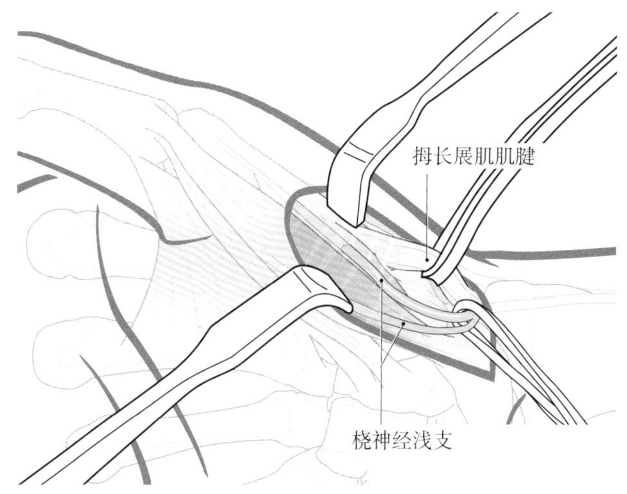


图1-4-8　需注意，过度牵拉皮瓣会影响组织的血供。

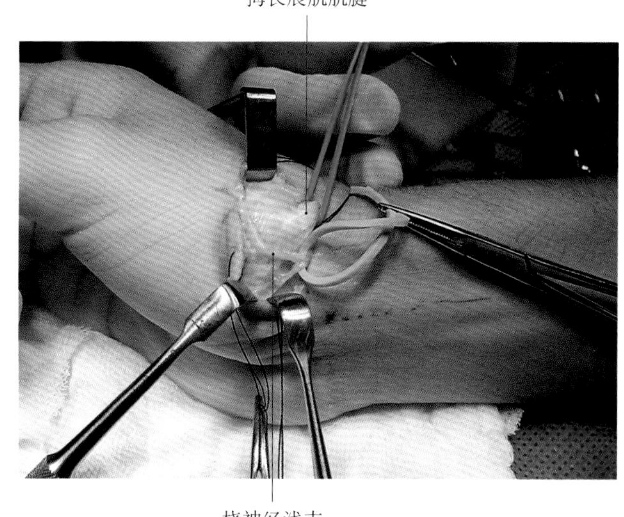

## 分离鱼际肌

图1-4-9　牵开上述组织后即可显露鱼际肌。自其在第一掌骨基的起点处将鱼际肌剥离，并向掌侧牵开。

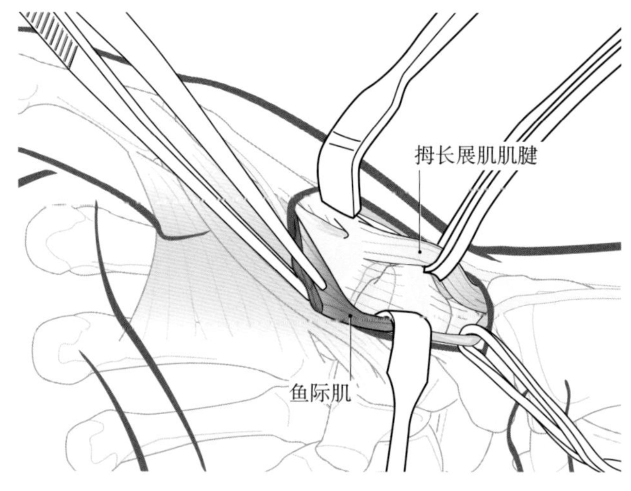


图1-4-10　在剥离时保留部分止点有利于随后重建鱼际肌的附着点。

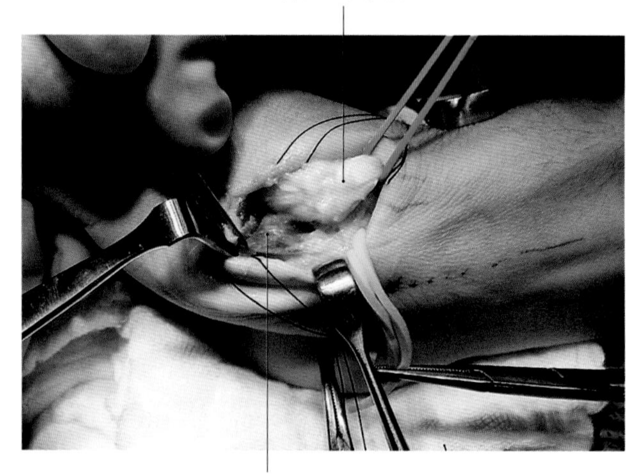


## 切开关节囊

图1-4-11　横行或纵行切开关节囊以暴露关节。

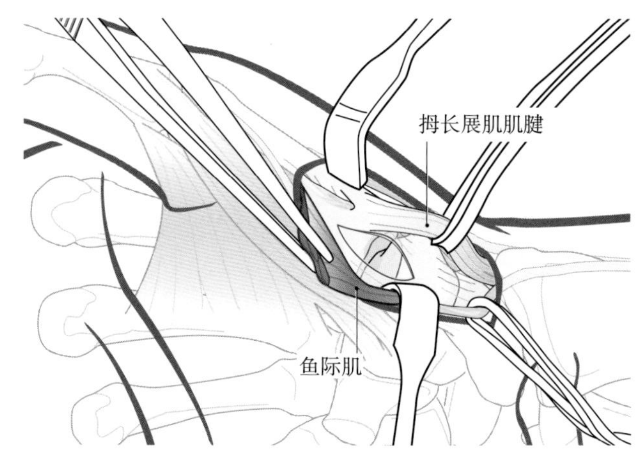

### 探查关节

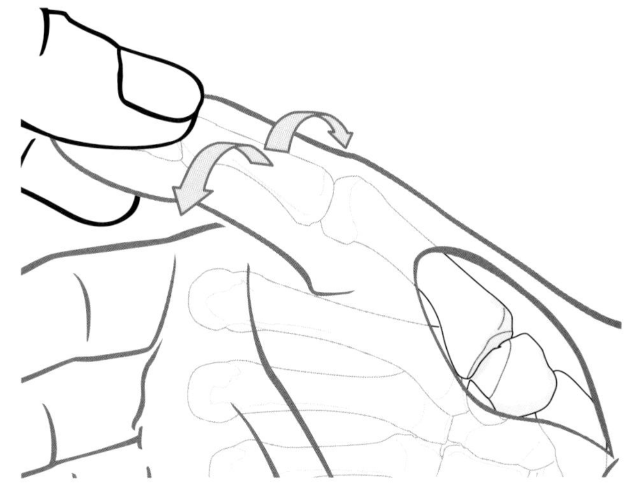

**图1-4-12**　通过施加纵向牵引的同时使拇指旋前旋后活动对关节进行探查。这一操作也有助于骨折几何形状的评估以及Bennett骨折的复位。

## 5　切口关闭

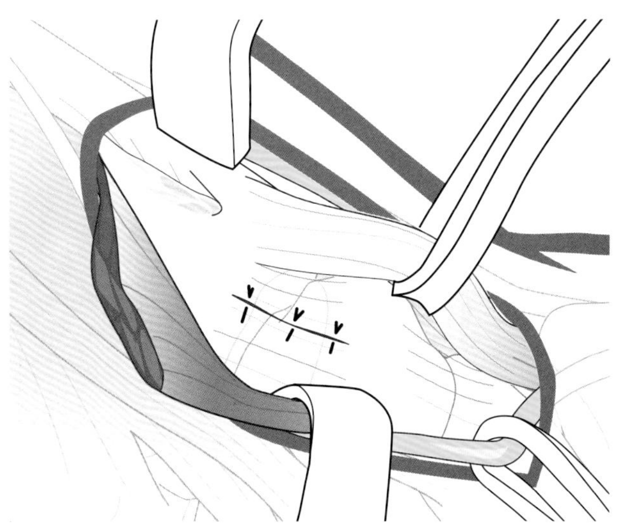

**图1-4-13**　间断缝合关闭关节囊。通过间断缝合将鱼际肌重新固定在第一掌骨基底部。

## 视频

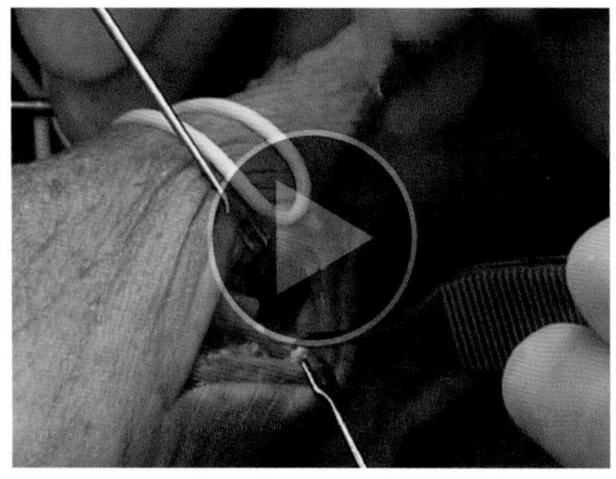

**视频1-4-1** 本视频展示显露拇指基底部的桡掌侧入路。

# 第 5 章　显露桡骨远端的桡背侧入路

Dorsoradial approach to the distal radius

## 1 手术入路

**图1-5-1**　累及桡骨茎突的损伤可采用桡背侧入路进行治疗。

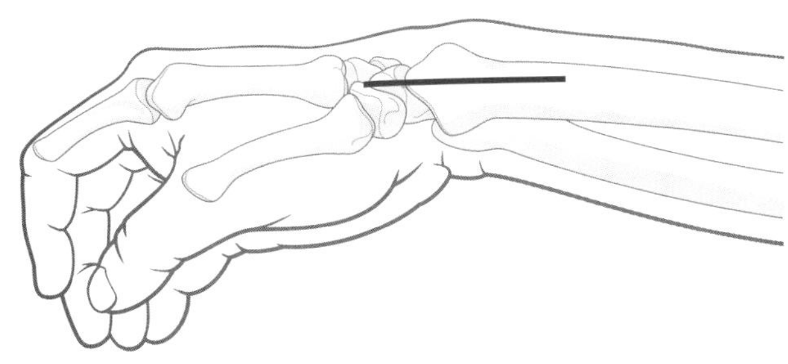

## 2 适应证

**图1-5-2**　根据特异的骨折类型，选用第一至第六不同伸肌间室间的背侧入路。

在累及桡骨茎突的损伤中，适合用第一、第二伸肌间室之间（A）的手术入路。

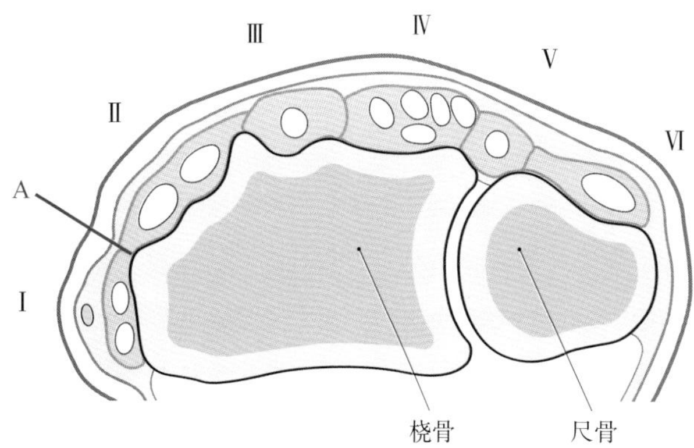

# 3 外科解剖

## 鼻烟窝

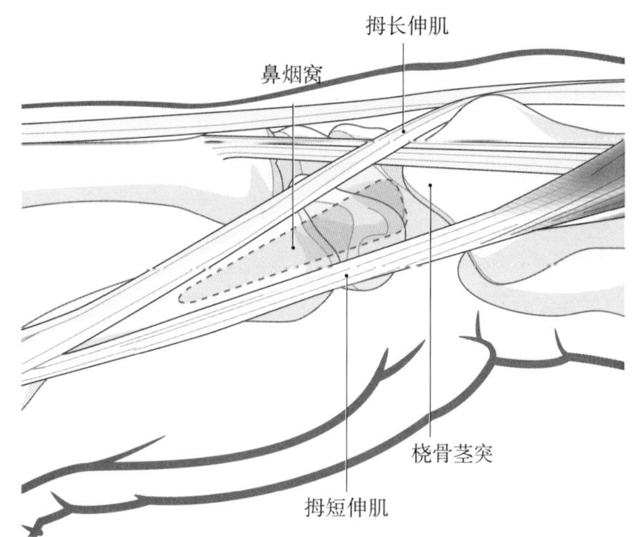


**图 1-5-3** 拇长伸肌肌腱和拇短伸肌肌腱是解剖鼻烟窝的界标，桡骨茎突顶部构成鼻烟窝的底。

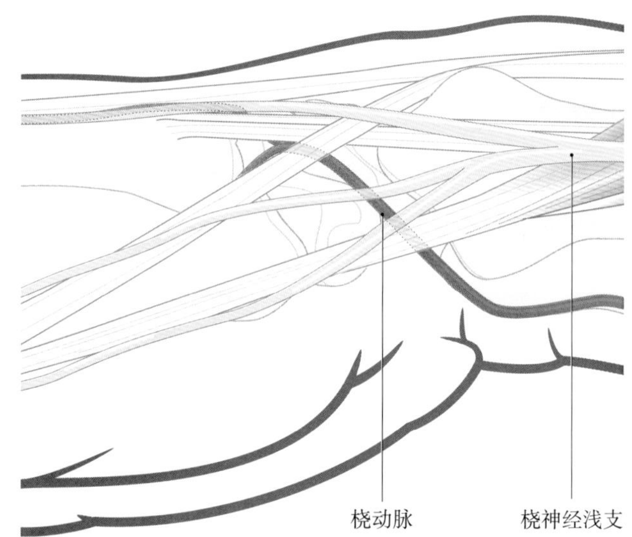


**图 1-5-4** 鼻烟窝周围的重要解剖结构包含桡神经浅支，在任何内固定的操作过程中都应当将其小心保护。桡动脉在鼻烟窝的底部越过，也应当予以保护。

## 4 皮肤切口

图1-5-5　在鼻烟窝上做一直切口，向远端和近端延长至需要的长度，如图所示。通过钝性分离从下面的伸肌支持带上掀起两侧皮肤及皮下组织瓣。

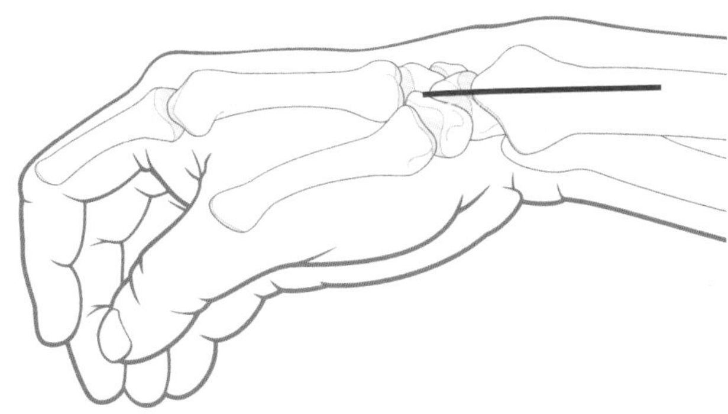

### 暴露

图1-5-6　辨认并保护桡神经浅皮支。在第一和第二伸肌间室之间到达桡骨茎突，而后通过锐性解剖暴露之。

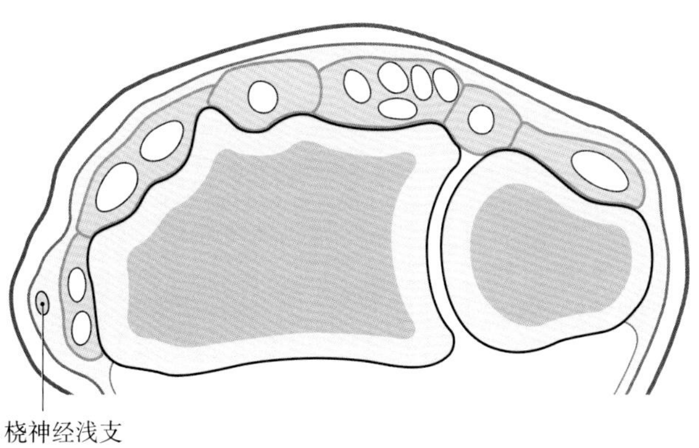

图 1-5-7　必要时可以掀起第一伸肌间室和第二伸肌间室。

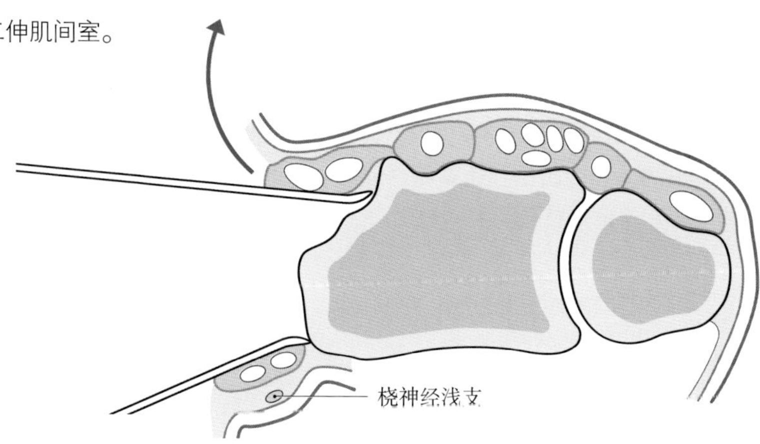


## 5 关闭切口

采用标准的缝合方法关闭切口。

# 第 6 章　显露桡骨远端的改良 Henry 掌侧入路

Modified Henry palmar approach to the distal radius

## 1 手术入路

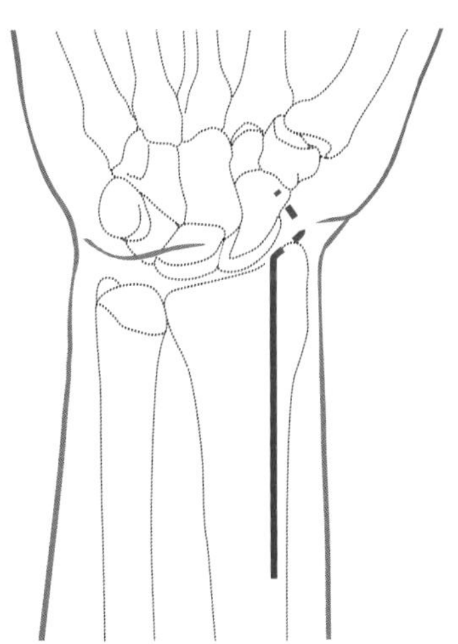

图1-6-1　累及桡骨远端的损伤可采用改良Henry掌侧入路进行治疗。

## 2 适应证

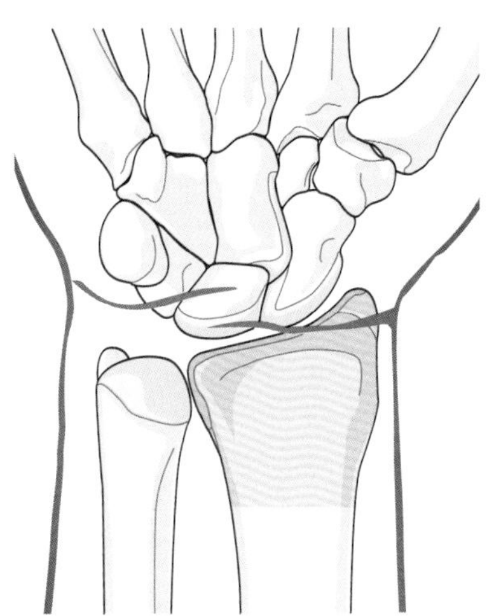

图1-6-2　改良Henry入路适用于大多数桡骨远端骨折。

# 3 外科解剖

## 软组织

图1-6-3 a、b. 在腕关节掌侧，可见以下组织结构。

1. 正中神经运动支。
2. 正中神经掌皮支。
3. 正中神经。
4. 旋前方肌。
5. 指深屈肌肌腱。
6. 指浅屈肌肌腱。
7. 桡侧腕屈肌肌腱。
8. 桡动脉。

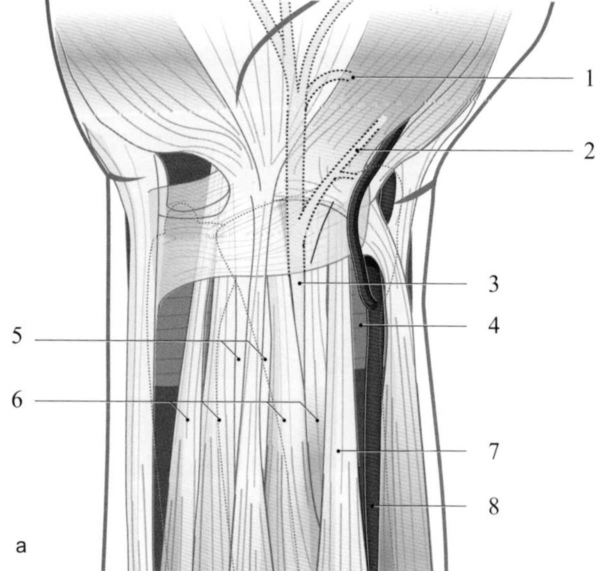


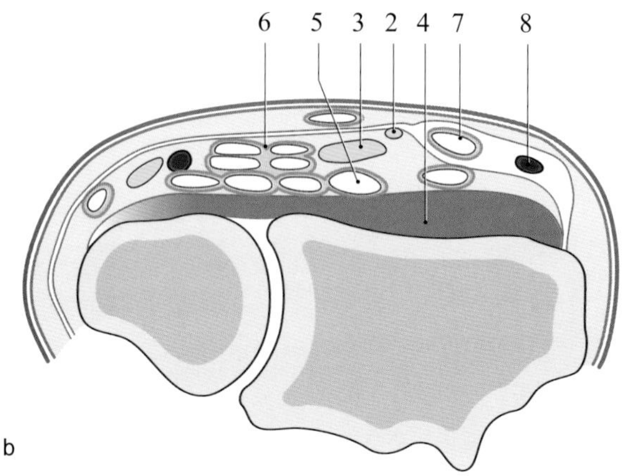

## 骨骼解剖

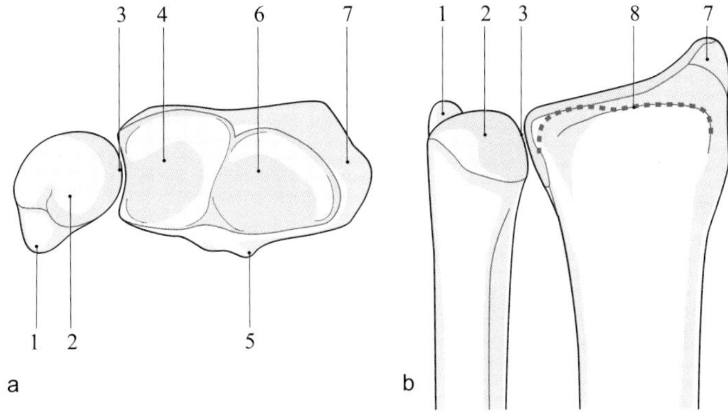


图1-6-4 a、b.　除了周围的软组织之外，桡骨远端还包含许多骨性凸起。

1. 尺骨茎突。
2. 尺骨头。
3. 乙状切迹。
4. 月骨窝。
5. Lister结节。
6. 舟骨窝。
7. 桡骨茎突。
8. 分水岭。

## 分水岭

图1-6-5　分水岭作为可以向近侧掀开的结构与腕关节的关节囊之间的分界线，应当予以重视。

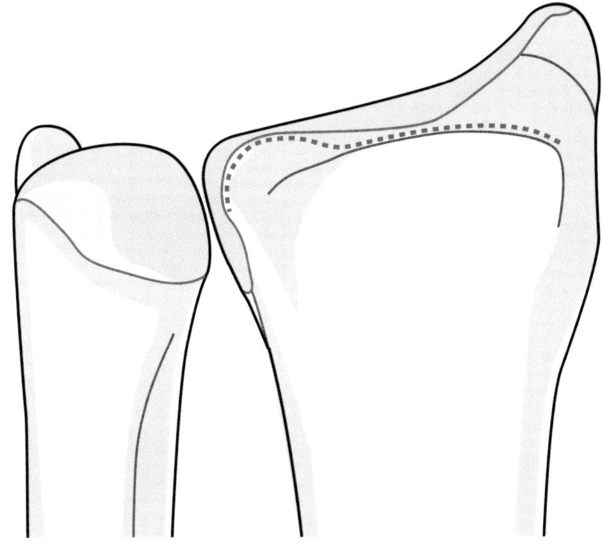

# 4 切口设计

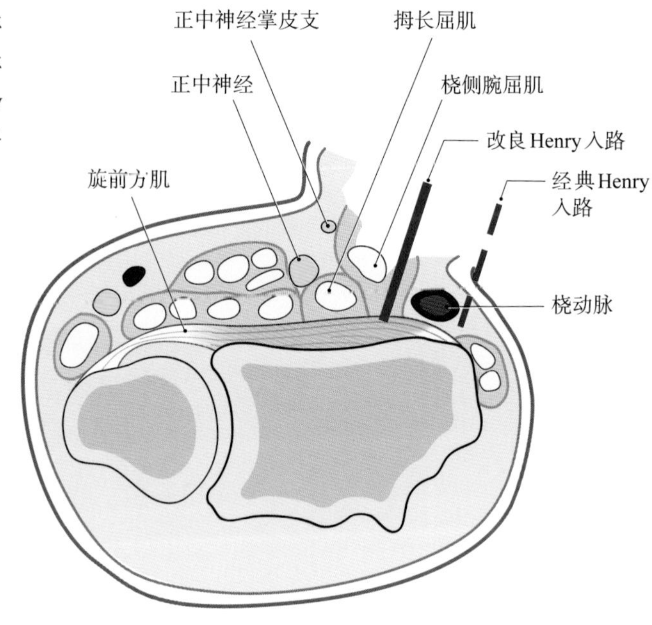


**图1-6-6** 改良Henry入路使用桡侧腕屈肌肌腱和桡动脉之间的通道平面。经典Henry入路则从肱桡肌和桡动脉之间进入，也就是在桡动脉的桡侧。然而，改良Henry入路位于桡动脉的尺侧。先触摸桡侧腕屈肌肌腱，再于其桡侧做皮肤切口。

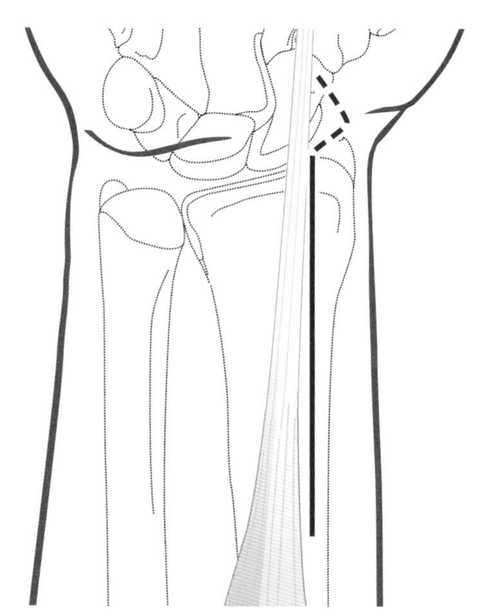

**图1-6-7** 向远侧延伸切口，“Z”形越过腕横纹，允许移动桡侧腕屈肌肌腱，以便于更广泛的暴露。

## 失误防范

在建立该入路的过程中，桡动脉和正中神经掌皮支处于危险之中。

## 5 皮肤切口

**图1-6-8**　沿桡侧腕屈肌的桡侧缘切开皮肤。打开腱鞘，将肌腱牵向尺侧。在拇长屈肌肌腱和桡动脉之间加深切口。

必须小心避免在桡侧损伤桡动脉以及在尺侧损伤正中神经掌皮支。

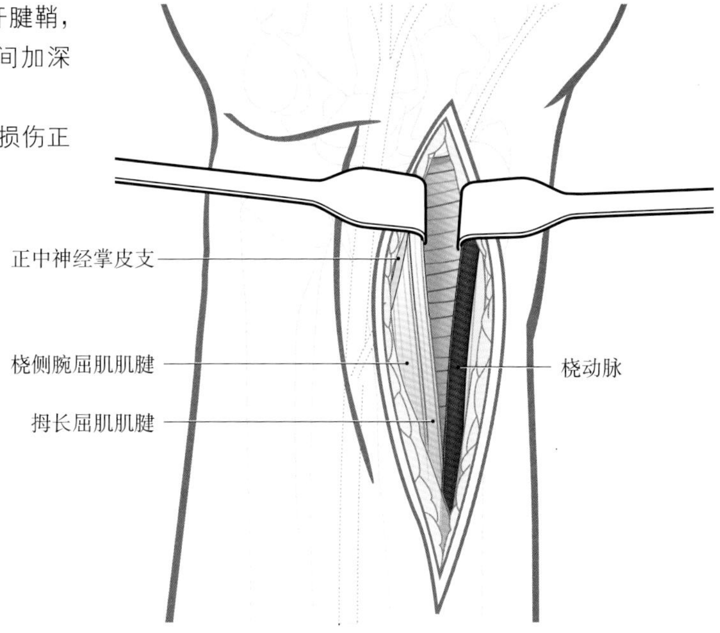


**图1-6-9**　将拇长屈肌肌腹向尺骨方向牵开，扩大空间并暴露旋前方肌。

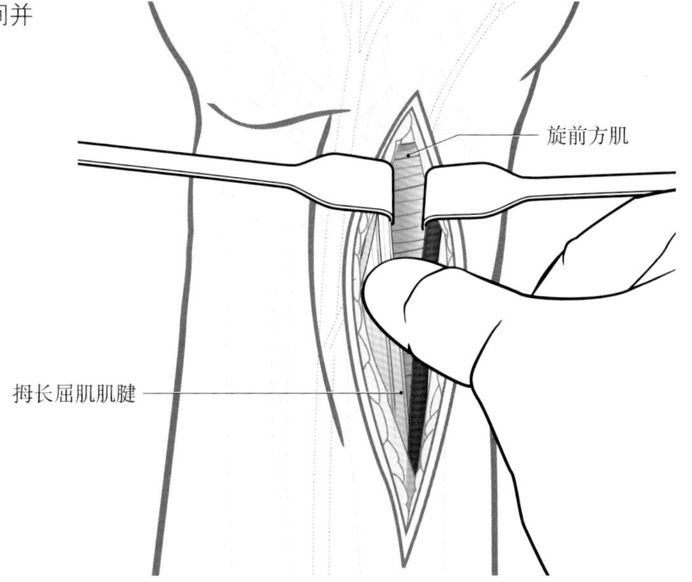

## 要点

图1-6-10　应行“L”形切开并掀起旋前方肌。“L”形切口的水平部分坐落在分水岭上，位于关节线近侧数毫米处，将皮下注射针头插入关节腔可确定关节线的位置。

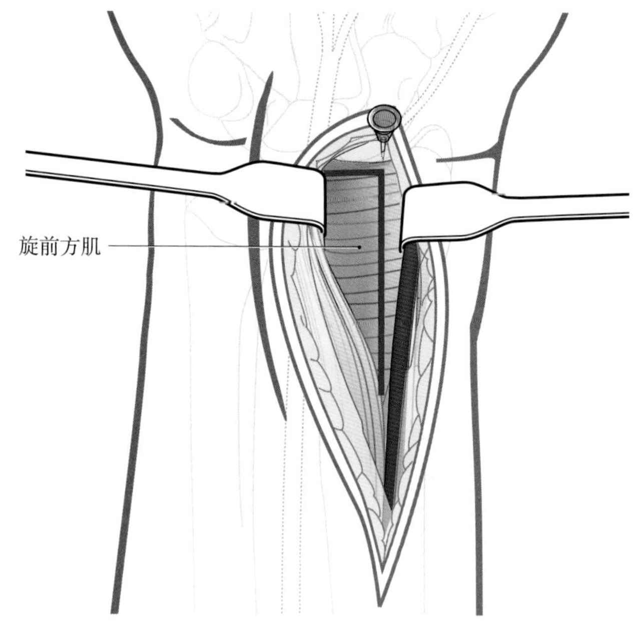


## 暴露桡骨远端

图1-6-11　于其桡侧边缘切开旋前方肌，暴露桡骨远端。将旋前方肌连同骨膜一起从桡骨远端剥离。

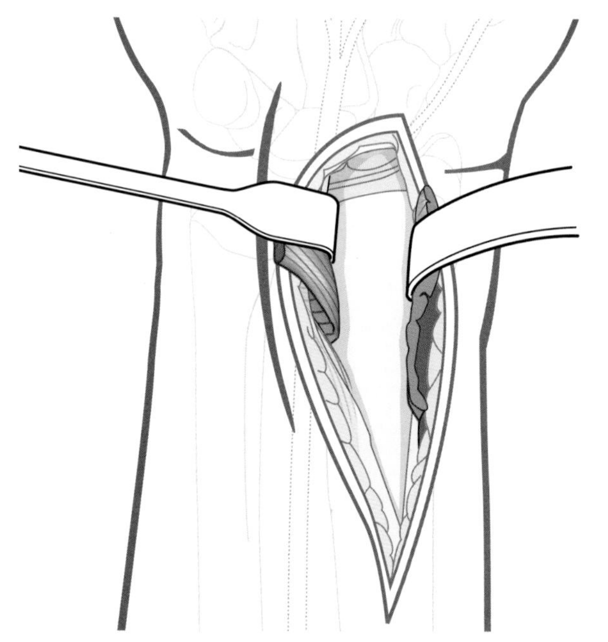

## 6 关闭切口

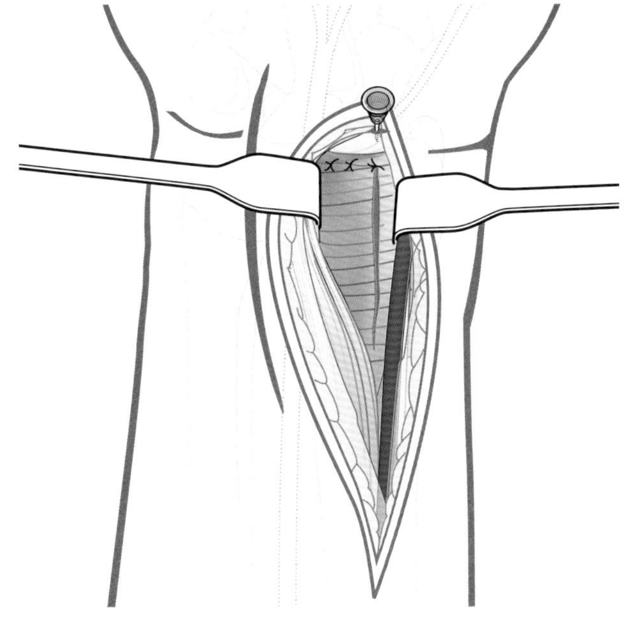

**图1-6-12** 应当用旋前方肌覆盖接骨板。应当尽力将掀开的旋前方肌的水平部重新缝合至关节囊。如果有可能，应当将它重新固定至它在桡骨的止点处。

可以缝合肌腱腱鞘，但必须小心避免把正中神经皮支缝进去。然后关闭皮肤切口。

### 视频

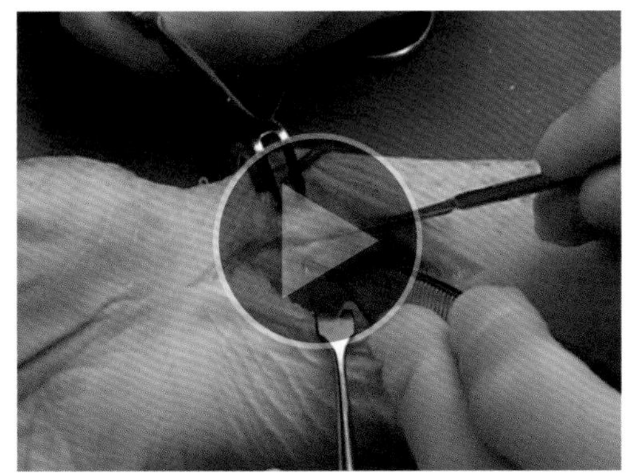

**视频1-6-1** 本视频展示显露桡骨远端的掌侧入路。

# 第7章　显露桡骨远端的尺掌侧入路

Ulnar palmar approach to the distal radius

## 1　手术入路

**图1-7-1**　累及桡骨远端的损伤可通过尺掌侧入路进行治疗。

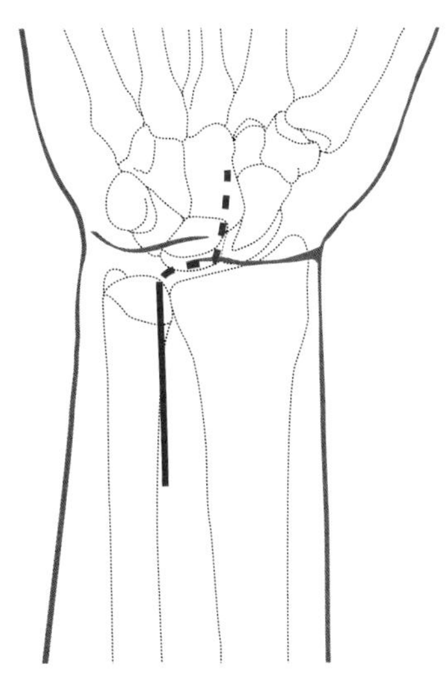

## 2　适应证

**图1-7-2 a、b.**　要暴露掌侧月骨窝，最好用尺掌侧入路；尺掌侧入路也便于暴露乙状切迹、掌侧腕关节囊、下尺桡关节以及尺骨远端（a）。对桡骨远端的桡侧部，这个入路不太适合。

对较为复杂的骨折，可以用尺掌侧延长切口进行手术。

如果希望做腕管减压，可以通过尺掌侧延长切口做，或者采用分开的两个切口做（b）。

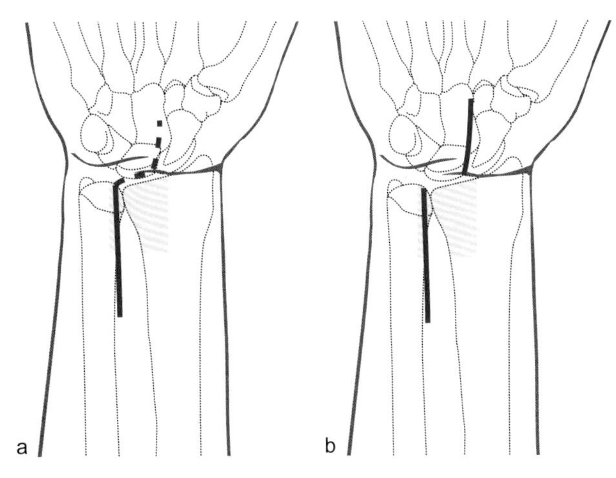

## 3 外科解剖

关于这个入路所涉及的解剖细节参阅第1篇第6章“显露桡骨远端的改良Henry掌侧入路”中的“3 外科解剖”。

## 4 切口设计

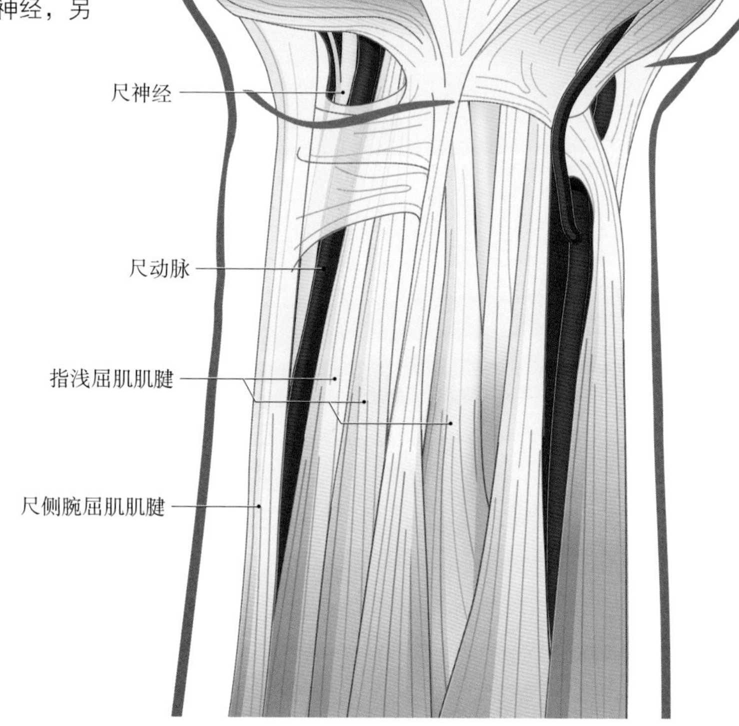


**图1-7-3** 尺掌侧入路平面的一侧是尺动脉和尺神经，另一侧是屈肌肌腱。

## 5 皮肤切口

图1-7-4 a、b.　切口起自腕横纹，平行于尺骨向近端延伸（a）。切口可以沿腕横纹延伸，而后向远侧进入手掌。在尺动脉及屈肌腱之间形成间隙（b）。

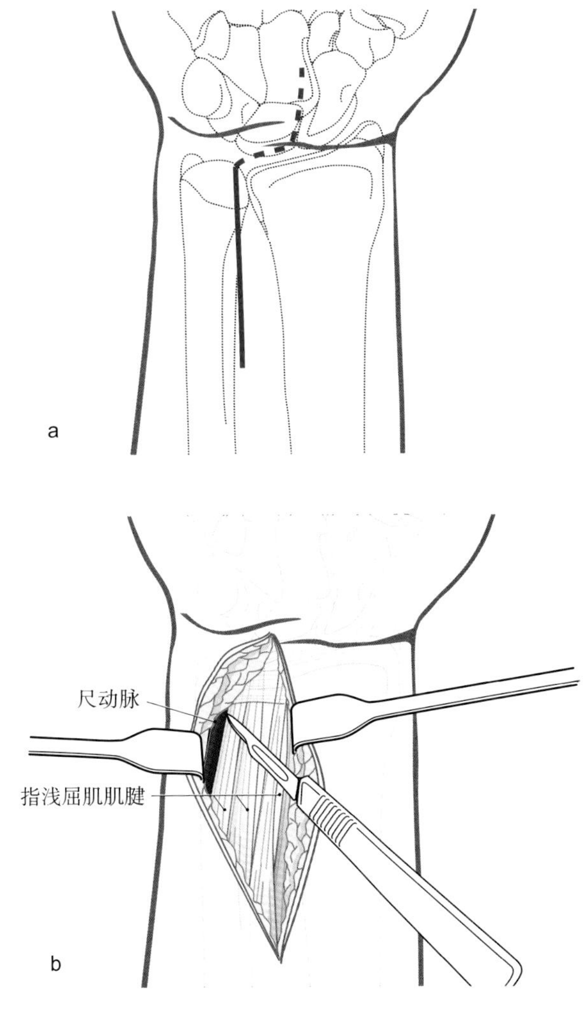


### 解剖分离

图1-7-5　屈肌腱连同正中神经一起向桡侧牵开，以充分暴露旋前方肌。

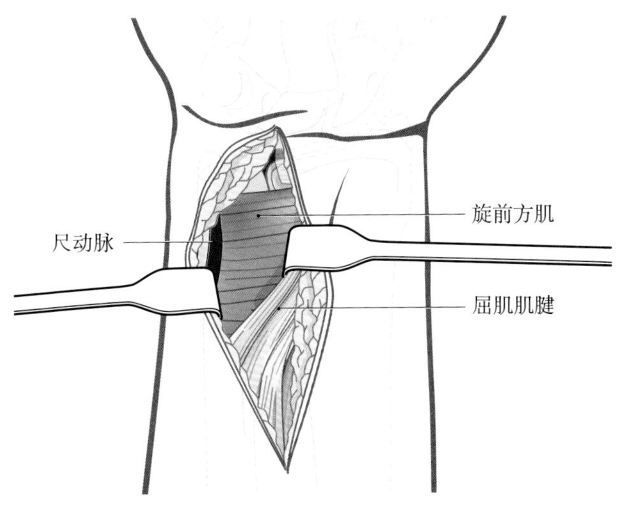

图1-7-6　根据需要切开旋前方肌。

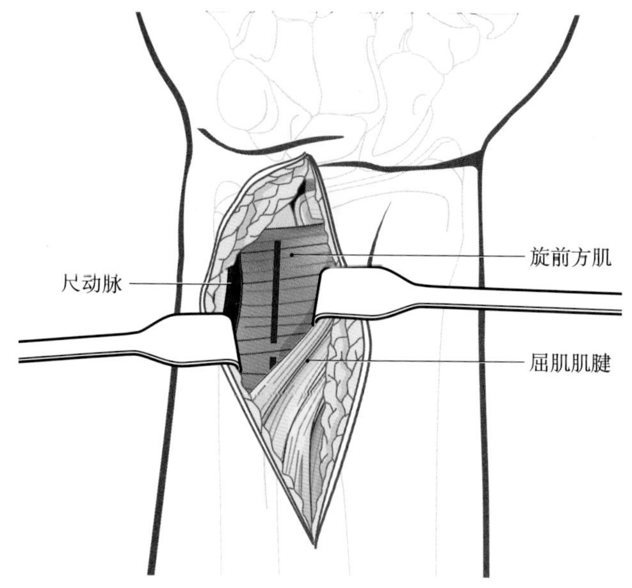


图1-7-7　将切开的旋前方肌掀开，暴露桡骨远端的尺侧。

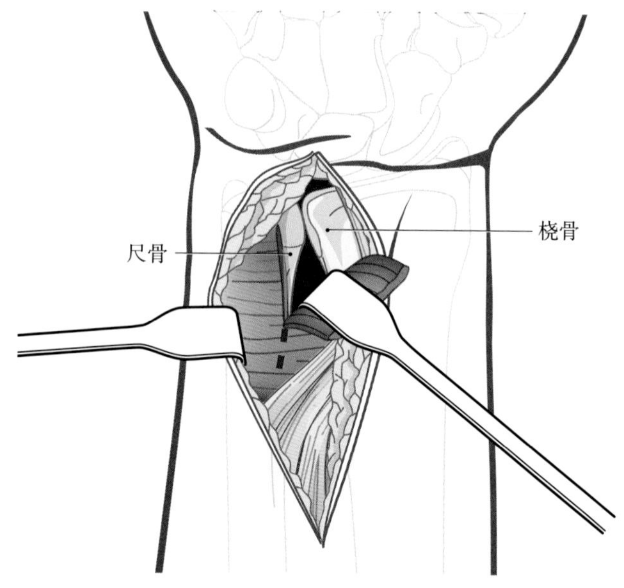

### 尺掌侧入路的延伸

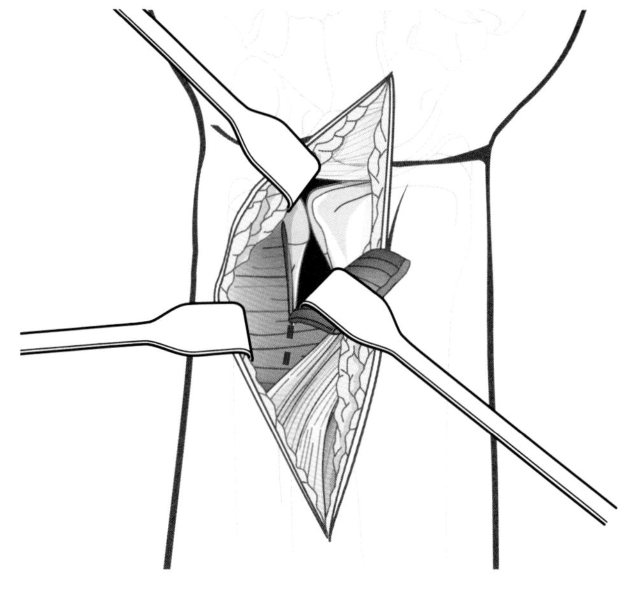

图1-7-8　尺掌侧入路能够向远侧延长。这个切口可以做腕管减压，或在治疗高能量损伤时很好地暴露桡腕关节结构。

## 6 关闭切口

以标准方式关闭皮肤切口。

# 第8章　显露桡骨远端的背侧入路
Dorsal approach to the distal radius

## 1　手术入路

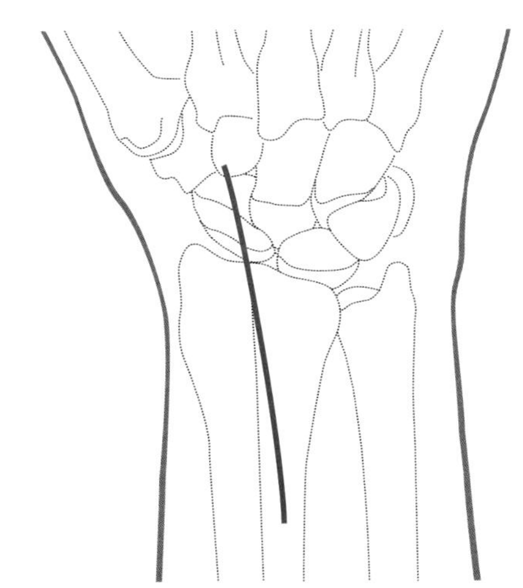

图1-8-1　粉碎性关节内骨折或同时累及前臂桡侧柱和中间柱的损伤可以通过单个皮肤切口结合多个伸肌间室入路进行手术。

## 2　适应证

### 三柱原则

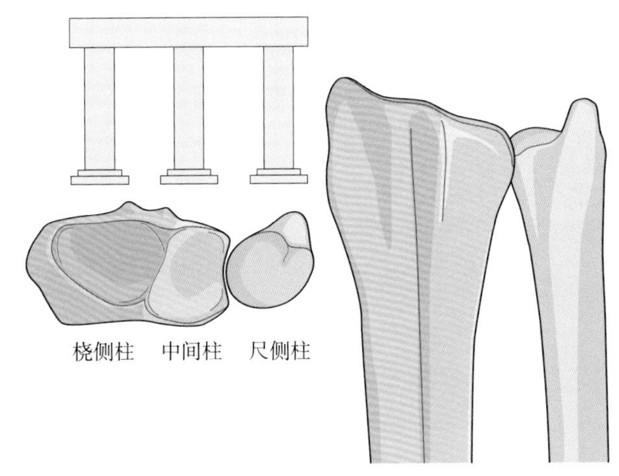


图1-8-2　前臂远端可理解为三根支柱的结构。尺骨形成一个柱（尺侧柱），桡骨则可分为两个柱（中间柱和桡侧柱）。

桡侧柱包括桡骨茎突和舟骨窝，而中间柱包括月骨窝和乙状切迹，后者是下尺桡关节的一部分。尺侧柱由尺骨远端及三角纤维软骨复合体（TFCC）构成。

在远侧腕关节处，桡侧柱与舟骨联接成关节，而中间柱与月骨联接成关节。尺侧柱在远侧终结于TFCC。

三柱理论有助于描述腕关节损伤的部位，是一个帮助人们理解腕关节骨折病理机制的生物力学模型。

图1-8-3　根据骨折的具体类型，选择从Ⅰ～Ⅵ各个不同伸肌间室之间经过的背侧入路。

损伤的处理需要使用显露桡骨远端的背侧入路时，有指征采用在不同的伸肌间室之间经过的入路（标记为A、B、C）。

A：显露桡骨茎突的入路。

B：显露中间柱的入路。

C：显露中间柱月骨窝背侧和下尺桡关节的入路。

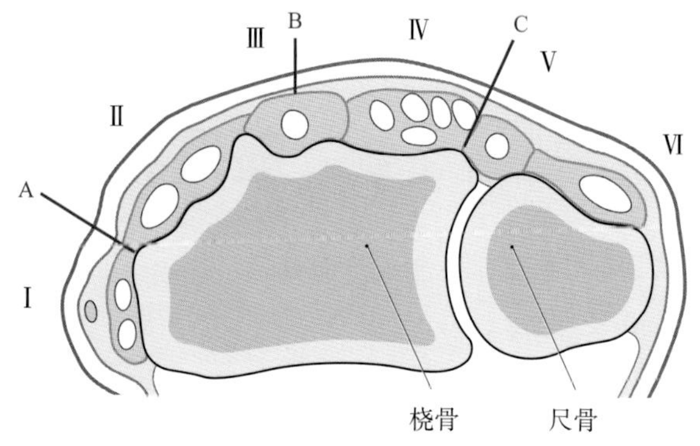


# 3　外科解剖

## 伸肌间室

图1-8-4　桡背侧区域有5个伸肌间室（Ⅰ～Ⅴ），尺背侧区域有1个伸肌间室（Ⅵ）。

显露桡骨远端的背侧入路可能涉及多个伸肌间室。

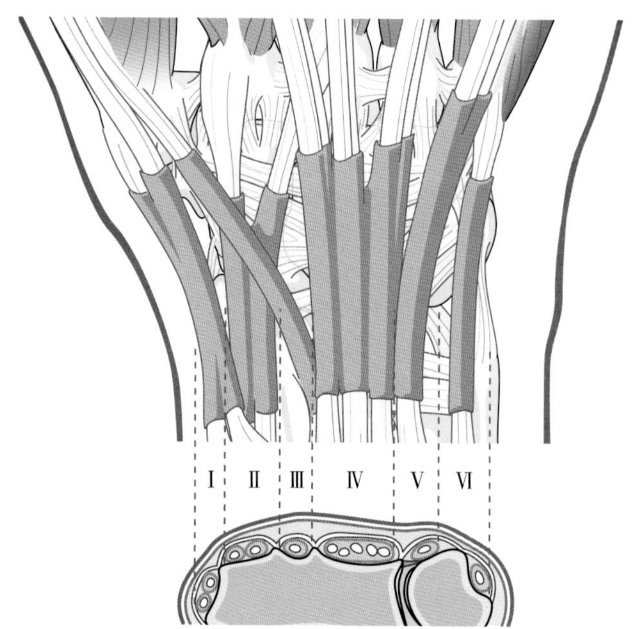

## 4 皮肤切口

图1-8-5　采用单个背侧皮肤切口可以分别显露桡侧柱和中间柱。

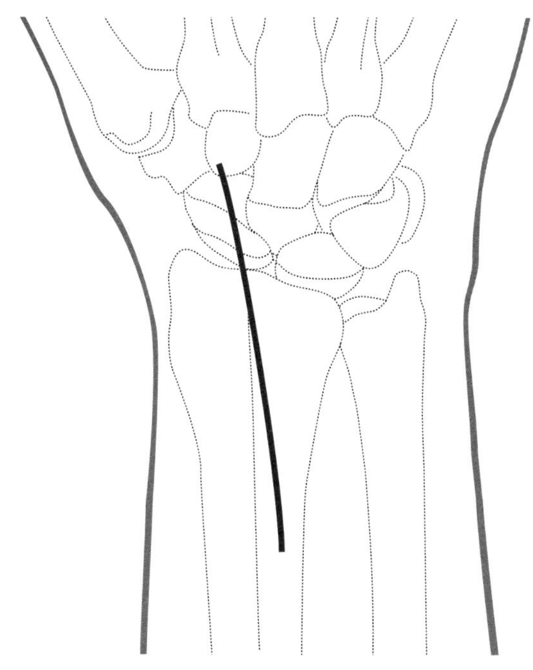

## 5 显露桡侧柱的入路

### 两种切口选择

图1-8-6　取决于骨折的形态，几种支持带切口都有可能用于处理桡侧柱骨折，可在以下两种方式中任选一种。

1. 在第一、二伸肌间室之间显露桡侧柱。
2. 在第二伸肌间室之下显露桡侧柱。

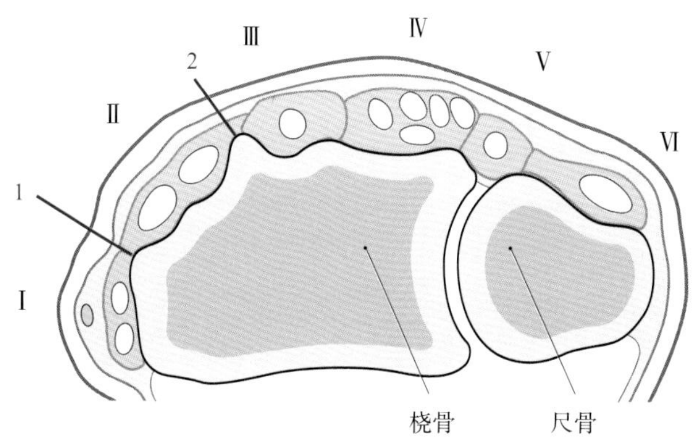

## 选项一：第一、二伸肌间室之间入路

**图1-8-7** 在没有必要暴露关节面的情况下，选项一的入路允许将钢板置于桡侧柱的桡侧。通过向桡侧进行皮下分离来显露桡侧柱。

先暴露拇长伸肌，再在第一、二伸肌间室之间切开支持带，做第二个入路。

辨认位于第一伸肌间室上方的皮下组织内的桡神经感觉支，必须加以保护。

如果桡骨茎突骨折难以获得满意的复位，松解肱桡肌肌腱能够有所帮助。

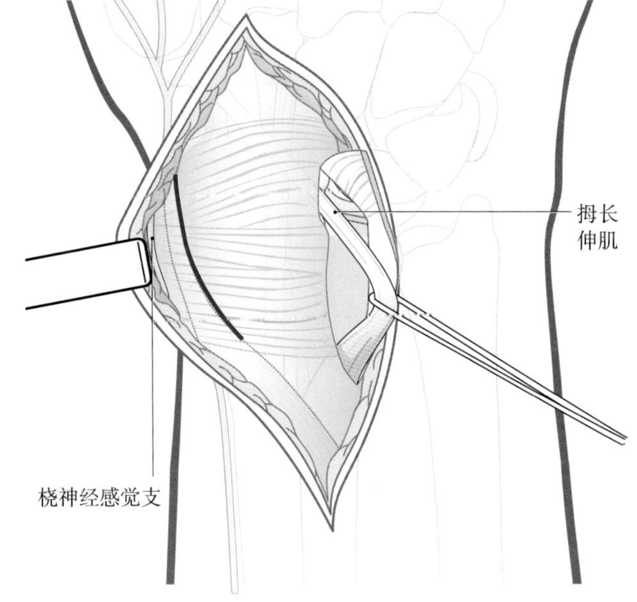


## 经第一伸肌间室切开

**图1-8-8** 在肌肉与肌腱移行的平面切开第一伸肌间室，松解至桡骨茎突。松解并牵开第一伸肌间室内的肌腱。

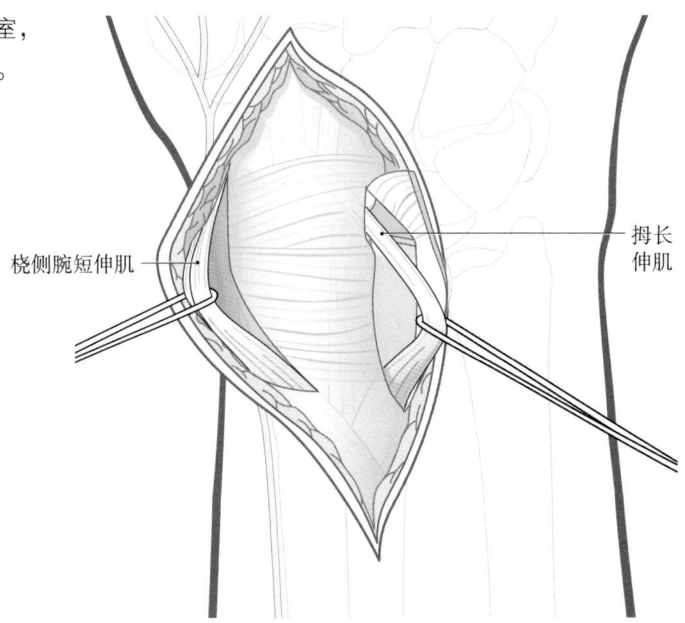

## 骨膜下剥离掀起第二伸肌间室

图1-8-9 骨膜下剥离掀起第二伸肌间室，让伸肌间室本身保持完整。桡侧柱就暴露了。

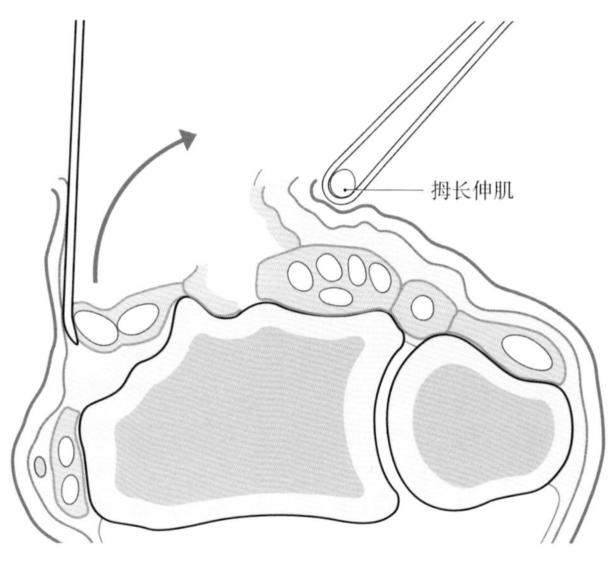


## 选项二：第二伸肌间室下方入路

图1-8-10 在本入路，于桡侧辨认Lister结节，部分掀起第二伸肌间室，可将拇长伸肌肌腱向尺侧牵开。

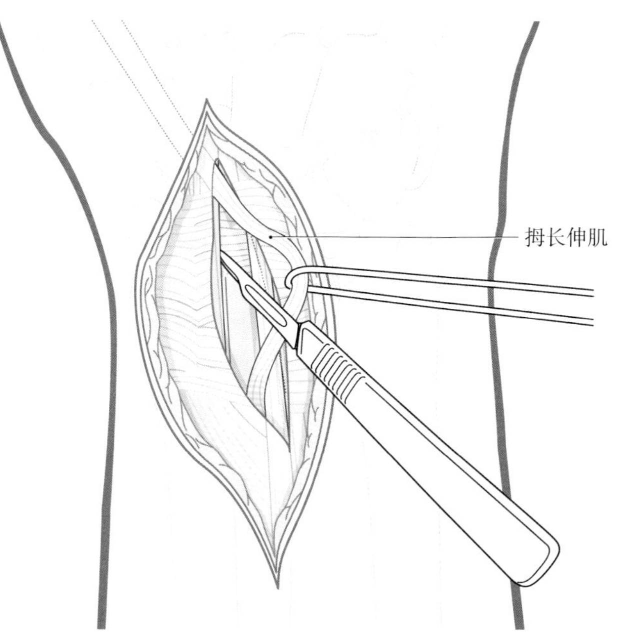

## 掀起第二间室

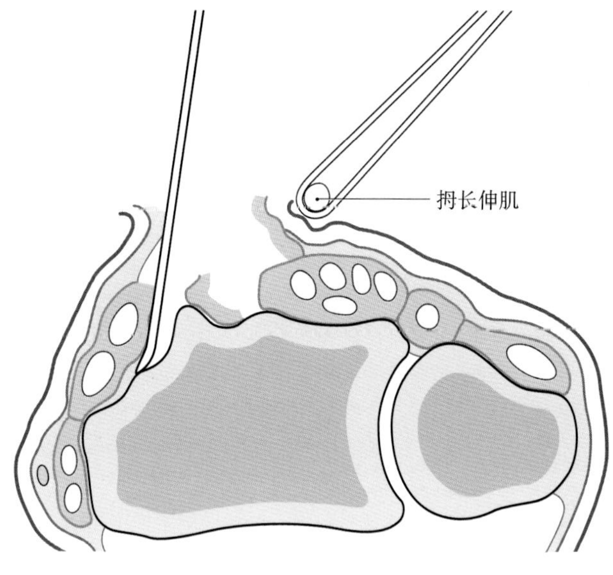


**图1-8-11** 通过锐性分离从桡骨远端掀起第二伸肌间室及其内容物。

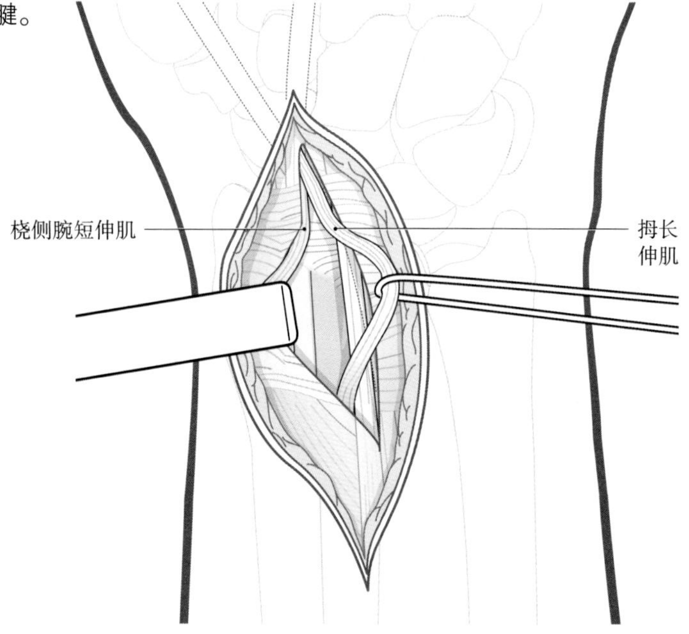


**图1-8-12** 从伸肌间室的底部牵开桡侧腕短伸肌肌腱。这样允许进入桡侧柱的桡腕关节面。

# 6 显露中间柱的入路

## 支持带切口

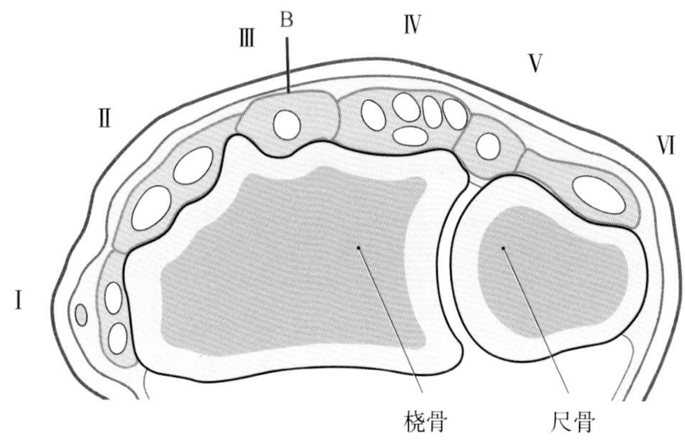


图1-8-13　在这个显露中间柱的入路里，与拇长伸肌肌腱走行方向一致，切开第三伸肌间室（B)。在打开伸肌间室时小心别切到肌腱。

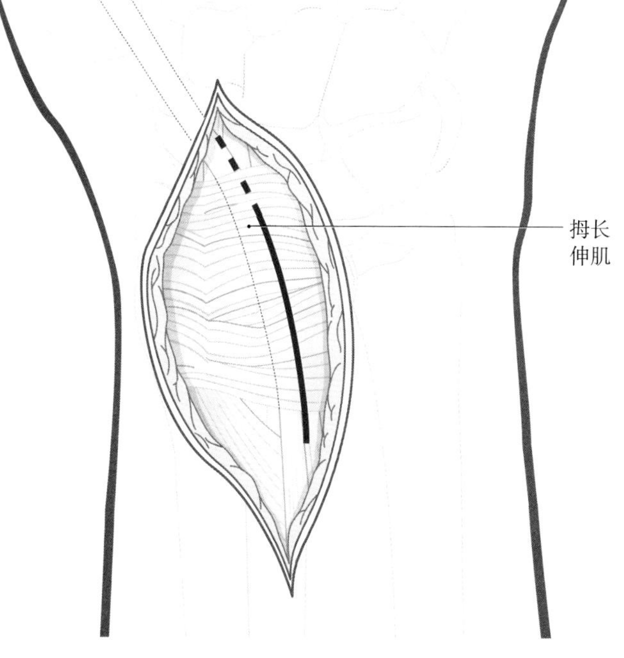


图1-8-14　与拇长伸肌腱走行方向一致，向近端延伸切口。在远端切开伸肌支持带，需要多远就切多远。有人推荐保留其远侧部分，这样使得肌腱仍然朝拇指方向滑行。或者，就在远侧切开伸肌间室，提起肌腱并向桡侧牵开。

## 牵开拇长伸肌肌腱

**图1-8-15** 游离拇长伸肌肌腱，围绕肌腱穿过一根橡皮管。

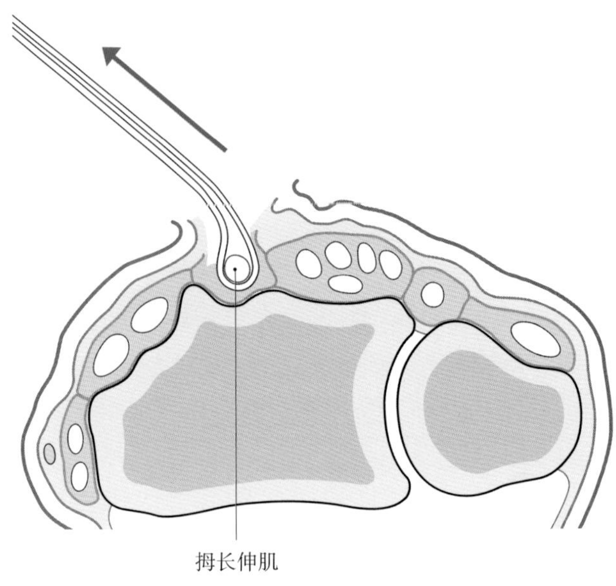


## 骨膜下剥离，掀起第四伸肌间室

**图1-8-16** 骨膜下剥离，掀起第四伸肌间室，让间室本身保持完整。由此暴露中间柱。

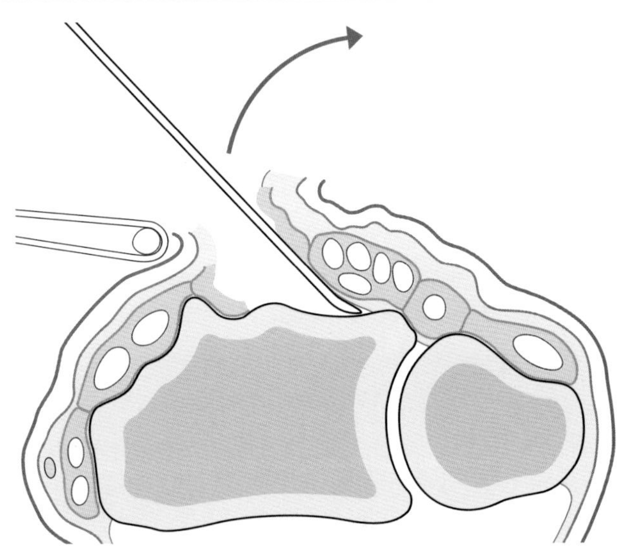

## 可选：关节切开术

图1-8-17　一旦掀起伸肌间室并暴露桡骨远端，即可切开关节囊探查关节面。通过这个入路，能够在桡侧柱上使用钢板。拇长伸肌肌腱和桡侧腕短伸肌肌腱可按骨折形状的要求向桡侧或尺侧牵开。

倘若桡骨远端关节面压缩或者腕骨损伤，关节囊的切口应当足够大，以便看到月骨窝小关节面和部分舟骨窝小关节面。

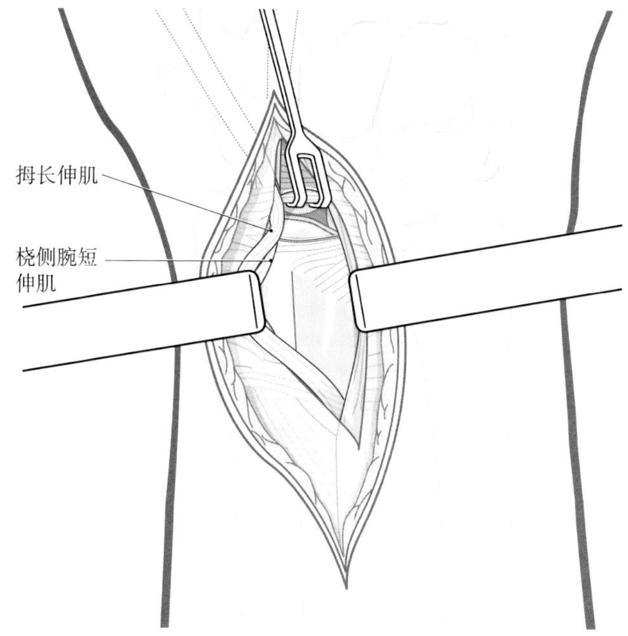


# 7　显露中间柱背侧月骨窝关节面和下尺桡关节的入路

图1-8-18　在第四和第五伸肌间室之间显露（C）也是可能的。

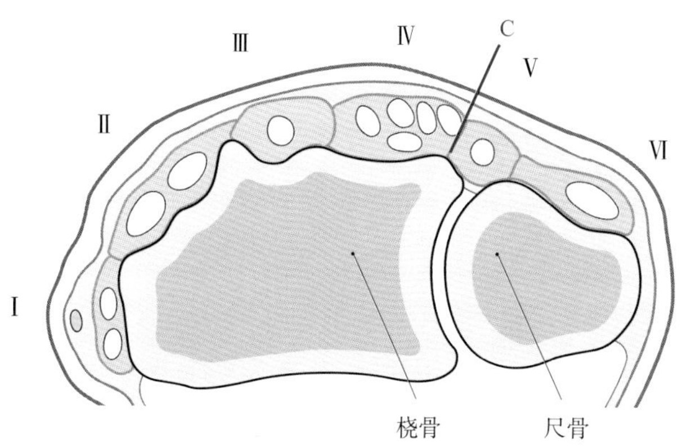

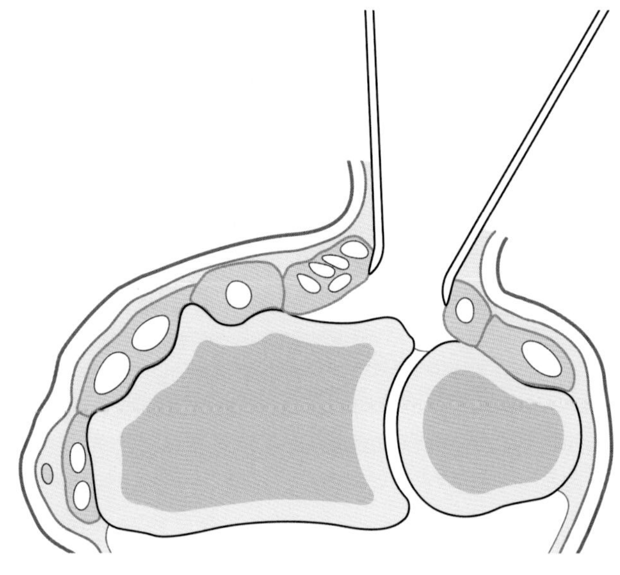

**图1-8-19** 这就允许完全进入中间柱的尺侧部分，以处理月骨窝小关节面和下尺桡关节的损伤。

## 8 关闭切口

各种显露桡骨远端的背侧入路有一系列切口闭合方法。这些闭合方法在第2部分“病例”中将进一步详细阐述。

### 视频

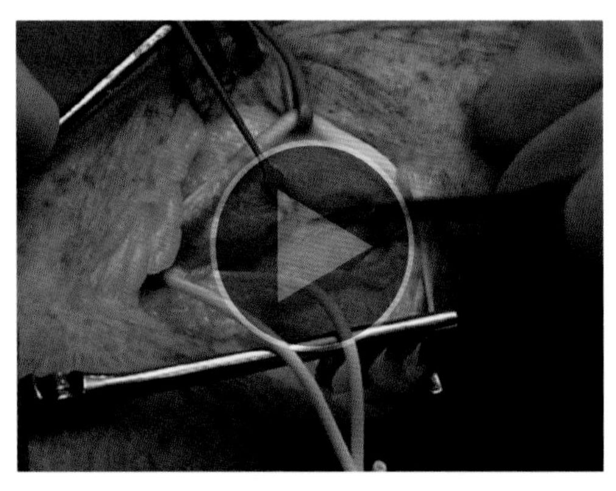

**视频1-8-1** 本视频展示显露桡骨远端的背侧入路。

# 第 9 章　显露桡骨远端的背侧延长入路

Extended dorsal approach to the distal radius

## 1 手术入路

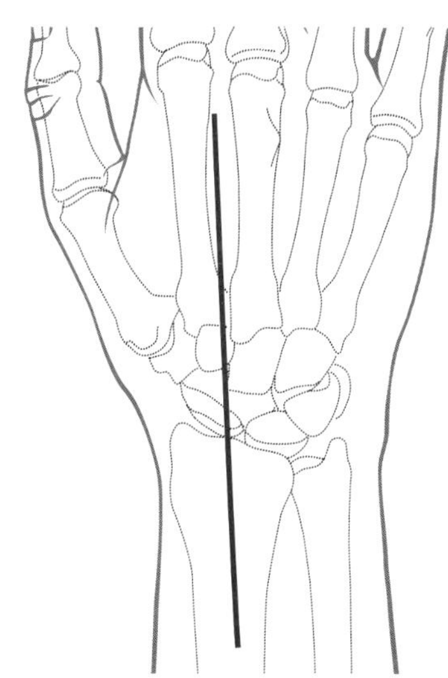

图1-9-1　累及桡骨远端的损伤可通过背侧延长入路进行治疗。

## 2 适应证

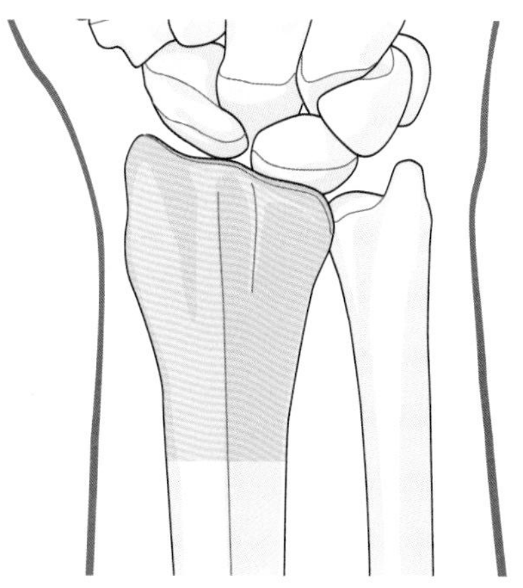

图1-9-2　背侧延长入路能够用于腕关节融合，或者桡骨远端粉碎性关节内骨折的桥接（跨关节）钢板固定。

# 3 外科解剖

## 伸肌间室

**图1-9-3** 在桡背侧区域有5个伸肌间室（Ⅰ～Ⅴ），尺背侧区域有1个伸肌间室（Ⅵ）。

显露桡骨远端的背侧延长入路可能会涉及多个伸肌间室。

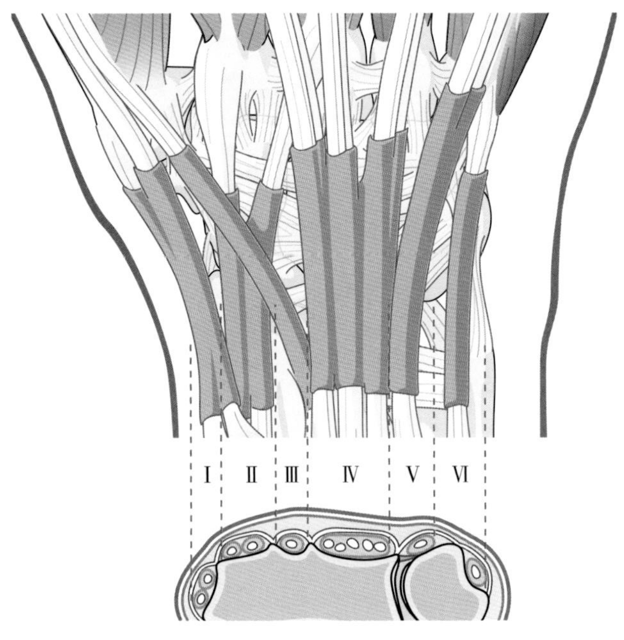


# 4 切口设计

**图1-9-4** 分离皮瓣时，确保不损伤桡神经浅支。

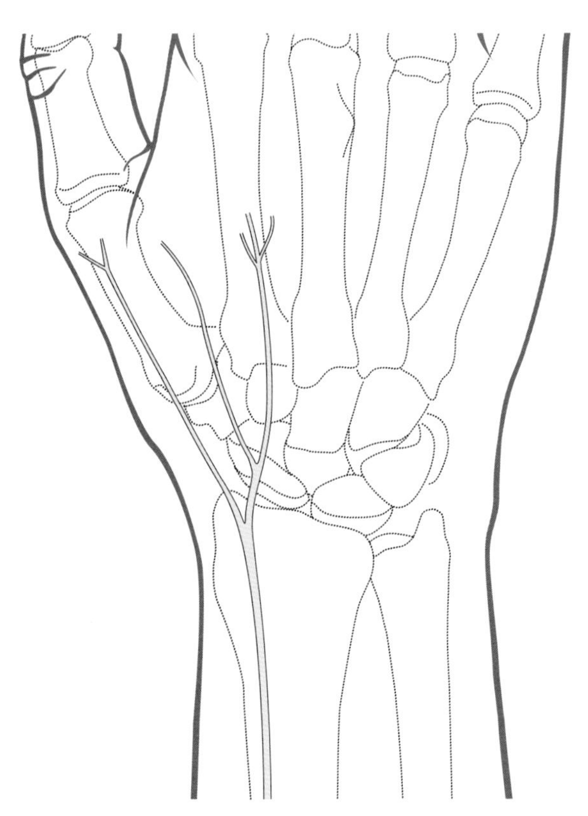

## 5 皮肤切口

### 切口选择

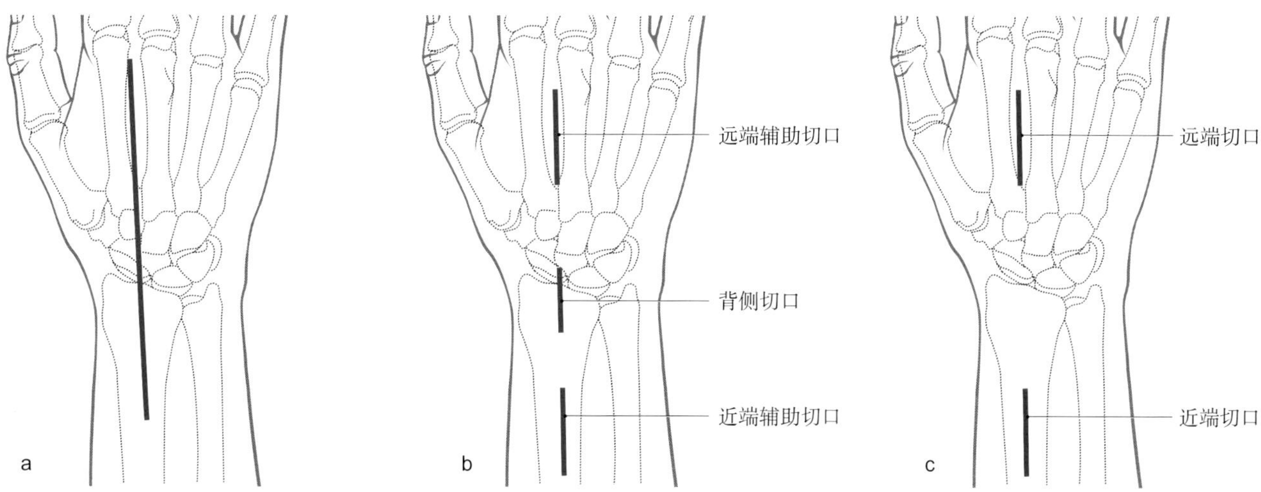


图 1-9-5 a~c.　根据骨折的形状或病变，各种不同切口都有可能使用，选项如下。

1. 纵行皮肤切口（a）。
2. 标准背侧入路附加近端和（或）远端延长切口（b）。
3. 仅做近端和远端切口（c）。

### 选项一：纵行皮肤切口

图 1-9-6　沿 Lister 结节至第二、三掌骨间隙一条线上做纵行切口。

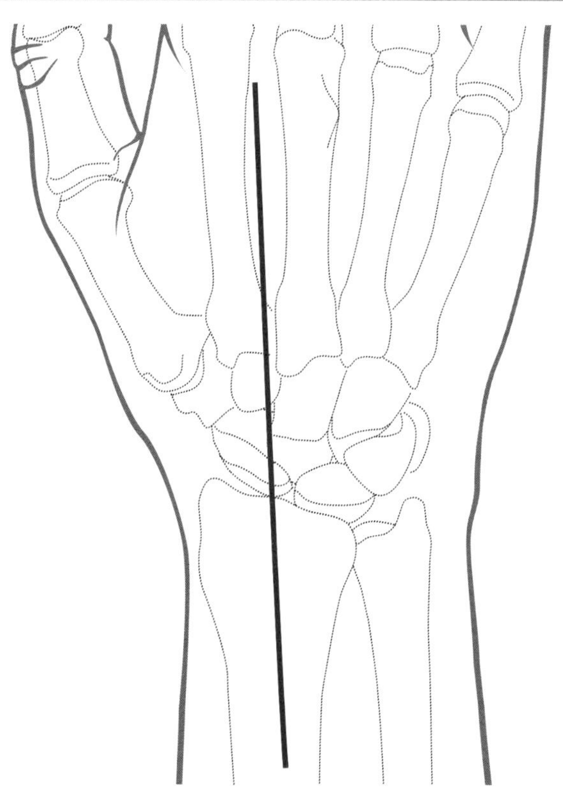

## 切开伸肌支持带

图1-9-7　与拇长伸肌肌腱走行方向一致，打开第三伸肌间室。打开伸肌间室时小心别切到肌腱。向近端延伸切口，与拇长伸肌肌腱走行方向一致。在远端，完全打开伸肌支持带。

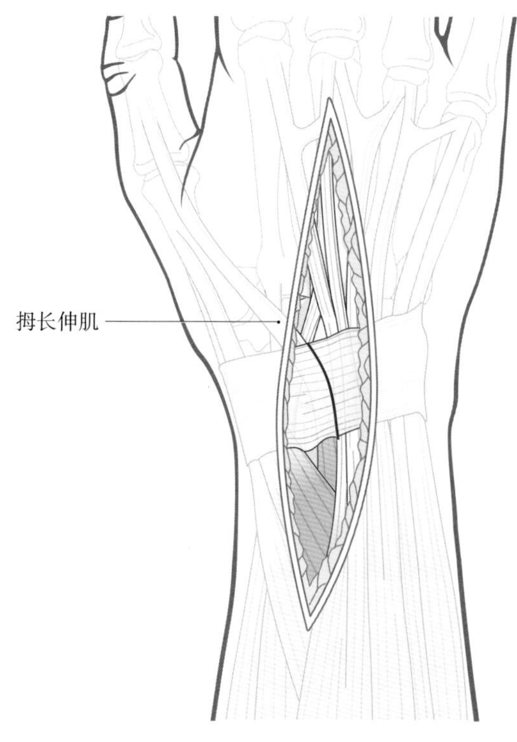


## 牵开拇长伸肌

图1-9-8　游离拇长伸肌肌腱，围绕肌腱穿过一根橡皮管，将肌腱向桡侧牵开。

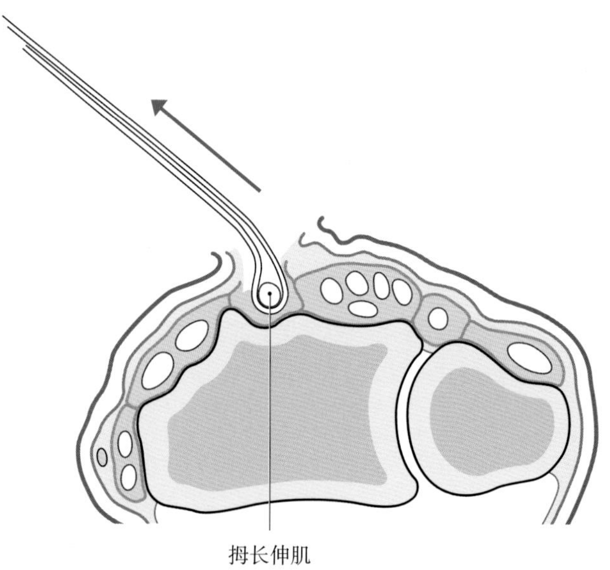

## 骨膜下剥离，掀起第四伸肌间室

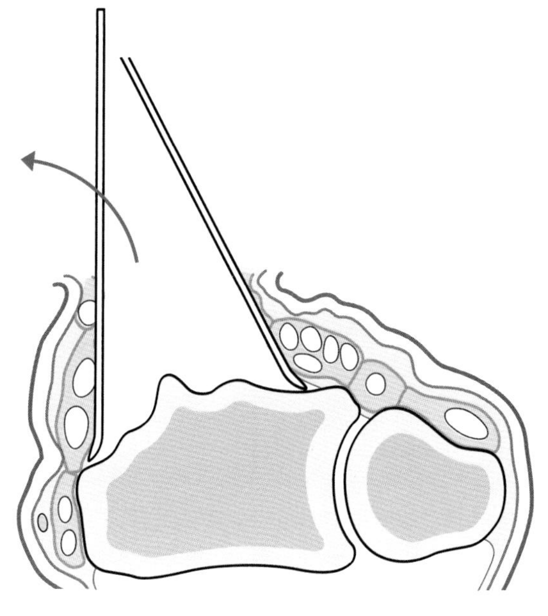

图1-9-9　骨膜下剥离，掀起第四伸肌间室，让间室本身保持完整。暴露中间柱，将第四间室的肌腱向尺侧牵开。必要时将第二间室的肌腱向桡侧牵开。

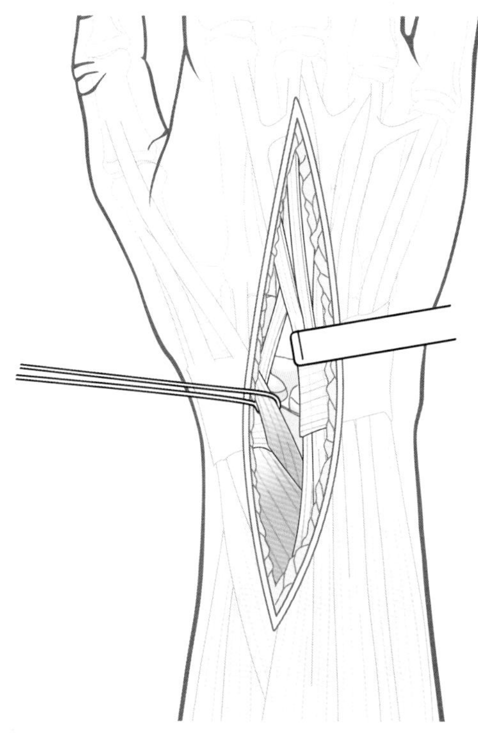

图1-9-10　在第三掌骨背侧切开骨膜，必要时，骨膜下剥离，掀起骨间肌。

## 选项二：背侧入路附加近端或远端切口

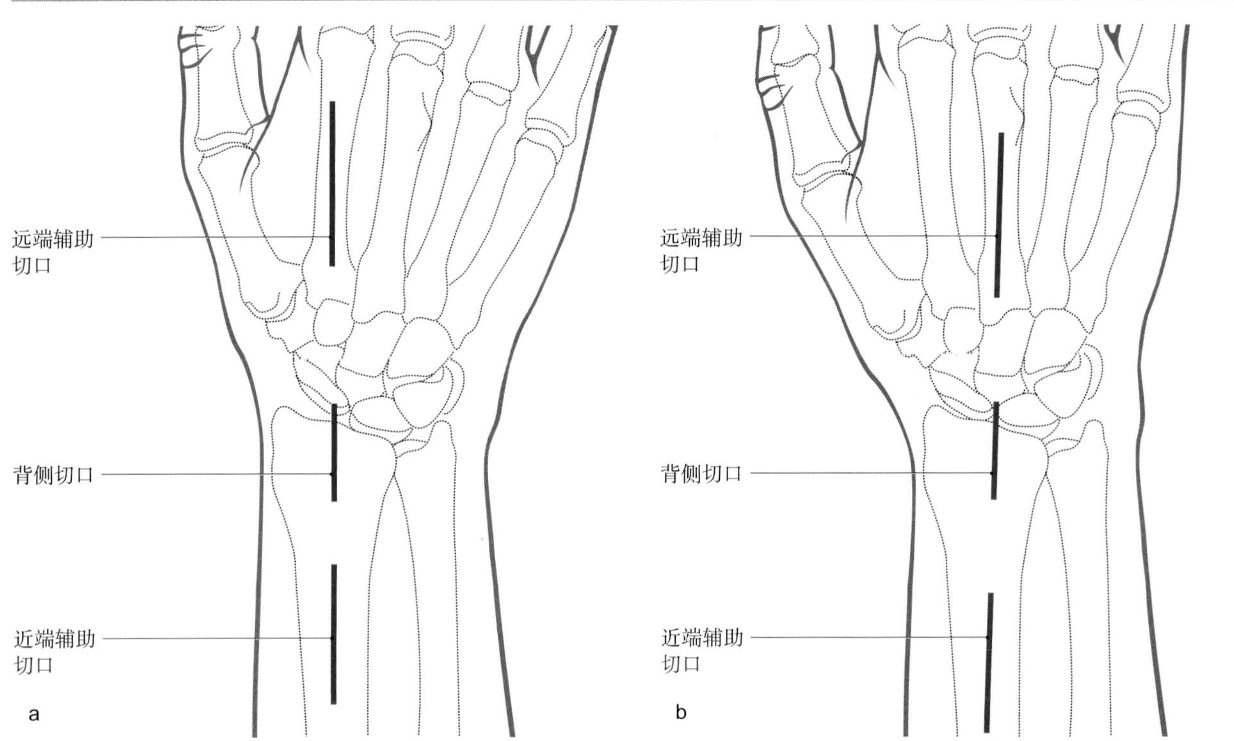


**图1-9-11 a、b.** 在选项二中，做标准背侧切口，附加近端或（和）远端延长切口。不过，第一要务是确定骨折复位时哪一根掌骨对线排列最好。需要注意的是，掌骨上应当放置至少3枚螺钉。确定用哪一根掌骨的方法如下。

1. 临时骨折复位。
2. 将钢板放在腕关节背侧表面。
3. 通过透视对钢板的桡侧–尺侧倾斜进行微调，以便确定钢板在第二或第三掌骨上的最佳位置。
4. 确定切口。

## 通过钢板孔标记切口

**图1-9-12**　采用这个入路时，一开始就通过钢板螺钉孔对所有的切口进行标记是很有帮助的。先在选好的掌骨上画长约3 cm的第一条直的切口线。第二条切口线画在Lister结节上，长2 cm。在桡骨干钢板孔上画出最后第三条切口线，长3 cm。

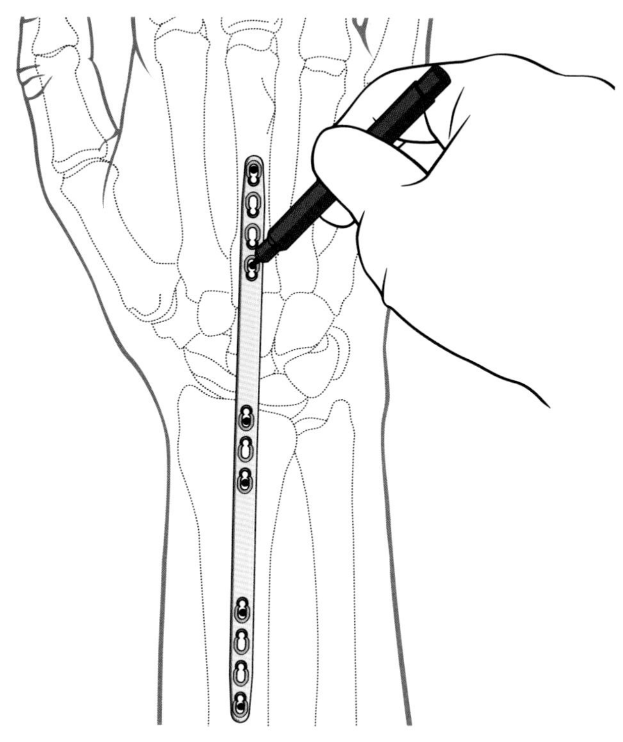

## 做远端切口

**图1-9-13**　在选好的掌骨基底部做长3 cm的切口，在掌骨干上延伸。牵开并保护伸肌腱，暴露掌骨。

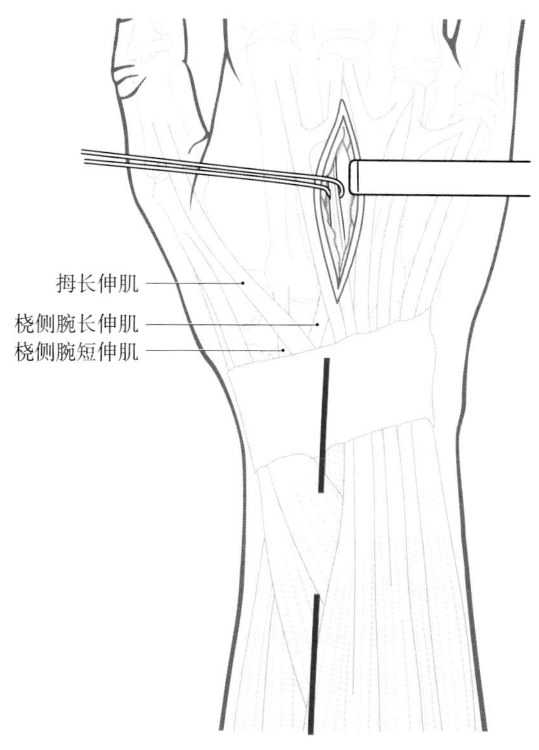

## 做背侧切口并牵开拇长伸肌

图1-9-14 a、b. 建议中间段切口要避免对拇长伸肌造成任何损伤（a）。触摸Lister结节，直接于其上做一长2 cm的纵行切口。充分松解拇长伸肌，根据骨折的形状将其向桡侧或尺侧牵开（b）。牵开拇长伸肌有利于钢板的插入、骨折的复位和关节面的固定；同样有利于植骨填充空隙（必要时）。这个切口也允许钢板在第二伸肌间室肌腱下方滑动，以免撞击钢板之下的肌腱。

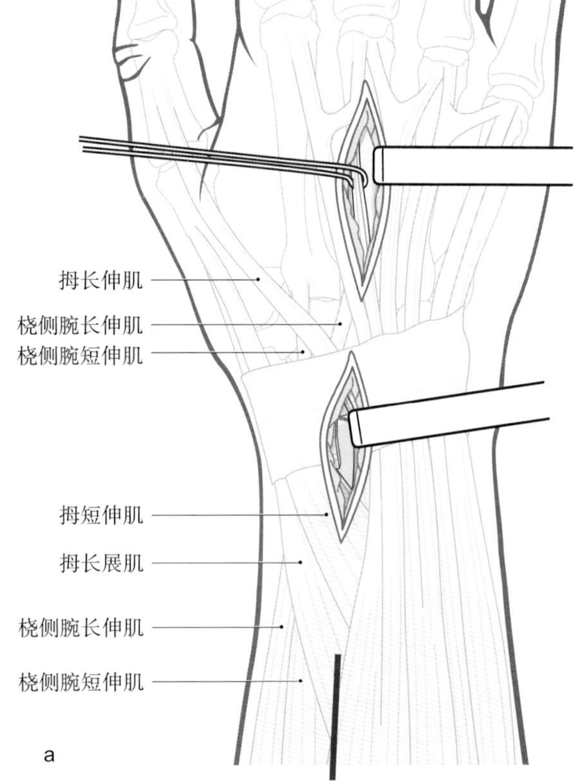


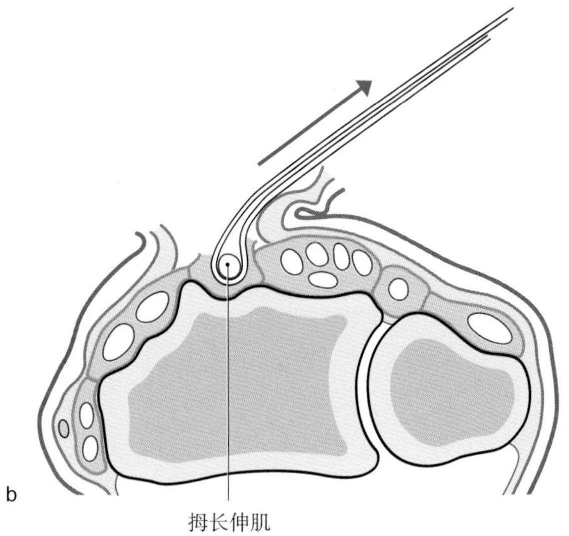

## 做近端切口

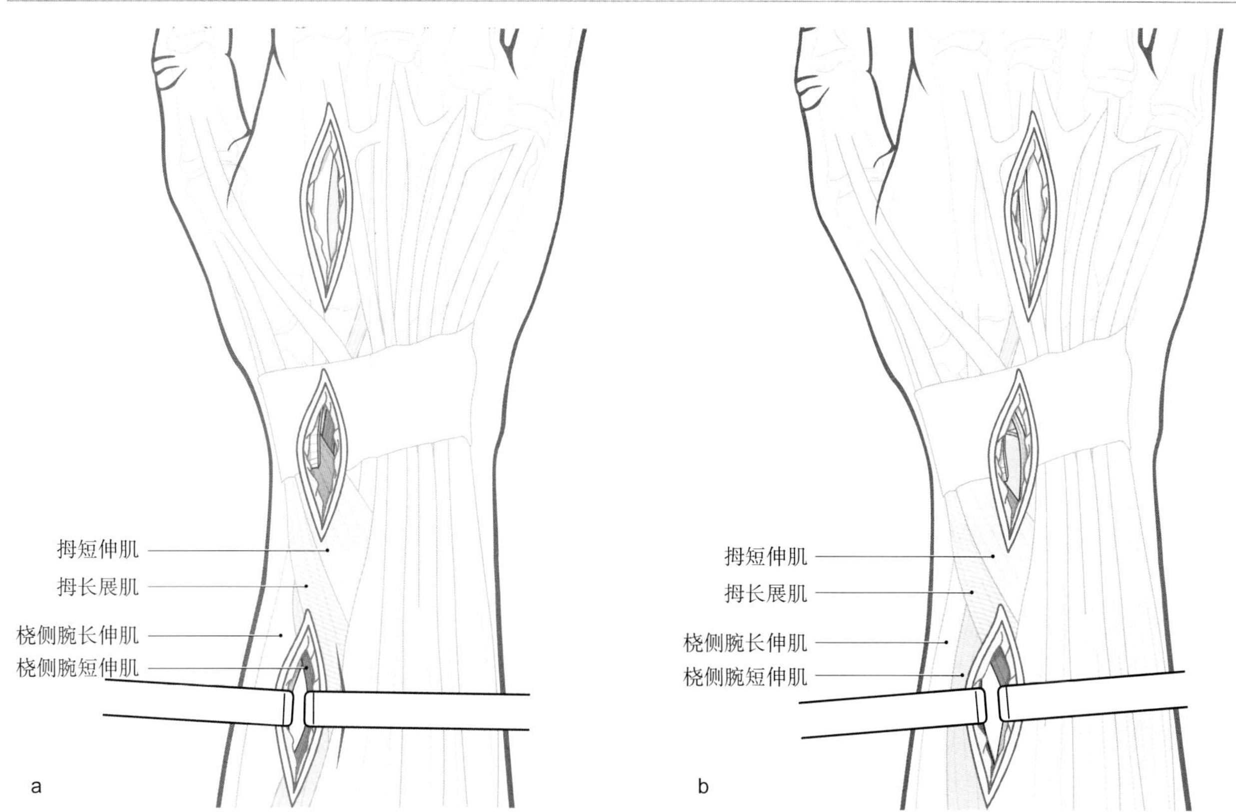


图1-9-15 a、b.　用影像增强器引导，恰于拇长展肌和拇短伸肌肌腹的近端，在桡骨背侧做一切口，长约3 cm，与桡侧腕长伸肌和桡侧腕短伸肌的肌腱走行方向一致。

切口的准确位置取决于远端钢板是固定在第二掌骨还是第三掌骨上。为了通过钝性分离行第二掌骨固定，要在桡侧腕长伸肌与桡侧腕短伸肌之间形成间隙，并暴露桡骨干。

为了通过钝性分离行第三掌骨固定，要在第一伸肌间室（拇长展肌和拇短屈肌）和第二伸肌间室（桡侧腕长伸肌和桡侧腕短伸肌）之间形成间隙，并暴露桡骨干（b）。将第一间室肌肉向尺侧牵开，第二间室肌肉向桡侧牵开。

## 选项三：仅做远端和近端切口

图1-9-16　作为替代的选择，这个入路可以只做远端和近端切口。

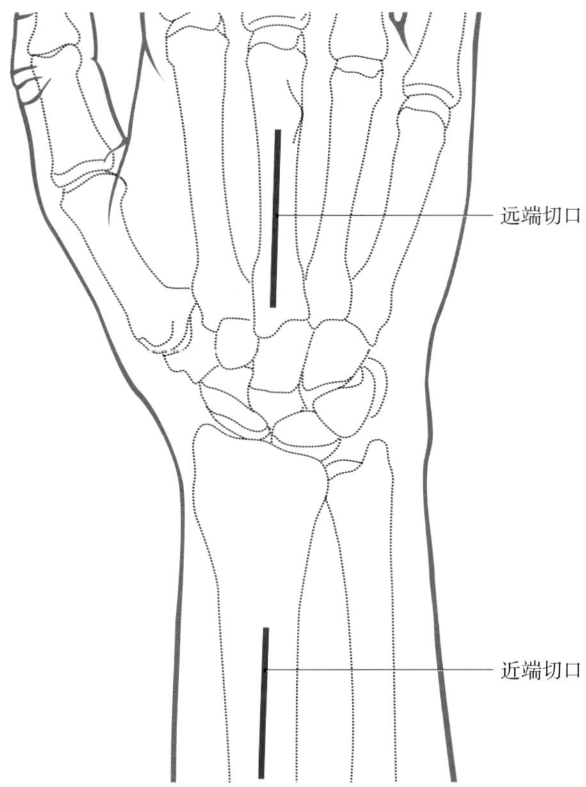


图1-9-17　通过钢板远、近两端的螺孔在皮肤上标记，分别做长3~4 cm的切口。

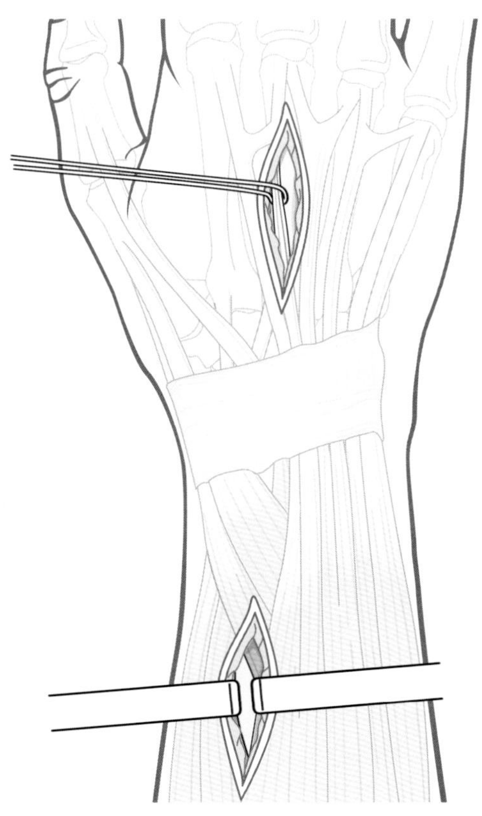

## 6 切口关闭

采用标准的缝合方法关闭切口。

# 第10章 显露尺骨远端的尺侧入路

Ulnar approach to the distal ulna

## 1 手术入路

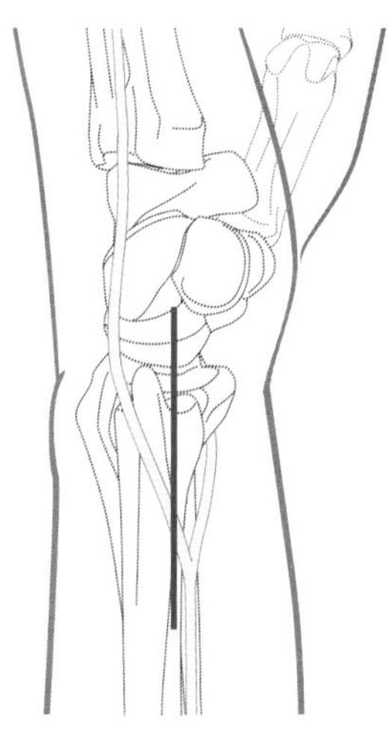

图1-10-1 累及尺骨远端的损伤可以通过尺侧入路进行治疗。

## 2 适应证

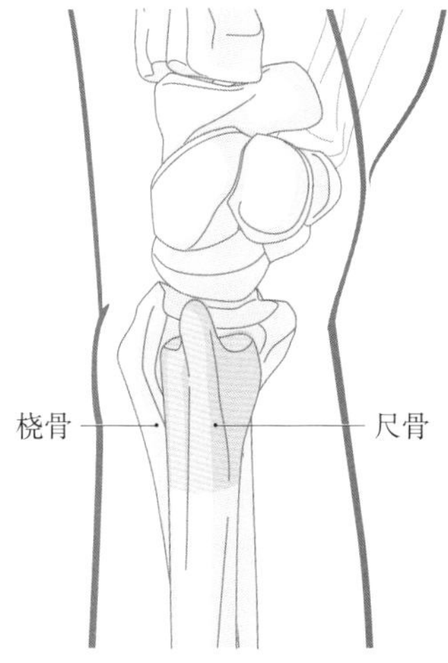


图1-10-2 尺侧入路适用于所有的尺骨远端骨折。

## 3 皮肤切口

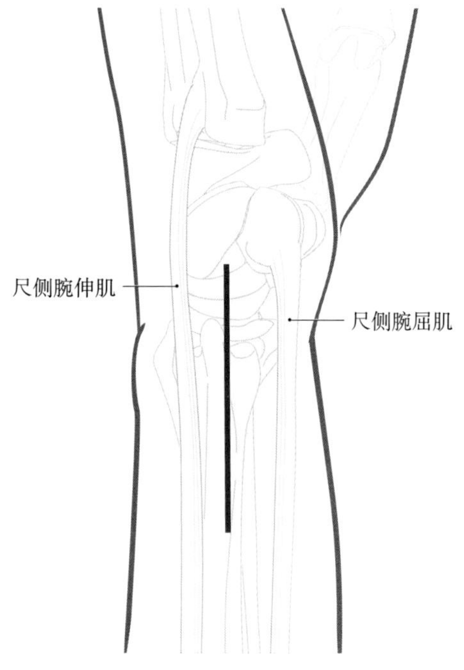


图1-10-3 尺骨干和尺骨茎突与远侧干骺端之间的骨折间隙通常都容易摸到。

于尺侧腕伸肌及尺侧腕屈肌之间，在远侧尺骨上做一纵行直切口。

### 解剖分离

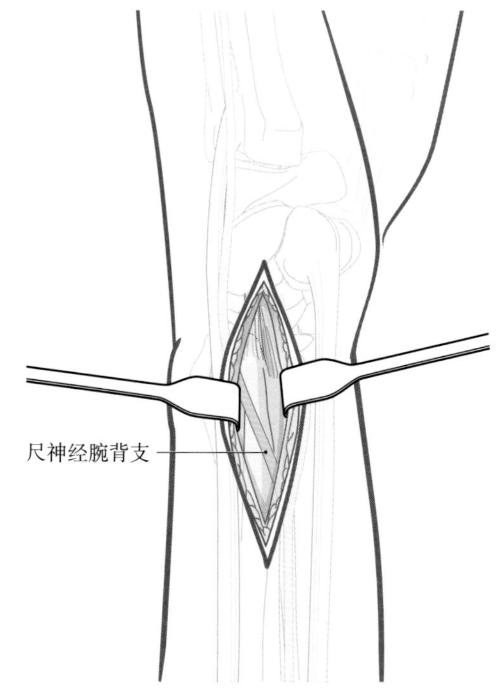


图1-10-4 应当看得见尺神经腕背支，要小心避免其损伤。然后暴露骨折部位，如果有必要，就在尺骨上的附着处松解伸肌支持带。

图1-10-5 a、b.　前臂旋后使尺骨茎突位于背侧。这样暴露尺骨远端，不干扰尺侧腕伸肌（a）。前臂旋前，在切口的中心暴露尺骨茎突（b）。

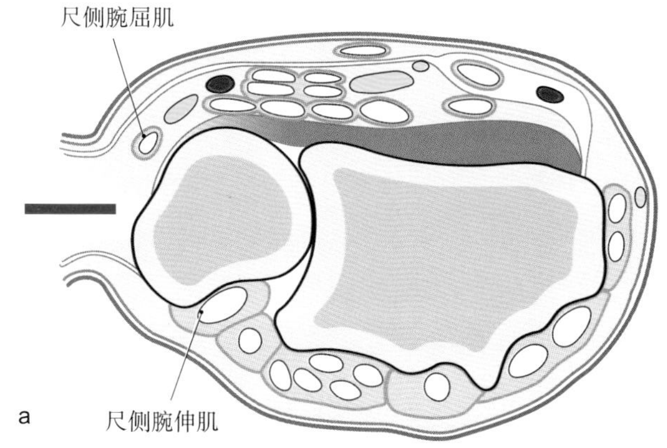


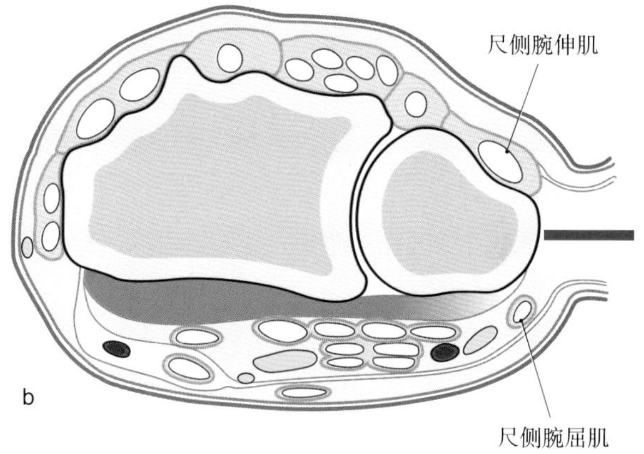


## 4 切口关闭

有必要修复伸肌支持带，逐层关闭切口。

### 视频

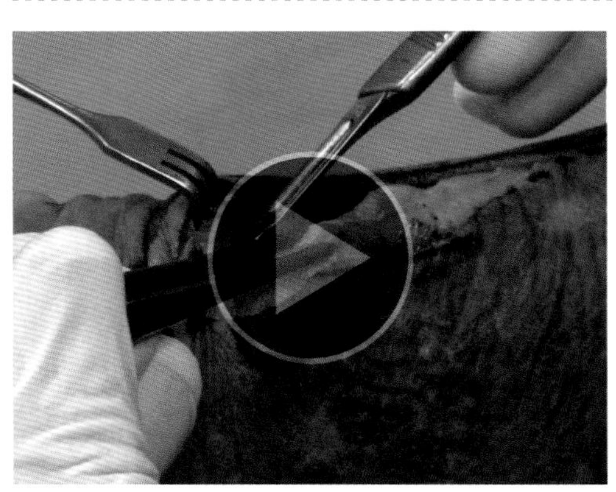

视频1-10-1　本视频展示显露尺骨远端的尺侧入路。

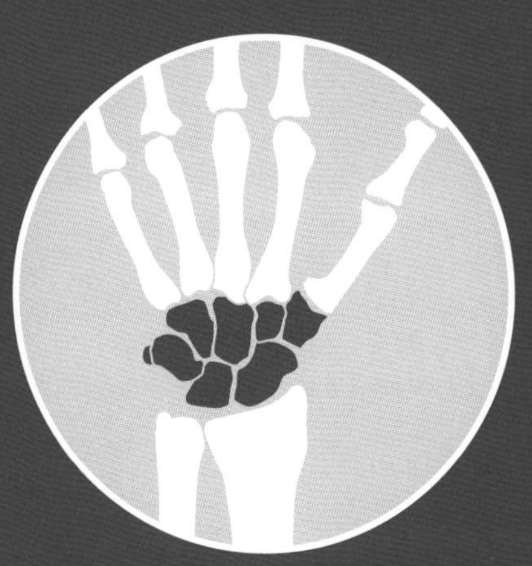

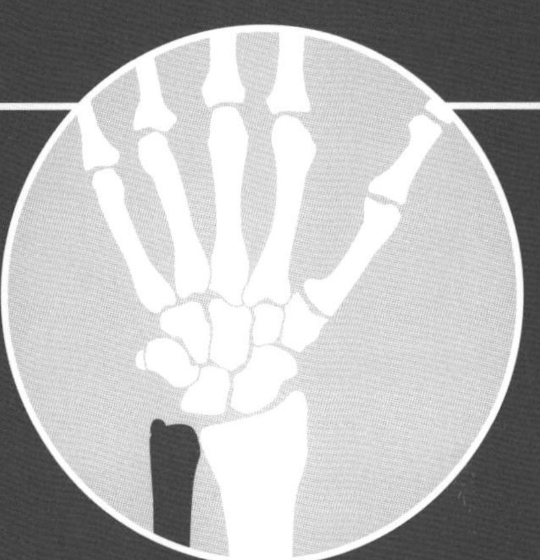

# 第2部分
# 病例
# Cases

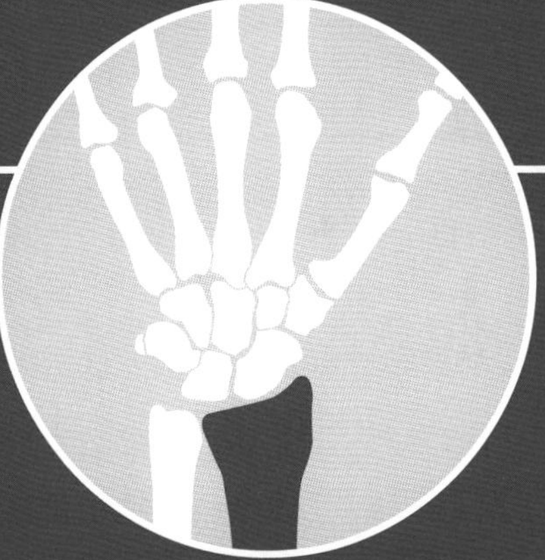

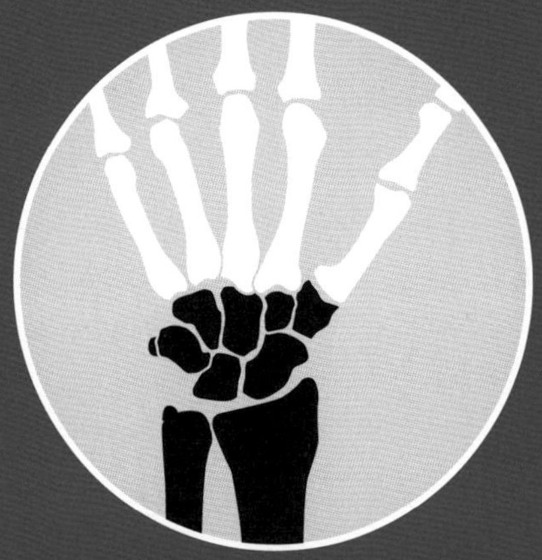

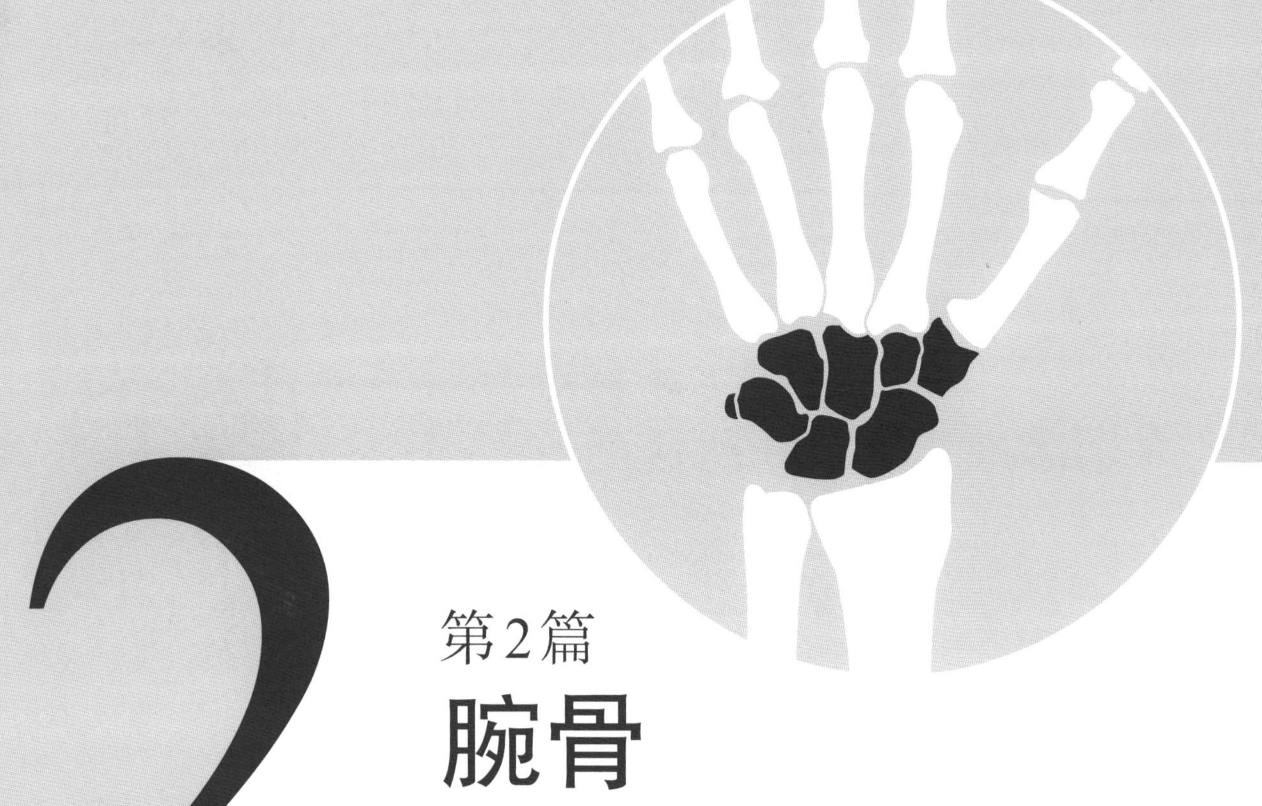

# 2

## 第2篇
## 腕骨
## Carpals

# 第1章　舟骨骨折无移位——经皮用无头加压螺钉治疗

Scaphoid—nondisplaced fracture treated percutaneously with a headless compression screw

## 1　病例描述

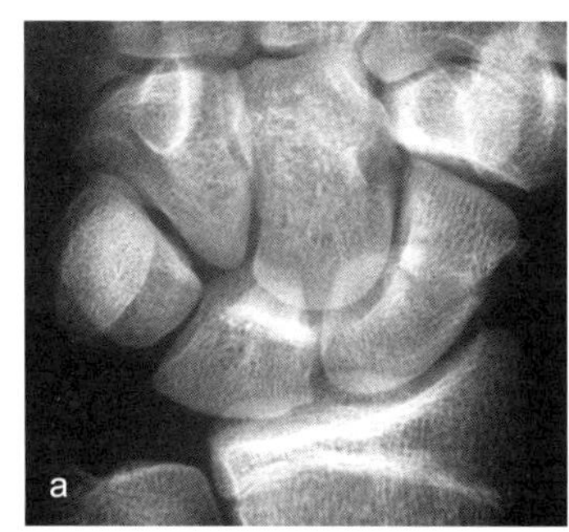

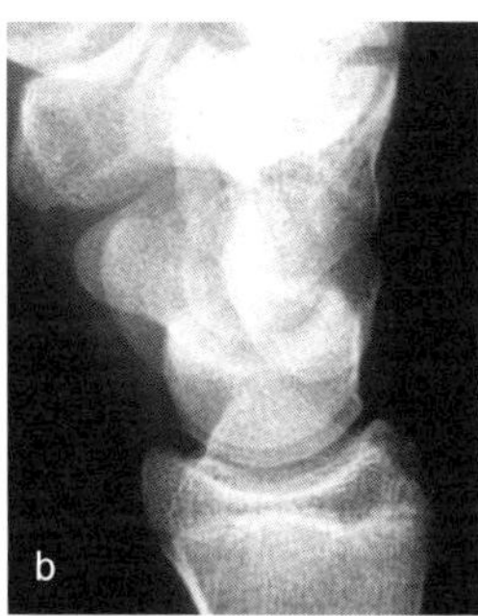

图2-1-1 a、b.　患者，26岁，男性，在俱乐部足球比赛时跌倒，右手伸展位撑地，当即发生剧烈疼痛。体检发现其右腕鼻烟窝处疼痛。正侧位X线片可见横跨舟骨腰部的骨折线，不过，腕骨排列看起来正常。

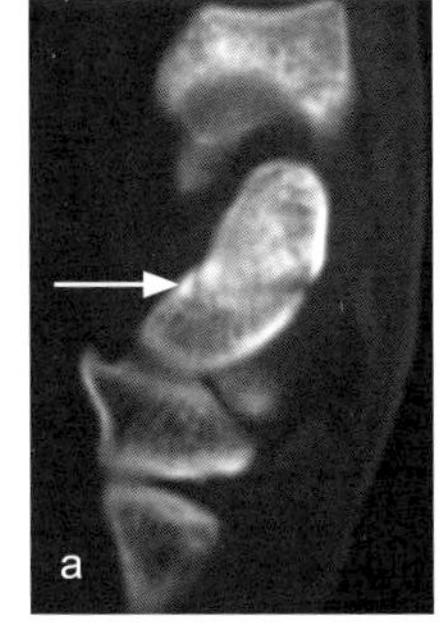

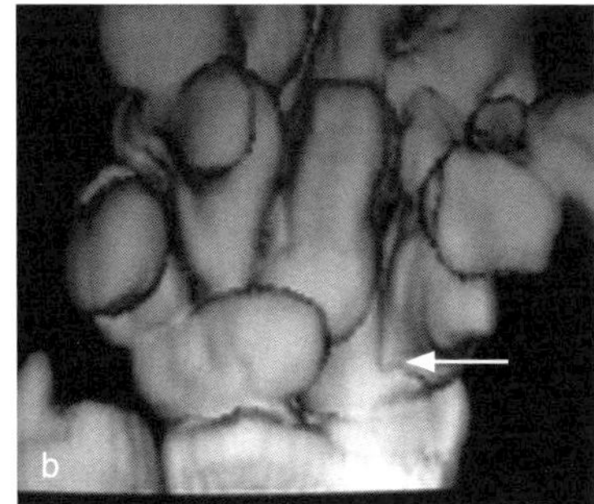

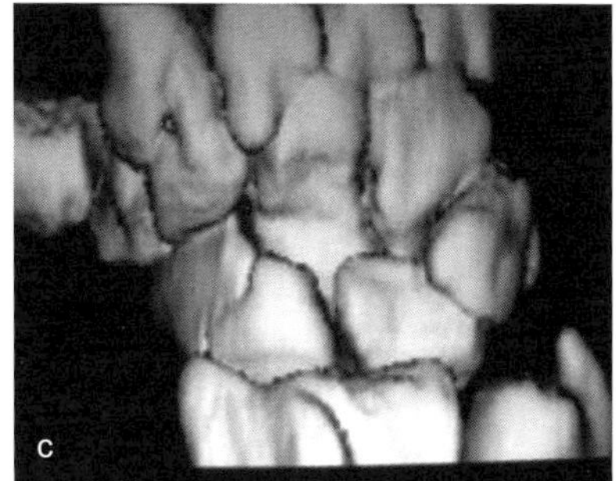

图2-1-2 a~c.　二维和三维CT扫描发现骨折有轻微移位，在额状面和矢状面上都穿过舟骨皮质（箭头）。

## 2　适应证

### 无移位的舟骨骨折

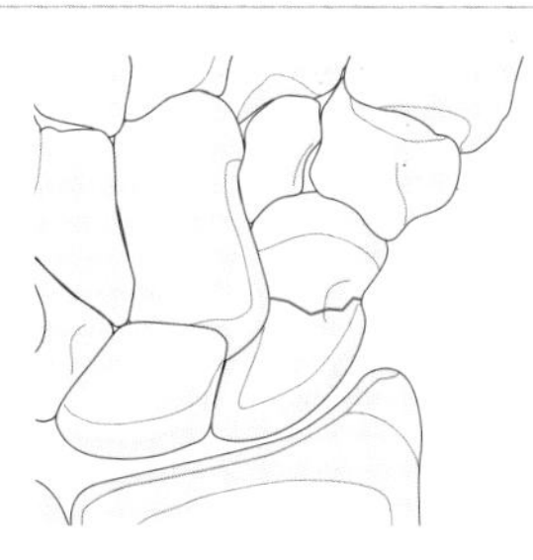

图2-1-3　经皮（微创）固定主要适用于舟骨腰部无移位或轻微移位的骨折。

## 内固定 vs 非手术治疗

一般认为，内固定能使骨折有效愈合，愈合时间即便不比非手术治疗的短，至少和它一样，但制动的时间缩短了。经皮治疗带来的好处有避免大范围手术入路，保留掌侧韧带复合体和局部血供，避免广泛切开手术后组织愈合所需要的漫长制动时间。

要直截了当地提醒本书的读者，在腕部损伤的某些情况，非手术治疗是个可以实施的抉择。然而，本书提供的详细病例将刻画出一些情景的轮廓，在那种情况下，对那些患者来说，手术治疗是更加合理的选择。

## 影像

对于无移位和轻微移位的舟骨骨折，常规X线检查通常不足以完全揭示骨折的形态。正如这位患者的病例描述中所示，我们因此做了CT扫描，并强烈建议给那些计划采取经皮固定手术的患者做CT扫描。

## 解剖的考量

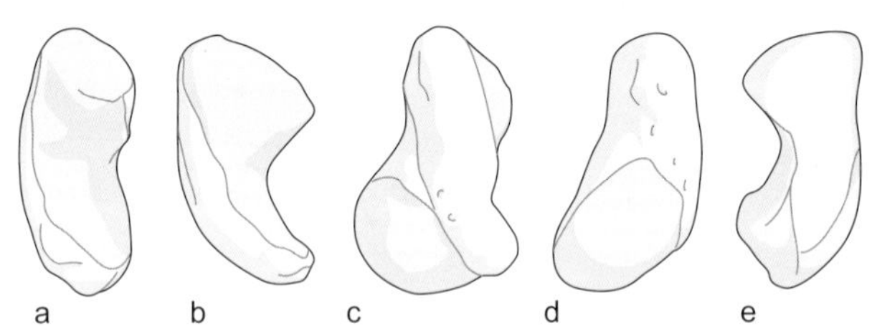


图2-1-4 a~e. 对于所有舟骨骨折都需要考虑舟骨的解剖和血供。舟骨近80%的表面都覆盖着关节软骨，这极大地限制了固定装置的进入点。另一个限制点在于舟骨的弯曲形态。这意味着要沿着舟骨真正的长轴穿入克氏针或固定装置是很困难的，而内植物在这个位置恰恰可以提供最强的稳定性和加压作用。有时只有通过有限切除大多角骨悬突的边缘才能到达内植物正确的远侧进入点。

## 舟骨的血供

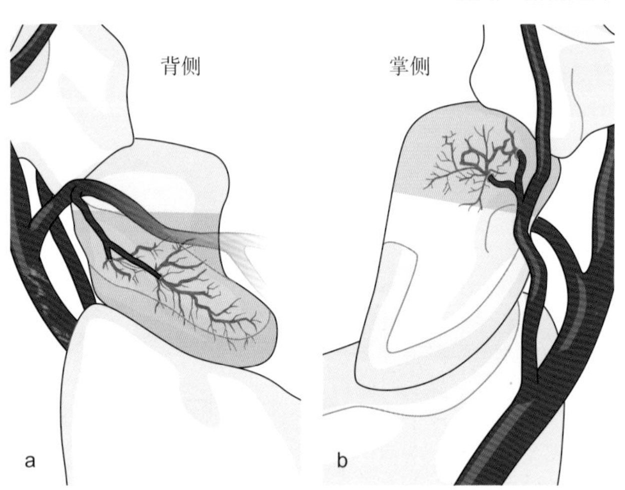


图2-1-5 a、b. 舟骨的血供有两个来源，主要的是进入远极背侧表面的一组血管（a）。因为它们供养舟骨近侧2/3，是舟骨血供的最主要来源。而舟骨的近极则依赖逆行的血流供应，使得这部分舟骨更容易发生缺血性骨坏死和随之而来的骨不连。

第二组血管进入远极的掌侧部（b），这些血管主要营养舟骨的远侧1/3。

# 3 术前计划

## 装备

- 一套2.4 mm或3.0 mm无头加压螺钉。
- 1.1 mm克氏针，长150 mm。
- 皮下注射针头。
- 骨刀。
- 影像增强器。

## 患者的准备和体位

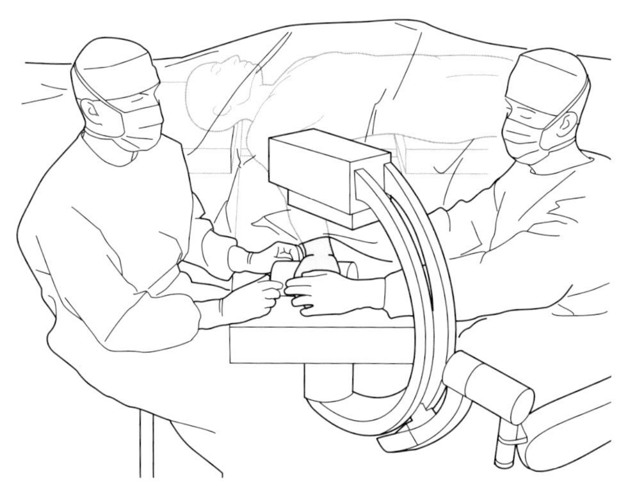

图2-1-6　在开始手术之前，在影像增强器下重新检查骨折的类型。确认骨折适合使用经皮技术而且没有继发移位。让患者仰卧并将其前臂放在搁手台上。将患者的肩关节外展，主刀和助手就可以坐在搁手台的两侧。使用不消毒的充气止血带。预防性抗生素是非强制的。

# 4 手术方法

## 入路

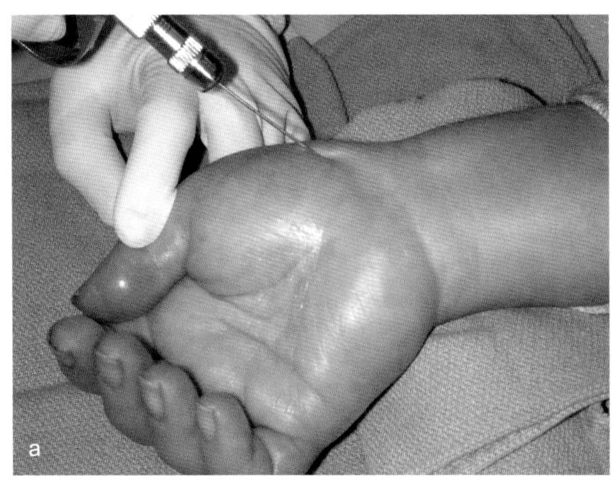

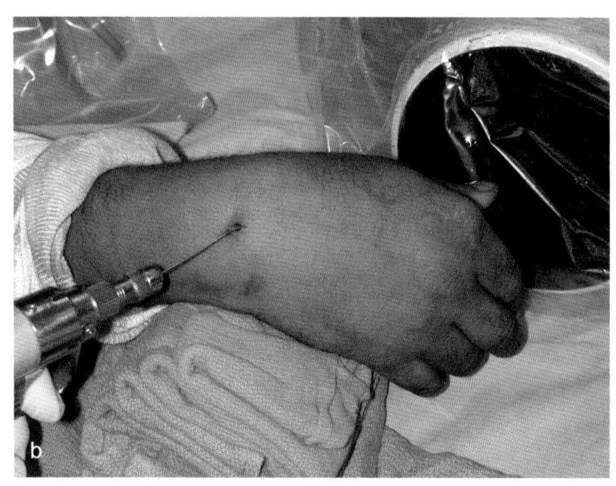

图2-1-7 a、b.　经皮螺钉固定有两种入路，从掌侧（a）或背侧（b）进入，由远极或者近极到达舟骨。本病例使用了掌侧入路，从远极进入舟骨。

### 使腕关节过伸

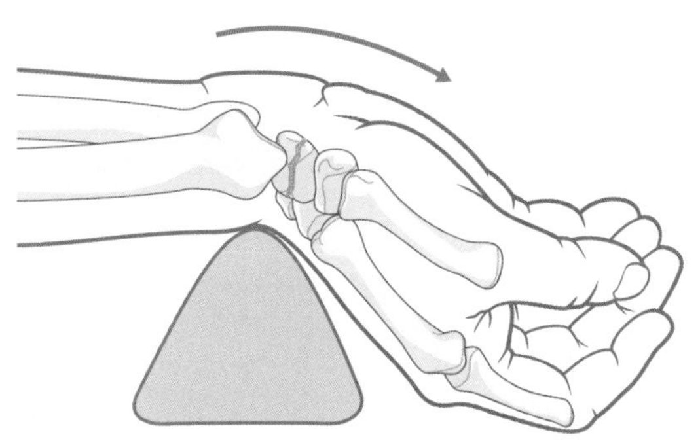

图2-1-8　为了辅助该入路，在腕关节下方放置卷起来的无菌巾或者腕枕，使腕关节过伸。应用这个支撑有助于接近导针的正确进针点。

### 皮肤标记

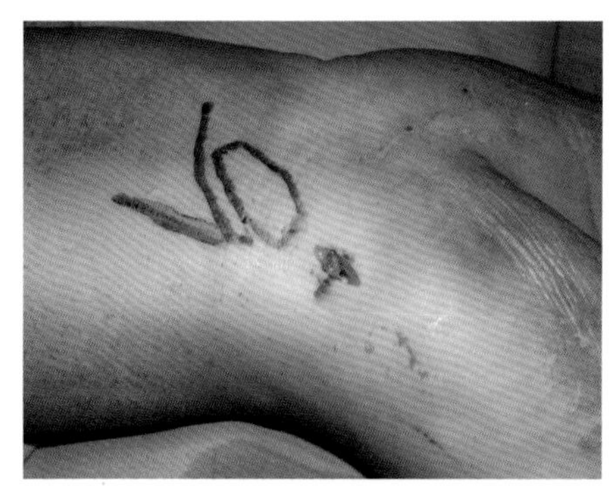

图2-1-9　在皮肤上标出舟骨、桡骨远端掌侧缘，以及舟大多角关节平面的位置可能有用。

### 皮肤切口

在舟大多角关节的远侧做一长5~10 mm的戳创切口。通过钝性分离经皮下组织加深切口，然后切开舟大多角关节囊。此时可接近舟骨远极，以便插入用作导针的克氏针。

## 5 复位

### 确定导针的进针点

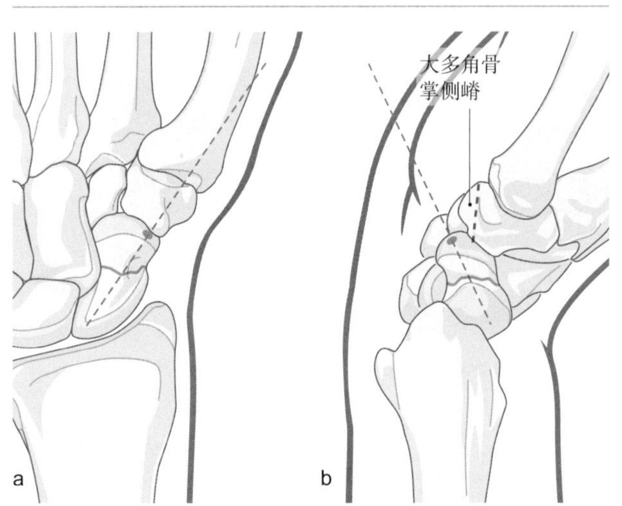


图2-1-10 a、b.　导针的正确进针点位于舟骨远极的中心。不过，为了精确接近进针点，可能需要用骨刀或咬骨器/咬骨钳去除大多角骨的掌侧嵴，这样可以显露出舟骨的远极，并使导针在舟骨内的途径更为居中。

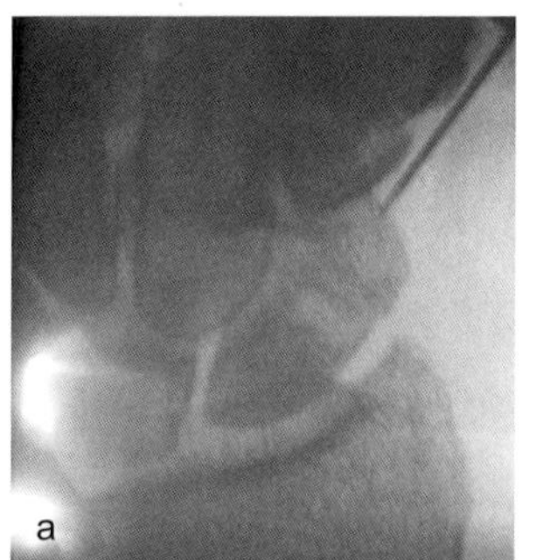


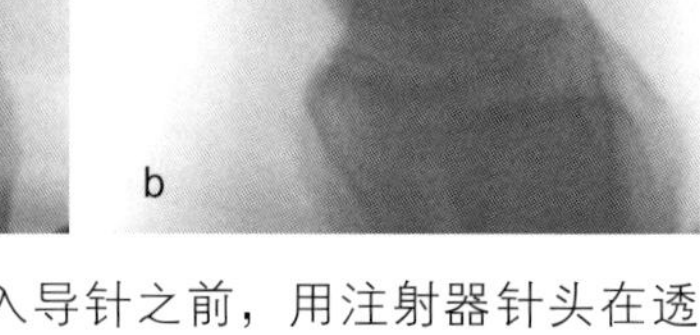


图2-1-11 a、b.　在置入导针之前，用注射器针头在透视下确定进针点。

## 置入导针

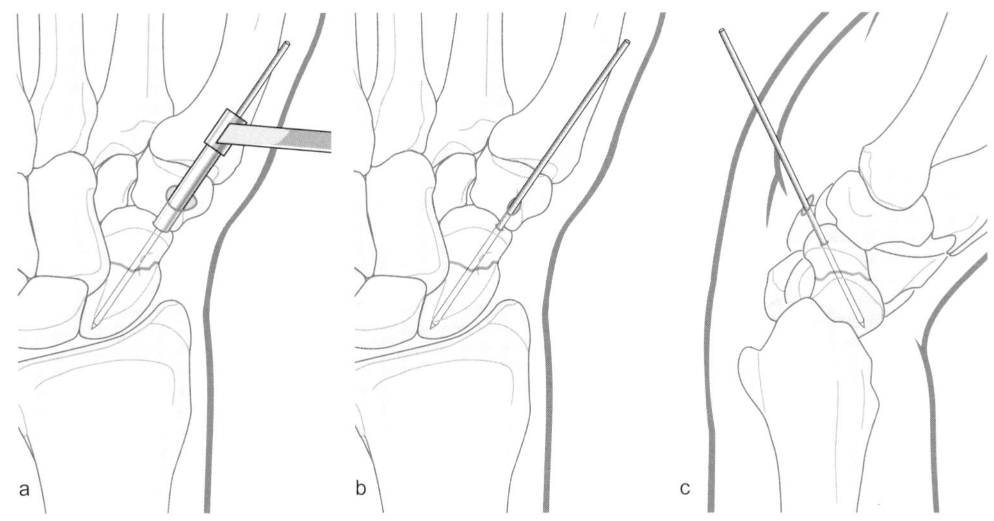

图2-1-12 a~c.　应当通过钻头导向器置入导针（a）。若无钻头导向器可用，就用保护套筒。导针的位置应尽可能垂直于骨折线（b、c）；在斜行骨折，这个原则可能必须做些妥协。导针不要穿出舟骨的近侧皮质。

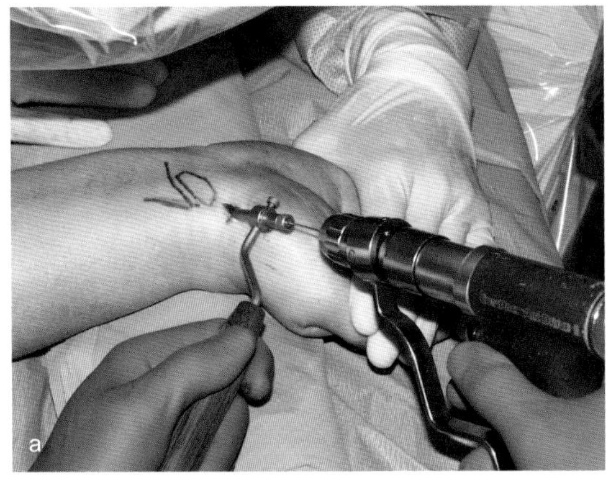

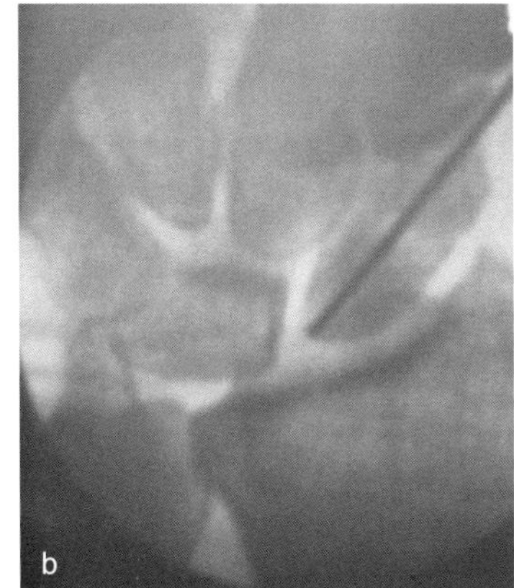

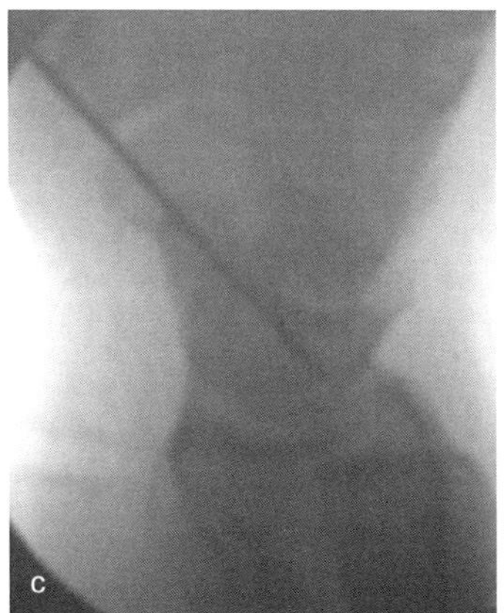

图2-1-13 a~c.　在确认后的进针点置入导针。

# 6 固定

## 测量螺钉长度

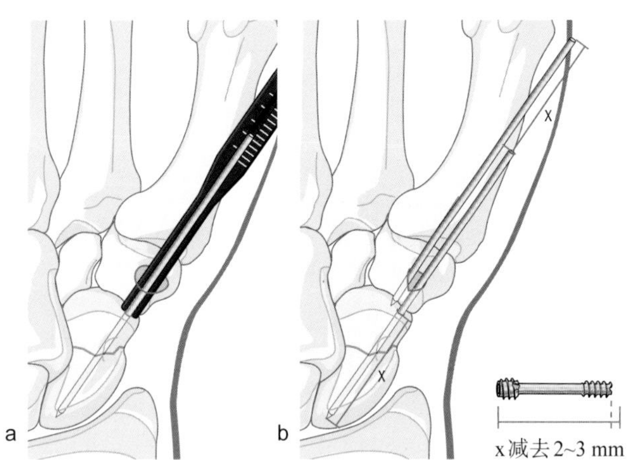


图2-1-14 a、b. 可以用两种方法来测量无头螺钉所需的长度。将专用测深装置套在导针上，穿过钻头导向器，导向器必须紧紧顶在舟骨皮质表面，以求测量可靠（a)。如果没有专用测深装置，作为替代，另取一根长度相同的导针，将其尖端放在进针点（b）的骨质上，这两根导针突出的末端之间的距离就是给螺钉钻孔的长度。减去2~3 mm就是螺钉的长度。

## 钻孔

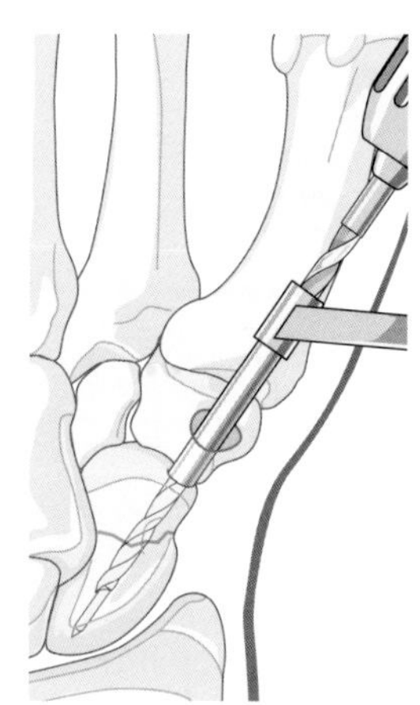

图2-1-15 只能使用专用的钻头。电钻施加在骨折块上的力量比手动钻孔的小，将减少骨折块移位的风险。宁愿选择转速慢的小型电钻。用生理盐水冷却钻头以将热损伤减到最小。在影像增强器下检查钻头尖端的位置。

## 选择螺钉

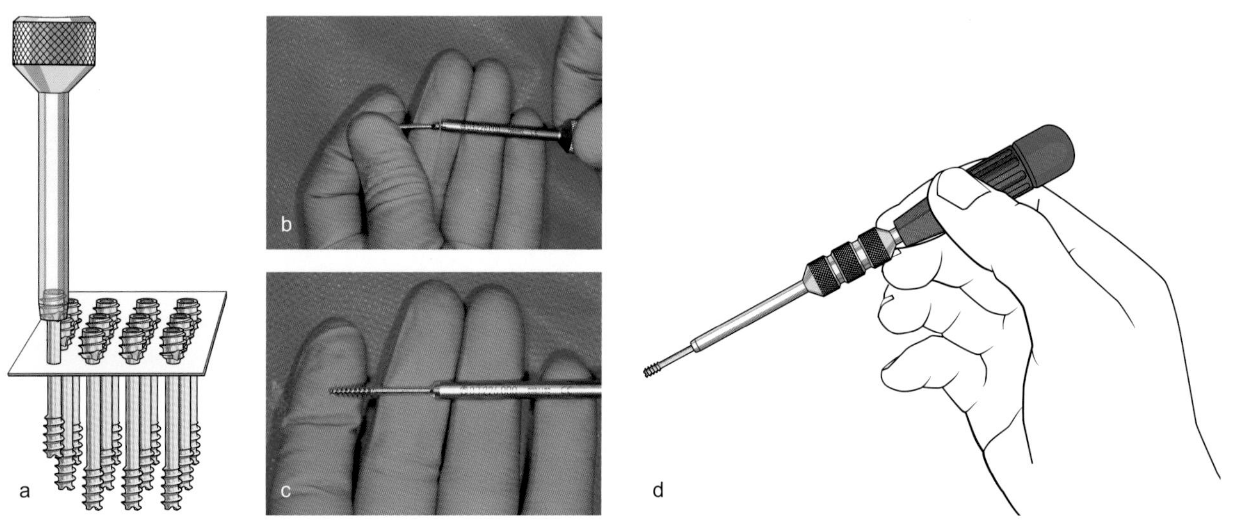


图2-1-16 a~d. 选择粗细合适的空心（即中空）无头加压螺钉（a~c)。将选定的螺钉插入加压套筒的内螺纹中（d)。

## 置入螺钉

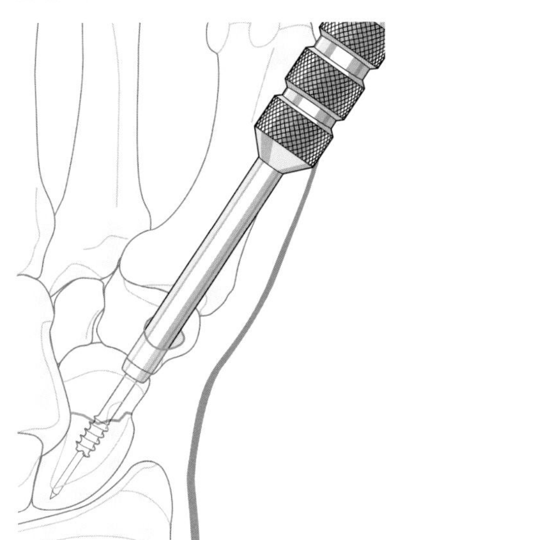

图2-1-17　将螺钉和加压套筒沿导针插入。

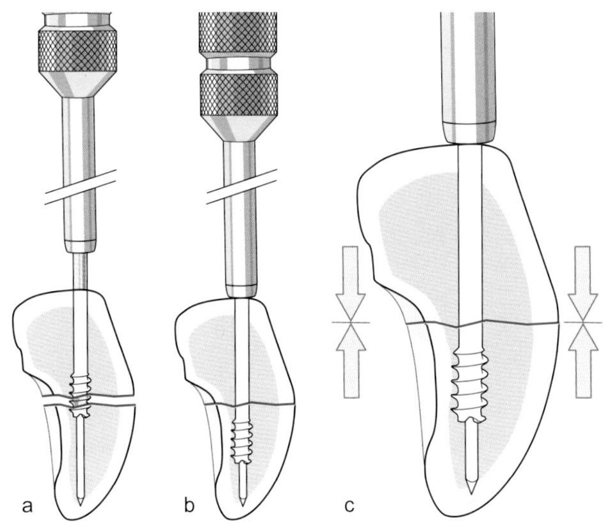


图2-1-18 a~c.　拧紧螺钉直至获得足够加压。

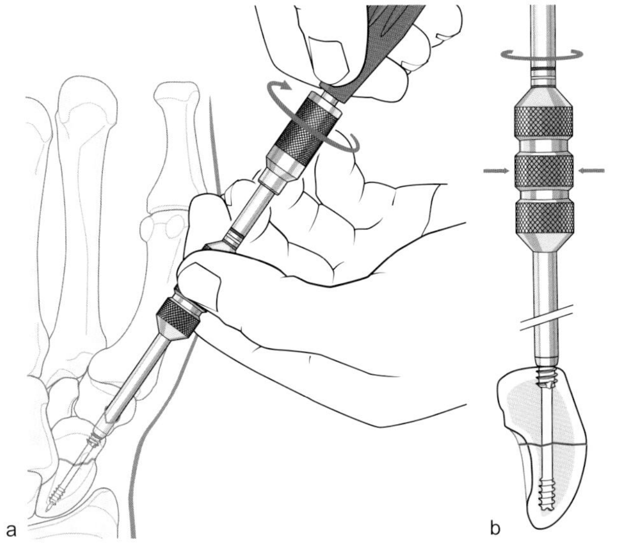


图2-1-19 a、b.　置入空心螺丝刀，用拇指和示指捏牢加压套筒，保持不动，用螺丝刀旋转并推动螺钉从加压套筒出来进入骨质。在此操作期间通过加压套筒维持加压。

## 推进螺钉并埋进骨里

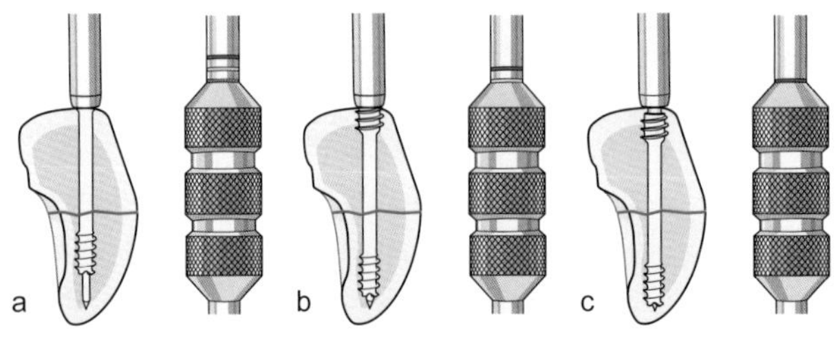


图2-1-20 a~c. 螺丝刀有3个彩色标记，在加压套筒的边缘可见。绿色标记表示螺钉近侧螺纹仍完全保持在加压套筒内（a）。黄色标记表示螺钉近端已经推进到与骨面持平（b）。红色标记表示螺钉已埋入骨面之下2 mm（c）。在握住加压套筒保持不动的同时，旋转螺丝刀柄将螺钉埋进骨里。

## 确保螺钉和螺纹的长度正确

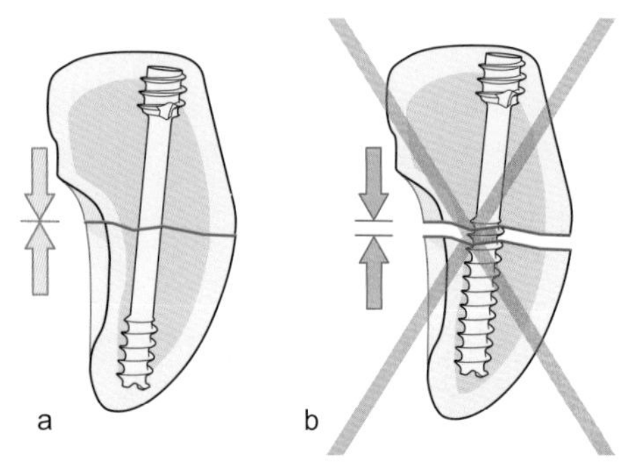


图2-1-21 a、b. 如果要做到骨折块间加压，螺钉顶端的螺纹部分必须完全穿越骨折平面。也要确保螺钉既不太长也不过度拧紧，因为它可能会突出皮质表面并丧失加压作用，或者危及软组织，特别是肌腱和神经血管结构。

## 完成固定

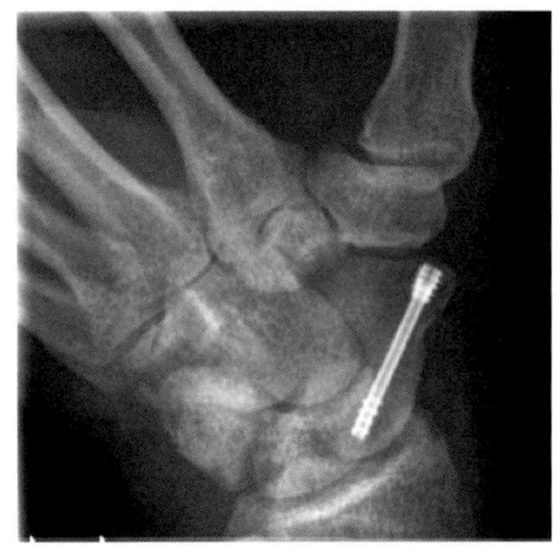

图2-1-22 先取出导针，再最终拧紧螺钉。确保螺钉的近侧螺纹完全埋入进针点的骨质内。用影像增强器或X线检查螺钉的最终位置和舟骨的稳定性。

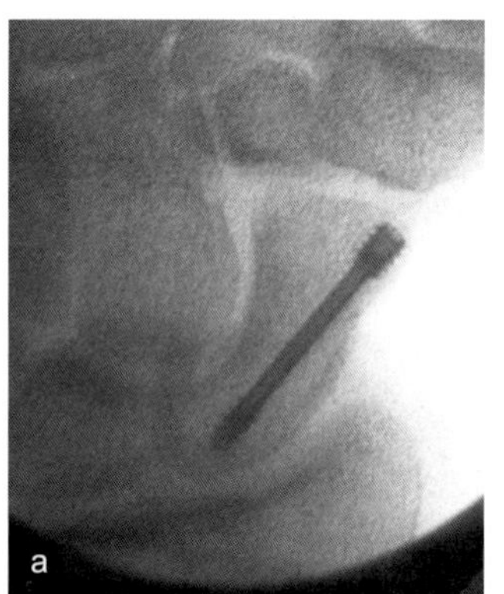


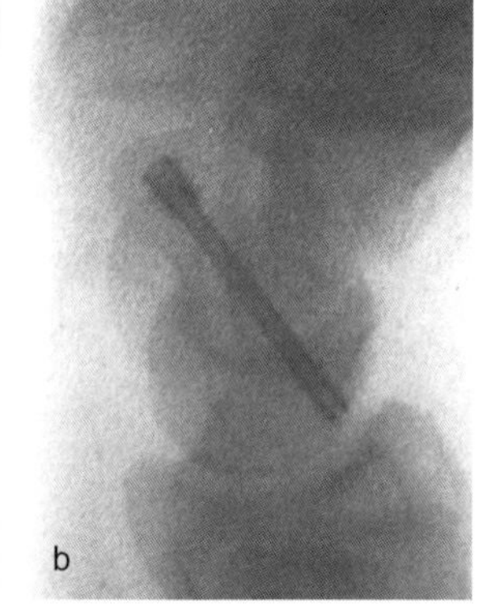


图2-1-23 a、b. 患者的术中影像显示无头螺钉的位置与舟骨的纵轴一致，螺钉越过骨折线。

# 7 康复

## 术后处理

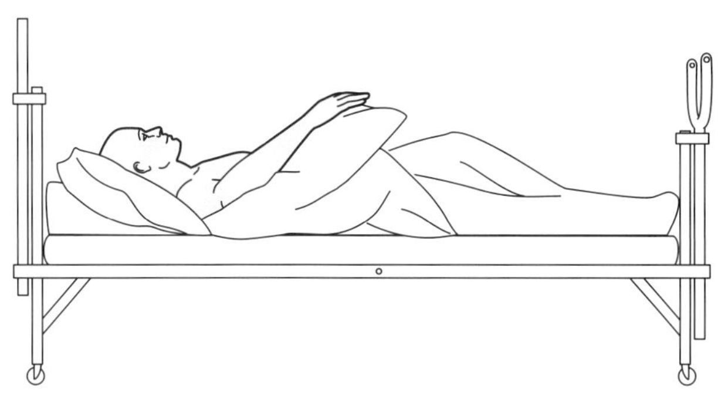

图2-1-24　患者卧床时，用枕头维持手部抬高于心脏平面之上，以减少肿胀。

## 随访

2~5天后检视患者以更换敷料。10天后拆线并通过X线检查确认没有发生继发移位。

## 制动

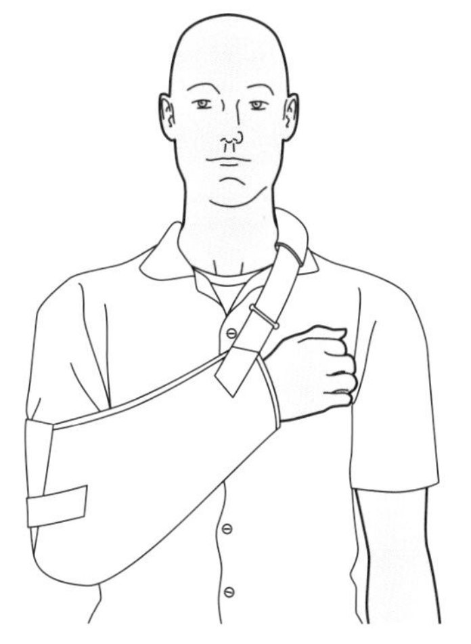

图2-1-25　用带衬垫的肘下夹板固定手腕48~72小时。对能够行动的患者，免用夹板，使用弹力绷带。必要时用吊带悬吊臂部，抬高至心脏平面之上。

## 功能锻炼

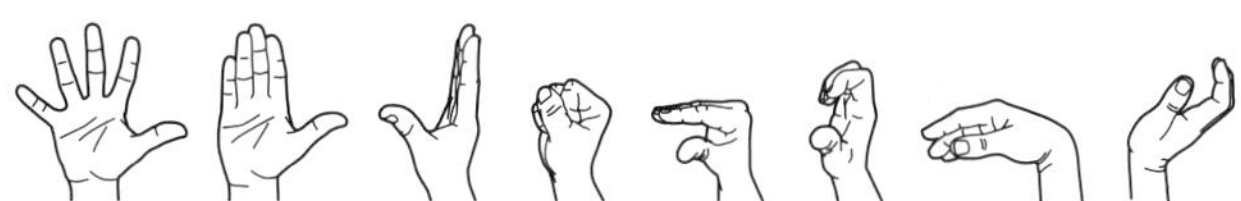

图2-1-26　术后开始活动范围有控制的主动锻炼。主动运动和后续对抗阻力训练的实施，需要根据医生对该患者术后训练的时间安排以及患者的依从性来决定。负重活动通常要推迟到骨折愈合的影像学证据出现之后。必须向患者强调活动的重要性，并且应当由理疗师监督康复。

## 8 结果

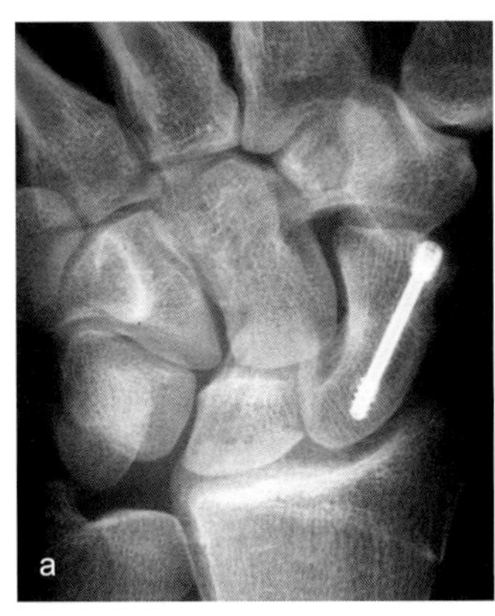
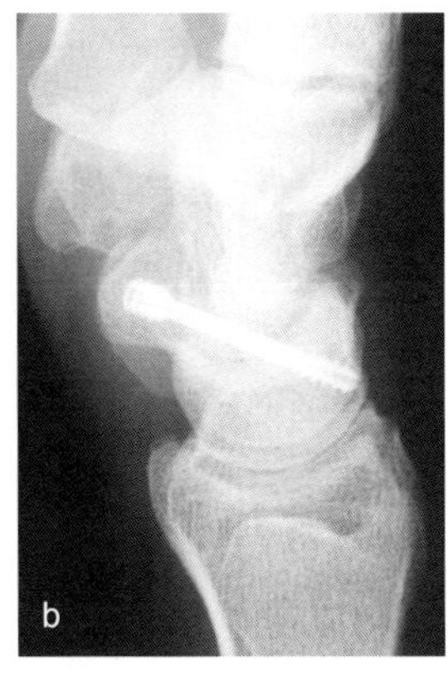

图2-1-27 a、b. 术后一年随访时，正、侧位X线片显示骨折愈合良好。

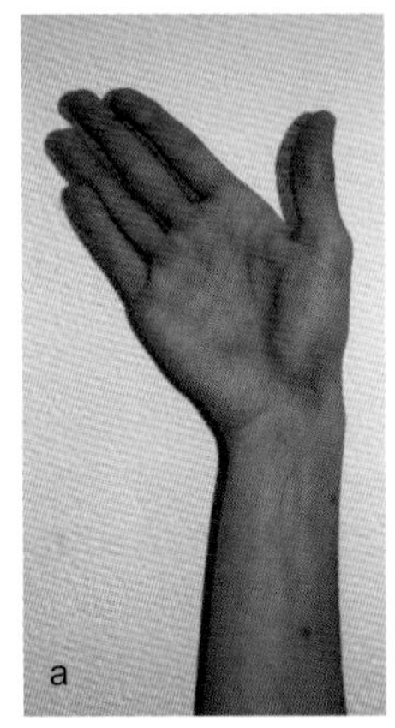
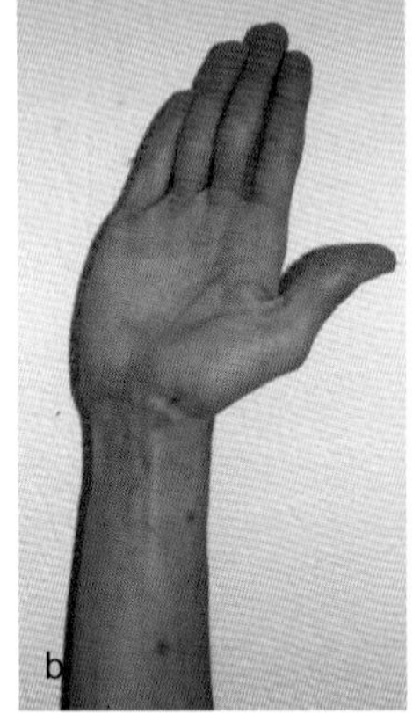
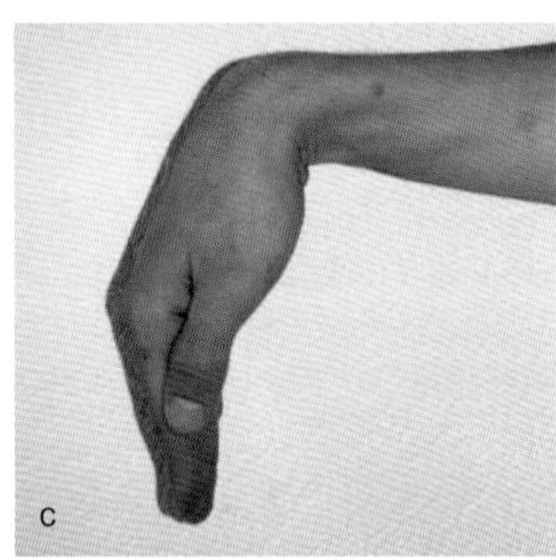
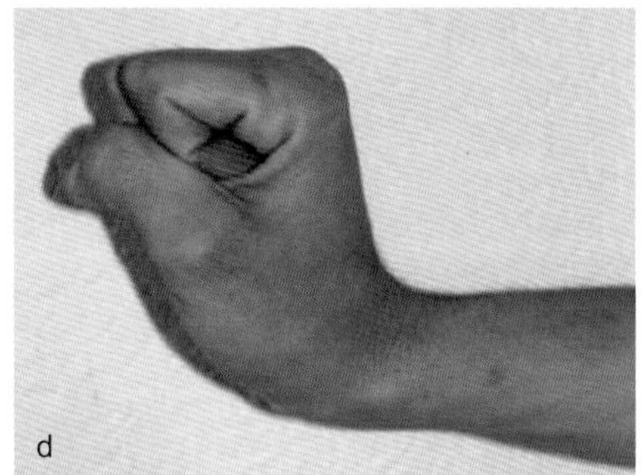

图2-1-28 a~d. 腕关节活动度完全恢复，握力恢复正常。

### 视频

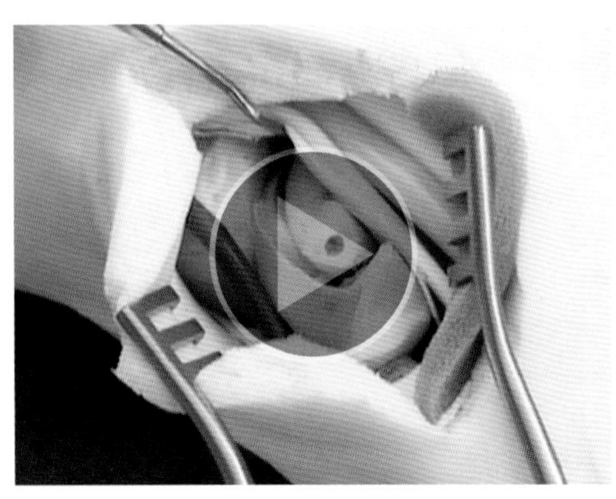

视频2-1-1 本视频展示经皮用3.0 mm无头加压螺钉治疗舟骨骨折的手术过程。

# 第2章　舟骨骨折移位——用无头加压螺钉治疗

Scaphoid—displaced fracture treated with a headless compression screw

## 1　病例描述

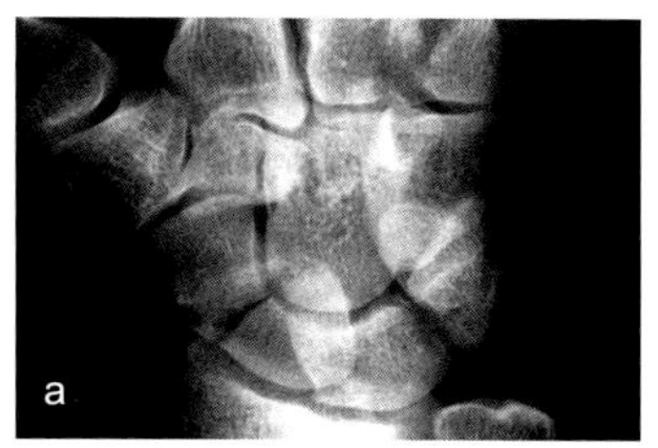
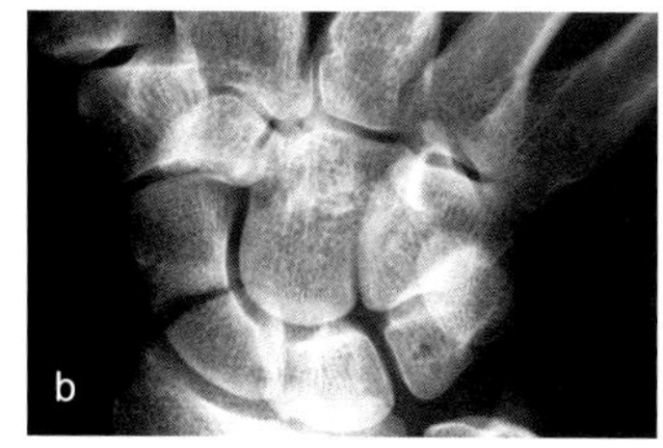

图2-2-1 a、b.　患者，38岁，建筑工人，施工时从3 m高的平台上跌落，致其左利手受伤。急诊X线检查证实舟骨腰部有不稳定的移位骨折。

## 2　适应证

### 有移位的舟骨骨折

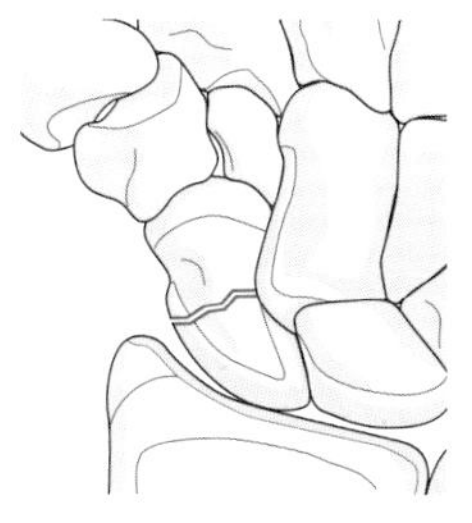

图2-2-2　当任何一张X线片上骨折块之间有1 mm间隙时，就应考虑为急性舟骨不稳定骨折。如果骨折用石膏管型做非手术治疗，急性骨折的移位将使骨不连的风险增加。因此，必须考虑使用内固定手术以复位和稳定骨折。

### 解剖和血供的考量

必须考虑舟骨特殊的解剖和血供。更多信息参阅第2篇第1章“舟骨骨折无移位——经皮用无头加压螺钉治疗”中的“2　适应证”。

### 内植物的选择

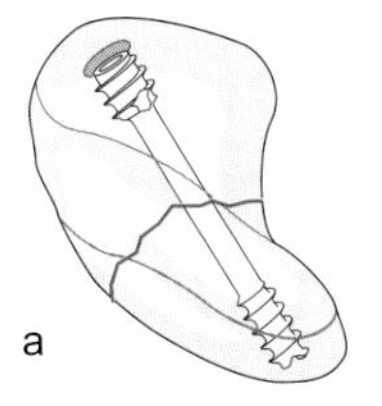

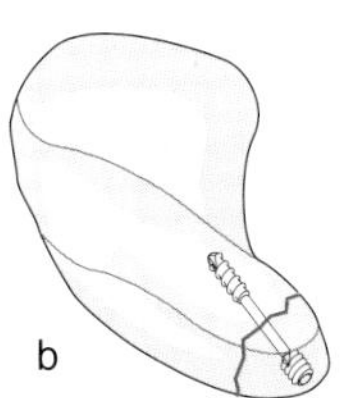


图2-2-3 a、b.　逆行置入（远侧进钉）的2.4 mm或3.0 mm螺钉适用于舟骨腰部骨折或近侧骨折块大小超过10 mm者（a）。对于较小的近侧骨折块，建议用顺行置入（近侧进钉）的单枚或多枚小型无头螺钉（1.5 mm）（b）。由于这个患者有舟骨腰部骨折，需要由掌侧逆行置钉。

### 影像

获取患侧和正常对侧的舟骨全系列X线片对制订手术计划很有必要。

# 3 术前计划

## 装备

· 一套2.4 mm或3.0 mm无头加压螺钉。
· 1.1 mm克氏针。
· 骨刀。
· 影像增强器。

## 患者的准备和体位

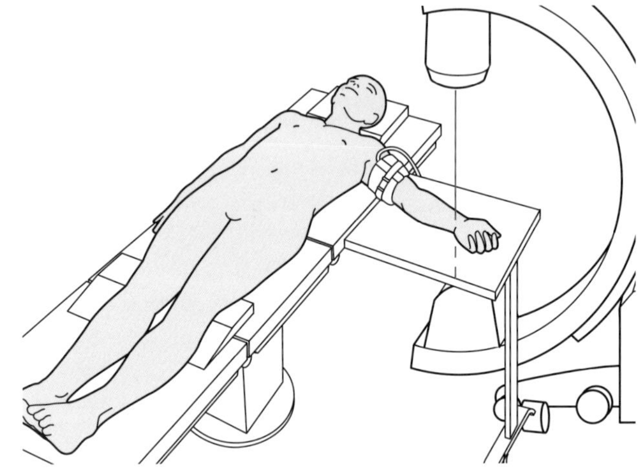

图2-2-4 让患者仰卧，将其前臂放在搁手台上。将前臂旋后。使用不消毒的充气止血带。预防性抗生素是非强制的。

# 4 手术方法

## 入路

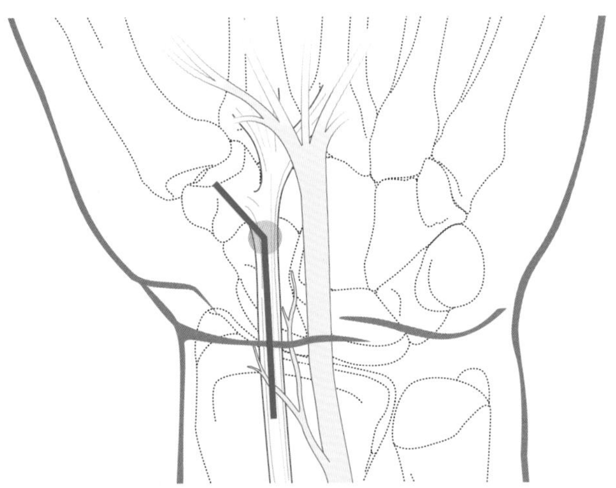

图2-2-5 在无法闭合复位的病例中，直接开放手术是必要的。本例患者采用的是掌侧入路，做桡侧纵行成角皮肤切口（详见第1篇第1章“显露舟骨的掌侧入路”）。

## 使腕关节过伸

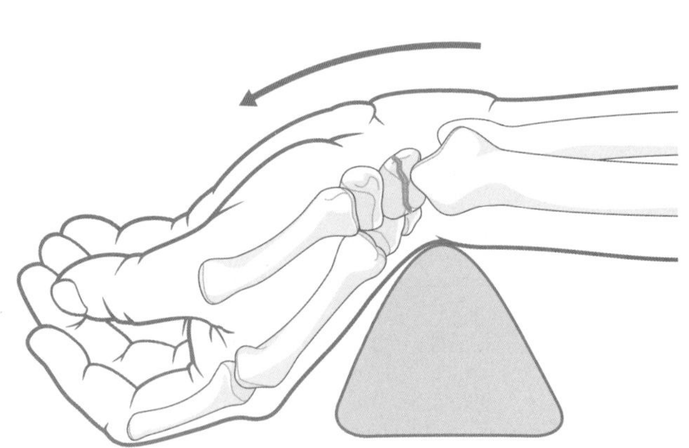

图2-2-6 为了辅助该入路，在腕关节下方放置卷起来的无菌巾或枕垫，使腕关节背伸。应用这个支撑有助于接近导针的正确进针点。

# 5 复位

## 确定导针进针点

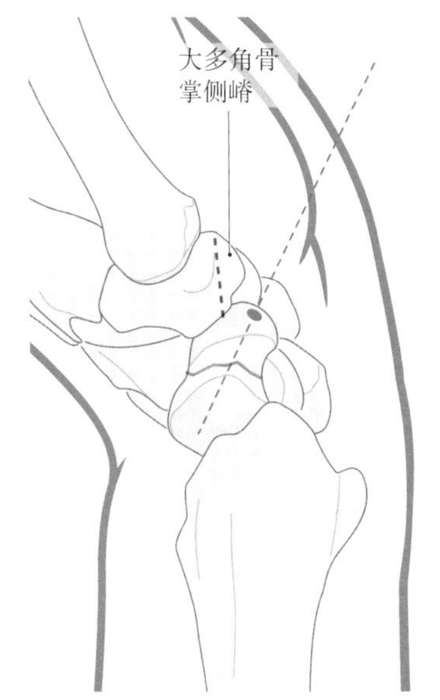


图2-2-7 导针的正确进针点位于舟骨远极的中心。但为了获得理想的进针位置，可能有必要用骨刀或咬骨钳去除大多角骨的掌侧嵴，这样就能显露舟骨的远极，使导针在舟骨内的路径更为居中。

## 置入导针

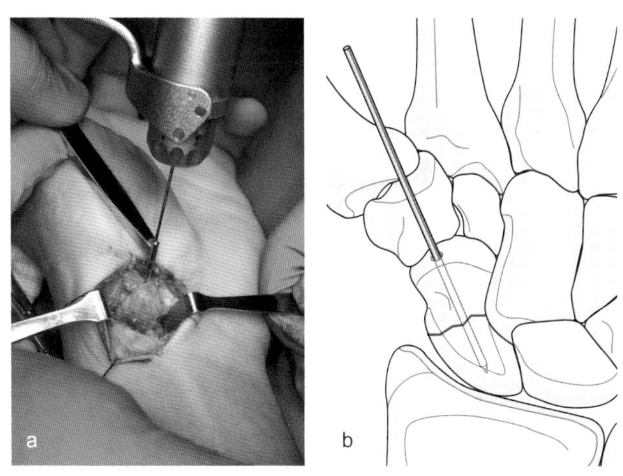

图2-2-8 a、b. 应当通过钻头导向器置入导针（a)。若无钻头导向器可用，就用保护套筒。导针的位置应尽可能与骨折线垂直（b)；在斜行骨折中，这个原则可能只好做些妥协。导针不要穿出舟骨的近侧皮质。

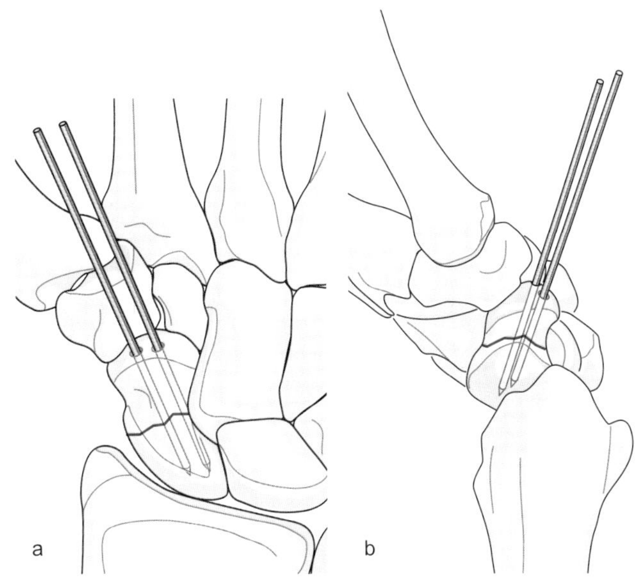

图2-2-9 a、b. 第二枚克氏针在预防加压时骨折块发生旋转方面是有用的，但应在最终拧紧螺钉之前移除。在至少两个平面上用影像增强器证实导针准确地沿着舟骨的轴线推进并垂直于骨折面。只要细心置入空心螺钉，单纯加压常常就能做到复位。

# 6 固定

## 测量螺钉的长度

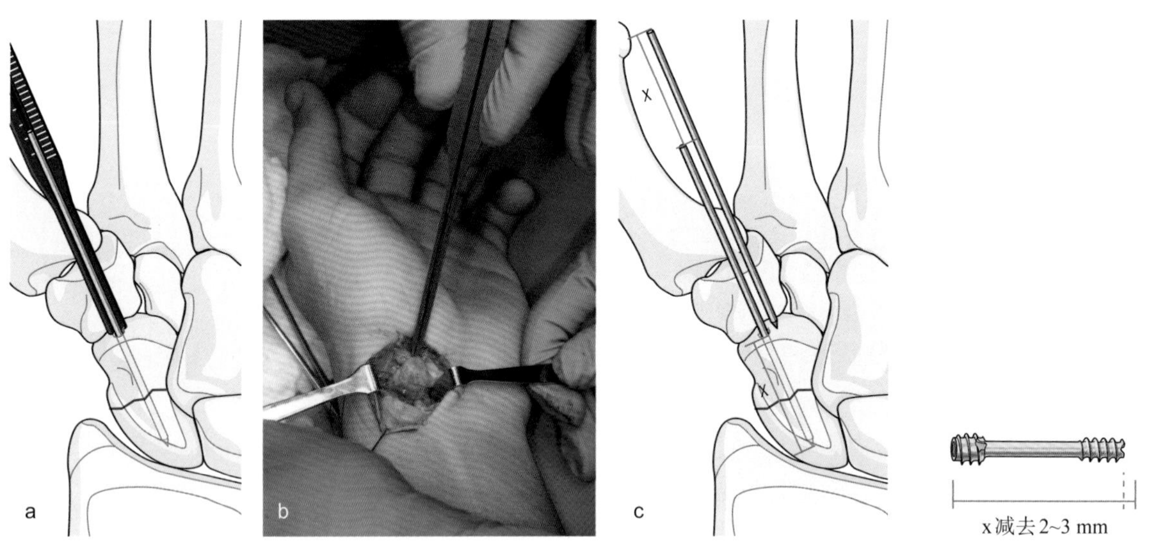


图2-2-10 a~c. 可以用两种方法来测量无头螺钉所需的长度。将专用测深装置套在导针上，穿过钻头导向器。导向器必须紧紧顶在舟骨皮质表面，以求测量可靠（a）［如病例所示（b）］。如果没有专用测深装置，作为替代，可另取一根长度相同的导针，将其尖端放在进针点的骨头上（c）。这两根导针突出端之间的距离表示螺钉钻孔的长度，减去2~3 mm就是螺钉的长度。

## 钻孔

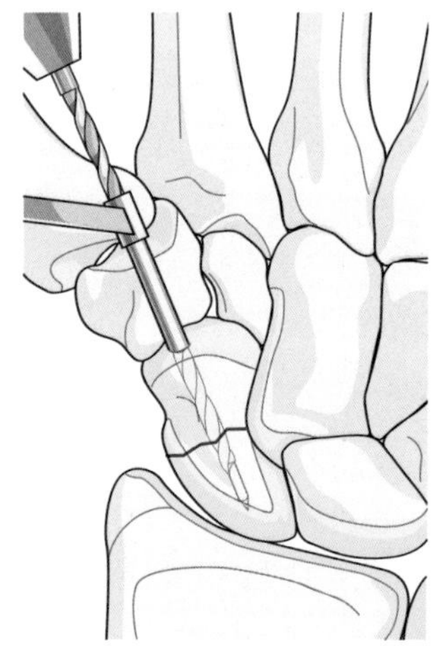

图2-2-11 只能使用专用的钻头。电钻在骨折块上施加的力量比手动钻孔的小，将减少骨折块移位的风险。宁愿选择转速慢的小型电钻。用生理盐水冷却钻头以将热损伤减到最小。在影像增强器下检查钻头尖端的位置。

## 选择螺钉

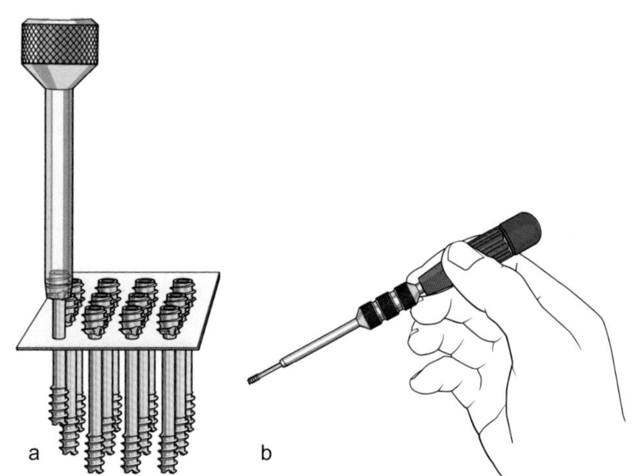


图2-2-12 a、b. 选择大小合适的空心无头加压螺钉（a）。将选定的螺钉置入加压套筒的内螺纹（b）。

## 置入螺钉

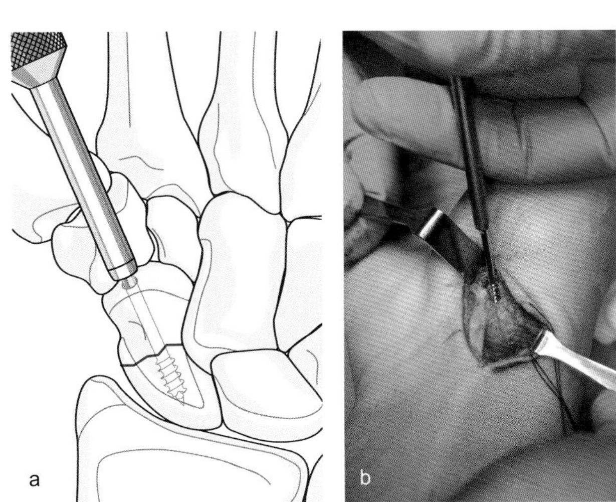


图2-2-13 a、b.　将螺钉和加压套筒沿导针插入。

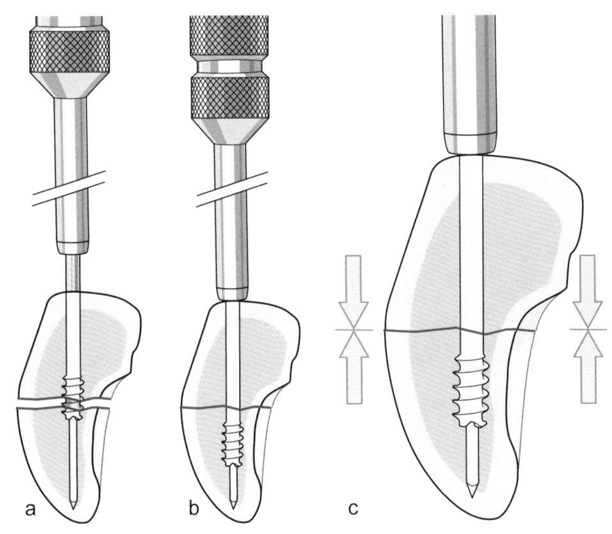


图2-2-14 a~c.　拧紧螺钉直至获得足够加压。

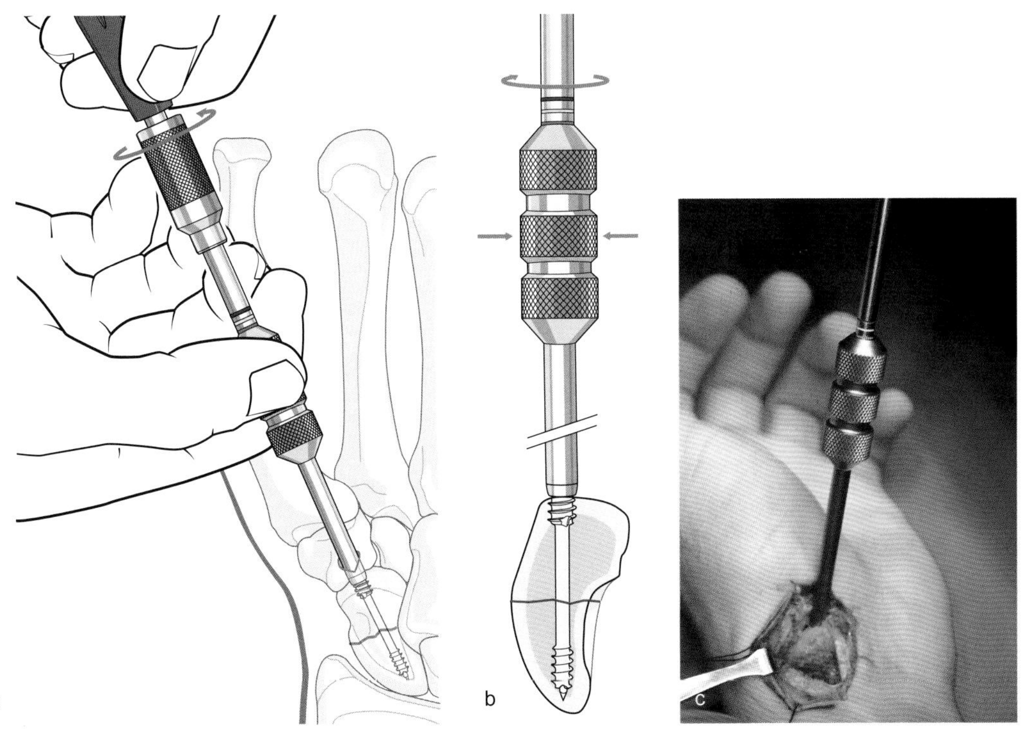


图2-2-15 a~c.　置入空心螺丝刀，用拇指和示指捏牢加压套筒，保持不动，用螺丝刀旋转并推动螺钉从加压套筒出来进入骨质。在此操作期间通过加压套筒维持加压。

## 推进螺钉并埋进骨里

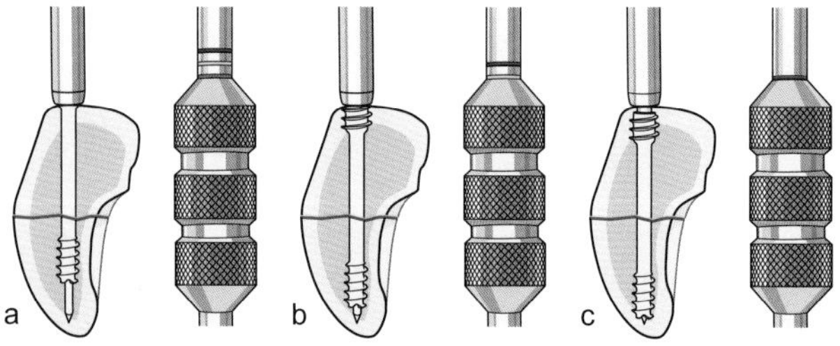

图2-2-16 a~c. 螺丝刀有三个彩色标记，在加压套筒的边缘可见。绿色标记表示螺钉近侧螺纹仍完全保持在加压套筒内（a）。黄色标记表示螺钉近端已经进到与骨面持平（b）。红色标记表示螺钉已埋入骨面以下2 mm（c）。在保持加压套筒不动的同时，旋转螺丝刀柄将螺钉埋进骨里。

## 确保螺钉和螺纹的长度正确

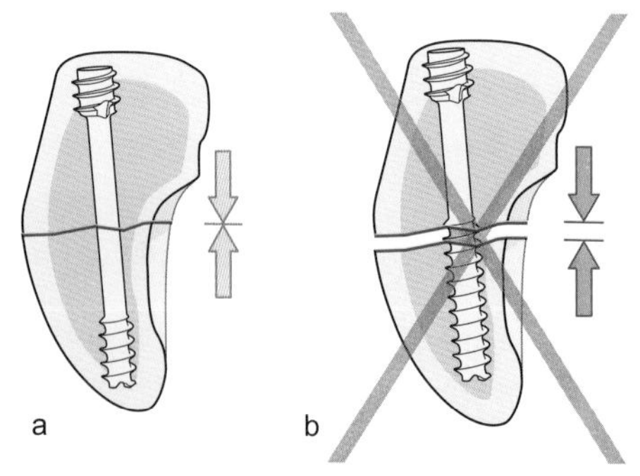


图2-2-17 a、b. 如果要做到骨块间加压，螺钉尖端的螺纹部分就必须完全穿过骨折平面。还要确保螺钉既不太长也不过度拧紧，因为它可能会突出皮质表面并丧失加压作用，或者危及软组织，尤其是肌腱和血管神经结构。

## 完成固定

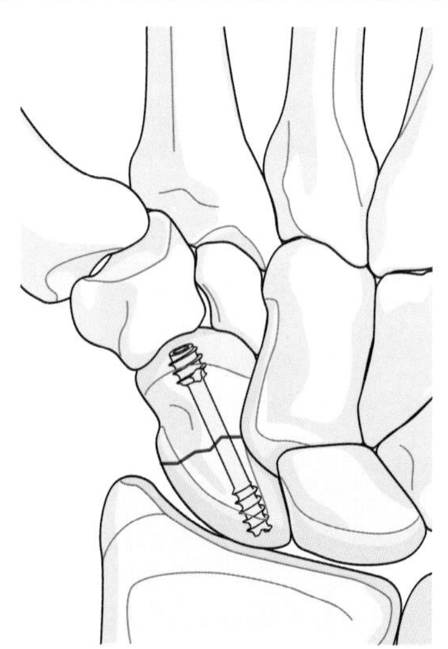

图2-2-18 先取出导针，再最终拧紧螺钉。确保螺钉近侧端的螺纹完全埋入进针点的骨质内。用影像增强器或X线检查螺钉的最终位置和舟骨的稳定性。

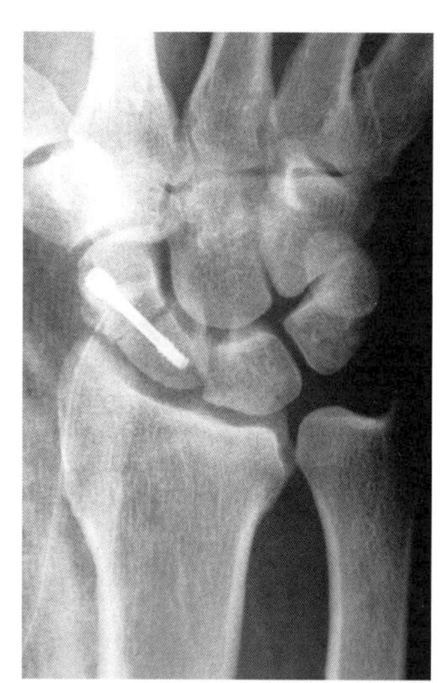

图2-2-19 术中X线检查证实内植物的放置和不稳定骨折的复位都正确。

# 7 康复

## 术后处理

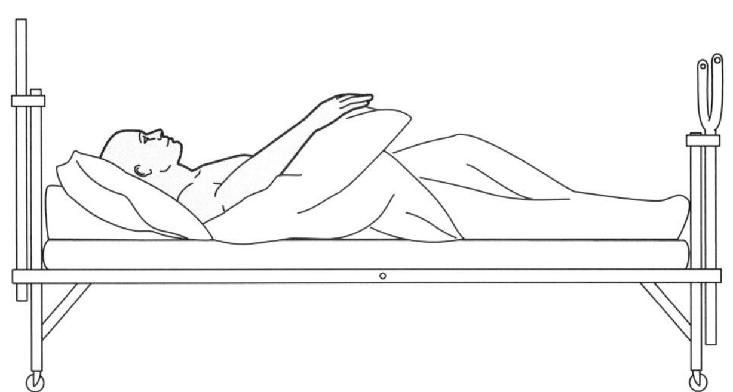

图2-2-20　患者卧床时，用枕头维持手部抬高于心脏平面之上，以减少肿胀。

## 随访

2~5天后检视患者以更换敷料。10天后拆线并通过X线检查证实没有发生继发移位。

## 制动

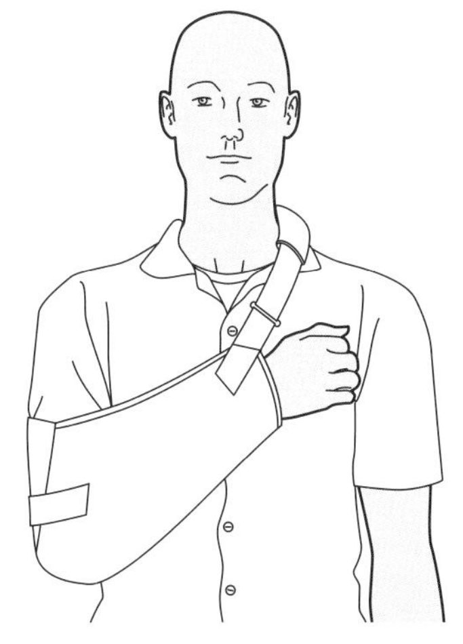

图2-2-21　术后制动的方式及时间取决于多种因素，包括内固定的质量、患者的活动情况和依从性。腕关节可能有必要用石膏或可拆卸夹板固定数周；在此期间，鼓励患者间歇性短时间移除夹板，以允许腕关节轻柔活动。

## 功能锻炼

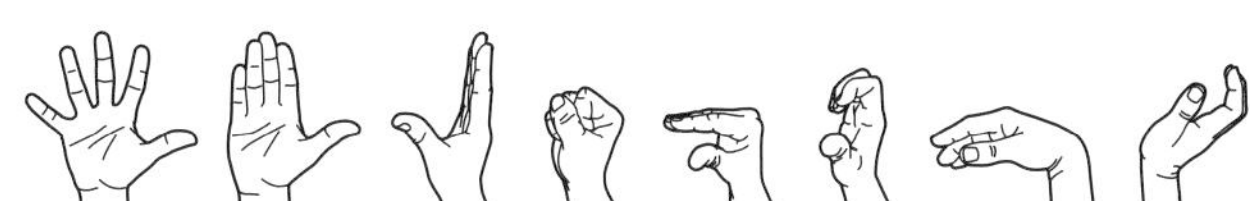

图2-2-22　术后开始活动范围有控制的主动锻炼。主动运动和后续对抗阻力训练的实施，需要根据医生对该患者术后训练的时间安排以及患者的依从性来决定。负重活动通常要推迟到骨折愈合的影像学证据出现之后。必须向患者强调活动的重要性，并且应当由理疗师监督康复。

# 8 结果

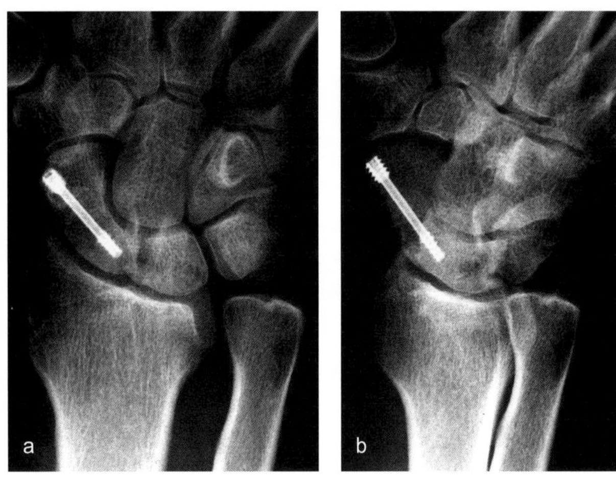

图2-2-23 a、b. 术后14个月随访时，X线检查证实骨折愈合。

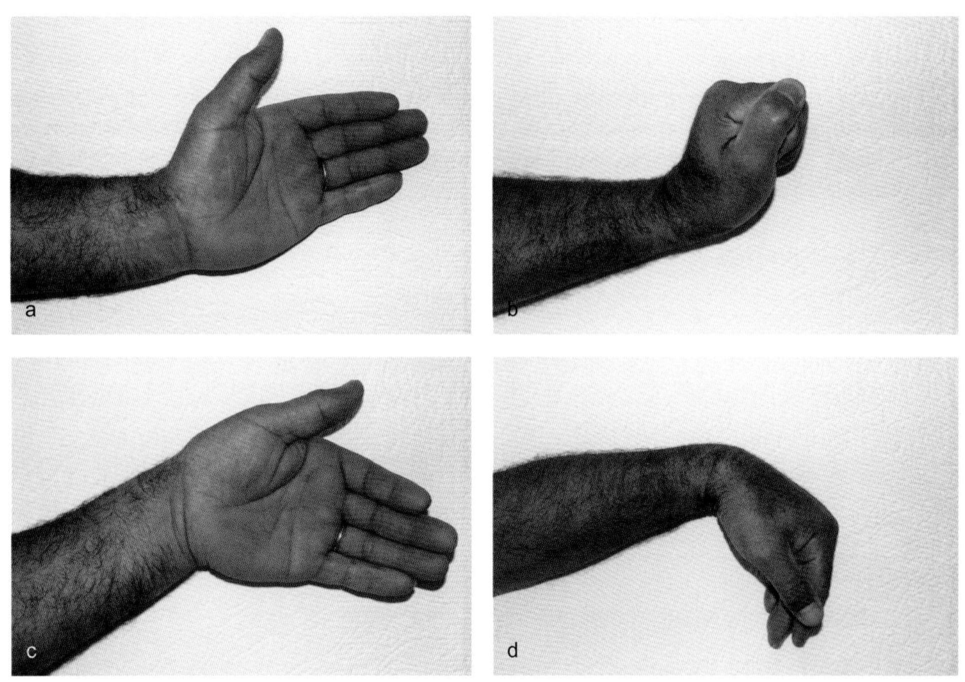

图2-2-24 a~d. 患者已经获得完全的活动范围。

# 第3章　舟骨粉碎性骨折——用无头加压螺钉和拉力螺钉治疗

Scaphoid—multifragmentary fracture treated with a headless compression screw and lag screw

## 1　病例描述

图2-3-1 a、b.　患者，29岁，教师，骑摩托车发生高速碰撞，其右利手腕部受伤。X线检查证实舟骨粉碎性骨折，有移位。

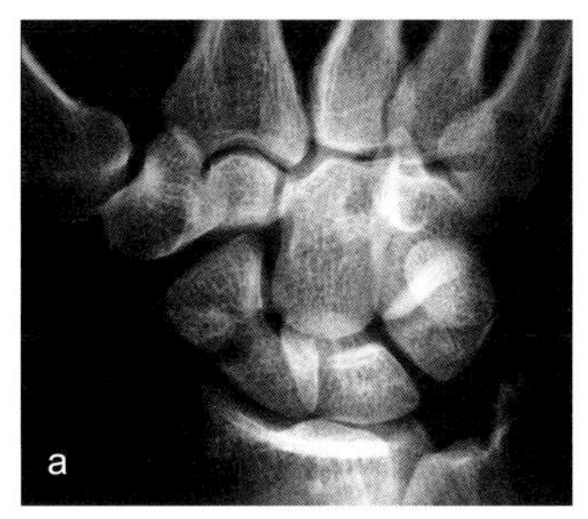


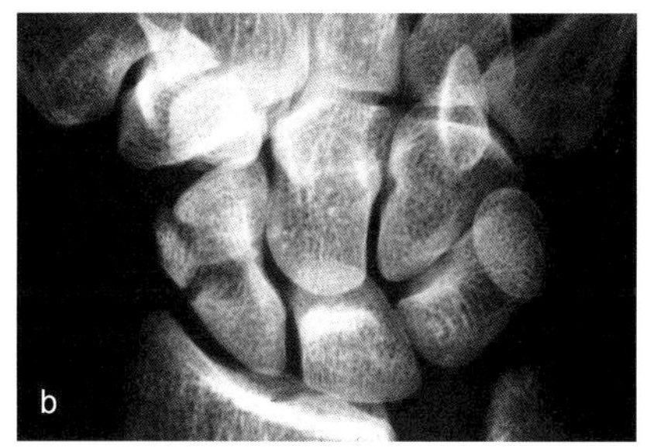


## 2　适应证

### 舟骨粉碎性骨折

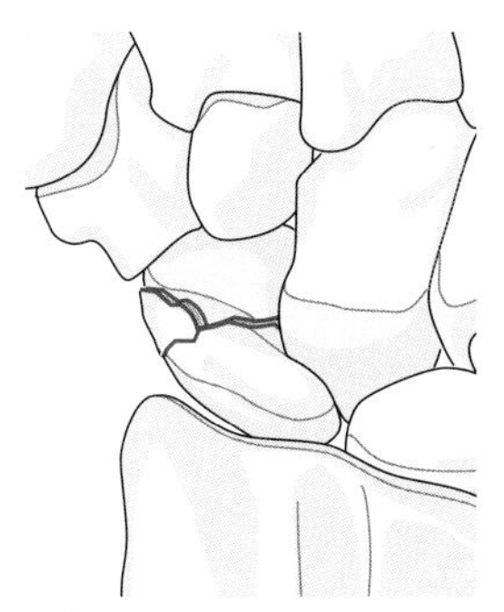

图2-3-2　急性有移位的舟骨粉碎性骨折通常由高能量暴力引起，属于不稳定骨折；这种骨折即使在初诊时没有移位，后期也很可能发生移位。若用石膏管型进行非手术治疗，骨不连的风险很高。因此必须考虑行切开复位内固定。

每个较大骨折块的固定可能需要一系列方法。当骨折块太小而无法单独固定时，应考虑去除这些骨折块代之以一期植骨。

### 选择内植物

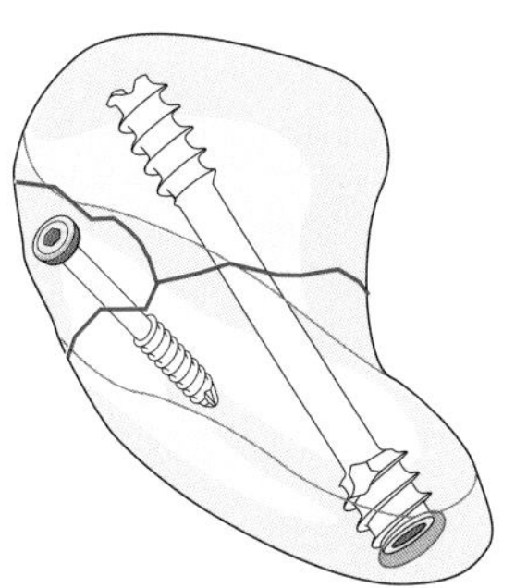

图2-3-3　在粉碎性骨折中，2.4 mm或3.0 mm螺钉适用于固定大的骨折块，较小的骨折块建议用微小的无头骨螺钉或小的骨皮质拉力螺钉。如果内植物置入确实困难，克氏针是个选择。对于这位患者，需要联合应用一枚无头加压螺钉和一枚拉力螺钉。

### 解剖和血供的考量

舟骨特殊的解剖和血供也必须考虑。更多信息参阅第2篇第1章“舟骨骨折无移位——经皮用无头加压螺钉治疗”的“2　适应证”。

### 影像

获取患侧和正常对侧的舟骨全系列X线片对于制订手术计划是必要的。

## 3　术前计划

### 装备

- 一套2.4 mm或3.0 mm无头加压螺钉。
- 一套1.5 mm或2.0 mm标准系列螺钉。
- 1.1 mm克氏针。
- 点式复位钳。
- 骨刀。
- 影像增强器。

### 患者的准备和体位

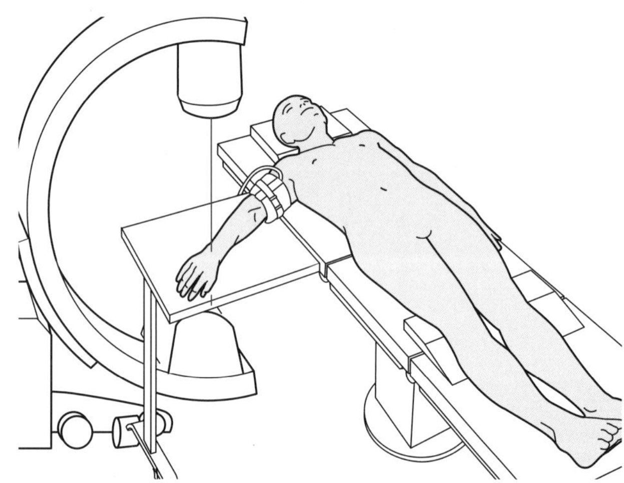

图2-3-4　让患者仰卧，将前臂放在搁手台上。在粉碎性骨折中，可根据骨折形态选择背侧顺行入路或掌侧逆行入路。采用背侧入路时，可将前臂旋前置于搁手台上。在少数情况下，可能需要联合应用背侧和掌侧入路。用不消毒的充气止血带；预防性抗生素是非强制的。

# 4 手术方法

## 入路

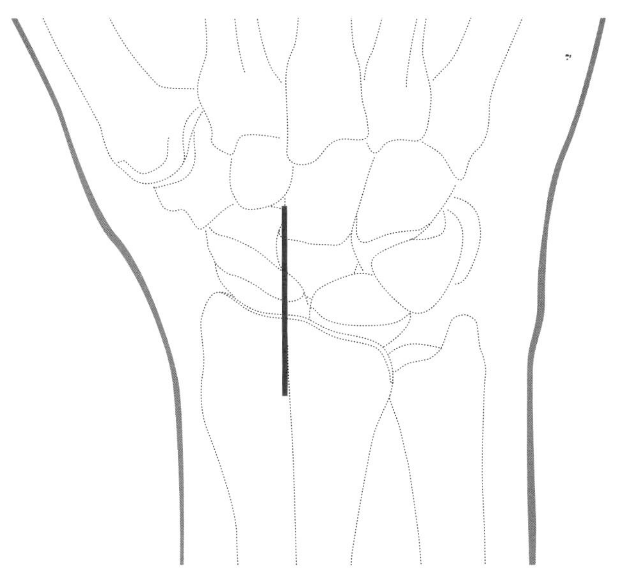

图2-3-5　出于特定的骨折形状，手术方法使用的是背侧入路（见第1篇第2章“显露舟骨的背侧入路”）。

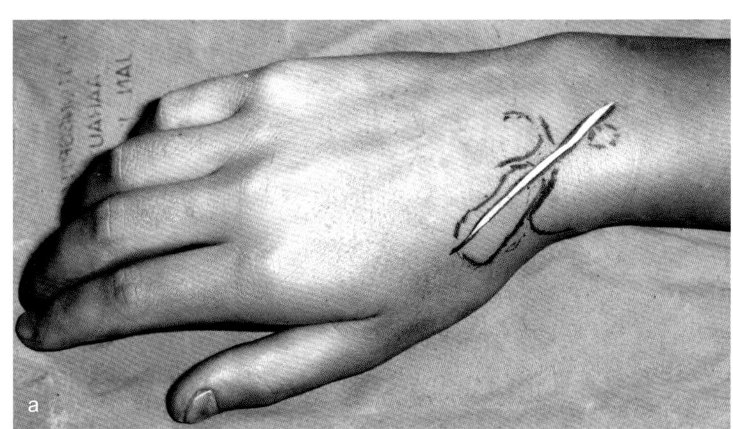

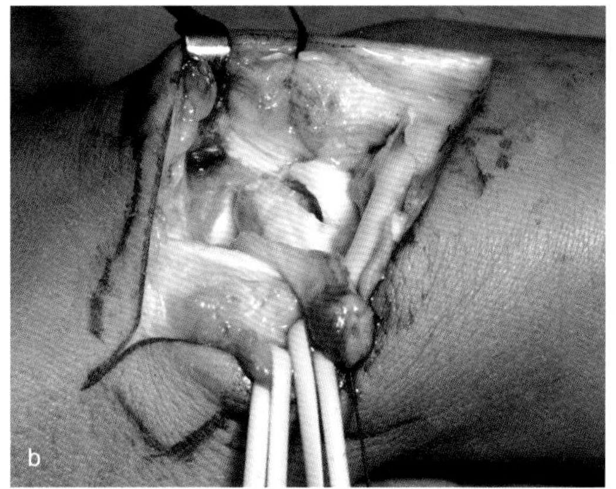

图2-3-6 a、b.　在这个病例中，做桡背侧纵行切口，起自桡骨远端，绕经舟骨背侧向拇指基底延伸。

# 5 复位

## 直接复位

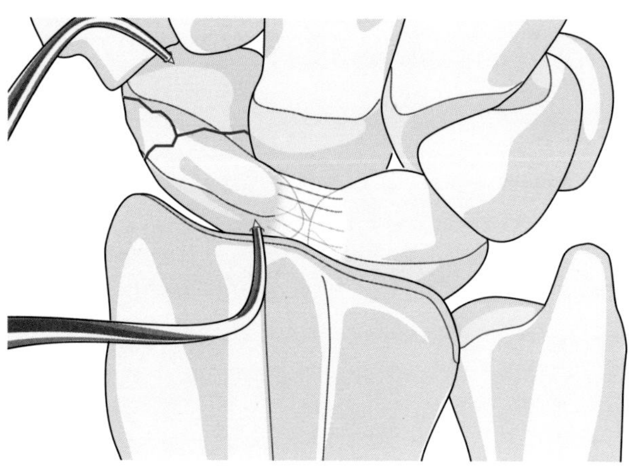

图2-3-7 粉碎性舟骨骨折很难做到闭合复位。如果需要切开复位，用小型点式复位钳将骨折复位。

## 置入克氏针

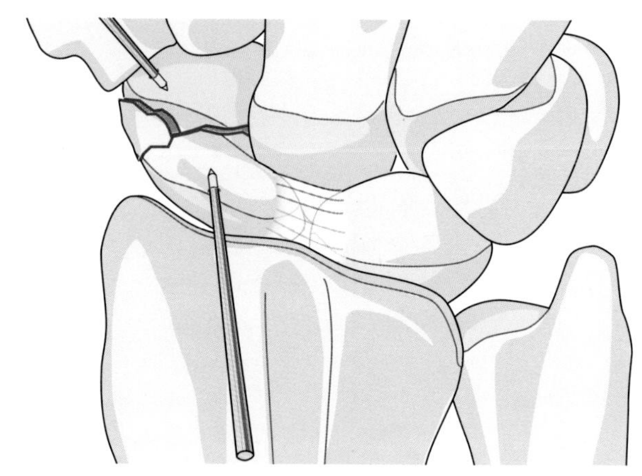

图2-3-8 如果用复位钳不能复位，可于每个骨折块各打入一枚克氏针作为撬棒来操控骨折块。

## 确定导针的进针点

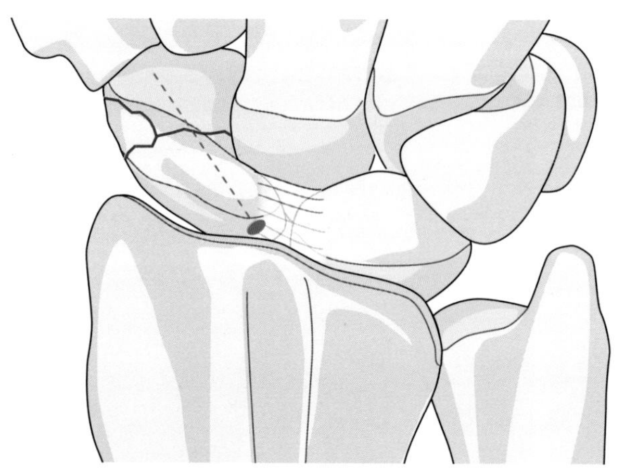

图2-3-9 导针的正确进针点位于舟骨近极的中心，紧邻舟月韧带的附着点。

## 置入导针

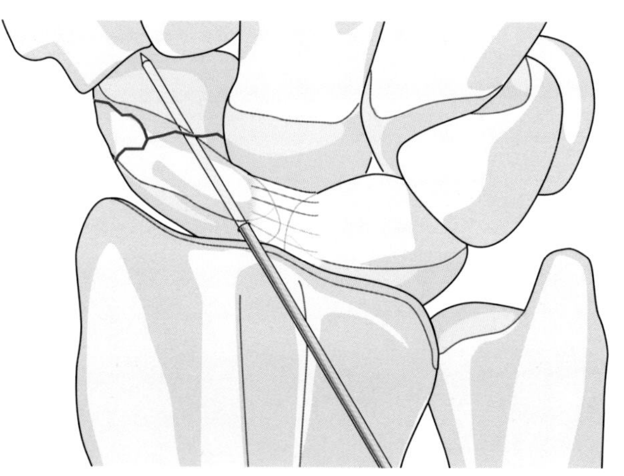

图2-3-10 于桡侧外展位，沿第一掌骨骨干的轴线置入导针。插入导针时腕关节应当屈曲，否则无法显露进针点。导针不能穿入舟大多角关节。在粉碎性骨折中，导针也有助于维持复位。

需要在至少两个平面上用影像增强器证实导针准确地沿着舟骨轴线推进，并确保没有旋转畸形。

# 6 固定

## 置入拉力螺钉

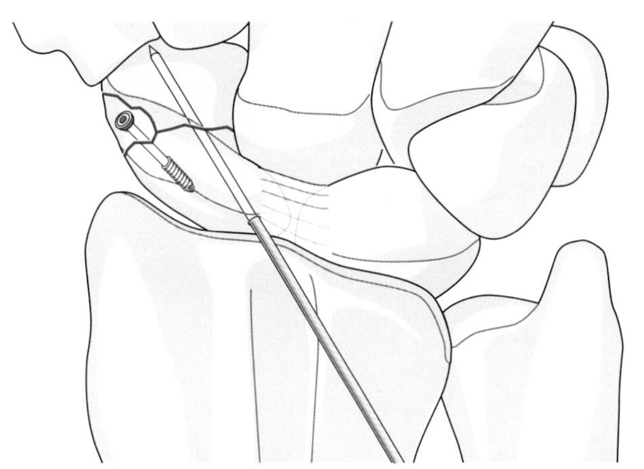

图2-3-11　粉碎性骨折累及舟骨近侧1/2者，单用一枚无头螺钉固定不了。应当考虑额外使用克氏针，或者如本例所示，额外使用一枚拉力螺钉。

先在舟骨内置入一枚1.5 mm拉力螺钉，使三部分骨折变成两部分骨折。将粉碎的骨折块直接固定至舟骨的体部。

## 埋头

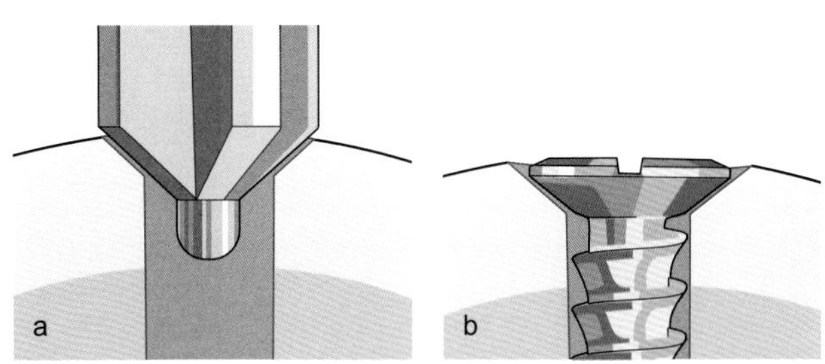


图2-3-13 a、b.　也要确保把螺钉埋进孔里，以减少刺激软组织的风险，这样螺钉头部与骨质接触的面积最大。

## 拉力螺钉的用法

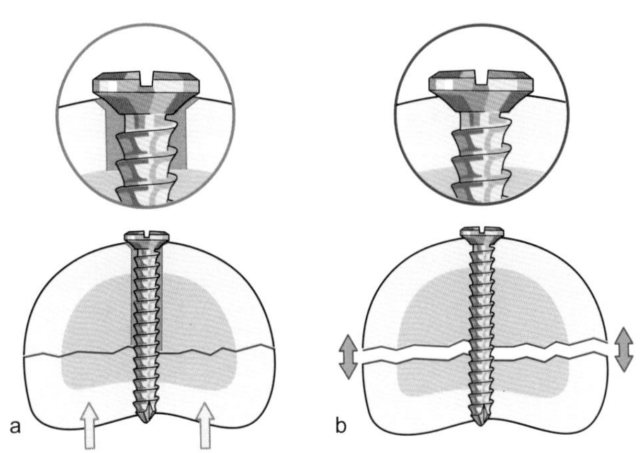


图2-3-12 a、b.　确保置入的螺钉用作拉力螺钉，近侧皮质有滑动孔，远侧皮质有螺纹孔（a）。若插入的螺钉跨越骨折面，即在两侧皮质内都有螺纹（位置螺钉），将使两侧骨折块保持分离，做不到骨块间加压（b）。

## 测量螺钉的长度

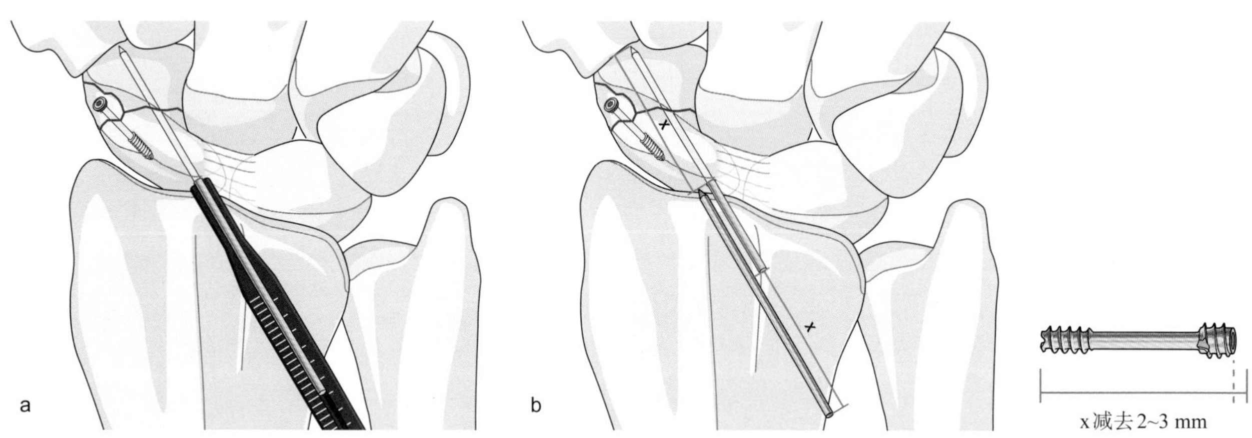


图2-3-14 a、b. 有两种方法可用于测量无头螺钉所需的长度。将专用测深装置套在导针上，穿过钻头导向器。导向器必须紧紧顶在舟骨上以求测量可靠（a）。如无专用测深装置可用，作为替代，可另取一根长度相同的导针，将其尖端放在进针点的骨头上（b）。这两根导针突出端之间的距离表示螺钉钻孔的长度，减去2~3 mm，就是螺钉的长度。

## 钻孔

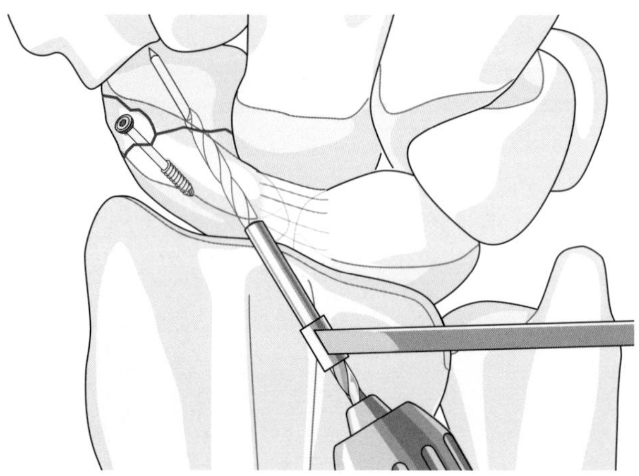

图2-3-15 只能使用专用的钻头。电钻在骨块上施加的力量比手动钻孔的小，将减少使骨折块移位的风险。宁愿选择转速慢的小型电钻。用生理盐水冷却钻头，以将热损伤减到最小。在影像增强器下检查钻头尖端的位置。

## 螺钉的选择及置入

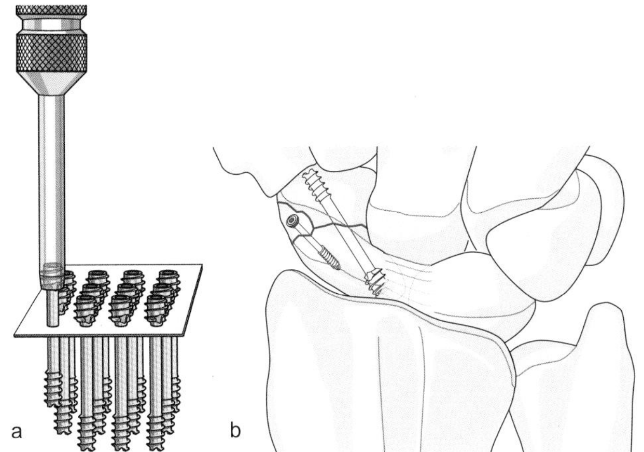


图2-3-16 a、b.　选择大小合适的空心无头加压螺钉。将螺钉套在导针上。不过，这是粉碎性骨折，不推荐用螺钉进行强力加压或过度加压，因为骨折有塌陷的可能。在这种情况下，建议用一枚位置螺钉来替代加压螺钉，虽然由于螺钉上的螺纹高度有轻微差异，会有一些加压作用。这些无头螺钉的优点之一是它们不用加压套筒就能拧入，有助于避免不稳定骨折塌陷这种可能发生的并发症。

## 确保螺钉和螺纹的正确长度

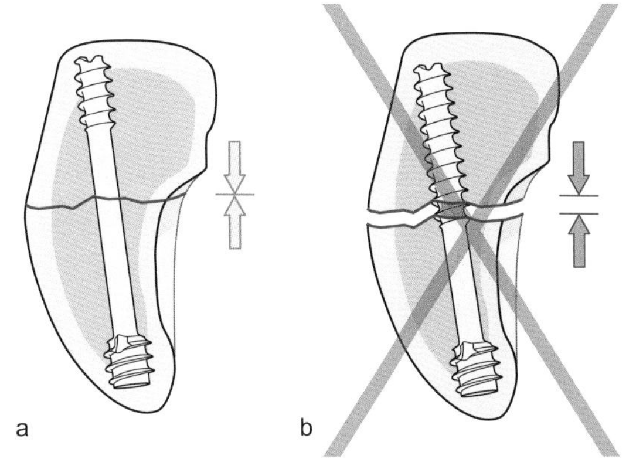


图2-3-17 a、b.　如果要做到骨折块间加压，螺钉尖端的螺纹部分必须完全穿越骨折面。还要确保螺钉既不太长也不过度拧紧，因为它可能会穿出皮质面并丧失加压作用；或者危及软组织，尤其是肌腱和血管神经结构。

## 推进螺钉

应当向前推进螺钉直至将螺钉埋在软骨下骨之下。

## 完成固定

先取出导针再最终拧紧螺钉。确保螺钉近侧端的螺纹完全埋在进针点的骨质里面。用影像增强器或X线检查螺钉的最终位置和舟骨的稳定性。

# 7　康复

## 术后处理、随访和功能锻炼

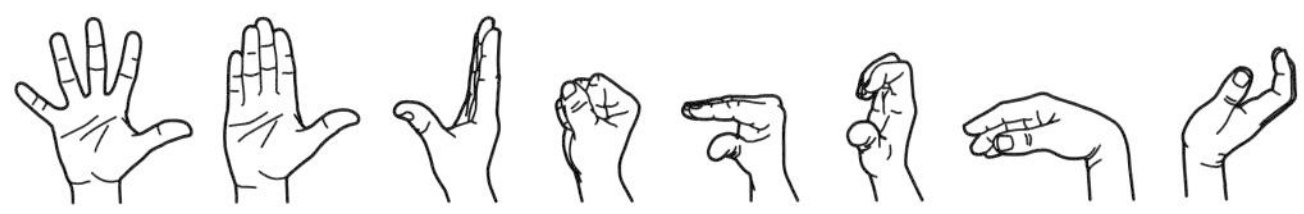

图2-3-18　患者应接受标准的术后休息、患肢抬高、随访、拆线和按要求制动。术后开始活动范围有控制的主动锻炼。进一步信息见第2篇第2章“舟骨骨折移位——用无头加压螺钉治疗”的“7　康复”。

# 8 结果

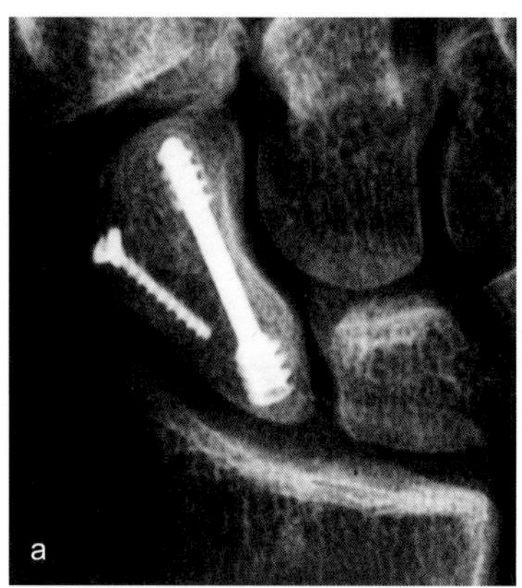
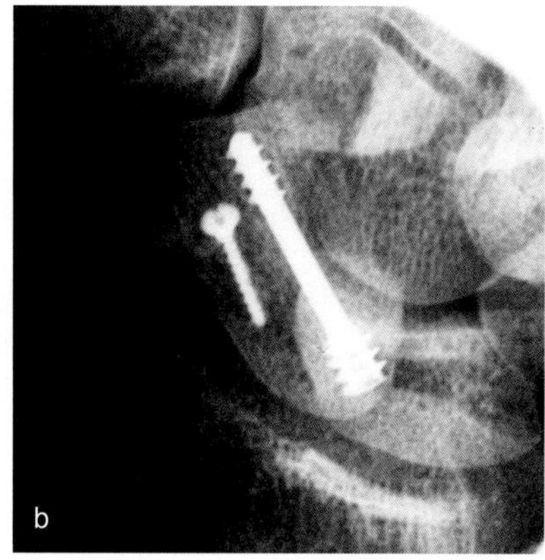
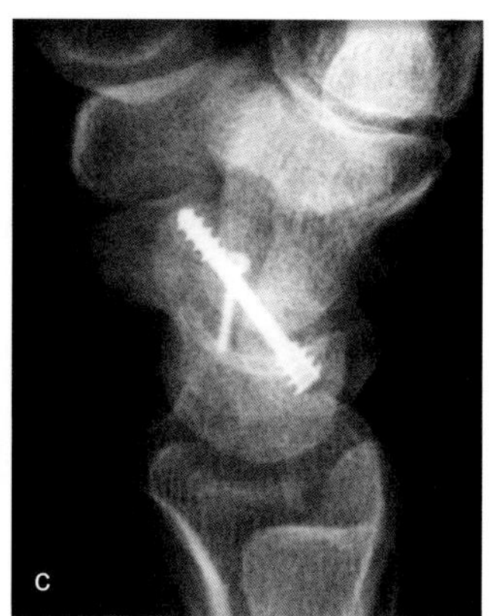

图2-3-19 a~c. 术后2年随访时，正位、斜位和侧位X线片证实骨折完全愈合。

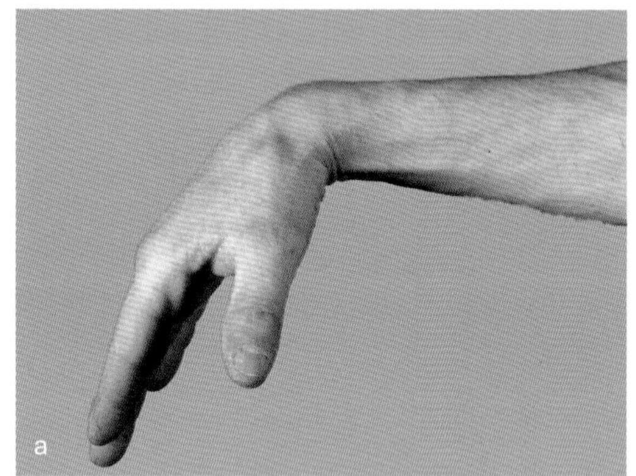
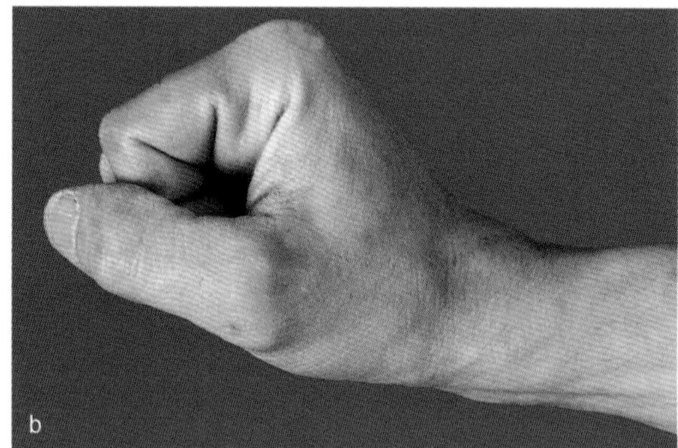

图2-3-20 a、b. 患者腕关节伸屈活动范围几乎完全正常。

# 第4章　舟骨近极骨折——用无头加压螺钉治疗

Scaphoid, proximal pole—fracture treated with a headless compression screw

## 1 病例描述

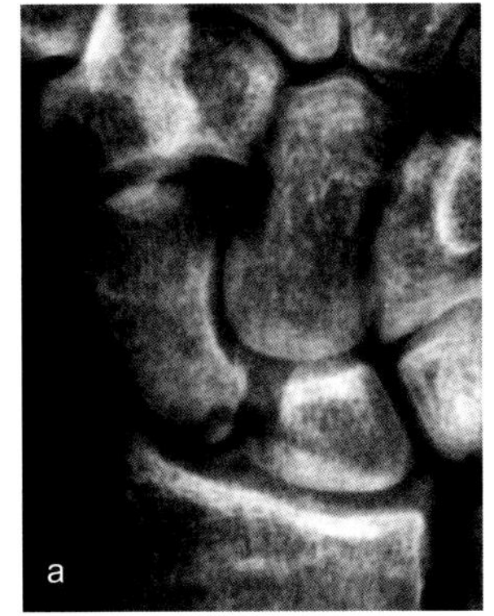

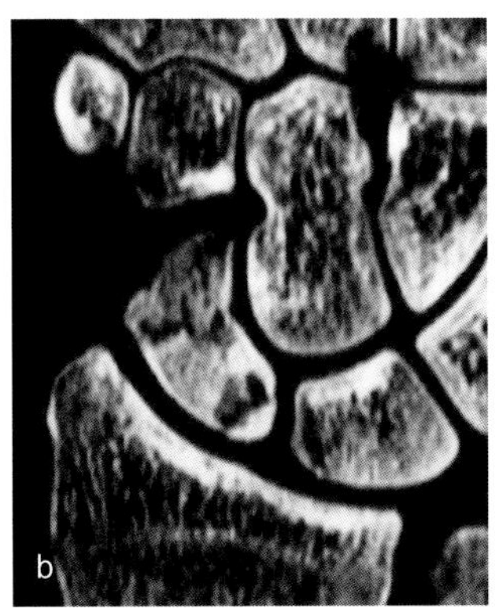

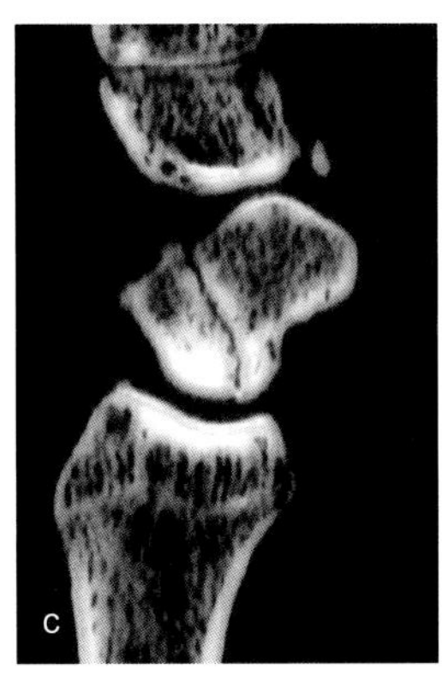


图2-4-1 a~c.　患者，男性，20岁，大学生，摔倒右手伸直位撑地，来急诊室就诊。患者主诉腕部疼痛，腕关节屈曲、触摸鼻烟窝、对拇指施加轴向压力会引发疼痛。最初的X线正位片显示舟骨近极微小骨折。另外做了沿舟骨真正的纵轴的冠状面和矢状面CT扫描，它也提示近极骨折。矢状面观显示骨折块不像X线检查所怀疑的那么小。

## 2 适应证

### 近极骨折

图2-4-2　舟骨骨折是最常见的腕骨骨折，其中大约10%~20%累及近极。舟骨近极主要依赖逆行的血流而存活，因此骨头依赖由远而近的骨内血液供应而愈合。这使舟骨近极骨折更容易发生缺血性骨坏死、骨折延迟愈合和骨折不愈合。非手术治疗要求长达3~6个月的制动，所以应当考虑经背侧入路行手术治疗。

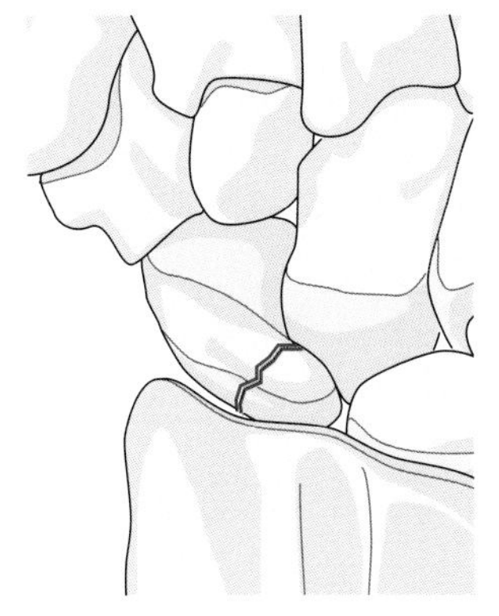

## 内植物的选择

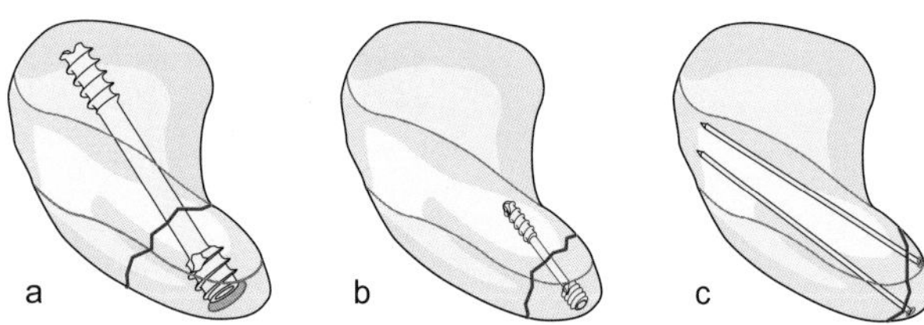


图2-4-3 a~c. 对近极骨折，如果近侧骨折块足够大，顺行置入的2.4 mm或3.0 mm螺钉是可取的（a）。对于较小的近极骨块，可以使用单枚或多枚小的无头螺钉（1.5 mm）（b）。对于很小的骨块（薄片），克氏针可能是更好的选择（c）。对于这位患者，需要一枚顺行置入的无头加压螺钉。

## 解剖和血供的考量

在累及近极的舟骨骨折中，舟骨特殊的解剖和血供极其重要。更多信息参阅第2篇第1章“舟骨骨折无移位——经皮用无头加压螺钉治疗”的“2 适应证”。

## 影像

获取完整的患侧和正常对侧的舟骨全系列X线片对于制订手术计划是必要的。附加舟骨真正纵轴的CT扫描有助于确定畸形。

# 3 术前计划

## 装备

- 一套2.4 mm或3.0 mm无头加压螺钉。
- 1.1 mm克氏针。
- 点式复位钳。
- 影像增强器。

## 患者的准备和体位

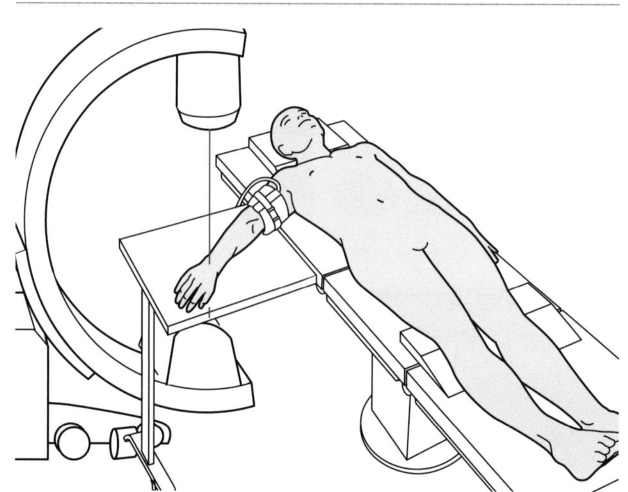

图2-4-4 让患者仰卧，前臂放在搁手台上。将前臂旋前。使用不消毒的充气止血带。预防性抗生素是非强制的。

## 4 手术方法

### 入路

图2-4-5 选用的手术入路为背侧入路（见第1篇第2章“显露舟骨的背侧入路”）。

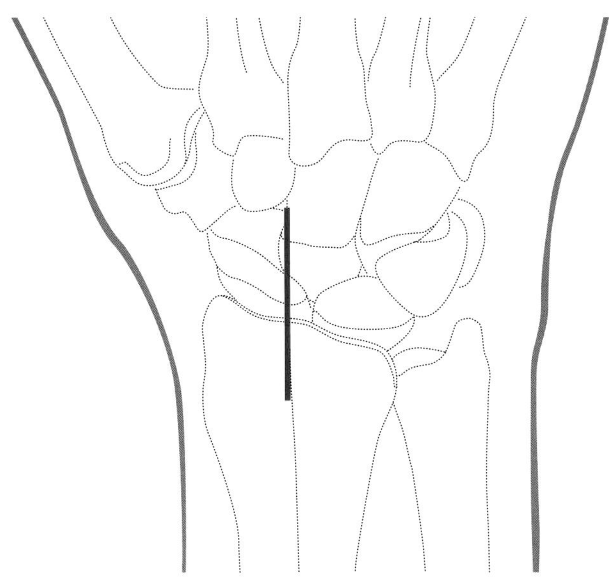

## 5 复位

### 直接复位

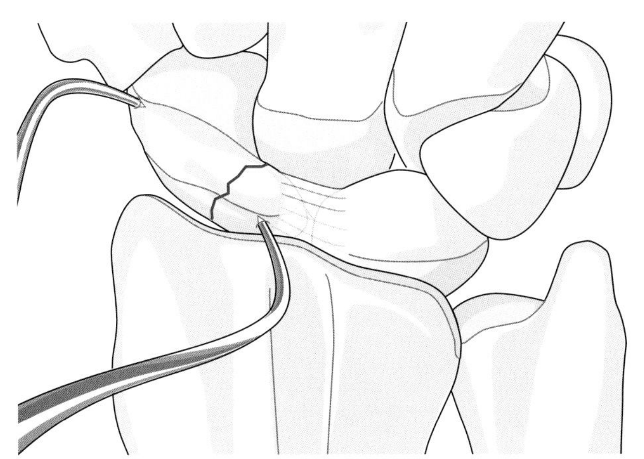

图2-4-6 用小型点式复位钳将骨折复位。

### 确定导针的进针点

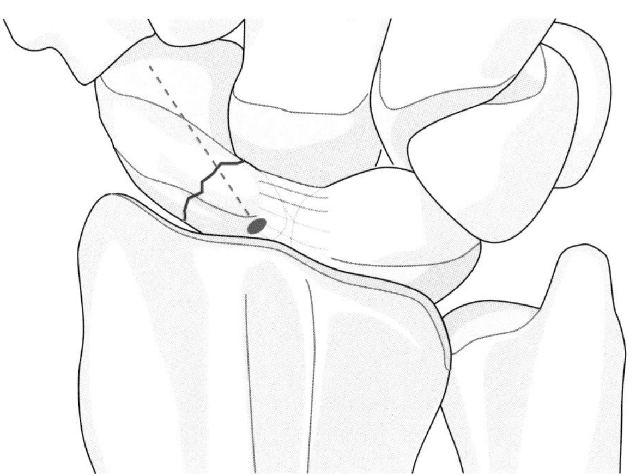

图2-4-7 导针的正确进针点位于舟骨近极的中心，紧邻舟月韧带附着处。

## 置入导针

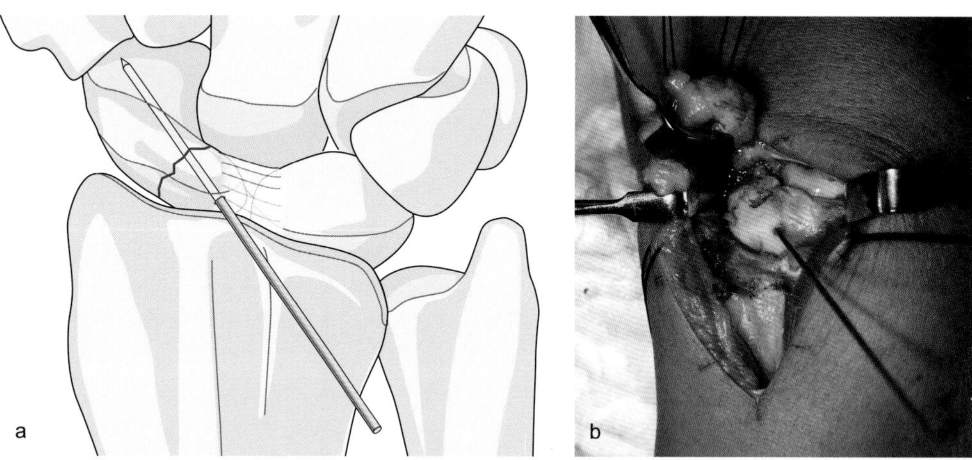


图2-4-8 a、b. 于桡侧外展位，沿第一掌骨骨干的轴线插入导针（a）。置入导针时腕关节应当屈曲，否则到不了进针点。导针不要穿入舟大多角关节。小心插入导针，越过患者的骨折线（b）。

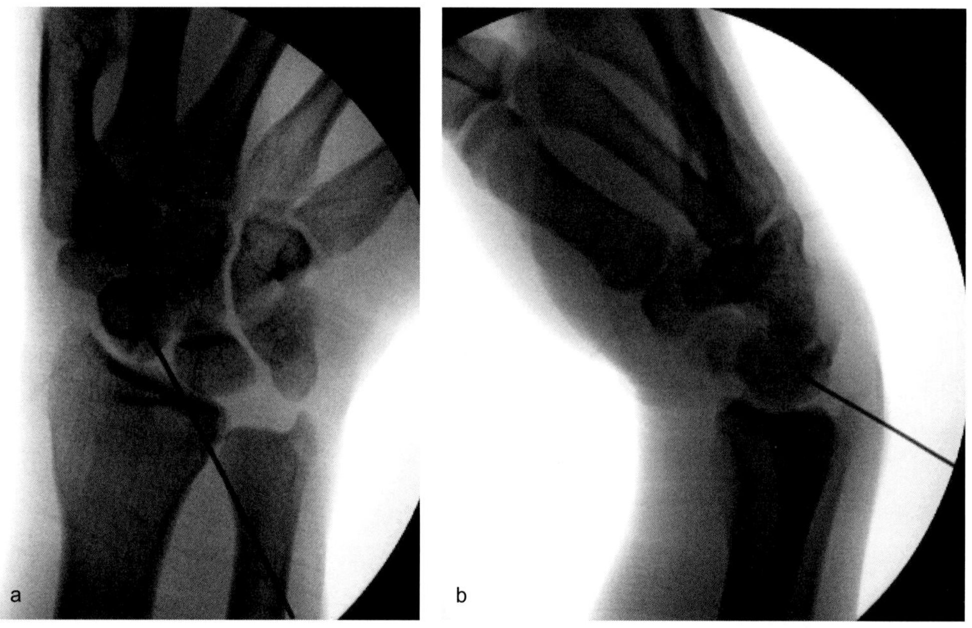


图2-4-9 a、b. 在至少两个平面上用影像增强器证实导针准确地沿舟骨的轴线推进并与骨折面垂直。

# 6 固定

## 测量螺钉的长度

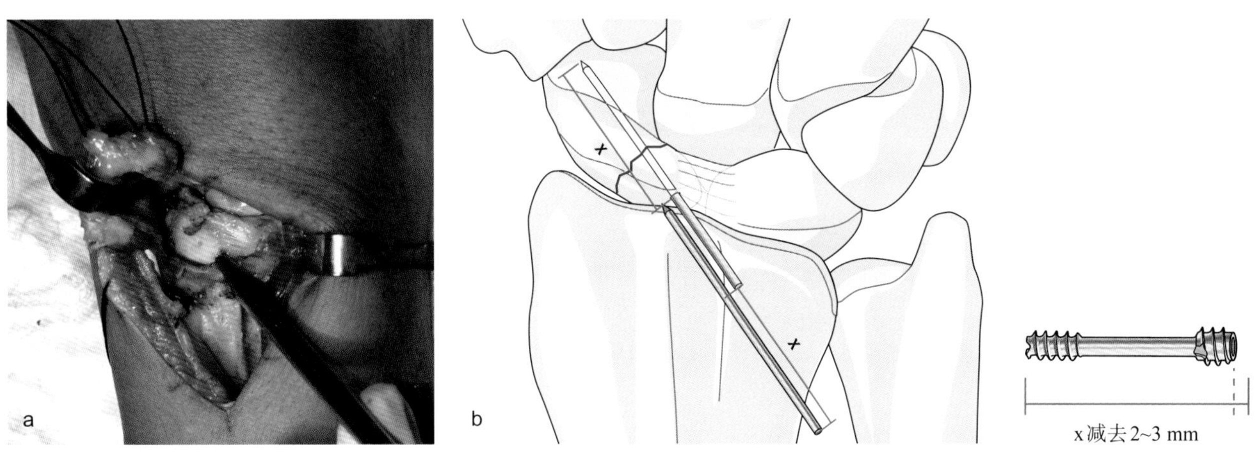


图2-4-10 a、b. 有两种方法可以用来测量无头螺钉所需的长度。将专用测量装置套在导针上，穿过钻头导向器。导向器必须紧紧抵着舟骨，以求测量可靠（如病例所示）(a)。若无专用测量装置可用，作为替代，可另取一根长度相同的导针，将其顶端置于进针点的骨头上（b)。两根导针突出端之间的距离表示螺钉钻孔的长度，减去2~3 mm就是螺钉的长度。

## 钻孔

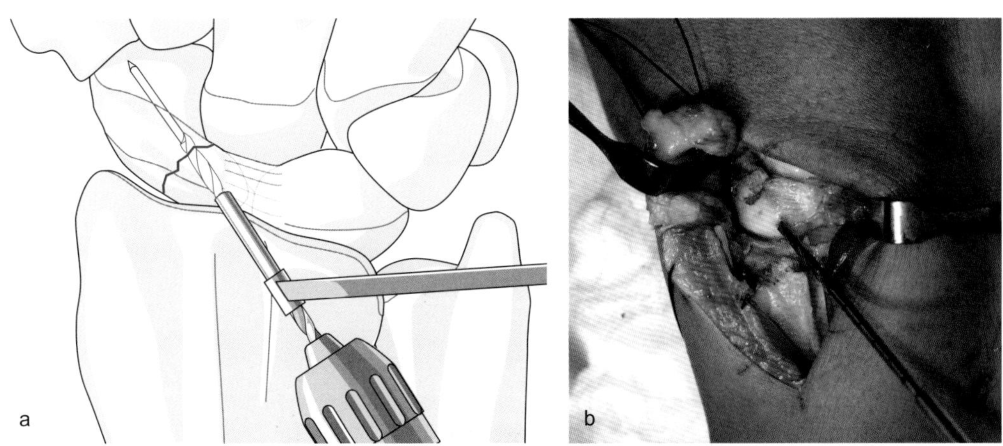


图2-4-11 a、b. 只能使用专用的钻头。电钻施加在骨块上的力量比手动钻孔的小，将减少使骨折块移位的风险。宁愿选择转速慢的小型电钻（a)。用生理盐水冷却钻头，以将热损伤减到最小。在影像增强器下检查钻头尖端的位置。术中照片显示钻头已进入舟骨（b)。

## 选择螺钉

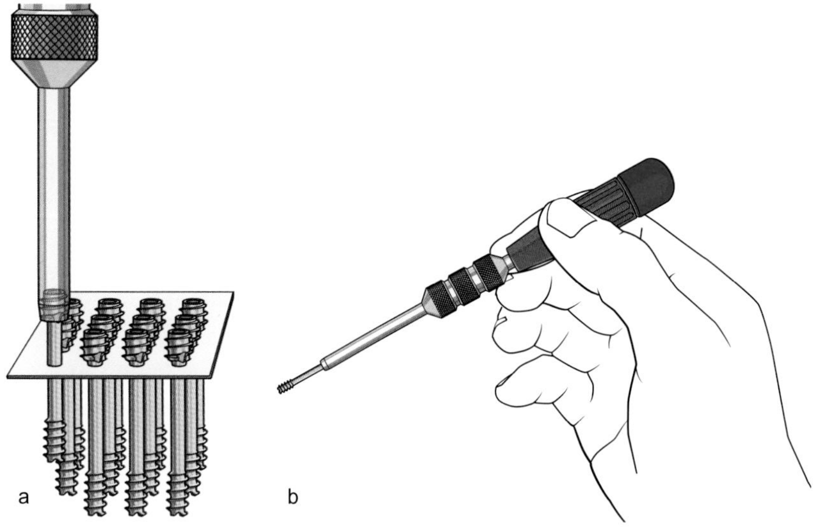


图2-4-12 a、b. 选择大小合适的空心无头加压螺钉。将选定的螺钉插入加压套筒的内螺纹中。

## 插入螺钉

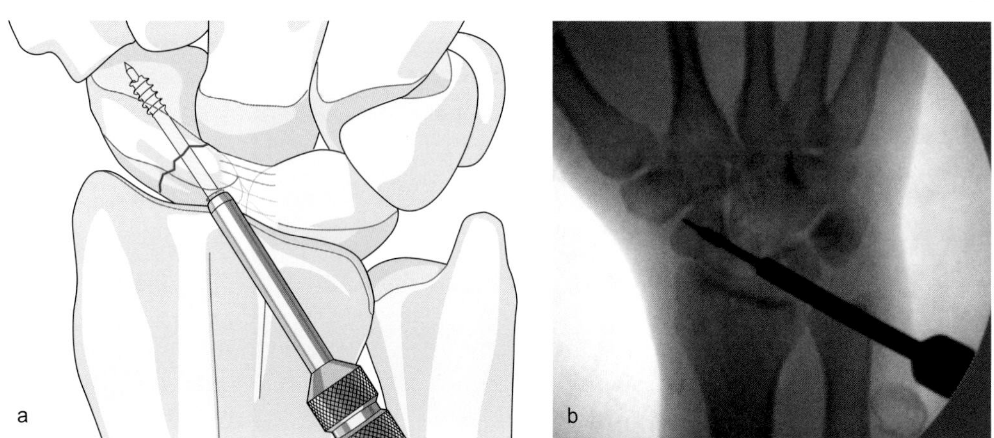


图2-4-13 a、b. 将螺钉和加压套筒套在导针上插入（a），如术中影像所示（b）。

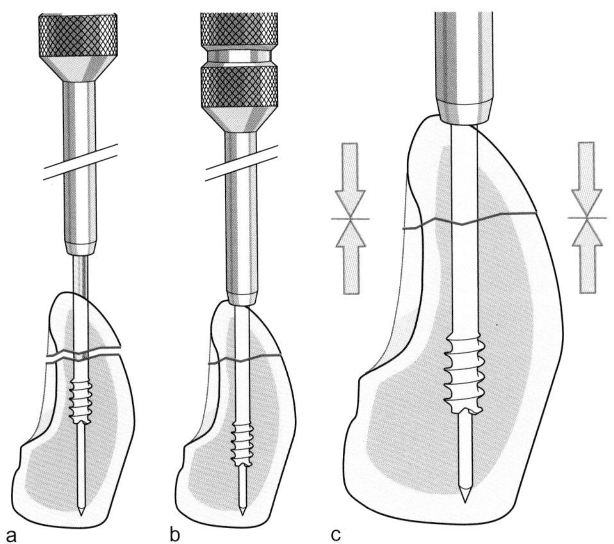


图2-4-14 a~c. 拧紧螺钉直至获得充分加压。

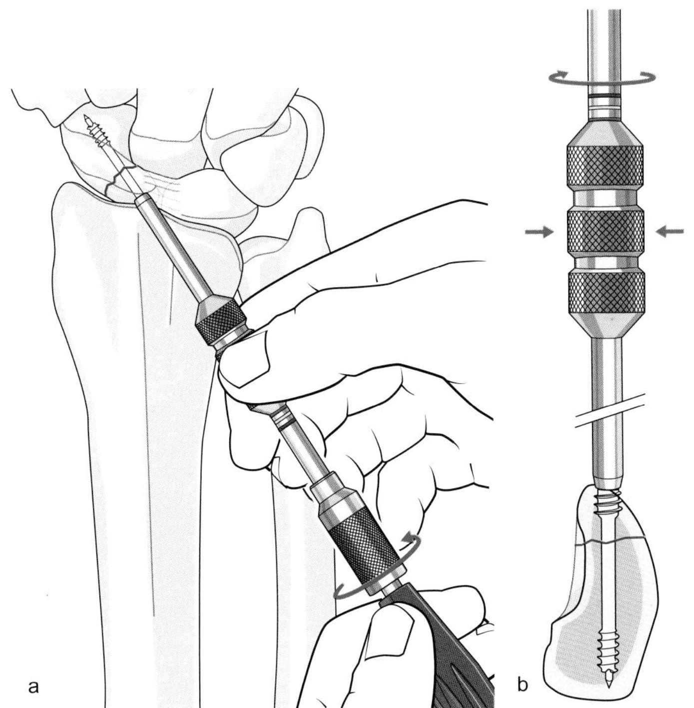


图2-4-15 a、b. 插入空心螺丝刀，用拇指和示指捏牢加压套筒，使之保持不动，螺丝刀旋转并推动螺钉从加压套筒出来进入骨质。在此操作期间由加压套筒维持加压。

## 推进并将螺钉埋进骨里

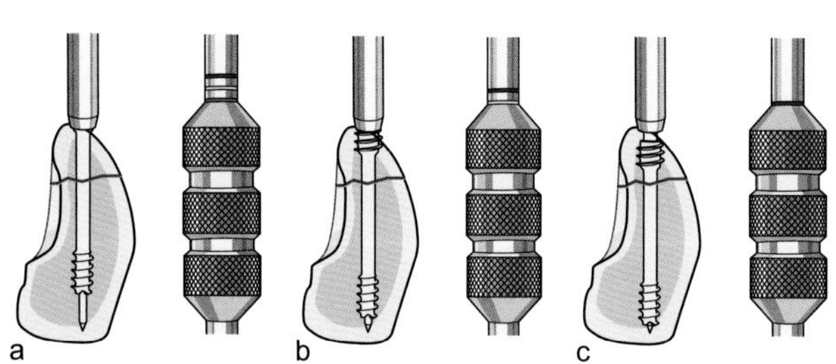


图2-4-16 a~c. 螺丝刀有三个彩色标记，在加压套筒的边缘可见。绿色标记表示螺钉近侧螺纹仍完全保持在加压套筒内（a）。黄色标记表示螺钉近端已经推进到与骨面持平（b）。红色标记表示螺钉已经埋入骨面之下2 mm（c）。在保持加压套筒不动的同时，旋转螺丝刀柄将螺钉埋进骨里。

## 确保螺钉和螺纹的长度正确

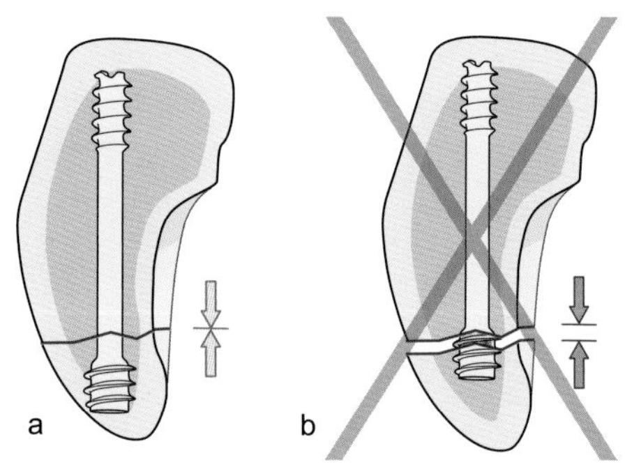


图2-4-17 a、b. 如要做到骨块间加压，螺钉尖端的螺纹部分就必须完全穿过骨折平面；还要确保螺钉既不太长也不过度拧紧，要不然螺钉可能穿出骨皮质表面并失去加压作用，或者危及软组织，特别是肌腱和血管神经结构。

## 完成固定

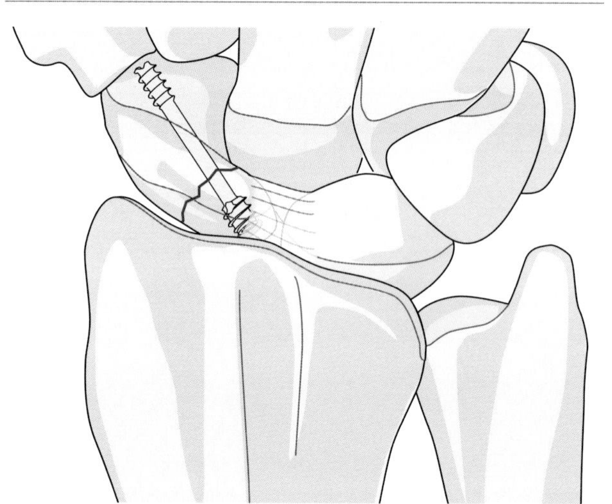

图2-4-18 先取出导针，再最终拧紧螺钉。确保螺钉近侧的螺纹完全埋入进针点的骨质内。用影像增强器或X线检查螺钉的最终位置和舟骨的稳定性。

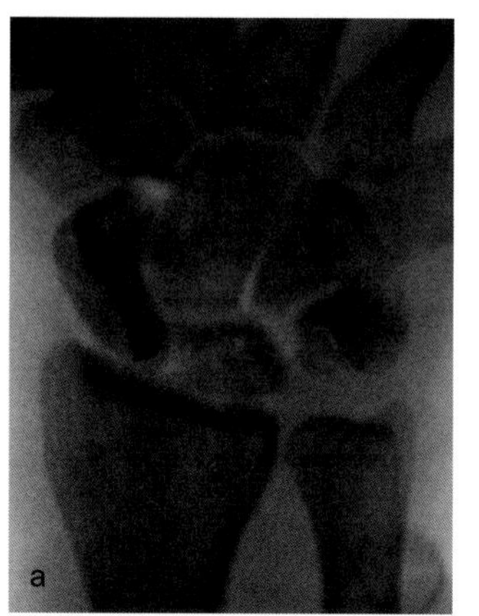


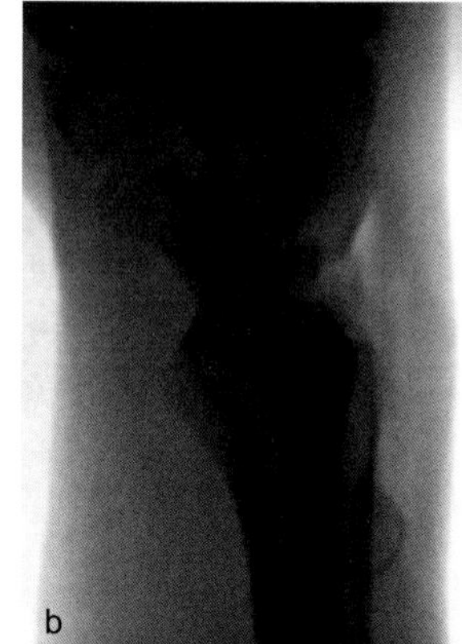


图2-4-19 a、b. 术中X线影像显示螺钉放置位置正确。

## 7 康复

### 术后处理、随访和功能锻炼

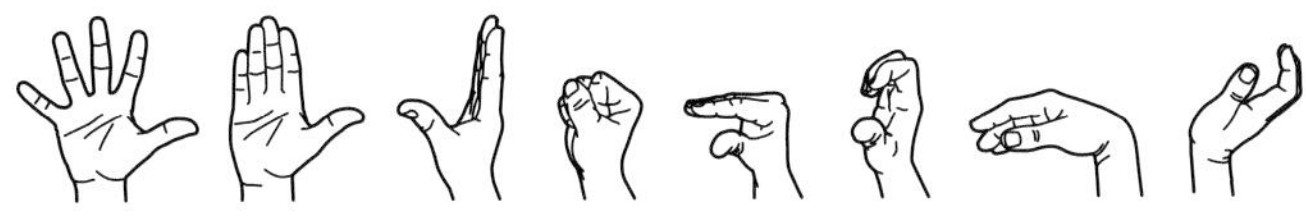

图2-4-20 患者应接受标准的术后休息、患肢抬高、随访、拆线和按要求制动。术后开始活动范围有控制的主动锻炼。进一步的信息见第2篇第2章“舟骨骨折移位——用无头加压螺钉治疗”的“7 康复”。

## 8 结果

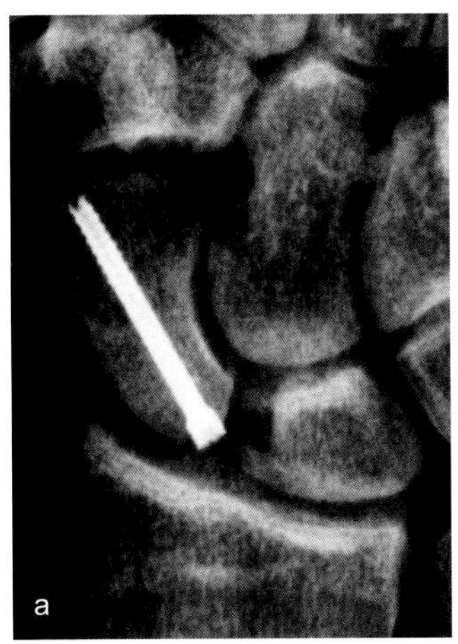

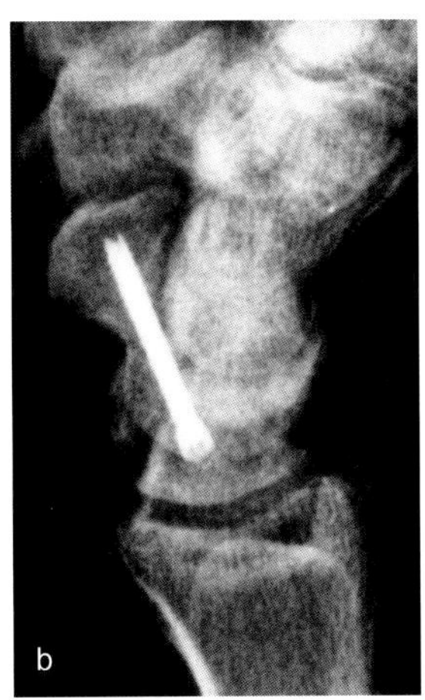

图2-4-21 a、b. 伤后6个月随访时，正位、侧位X线检查显示骨折完全愈合。

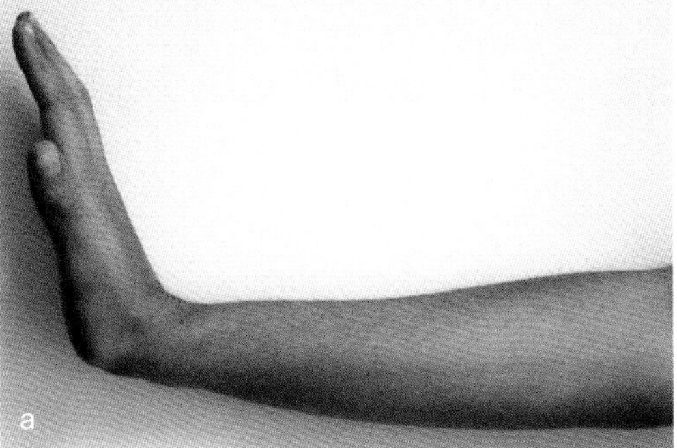

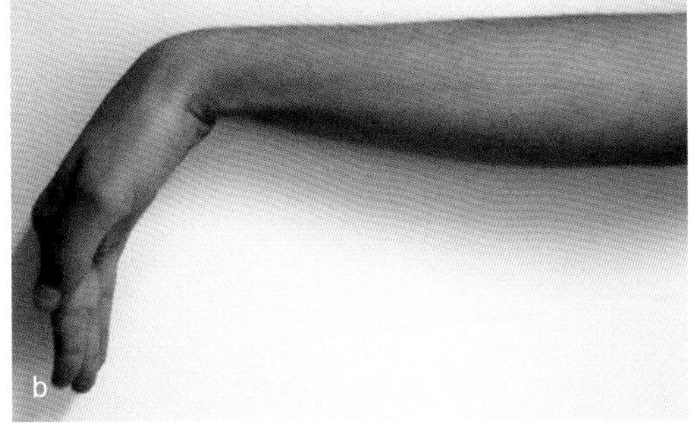

图2-4-22 a、b. 活动范围恢复、功能效果优秀。

## 9 可供选择的技术：病例说明

### 使用额外的导针

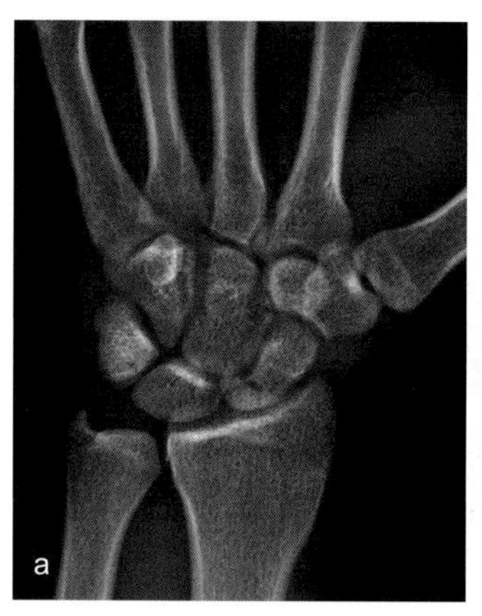

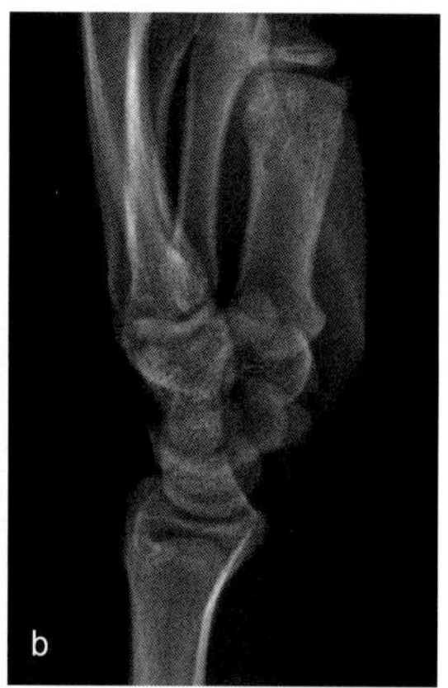

图2-4-23 a、b. 在年轻患者致密的骨质上，螺钉的扭转力量很大，可能需要一根额外的导针。医生对这位17岁女学生就是这样做的，她在运动时手臂伸直位摔倒，导致舟骨近极骨折。

## 10 可供选择的技术：复位和固定

### 置入导针

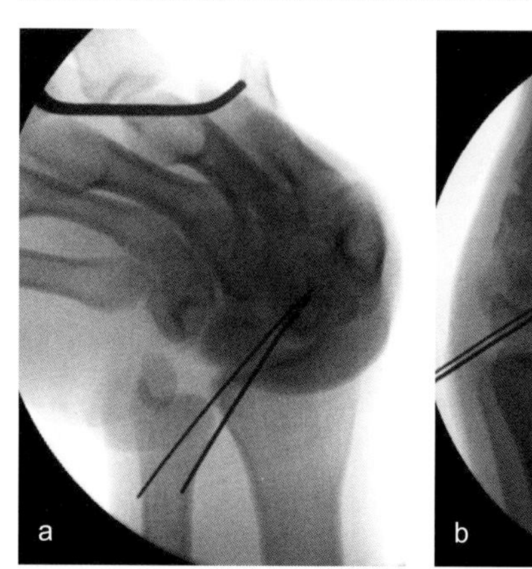

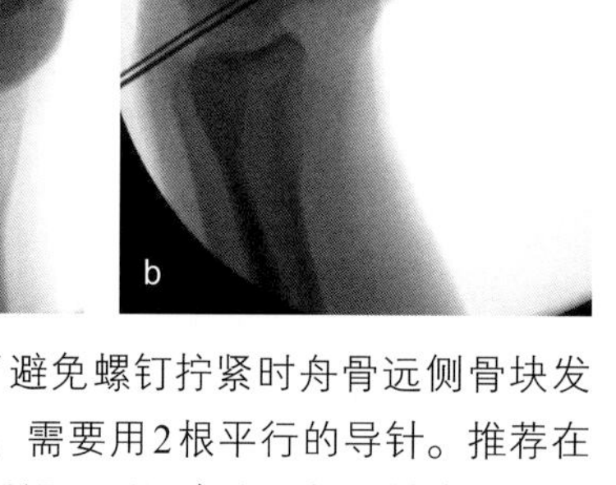

图2-4-24 a、b. 为了避免螺钉拧紧时舟骨远侧骨块发生不期望看到的旋转，需要用2根平行的导针。推荐在至少两个平面上进行透视，以证实这两根导针在舟骨内的位置都正确无误。

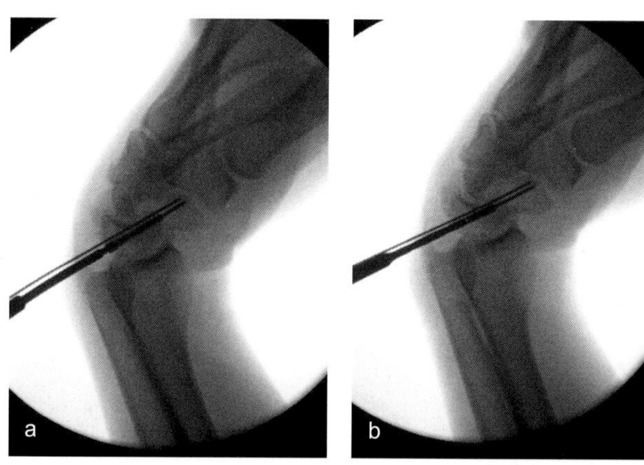

图2-4-25 a、b. 一旦导针的位置得到确认，就进行钻孔，随后置入螺钉。在舟骨近侧1/3至腰部的粉碎性骨折中，这根额外的导针可以留在原位，以加强固定。

## 结果

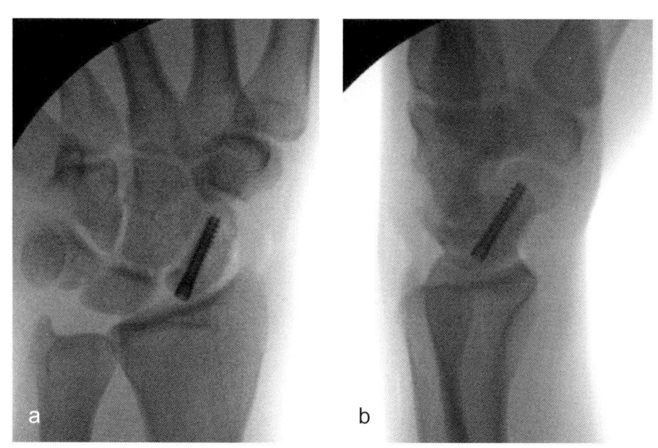

图2-4-26 a、b. 用影像增强器证实螺钉的位置。注意，本例实际上使用了一枚全螺纹螺钉，不过，应用的原则和技术仍然是一样的。

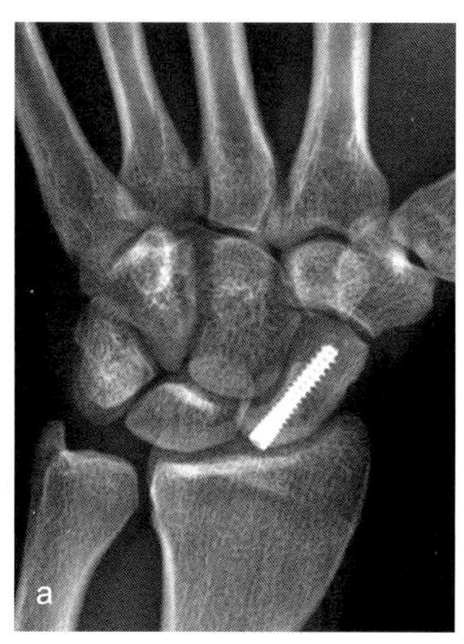

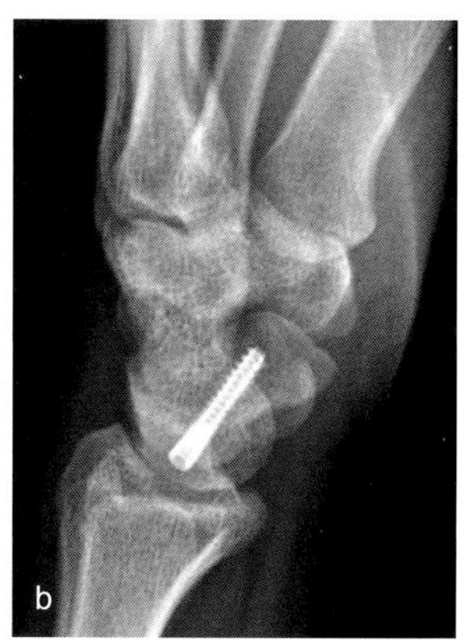

图2-4-27 a、b. 伤后1年X线检查显示骨折完全愈合。

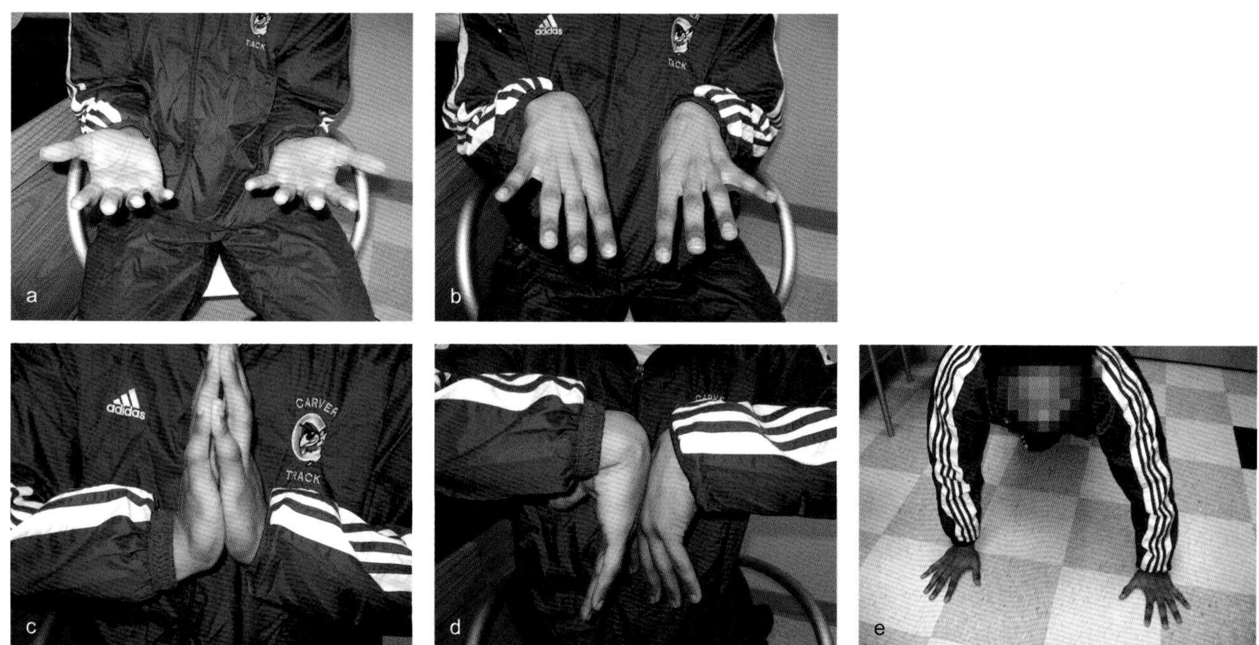


图2-4-28 a~e. 腕关节的功能结果优秀，这对该年轻、有抱负的运动员很重要。

# 第 5 章 舟骨近极骨不连——用无头加压螺钉加植骨治疗

Scaphoid, proximal pole—nonunion treated with a headless compression screw and bone graft

## 1 病例描述

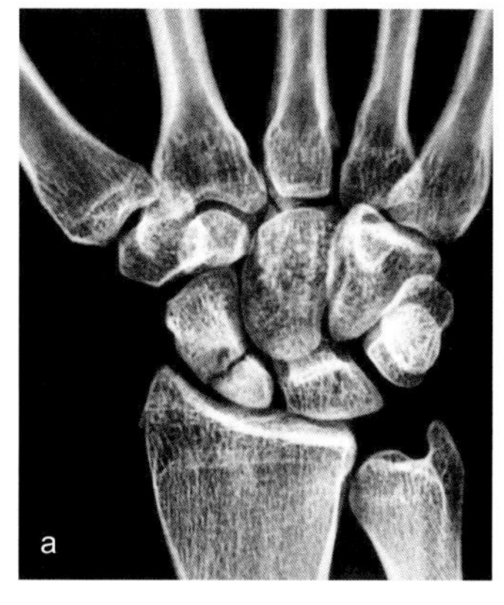
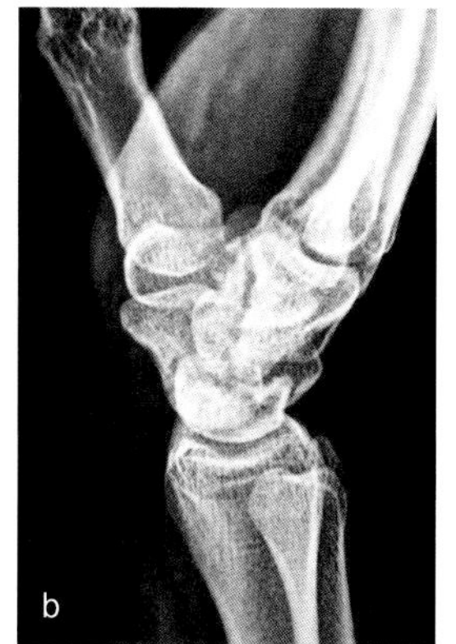

图2-5-1 a、b. 患者，男性，21岁，学生，主诉腕部疼痛、肿胀和活动受限；他前段时间跌倒，右手伸直位撑地。活动范围减少，屈曲15°，背伸40°，而旋前和旋后活动正常。屈曲腕关节、触诊鼻烟窝，以及在拇指上施加轴性压力会引发疼痛。正、侧位X线片显示界限清晰的骨不连。

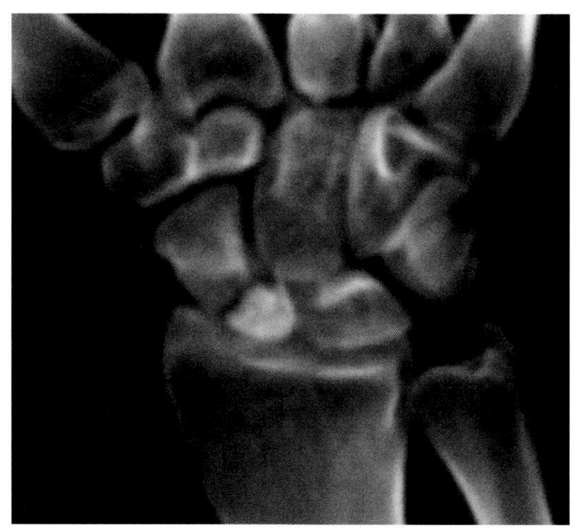

图2-5-2 影像也显示舟骨近极硬化，提示缺血，但骨骼的形状没有大的变化，也没有明显的骨质吸收。

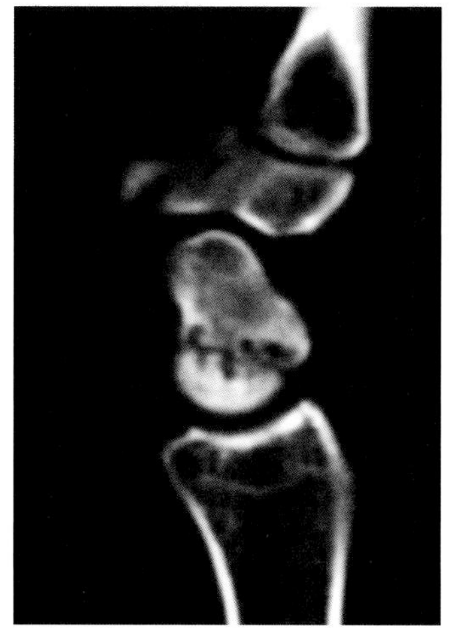

图2-5-3 CT扫描显示骨不连，近极骨致密。沿舟骨真正的纵轴进行CT扫描，表明骨不连伴有位于背侧嵴近侧的多处囊性变，舟骨远侧骨块向背侧轻微移位。没有明显塌陷，舟骨内角为35°。

## 2 适应证

### 近极骨不连

**图2-5-4** 骨折不愈合有多个原因，诸如诊断不及时、制动不足，或者严重创伤。舟骨骨折发生骨不连的概率高，并常常归咎于舟骨的血供差（参阅第2篇第1章“舟骨骨折无移位——经皮用无头加压螺钉治疗”的“2 适应证”）。还有其他因素也会影响舟骨骨折愈合的概率，诸如作用于舟骨上的屈曲和伸直的力量巨大，以及舟骨大约80%的表面都覆盖着关节软骨且浸润于关节滑液之中的事实；这些因素使得骨折的愈合只能是没有骨痂形成的直接愈合。

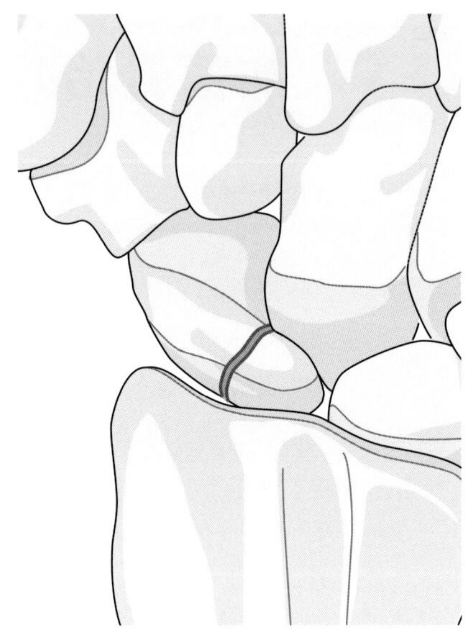

舟骨近极骨折块主要依赖由远而近的骨内血流而存活，因此特别容易发生骨折延迟愈合和骨不连。骨不连会导致腕关节骨性关节炎（也称关节炎）。急性近极骨折的非手术治疗要求长时间的制动（3~6个月），因此推荐早期进行手术治疗。

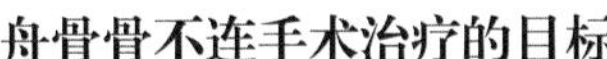

### 舟骨骨不连手术治疗的目标

舟骨骨不连手术治疗的主要目标如下。

- 恢复解剖（形态和舟骨长度）。
- 骨折愈合。
- 终止腕关节不稳的进展。
- 减缓骨性关节炎的进展。

### 影像

获取患侧和正常对侧的舟骨全系列X线片对于制订手术计划是必要的。真正的舟骨纵轴CT扫描也有助于发现畸形。

### 内植物的选择

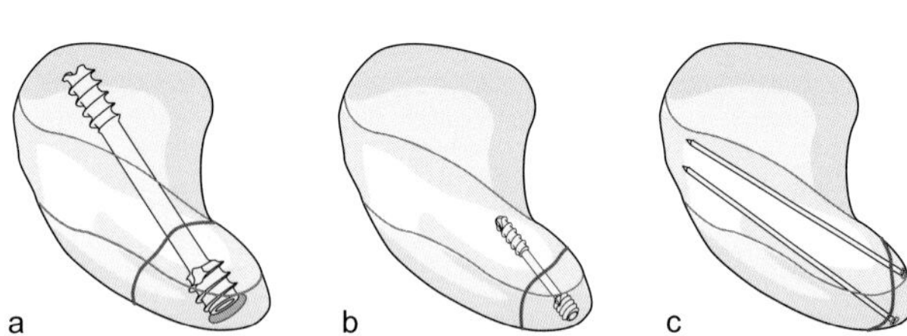


**图2-5-5 a~c.** 对近极骨不连，如果近侧骨折块够大，顺行置入的2.4 mm或3.0 mm螺钉是可取的（a）。对于较小的骨折块，可以用单枚或多枚小的无头螺钉（1.5 mm）（b）。对很小的骨块（薄片），克氏针可能是更好的选择（c）。对于本例患者，需要一枚无头加压螺钉结合植骨。

# 3　术前计划

## 装备

- 一套2.4 mm或3.0 mm无头加压螺钉。
- 1.1 mm克氏针。
- 点式复位钳。
- 自体骨移植的手术器械。
- 影像增强器。

## 患者的准备和体位

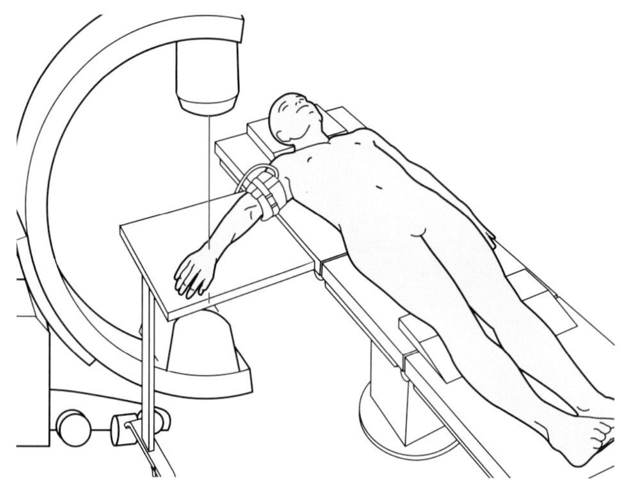

图2-5-6　让患者仰卧，将前臂放在搁手台上。将前臂旋前。使用不消毒的充气止血带。预防性抗生素是非强制的。

# 4　手术方法

## 入路

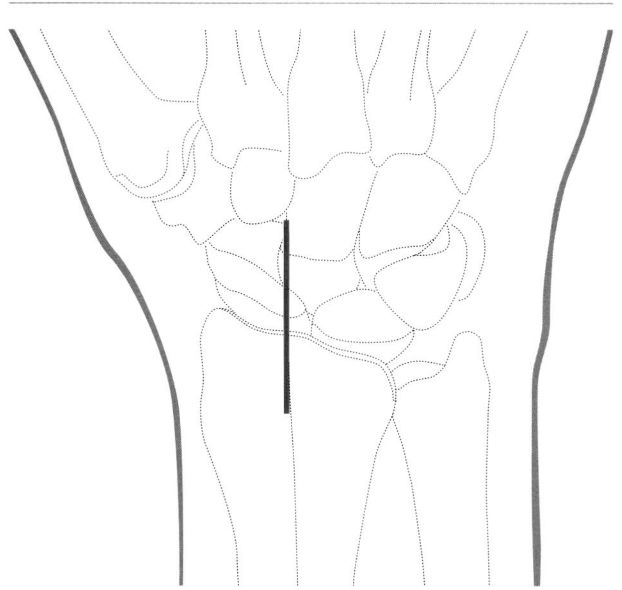

图2-5-7　使用的手术入路为背侧入路（见第1篇第2章“显露舟骨的背侧入路”）。

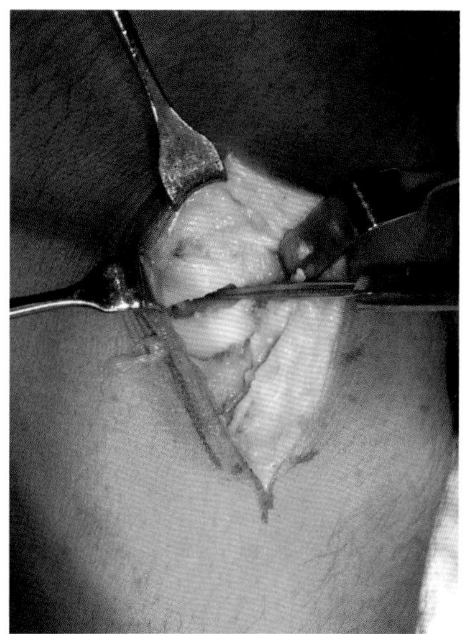

图2-5-8　经背侧小切口和背侧关节囊切开术，暴露骨不连处。注意到有微小的骨吸收和细小的骨折硬化，用小刮匙去除嵌在骨不连区域内的纤维组织，直至两侧骨折端显露正常骨质。小心确保舟骨的外部形状不发生明显变化，以维持正常的腕部运动。

# 5 复位

## 直接复位

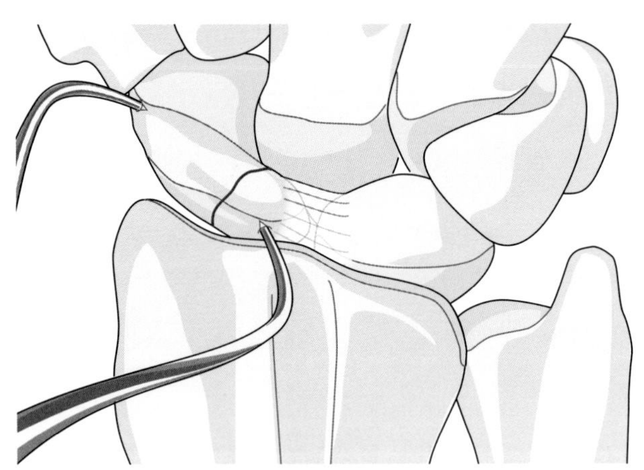

图2-5-9 用小型点式复位钳将骨不连处复位。

## 植骨

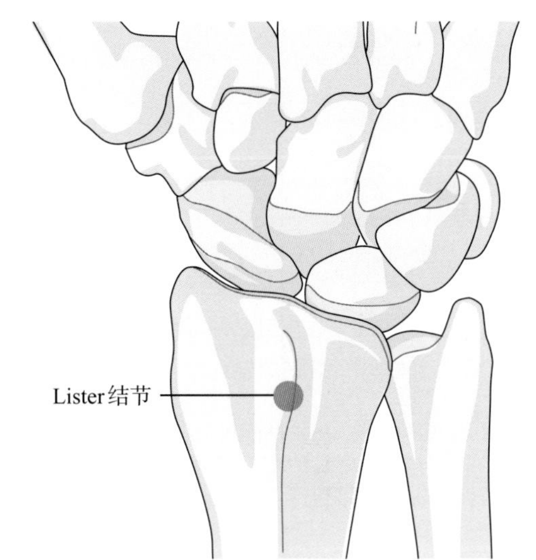


图2-5-10 从桡骨远端切取供移植的骨。既好又安全的供区位于Lister结节的近侧偏桡侧处。

## 自体骨采集

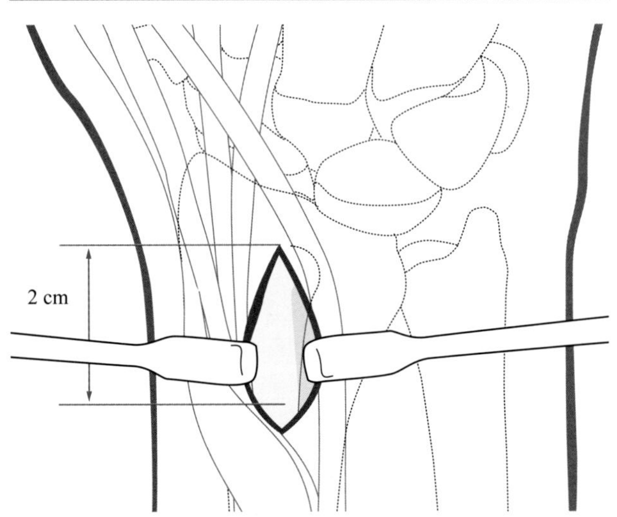


图2-5-11 于Lister结节近侧做一2 cm纵行切口。将第二间室的肌腱向桡侧牵开，向尺侧牵开拇长伸肌。

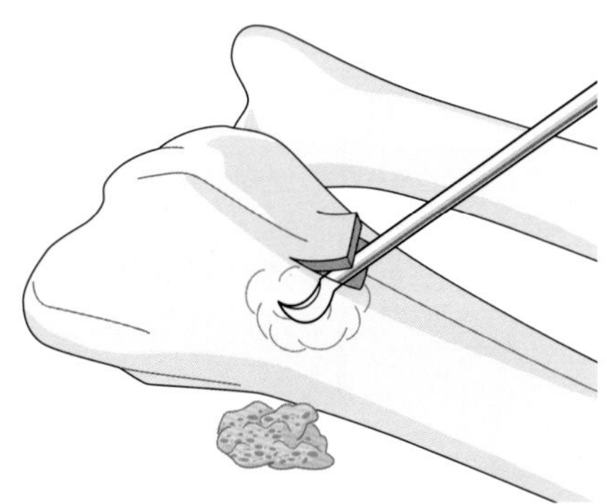

图2-5-12 用骨刀凿开一个小矩形的三个边，掀起桡骨背侧骨皮质，犹如一个瓣。取出骨松质后，把“盖子”放回去，缝合骨膜和皮肤切口。使用顶棒压实自体骨。

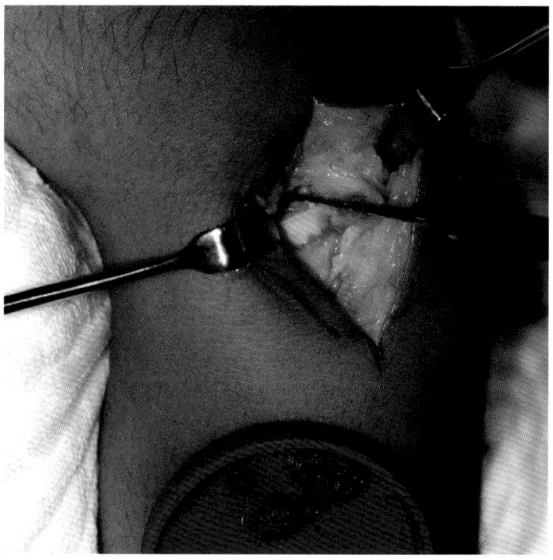

图2-5-13　将从桡骨远端取出来的骨松质移植物嵌入骨不连区域。

## 确定导针的进针点

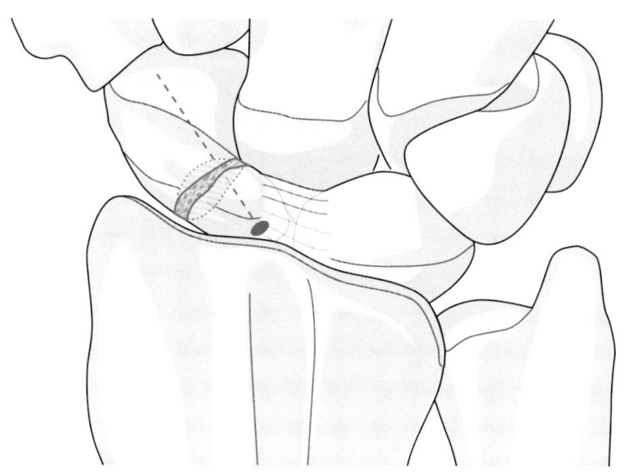

图2-5-14　导针的正确进针点位于舟骨近极的中心，紧邻舟月韧带附着处。

## 置入导针

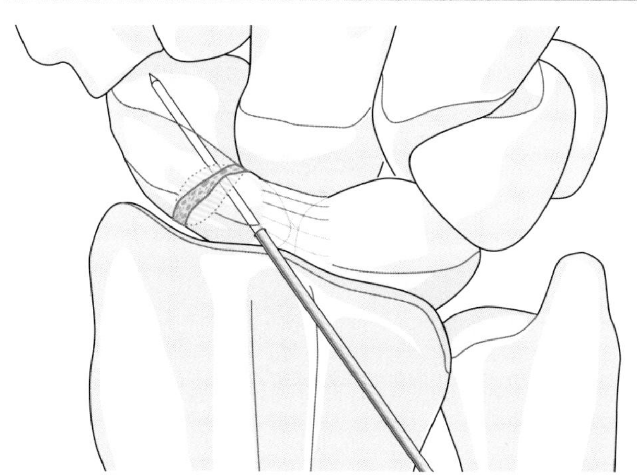

图2-5-15　于桡侧外展位，沿第一掌骨骨干的轴线置入导针。插入导针时腕关节应当处于屈曲位，否则无法到达进针点。导针不能穿透舟大多角关节。

应当在至少两个平面上用影像增强器证实导针准确地沿舟骨的轴线行进，并与骨不连的平面垂直。

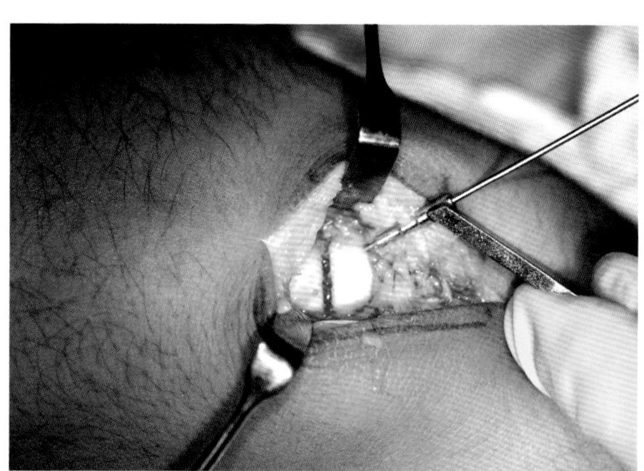

图2-5-16　通过直接观察近极的出血点对血供进行评估，发现血供充足。在使用影像增强器监控的同时，通过钻头套筒由近及远推进导针，直至其尖端锚定在远侧皮质。

# 6 固定

## 固定舟骨

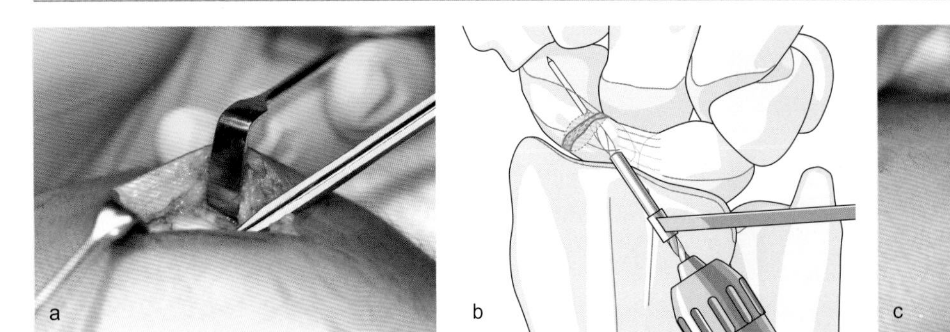


**图2-5-17 a~c.** 测深并钻孔之后，将无头加压螺钉安装在加压套筒上，套在导针上，小心拧紧直至骨不连区域获得加压。避免强力拧紧，因为那样会使螺钉干部的螺纹滑丝。进行预钻孔使得将螺钉插入致密的骨头变得更为容易。

螺钉固定按常规步骤进行：测量螺钉长度、钻孔、选择螺钉、插入螺钉、推进螺钉并埋在骨质内。有关这些步骤的进一步信息见第2篇第4章“舟骨近极骨折——用无头加压螺钉治疗”。

## 确保螺钉和螺纹的正确长度

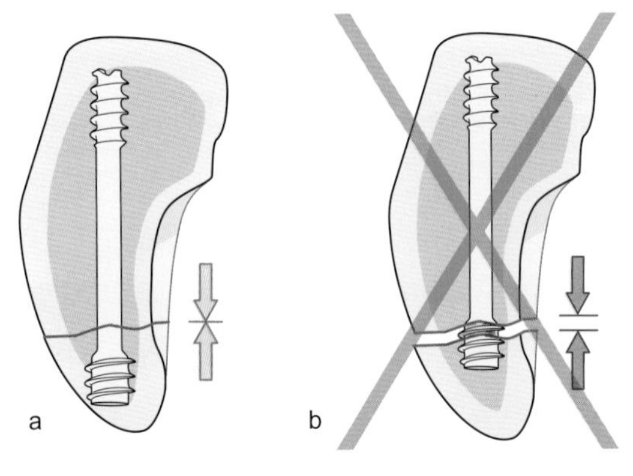


**图2-5-18 a、b.** 如果要做到骨块间加压，螺钉尖端的螺纹部分必须完全穿过骨折面。还要确保螺钉既不太长也不过度拧紧，因为那样会穿出皮质表面并失去加压作用；或者危及软组织，特别是肌腱和血管神经结构。

## 完成固定

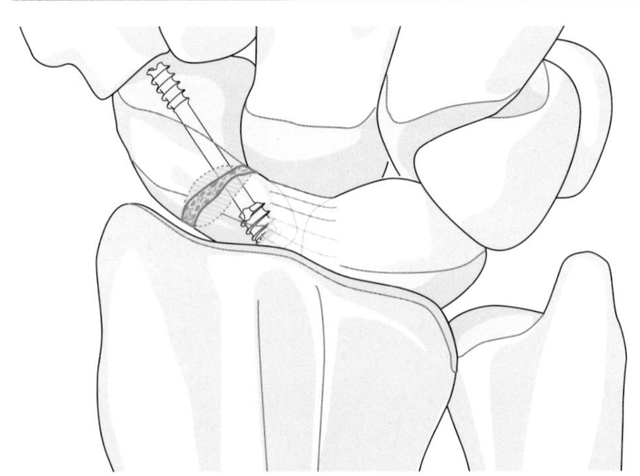

**图2-5-19** 先取出导针，再最终拧紧螺钉。确保螺钉近侧端螺纹完全埋入进针点的骨质内。影像增强器或X线检查螺钉的最终位置和舟骨的稳定性。

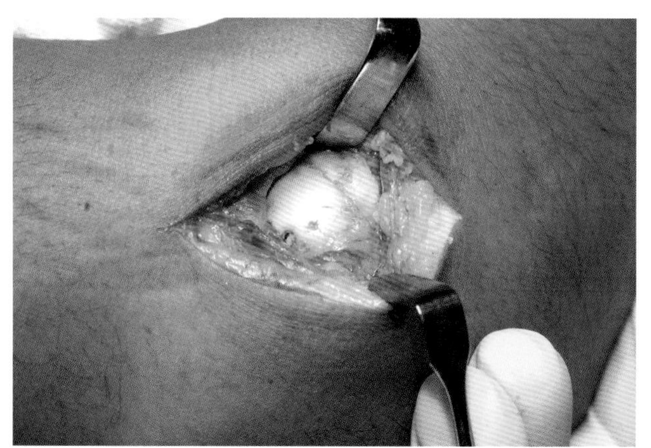

图2-5-20　直视观察证实骨折完美复位，螺钉已经埋在关节软骨之下。

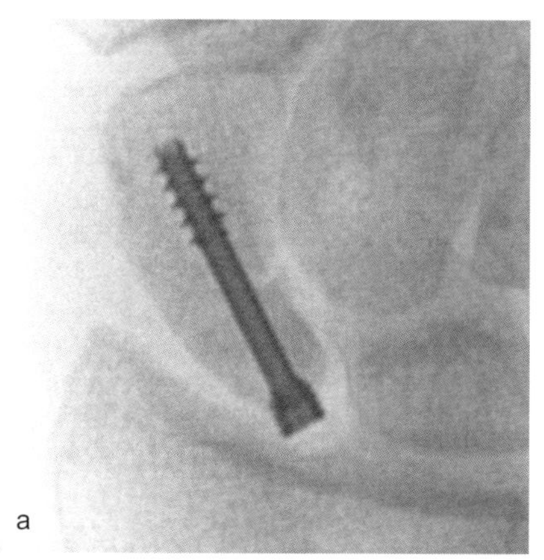

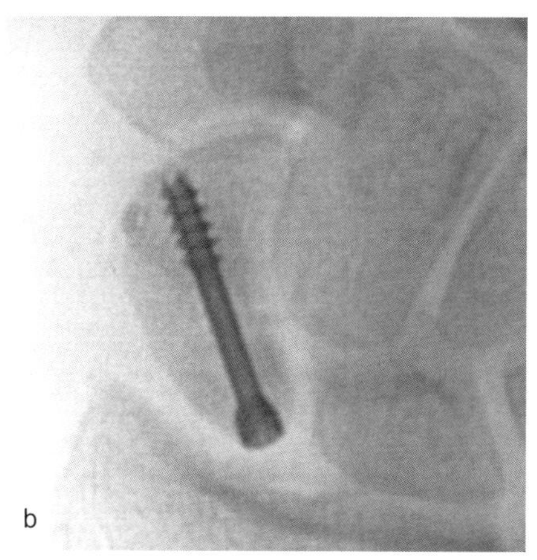

图2-5-21 a、b.　借助影像增强器，螺钉的正确位置得以证实。

# 7　康复

## 术后处理、随访和功能锻炼

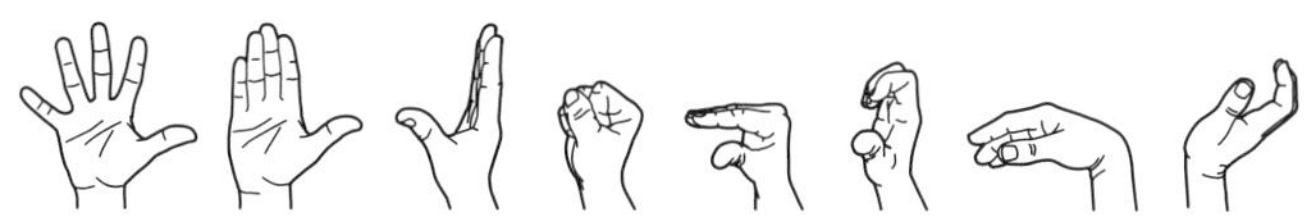

图2-5-22　患者应接受标准的术后休息、患肢抬高、随访、拆线和按要求制动。术后开始活动范围有控制的主动锻炼。进一步的信息见第2篇第2章“舟骨骨折移位——经皮用无头加压螺钉治疗”的“7　康复”。

# 8 结果

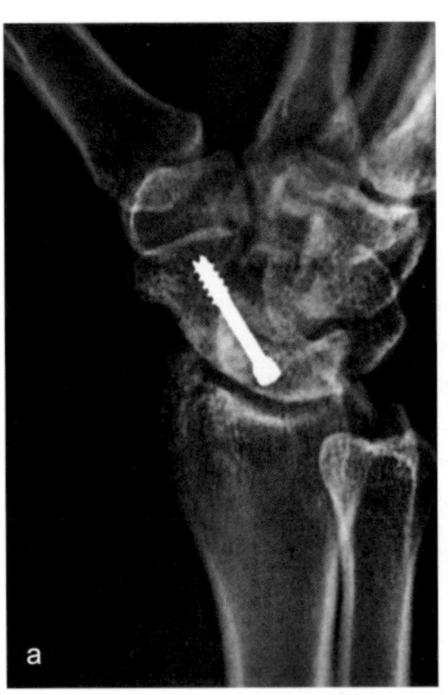
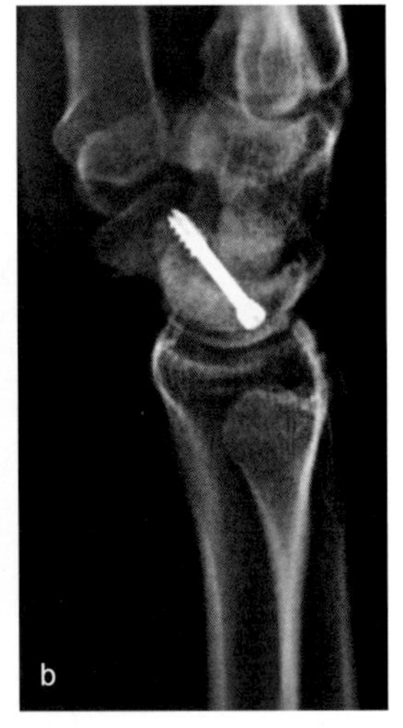

图2-5-23 a、b.　术后6个月随访时的X线检查显示骨折完全愈合。

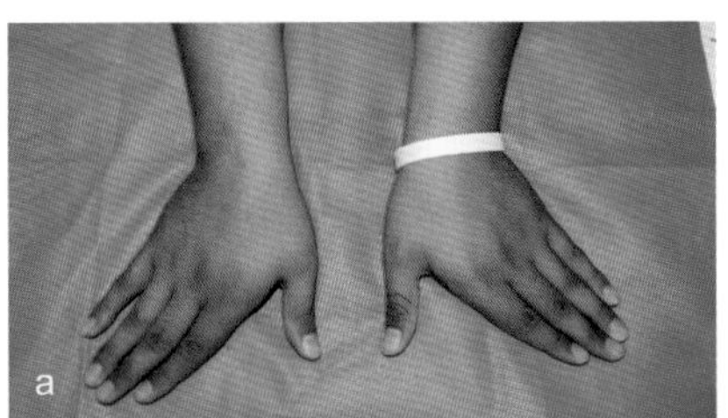
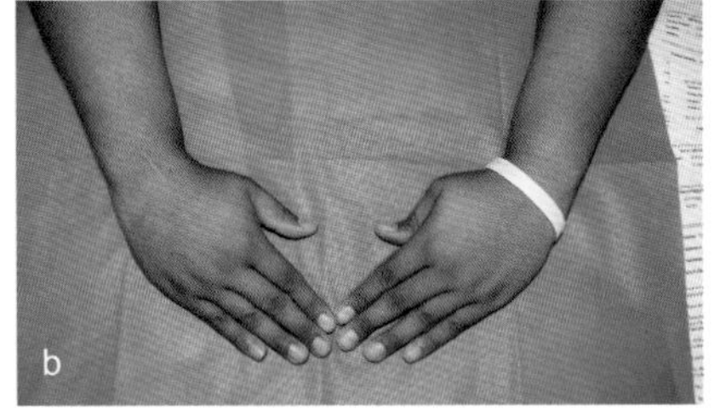

图2-5-24 a、b.　也有很好的桡偏和尺偏活动。

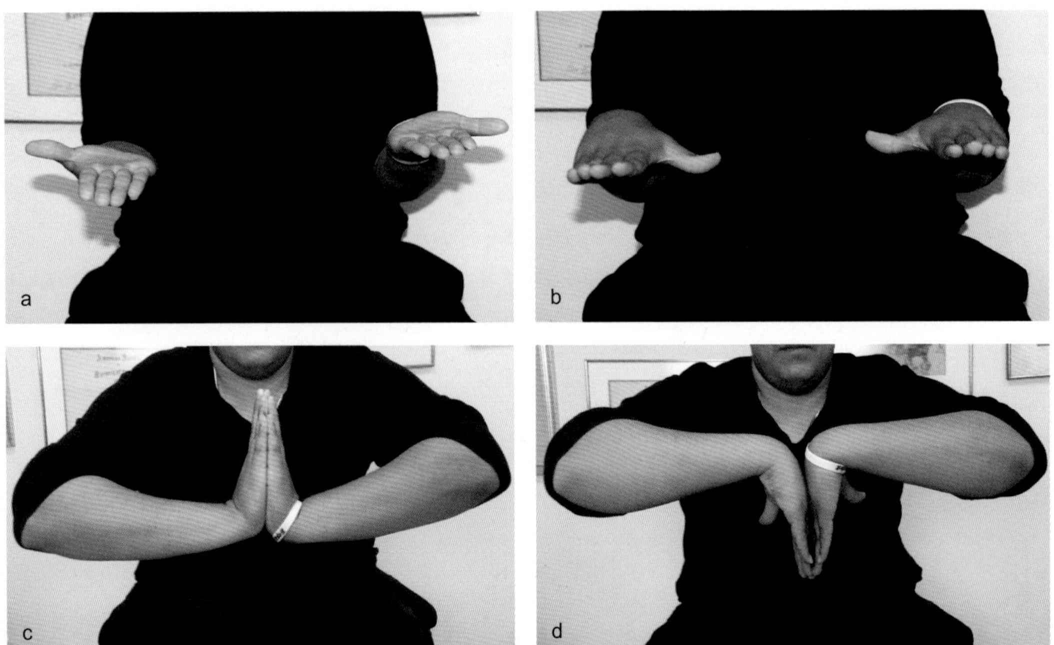

图2-5-25 a~d.　这个阶段，活动范围也显示良好。

# 第6章　舟骨腰部骨不连伴畸形——用无头加压螺钉加植骨治疗

Scaphoid, waist—nonunion with deformity treated with a headless compression screw and bone graft

## 1　病例描述

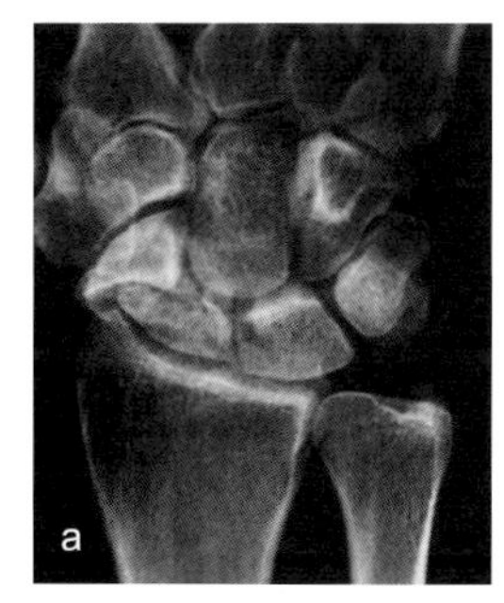
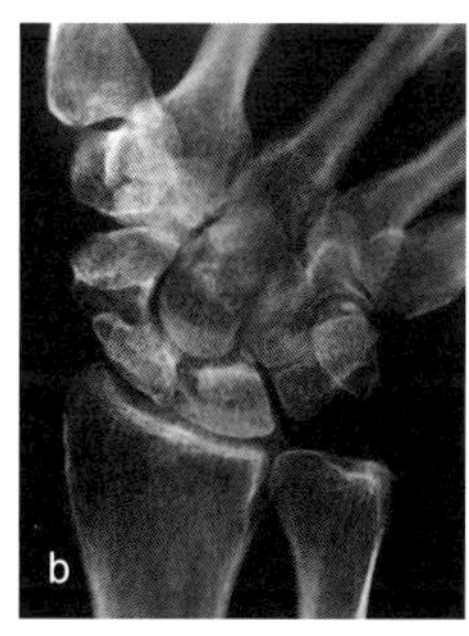
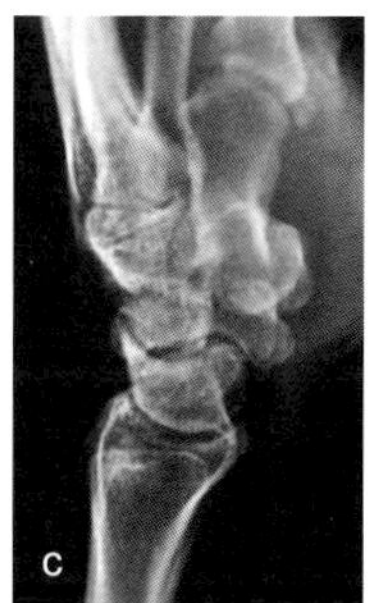

图2-6-1 a~c.　患者，47岁，商店经理，早先受伤后出现右手有症状的舟骨骨不连。他主诉疼痛，活动受限，握力减弱。正位、尺偏正位和侧位X线检查发现舟骨骨不连界限清晰伴畸形。

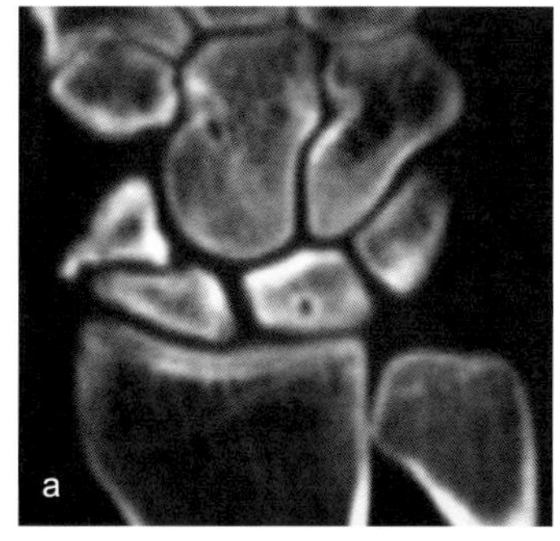
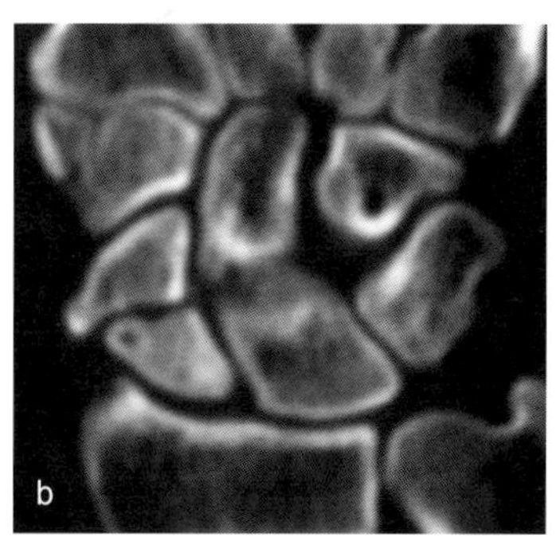

图2-6-2 a、b.　二维CT扫描确定骨不连显而易见，但无骨性关节炎的放射学证据。

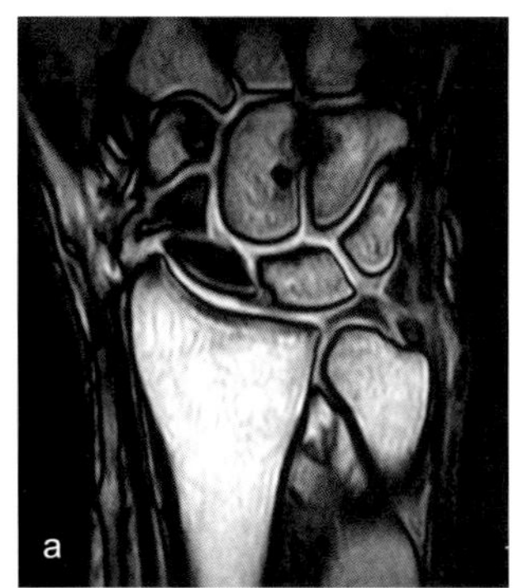
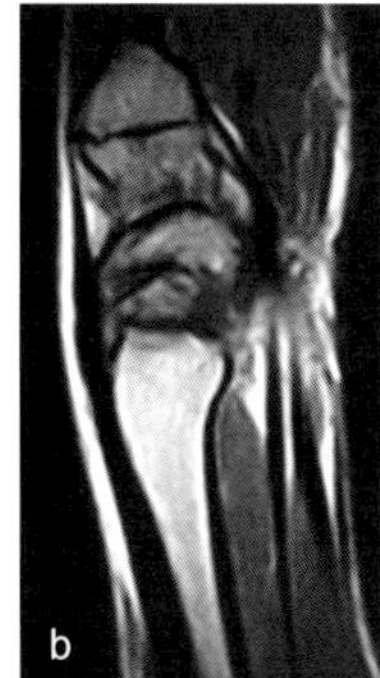
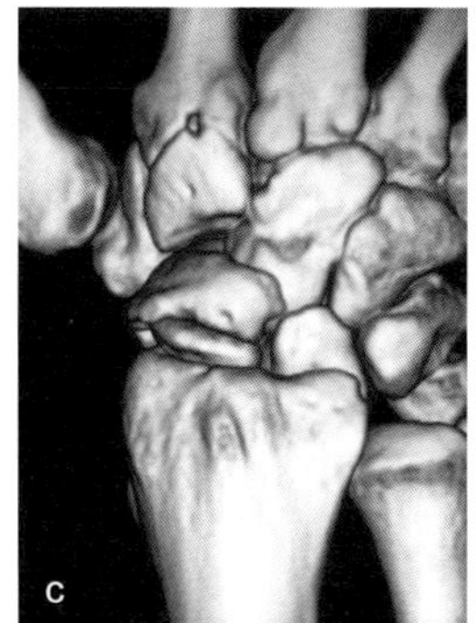
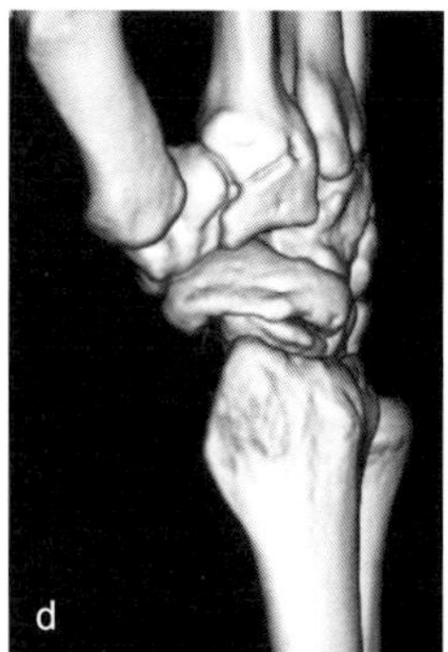

图2-6-3 a~d.　MRI显示桡舟关节内还有保留的软骨，而三维CT扫描显示舟骨呈驼背样畸形。

# 2 适应证

## 舟骨腰部骨不连

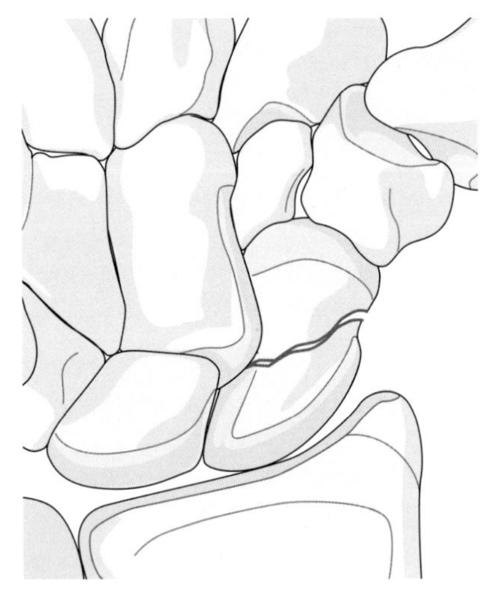

**图2-6-4** 出于多种原因，舟骨骨折发生骨不连的概率高，而舟骨腰部骨折不连接发生腕骨间关节炎的风险众所周知。舟骨腰部骨不连的治疗目标不仅要使骨折愈合，还要让可能已经变形的舟骨恢复正常的功能解剖。另外，正确地恢复舟骨与相邻月骨的关系非常重要。

## 骨不连和驼背样畸形

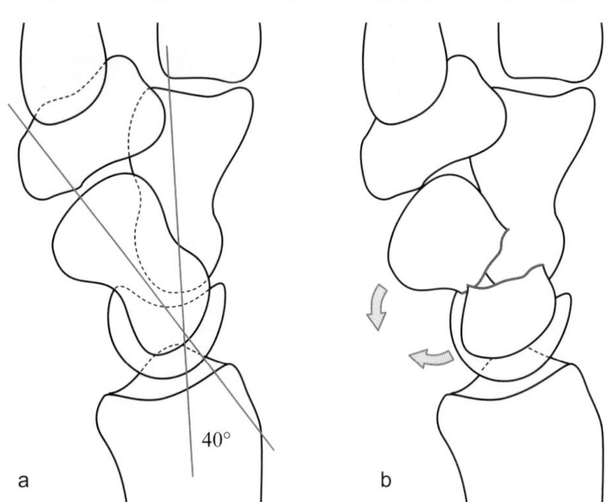


**图2-6-5 a、b.** 在舟骨腰部骨折，其近侧半、月骨和三角骨全都处于伸直位，而其远侧半有旋转的倾向，相对于前者呈屈曲位。这会导致旋转和成角畸形，以及被称为驼背样畸形的骨不连。此外，舟骨掌侧部分承载的外力使其遭受骨量丢失并随之发生短缩。骨头的这些改变常常引起腕骨塌陷。

## 舟骨骨不连晚期塌陷

由于桡腕关节负荷的改变，舟骨的畸形也可能是引发骨性关节炎的原因，它会造成舟骨骨不连晚期塌陷。如果出现骨性关节炎，只能采用挽救性重建手术。

## 舟骨骨不连手术治疗的目标

舟骨骨不连手术治疗的主要目标如下。

- 恢复解剖（形态和舟骨长度）。
- 使骨折愈合。
- 终止腕关节不稳的发展。
- 减缓骨性关节炎的进展。

## 纠正腕骨塌陷

当出现由舟骨畸形导致腕骨塌陷时，可能需要截骨或者移植骨皮质松质以填充骨缺损。这不仅可以诱导骨折愈合并预防骨性关节炎，而且有助于恢复舟骨的长度。用螺钉固定完成手术，从而改善整体稳定性。

## 内植物的选择

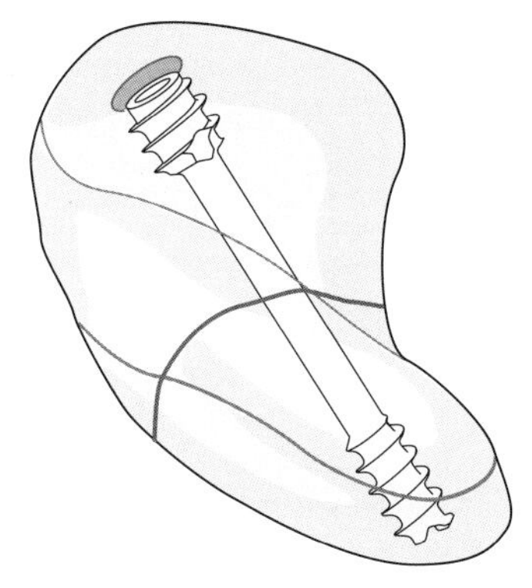

图2-6-6　对舟骨腰部骨不连，建议使用逆行置入的2.4 mm或3.0 mm螺钉。对这个病例，需要一枚无头加压螺钉结合植骨。

## 影像

获取完整的患侧和正常对侧的舟骨全系列X线片对于手术计划是必要的。舟骨真正纵轴的CT扫描也有助于识别畸形。

# 3　术前计划

## 装备

- 一套2.4 mm或3.0 mm无头加压螺钉。
- 1.1 mm克氏针。
- 点式复位钳。
- 自体骨移植相关器械。
- 骨刀。
- 影像增强器。

## 患者的准备和体位

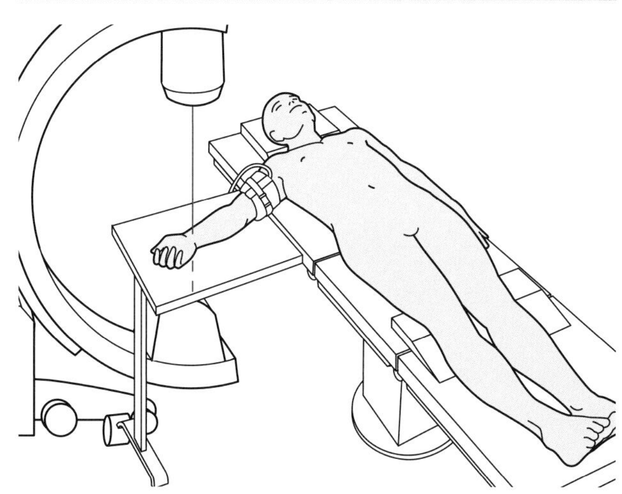

图2-6-7　让患者仰卧，将前臂放在搁手台上。将前臂旋后。使用不消毒的充气止血带。预防性抗生素是非强制的。

## 4 手术方法

### 入路

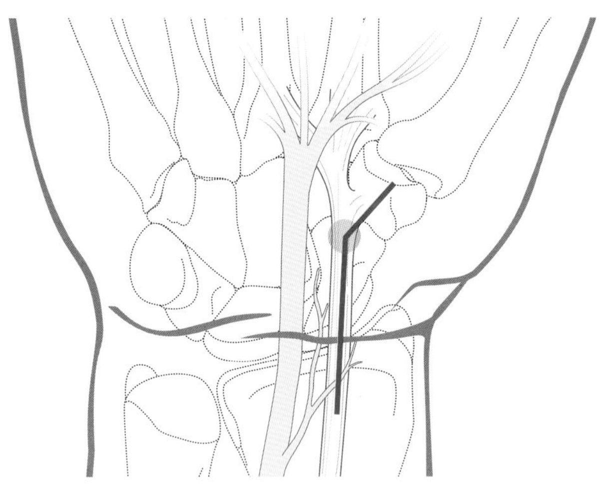

图2-6-8 使用的手术入路是掌侧入路（见第1篇第1章“显露舟骨的掌侧入路”）。

### 将腕关节过伸

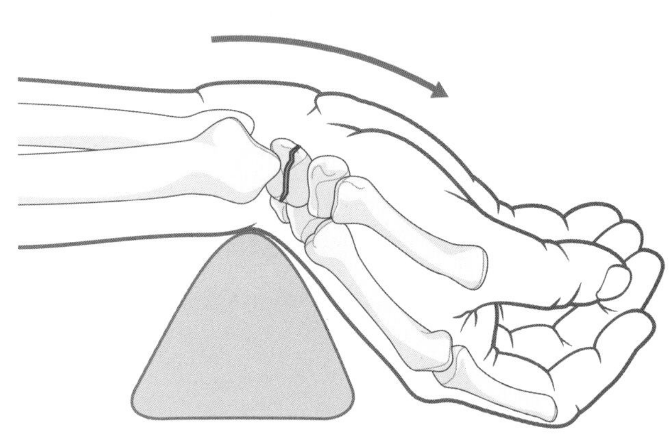

图2-6-9 为了辅助这个入路，在腕关节下方放置卷起来的无菌巾或者垫枕，使腕关节过伸。应用这个支撑有助于接近导针的正确进针点。这个位置也有助于整复舟骨骨折块。

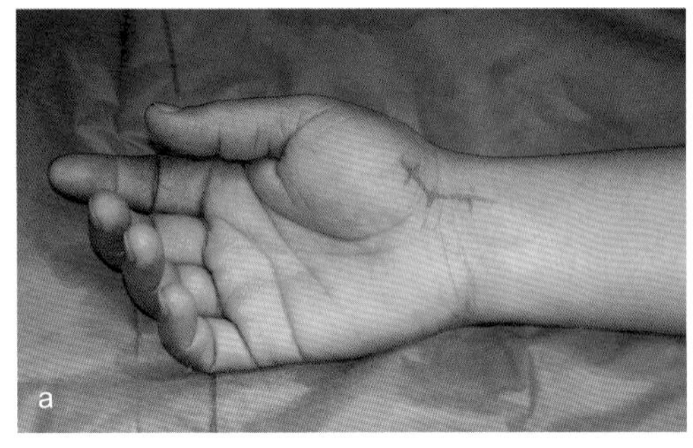


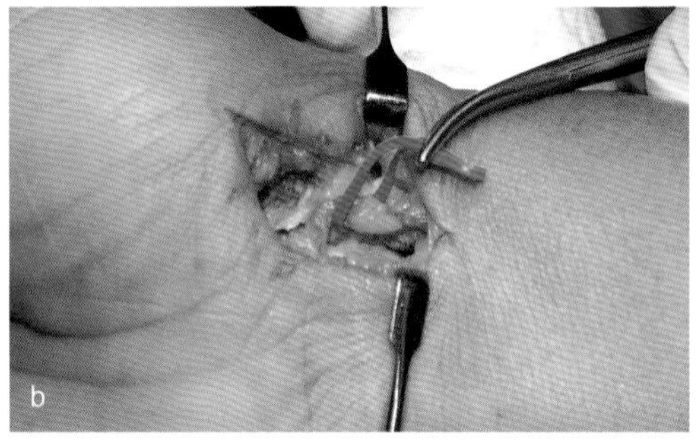


图2-6-10 a、b. 首先标记切口线，呈一定角度跨越腕横纹（a）。切开皮肤后，用橡皮管保护桡动脉的掌浅支（b）。

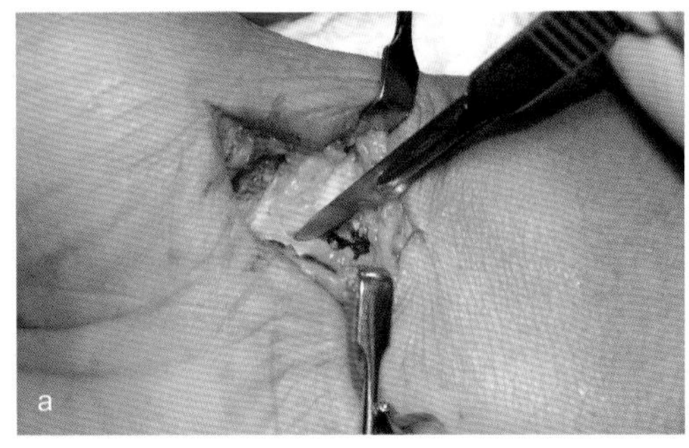


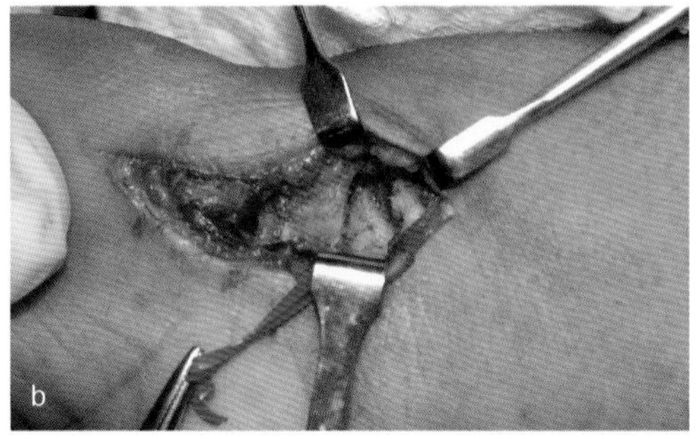


图2-6-11 a、b. 接着以“Z”字成形方法切开掌侧关节囊（应用“Z”形切口以降低瘢痕组织的张力）（a），这么做可以保留桡舟韧带的方位。然后显露边缘硬化的骨不连部位（b）。

# 5 复位

## 植骨

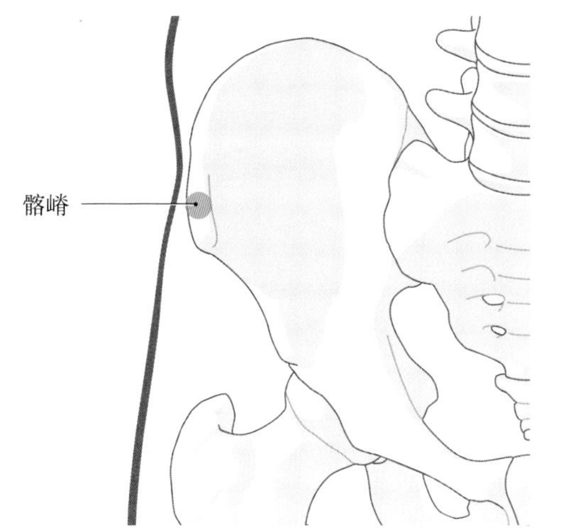


图2-6-12　从髂嵴切取带骨皮质松质的移植物。对于大多数骨缺损而言，可以从桡骨远端获取骨松质或骨皮质松质移植物。然而，对那些硬化骨端需要实质性清创的骨不连，或者骨不连已经有固定的旋转畸形的，应当考虑从髂嵴切取比较大的骨移植物。

## 自体骨采集

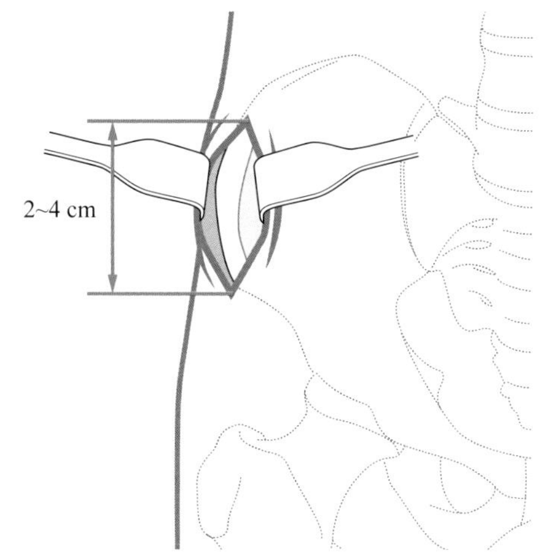


图2-6-13　在可以摸得到的髂嵴外侧部的上方做一2 cm纵行切口，避开髂嵴的最前侧部分和髂股神经。

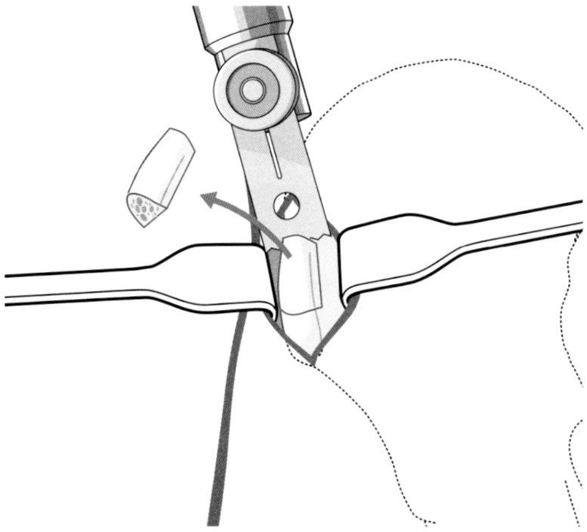

图2-6-14　显露超过2~3 cm的一段髂嵴，按预先计划的尺寸标记出准备切取的植骨块。要考虑舟骨缺损的形状和大小，以及植骨块的表面将如何与两个舟骨块对合。用锋利的骨刀截取选好的植骨块。用伤口填塞控制出血，必要时用小的引流管。关闭切口并加压包扎。

## 植入植骨块

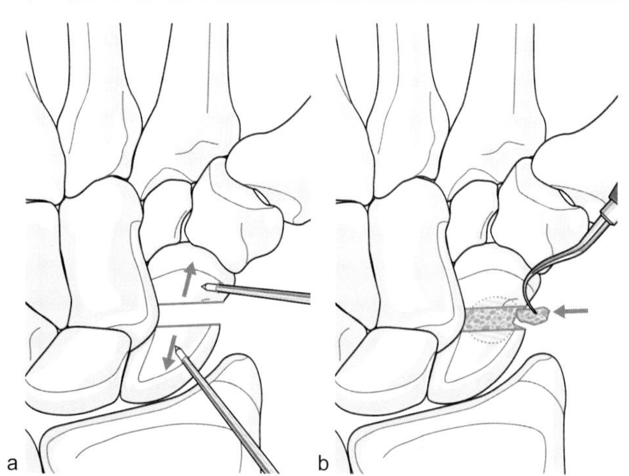


图2-6-15 a、b.　用克氏针或牙凿将两个舟骨块撬开，形成容纳植骨块的空间。在骨不连区域实施截骨和去皮质化，确保舟骨的长度恢复至大约原来的大小（a）。用顶棒压实植骨块，填满骨不连的整个空间（b）。用影像增强器证实已经复位。

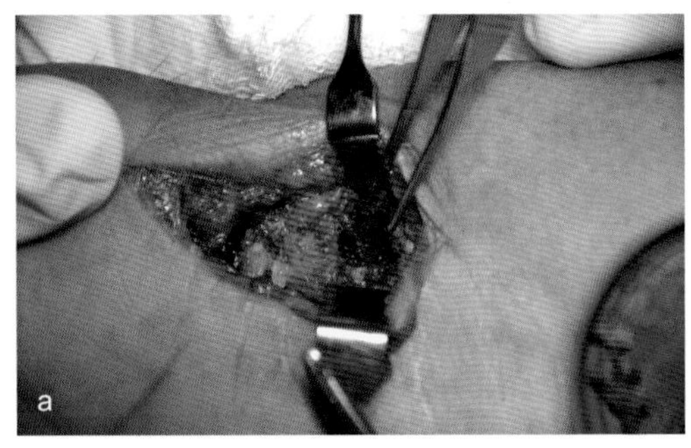


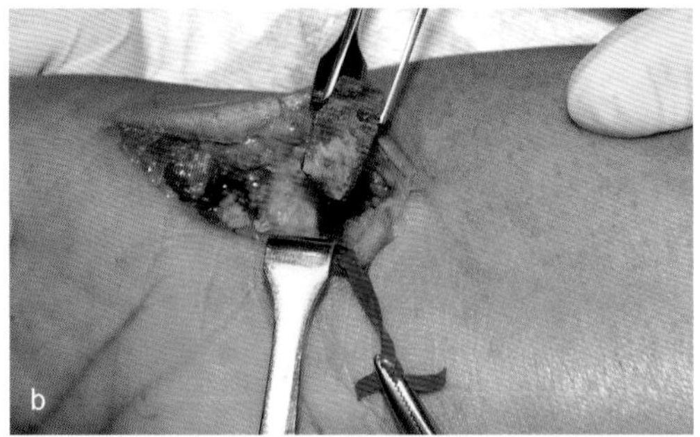


图2-6-16 a、b. 大的骨不连缺损显而易见。在骨不连区域去皮质化之后，将骨皮质松质植骨块放入缺损处。

## 直接复位

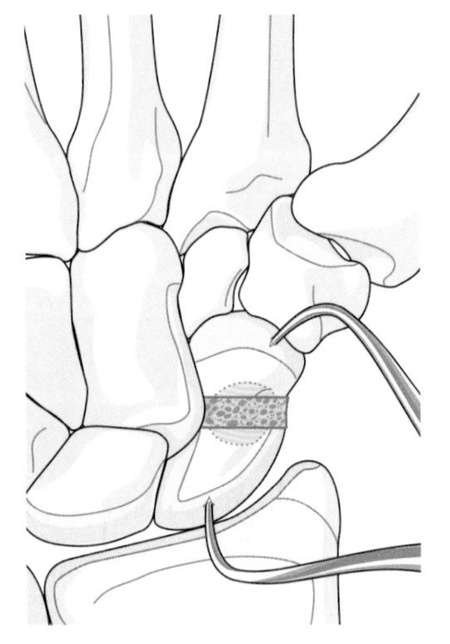

图2-6-17 用小型点式复位钳将骨不连处复位。

## 克氏针临时固定

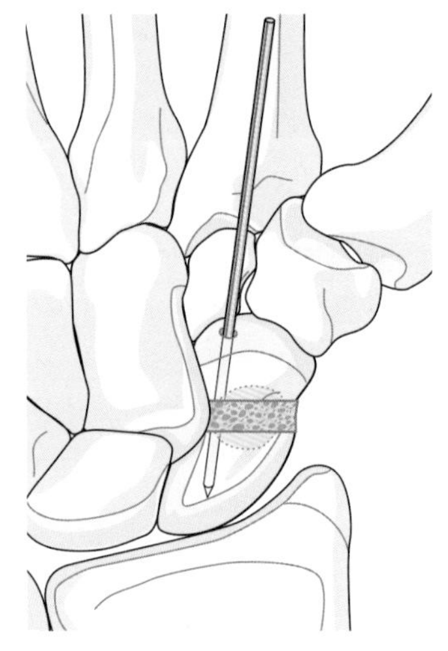

图2-6-18 作为一种选择，可打入一根临时克氏针以固定骨折块，并在钻孔时维持旋转排列。插入克氏针时要注意，不要与为空心螺钉的导针计划好的通道发生冲突。

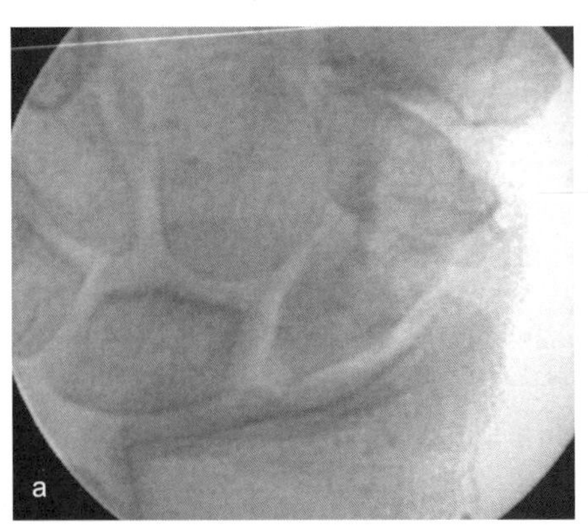


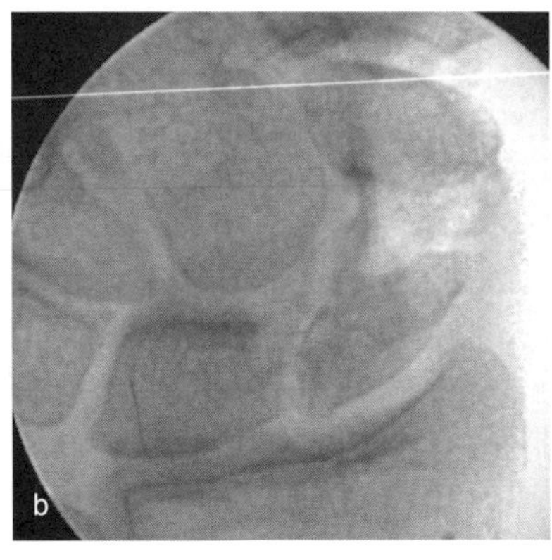


图2-6-19 a、b. 如术中影像所示，骨不连已经复位，舟骨排列比较正常。

## 确定导针进针点

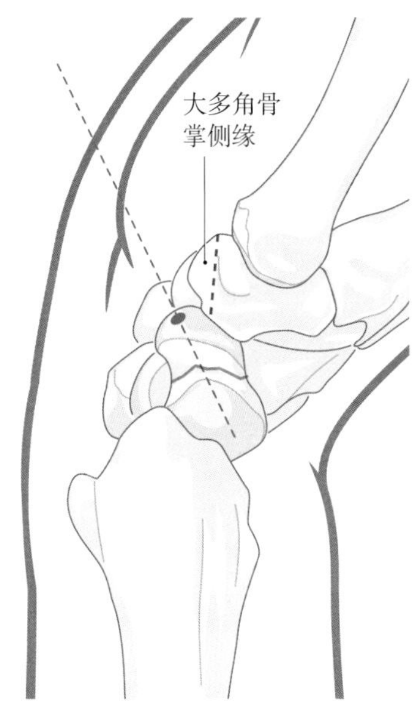


**图2-6-20**　导针的正确进针点位于舟骨远极的中心。不过，为了获得恰当的入口，可能需要用骨刀或咬骨钳去除大多角骨的掌侧嵴。这样就能显露舟骨的远极，并使导针在舟骨内的路径更加居中。

## 插入导针

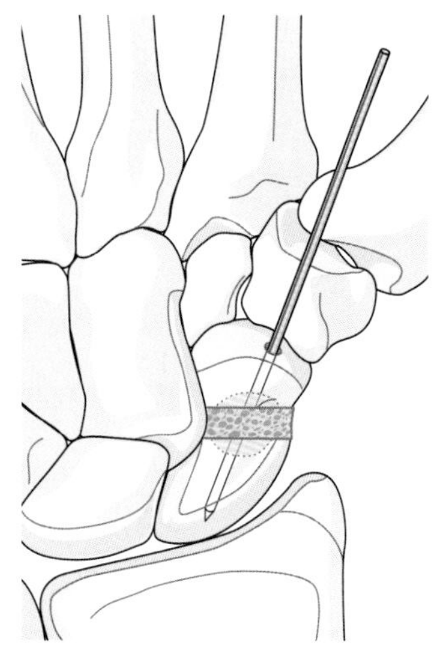

**图2-6-21**　应当通过钻头导向器插入导针。若无钻头导向器可用，就用保护套筒。导针的位置应当尽可能垂直于骨不连的平面。导针不要穿出舟骨的近侧皮质。

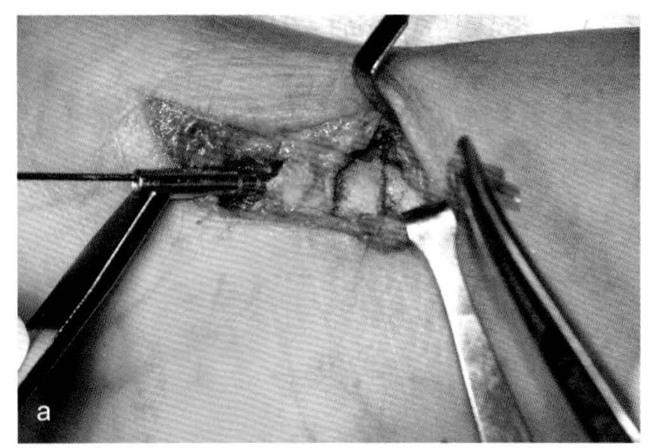


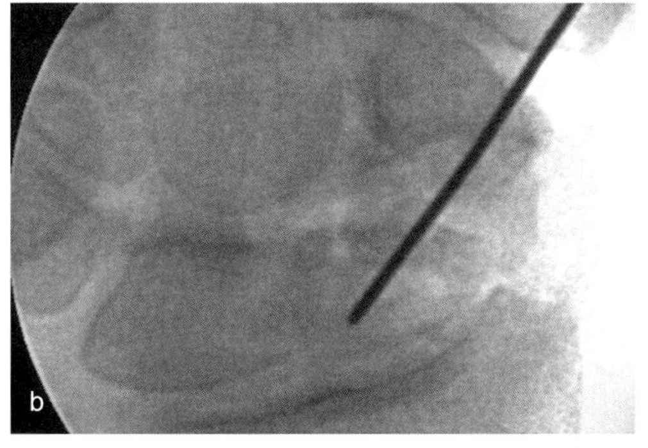


**图2-6-22 a、b.**　在显露舟大多角关节之后，通过钻头导向器打入导针，用术中影像证实导针的位置。

# 6 固定

## 固定舟骨

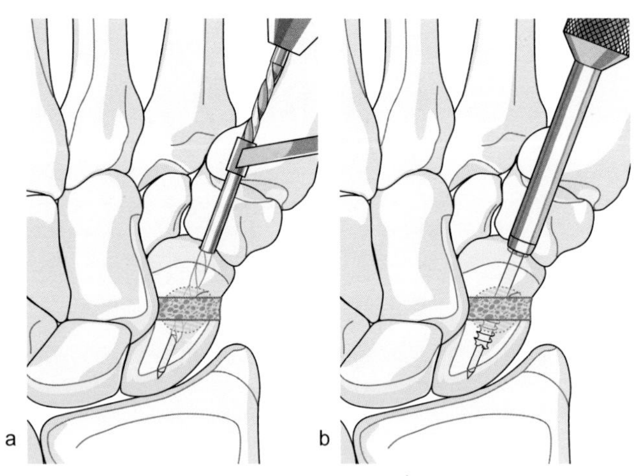


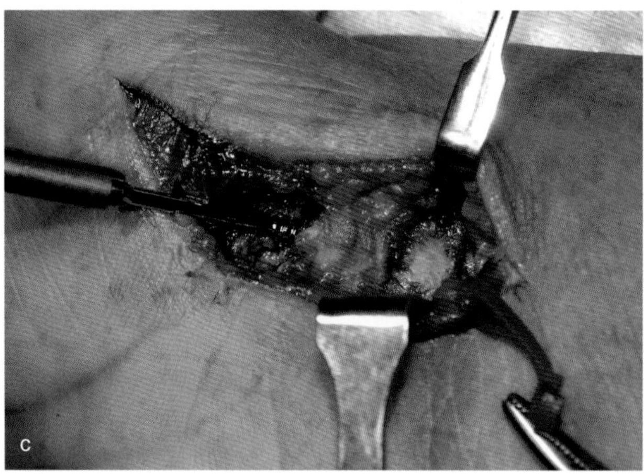


图2-6-23 a~c. 保持导针在位并小心不要损伤植骨块，经舟骨远极插入无头螺钉，跨过舟骨骨不连区域。

螺钉固定过程按常规步骤进行：测量螺钉长度、钻孔、选择螺钉、插入螺钉、推进螺钉并埋进骨里。关于这些步骤的进一步信息，见第2篇第2章“舟骨骨折移位——用无头加压螺钉治疗”。

## 确保螺钉和螺纹的长度正确

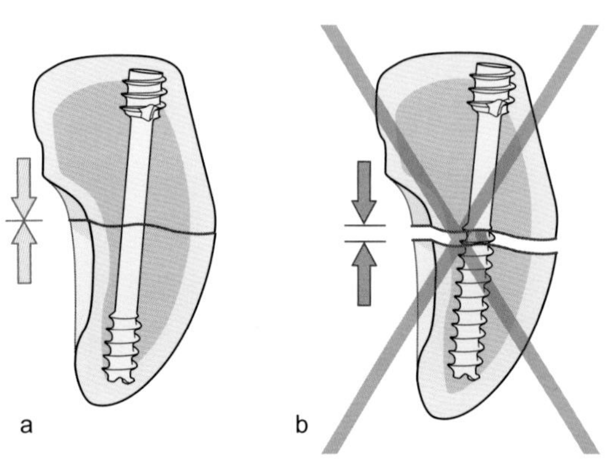


图2-6-24 a、b. 如果要做到骨块间加压，螺钉顶端的螺纹部分必须完全穿越骨折平面。还要确保螺钉既不太长也不过度拧紧，因为螺钉可能突出皮质表面并失去加压作用，或者危及软组织，特别是肌腱和血管神经结构。

## 完成固定

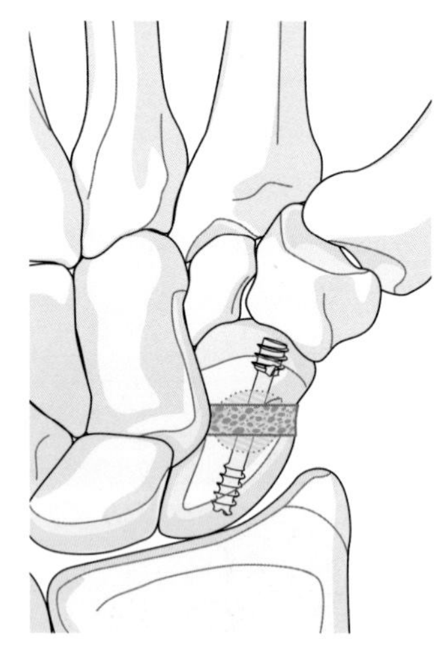

图2-6-25 先取出导针，再最终拧紧螺钉。确保螺钉近侧端的螺纹完全埋入进针点的骨质内。用影像增强器或X线检查螺钉的最终位置和舟骨的稳定性。

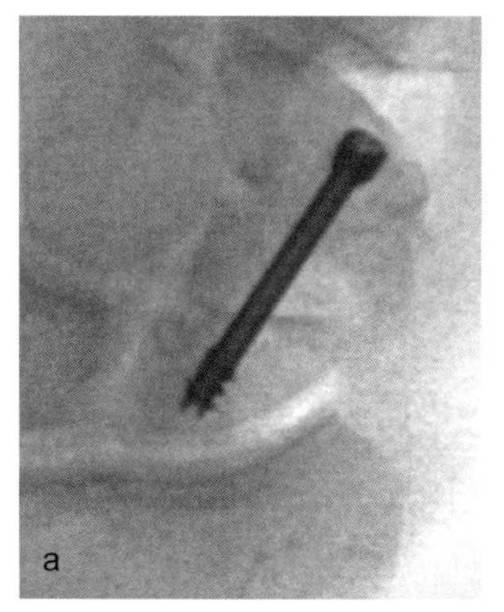

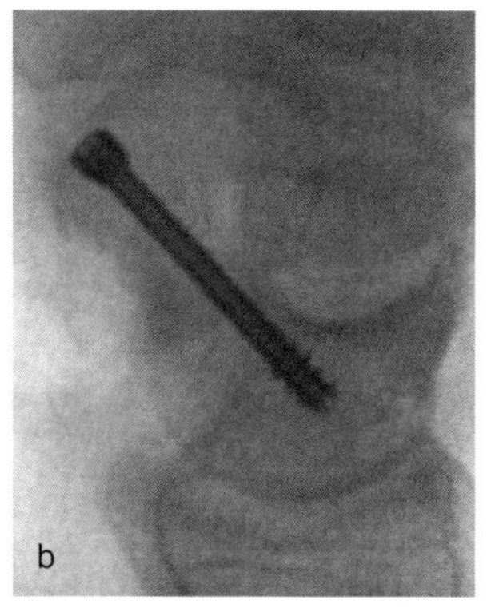


图2-6-26 a、b.　通过术中影像证实无头螺钉安置正确，注意大的骨皮质松质植骨块。

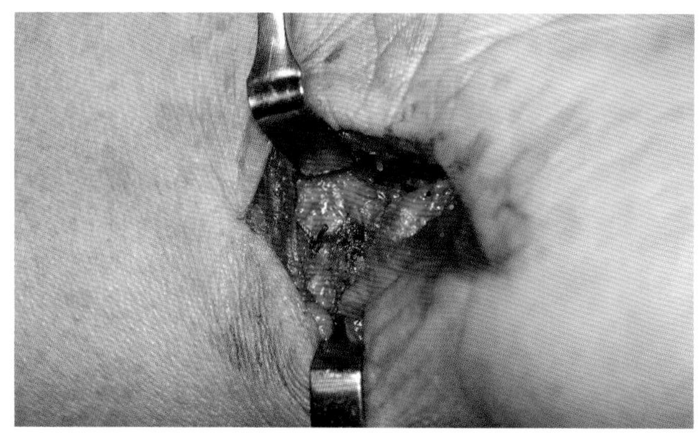

图2-6-27　关闭切口时，仔细缝合关节囊切口以对合关节囊韧带的边缘。

# 7 康复

## 术后处理、随访和功能锻炼

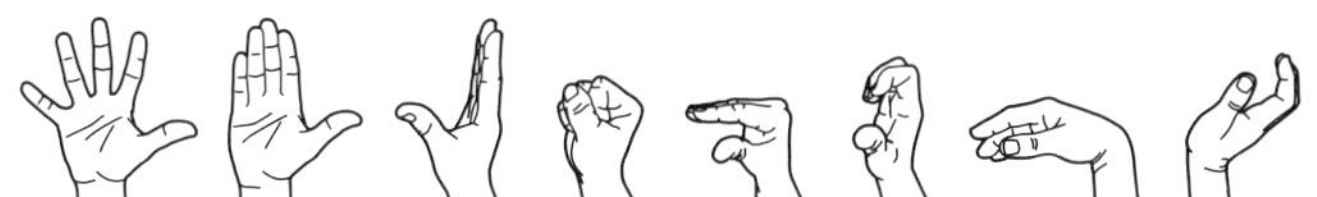

图2-6-28　患者应接受标准的术后休息、患肢抬高、随访、拆线和按要求制动。术后开始活动范围有控制的主动锻炼。进一步信息见第2篇第2章“舟骨骨折移位——用无头加压螺钉治疗”的“7　康复”。

# 8 结果

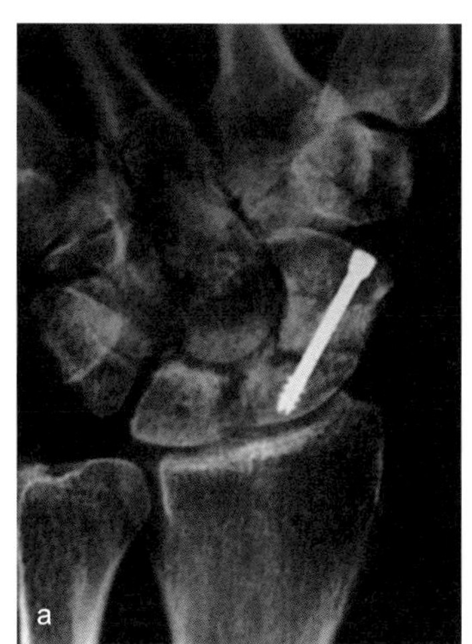

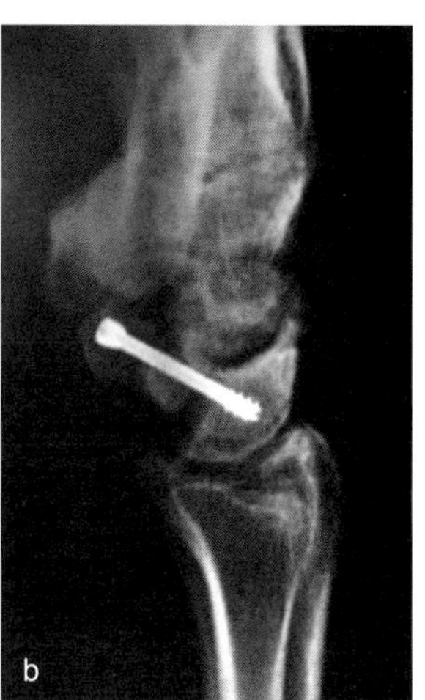

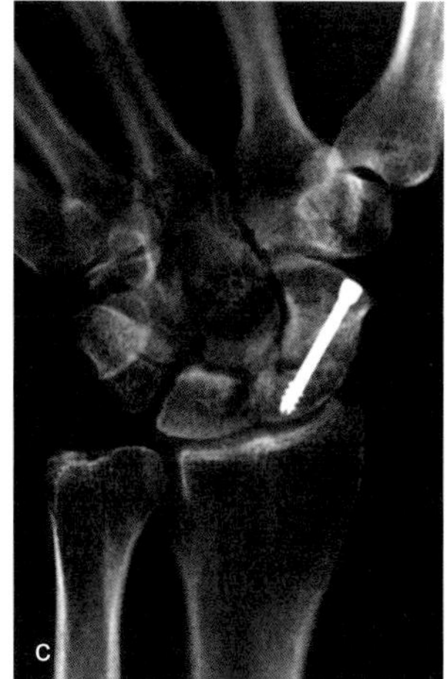

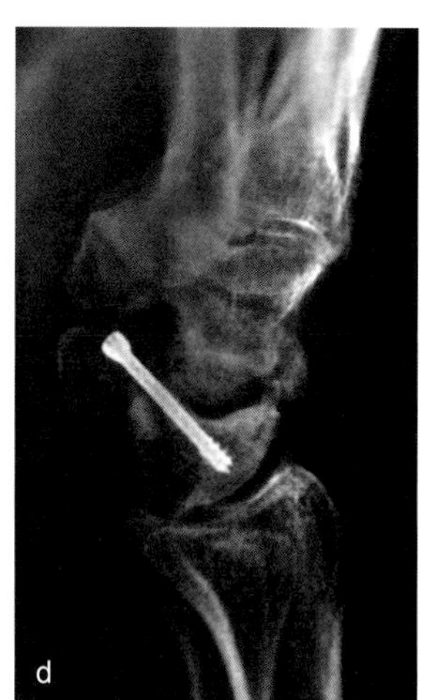


图2-6-29 a~d.　术后1个月随访时，正位和侧位X线片显示无头螺钉和植骨块的位置正确（a、b）；而术后3个月时，X线片显示植骨块已经发生部分融合（c、d）。

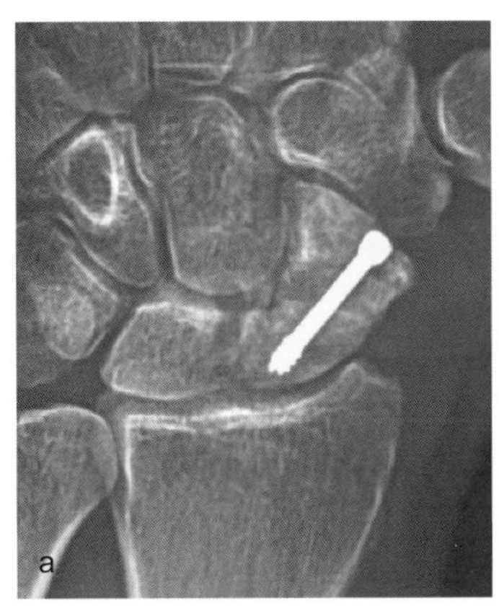

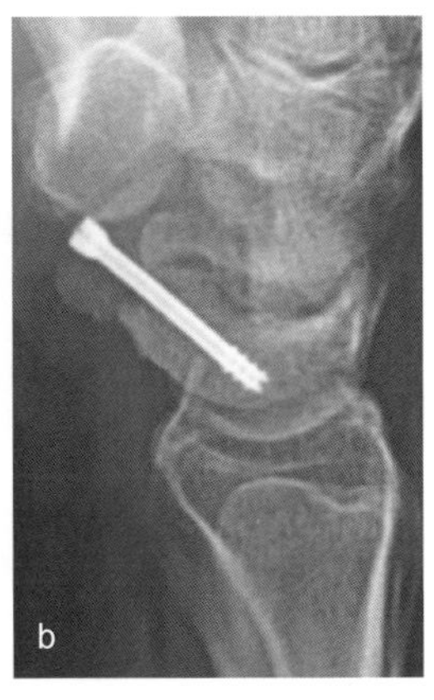


图2-6-30 a、b. 术后3年随访时，正位和侧位X线片显示整个植骨块已经融合，骨不连完全愈合。

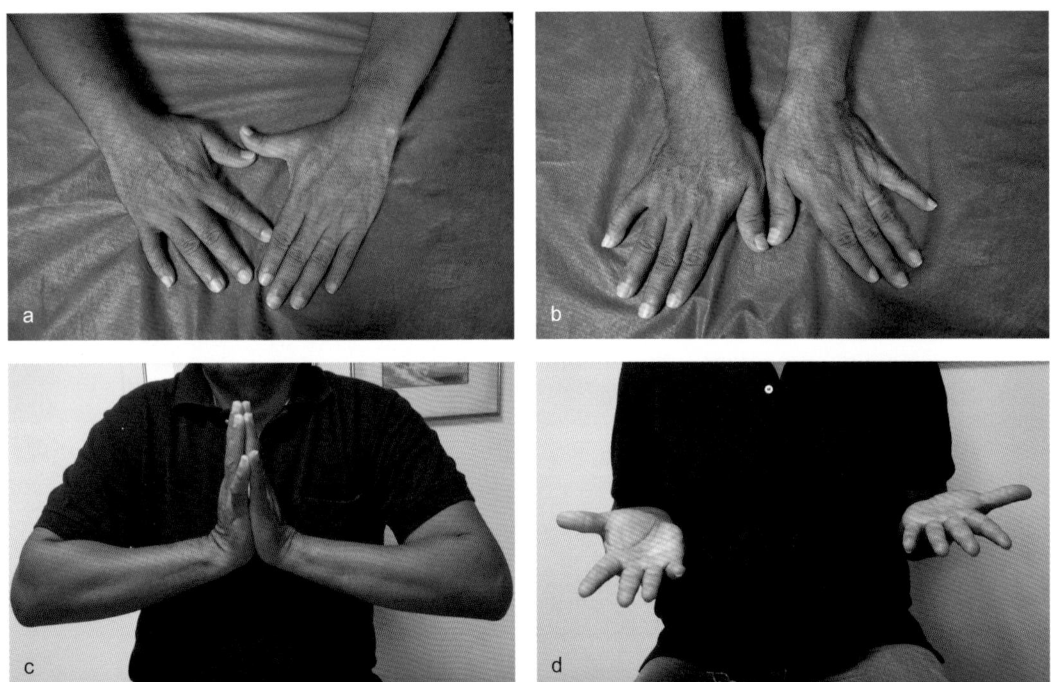


图2-6-31 a~d. 到这时候，患者已经获得完美的功能效果。

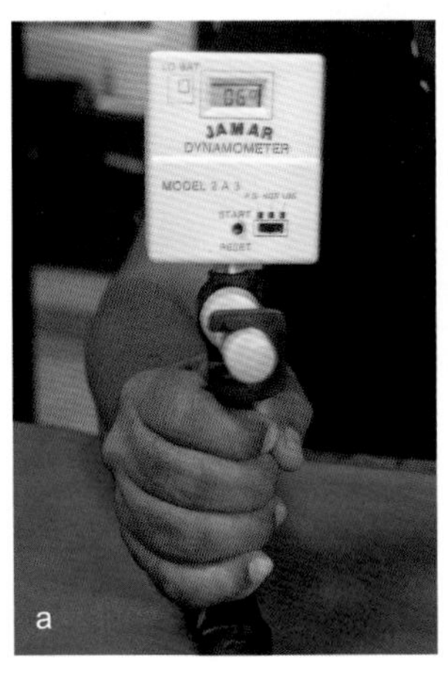

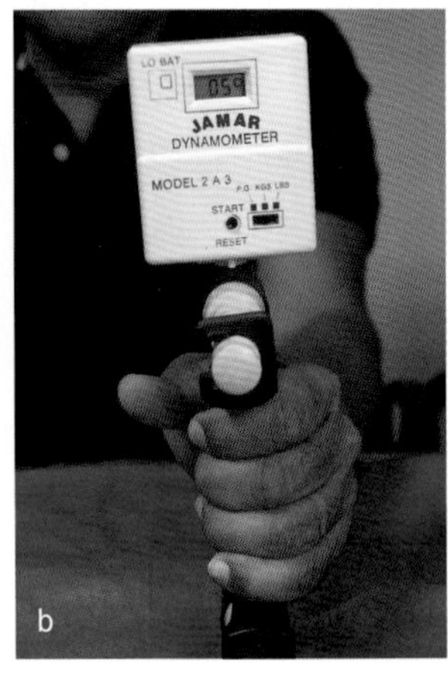


图2-6-32 a、b. 受伤的左手握力良好。

# 第7章 舟骨近极骨不连——用带血管骨移植治疗

Scaphoid, proximal pole—nonunion treated with a vascularized bone graft

## 1 病例描述

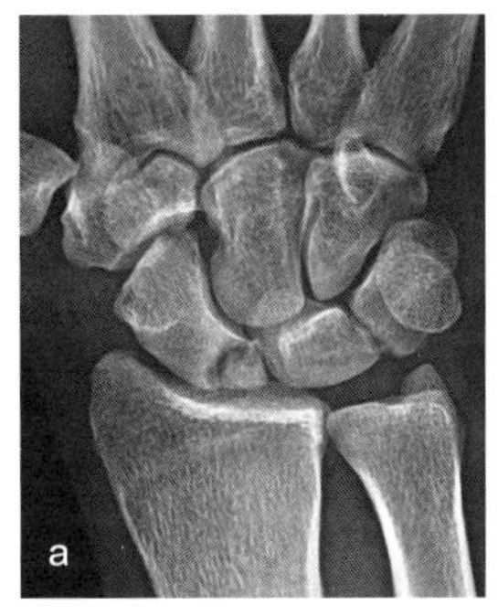

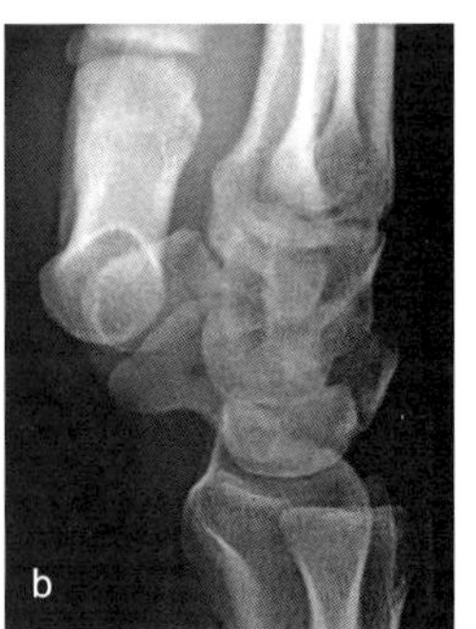

图2-7-1 a、b. 患者，男性，30岁，店主，表现出腕部疼痛、功能缺陷和右侧腕关节活动范围受限。他回想起8个月前在一次摩托车车祸中右手受伤。正位和侧位X线片显示舟骨近极骨不连，骨不连部位破碎。

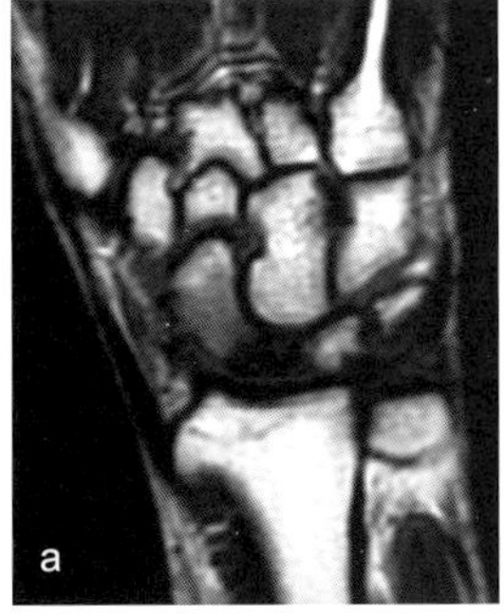

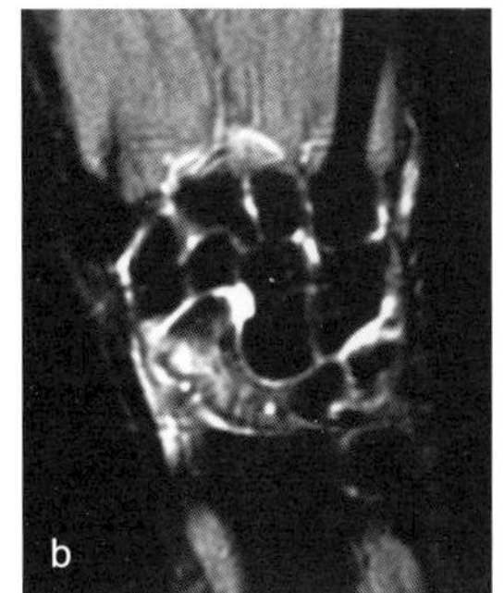

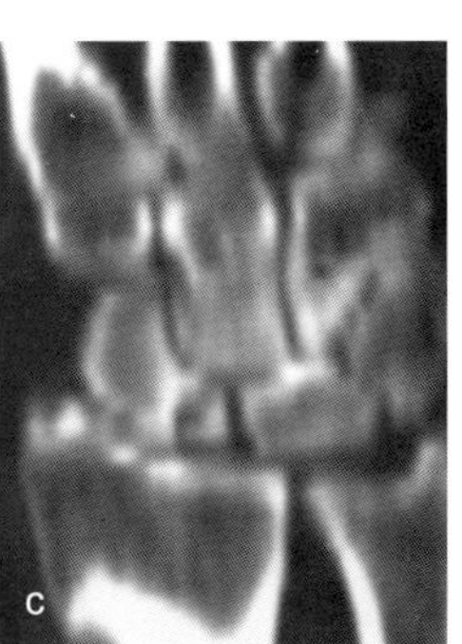

图2-7-2 a~c. MRI T1和T2加权影像进一步检查显示近极骨块完全没有血供，而二维CT影像显示骨不连伴近极小骨块且发生硬化。

## 2 适应证

### 近极骨不连没有血供

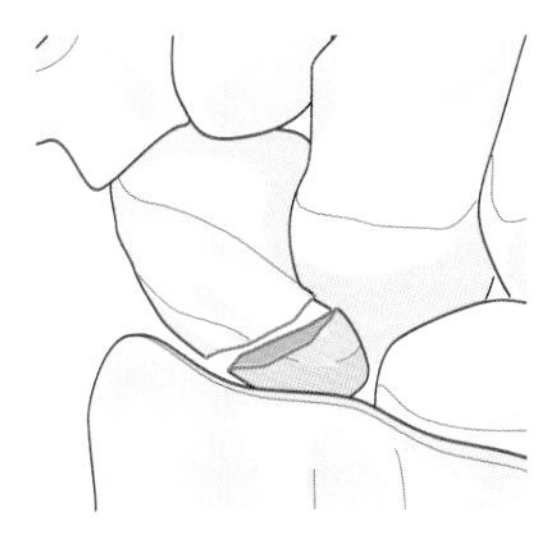

图2-7-3 诚如之前已经讨论过的，由于舟骨血供差，其骨折发生骨不连的概率高（参阅第2篇第1章“舟骨骨折无移位——经皮用无头加压螺钉治疗”的“2 适应证”）。舟骨近极骨折的愈合主要依赖由远而近的骨内血流，因此特别容易发生延迟愈合和不愈合。缺血性坏死最常发生在近极，它也可以是舟骨骨折骨不连的原因。舟骨骨不连在伤后数年内发展为骨性关节炎的风险很高，然而，骨不连的有效愈合使这个风险显著减小。

## 带血管的骨移植

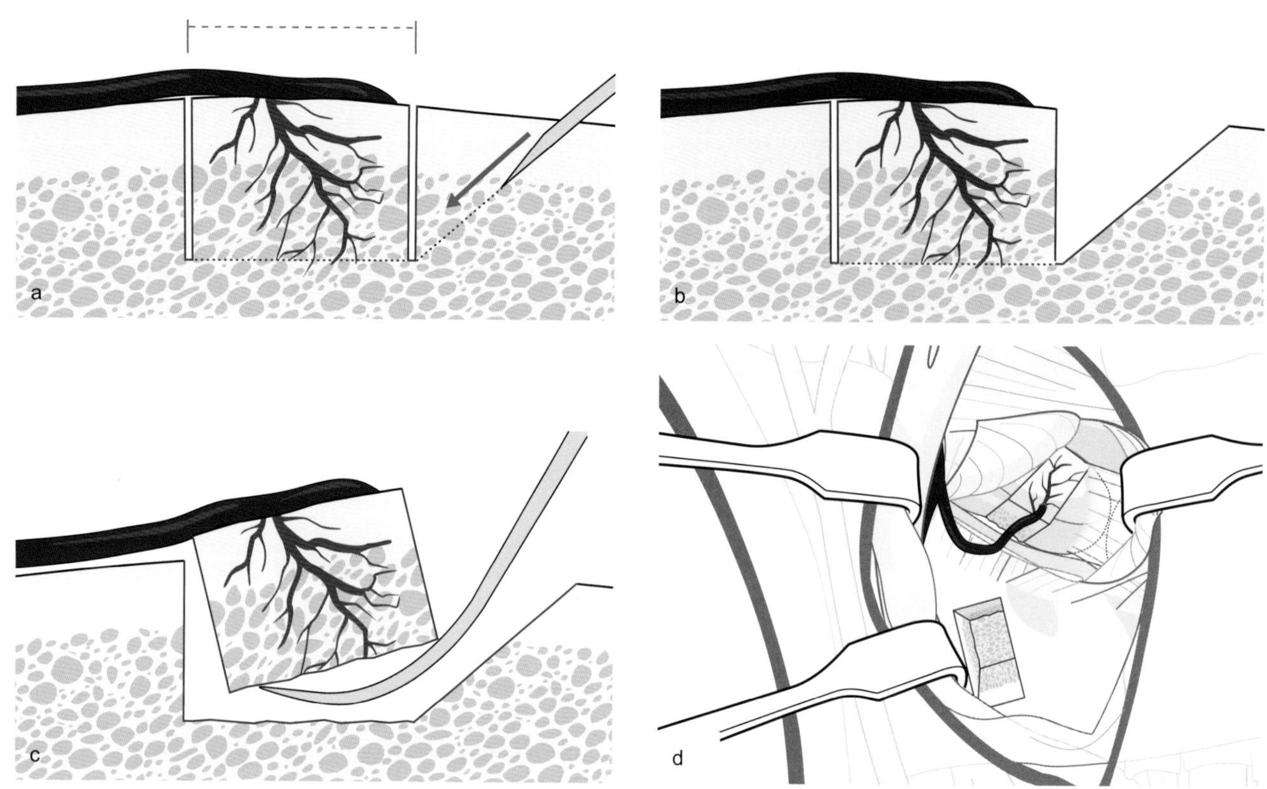


图2-7-4 a~d. 带血管的骨移植需要掀起一个大小合适、中心带有血管的植骨块（a~c），然后小心地将它放进预先处理好的骨折或骨不连部位（d）。

研究已经显示，用带血管的骨移植能够有效地改善血供并增加愈合的潜能。尽管有关带血管骨移植是否肯定比不带血管骨移植更加有效的证据还在继续收集，人们却已经把在血供已经遭到破坏的情况下采用带血管的骨移植看作是一种必然的选择。此外，从桡骨远端切取带血管的植骨块在理论上具有显著优越性；与从远处取骨相比，也能够减少供区并发症的影响。

## 舟骨骨不连手术治疗的目标

舟骨骨不连手术治疗的主要目标如下。

- 恢复解剖（形态和舟骨长度）。
- 骨折愈合。
- 终止腕关节不稳的进展。
- 减缓骨性关节炎的进展。

## 内植物的选择

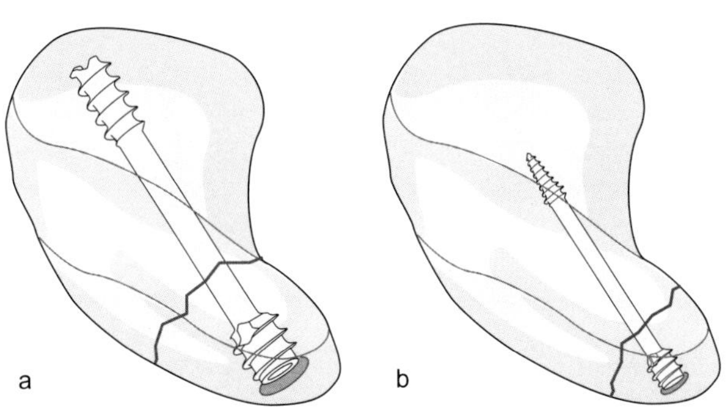


图2-7-5 a、b.　对血供丧失的舟骨骨不连，如果近侧骨块足够大，建议用顺行置入的2.4 mm或3.0 mm螺钉。对近侧骨块较小者，可以用单枚或多枚小的无头骨螺钉(1.5 mm)。对这位患者，需要两枚小的无头螺钉联合背侧带血管的骨移植。

## 影像

获取完整的患侧和正常对侧的舟骨全系列X线片对于制订手术计划是必要的。舟骨真正纵轴的CT扫描也有助于辨识畸形。在评估近端骨块的血运时，适合做钆增强T1加权MRI。

# 3　术前计划

## 装备

- 一套小的1.5 mm无头螺钉。
- 1.1 mm克氏针。
- 自体骨移植相关器械。
- 影像增强器。
- 背侧第一、第二伸肌间室间支持带上动脉（1,2 ICSRA）供养的骨瓣移植的相关知识和技术。

## 患者的准备和体位

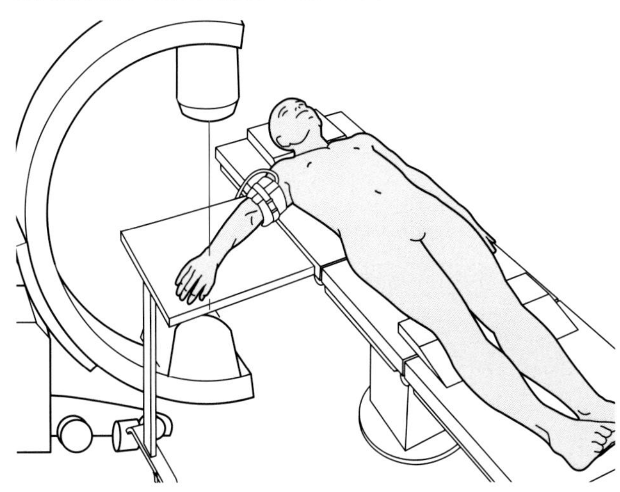

图2-7-6　让患者仰卧，将前臂放在搁手台上。将前臂旋前。使用不消毒的充气止血带。预防性抗生素是非强制的。

# 4 手术方法

## 入路

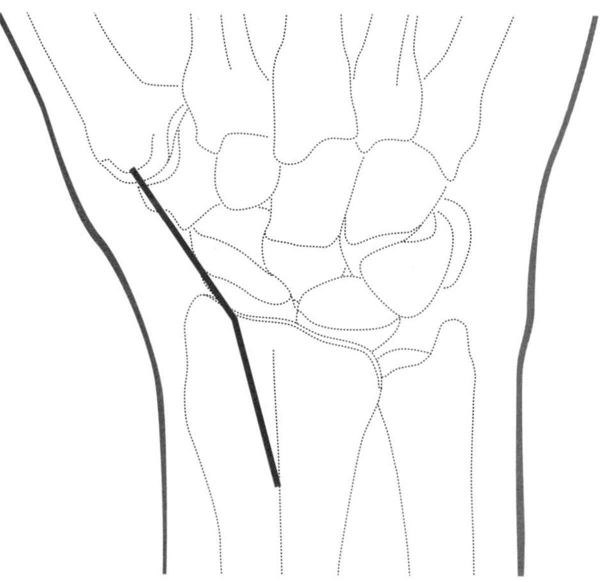

图2-7-7 使用的手术入路为背侧入路（见第1篇第2章“显露舟骨的背侧入路”）。不过，在本例中，切口为桡背侧纵行弯曲的皮肤切口，始于拇指基部的上面，向近侧延伸大约6~8 cm。这个入路允许做背侧以1,2 ICSRA为蒂的骨移植。

## 5 复位

### 背侧带血管的骨移植

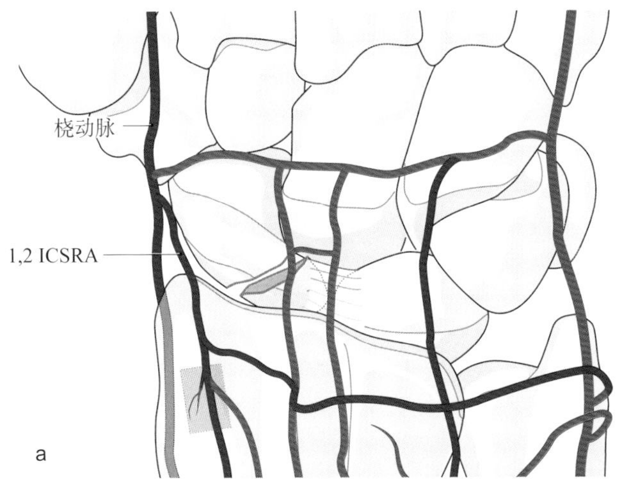


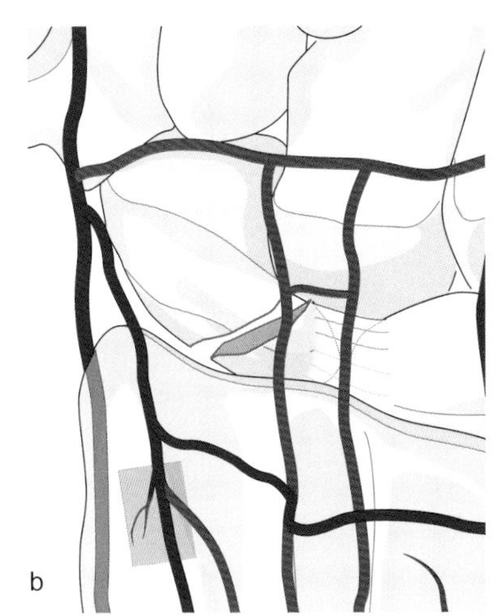


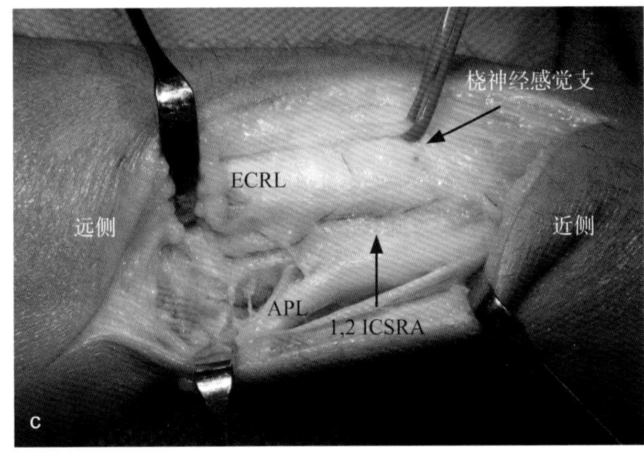


**图2-7-8 a~c.** 舟骨骨不连手术所用的带血管蒂骨移植基于两根不同动脉。一根血管蒂可在桡骨远端的背侧面找到，另一根在掌侧面。背侧血管蒂即1，2伸肌间室间支持带上动脉（1,2 ICSRA）（a、b）。用这些血管做蒂的背侧带血管植骨瓣有很好的移动性，用以治疗包括近极在内的舟骨各个区域的骨不连（c）。

### 切除骨不连病灶

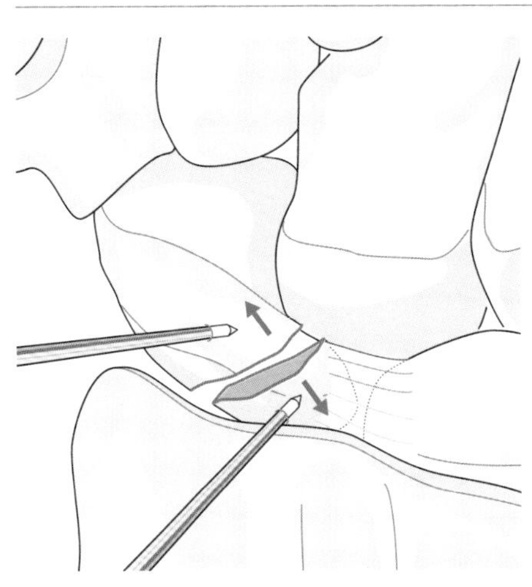

**图2-7-9** 通过清除纤维组织直至健康的松质骨面进行骨不连区域的准备。用克氏针或牙凿将两侧舟骨骨块分开，形成容纳植骨块的空间。确保将舟骨延长至大约原来的长度。

## 掀起植骨块

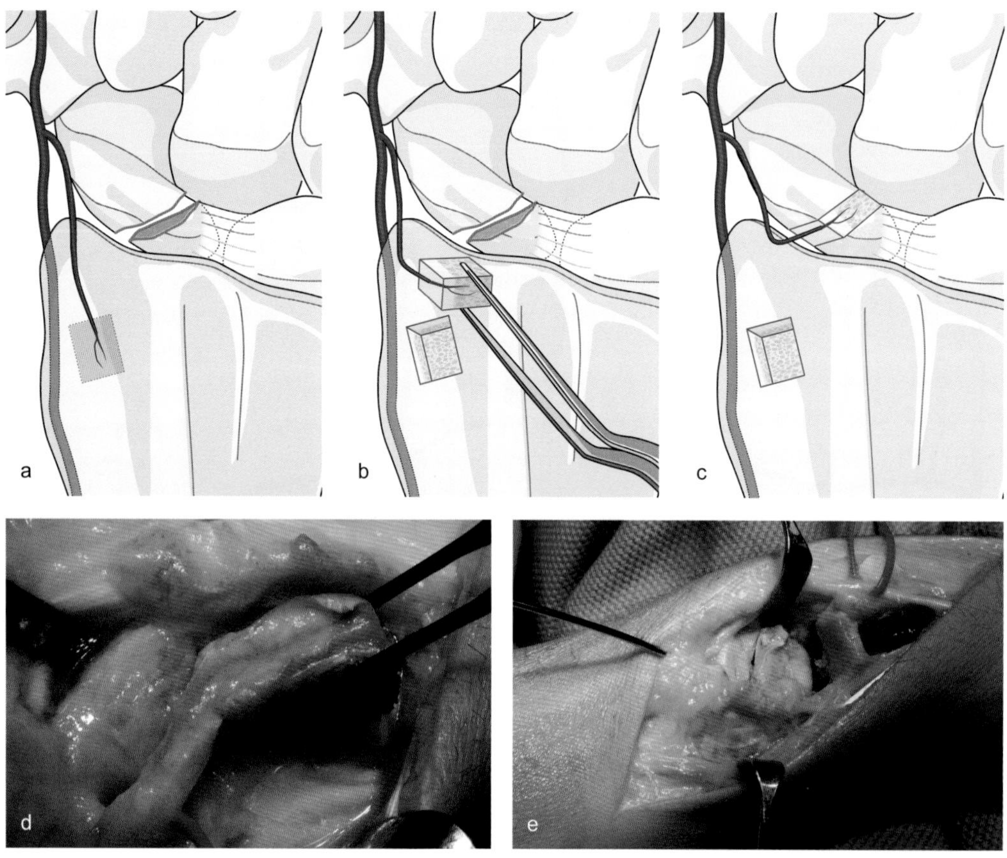


图2-7-10 a~e. 小心切取并处理带血管的植骨块，避免血管蒂扭转（a、b）。它将在稍后被放进先前准备好的舟骨缺损处（c、d）。必须避免血管蒂上的张力。临时克氏针是稳定复位的有用方法，并且可以规避血管蒂损伤的风险（e）。

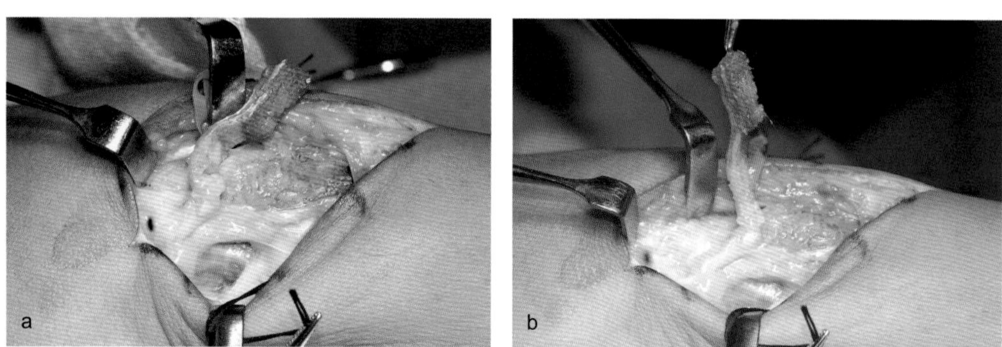


图2-7-11 a、b. 在这个病例中，以1,2 ICSRA为蒂掀起桡骨远端带血管的植骨块。

### 根据需要开槽

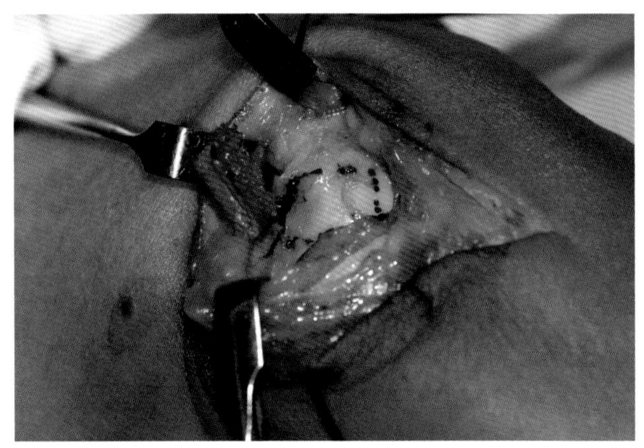

图2-7-12　设计一个跨越骨不连部位、以后用于容纳植骨块的骨槽。

### 确定进针点并置入导针

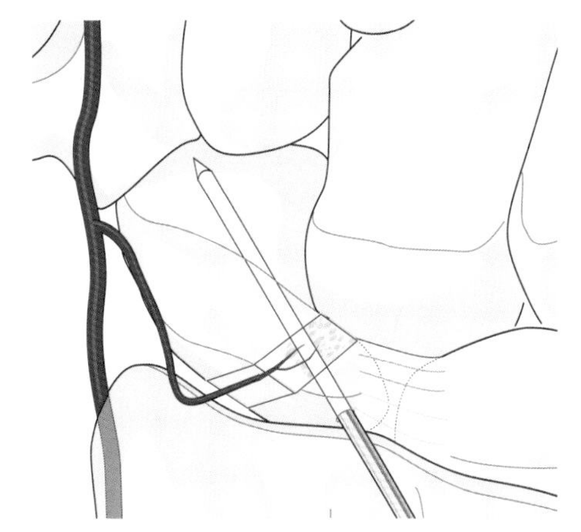

图2-7-13　若使用空心无头骨螺钉，则确定导针进针点（位于舟骨近极的中心）并置入导针。导针不要穿入舟大多角关节。应当在至少两个平面上用影像增强器证实导针准确地沿着舟骨长轴推进并垂直于骨不连平面。

## 6 固定

### 固定舟骨

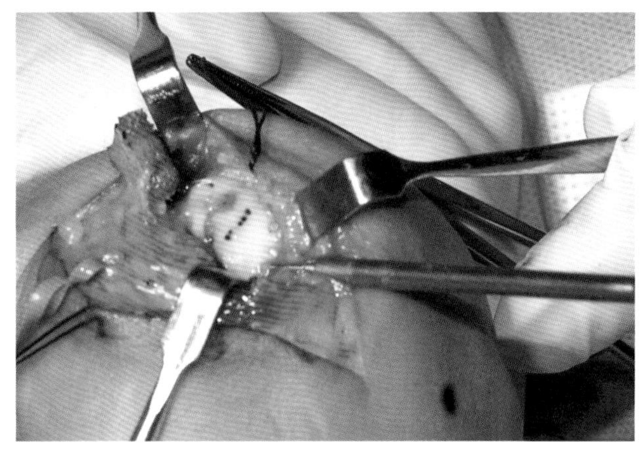

图2-7-14　跨越骨不连部位开槽之后，经舟骨近极放置两枚1.5 mm无头螺钉，跨过骨不连部位进入舟骨体。不过，由于近侧骨块比较小，决定在开槽之前先用一枚螺钉来保证舟骨的形态和稳定性。

固定过程按常规步骤进行：测量螺钉长度、钻孔、选择螺钉、插入螺钉、推进并将螺钉埋在骨质内。关于这些步骤的进一步信息，见第2篇第4章“舟骨近极骨折——用无头加压螺钉治疗”。不过，对于这个特定病例，所用的1.5 mm小型无头螺钉并非空心钉，所以不需要使用导针。

## 确保螺钉和螺纹的长度正确

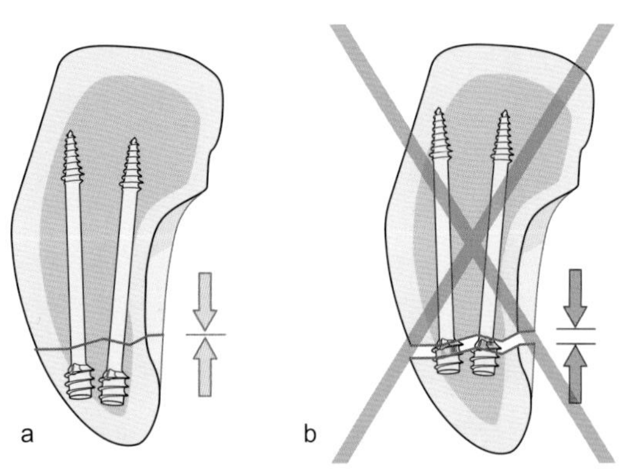


图2-7-15 a、b. 如果要做到骨块间加压，螺钉尖端的螺纹部分必须完全穿越骨折面。还要确保螺钉既不太长也不过度拧紧，因为那样螺钉可能会突出皮质面并失去加压作用，或者危及软组织，特别是肌腱和血管神经结构。

## 完成固定

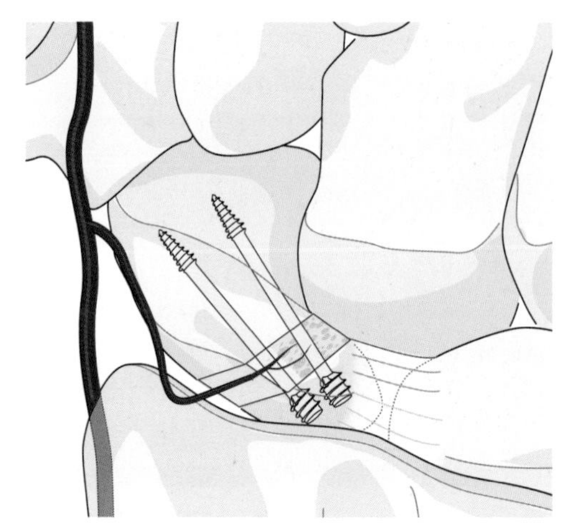

图2-7-16 先取出导针（如果使用了空心螺钉），再最终拧紧螺钉。确保螺钉近侧端的螺纹完全埋入进针点的骨质内。用影像增强器或X线检查螺钉的最终位置和舟骨的稳定性。

## 放置带血管的骨块并完成移植

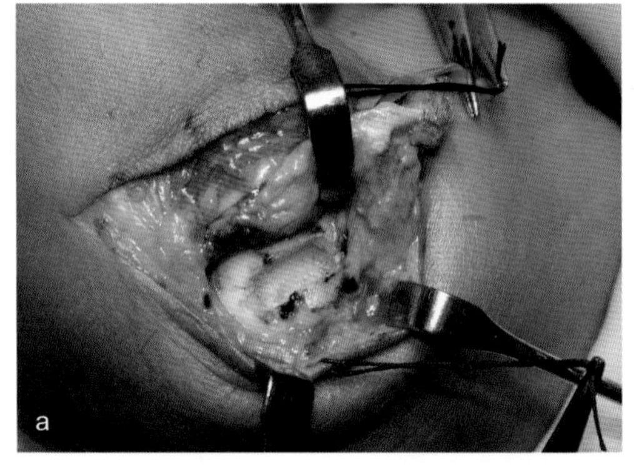


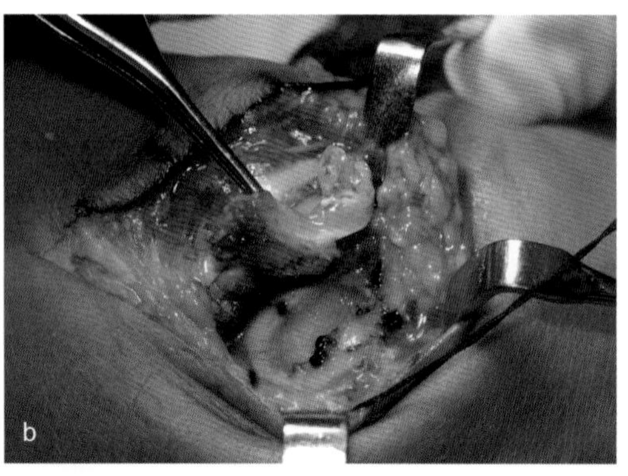


图2-7-17 a、b. 骨不连部位已经用先前安置的一枚螺钉固定住，将带血管的植骨块放进跨越骨不连部位的骨槽中，然后用第二枚螺钉将骨块固定到舟骨上。最后关闭切口，小心不要损伤或压迫血管蒂。

注意，在骨不连部位存在骨缺失和囊性变的情况下，应当先将植骨块插入骨缺损处，再用骨螺钉固定。不过，在先放置植骨块再置入螺钉的过程中，小心不要因为插入螺钉而把植骨块挤出或损伤。

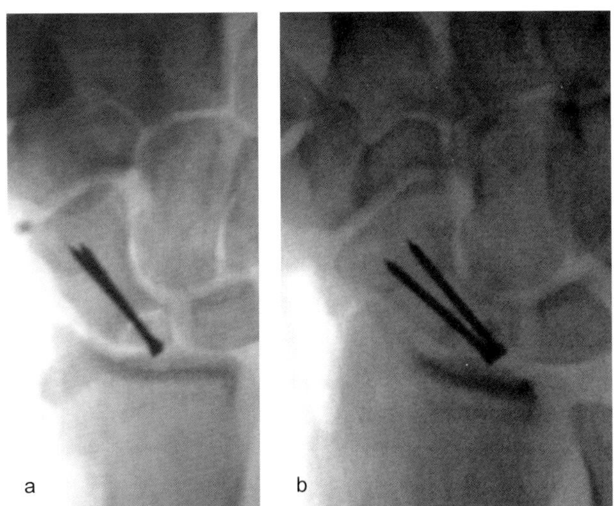


图2-7-18 a、b.　术中影像证实螺钉安置正确。

# 7 康复

## 术后处理、随访和功能锻炼

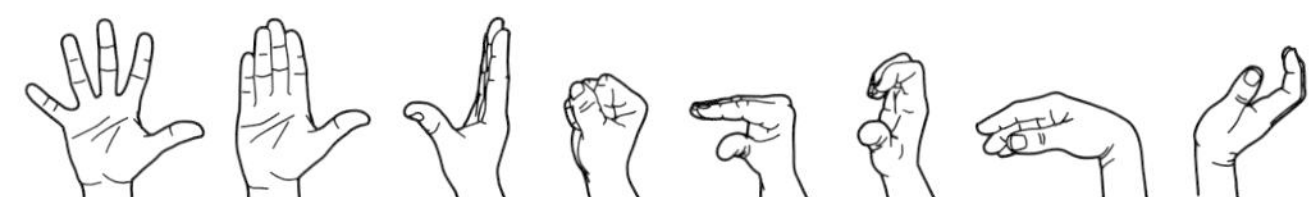

图2-7-19　患者应接受标准的术后休息、患肢抬高、随访、拆线和按要求制动。术后开始活动范围有控制的主动锻炼。更多信息见第2篇第2章“舟骨骨折移位——用无头加压螺钉治疗”的“7　康复”。

## 8 结果

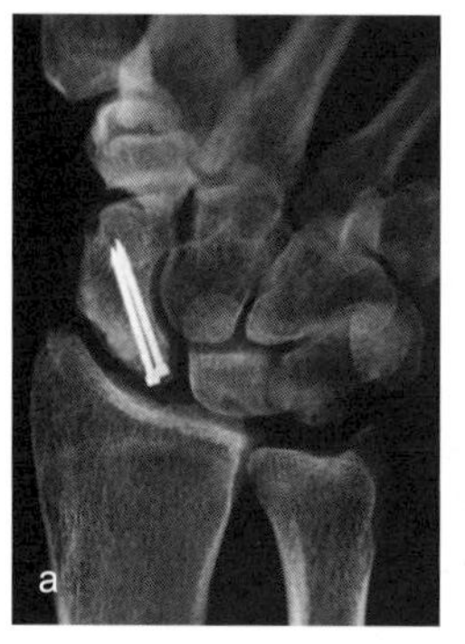

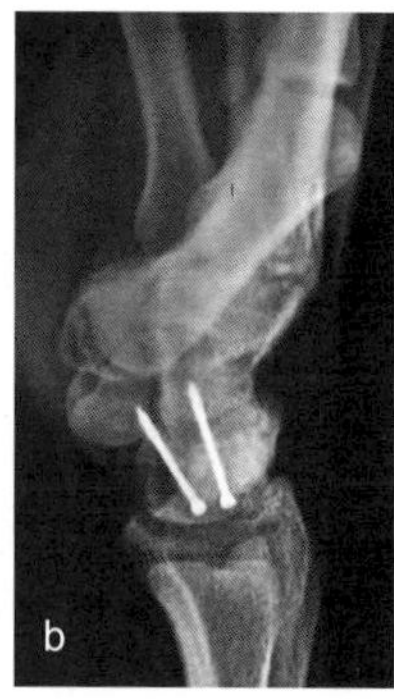

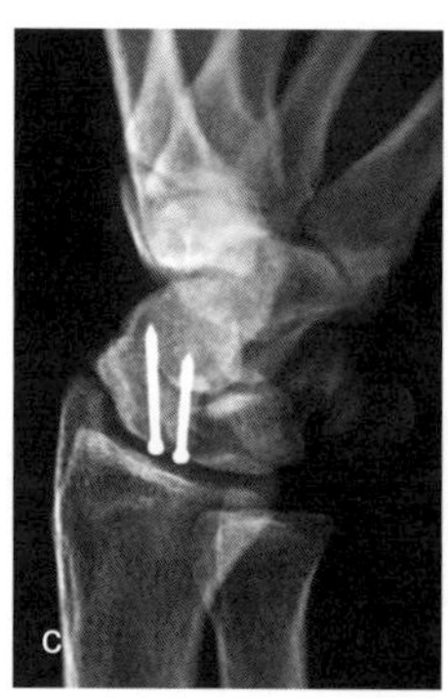

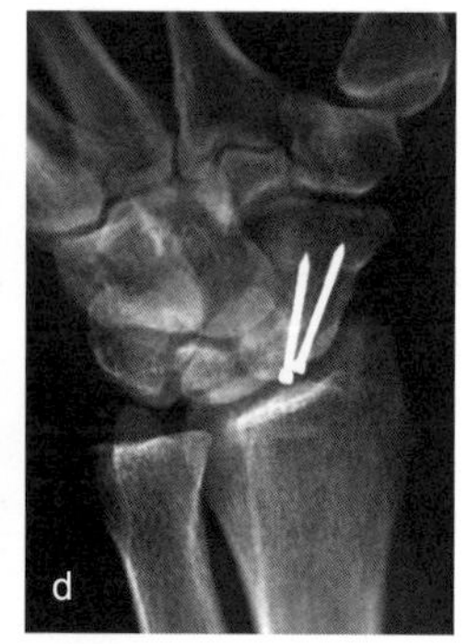


图2-7-20 a~d. 术后3年随访时，正位、侧位、极度旋前、半旋前斜位X线片显示螺钉固定稳固、骨不连完全愈合，没有近极缺血性坏死的证据。

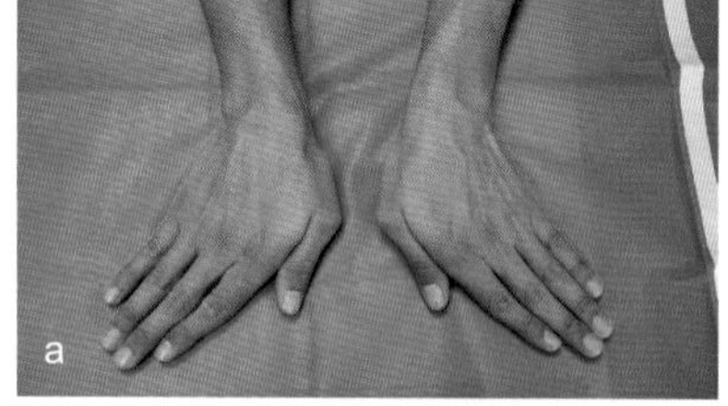

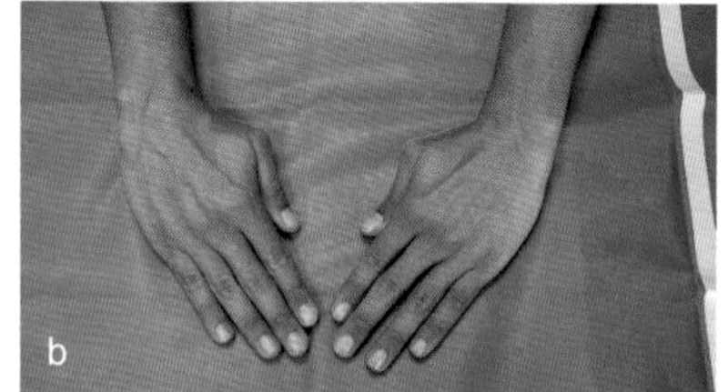

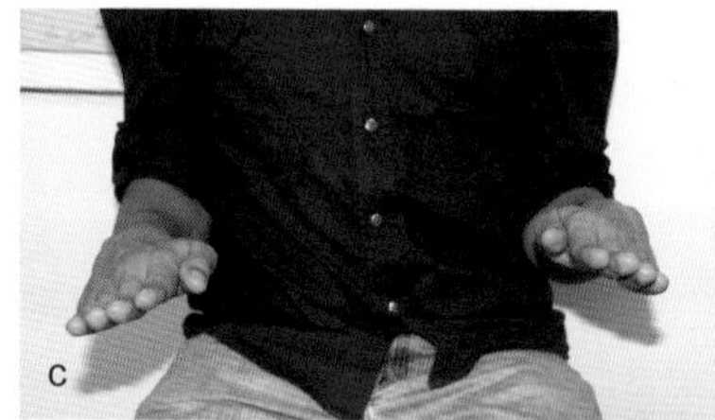

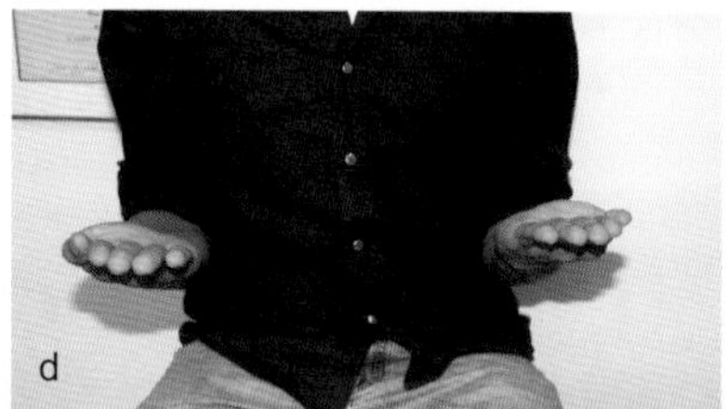

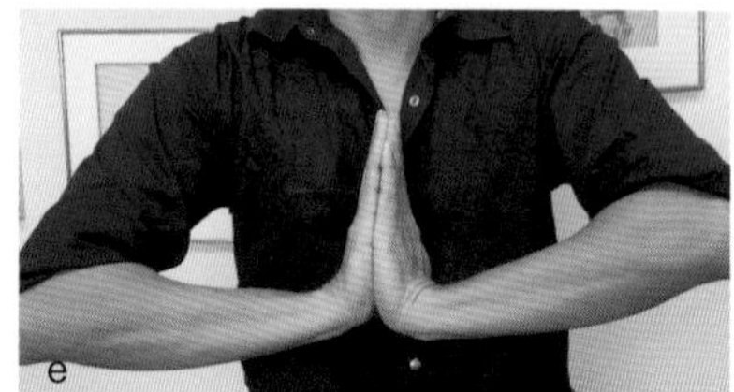

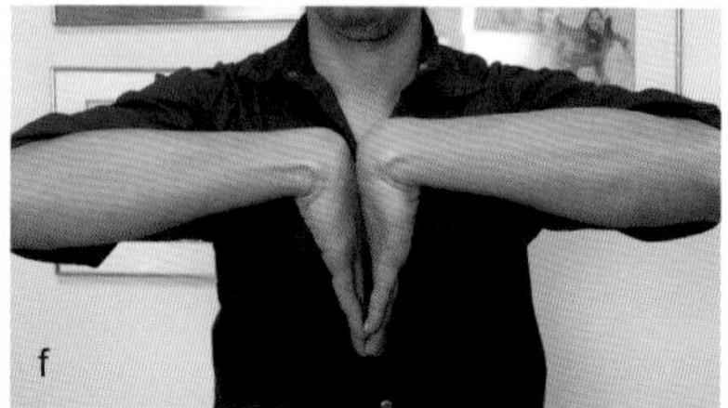


图2-7-21 a~f. 此时，患者有了几乎完全的活动范围。

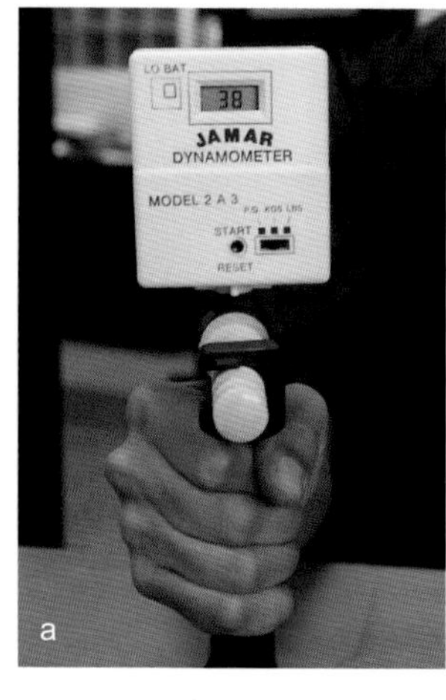

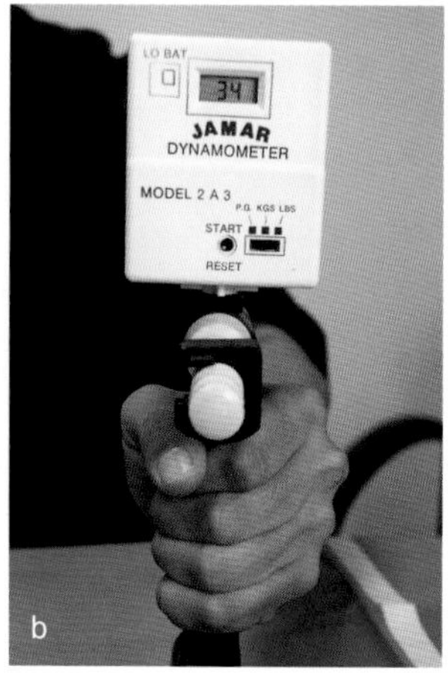


图2-7-22 a、b. 也恢复了很好的握力。

# 9　可供选择的技术：病例说明

## 用掌侧带血管的骨移植治疗骨不连

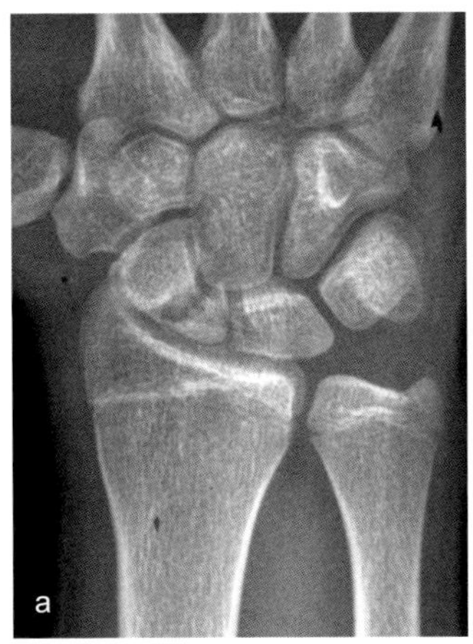


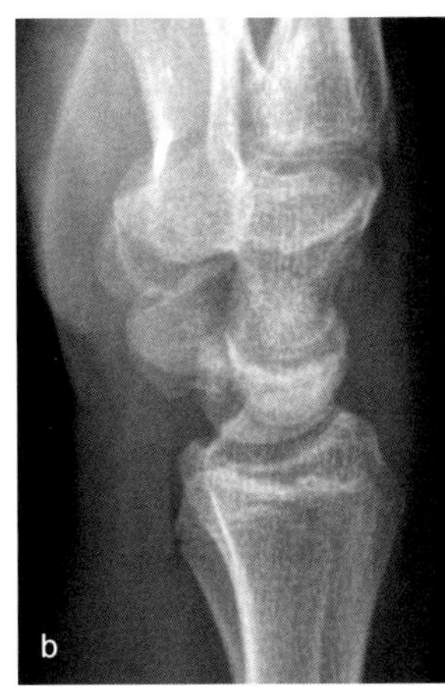


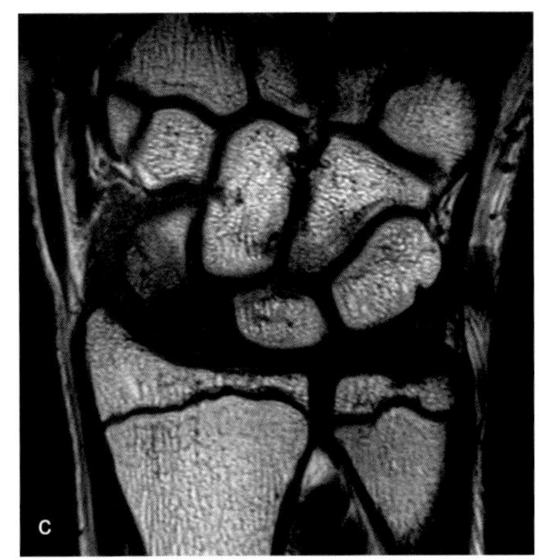


图2-7-23 a~c.　就像用背侧带血管的骨移植有可能治疗舟骨骨不连一样，用掌侧带血管的骨移植治疗这种损伤也是可能的。患者，16岁，学生和业余滑雪者，滑雪时很笨拙地落地。他左腕疼痛并活动受限，但以为可能是软组织损伤。3个月之后去当地医院就诊，因为他依然有活动时疼痛、握力减弱和明显的伸直活动受限（40°；对侧腕关节伸直65°）。体检证实其鼻烟窝“丰满”，用力压迫时疼痛。正位和侧位X线平片确诊舟骨腰部近侧骨不连伴驼背样畸形（a、b）。钆增强MRI T1加权像显示近侧骨块的血流减少（c）。进一步询问后，患者自述他回忆起18个月前的事故，他从滑雪板摔下时同侧腕关节受伤。

## 掌侧带血管骨移植

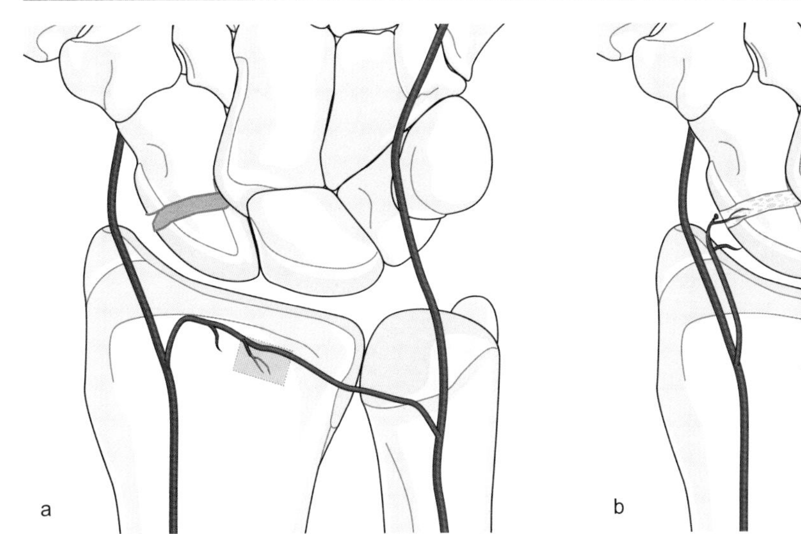


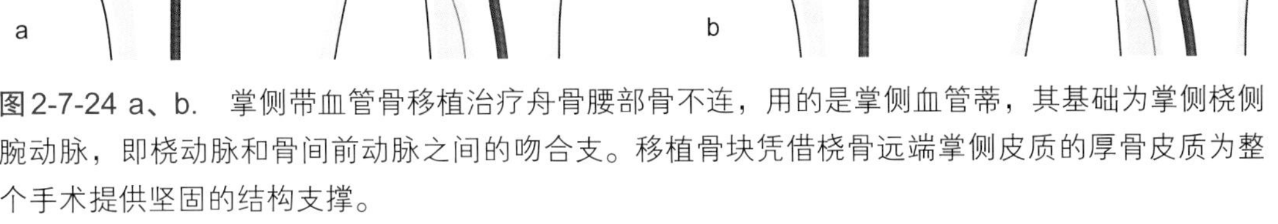

图2-7-24 a、b.　掌侧带血管骨移植治疗舟骨腰部骨不连，用的是掌侧血管蒂，其基础为掌侧桡侧腕动脉，即桡动脉和骨间前动脉之间的吻合支。移植骨块凭借桡骨远端掌侧皮质的厚骨皮质为整个手术提供坚固的结构支撑。

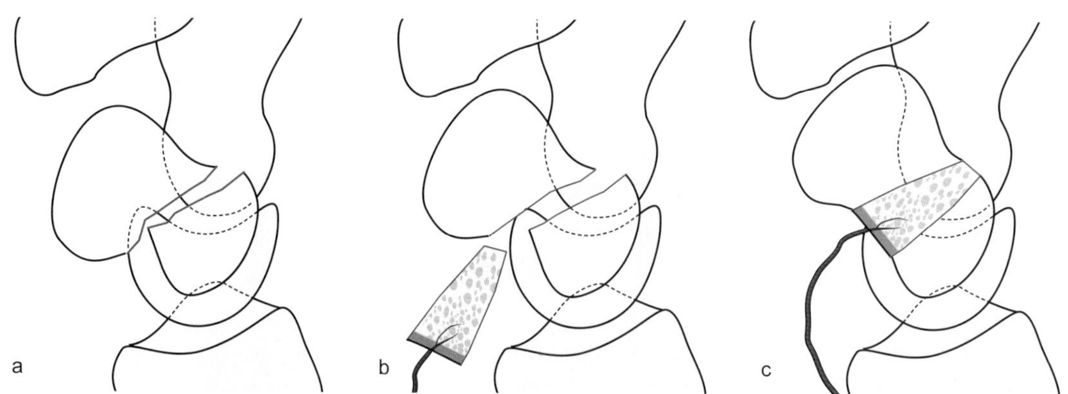


图2-7-25 a~c. 掌侧骨移植在舟骨腰部骨不连伴驼背样畸形时特别有用。对于这类病例，矫正畸形和获得骨性愈合一样重要。

## 手术入路

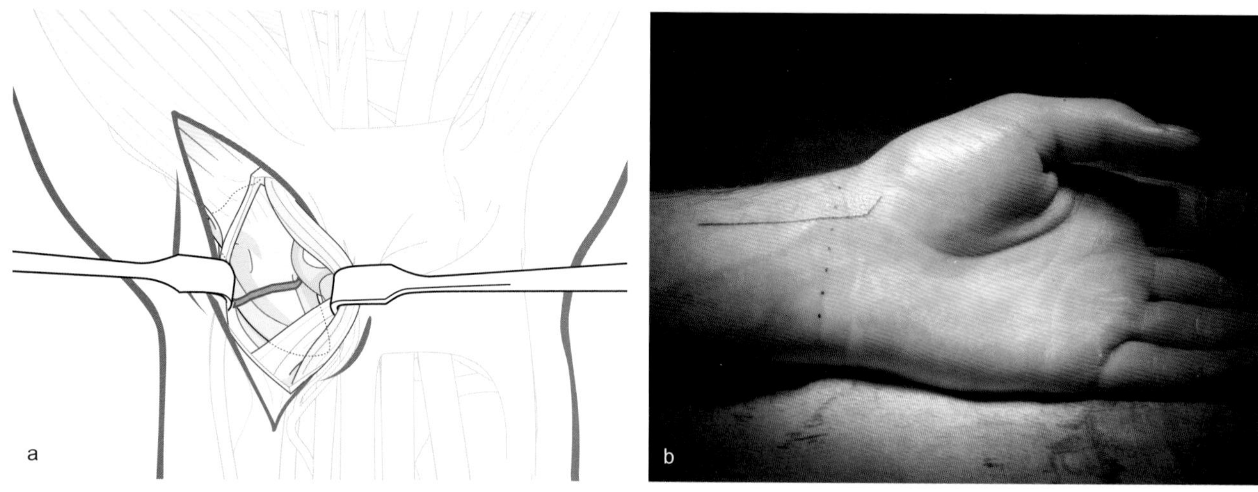


图2-7-26 a、b. 使用的手术入路为掌侧入路（见第1篇第1章“显露舟骨的掌侧入路”）。应当用小的1.5 mm无头螺钉，或者用2.4 mm或3.0 mm无头加压空心螺钉做逆行固定。

# 10 可供选择的技术：复位和固定

## 清除骨不连

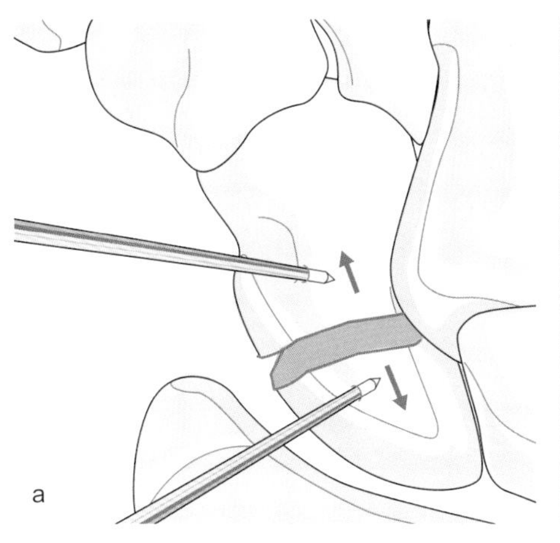


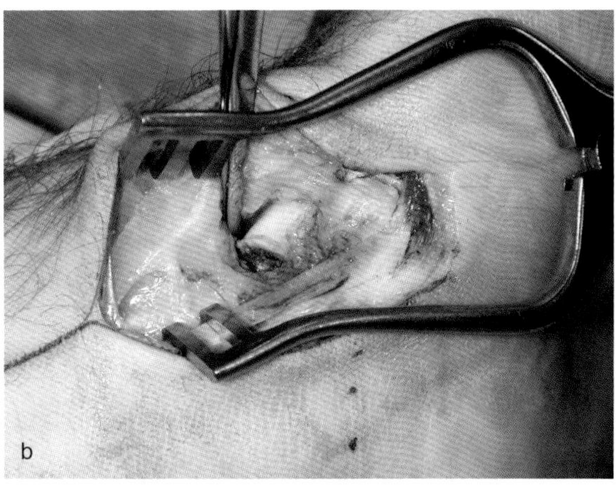


图2-7-27 a、b.　清除纤维组织直至健康的松质骨面，以此对骨不连部位进行准备。在本例患者中，发现有囊肿形成并切除之，用克氏针或牙凿将两侧骨块分开，以形成容纳植骨块的空间（a）。确保将舟骨延长至大约原来的长度（b）。

## 掀起植骨块

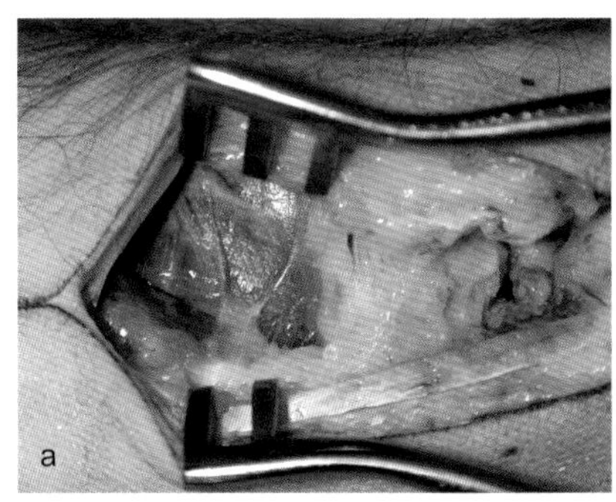


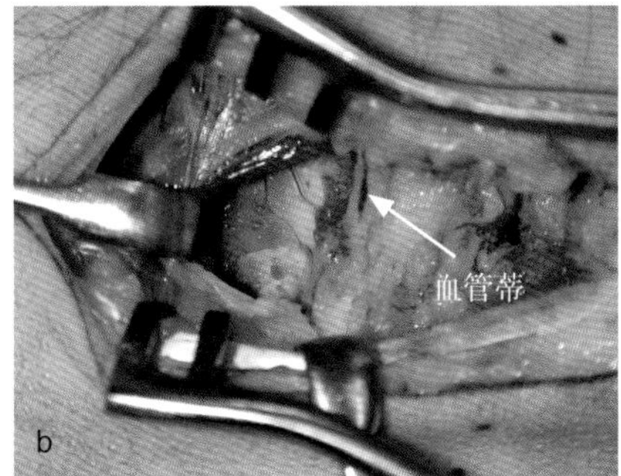


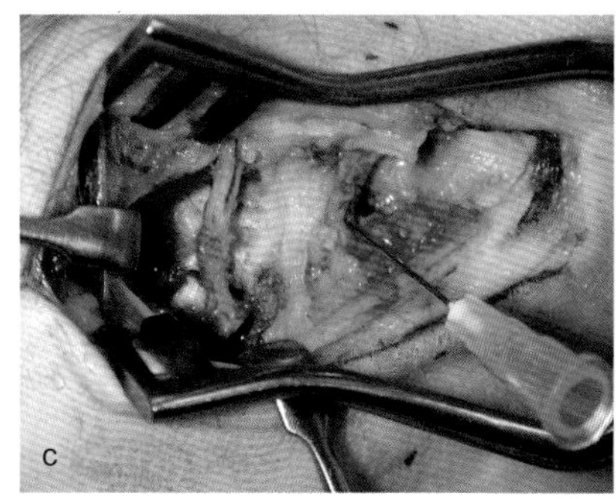


图2-7-28 a~c.　在旋前方肌远侧找到掌侧桡腕动脉血管蒂，仔细将其从覆盖的筋膜分离出来（a、b）。牵开旋前方肌（b）以显露骨膜内血管。将血管蒂的尺侧缘电凝止血，从桡骨远端切取事先计划好的矩形骨块，仍然连在血管蒂上（c）。放在桡腕关节的皮下注射针头防止在切取骨块时因疏忽而损伤关节面。

## 插入带血管的植骨块

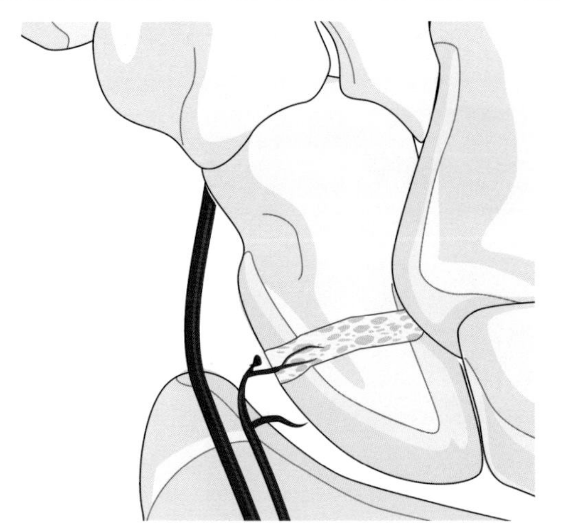

图2-7-29　将移植骨块插入缺损部位，矫正驼背样畸形。仔细处理带血管的植骨块，避免与植骨块相连的血管蒂发生扭转，也必须避免对血管蒂造成张力。用影像增强器证实复位。

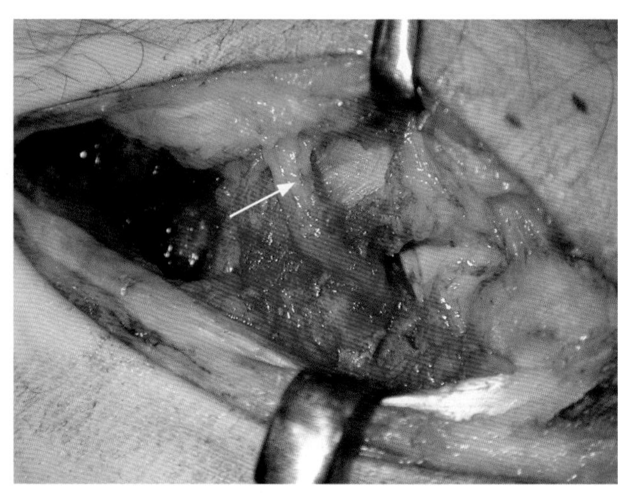

图2-7-30　可见该患者带血管的植骨块在正确的位置上。

## 确定进针点并置入导针

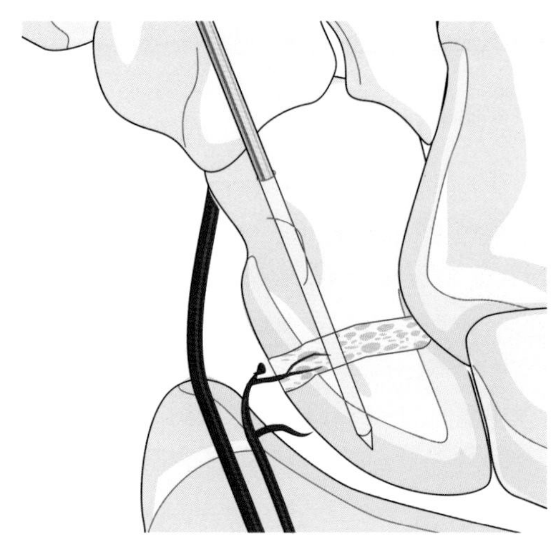

图2-7-31　如果使用空心无头骨螺钉，就确定导针的进针点并置入导针。在至少两个平面上用影像增强器证实导针准确地沿着舟骨长轴推进，并垂直于骨不连平面。

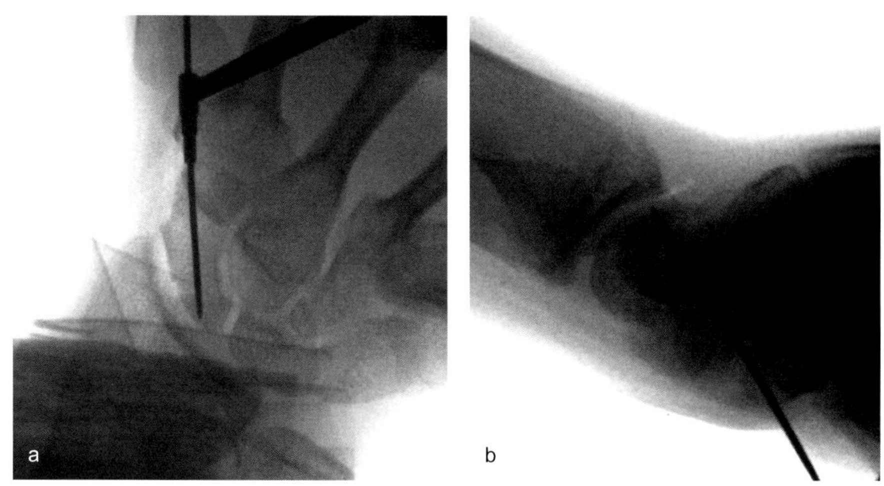



图2-7-32 a、b.　应当经钻头导向器置入导针。若无钻头导向器可用，就用保护套筒。术中影像显示导针置入过程。

## 额外的临时克氏针

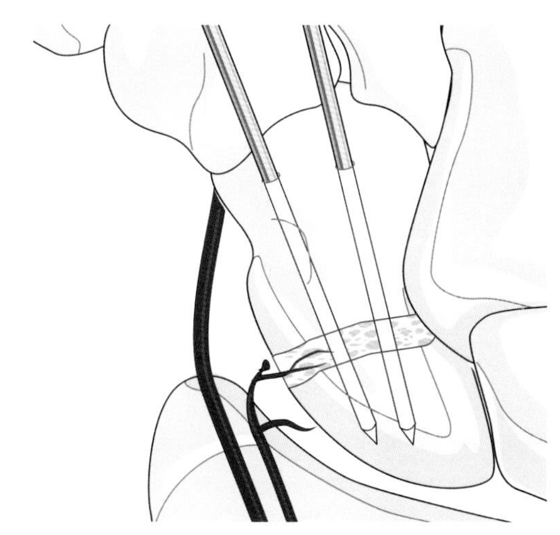

图2-7-33　可打入一枚额外的克氏针以临时固定骨块并在钻孔时维持骨块的旋转排列。在插入这枚额外克氏针时，小心不要和为空心螺钉的导针计划好的通道发生冲突。

## 固定舟骨

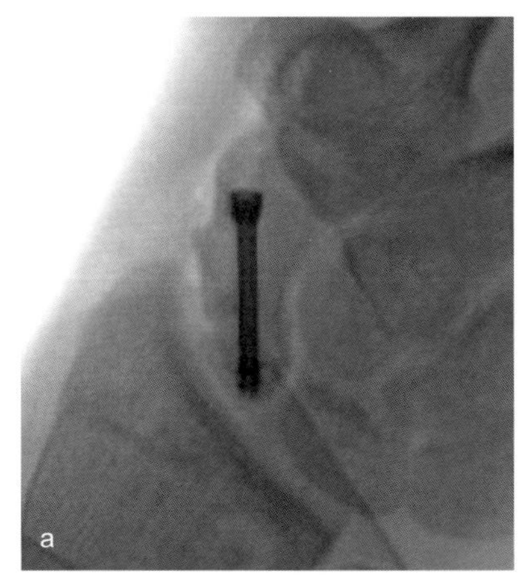


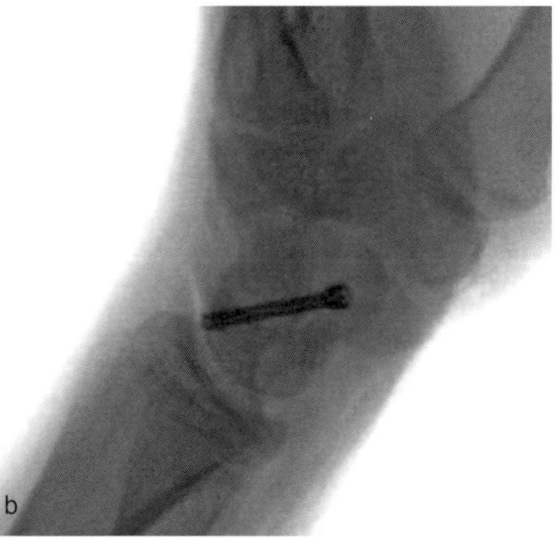


**图2-7-34 a、b.** 将单枚无头螺钉打入舟骨体，并穿过植骨块。

固定操作遵循常规步骤：测量螺钉长度、钻孔、选择螺钉、置入螺钉、推进并将螺钉埋在骨质内。如果使用额外克氏针做了临时固定，就必须先移除克氏针再最后拧紧螺钉。关于这些步骤的进一步信息，见第2篇第2章“舟骨骨折移位——用无头加压螺钉治疗”。

最后，多角度检查内植物的位置和长度，以确保螺钉没有过度穿出。

## 结果

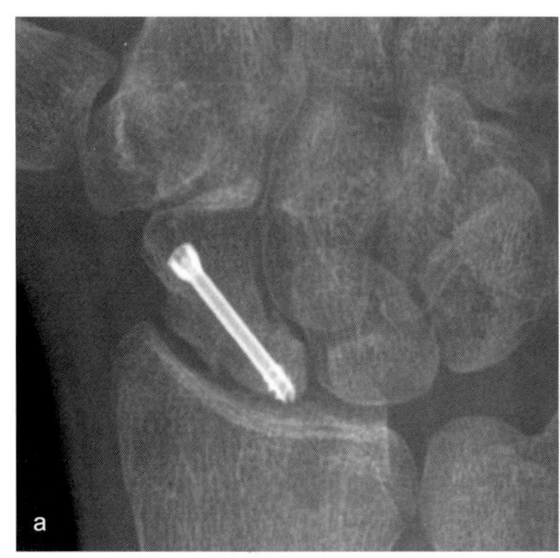


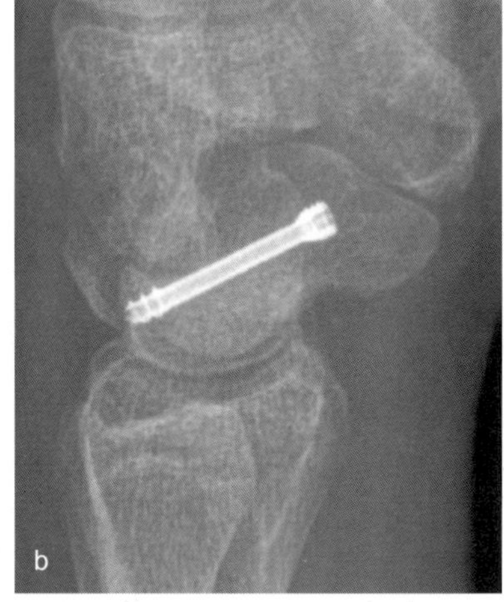


**图2-7-35 a、b.** 治疗结果骨不连愈合，恢复正常的活动和运动水平。

# 第 8 章 月骨周围脱位——用多枚克氏针治疗

Perilunate dislocation treated with K-wires

## 1 病例描述

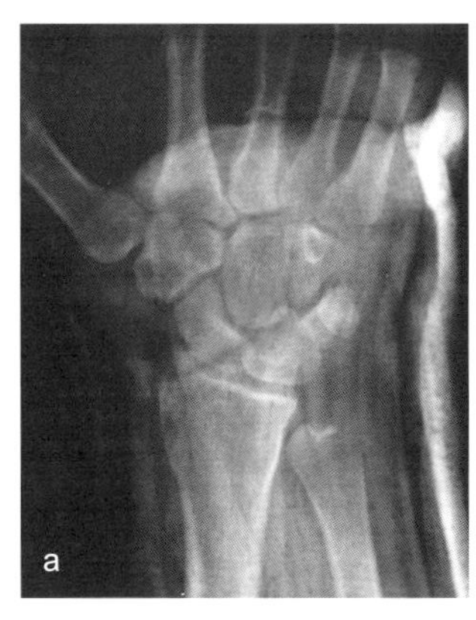


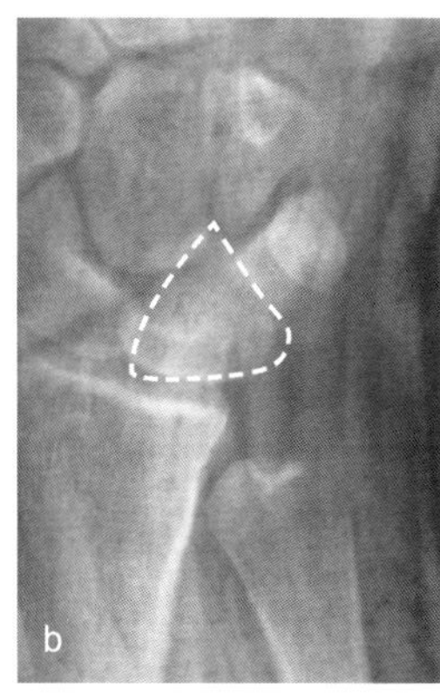


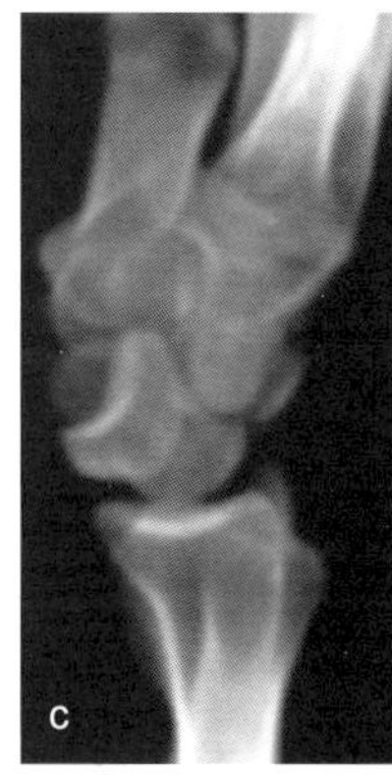


**图2-8-1 a~c.** 患者，28岁，销售员和业余冲浪爱好者，冲到大浪时从冲浪板上跌落。他到急诊室就诊，诉右腕部疼痛、畸形和肿胀，伴手指麻木。正位X线片显示月骨的侧面轮廓为三角形而非正常的四边形（a、b）。这是因为月骨向前脱位以及舟骨和月骨的间距增宽。侧位X线片也显示月骨向掌侧脱位。头状骨向近端移位，朝向桡骨远端关节面。月骨的“溢水茶杯”形状是月骨脱位的典型征象（c）。

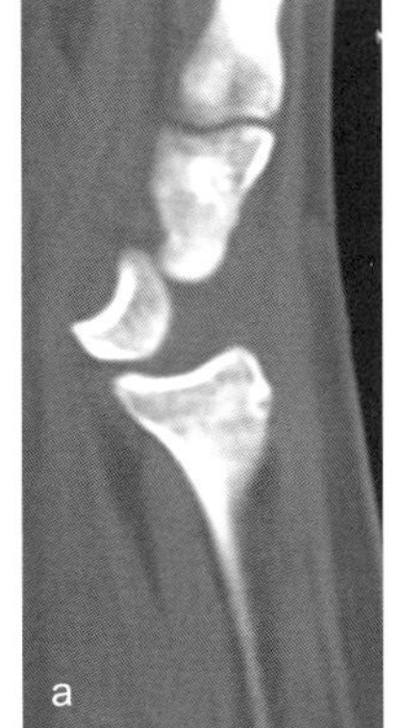


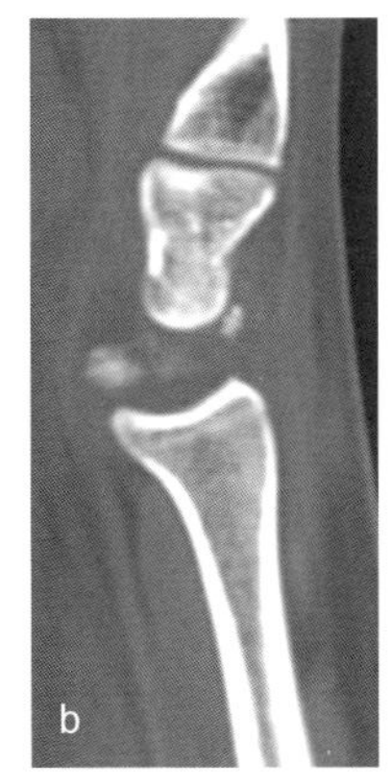


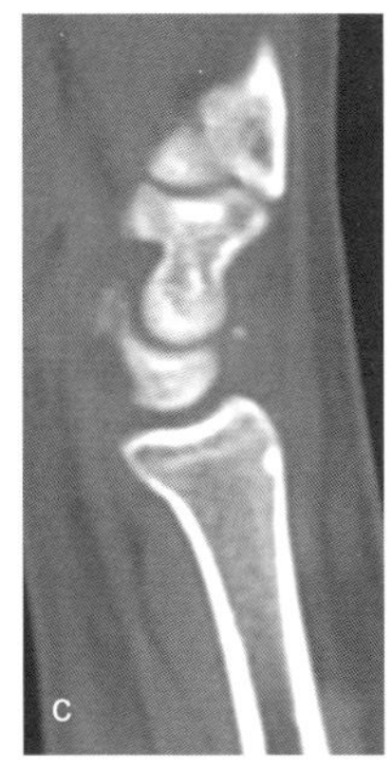


**图2-8-2 a~c.** 矢状面二维CT扫描显示月骨向掌侧脱位（a）和桡骨的月骨窝空虚，有一些小的月骨骨折碎片（b），但钩骨和三角骨的解剖关系正常（c）。

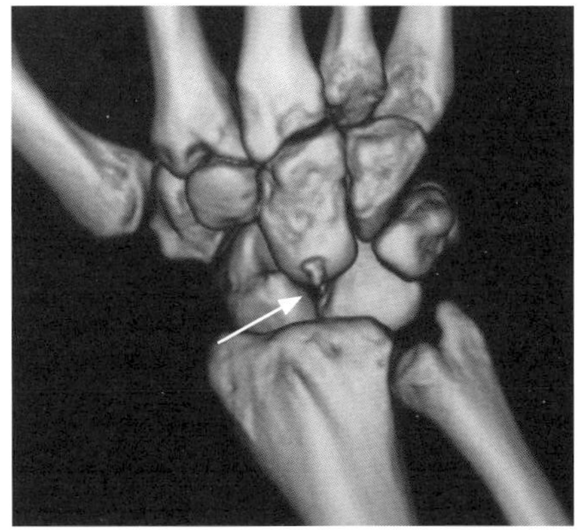

**图2-8-3** 三维CT扫描的背面观证实月骨掌侧脱位，虽然舟骨仍保持其与桡骨和远排腕骨的正常解剖关系。月骨背侧的小碎块（箭头）呈现存在舟月韧带撕脱骨折的可能性（后来得到证实）。

# 2 适应证

## 月骨周围脱位

月骨周围脱位是由高能量创伤引起的韧带损伤，并包含对连接月骨与其相邻的腕骨和桡骨的关节囊韧带的损伤。它们会导致腕骨解剖关系的严重破坏，造成腕部生物力学的深刻变化。在所有的腕关节脱位中，月骨周围脱位最常见。

## 腕部韧带的解剖和断裂

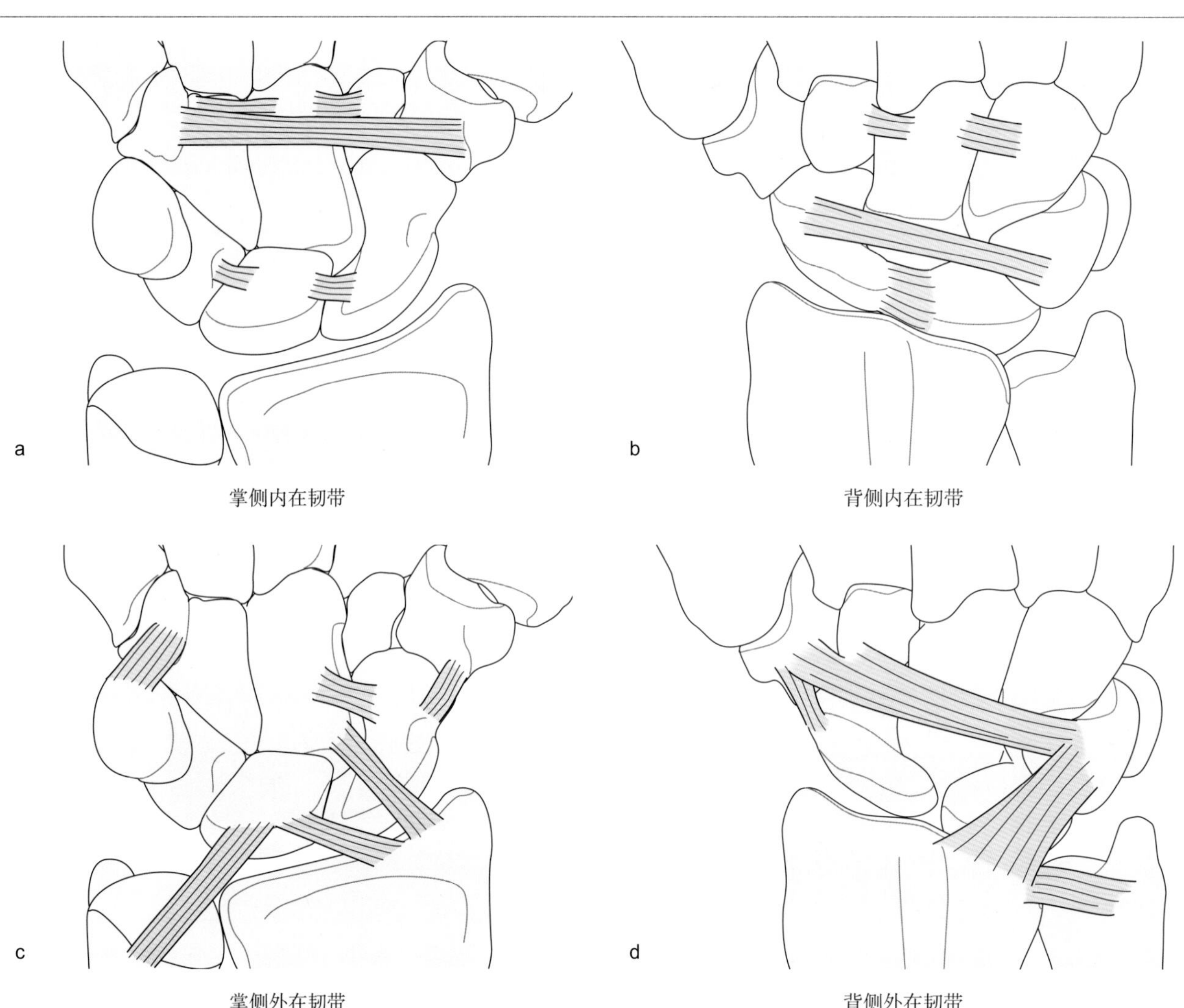


**图2-8-4 a~d.** 腕骨的支撑稳定性是由一系列韧带提供的。强壮的内在韧带支撑着一排腕骨（a、b），韧带的起点和止点都在同一排腕骨里。内在韧带由掌侧和背侧外在韧带所构成的复杂系统加强（c、d），外在韧带起、止于不同排腕骨。内在韧带的断裂称为“分离”，外在韧带单独断裂会引起“不分离”的损伤。

## 月骨周围不稳定的分型

Mayfield及其同事在解剖标本实验中调查研究了可能发生在月骨周围脱位中的韧带损伤的进程和创伤的顺序。他们的发现证实，大多数腕骨的月骨周围脱位都源自类似的病理机制，即所谓进行性月骨周围不稳定。腕骨不稳定的四种类型（或阶段）在分类学上的位置确定如下。

- Ⅰ型：舟骨月骨分离。
- Ⅱ型：头月关节脱位。
- Ⅲ型：腕中关节脱位。
- Ⅳ型：月骨脱位。

Ⅰ型：舟骨月骨分离

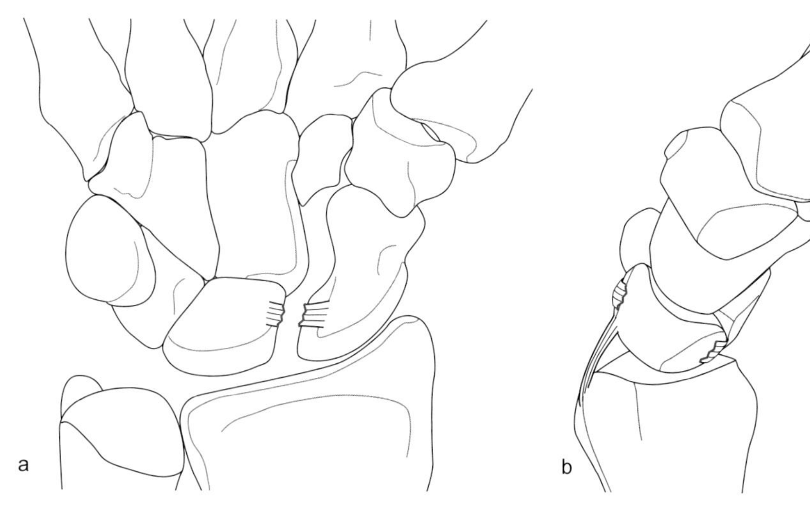


图2-8-5 a、b.　Ⅰ型：舟骨月骨分离涉及舟月韧带撕裂。舟骨和月骨之间的缝隙增加被称作Terry Thomas或David Letterman征，用这两位著名艺人的名字命名是因为他们的门牙都有明显的缝隙。

Ⅱ型：头月关节脱位

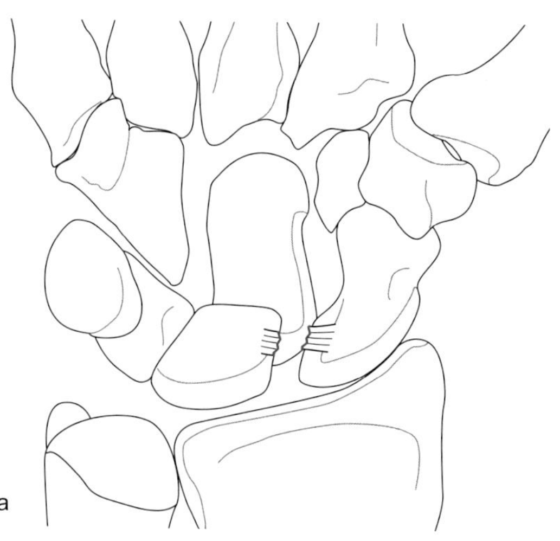


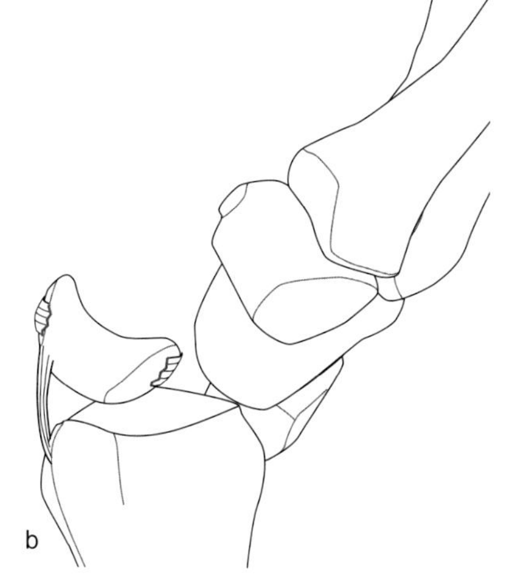


图2-8-6 a、b.　Ⅱ型：头月关节脱位是指月骨仍然维持与桡骨远端的正常排列，而其周围的腕骨发生了脱位。月头关节被破坏了。

Ⅲ型：腕中关节脱位

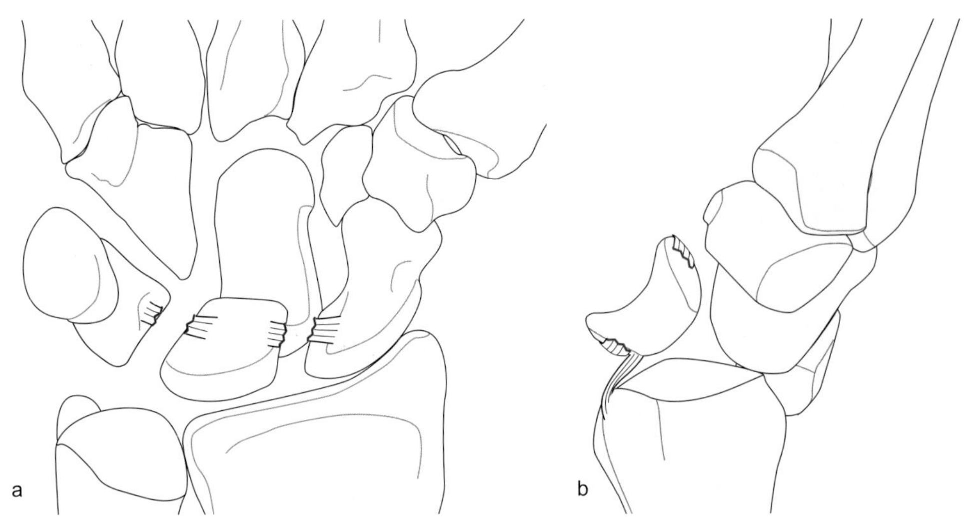


**图2-8-7 a、b.** Ⅲ型：腕中关节脱位是指月骨及头状骨都不和桡骨远端排成一条线。月三角韧带和（或）三角骨也被累及。

Ⅳ型：月骨脱位

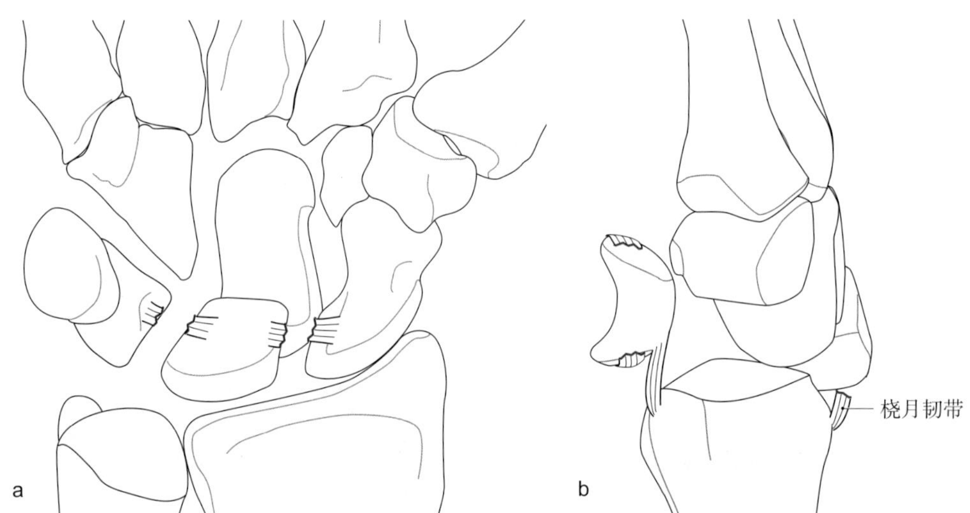


**图2-8-8 a、b.** Ⅳ型：月骨脱位是指有月骨脱位和背侧桡月韧带损伤的情况。月骨独特的茶杯样外观和会引起此类损伤的极端角度形成了所谓的溢水茶杯征。

## 月骨完全脱位

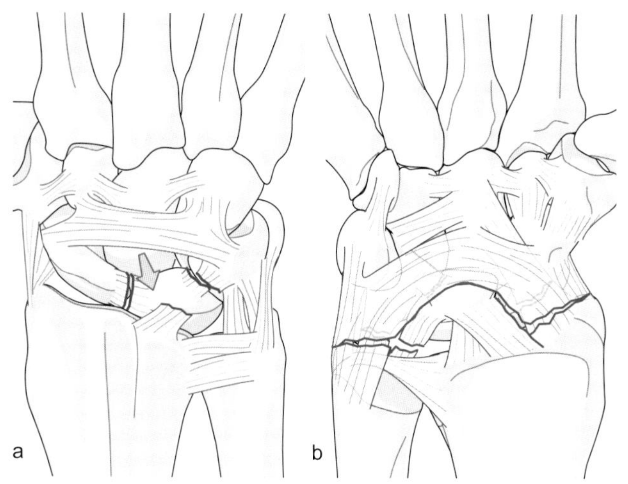


图2-8-9 a、b. 在Ⅳ型月骨完全脱位中，脱位通常朝掌侧方向。导致这种损伤所需要的暴力比较大是造成背侧和掌侧韧带广泛破裂的原因。

## 背侧桡月三角韧带复合体破裂

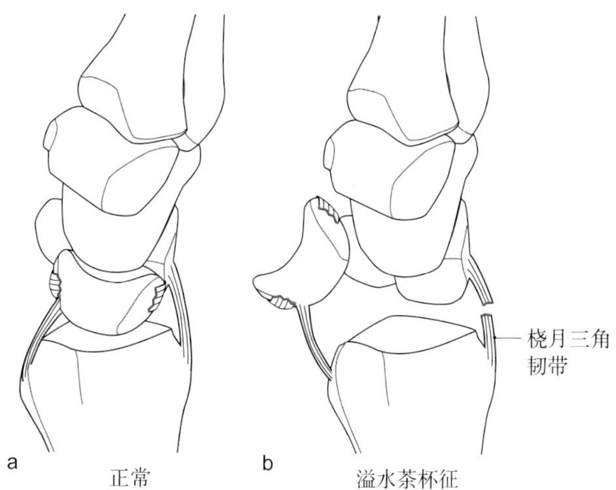


图2-8-10 a、b. 也可以有背侧桡月三角韧带复合体破裂。

## 影像

单纯韧带断裂可能难以诊断，因为腕骨可能没有立即的移动或脱位，X线检查可能显示正常。拍应力位X线片，例如让手握支铅笔，可以在腕骨之间形成要张开的间隙，从而可以更加清楚地识别。

当患者在高能量过伸损伤后有腕部疼痛、肿胀和正中神经受压的体征时，应怀疑月骨周围脱位。最终诊断还需基于仔细的放射学检查。虽然在冠状面可以观察到腕骨异常重叠和Gilula弧的改变，但是真正的侧位片才是最佳的诊断方法（有关应用Gilula弧确定腕部损伤的进一步信息，见第2篇第10章“经三角骨经舟骨月骨周围骨折脱位——用螺钉治疗”中的“2 适应证”）。侧位X线片也能显示月骨脱位的“溢水茶杯”形状。另外，由于头状骨朝着桡骨远端关节面向近侧移位，在X线片上移位的月骨轮廓呈三角形（图2-8-1 a、b），而不是正常的四边形。这些损伤可能难以处理，许多患者将会发生韧带修复失败，并发展成某种腕关节骨性关节炎。

CT扫描也大有裨益，提供更加准确的损伤细节，以便用更加合理、精确的方式对手术进行规划。

## 3 术前计划

### 装备

· 1.4 mm~1.6 mm 克氏针。
· 点式复位钳。
· 骨锚钉。
· 影像增强器。

### 患者的准备和体位

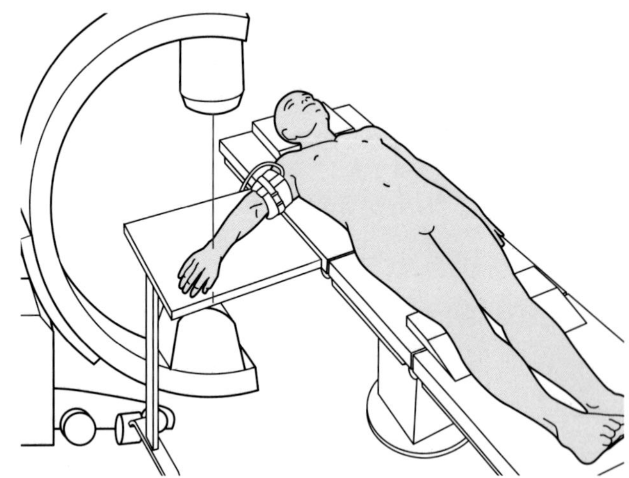

图2-8-11 让患者仰卧，将前臂放在搁手台上。将前臂旋前。使用不消毒的充气止血带。预防性抗生素是非强制的。

## 4 手术方法

### 入路

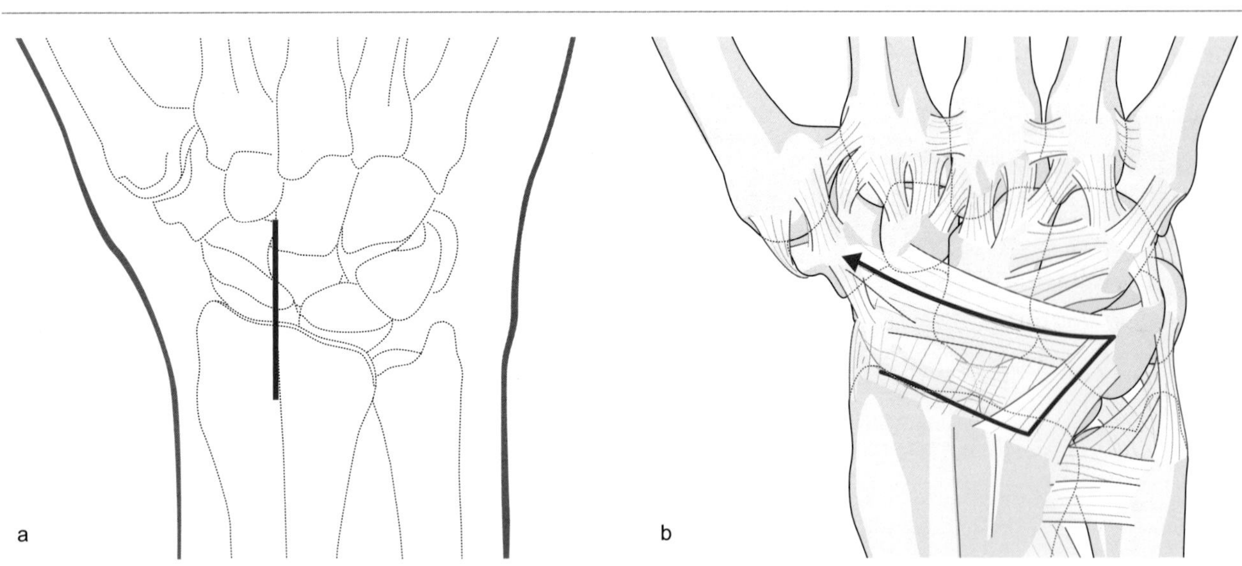


图2-8-12 a、b. 使用的手术入路为背侧入路（见第1篇第3章“处理月骨及月骨周围损伤的联合入路”；不过，本例患者仅需要背侧入路）。这个入路包含掀起基底在桡侧的关节囊韧带瓣和关节囊切开术的切口。

# 5 复位

## 月骨的初步复位

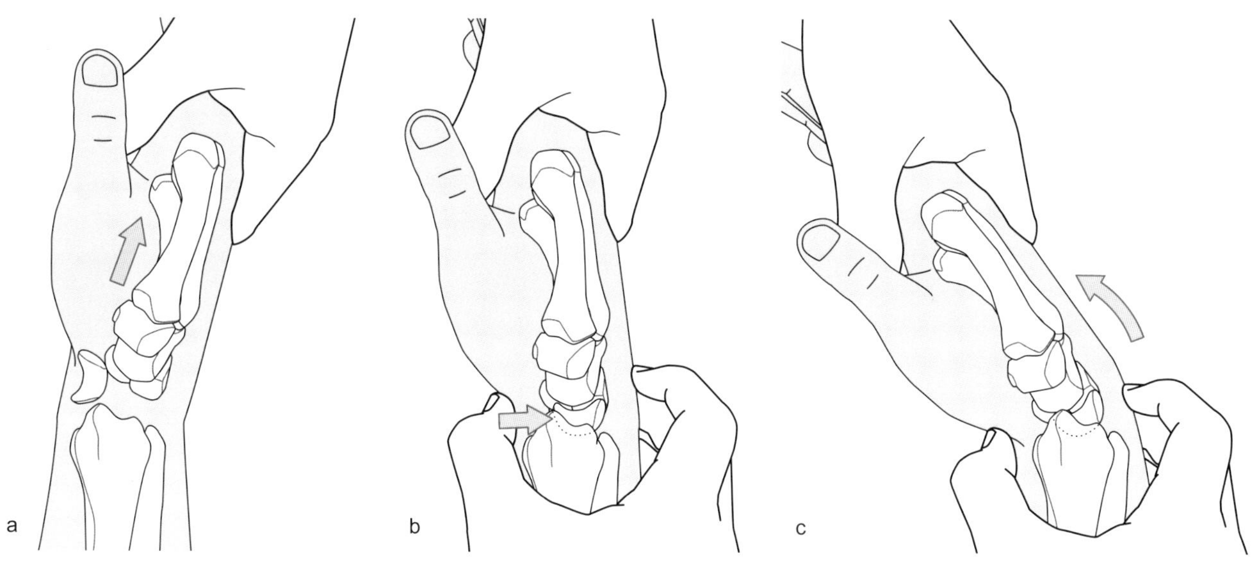


图2-8-13 a~c.　闭合复位是手术治疗的一项准备工作，有以下3个好处。

- 恢复腕骨的排列。
- 改善患者的舒适度。
- 减少对正中神经的压迫。

腕关节牵引（a）用拇指直接在月骨上施加从掌侧向背侧的压力（b）使脱位的月骨复位。然后使手部稍稍屈曲，一旦复位完成，就轻柔放松牵引（c）。

## 月骨切开复位

如果闭合复位不成功，由于有正中神经损伤的风险和疼痛，也为了保留月骨的血供，有必要尽快切开复位。

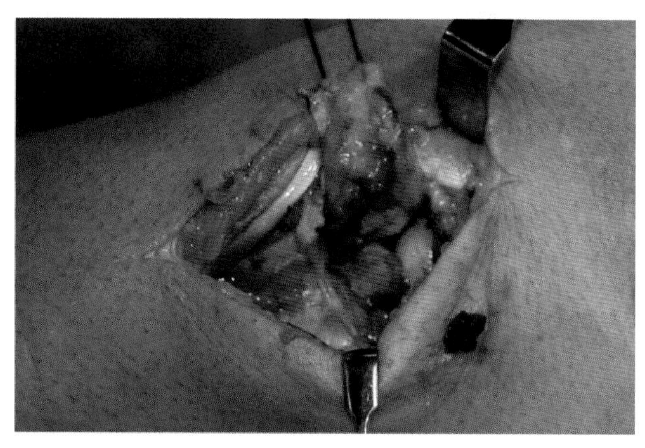

图2-8-14　对这位患者，做基底在背侧的关节囊切开术，掀起组织瓣并用两根缝线悬吊，暴露腕骨的背部。通过纵向牵引、用骨膜剥离器使月骨复位，小心不要损伤关节软骨。

## 评估背侧和近侧韧带的残余部

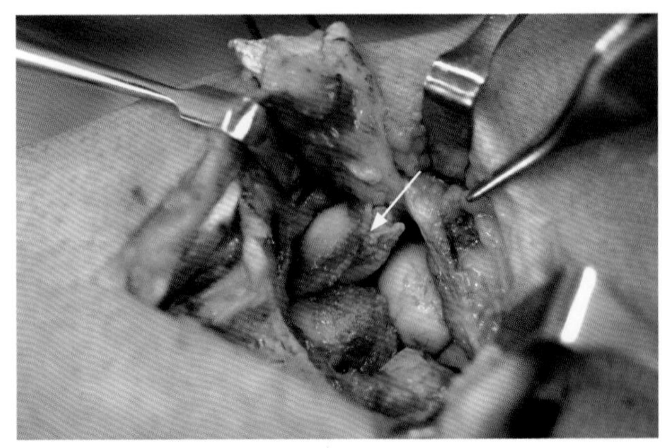

图2-8-15 舟月韧带可以从舟骨或月骨上撕脱。在这个病例中，韧带从月骨上撕脱，仍然附着在舟骨上，如箭头所示。适当地清理撕脱区域以改善接触和愈合。

## 舟月关节切开复位

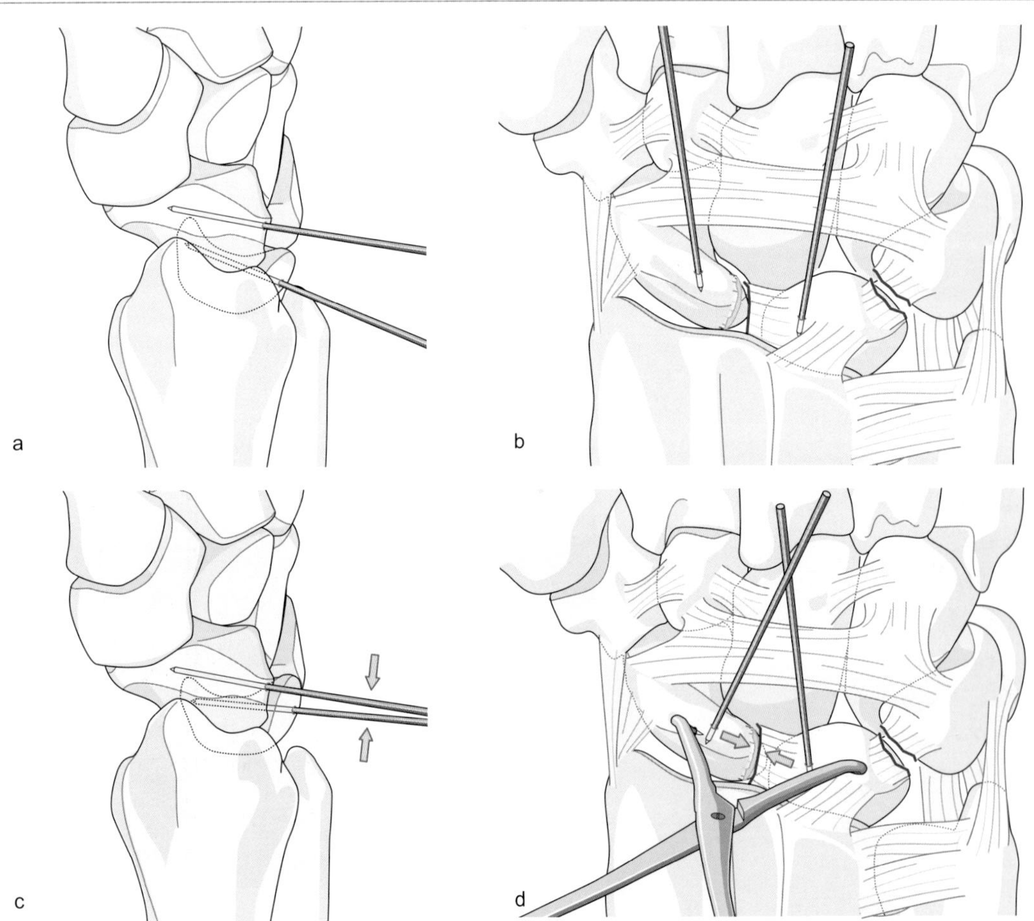


图2-8-16 a~d. 将两根克氏针深深打入骨质，用作撬棒使舟骨背伸、月骨掌屈，然后闭合间隙。用点式复位钳帮助临时维持复位。在两个平面上用影像增强器证实已经复位。

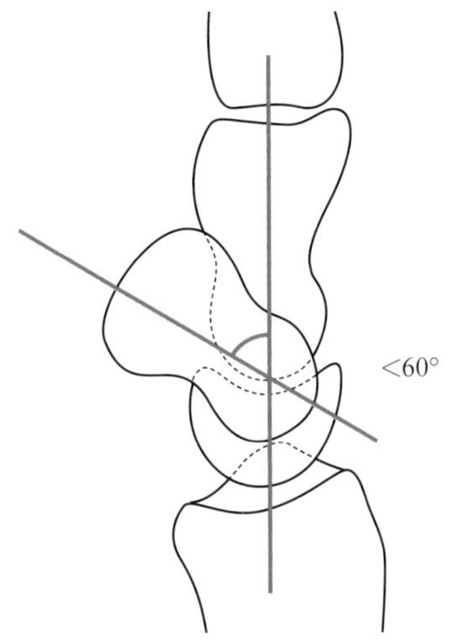


图2-8-17　腕关节保持中立位，在侧位片上检查桡骨、月骨和头骨在一条线上，舟月角<60°，而且月骨没有向背侧倾斜。

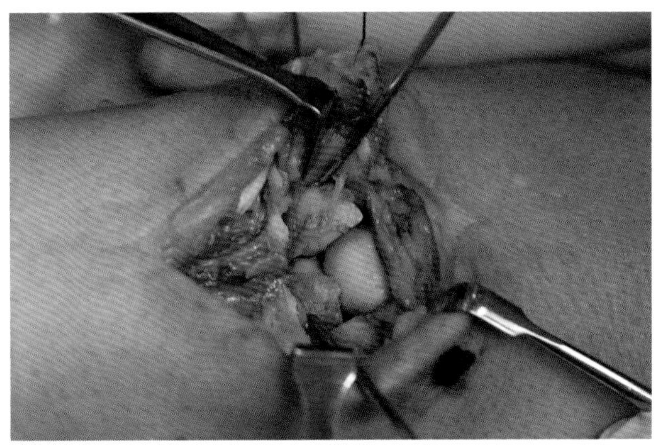

图2-8-18　临床照片显示克氏针撬棒分别打入舟骨和月骨内，用它们将分离的舟骨和月骨对合。

# 6 固定

## 修复舟月韧带

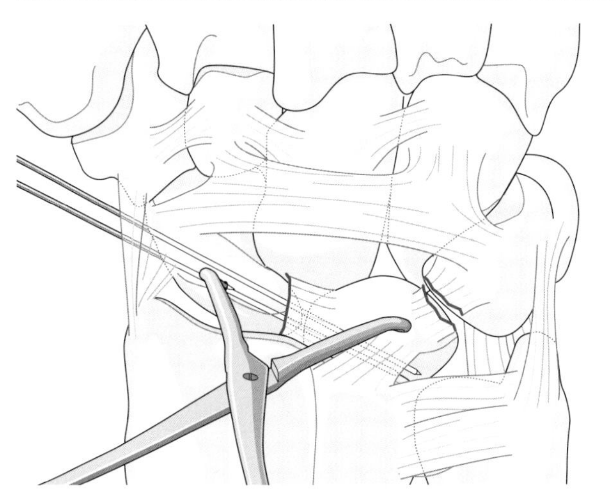

图2-8-19　应当用经皮从舟骨插入月骨的两根克氏针进行贯穿固定，使舟骨和月骨紧紧靠在一起。用影像增强器证实克氏针的位置。

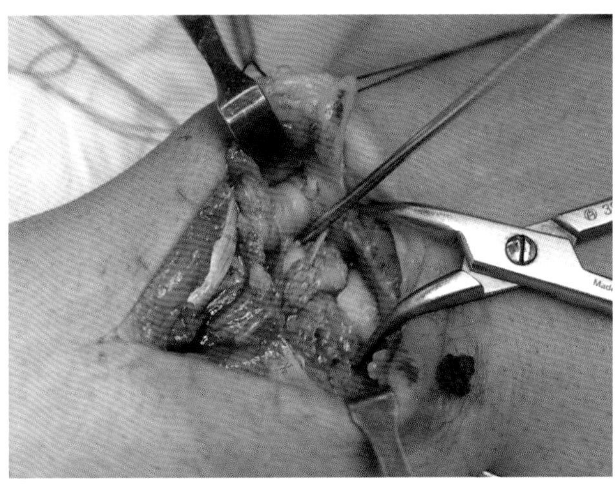

图2-8-20　用两根撬棒将舟骨和月骨的间隙复位并用点式复位钳维持之后，经皮在舟骨和月骨之间、三角骨和月骨之间以及舟骨和头状骨之间打入克氏针。

## 优点：非传统的克氏针置入技术

图2-8-21 a~c. 贯穿固定的克氏针可以在复位之前从里往外打入舟骨，一旦复位完成就将其穿过舟月关节打入月骨。

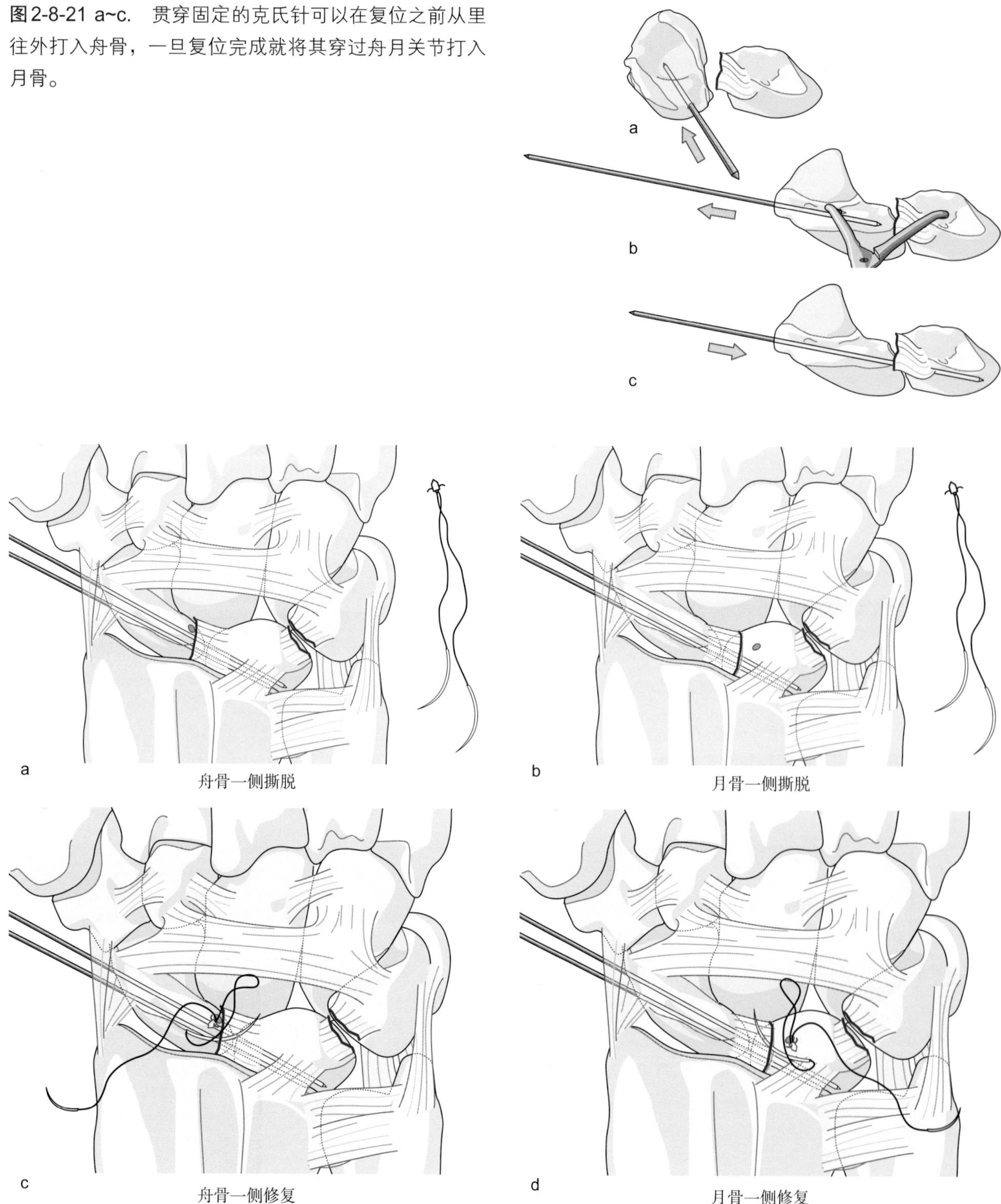


图2-8-22 a~d. 在背侧将锚钉打入舟骨清理过的部位（a），或者如果韧带是从月骨撕脱的话则打入月骨（b）。锚钉固定的位置必须使缝线牵拉的方向轻微倾斜，以抵抗舟骨和月骨之间的旋转应力。通常一枚锚钉就够了，但有时也需要两枚。将锚钉上的缝线穿过韧带的撕脱端（c、d）。

## 可选：经骨道重新固定韧带

图2-8-23　若无骨锚钉可用，就在舟骨近极钻个小的骨隧道，用从中穿过的缝线将撕脱的韧带固定。

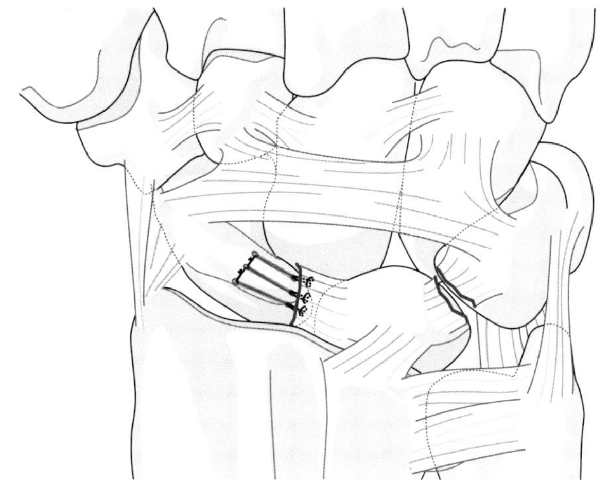

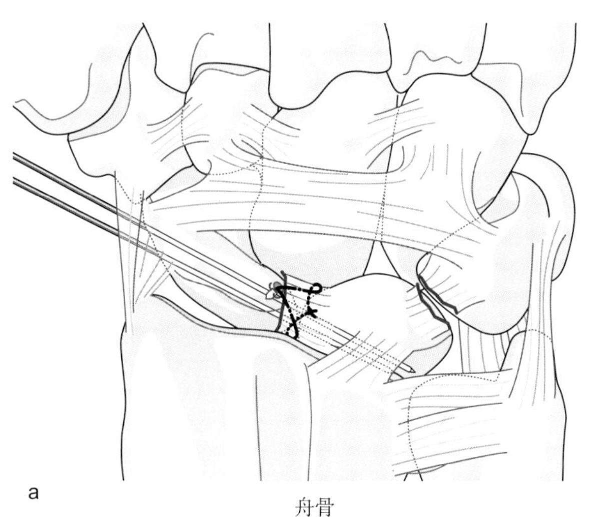


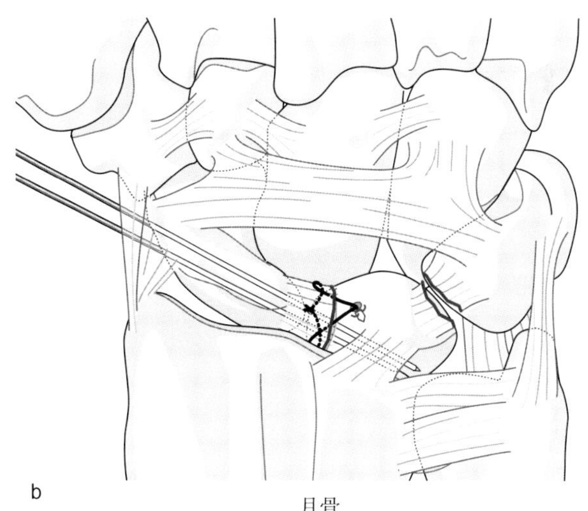


图2-8-24 a、b.　将位于韧带里的锚钉缝线打结。

图2-8-25　对这例患者，在月骨背侧清理过的区域打了两枚锚钉，锚钉缝线从韧带穿过并打结。

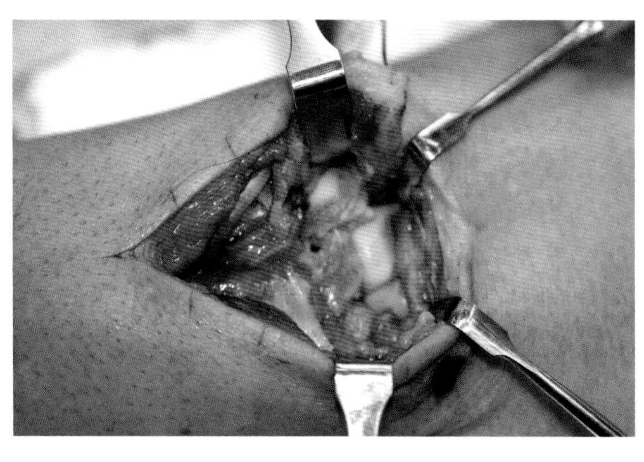

## 修复月三角韧带

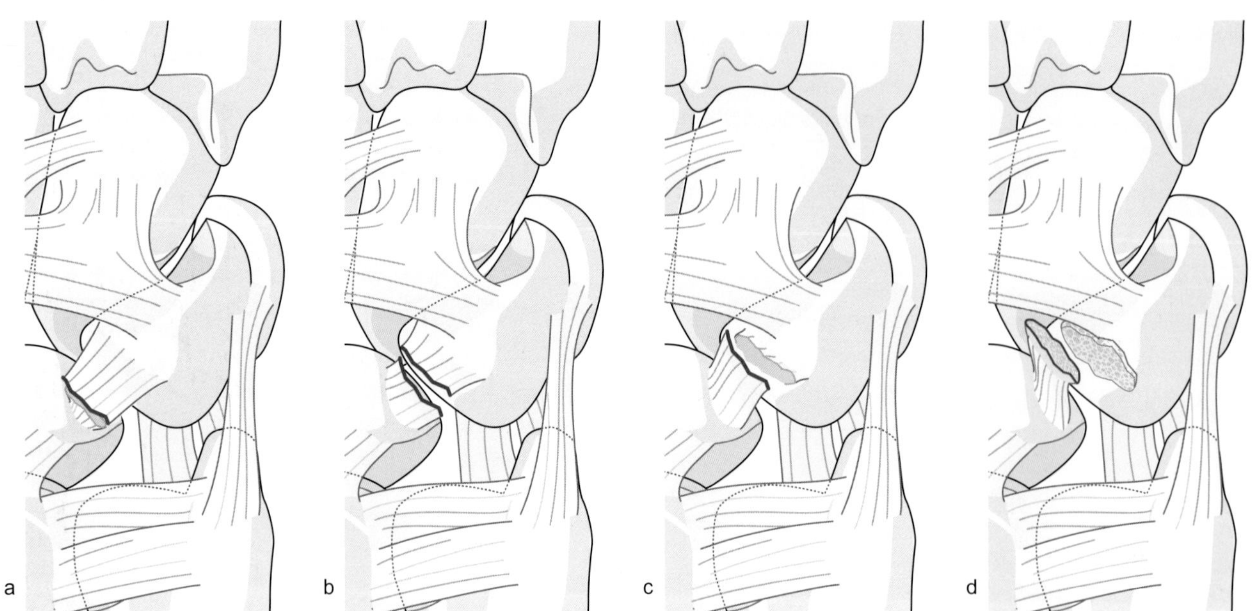


**图2-8-26 a~d.** 月骨周围损伤时，月三角韧带也可能撕裂。其可从月骨（最常见）(a)、在韧带中段（b)，或从三角骨撕裂（c)；也可能有从这两块骨头中的一块撕脱的骨片（d)。

要用锚钉修复，韧带就必须有足够多的残留；要不然就得根据损伤的性质通过直接缝合，或者用克氏针或小螺钉贯穿固定相邻腕骨来修复。无论采用哪种修复技术，都推荐用两枚克氏针贯穿固定来保护修复的软组织（大约6~10周)。

通过背侧入路通常可以完成月三角韧带的复位和固定。

## 用骨锚钉修复

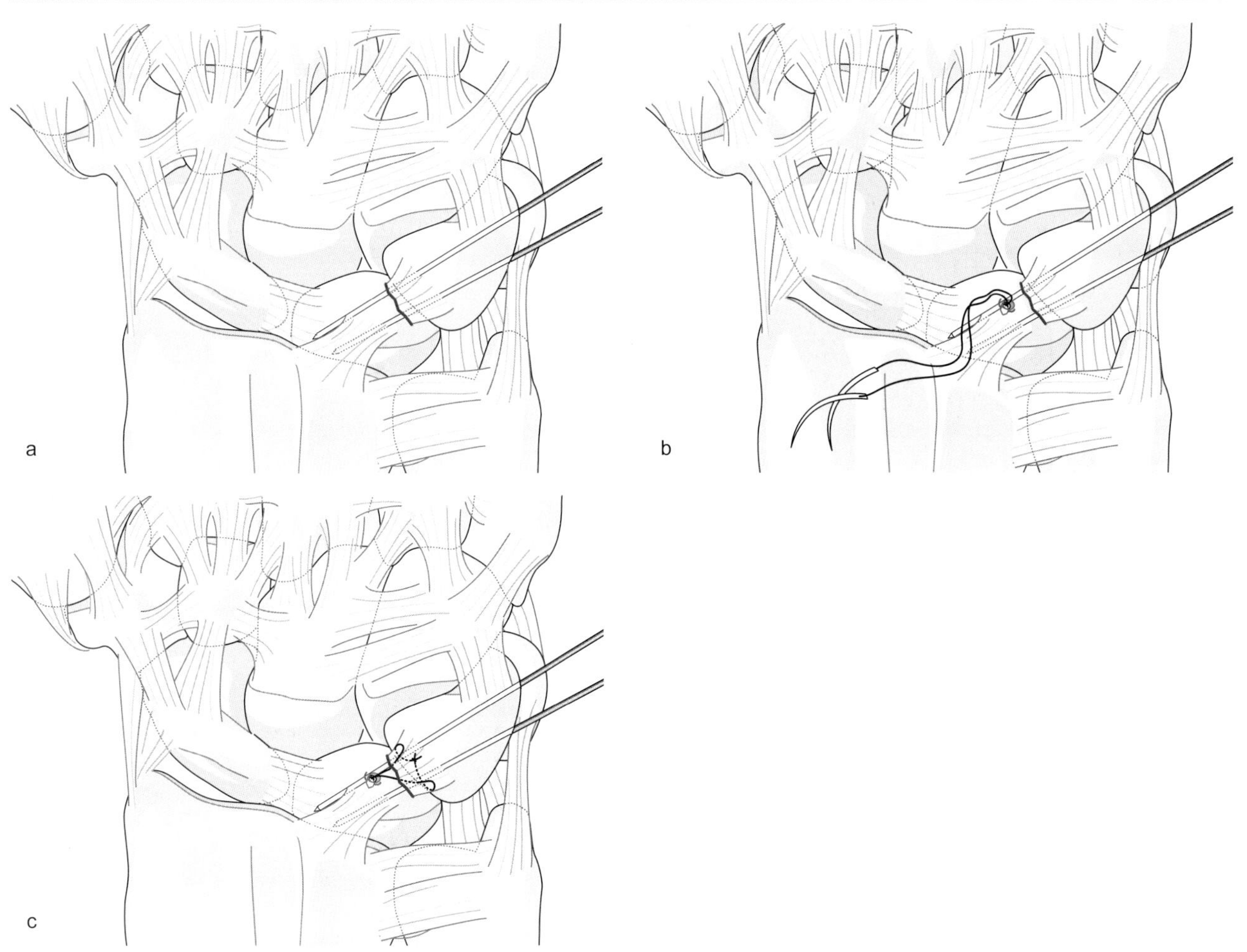


**图2-8-27 a~c.** 在有足够的韧带残留时，将月三角关节复位，并经皮将两枚克氏针从三角骨的尺侧打入，经月三角关节进入月骨（a）。用影像增强器证实克氏针的位置。如果韧带是从月骨分离的，就将锚钉置于月骨上（b），这样就能用锚钉的缝线重新固定韧带（c）。如果韧带是从三角骨分离的，就得将锚钉置于三角骨上。

## 用螺钉修复

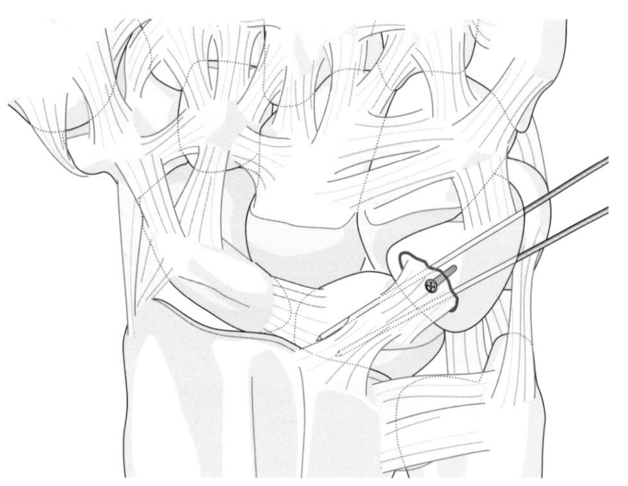

图2-8-28　当月三角韧带从两块骨头中的一块骨性撕脱时，用细的克氏针或小的螺钉固定骨块。

## 直接缝合修复

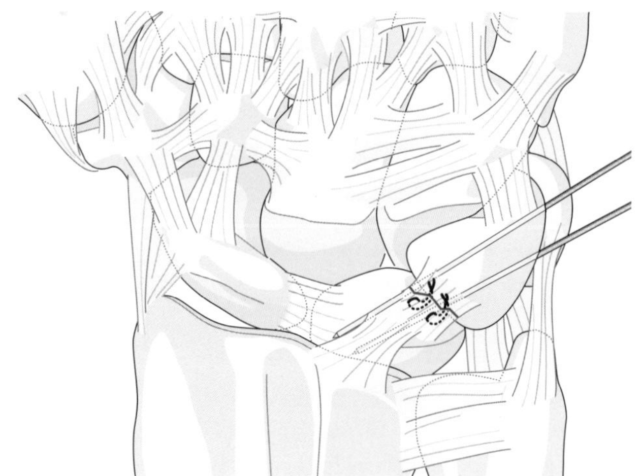

图2-8-29　直接缝合韧带也是可能的。

## 完成固定

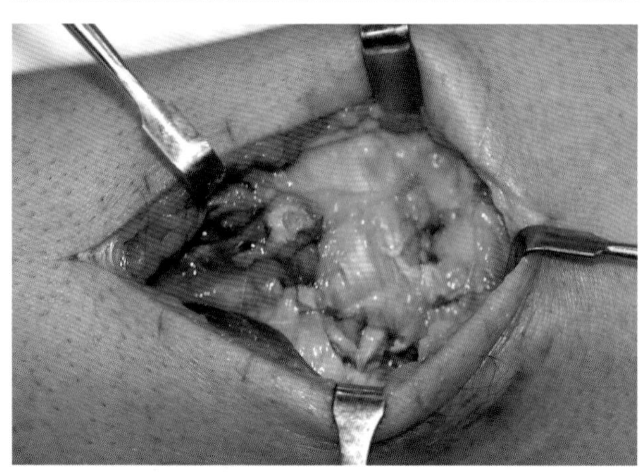

图2-8-30　用多根缝线缝合固定切开的关节囊组织瓣。

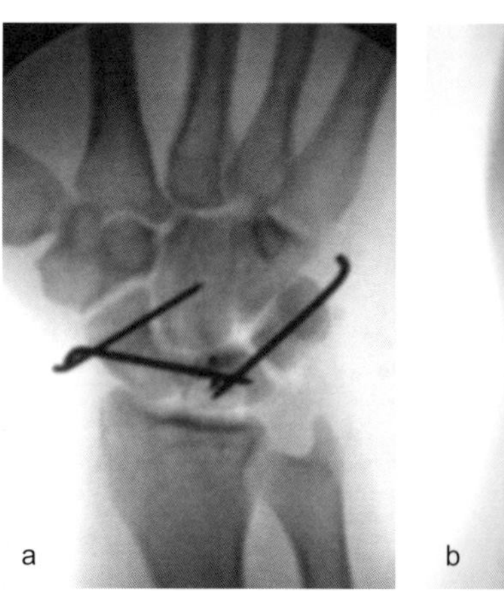


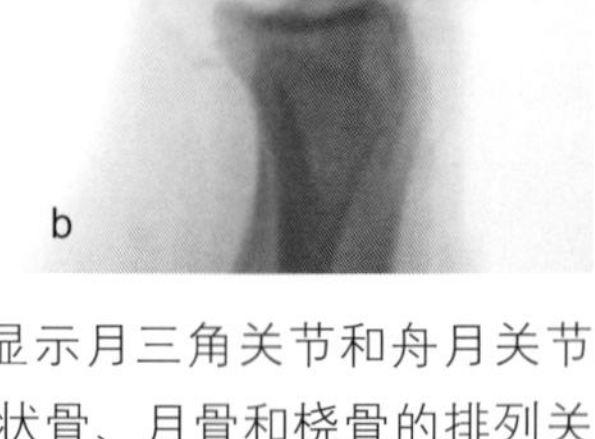


图2-8-31 a、b.　术中影像显示月三角关节和舟月关节的关系正常，侧位像上，头状骨、月骨和桡骨的排列关系正常。

# 7 康复

## 术后处理

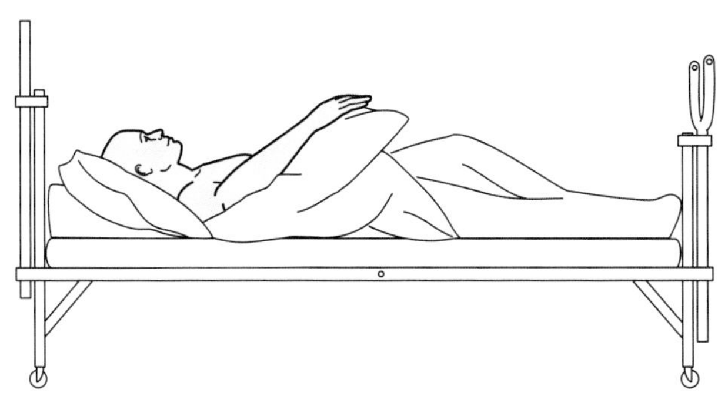

图2-8-32　患者卧床时，用枕头维持手部抬高于心脏水平，以减少肿胀。

## 随访

2~5天后检视患者以更换敷料。10天后拆线，X线检查确认没有发生继发移位。

## 制动

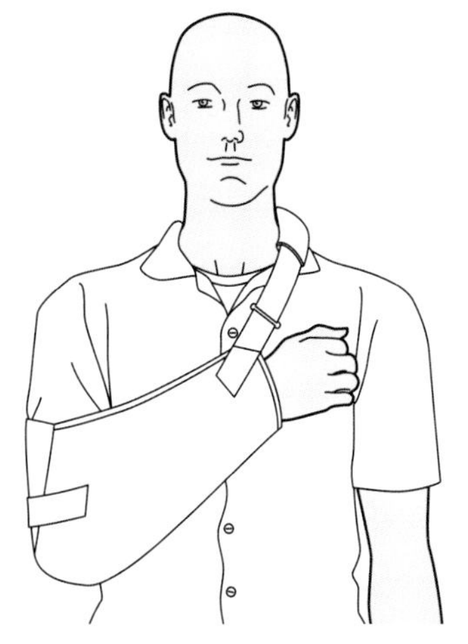

图2-8-33　月骨周围损伤用克氏针固定者，术后6~8周可拔除克氏针。腕关节可能有必要用短臂夹板或石膏管型固定8~12周。在拆除石膏之前，必须注意确保手指、肘和肩的相关关节的主动活动。

## 功能康复

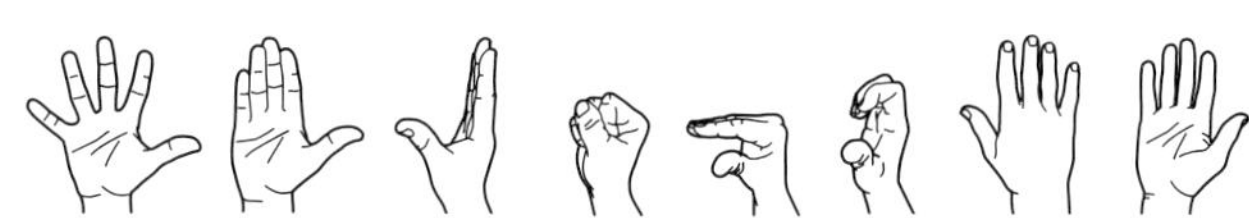

图2-8-34　石膏和克氏针都移除之后，腕关节开始活动范围有控制的主动锻炼。负重活动通常要推迟到骨折愈合的影像学证据出现之后。必须向患者强调活动的重要性，并且应当由理疗师监督康复。

# 8 结果

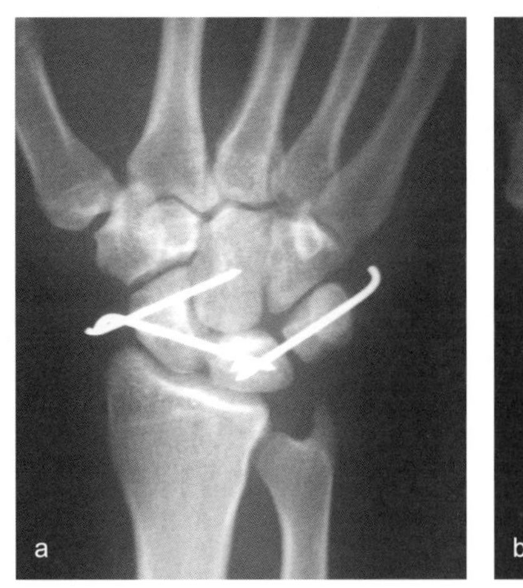
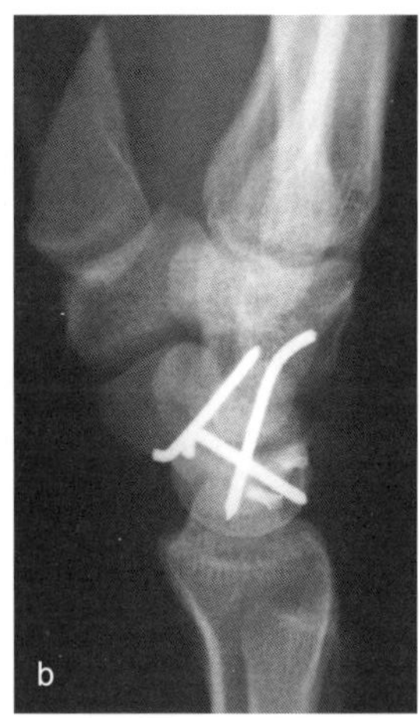

**图**2-8-35 a、b. 术后8周随访时的X线检查显示腕骨间的解剖关系正常。因此就拔出克氏针并将患者送去做理疗。

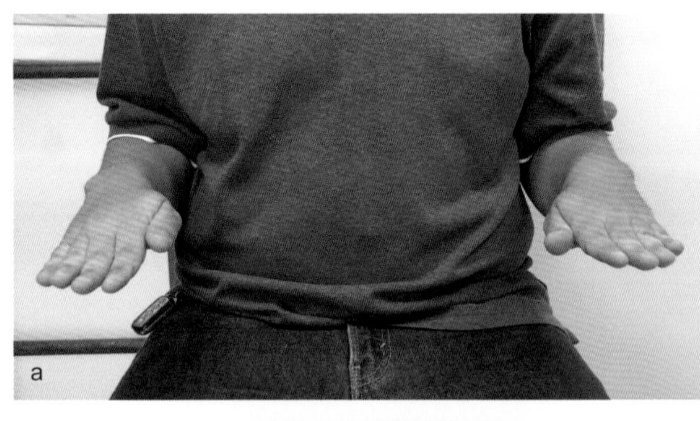
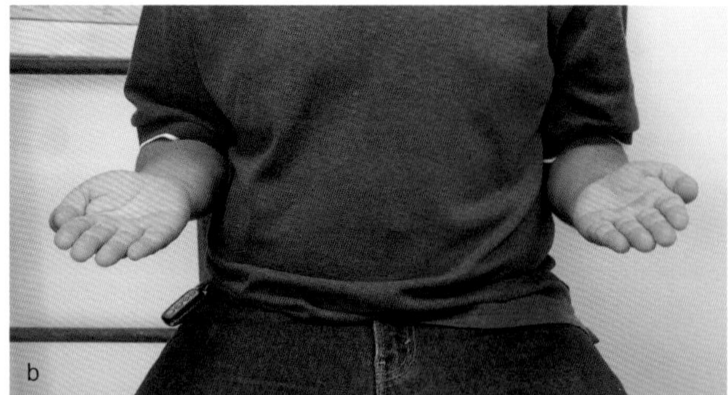
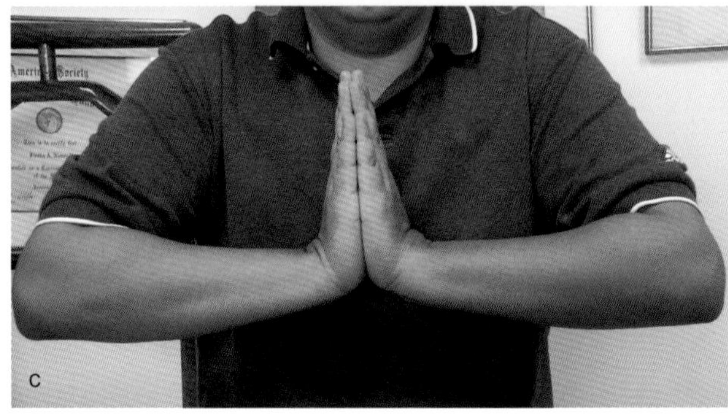
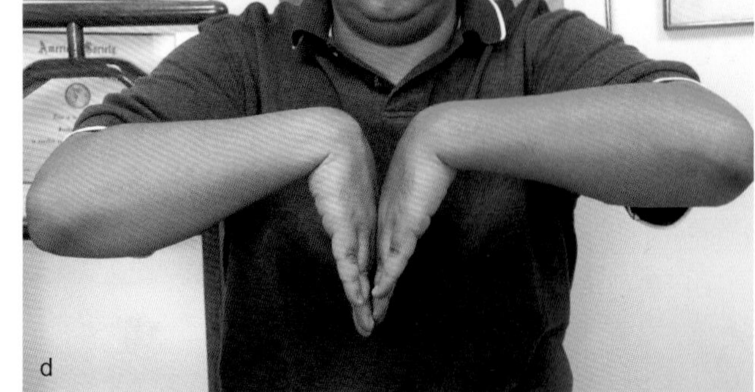

**图**2-8-36 a~d. 患者后来恢复至接近正常的活动范围。

# 第9章　经舟骨月骨周围骨折脱位——用克氏针和无头螺钉治疗

Transscaphoid perilunate fracture dislocation treated with K-wires and a headless screw

## 1　病例描述

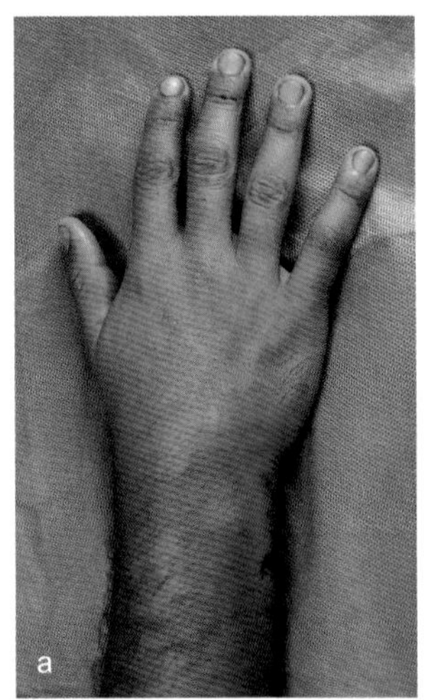


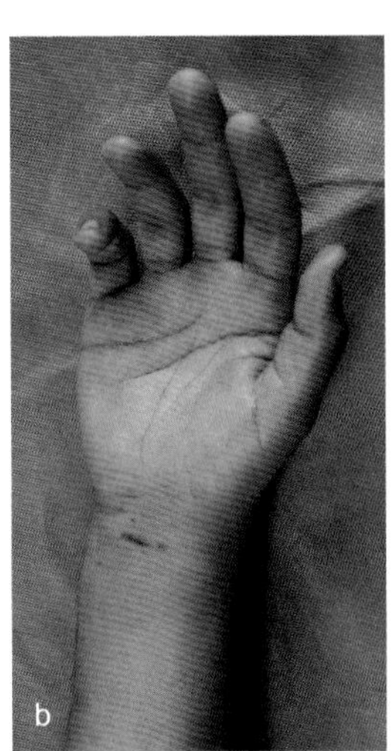


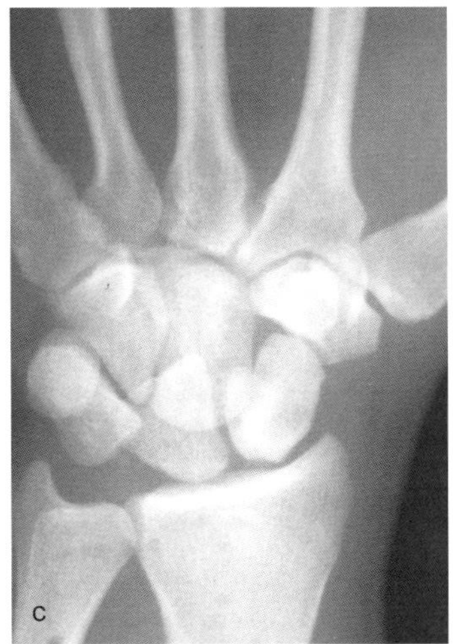


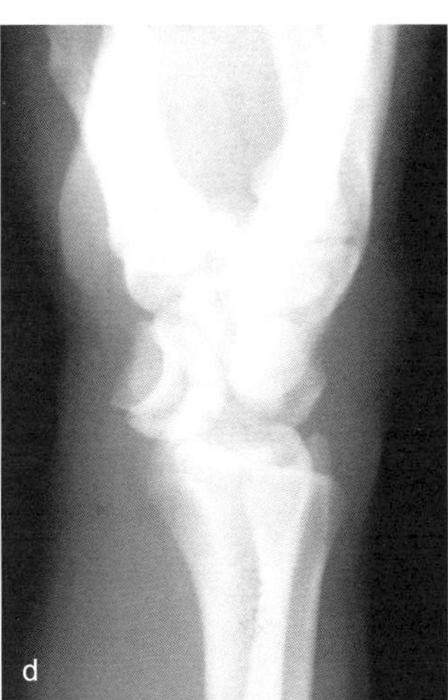


图2-9-1 a~d.　患者，19岁，男性，在一次业余摩托车越野赛事故中右手受伤，腕部明显肿胀。正侧位X线片显示月骨前脱位，位置像典型的溢水茶杯。影像也显示舟骨腰部骨折明显移位。

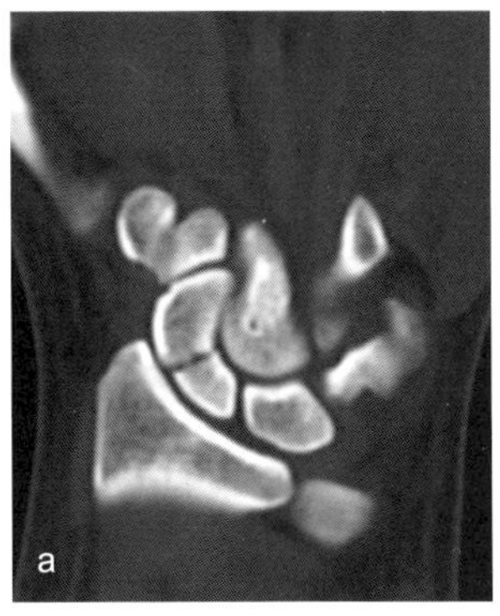


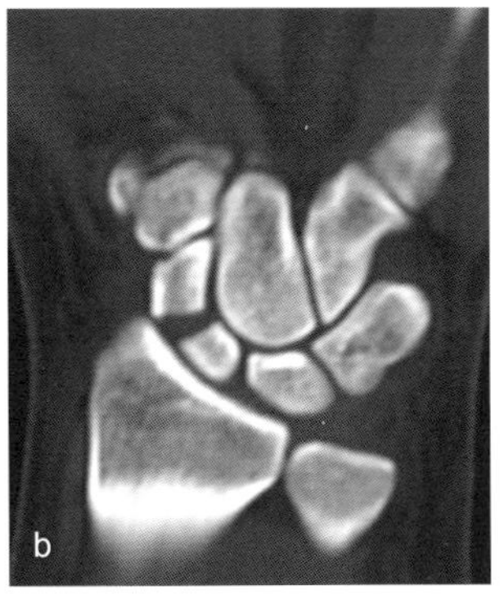


图2-9-2 a、b.　月骨脱位闭合复位之后，额状面二维CT扫描显示舟骨骨折移位。

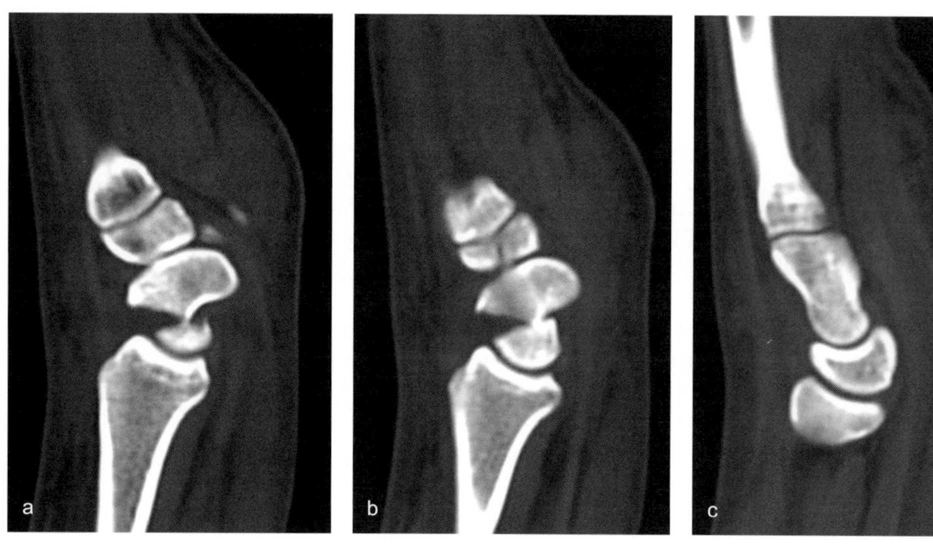


图2-9-3 a~c.　矢状面二维CT扫描显示骨折在额状面上移位。

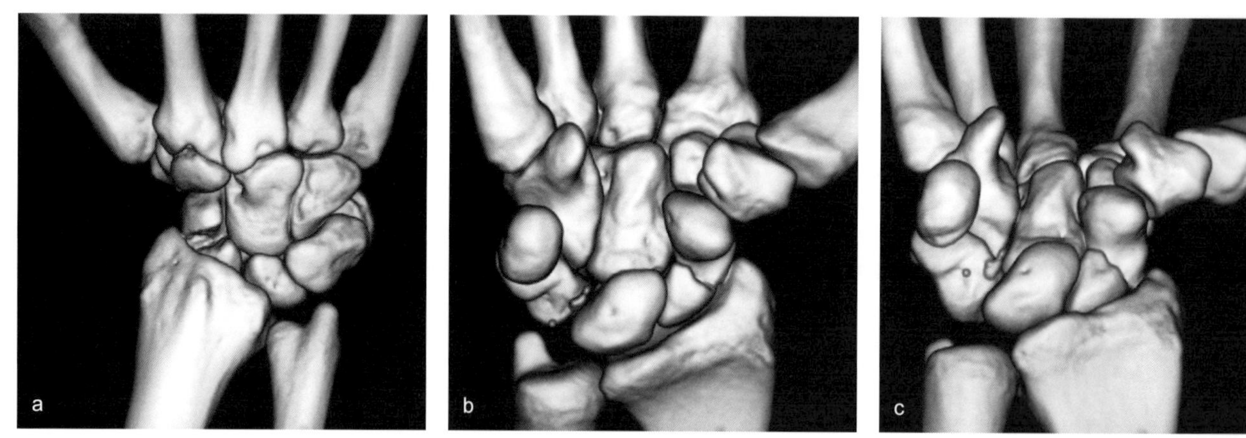


图2-9-4 a~c.　在矢状面三维CT扫描中，舟骨骨折显而易见。

# 2 适应证

## 月骨周围骨折脱位

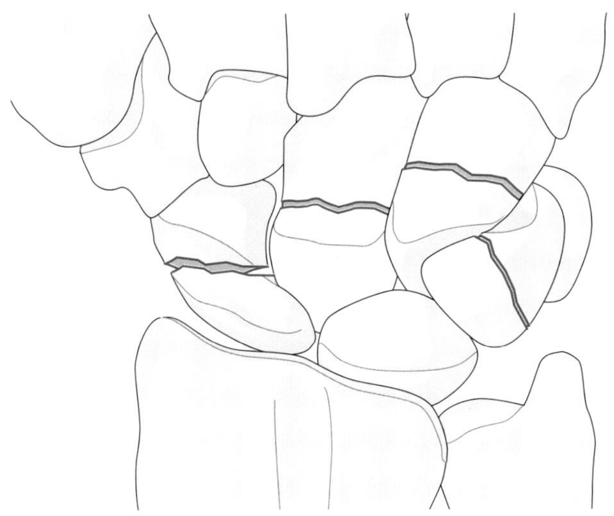

图2-9-5　在所有腕关节脱位中，月骨周围脱位最为常见。其特征为月骨与邻近的腕骨及桡骨的关节囊韧带连接渐进性断裂。月骨周围脱位有很多临床类型，很容易将它们分成两大类：单纯月骨周围脱位和月骨周围骨折脱位；在后者，韧带断裂合并各种月骨周围的腕骨骨折。

月骨周围骨折脱位呈现广泛的一系列损伤。当破坏性暴力沿腕中关节周围传递时，邻近月骨的腕骨可能发生骨折，而不仅仅是韧带断裂。不过，公认的是，在所有月骨周围骨折之中，90%以上累及舟骨。为了恢复腕关节的稳定性并防止发生创伤后退行性关节病，必须识别并修复所有骨和软组织的损伤。同时发生腕部骨骼和软组织损伤并非相互排斥的两个概念（例如，伴随而来的舟骨骨折和舟骨月骨分离）。但是不像月骨周围脱位的单纯韧带损伤，月骨周围骨折脱位的损伤通过妥善处理骨性部分就能得到很好的治疗。

## 经舟骨骨折月骨脱位

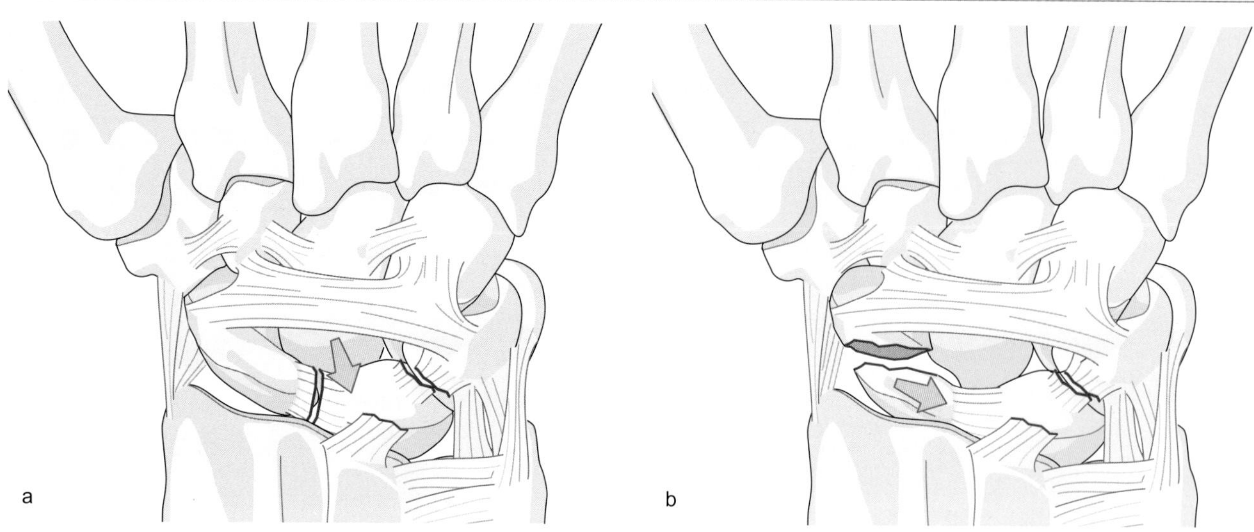


图2-9-6 a、b. 在Ⅳ度月骨完全脱位，通常向掌侧方向脱位（a）。当有附加的舟骨骨折时，舟骨的近侧骨块会跟着脱位的月骨一起移位（b）。

## 背侧桡月三角韧带复合体断裂

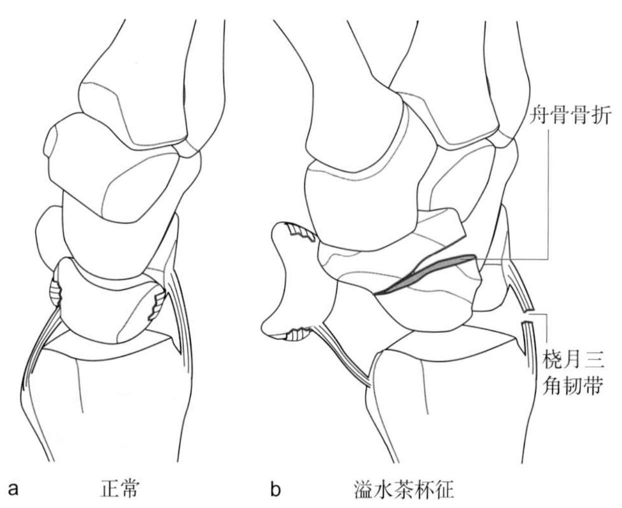


图2-9-7 a、b. 也可能有背侧桡月三角韧带复合体断裂。

## 植入物的选择

对于合并舟骨骨折的月骨周围损伤，如果近侧骨块足够大，可以考虑顺行置入的2.4 mm或3.0 mm螺钉。

## 影像

月骨周围骨折脱位的诊断是基于外伤史、临床检查和放射学检查。在冠状位上，能够看到腕骨的异常重叠与Gilula 弧的改变，但也建议拍真正的侧位片（有关应用弧线来诊断腕关节损伤的进一步信息，见第2篇第10章“经三角骨经舟骨月骨周围骨折脱位——用螺钉治疗”的“2 适应证”）。侧位X线片能够显示脱位月骨的溢水茶杯形状（如图2-9-1 d所示）。当头状骨朝着桡骨远端关节面向近侧移位时，也要寻找移位月骨的三角形轮廓。做CT扫描能够提供损伤更精确的细节，在这个病例中，冠状面（图2-9-2 a、b）和矢状面（图2-9-3 a~c）CT扫描显示舟骨骨折。

# 3 术前计划

## 装备

· 一套2.4 mm或3.0 mm无头加压螺钉。
· 1.4 mm~1.6 mm克氏针。
· 点式复位钳。
· 骨锚钉。
· 影像增强器。

## 患者的准备和体位

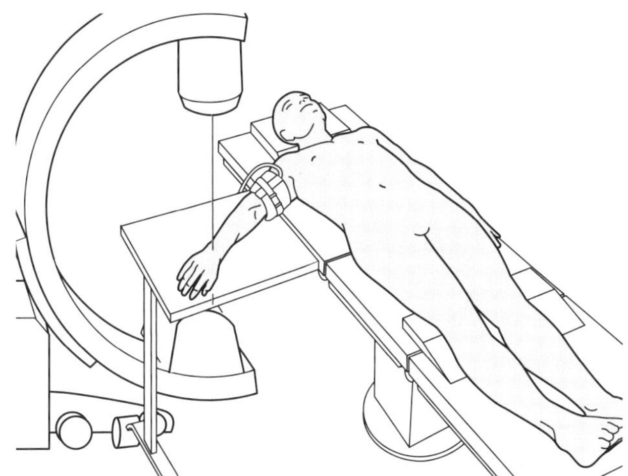

**图2-9-8** 让患者仰卧，将前臂放在搁手台上。将前臂旋前。使用不消毒的充气止血带。预防性抗生素是非强制的。

# 4 手术方法

## 入路

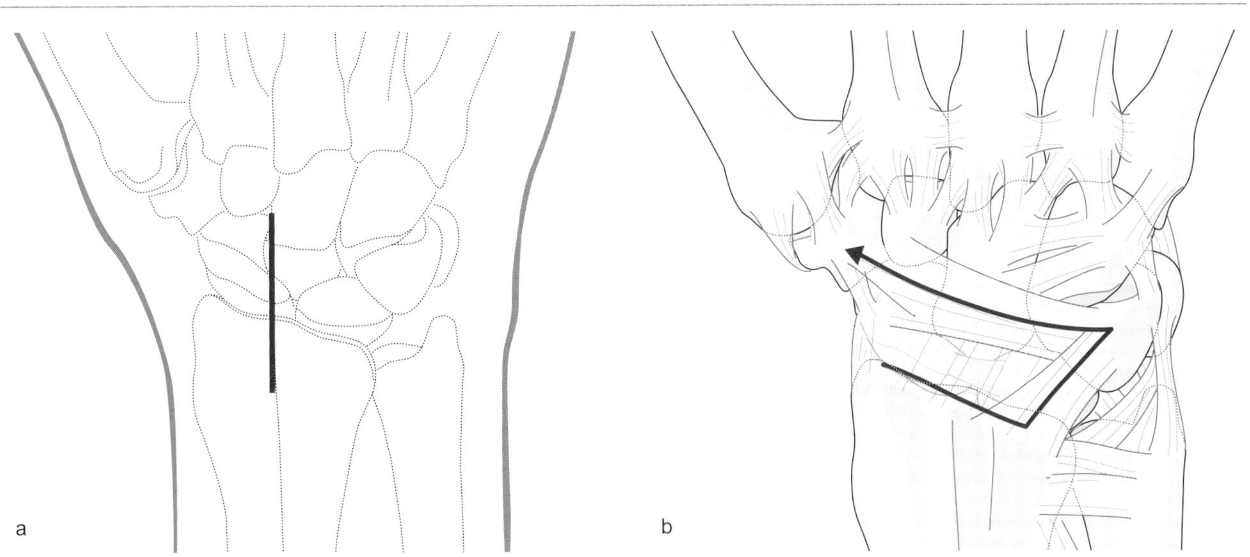


**图2-9-9 a、b.** 采用的手术入路为背侧入路（见第1篇第3章“处理月骨及月骨周围损伤的联合入路”，不过这个病例只需要背侧入路）。这个入路包含掀起基底在桡侧的关节囊韧带瓣和关节囊切开术的切口。背侧入路也可以用于修复其他腕骨的损伤。

图2-9-10　通过背侧入路暴露舟骨骨折。

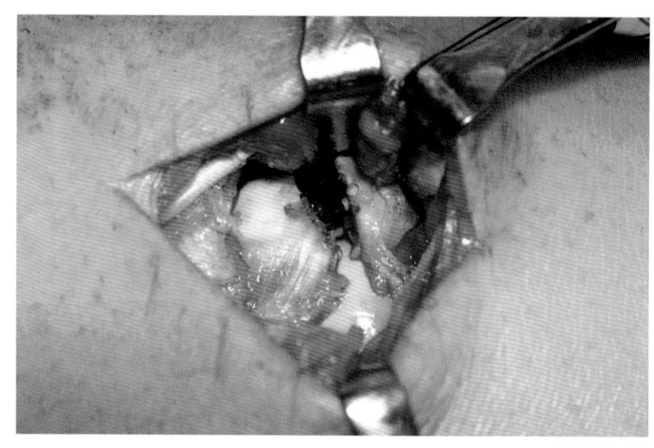

## 5 复位

### 月骨的初步复位

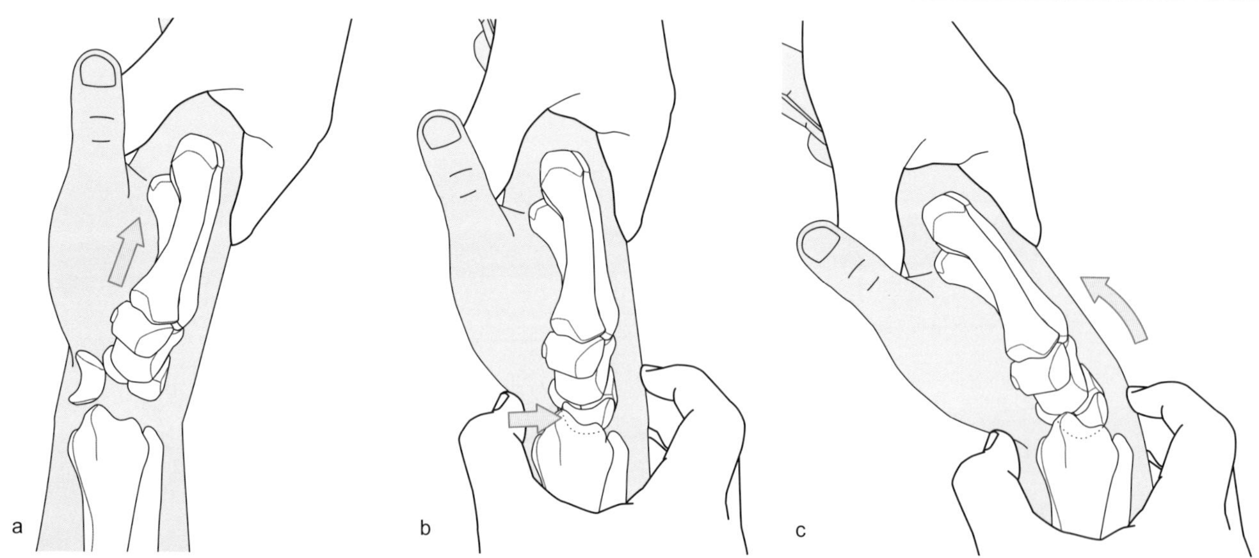


图2-9-11 a~c. 闭合复位是手术治疗的一项准备工作，有以下3个好处。

- 恢复腕骨的排列。
- 改善患者的舒适度。
- 减少对正中神经的压迫。

腕关节牵引（a)，直接用拇指在月骨上施加由掌侧向背侧的压力（b）使脱位的月骨复位，然后将手部稍稍屈曲；复位一旦成功，就轻轻松开牵引（c)。

### 月骨的切开复位

如果闭合复位不成功，由于有正中神经损害和疼痛的风险，也为了保留月骨的血供，有必要尽快切开复位。

## 舟骨的直接复位

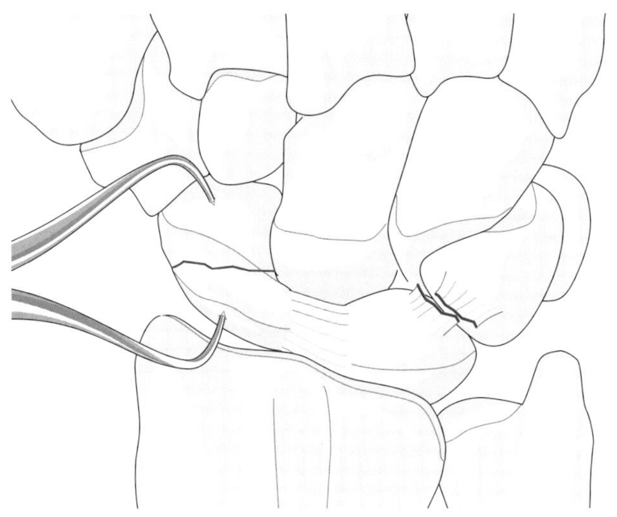

图2-9-12　用小的点式复位钳使舟骨骨折复位。

## 确定导针的置入点

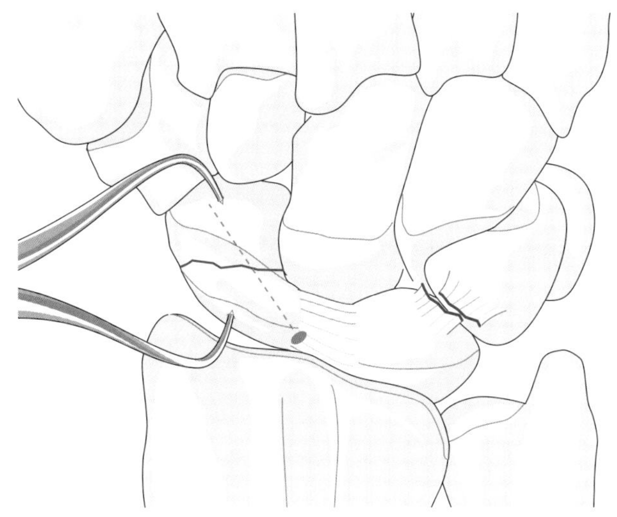

图2-9-13　导针的正确进针点位于近极的中心，恰好邻近舟月韧带的止点。

## 置入导针

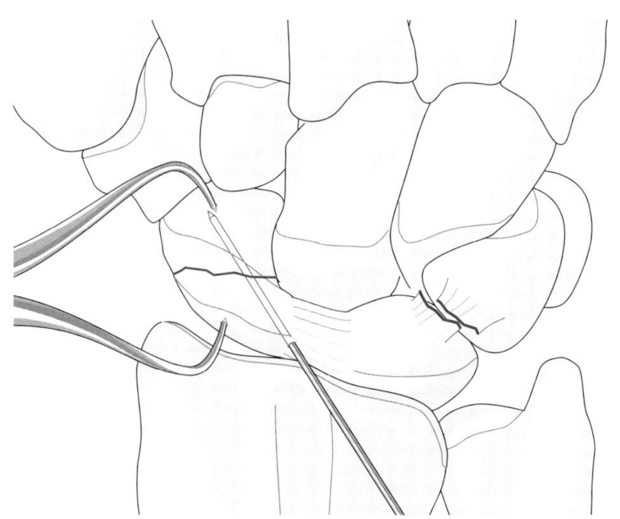

图2-9-14　于桡侧外展位，沿第一掌骨骨干的轴线置入导针；插入导针时腕关节应当处于屈曲位，否则就到不了进针点。导针不要穿过舟大多角关节。

在至少两个平面上用影像增强器证实导针沿着舟骨的轴线并垂直于骨折线准确地推进。

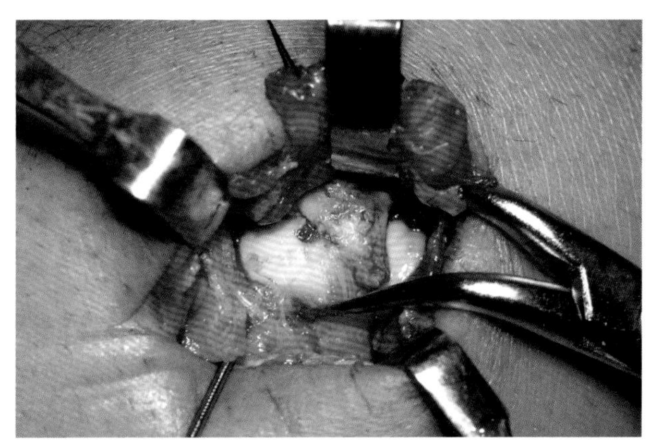

图2-9-15　骨折用点式复位钳复位并维持，在影像引导下置入克氏针。

# 6 固定

## 固定舟骨

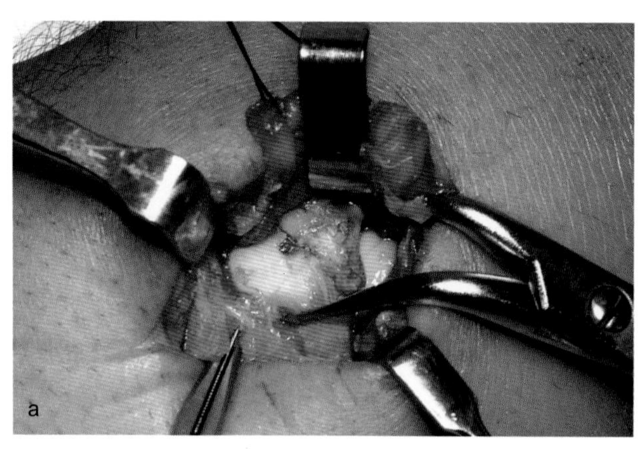
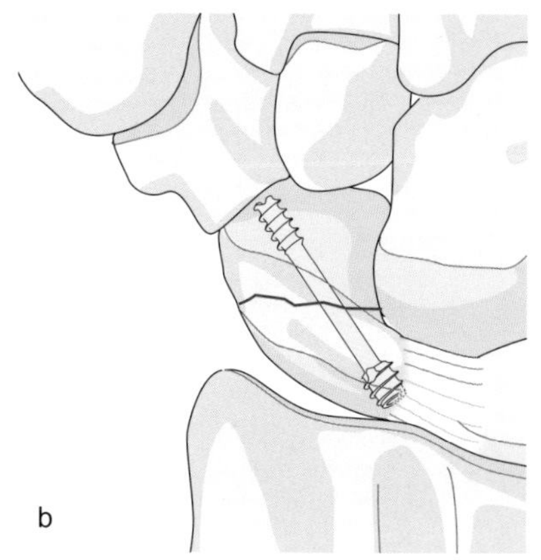

图2-9-16 a、b. 本例舟骨腰部骨折采用背侧入路，通过置入一枚3.0 mm无头螺钉达到稳定固定。

固定手术遵循常规的步骤：测量螺钉长度、钻孔、选择螺钉、置入螺钉，推进并将螺钉埋进骨质内。有关这些步骤的进一步信息，见第2篇第3章“舟骨粉碎性骨折——用无头加压螺钉和拉力螺钉治疗”。

## 修复月三角韧带

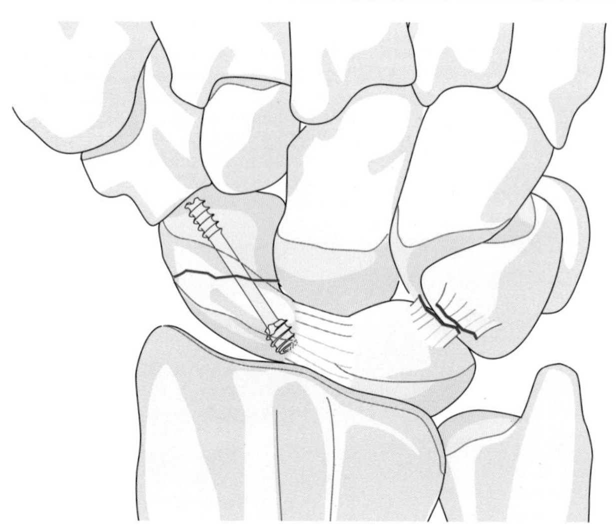

图2-9-17 在经舟骨骨折月骨周围脱位中，月三角韧带可能撕裂。撕裂可以发自月骨、在韧带中段，或者发自三角骨；还可以有发自这两块骨头中的一块的骨性撕脱。

要用骨锚钉修复，就必须有足够的韧带残留；要不然就根据损伤的性质通过直接缝合，或者用克氏针或小螺钉固定进行修复。无论用什么技术修复，都建议用两枚克氏针贯穿固定（6~10周）以维护软组织的修复。

采用背侧入路通常有可能对月骨和三角骨的排列进行复位和固定。

## 用骨锚钉修复

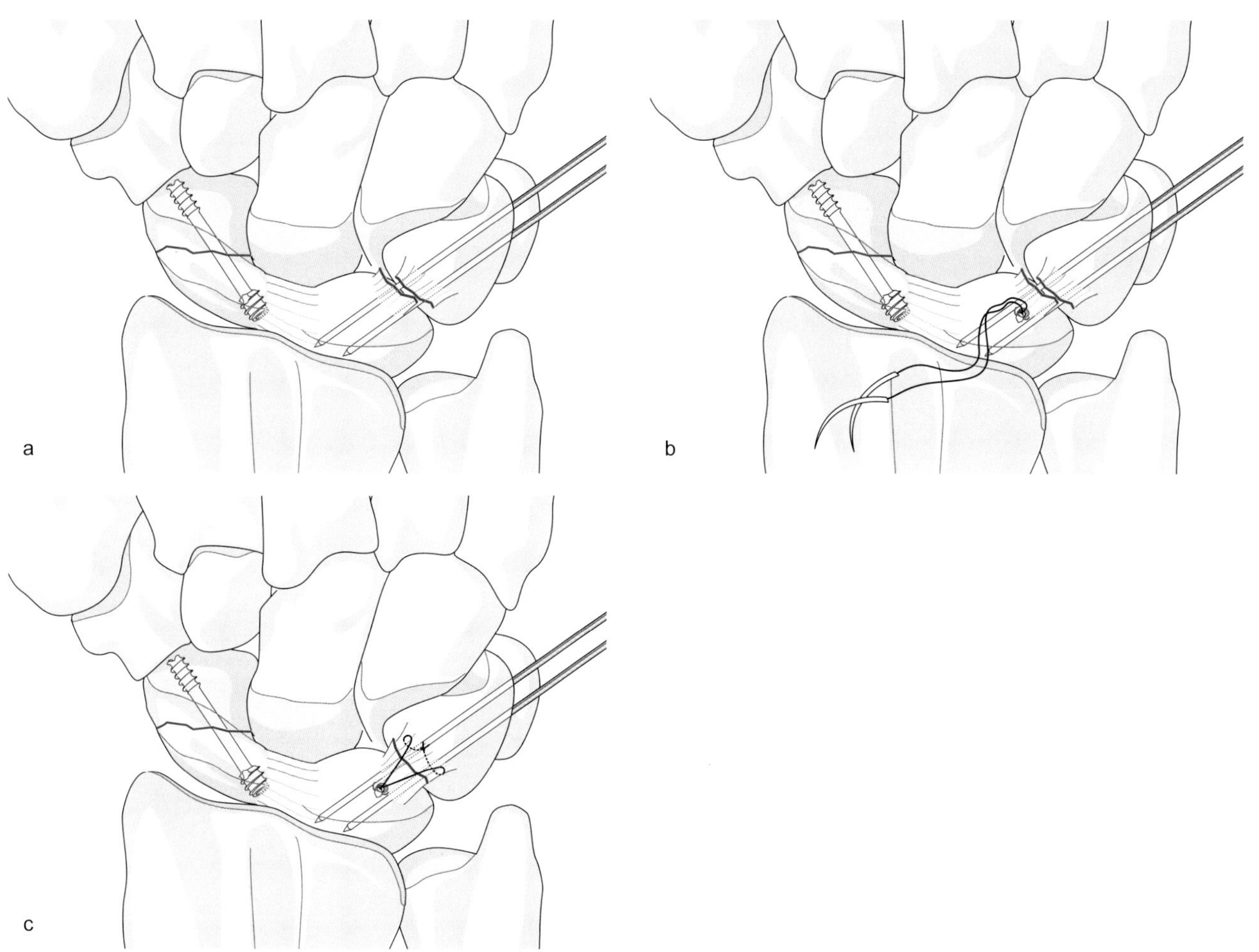


图2-9-18 a~c. 当有足够的韧带残留时，将月三角关节复位，经皮从三角骨的尺侧置入两枚克氏针，穿过月三角关节进入月骨（a）。用影像增强器证实克氏针的位置。如果韧带是从月骨撕脱的，就将锚钉安置在月骨上（b），这样就能用锚钉的缝线重新固定韧带（c）。如果韧带是从三角骨撕脱的，则应将锚钉安置在三角骨上。

## 用螺钉修复

图2-9-19　当月三角韧带有发自两块骨头中的一块的骨性撕脱时，骨片能够用细的克氏针或小的螺钉固定。

## 直接缝合修复

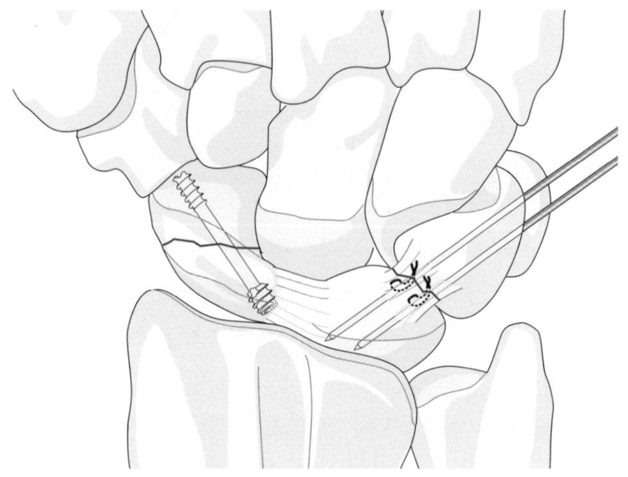

图2-9-20　直接缝合韧带也是可能的。

## 完成固定

然后关闭关节囊切开术的组织瓣。

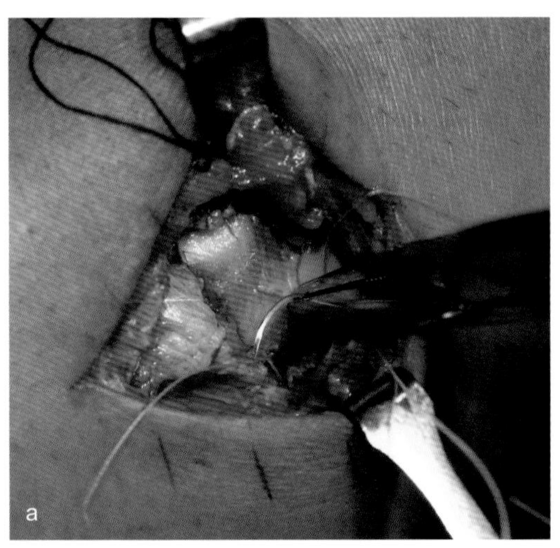


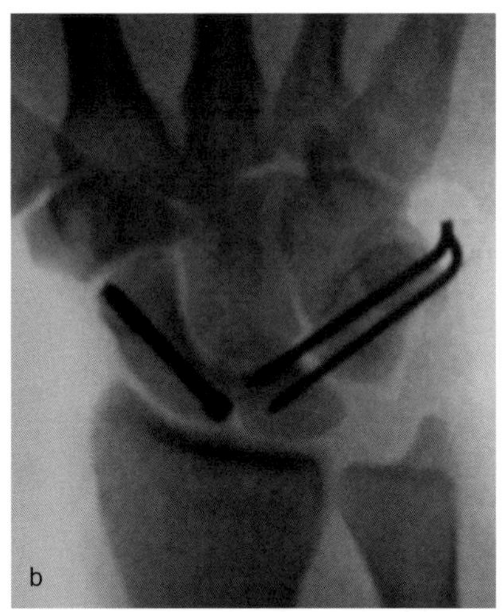


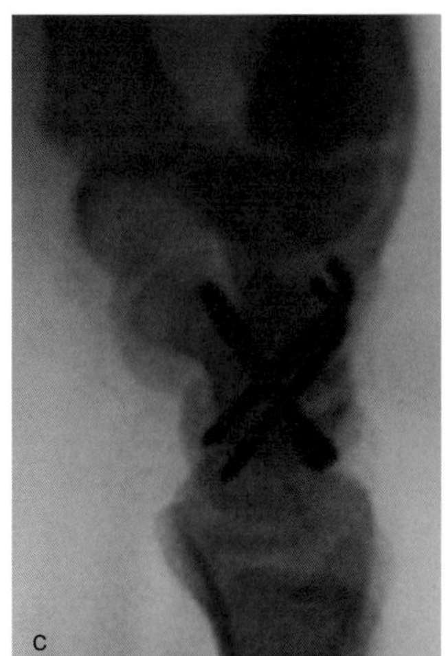


图2-9-21 a~c.　术中影像显示直接缝合修复背侧月三角韧带，跨关节置入两枚克氏针。

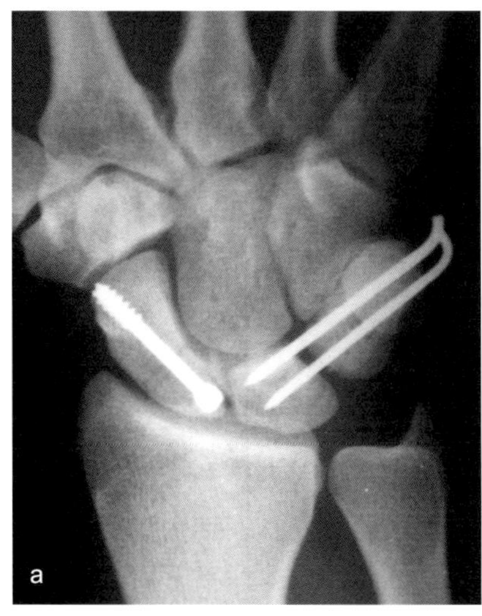


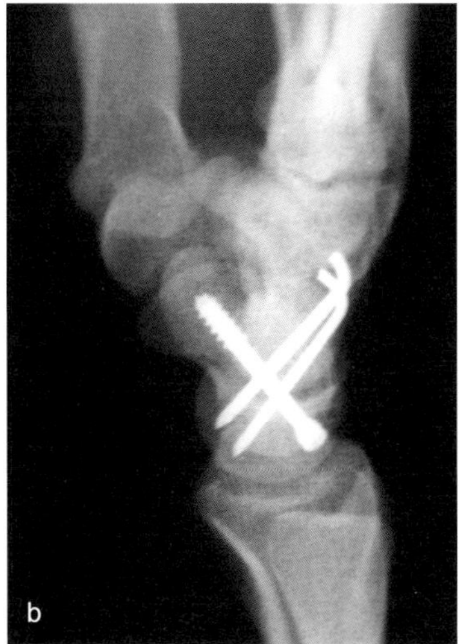


图2-9-22 a、b. 术后即刻X线检查展示解剖复位克氏针固定。

## 7 康复

### 术后处理、随访和功能锻炼

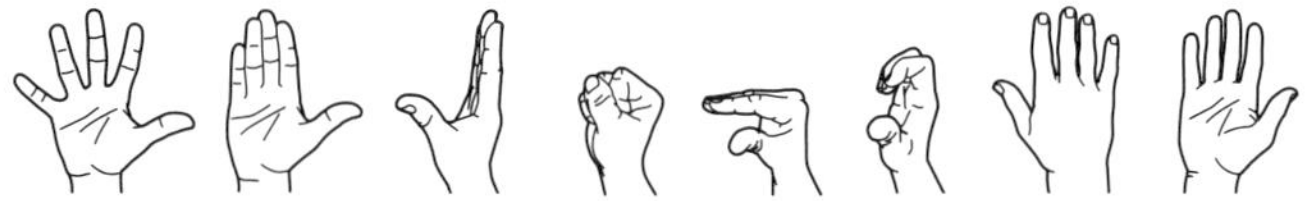

图2-9-23 患者应接受标准的术后休息、患肢抬高、随访、拆线和按要求制动。术后开始活动范围有控制的主动锻炼。进一步的信息见第2篇第8章“月骨周围脱位——用多枚克氏针治疗”。

## 8 结果

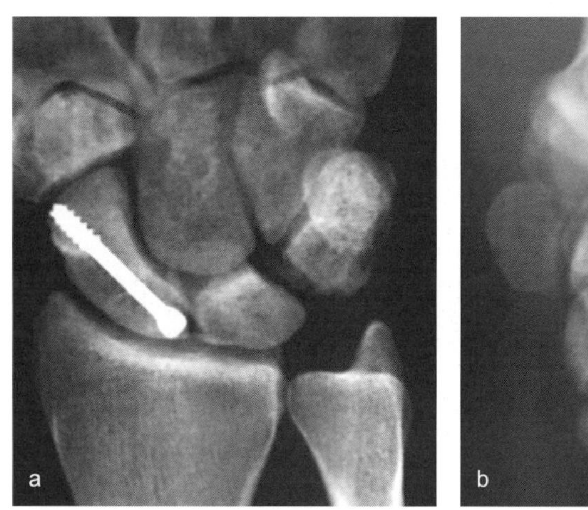


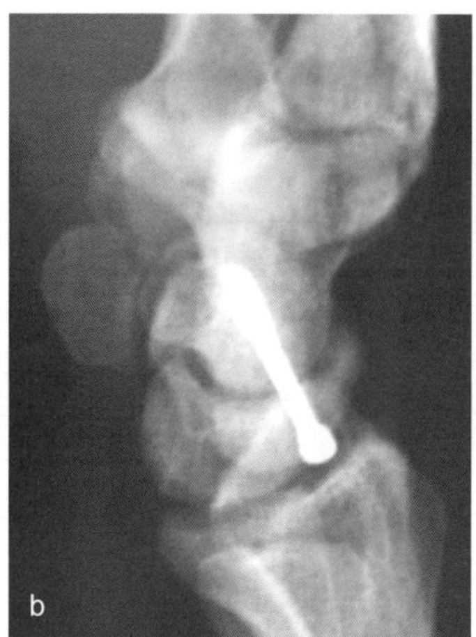


图2-9-24 a、b. 术后12个月随访时，X线片显示舟骨骨折愈合，月骨排列正常。

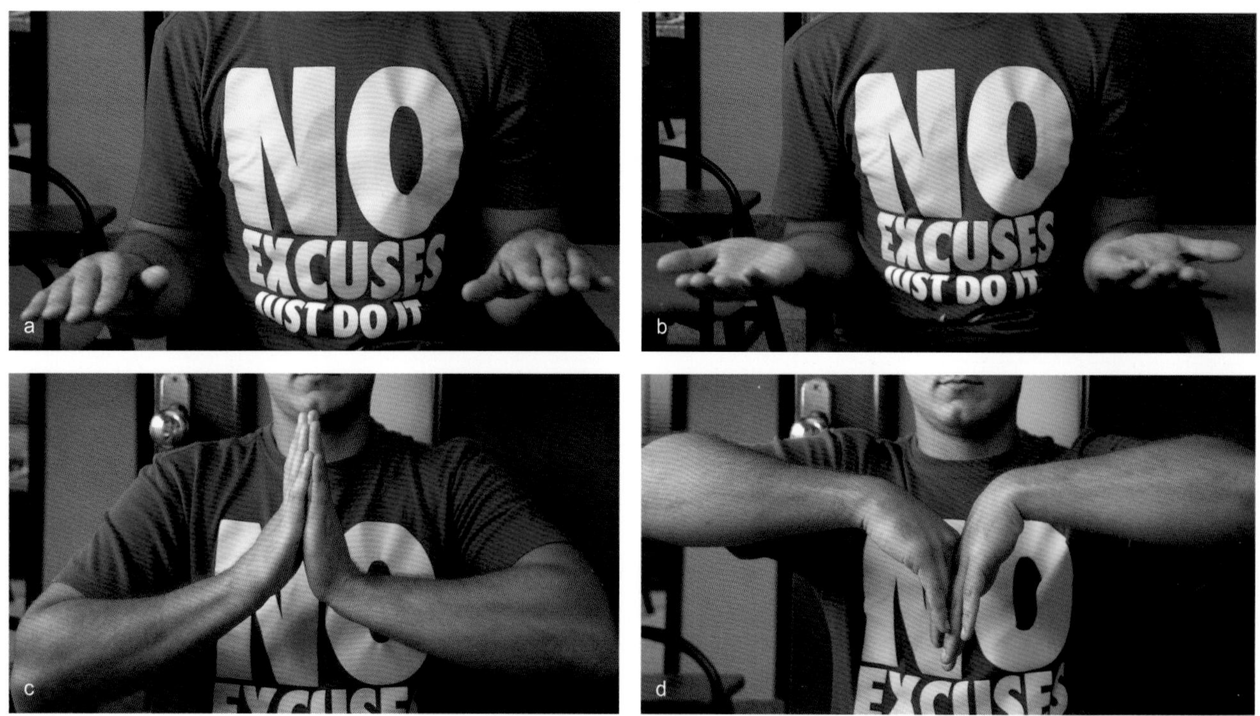


图2-9-25 a~d. 患者已经获得接近完全的功能恢复。

# 9 可供选择的技术：病例说明

## 经掌侧和背侧入路用多枚螺钉治疗经舟骨月骨周围骨折脱位

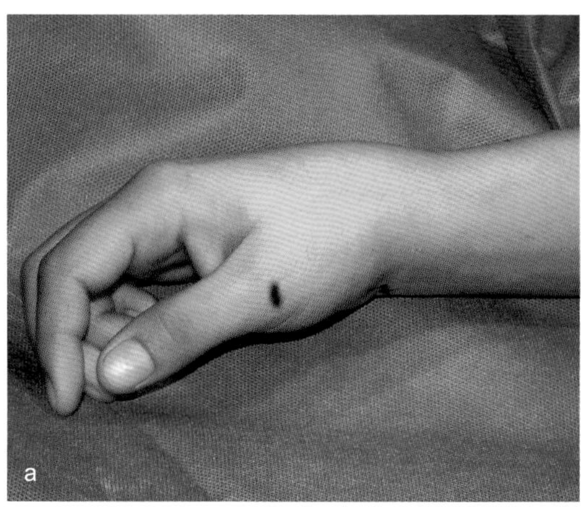

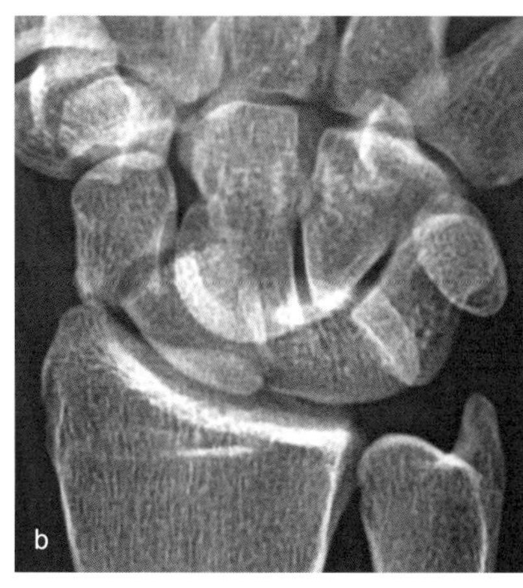

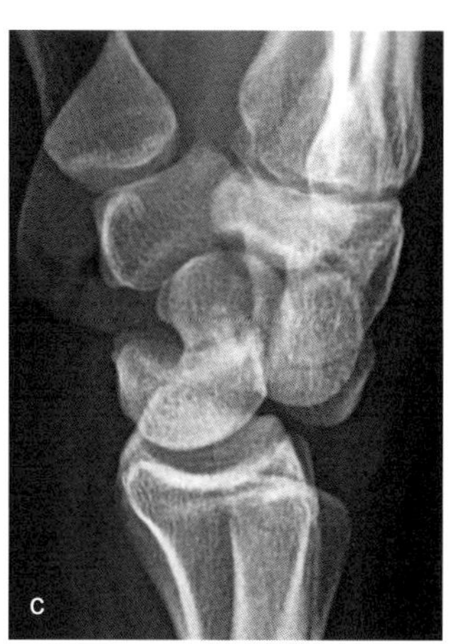


图2-9-26 a~c. 患者，男性，21岁，因摩托车事故致经舟骨月骨周围骨折脱位。手部和腕部的临床表现为背侧畸形和肿胀。正位和侧位X线片显示头状骨向背侧脱位居月骨之上，舟骨近极骨折移位。

## 适应证

图2-9-27 在本例月骨周围损伤中，头状骨已经从其正常位置脱出，月骨已经丧失其与桡骨远端的正常排列。月三角韧带也有损伤。这使之成为Ⅲ度腕中关节骨折脱位。

在移位广泛、粉碎性骨折，或者舟骨骨质缺损的情况下，仅仅单枚螺钉固定不太可能提供足够的稳定性。在这种情况下，要想达到所需的稳定性可能有必要联合应用两枚螺钉或一枚螺钉加一根克氏针。此外，掌侧和背侧入路两者都可能是必要的。先整复所有移位的骨片，再进行最终的固定。在粉碎性骨折病例中，可能适合做骨移植。

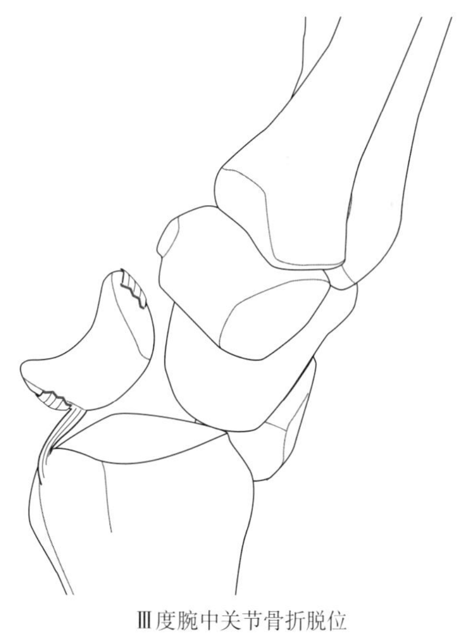

## 背侧和掌侧联合手术入路

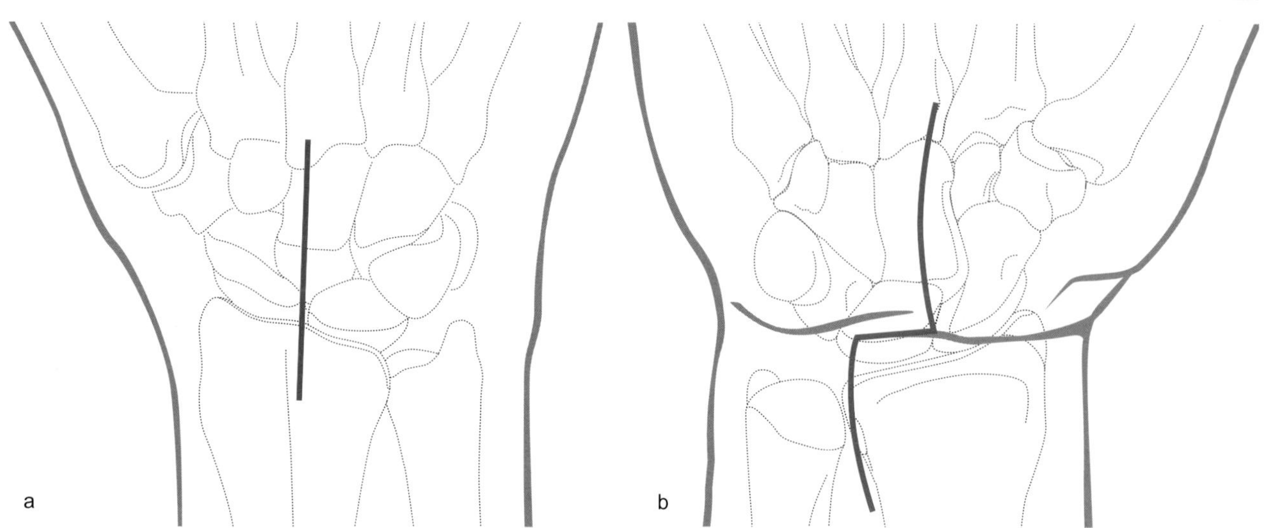


图2-9-28 a、b. 和常规的背侧入路一起，额外的掌侧入路将显露外在掌侧韧带特有的破裂情况。当有正中神经功能障碍，或者单独用背部入路不可能做到有效复位的时候，应当考虑掌侧入路。这样做也能够更好地暴露月三角韧带的掌侧束（见第1篇第3章“处理月骨及月骨周围损伤的联合入路”）。

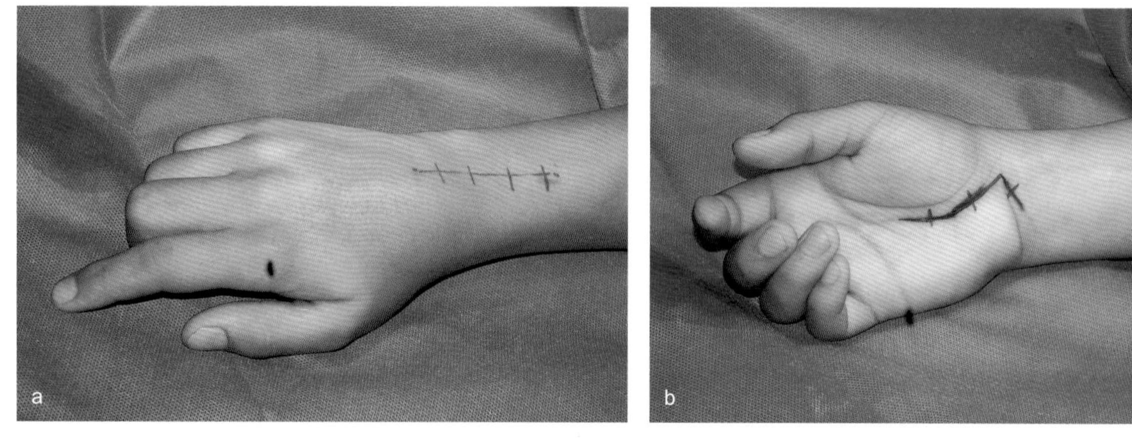


图2-9-29 a、b. 将显露腕部的背侧（a）和掌侧（b）入路标记在皮肤上。

## 掌侧

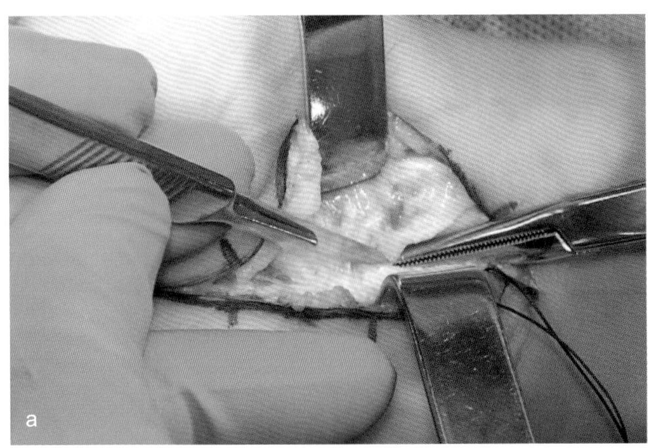
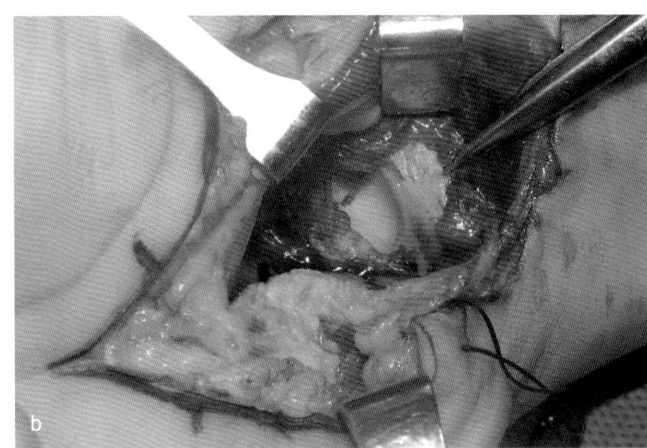

图2-9-30 a、b.　由于本例损伤的特殊性，初始的手术入路在掌侧，切开腕横韧带，松解正中神经（a），小心牵开腕管内容物以探查掌侧关节囊韧带的裂口并给月骨和头状骨定位（b）。

## 背侧

然后也要做标准的背侧入路（如本章前面所述）。

## 10 可供选择的技术：复位和固定

### 复位腕骨

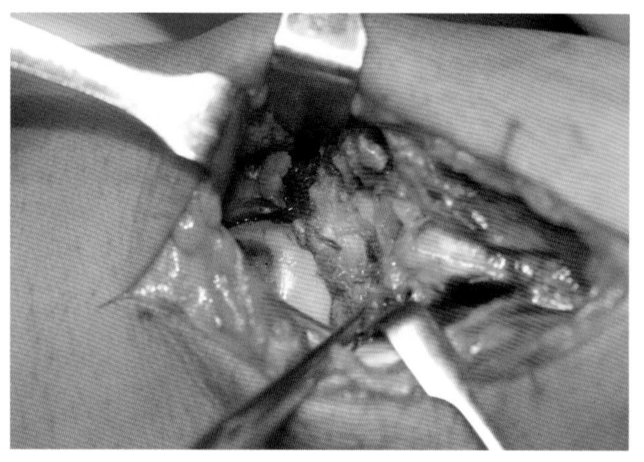

图2-9-31　一旦实施背侧入路，就将腕部各骨与月骨的关系还原（如通过背侧显露之所见）。

### 复位舟骨

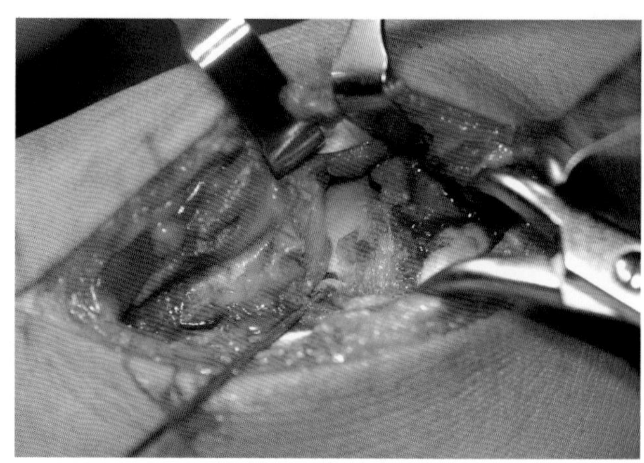

图2-9-32　然后将舟骨骨折复位并用点式复位钳维持。经钻头导向器置入一枚导针，并用术中影像证实。

### 固定舟骨

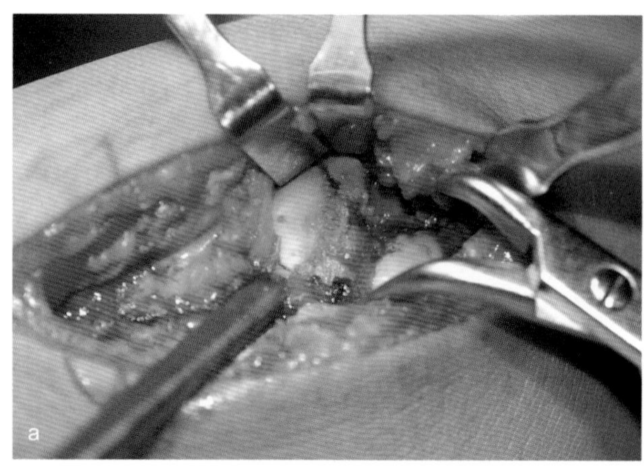


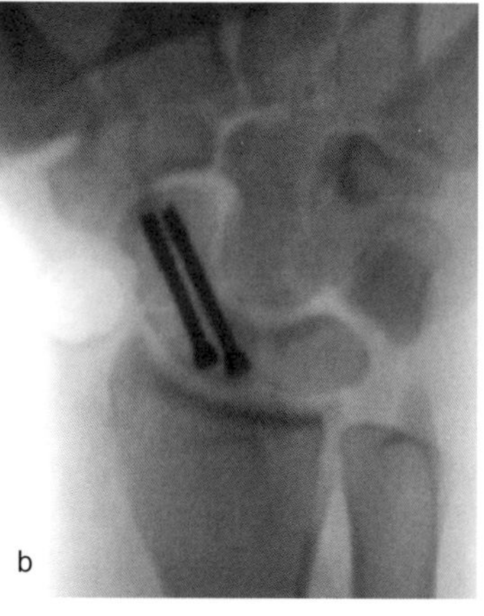


图2-9-33 a、b.　通过置入2枚2.4 mm无头加压螺钉使舟骨骨折得到坚固的固定。

固定手术遵循常规的步骤：测量螺钉长度、钻孔、选择螺钉、置入螺钉，将螺钉推进并埋进骨质内。有关这些步骤的进一步信息，见第2篇第4章“舟骨近极骨折——用无头加压螺钉治疗”。

## 固定掌侧韧带

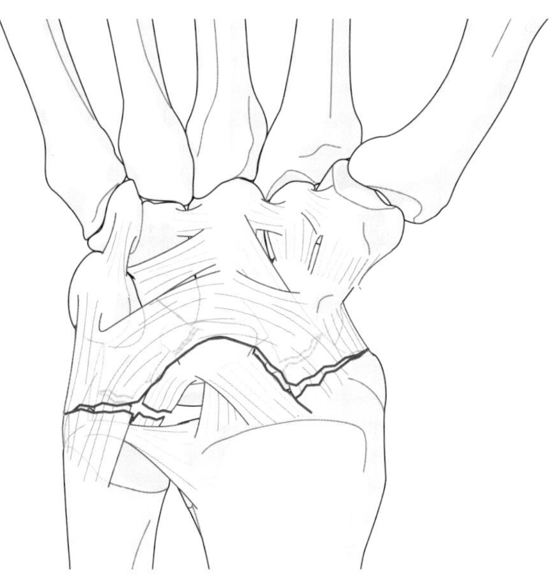

图2-9-34　掌侧入路可暴露掌侧外在韧带断裂，它发生在Poirier间隙（腕管底部的一个解剖学薄弱点，它允许远排腕骨离开月骨活动）。在近侧和远侧韧带弓之间，掌侧关节囊的裂缝或破裂暴露出腕中关节和月三角韧带。

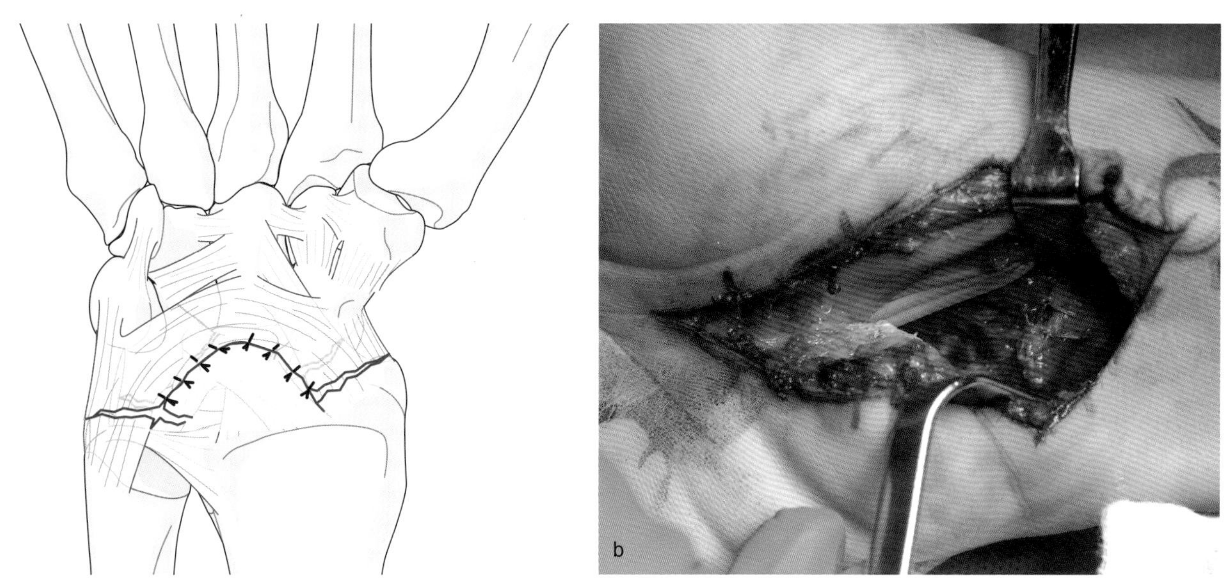


图2-9-35 a、b.　冲洗腕中关节，去除游离体或软骨下碎片，用可吸收缝线间断缝合裂缝进行解剖修复。

## 修复月三角韧带

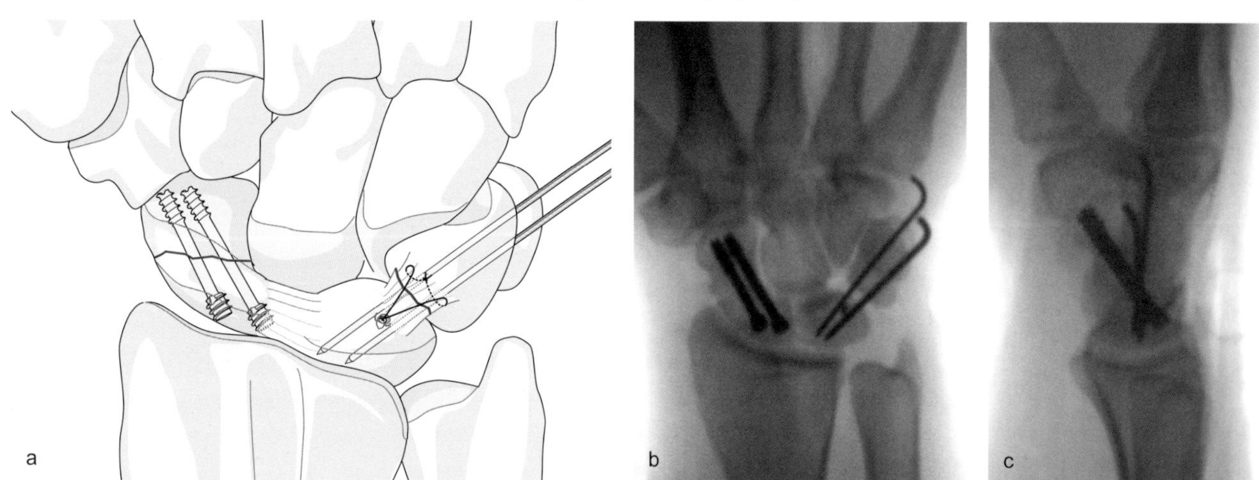

图2-9-36 a~c. 用两根光滑的克氏针固定月三角关节，然后用一枚打在月骨上的骨锚钉修复月三角韧带。

固定遵循常规步骤：对韧带残留物进行评估，经皮插入克氏针，置入骨锚钉，用锚钉缝线重新固定韧带。本章前文对这一方法做了比较全面的解释。

## 结果

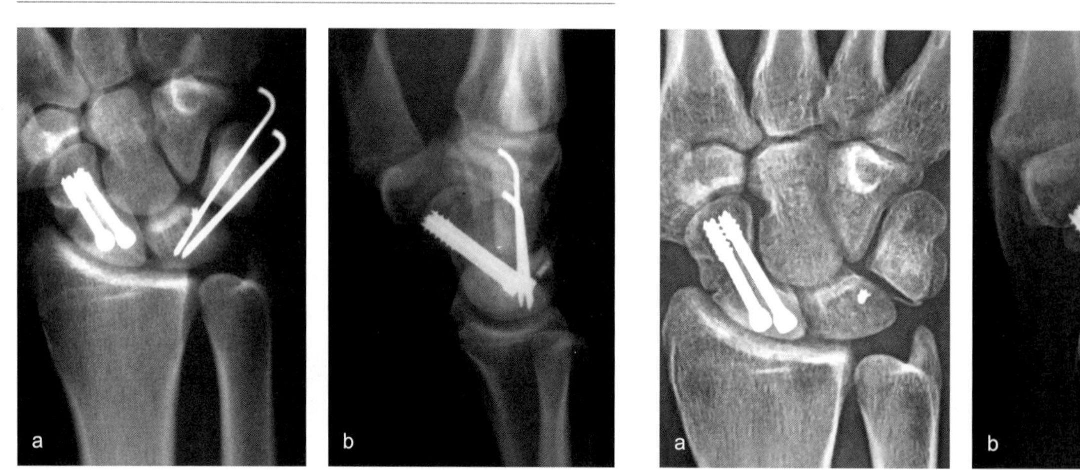

图2-9-37 a、b. 大约6周初次随访时，出现骨折有效愈合的迹象，即移除克氏针。

图2-9-38 a、b. 到1年随访时，放射学检查结果优秀。

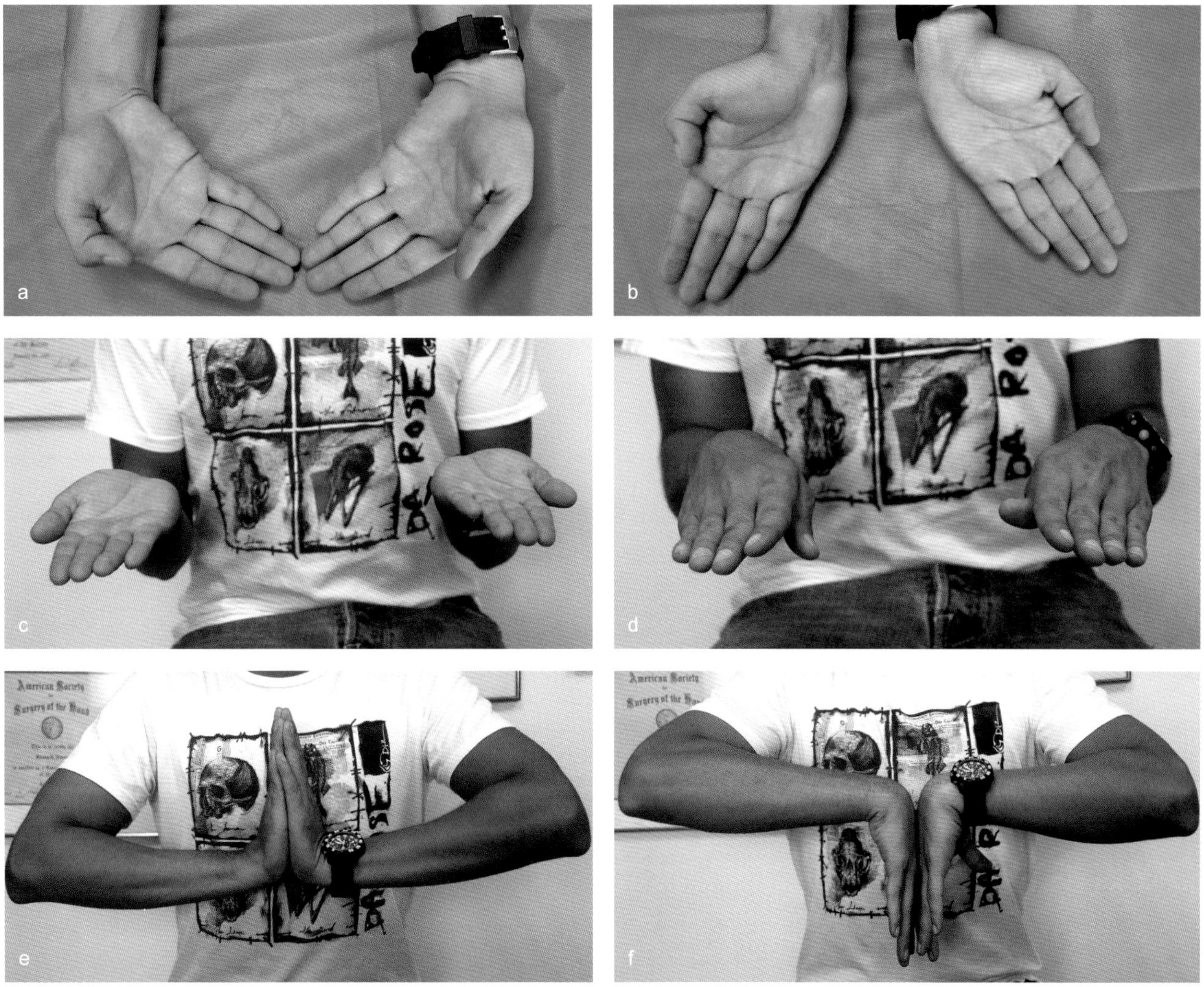

图2-9-39 a~f.　此时，腕关节活动范围接近正常，没有不适。

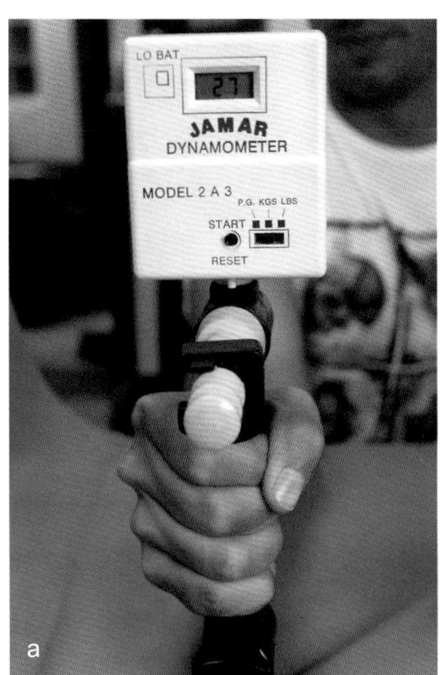


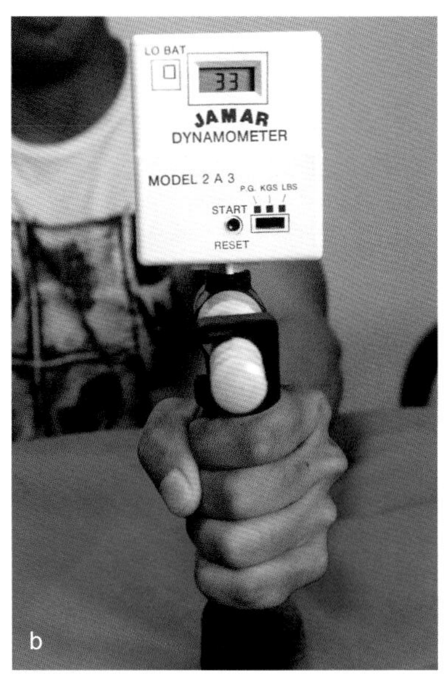


图2-9-40 a、b.　握力恢复良好。

# 第10章 经三角骨经舟骨月骨周围骨折脱位——用螺钉治疗

Transtriquetral transscaphoid perilunate fracture dislocation treated with screws

## 1 病例描述

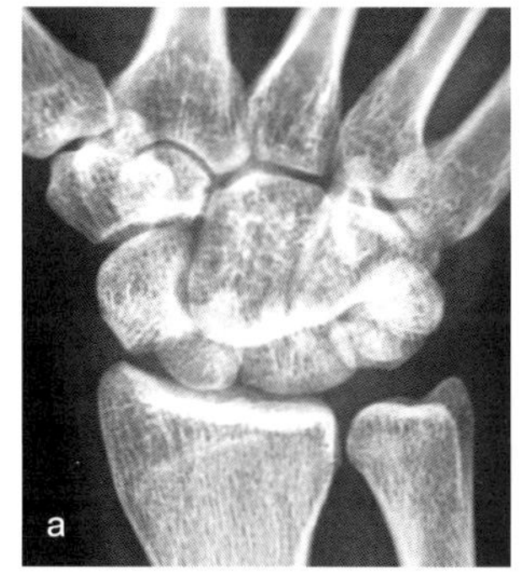
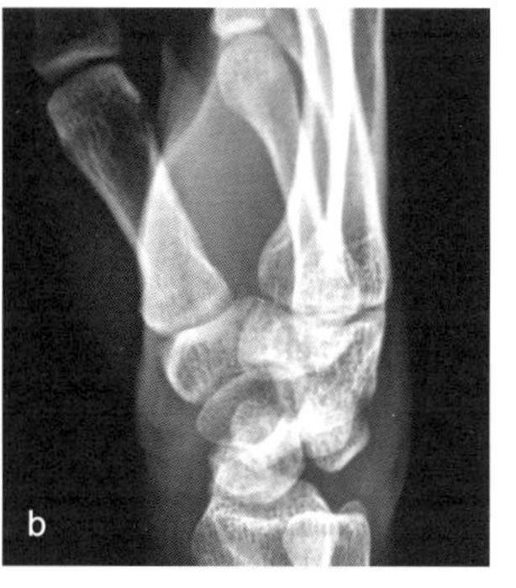

**图2-10-1 a、b.** 患者，男性，23岁，大学生，骑自行车时摔倒，右手伸直位撑地。他到急诊室就诊，诉手指麻木，剧痛，右腕畸形。X线片显示腕骨重叠，Gilula弧不连续，舟骨骨折移位。侧位片上，头状骨向背侧脱位，而月骨仍维持其与桡骨正常的解剖关系。

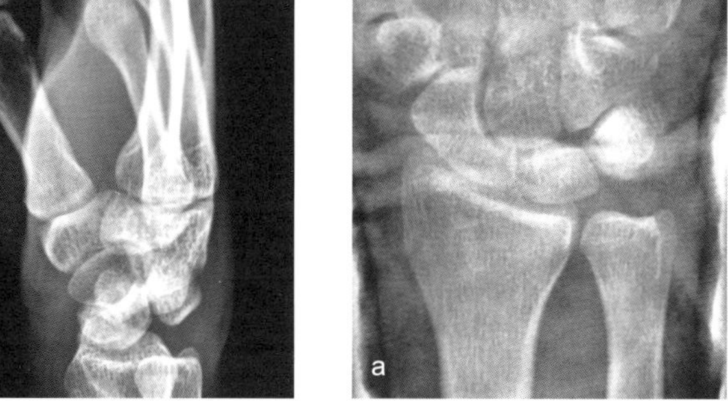
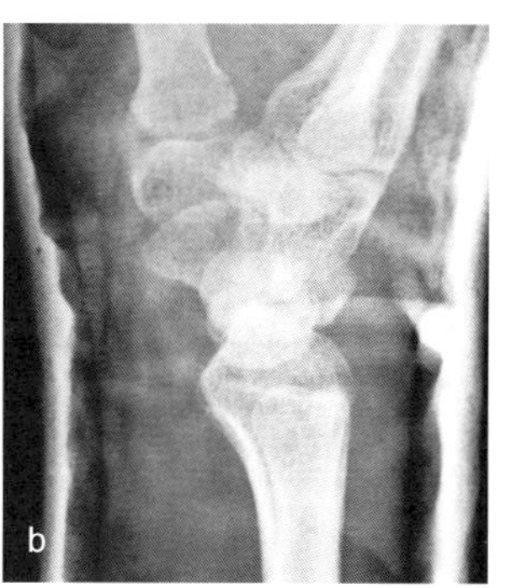

**图2-10-2 a、b.** 在急诊麻醉下复位，患者的疼痛和手指麻木立即得到改善。随后的X线检查显示腕骨脱位和舟骨骨折已完全复位。

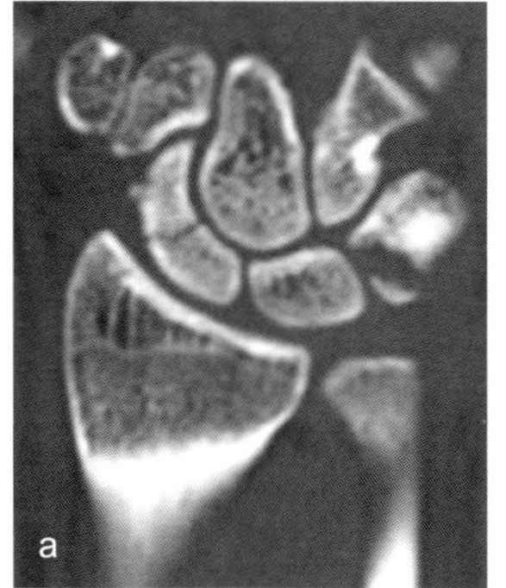
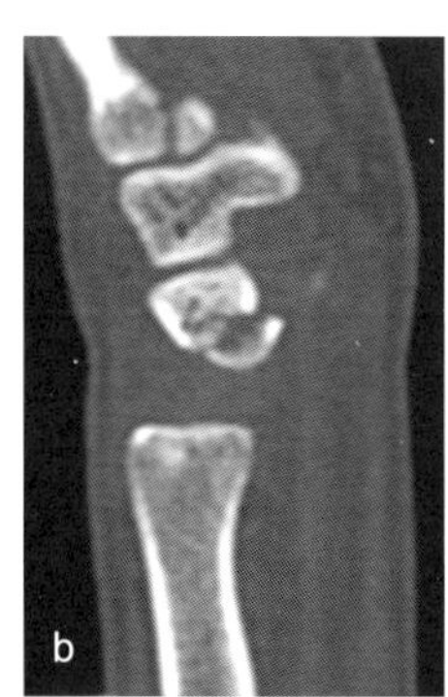
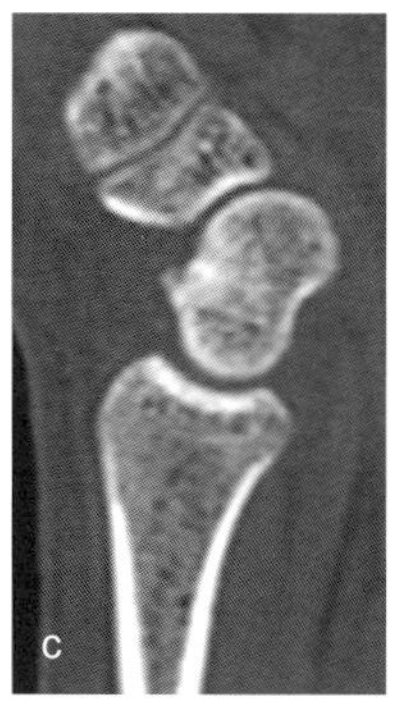
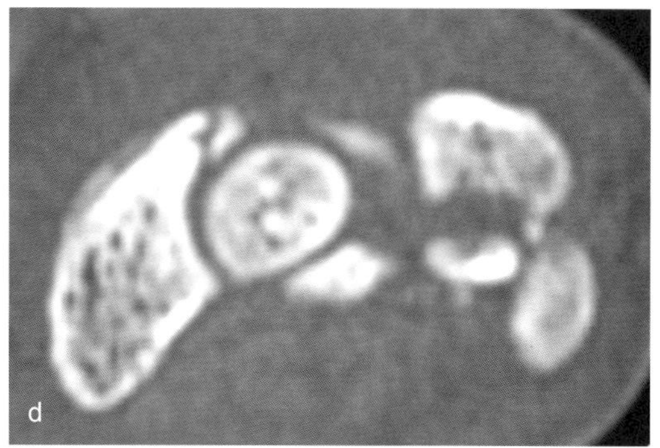

**图2-10-3 a~d.** 另外，CT扫描显示腕骨之间的解剖关系非常好。不过，尽管舟骨近端骨折得到完全复位，CT扫描却显示先前未被发现的三角骨骨折。三角骨骨折看起来有移位，使人怀疑可能月三角韧带也有撕脱（随后被证实）。横断位CT扫描显示三角骨骨折在其掌侧部分，月三角韧带比较结实的部分就附着在那里。

图2-10-4 a、b. 背侧位及掌侧位三维CT扫描提供舟骨和三角骨骨折更加精确的形态。

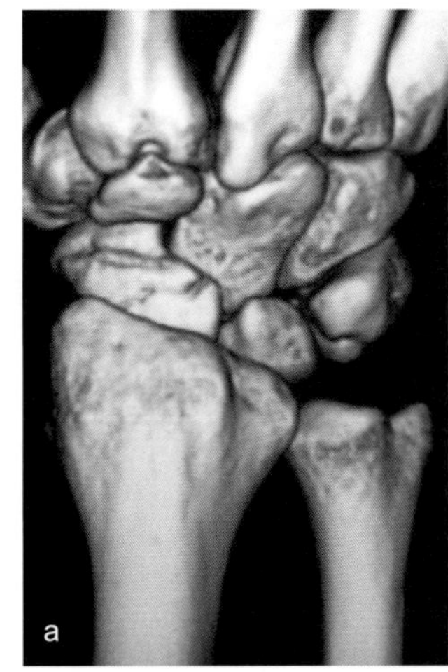


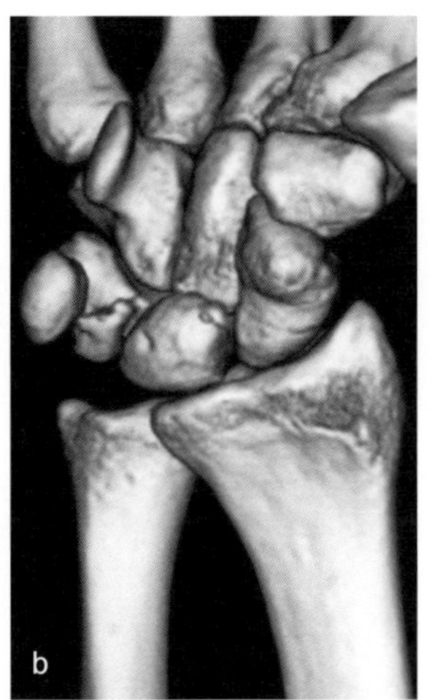


## 2 适应证

### 累及三角骨的月骨周围骨折脱位

图2-10-5 月骨周围骨折脱位呈现广泛的一系列损伤。当破坏性暴力沿腕中关节周围传播时，邻近月骨的腕骨可能发生骨折，而不是单一的韧带断裂。虽然大多数月骨周围骨折累及舟骨，其他腕骨，包括三角骨，也可能被累及。为了恢复腕关节稳定性并预防创伤性退行性关节疾病，识别并修复所有骨和软组织损伤是必不可少的。

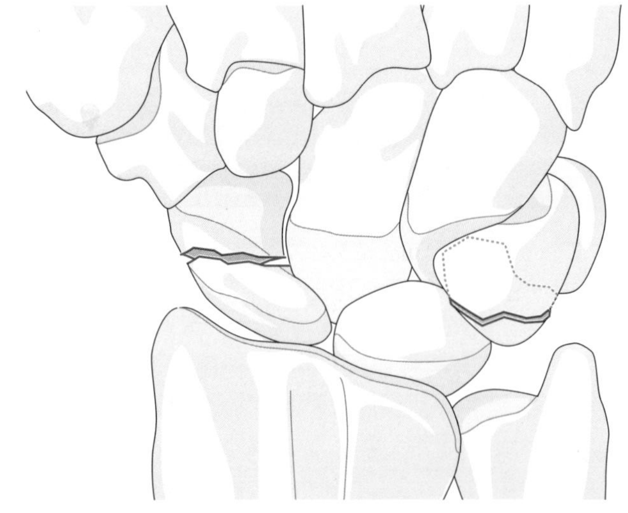

### 弧线

弧线是可以在手和腕的X线/CT影像上绘制或想象出来的一些线，用以帮助对腕骨的排列进行评估。根据受累的腕骨和脱位与骨折移位的方向，可以鉴别出千变万化的损伤类型。

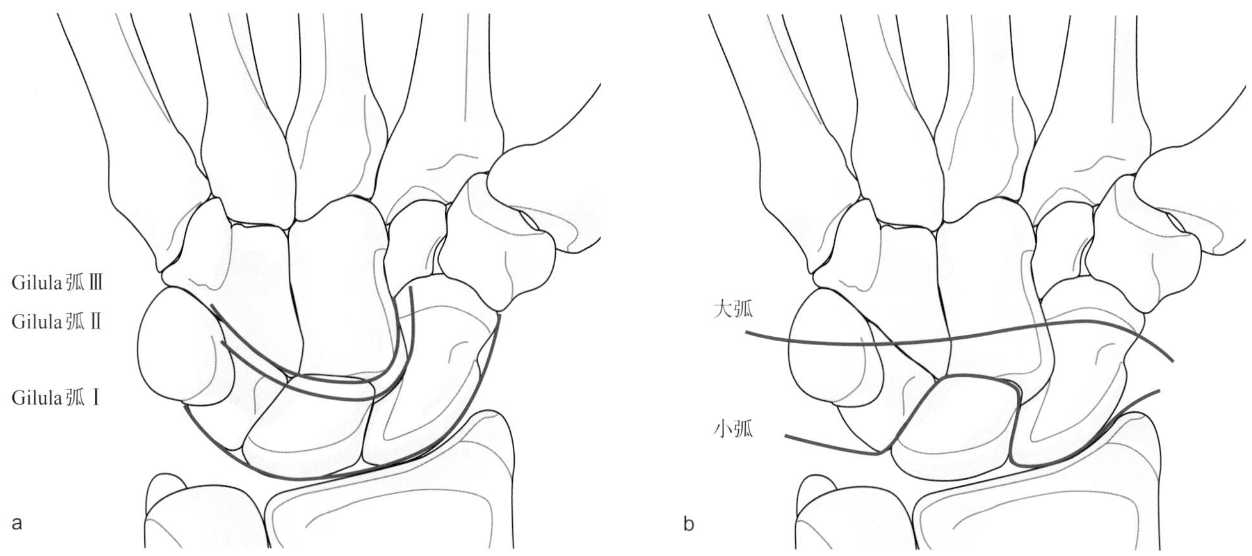


图2-10-6 a、b.　举个例子，Gilula弧勾勒出近排腕骨和远排腕骨的边界（a）。沿着骨排的正常平滑的轮廓线出现偏差，就意味着腕骨之间发生紊乱或者脱位。这在月骨周围骨折脱位的情况下很常见。大弧的损伤提示舟骨、头状骨、钩骨和（或）三角骨骨折脱位，而小弧的损伤则是单纯月骨周围韧带损伤（b）。这些弧线对于确定腕关节损伤的位置有很大帮助。

## 3 术前计划

### 装备

· 一套2.4 mm或3.0 mm无头加压螺钉。
· 一套1.5 mm或2.0 mm标准螺钉。
· 1.4 mm~1.6 mm克氏针。
· 点式复位钳。
· 锚钉。
· 影像增强器。

### 患者的准备和体位

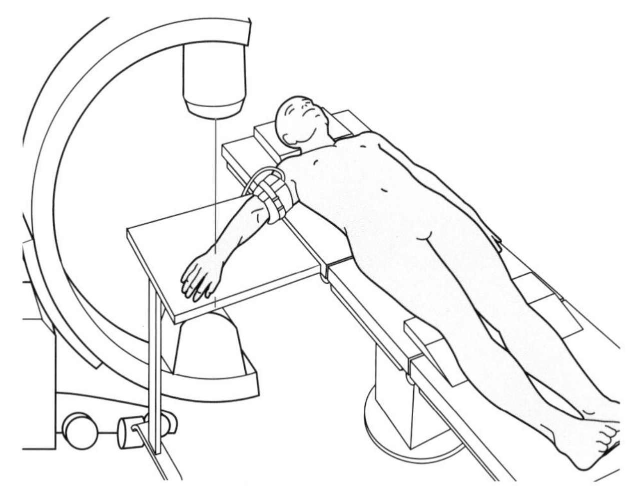

图2-10-7　让患者仰卧，把前臂放在搁手台上。将前臂旋前。用不消毒的充气止血带。预防性抗生素是非强制的。

# 4 手术方法

## 入路

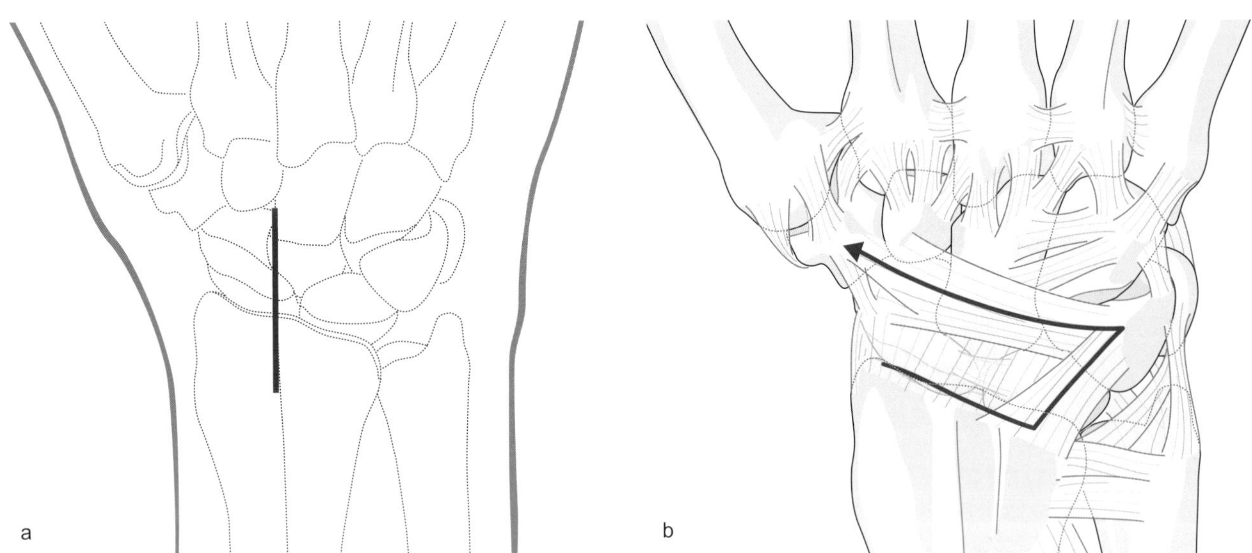


图2-10-8 a、b. 使用的手术入路为背侧入路（见第1篇第3章“处理月骨及月骨周围损伤的联合入路”，不过这个患者只需要背侧入路）。这个入路包含掀起基底在桡侧的关节囊韧带瓣以及做关节囊切开术的切口。

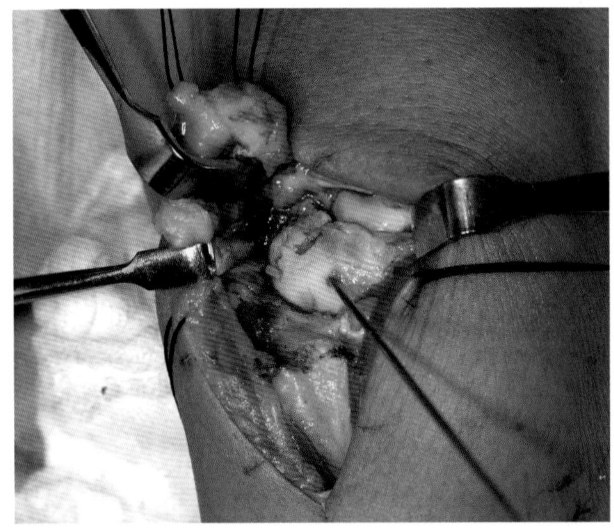

图2-10-9 术中照片展示显露腕骨的背侧入路，通过这个入路可以清楚地看着做舟骨骨折的复位与固定，同时确保舟月韧带的完整性。

# 5 复位

## 复位舟骨

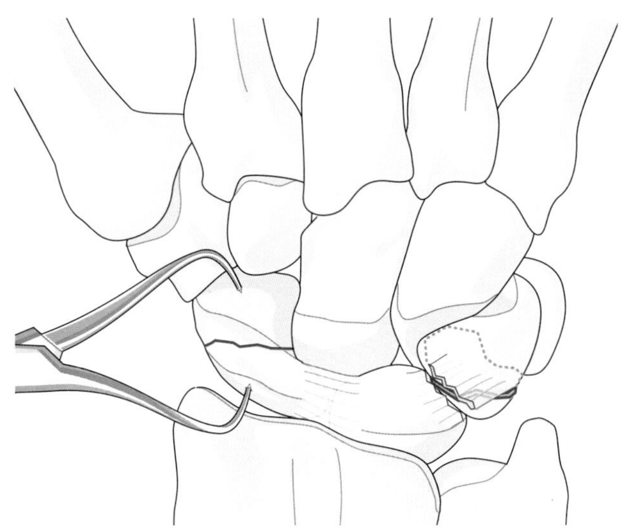

**图2-10-10**　用小的点式复位钳将舟骨骨折复位。

## 确定在舟骨的进针点并置入导针

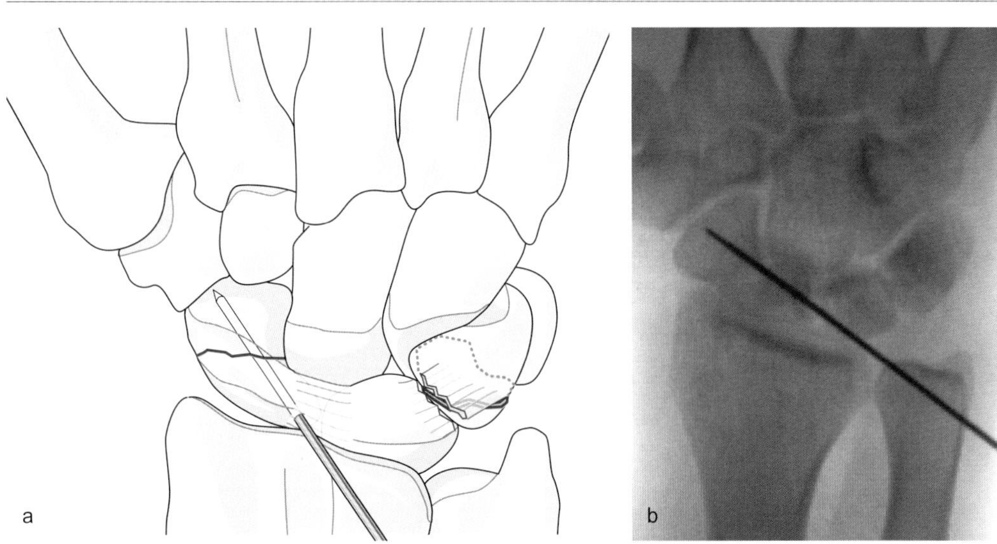


**图2-10-11 a、b.**　导针的正确进针点位于近极的中心，恰好邻近舟月韧带的止点。于桡侧外展位，沿第一掌骨骨干的轴线置入导针；插入导针时腕关节应处于屈曲位，否则到不了进针点（a）。不要让导针穿过舟大多角关节。应当用影像增强系统证实导针沿着舟骨的轴线推进，并垂直于骨折线（b）。

# 6 固定

## 固定舟骨

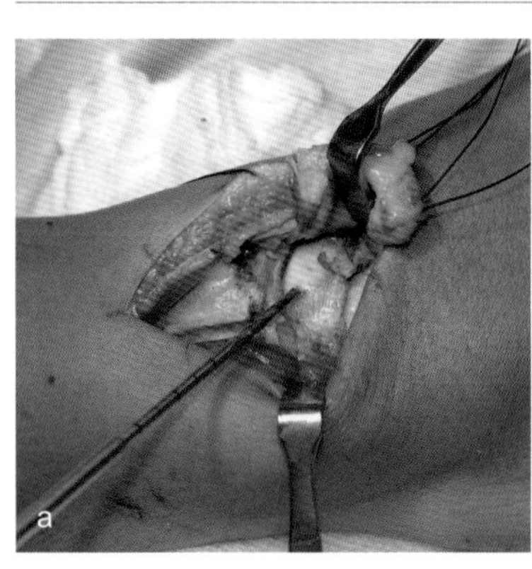
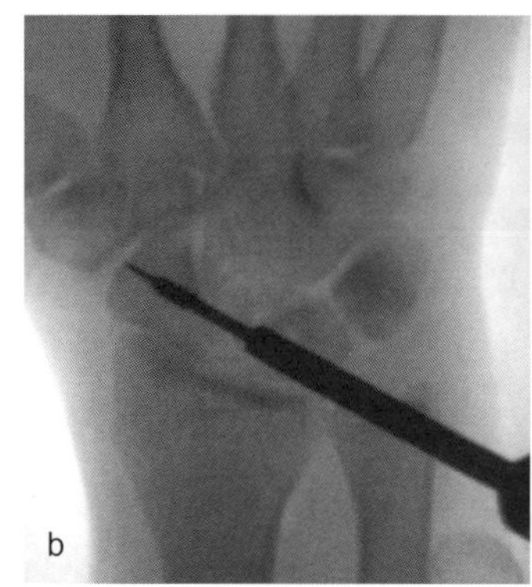
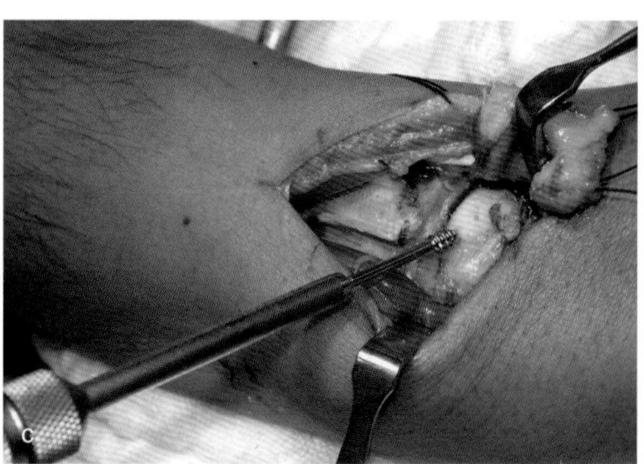

图2-10-12 a~c. 在测量和钻孔之后，在透视下将无头加压螺钉置入舟骨，直至骨折间隙闭合并加压。

固定按常规步骤进行：测量螺钉的长度、钻孔、选择螺钉、置入螺钉，推进螺钉并埋进骨质内。有关这些步骤的详细信息，见第2篇第4章“舟骨近极骨折——用无头加压螺钉治疗”。

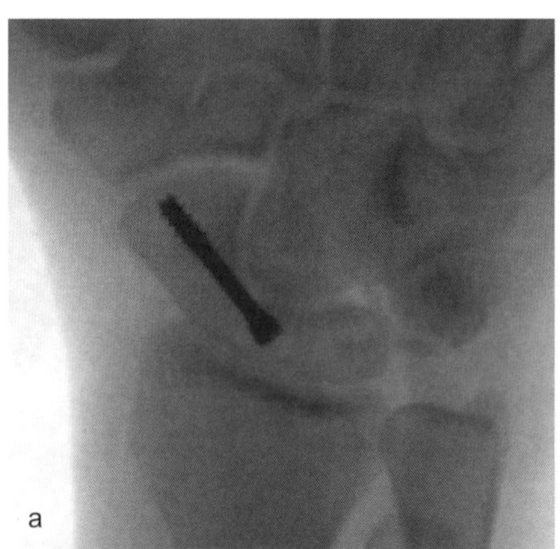
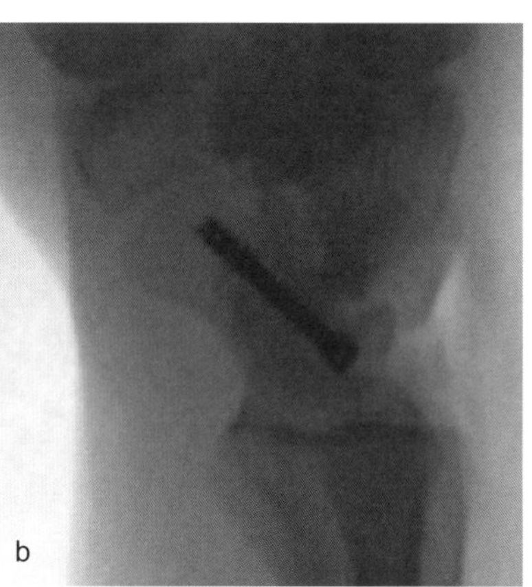

图2-10-13 a、b. 术中影像显示螺钉放置正确。

## 固定三角骨

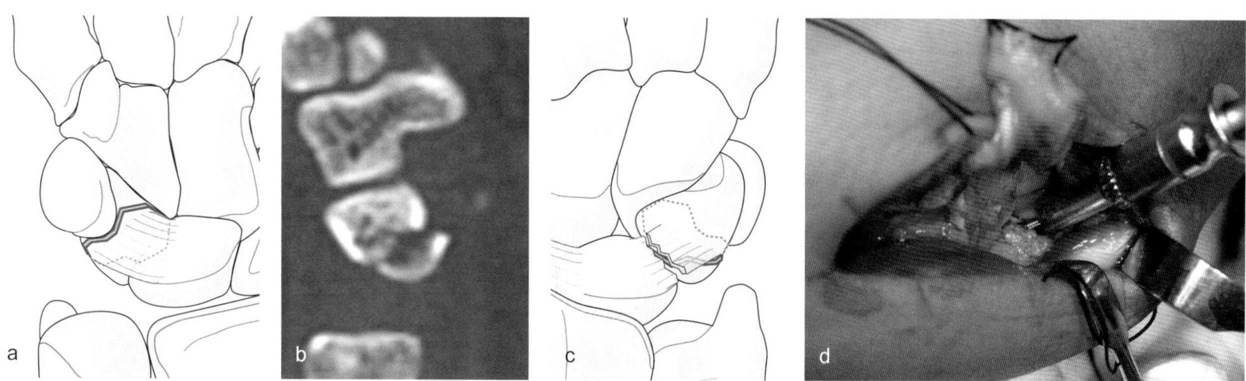


图2-10-14 a~d.　三角骨已经被分裂为掌侧和背侧两部分。尽管掌骨骨折块较大（a、b），还是经过骨头的背侧打入1枚1.5 mm拉力螺钉将其复位和固定（c、d）。

## 拉力螺钉的用法

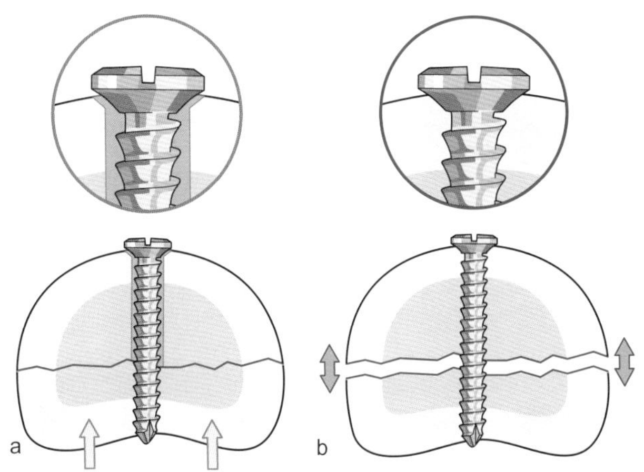


图2-10-15 a、b.　确保将打入的螺钉用作拉力螺钉，近侧皮质有滑动孔，远侧皮质有螺纹孔（a），穿过骨折平面插入的螺钉要是在远近两侧的皮质内都有螺纹（位置螺钉），就会使骨片保持分离，没有骨片间加压作用（b）。

## 埋头

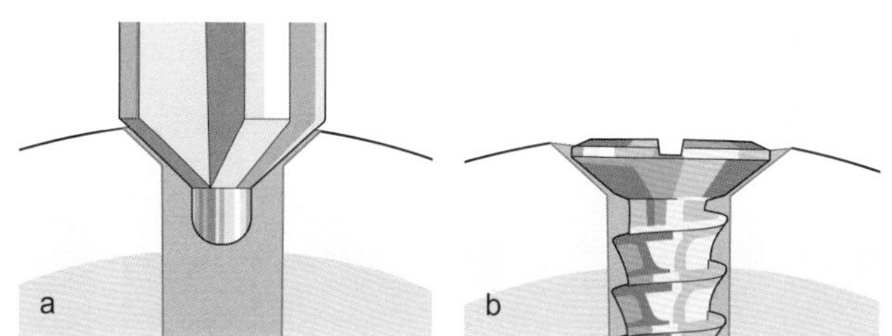


图2-10-16 a、b.　也要确保将螺钉头埋进孔里以减少刺激软组织的风险，使得螺钉头与骨骼的接触面积最大。

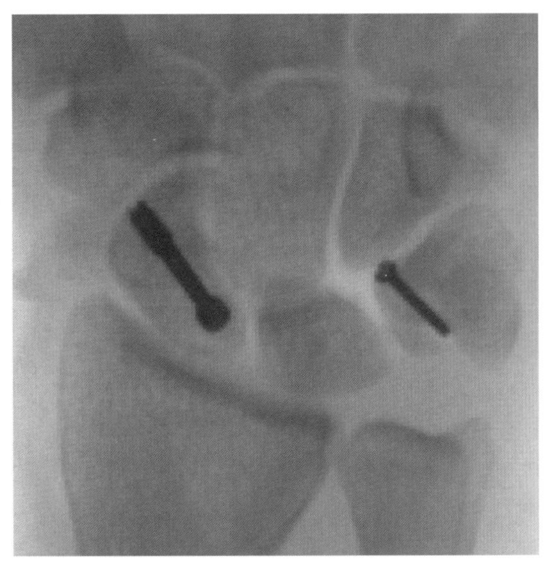

**图2-10-17** 然后也在术中检查三角骨骨折的复位与固定。

## 修复月三角韧带

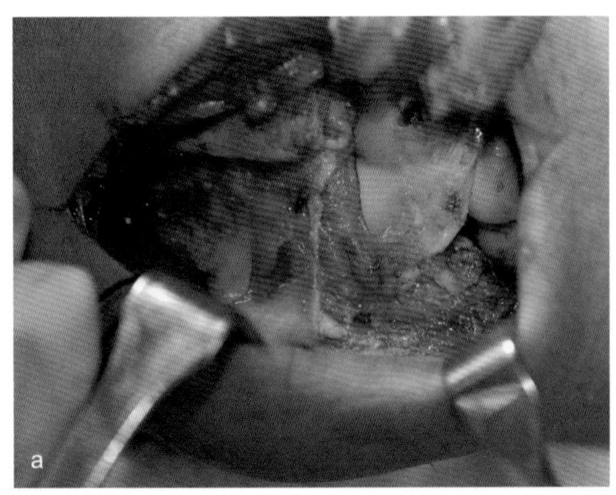


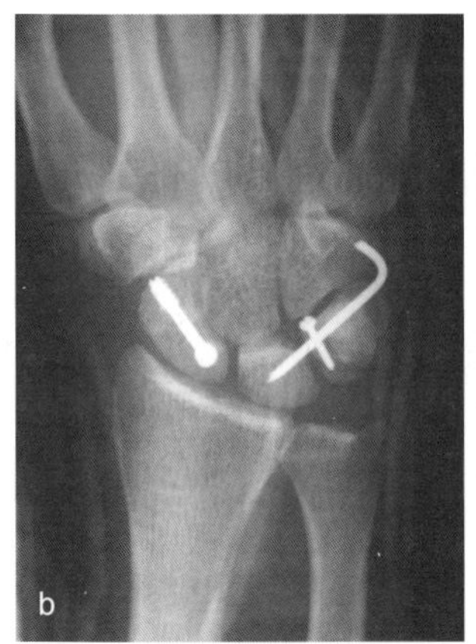


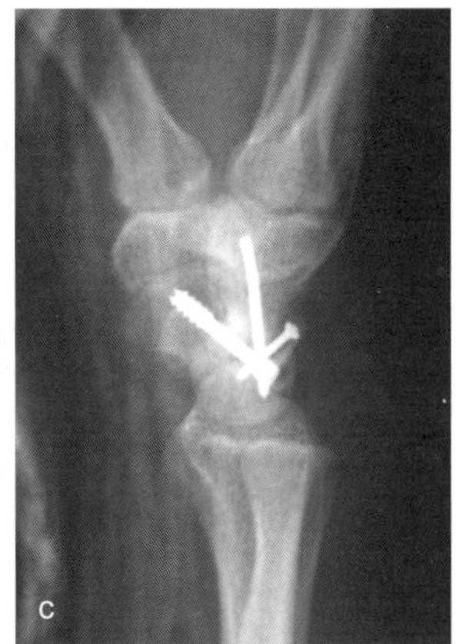


**图2-10-18 a~c.** 通过背侧入路整复月三角韧带的掌侧部分。掌侧部是韧带比较厚、比较强壮的部分，确保其修复是很重要的。不过，在本例中，由于骨折的固定是通过背侧入路进行的，没必要另做一个掌侧切口。然后缝合修复月三角韧带的背侧部分，用克氏针固定月三角关节。

## 完成固定

缝合关节囊瓣，关闭伤口。立即使用石膏夹板固定患肢。

# 7 康复

## 术后处理、随访和功能锻炼

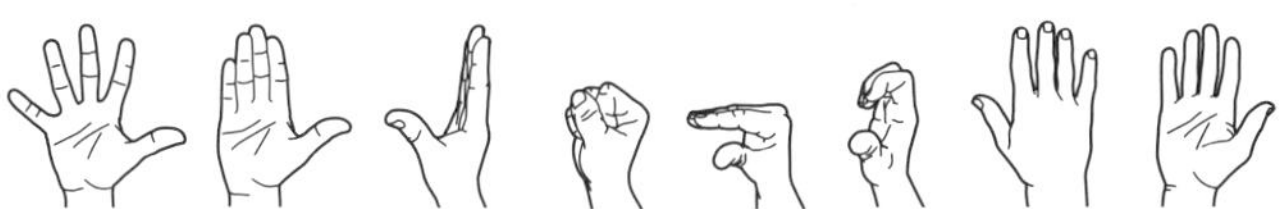

**图2-10-19** 患者应接受标准的术后休息、患肢抬高、随访、拆线和按要求制动。术后开始活动范围控制的主动锻炼。进一步的信息见第2篇第8章“月骨周围脱位——用多枚克氏针治疗”的“7 康复”。

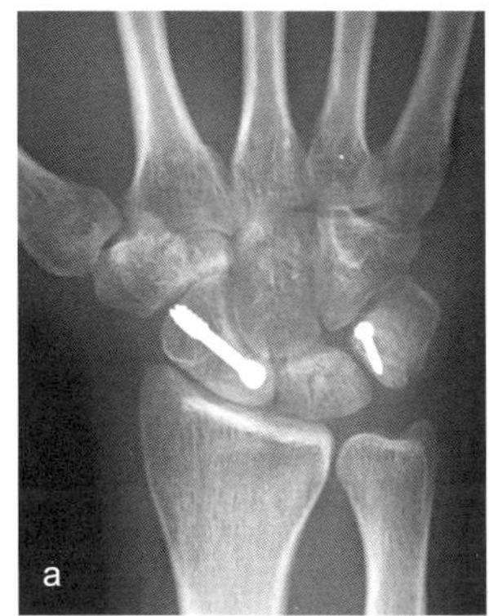


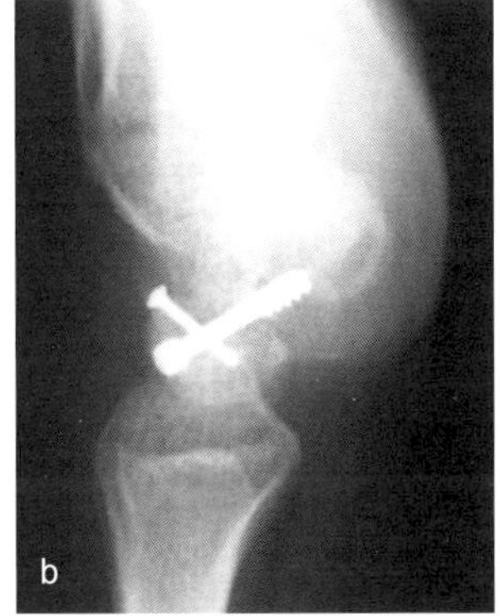


**图2-10-20 a、b.** 对这个病例，术后8周随访时取出克氏针，拆除石膏夹板。将患者送去做物理治疗。

# 8 结果

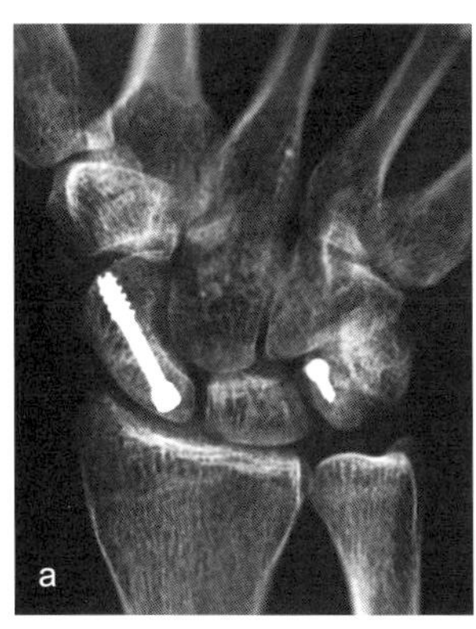


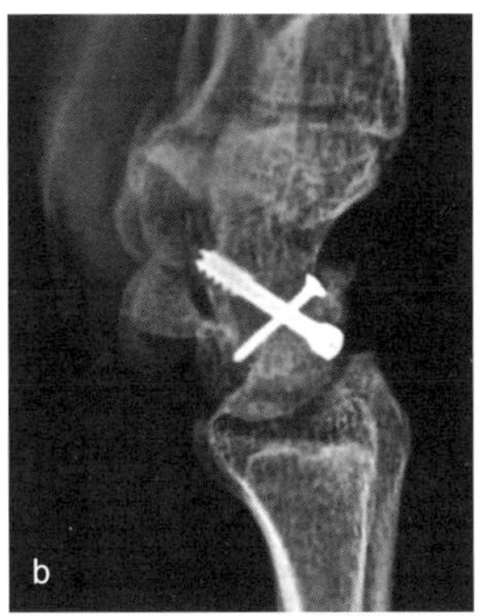


**图2-10-21 a、b.** 术后1年随访时，X线显示腕骨排列非常好，舟骨骨折和三角骨骨折完全愈合。

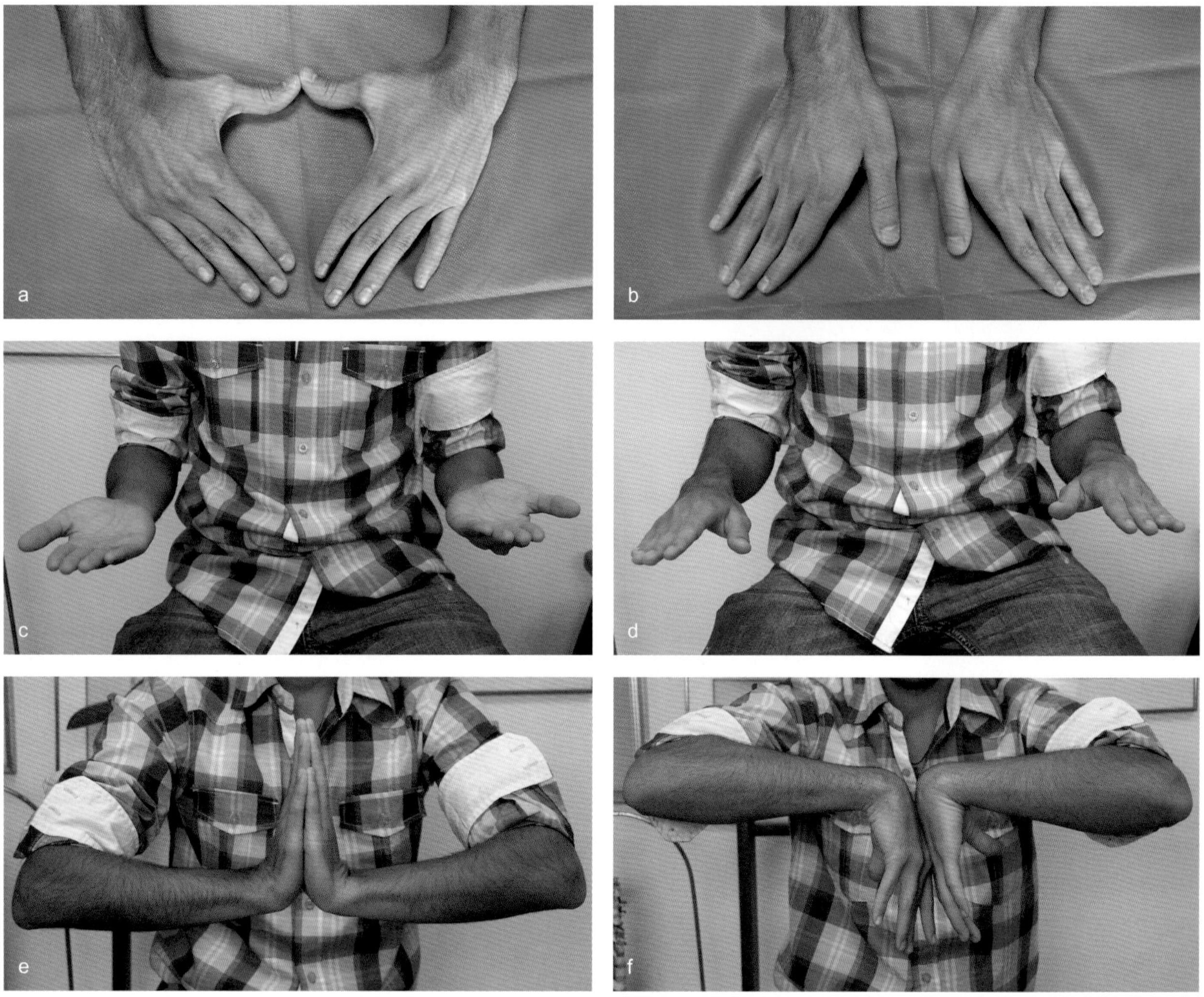

图2-10-22 a~f. 显示腕关节桡偏和尺偏活动很好，功能效果优秀。

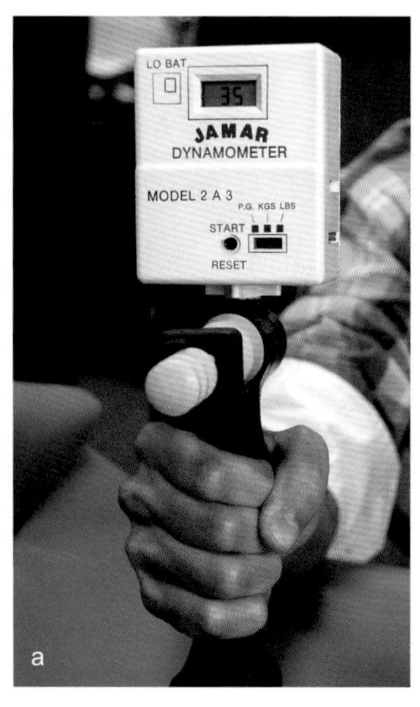


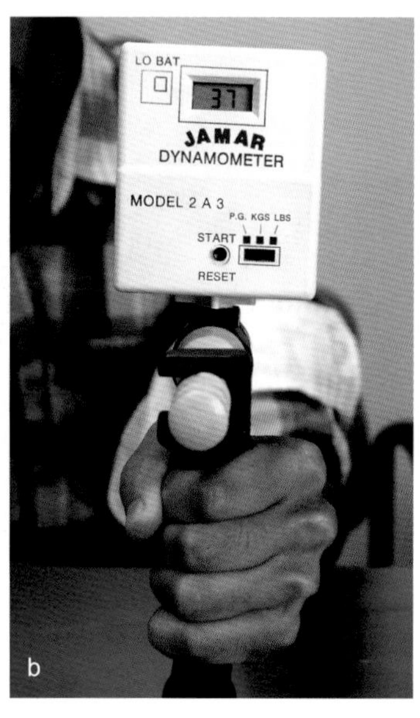


图2-10-23 a、b. 患者已经获得与健侧媲美的握力，允许他重新从事以前的活动，没有任何限制。

# 第11章 多块腕骨的月骨周围骨折脱位伴舟头综合征——用螺钉治疗

Multiple carpal perilunate fracture dislocation and scaphocapitate syndrome treated with screws

## 1 病例描述

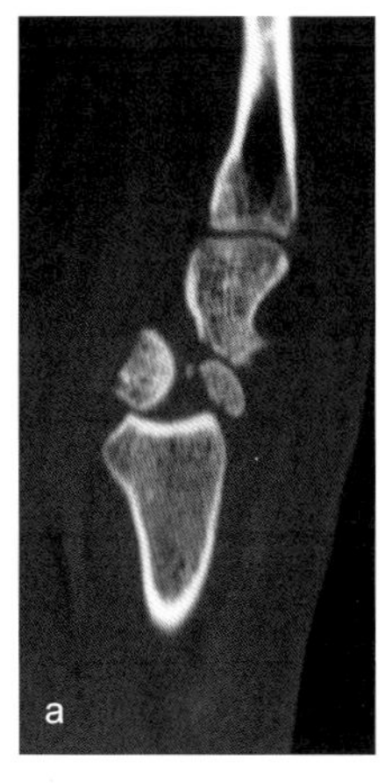
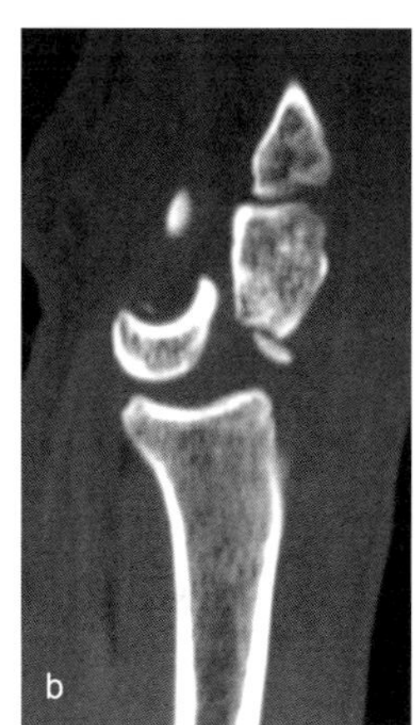
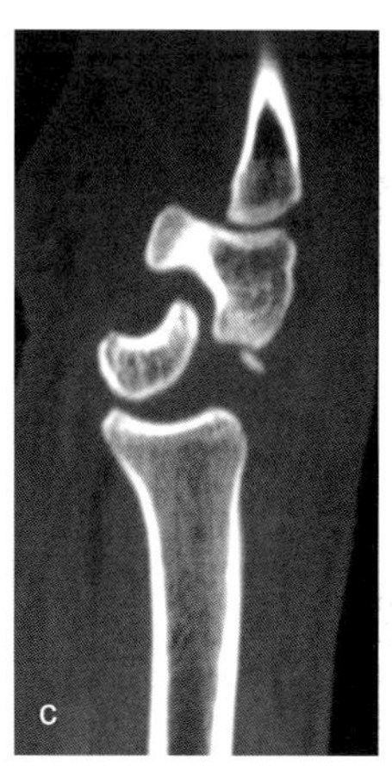

图2-11-1 a~c. 患者，21岁，半职业越野自行车选手，在比赛中摔倒，其右利手的腕部遭受高能量损伤。他到急诊科就诊，主诉剧烈疼痛、右腕畸形和正中神经支配区域感觉麻木。

在体格检查后，进行大范围的影像检查，提示以下损伤。

- 腕骨的月骨周围背侧脱位。
- 舟骨近侧1/3骨折。
- 钩骨近极骨折。
- 头状骨的头部骨折。
- 头状骨骨折在腕骨背侧移位并旋转90°。
- 月骨仍然与舟骨近极及桡骨远端相连接，但在桡骨的月骨关节窝处向掌侧半脱位。
- 尺骨茎突基底骨折。

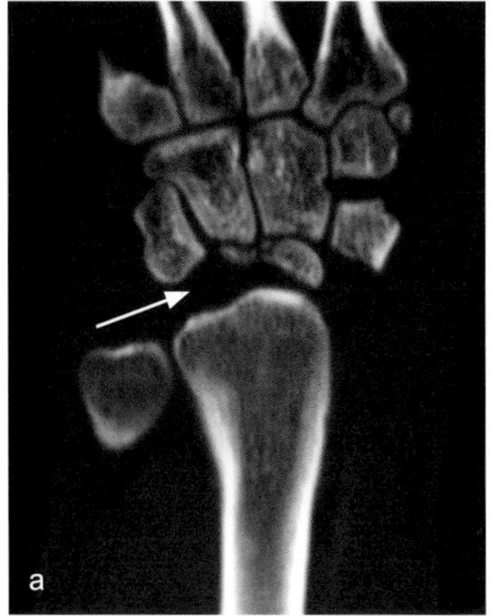
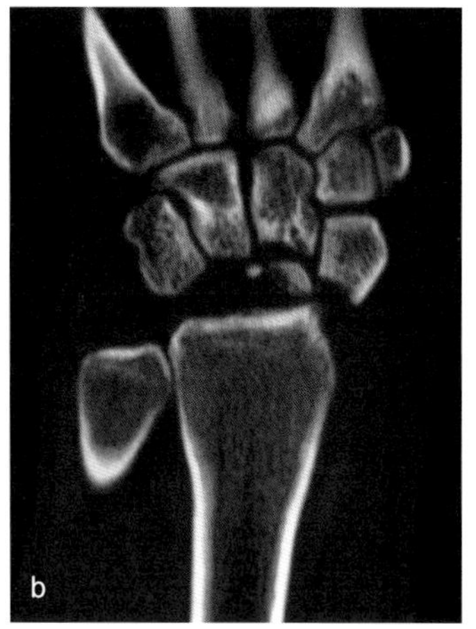

图2-11-2 a、b. 冠状位二维CT扫描显示了这个复杂损伤的更多细节，包括舟骨骨折、头状骨头部骨折、钩骨骨折，以及月骨三角骨之间分离的证据（箭头所示）。

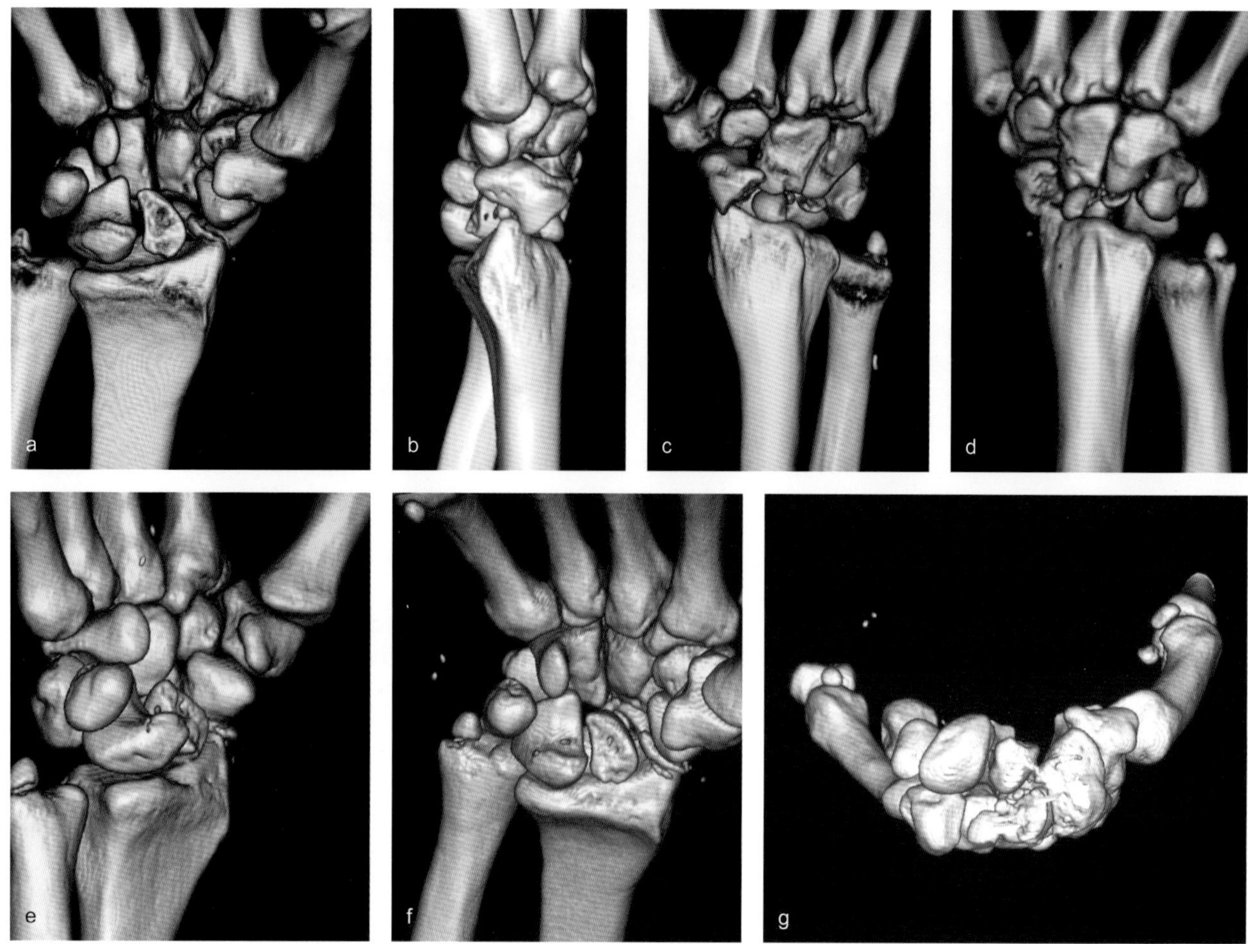


图2-11-3 a~g. 三维CT扫描的前后面观（a）显示腕骨向背侧脱位，而月骨仍与桡骨及舟骨近极以关节相连。CT扫描桡侧面观（b）显示舟骨骨折。三维影像还显示舟骨近侧1/3向深处移位，头状骨的头部已经旋转90°，钩骨和尺骨茎突骨折（c、d）；还展示了月三角韧带断裂的证据（e、f）。三维CT扫描的轴位观更加详细地显示了腕骨背侧脱位的情况（g）。

在评估所有的影像后，得出的结论是：患者的背侧月骨周围骨折脱位包含舟骨、头状骨、钩骨和尺骨茎突骨折。

# 2　适应证

## 月骨周围骨折脱位伴舟头综合征

**图2-11-4**　正如前面讨论过的，月骨周围骨折脱位呈现广泛的一系列损伤，包括邻近月骨的腕骨骨折和韧带损伤。虽然大多数的月骨周围骨折累及舟骨，其他的腕骨包括头状骨和钩骨也可能被累及。另外，骨折也可能发生在桡骨茎突，以及像本例患者一样发生在尺骨茎突。

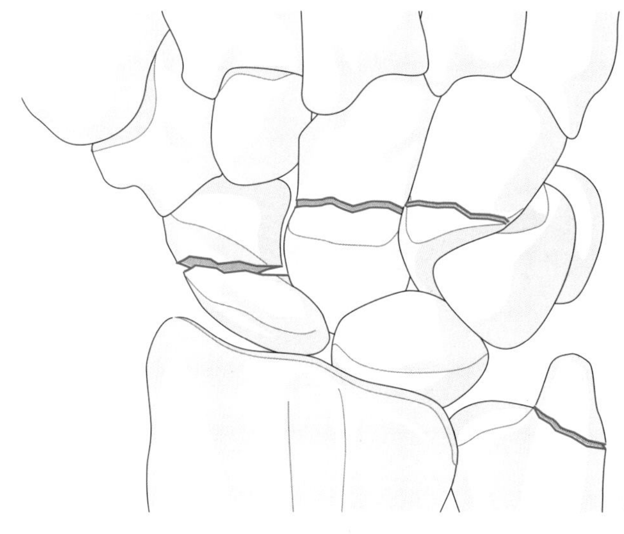

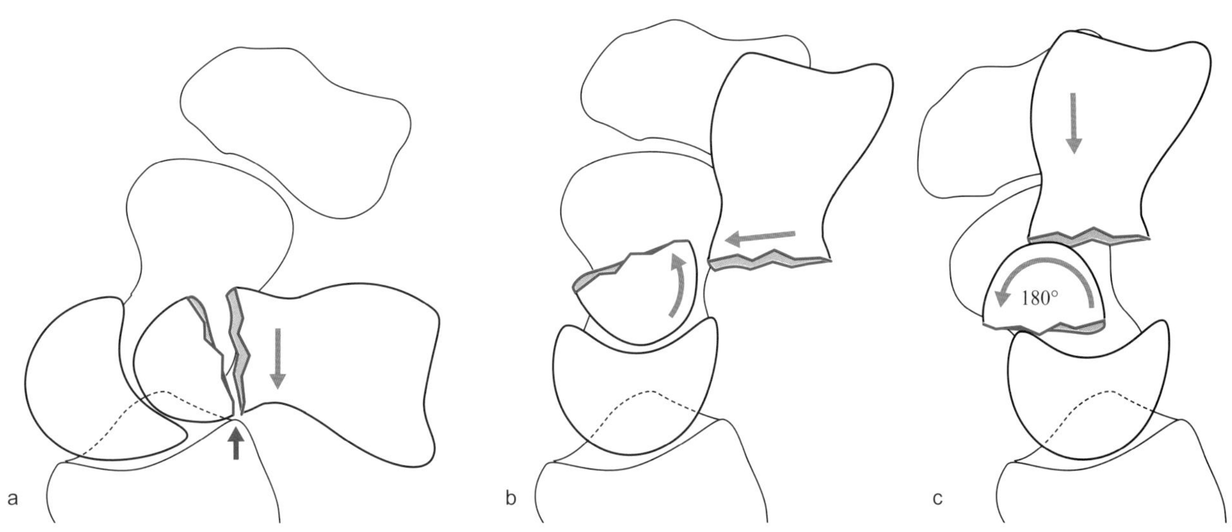


**图2-11-5 a~c.**　这个患者遭受的损伤表现为多块腕骨的月骨周围骨折脱位的一个特殊变异，也被称为舟头综合征，这种损伤是罕见的。在这种类型的损伤中，高能量暴力经过头状骨的颈部传递，导致舟骨及头状骨骨折。结果是，头状骨的近侧部会旋转90°~180°，头状骨头部的关节面朝向远侧。为了恢复腕关节的稳定性，几乎总是需要切开复位内固定。

## 3 术前计划

### 装备

- 一套2.4 mm或3.0 mm无头加压螺钉。
- 一套1.3 mm或1.5 mm标准螺钉。
- 1.4 mm~1.6 mm 克氏针。
- 一把有齿镊。
- 骨锚钉。
- 影像增强器。

### 患者的准备和体位

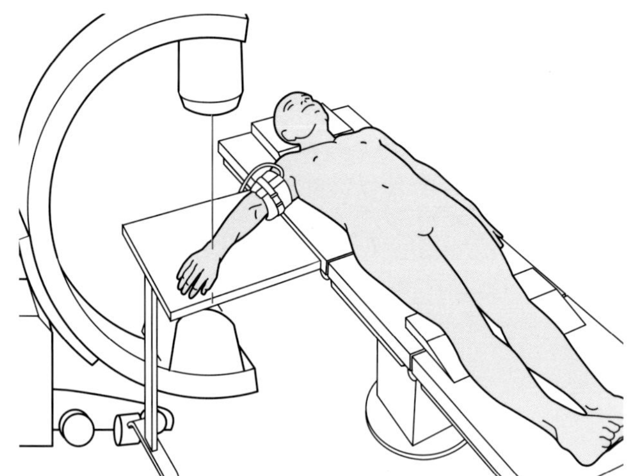

图2-11-6 让患者仰卧，把前臂放在搁手台上。将前臂旋前。使用不消毒的充气止血带。预防性抗生素是非强制的。

## 4 手术方法

### 入路

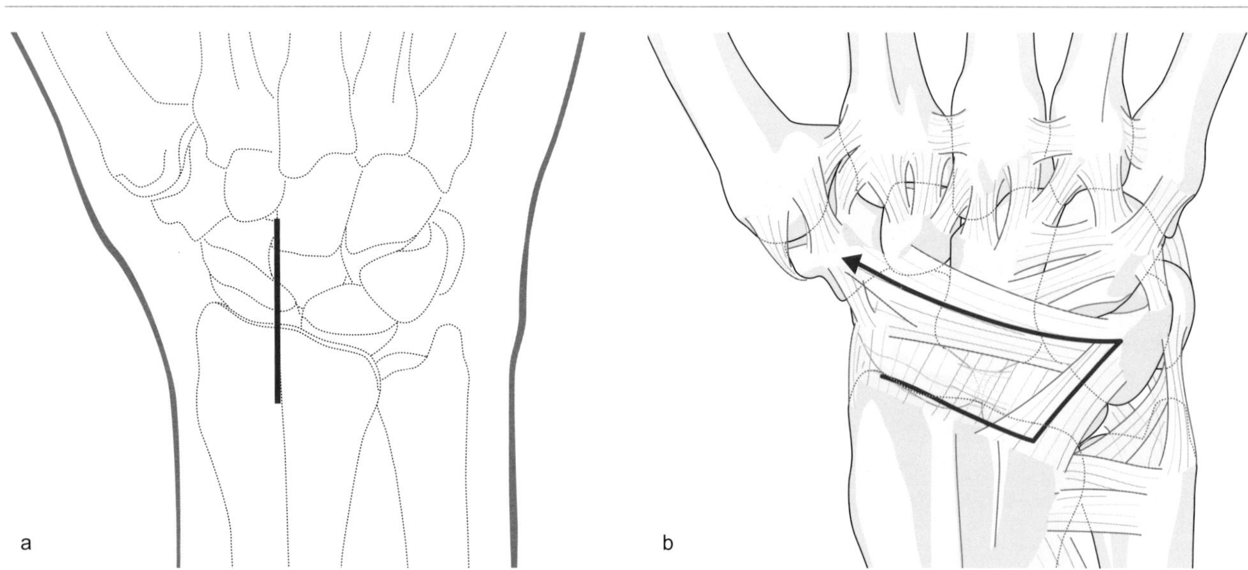


图2-11-7 a、b. 使用的手术入路是背侧入路（见第1篇第3章“处理月骨及月骨周围损伤的联合入路”，不过，这个患者需要的只是背侧入路）。这个入路包含掀起基底在桡侧的关节囊韧带瓣和关节囊切开术的切口。

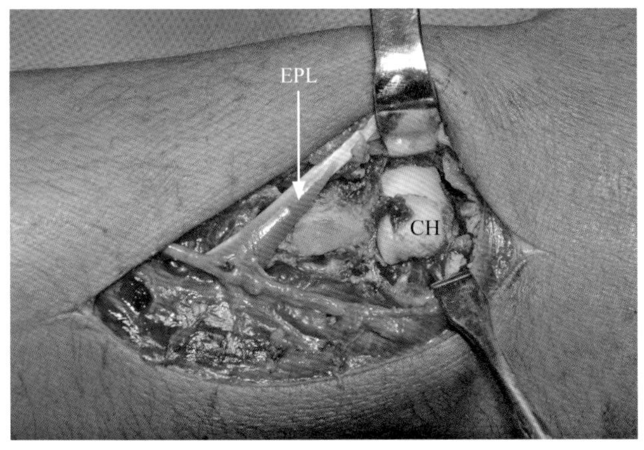


图2-11-8　通过背侧入路和切开关节囊可以暴露腕关节。头状骨头部（CH）的骨折变得很明显，就像它在腕骨背侧移位伴旋转90°一样。拇长伸肌（EPL）被牵开了。

## 5 复位

### 复位头状骨

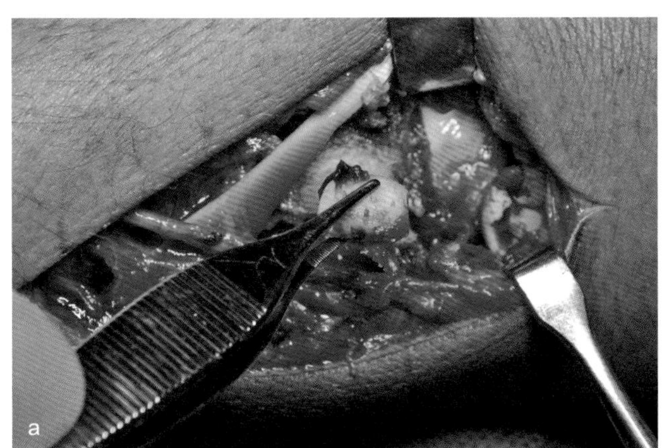


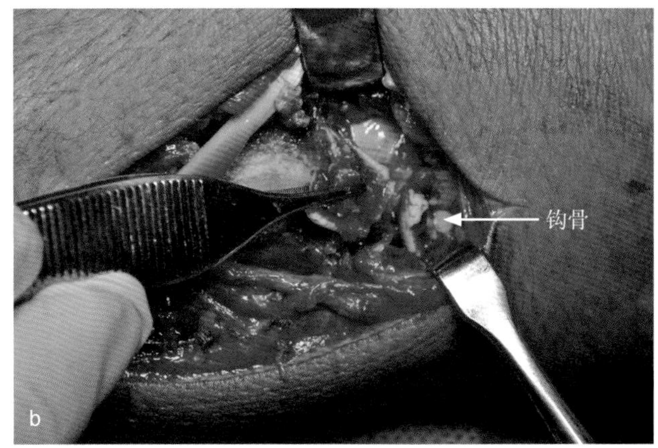


图2-11-9 a、b.　用一把有齿镊将移位的头状骨头部的近侧骨块重新对合至正确的解剖位置。术中照片显示被有齿镊夹住的头状骨头部（a），镊子是用来使骨折复位的。箭头指示钩骨骨折（b）。

## 复位钩骨

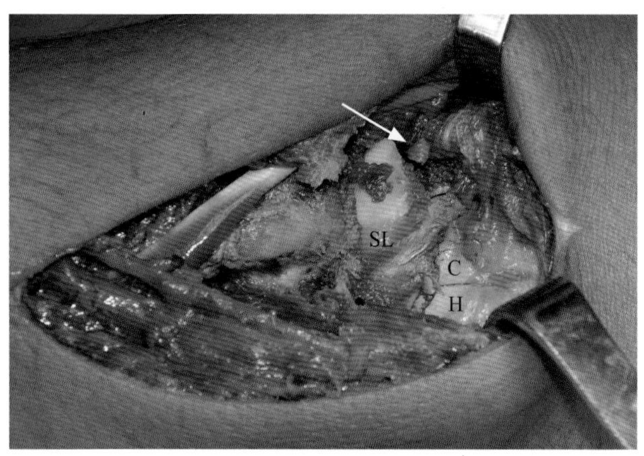


图2-11-10　一旦将头状骨复位，就接着将钩骨复位与固定。术中照片显示腕中关节的复位，包括头状骨（C）和钩骨（H）的复位。舟月韧带（SL）未受影响。舟骨腰部骨折此时仍处于移位状态（箭头）。

## 复位舟骨

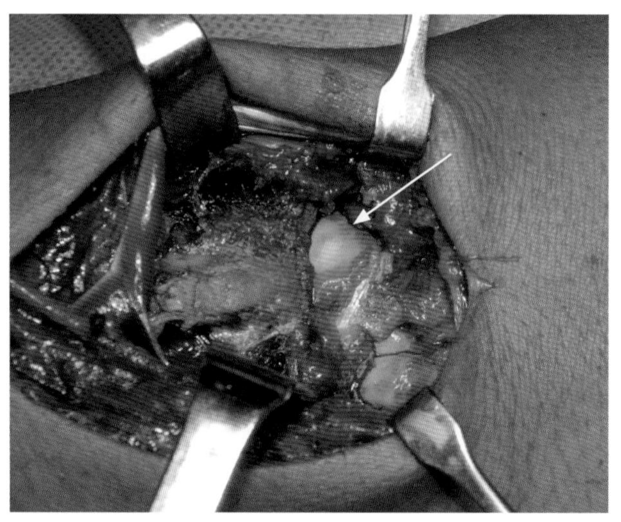

图2-11-11　在这个区域进一步拉开皮肤，得以将舟骨骨折复位。注意，此时尚未加压（箭头）。

## 确定舟骨的进针点并置入导针

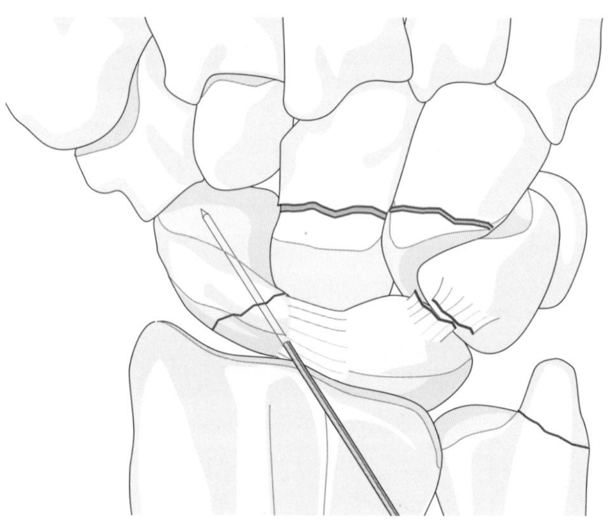

图2-11-12　导针的正确进针点位于近极的中心，恰好邻近舟月韧带的止点。于桡侧外展位，将导针置入第一掌骨骨干的轴线；插入导针时，腕关节应处于屈曲位，否则到不了进针点。不要让导针穿过舟大多角关节。应当用影像增强器证实导针准确地沿着舟骨的轴线推进，并垂直于骨折面。

# 6 固定

## 固定头状骨

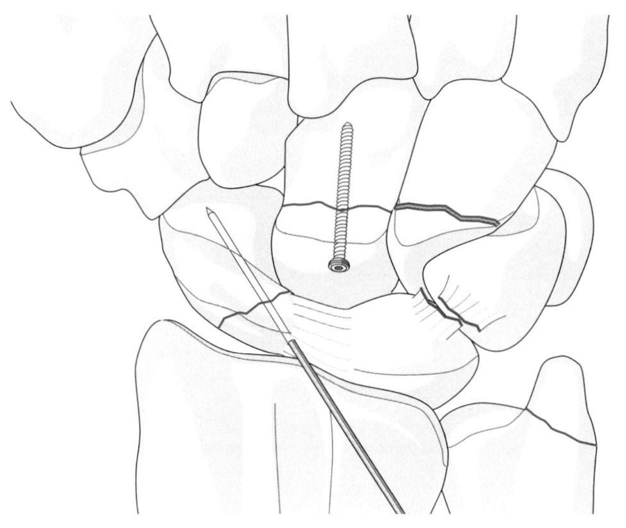

图2-11-13　头状骨的头部没有任何韧带附着，因此将其解剖复位。而后用1.5 mm无头加压螺钉，或者用作为拉力螺钉的1.5 mm全螺纹皮质螺钉固定头状骨骨块。在这个病例中，顺行打入一枚1.5 mm拉力螺钉。

## 固定钩骨

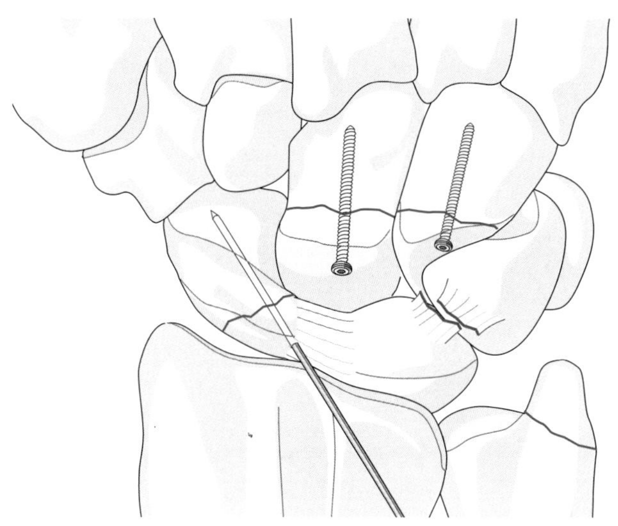

图2-11-14　钩骨近极骨折用顺行打入的1.3 mm拉力螺钉固定。要小心将头状骨及钩骨的螺钉的头部都埋入软骨面之下。

## 拉力螺钉的使用方法

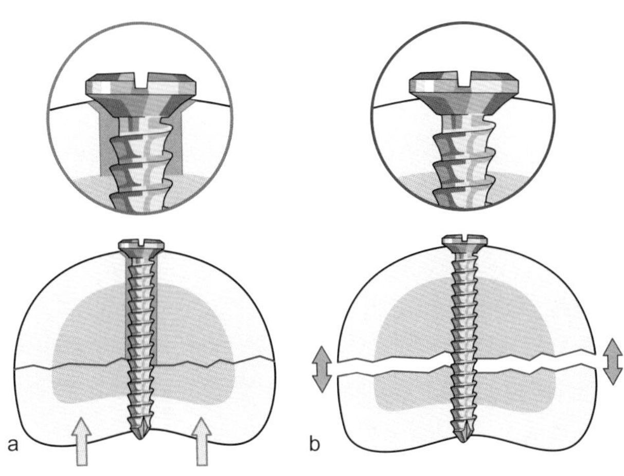


图2-11-15 a、b.　确保将打入的螺钉用作拉力螺钉，近侧皮质有滑动孔，远侧皮质有螺纹孔（a），穿过骨折平面插入的螺钉要是在远近两侧的皮质内都有螺纹（位置螺钉），就会使骨片保持分离，没有骨片间加压作用（b）。

## 埋头

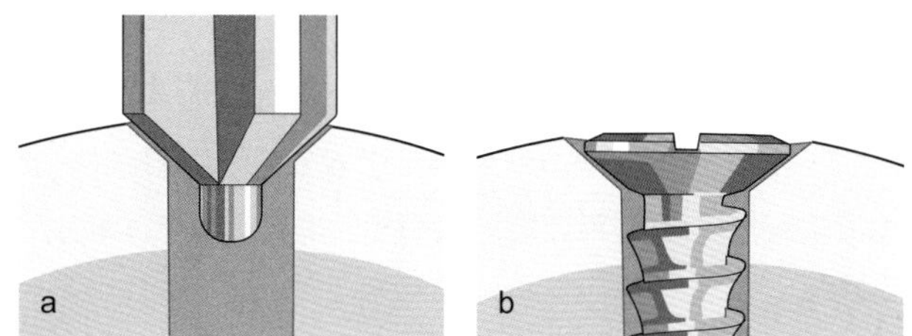


图2-11-16 a、b.　也要确保将螺钉头埋进孔里以减少刺激软组织的风险，使得螺钉头与骨骼的接触面积最大。

## 固定舟骨

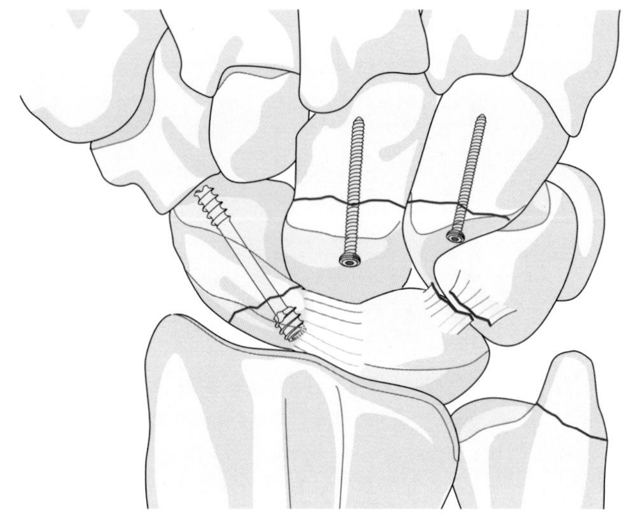

图2-11-17　然后将注意力集中到舟骨近侧1/3骨折。完成解剖复位之后，通过一枚3.0 mm无头加压螺钉获得固定。背侧舟月韧带未受损伤。

固定按常规步骤进行，包括测量螺钉长度、钻孔、选择螺钉、置入螺钉、推进并将螺钉埋进骨质内。有关这些步骤的进一步信息，见第2篇第4章“舟骨近极骨折——用无头加压螺钉治疗”。

## 修复月三角韧带

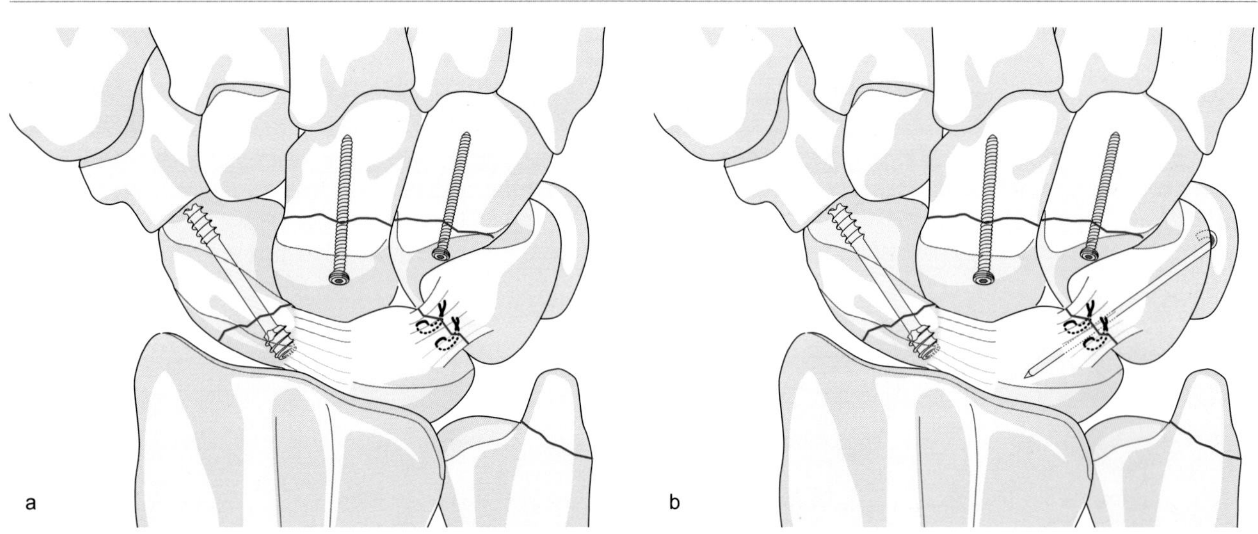


图2-11-18 a、b.　注意到月三角韧带中段撕裂，直接用不可吸收缝线缝合修复（a）。经皮用克氏针固定月三角关节（b）。

先通过常规步骤确定韧带是实质性撕裂还是骨性撕脱，确定残余韧带的长短适合于用骨锚钉或直接缝合修复并插入克氏针，而后再进行韧带修复。有关这些步骤的进一步信息，见第2篇第8章“月骨周围脱位——用多枚克氏针治疗”。

### 修复尺骨茎突

术中检查时下尺桡关节是稳定的，因此在这种情况下，尺骨茎突骨折不做固定。

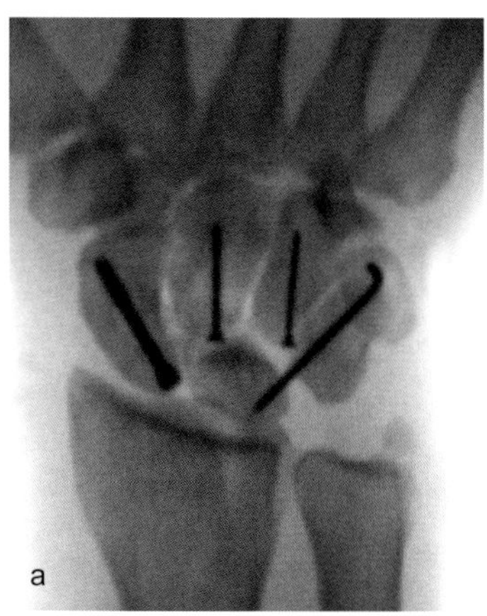

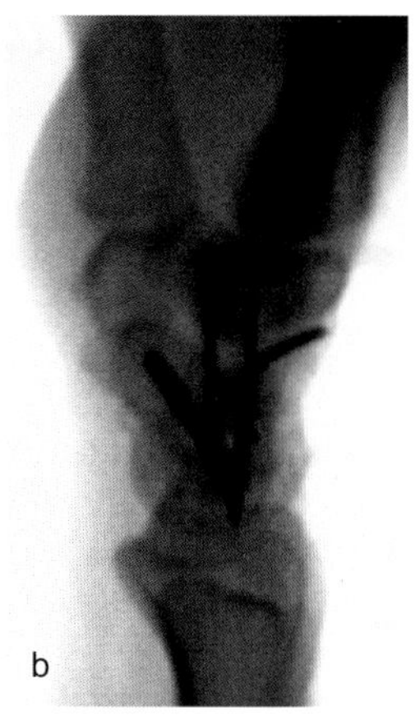


图2-11-19 a、b.　术中影像显示各个骨折的复位和固定。

## 7 康复

### 术后处理、随访和功能锻炼

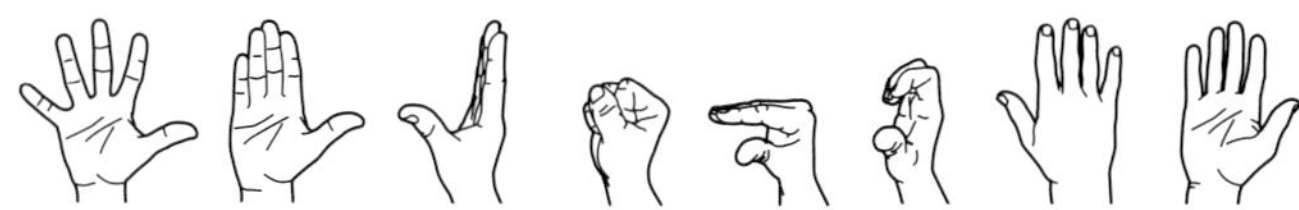

图2-11-20　患者应接受标准的术后休息、患肢抬高、随访、拆线和按要求制动。术后开始活动范围有限制的主动锻炼。有关进一步的信息，见第2篇第8章“月骨周围脱位——用多枚克氏针治疗”的“7　康复”。

本例患者术后即刻用短臂石膏夹板固定。没有术中或术后并发症。术后一段时间内，正中神经支配区域麻木症状得以完全解决。术后2周拆除缝线，同时拆除石膏托更换为可拆卸支具。术后9周所有骨折都有放射学愈合证据，故拔除克氏针。12周时患者获准做全范围的主动和被动活动，4个月时重返越野自行车骑行运动。

# 8 结果

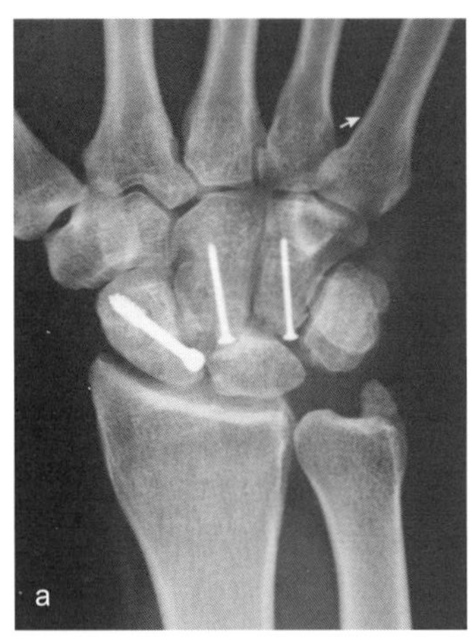

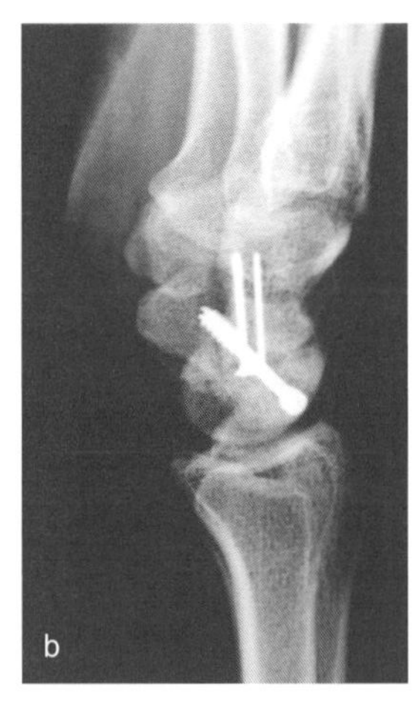

图2-11-21 a、b. 术后8个月随访时，X线检查显示所有骨折均愈合，无缺血性坏死及塌陷征象。

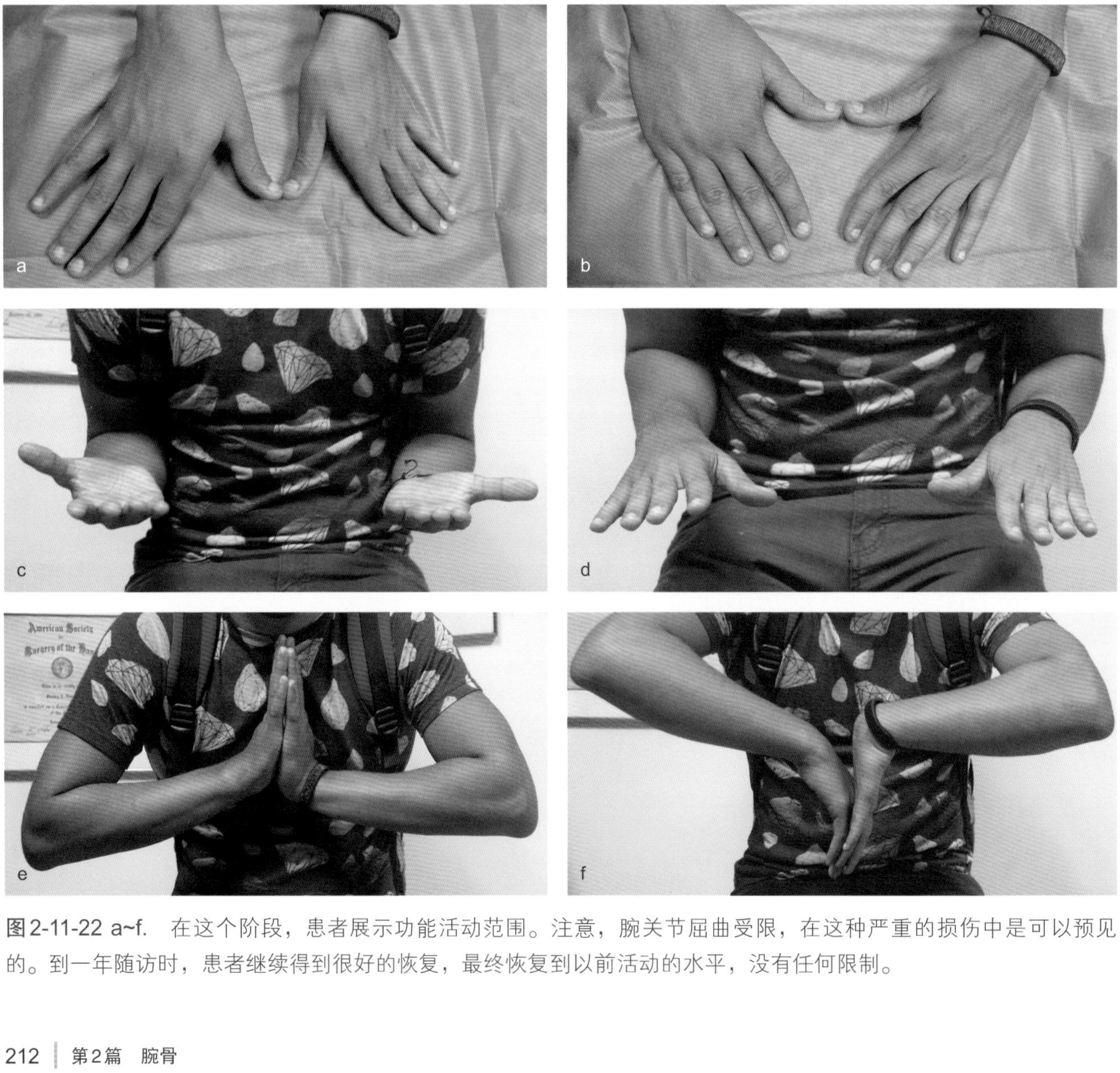

图2-11-22 a~f. 在这个阶段，患者展示功能活动范围。注意，腕关节屈曲受限，在这种严重的损伤中是可以预见的。到一年随访时，患者继续得到很好的恢复，最终恢复到以前活动的水平，没有任何限制。

# 第12章 大多角骨骨折移位——用拉力螺钉治疗

Trapezium—displaced fracture treated with lag screws

## 1 病例描述

图2-12-1 患者，男性，44岁，零售工作者，工作时试图抓住朝着他掉下来的很重的物件，弄伤了左利手的拇指。他的拇指被强力过伸。最初的X线检查显示大多角骨的体部骨折移位。

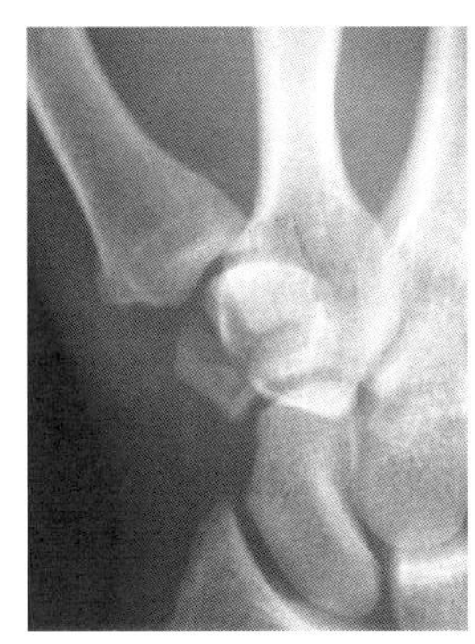

## 2 适应证

### 大多角骨骨折

图2-12-2 大多角骨骨折很少见，仅占所有腕骨骨折的3%~5%。大多角骨很重要，对拇指的稳定和捏抓时无痛发挥作用。大多角骨骨折要么是腕掌关节脱位时发生的骨头周围的撕脱性骨折（大多角骨最常见的骨折类型），要么是累及大多角骨体部的压缩性骨折。后者的致伤机制，如本病例所示，几乎总是高能量损伤的结果。大多角骨体部有移位的骨折累及拇指的腕掌关节，如果没有得到妥善复位和固定，将会导致关节畸形愈合。

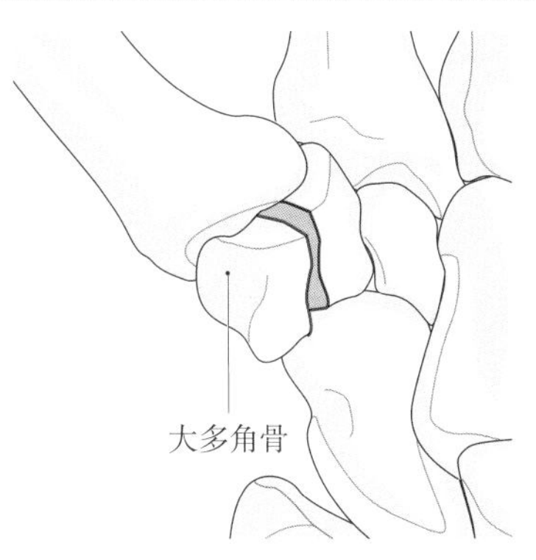


### 选择内植物

大多角骨的骨骼质量几乎总是好的。因此，骨折适合用拉力螺钉（一般1.5 mm）固定，除非大多角骨中央区域粉碎或者有显著的骨缺损。在这类情况下，如果骨折因为粉碎而禁忌做骨片间加压，克氏针是个有用的选择。

# 3 术前计划

## 装备

- 一套1.3 mm或1.5 mm标准手部螺钉。
- 点式复位钳。
- 影像增强器。

## 患者的准备和体位

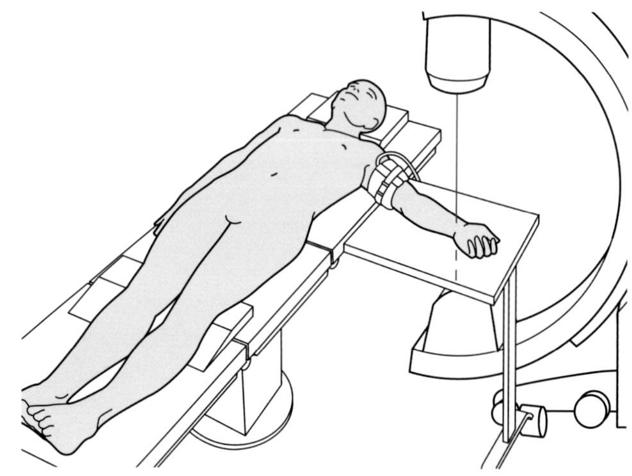

图2-12-3 让患者仰卧，将前臂放在搁手台上。将前臂旋后。使用不消毒的充气止血带。预防性抗生素是非强制的。

# 4 手术方法

## 入路

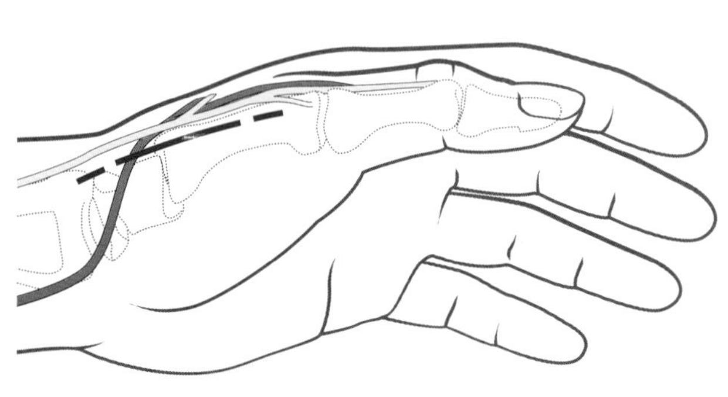

图2-12-4 应用的手术入路是拇指的桡掌侧入路（见第1篇第4章“显露拇指基底部的桡掌侧入路”）。这个入路允许到达就在掌骨近侧的大多角骨。

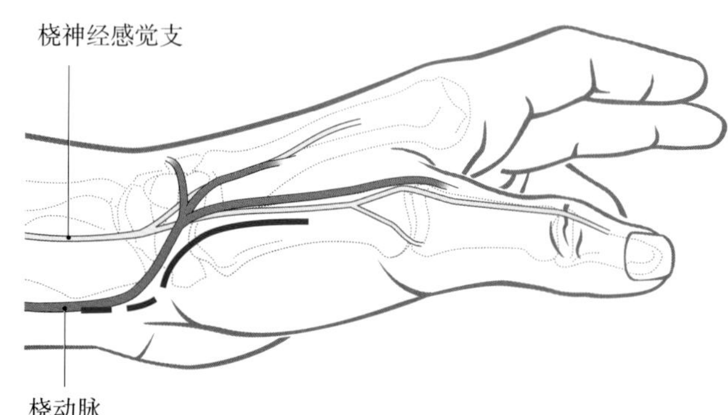


图2-12-5 这个入路可用的切口选择有两个，本例采用Wagner入路，该切口沿着鱼际隆起柔和地弯向掌侧。

# 5 复位

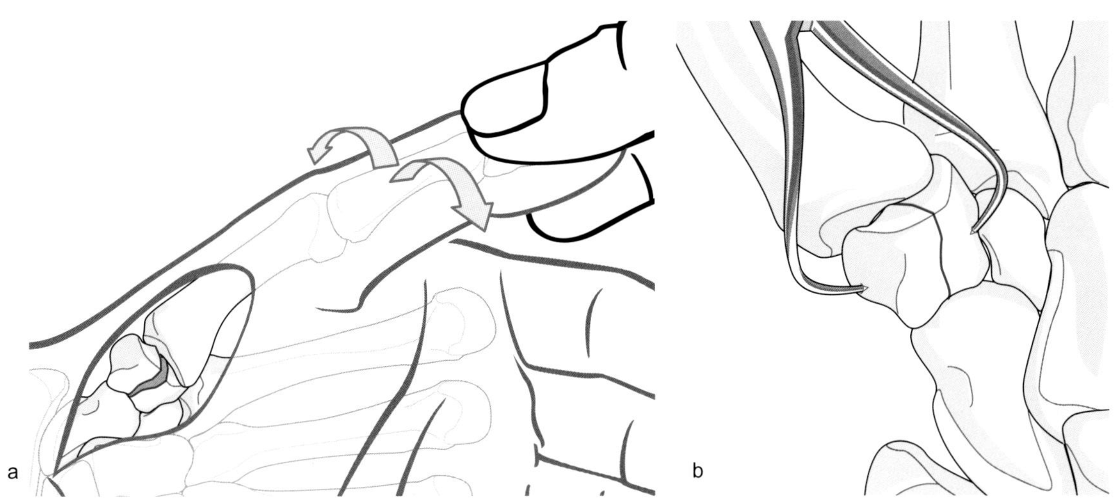


图2-12-6 a、b.　作为手术入路的一部分，关节囊已经打开（a）。可以直视下检查关节复位情况。复位用点式复位钳临时固定（b）。

# 6 固定

## 钻孔

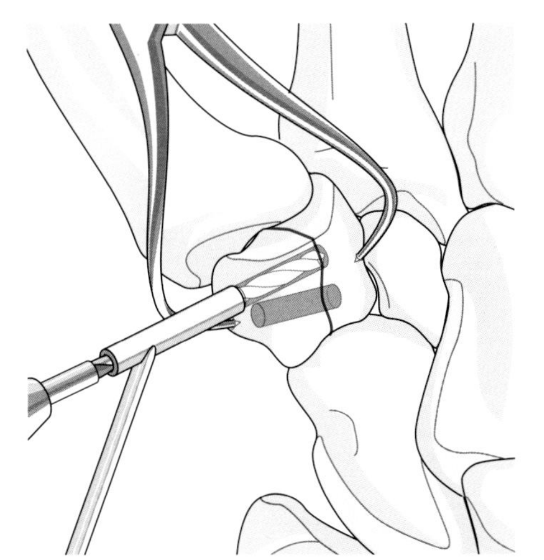

图2-12-7　将复位钳留在原位不动，尽可能垂直于骨折平面钻一个滑动孔，若用1.5 mm螺钉就用1.5 mm钻头。将1.5 mm钻头套筒插入滑动孔。用1.1 mm钻头在对侧骨块上钻一个螺纹孔，穿过远侧皮质就行。第二颗螺钉重复上述操作。

## 置入螺钉

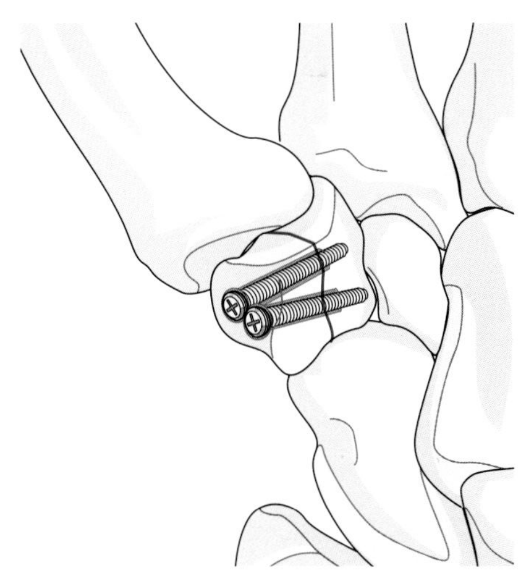

图2-12-8　为了提供足够的加压及旋转稳定性，需要至少两枚螺钉用作拉力螺钉。虽然建议使用1.5 mm的螺钉，但是如果骨块大小不允许，也可以用1.3 mm的螺钉。

## 拉力螺钉的用法

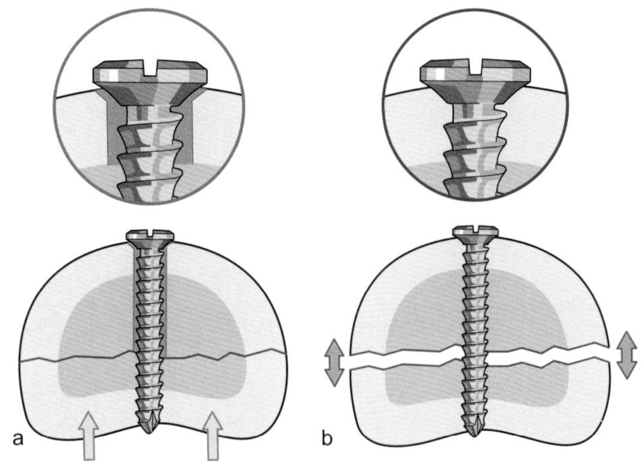


图2-12-9 a、b. 确保将打入的螺钉用作拉力螺钉，近侧皮质有滑动孔，远侧皮质有螺纹孔（a），穿过骨折平面插入的螺钉要是在远近两侧的皮质内都有螺纹（位置螺钉），就会使骨片保持分离，没有骨片间加压作用（b）。

## 完成固定

应当用影像增强器或X线检查证实复位和固定是否良好。为了确保拉力螺钉尖端不穿透关节，有必要在不同的角度摄取几个影像。亦可通过先前所做的关节囊切口直视探查加以证实。

## 埋头

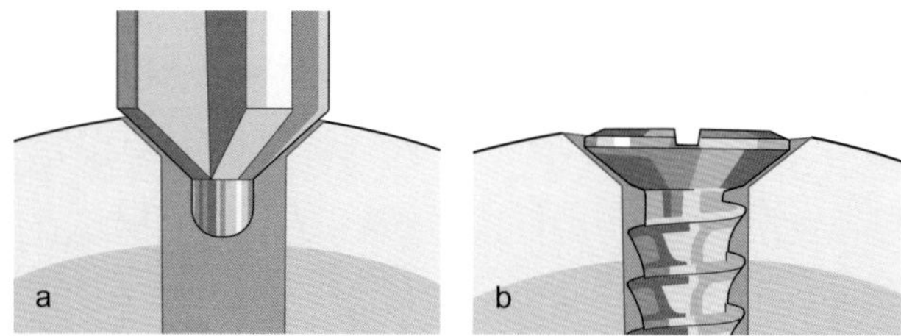


图2-12-10 a、b. 也要确保将螺钉头埋进孔里以减少刺激软组织的风险，使得螺钉头与骨骼的接触面积最大。

## 7 康复

### 术后处理

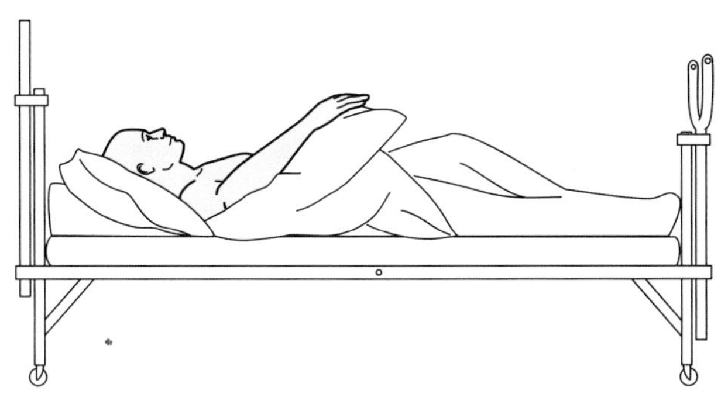

图2-12-11 患者卧床时，用枕头维持手部抬高于心脏水平，以减少肿胀。

### 制动

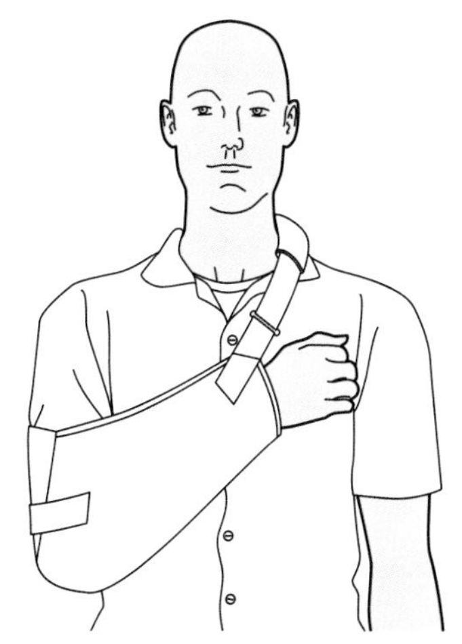

图2-12-12 手腕和拇指用短臂夹板制动4~6周。固定2周后可以用包括拇指及指间关节在内的可拆卸的手腕夹板固定，在此期间，鼓励患者在白天间歇性短时间拆除夹板以允许拇指轻微活动。

### 随访

术后2~5天检视患者以更换敷料，10天后拆除缝线，并用X线检查证实没有发生继发移位。

### 功能锻炼

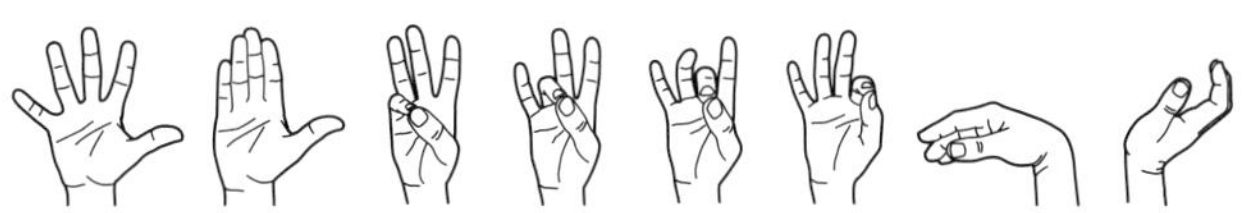

图2-12-13 随着疼痛和肿胀消退，逐渐增加有控制的拇指和手的屈曲与伸直活动。必须向患者强调活动的重要性。康复应当由理疗师监督。6周后鼓励患者重返正常活动。

# 8 结果

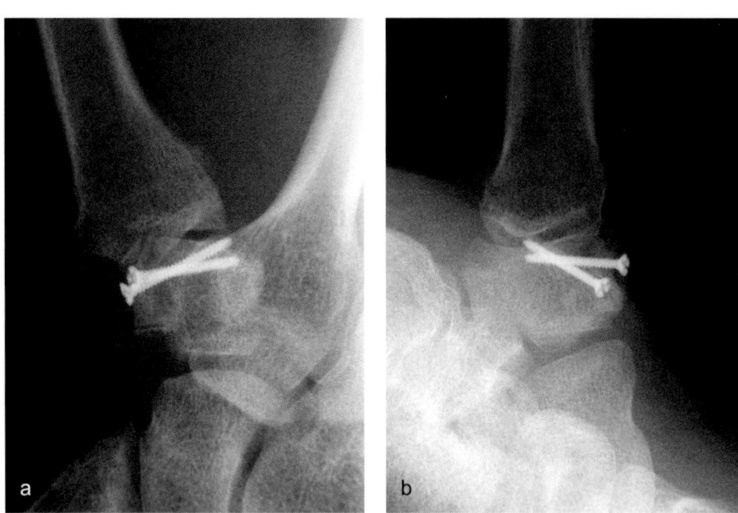


图2-12-14 a、b. 术后随访6周的影像证实复位完全。患者能够重返销售工作的各项活动。

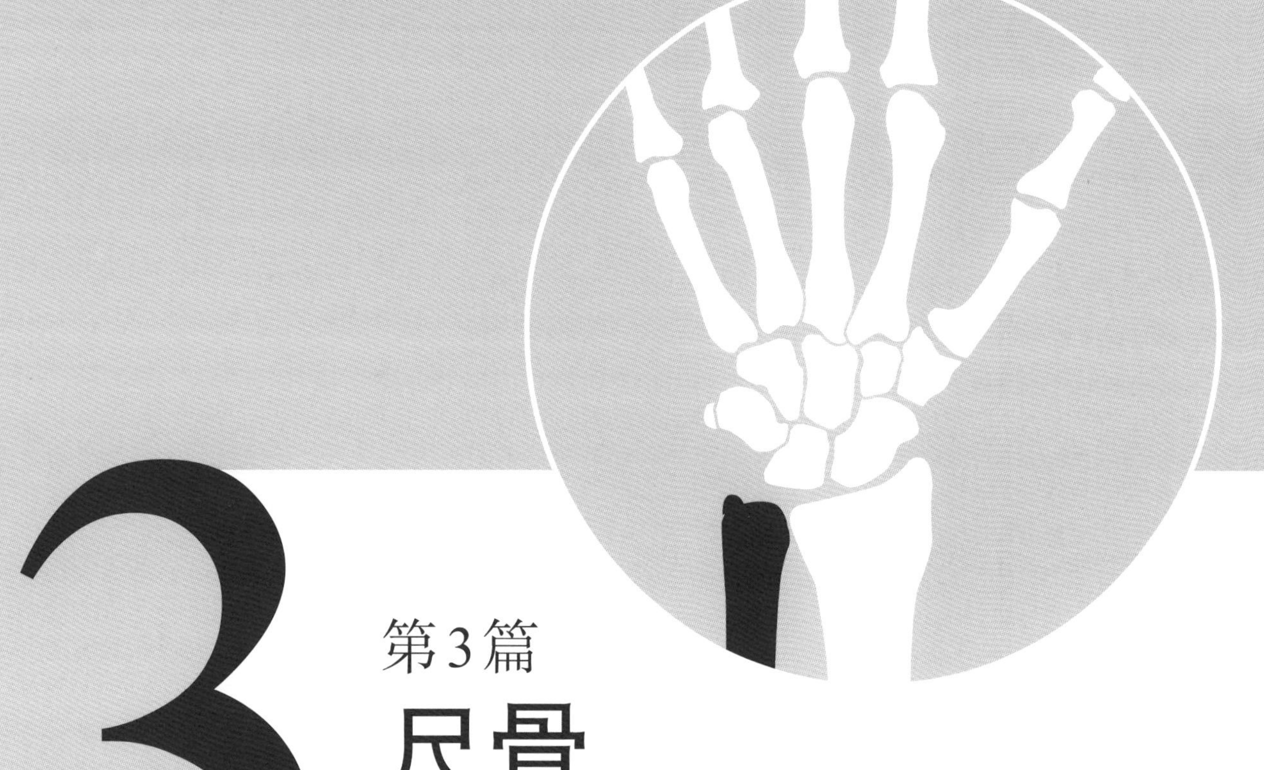

# 3

# 第3篇 尺骨

## Ulna

# 第 1 章 尺骨茎突骨折——用张力带钢丝固定治疗

Ulnar styloid–fracture treated with tension band wiring

## 1 病例描述

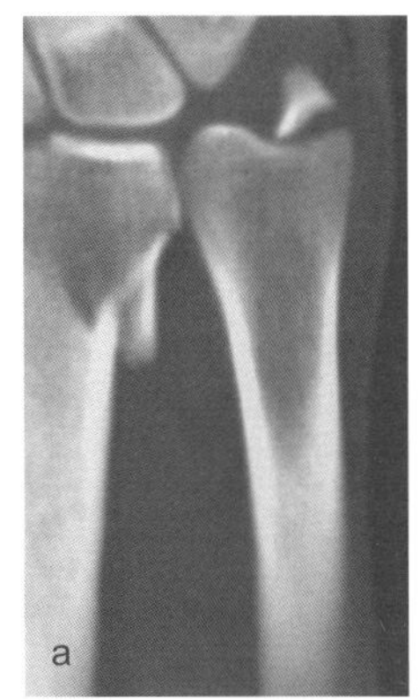

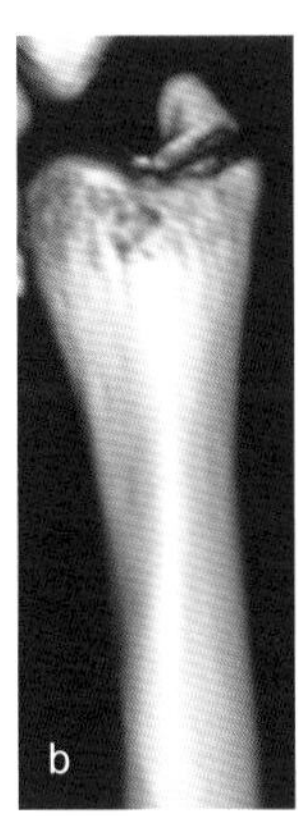

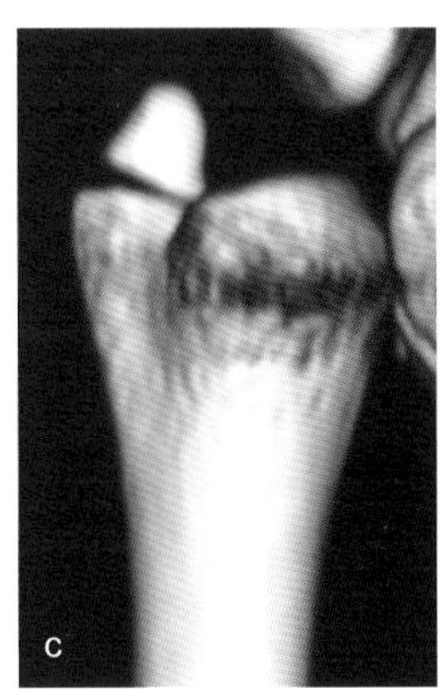

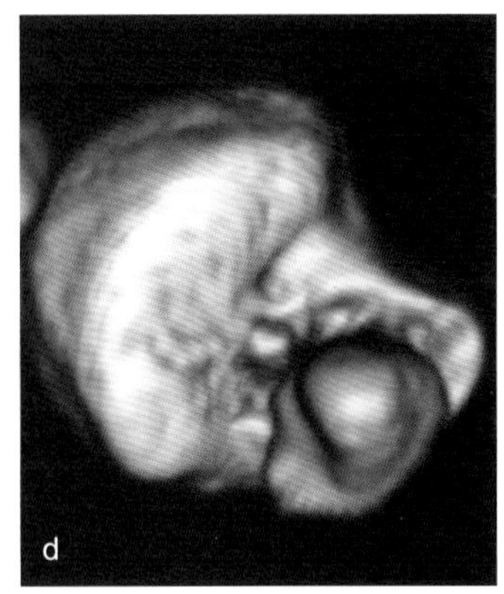


图3-1-1 a~d. 患者，38岁，工程师，参加越野自行车比赛时受伤。当他到达急诊室时主诉非惯用手的左腕疼痛，有明显的肿胀和畸形。X线检查和三维CT扫描提示尺骨茎突基底部骨折。

桡骨远端的中间柱和桡侧柱也都有粉碎性骨折，不过这位患者桡骨远端骨折的治疗将会在第4篇第6章“桡骨远端关节内粉碎性骨折——用掌侧钢板治疗”中详细讨论。出于本章的目的，只讨论尺骨茎突骨折。

## 2 适应证

### 尺骨茎突骨折

图3-1-2 尺骨茎突可以在其尖端、体部或基部撕脱。撕脱发生的平面对三角纤维软骨复合体（TFCC）的完整性和下尺桡关节（DRUJ）的稳定性产生影响。如果损伤累及这些结构，它们也可能需要修复。

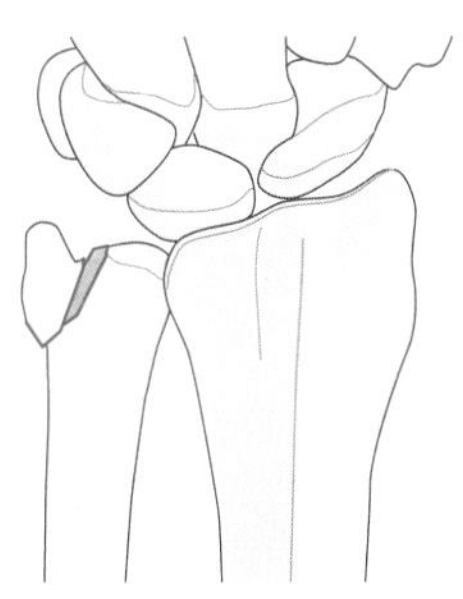

## 评估下尺桡关节

需要固定的尺骨茎突骨折是那些造成DRUJ明显不稳定者。应该为前臂的旋转和稳定性而对DRUJ进行评估。建议用以下两种方法确定DRUJ是否存在不稳定。

### 方法一：触诊DRUJ

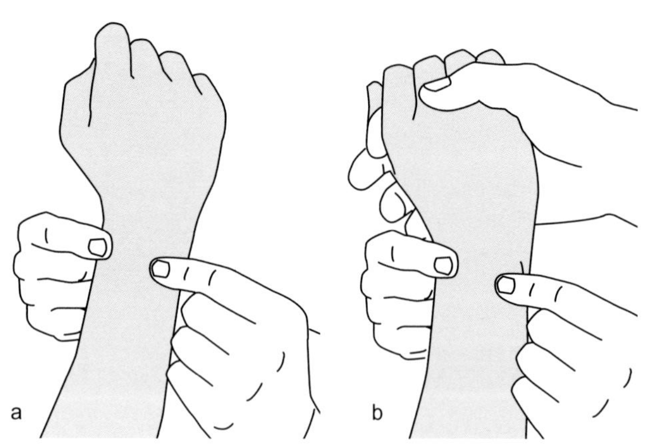

图3-1-3 a、b. 将肘关节屈曲90°放在搁手台上，前臂处于旋转中立位，对背侧/掌侧方向的位移进行评估。腕关节桡偏时重复这些评估，如果尺侧副韧带复合体没有破裂，腕关节桡偏使DRUJ固定。

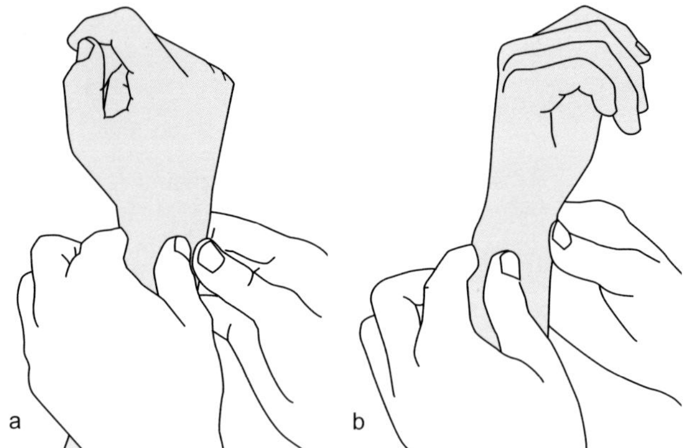

图3-1-4 a、b. 在前臂完全旋前和旋后时再次重复此试验。

### 方法二：尺骨压迫试验

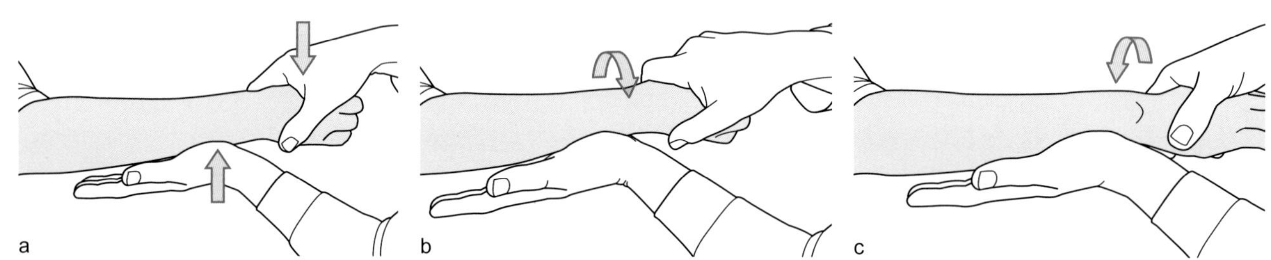

图3-1-5 a~c. 在本试验中，将尺骨压向桡骨（a）。通过旋后（b）和旋前（c）将前臂被动旋转。如果有摸得到的弹响，则说明DRUJ不稳定。这是一个考虑用张力带钢丝、拉力螺钉或钢板内固定尺骨茎突骨折的指征。TFCC的软组织损伤也会导致DRUJ不稳定。

# 3　术前计划

## 装备

· 0.4 mm 捆绑钢丝。
· 1.0 mm 克氏针。
· 点式复位钳。
· 皮下注射针头。

## 患者的准备和体位

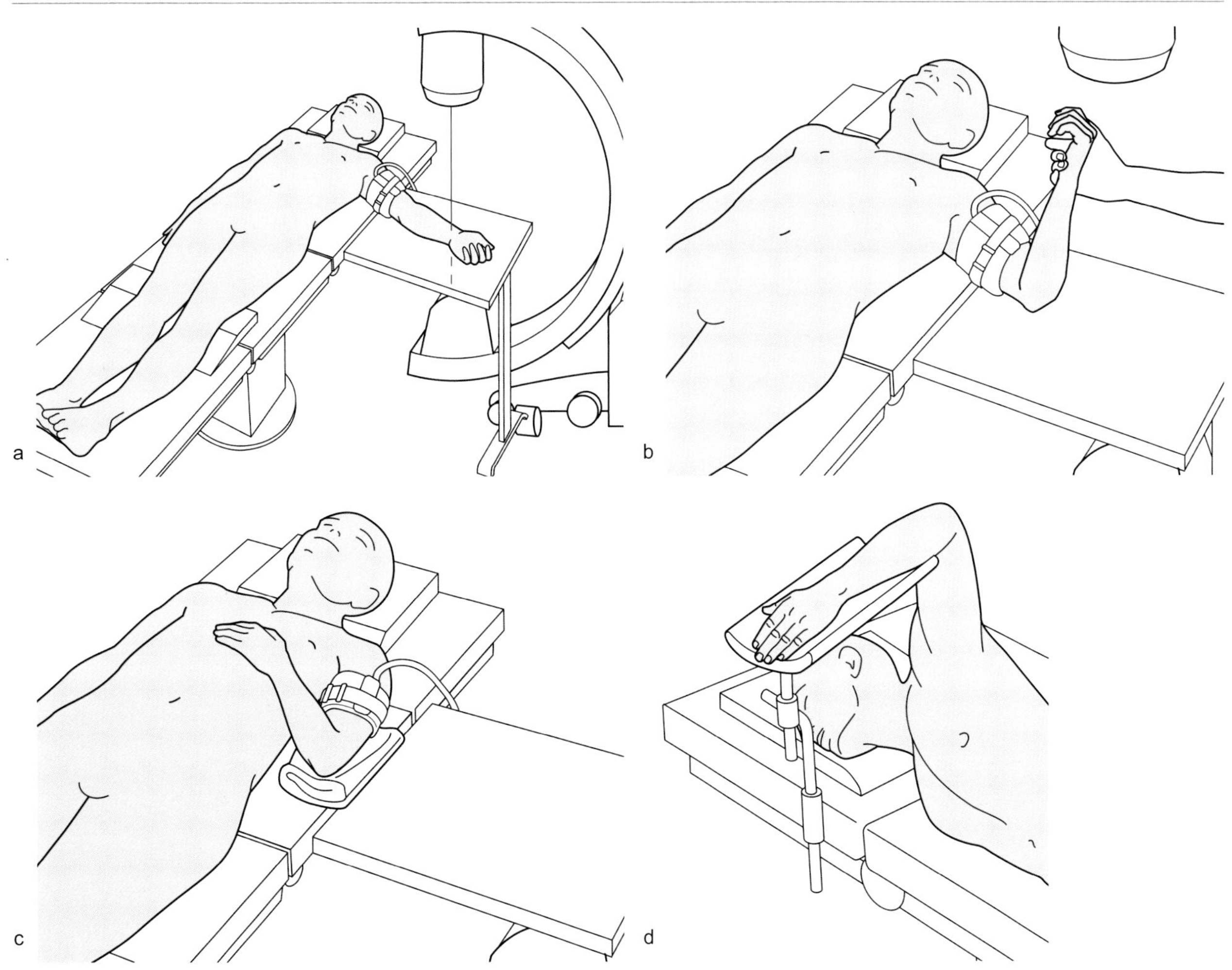

图 3-1-6 a~d.　让患者仰卧，将前臂放在搁手台上（a）。屈曲肘关节，保持前臂旋转中立位，允许直接入路显露尺骨远端（b）。在某些骨折中，简单地将前臂置于患者胸部也是可能的（c）。另一种选择是，让患者侧卧，患侧肘关节屈曲，前臂放在有衬垫的搁手架上，这样，将前臂旋转至完全旋后时就能非常好地看到尺骨茎突（d）。使用不消毒的充气止血带。预防性抗生素是非强制的。

# 4 手术方法

## 入路

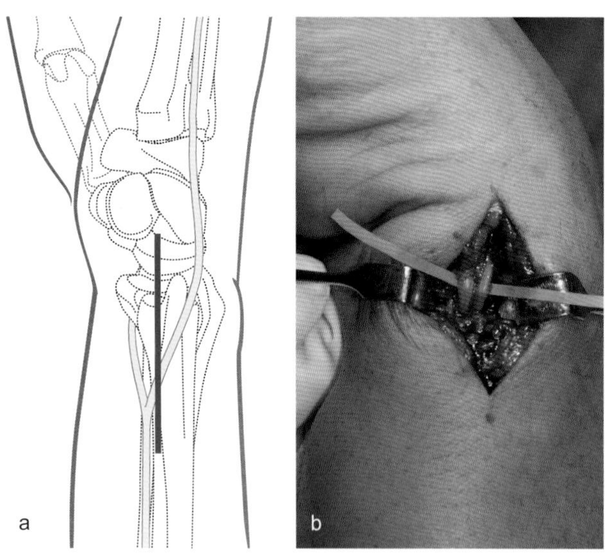


图3-1-7 a、b. 使用的手术入路是尺侧入路（见第1篇第10章“显露尺骨远端的尺侧入路”）(a)。做此入路时应当小心避免损伤尺神经的背侧皮支（b)。

# 5 复位

## 应用缝线复位

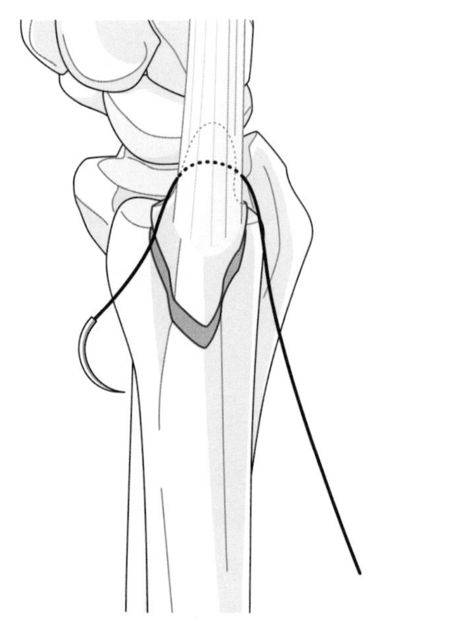

图3-1-8 为之后用张力带钢丝固定做准备，可以沿着茎突的尖端安置高强度缝线，以帮助复位。

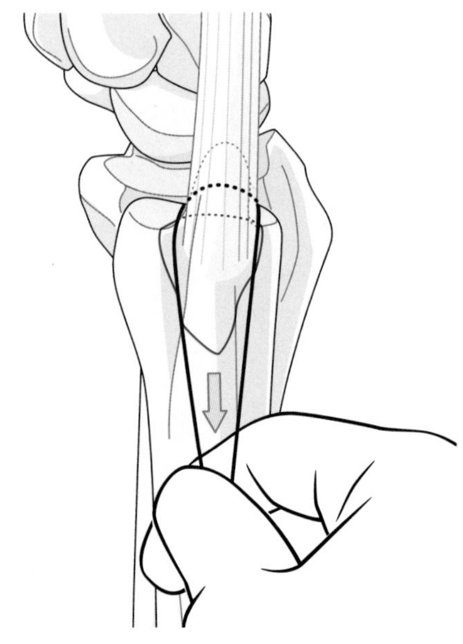

图3-1-9 通过向近侧牵拉缝线将尺骨茎突复位。

## 直接复位

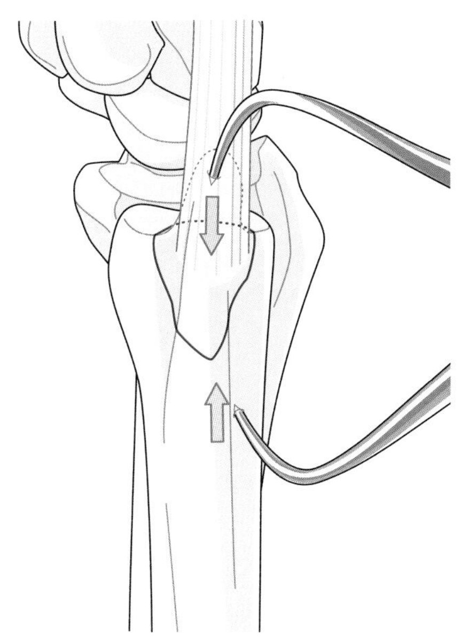

图3-1-10　用牙科镊或点式复位钳也能够得到复位。

# 6 固定

## 钻孔

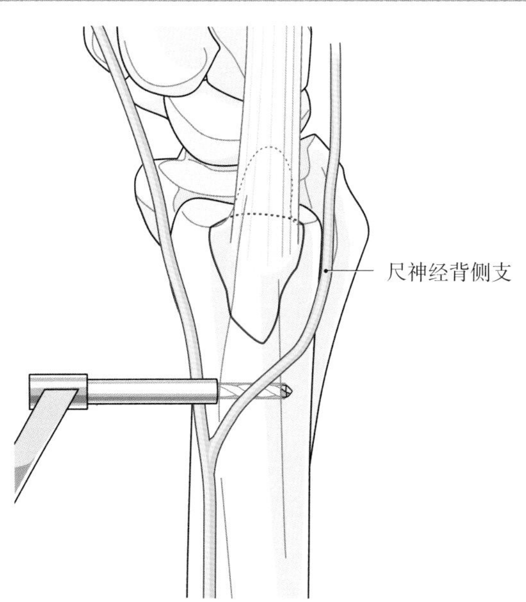


图3-1-11　在茎突尖近侧大约2 cm的尺骨上钻孔。需要小心避免损伤尺神经背侧支。

## 置入捆绑钢丝

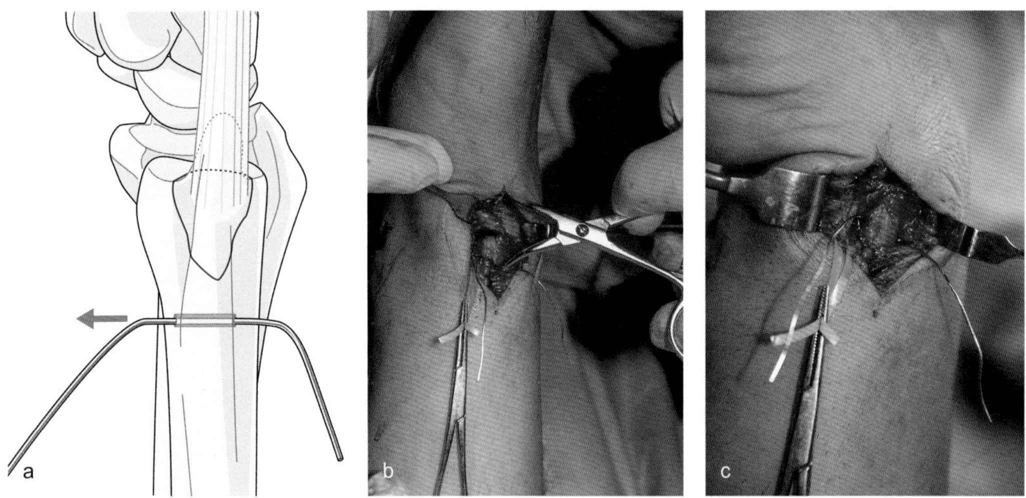


图3-1-12 a~c. 将钢丝穿过在尺骨茎突骨折近侧钻的孔（a）。临床影像显示安置的钢丝，它经过钻孔穿过尺骨（b、c）。

## 置入克氏针

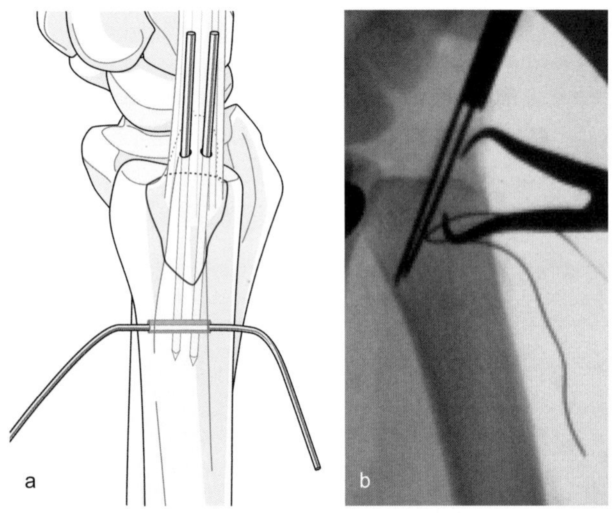


图3-1-13 a、b. 如果有足够的空间，则从茎突的尖端置入两枚克氏针，方向是让它们的尖端在DRUJ近侧尺骨相对的皮质穿出（a）。应当使用影像增强器确保正确放置克氏针（b）。

## 形成“8”字

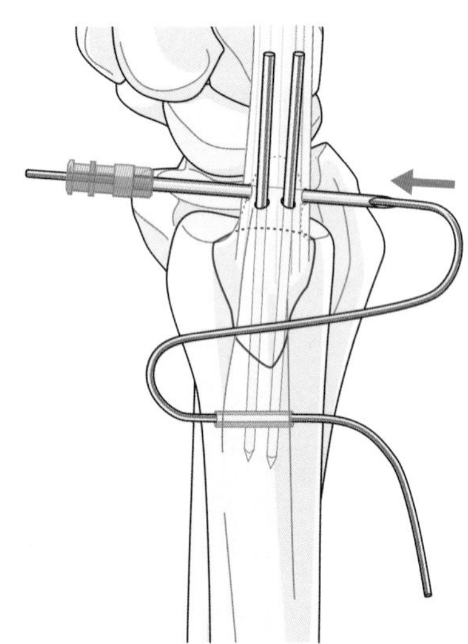

图3-1-14 钢丝继续穿过钻孔，并用皮下注射针头做导向，绕着克氏针穿向远侧，形成一个“8”字形的环。

## 收紧钢丝

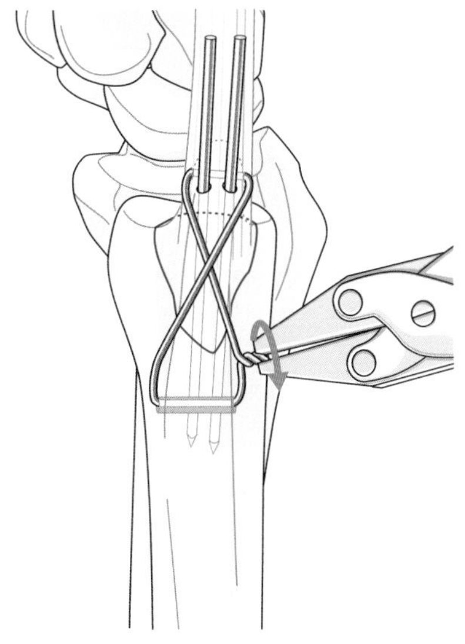

图3-1-15　形成“8”字之后，开始扭钢丝，确保钢丝的每一端都盘得一样多。通过牵拉扭转使钢丝绷紧，直至达到所需的张力，然后扭转钢丝将形成的松弛部分拉紧。剪断扭结的钢丝并朝骨头弯曲，这样不会刺激软组织。

## 克氏针埋头

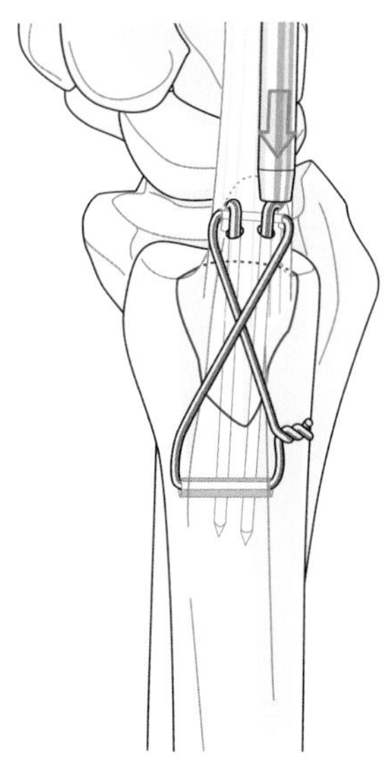

图3-1-16　用克氏针弯曲器，在尺骨茎突顶点平面将克氏针弯曲180°并剪短。用小的打孔器或其他合适的工具将克氏针敲入骨质中。用影像增强器证实以确保克氏针的近侧尖端不在骨间隙内。

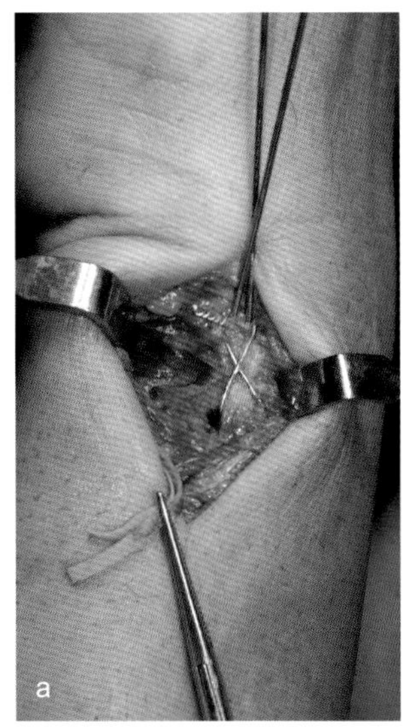

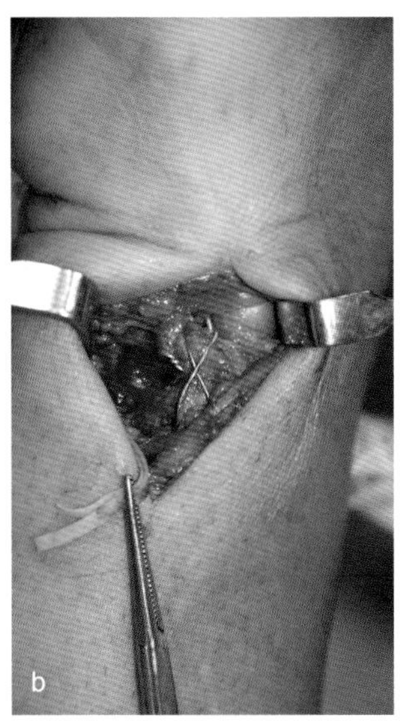

图3-1-17 a、b.　术中图像显示克氏针的位置（a），剪断的克氏针埋在骨质内（b）。

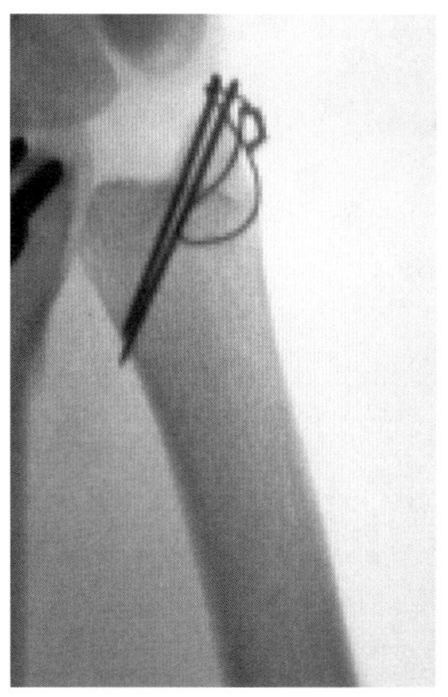

图3-1-18　术中影像增强也确认克氏针末端不在骨间隙内，而且骨折复位完美。

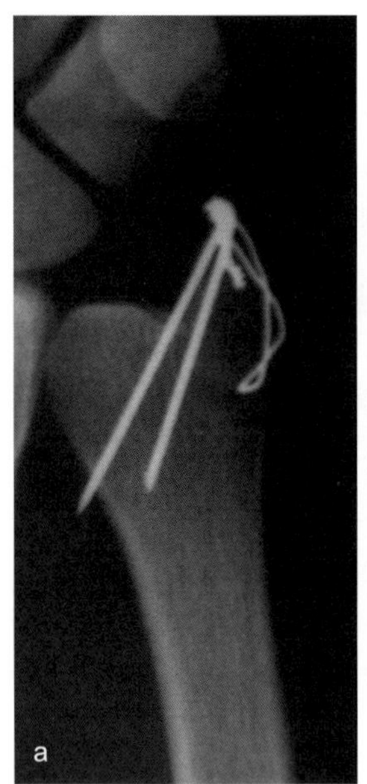
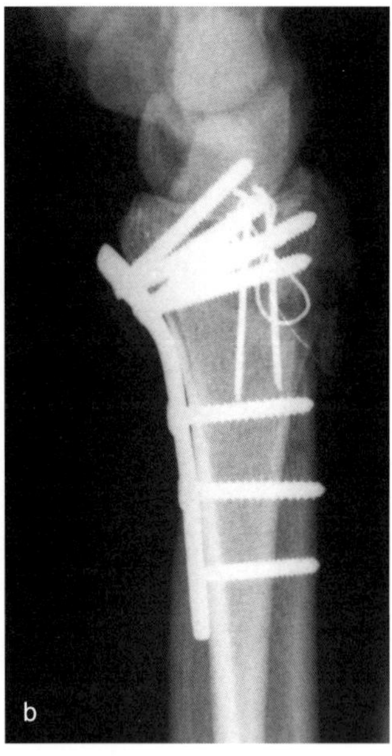


图3-1-19 a、b. 术后1周正位及侧位X线（也显示桡骨远端骨折）显示骨折复位完美，内植物位置正确。

# 7 康复

## 术后处理

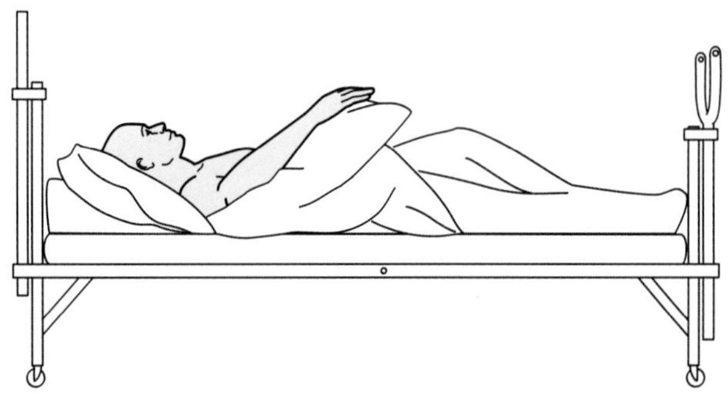

图3-1-20 患者卧床时，用枕头维持手部抬高于心脏水平，以减少肿胀。

## 随访

术后2~5天检视患者以更换敷料，10天后拆除缝线，用X线检查证实骨折没有发生继发移位。

## 制动

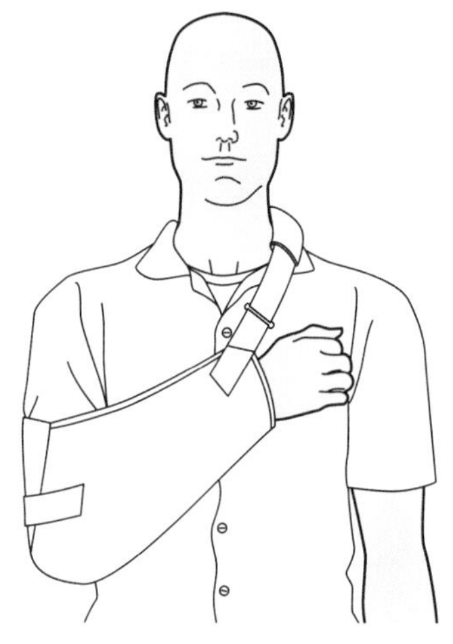

图3-1-21 尺骨远端骨折术后制动的类型和时间取决于诸多因素，包括内固定的质量以及患者的活动度和可信度。手腕可能有必要用石膏管型或可拆卸夹板固定几周。在这段时间内，鼓励患者间歇性短时间移除固定装置，以允许手腕轻微活动。

## 功能锻炼

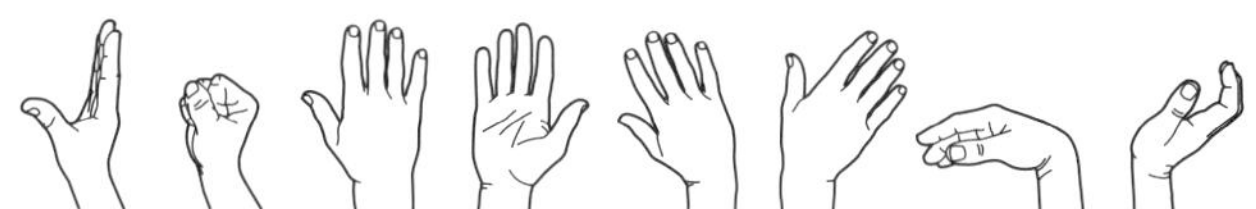

图3-1-22 术后开始活动范围有控制的主动锻炼。主动运动和后续对抗阻力训练的实施，需要根据医生对该患者术后训练的时间安排以及患者的依从性来决定。负重活动通常要推迟到骨折愈合的影像学证据出现之后。必须向患者强调活动的重要性。康复应当由理疗师监督。

# 8 结果

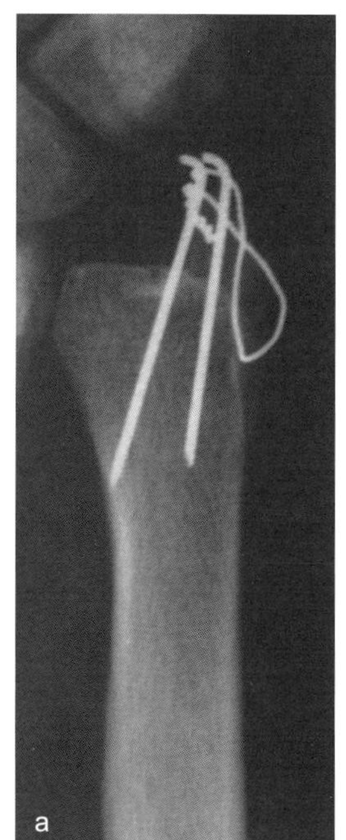

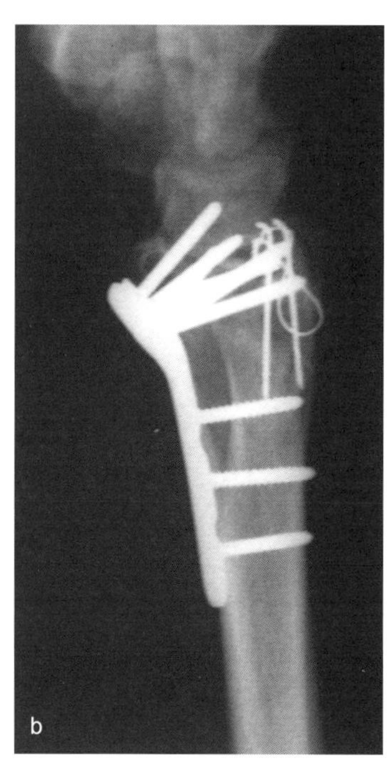

图3-1-23 a、b. 术后1年随访时的X线检查证实骨折解剖愈合。

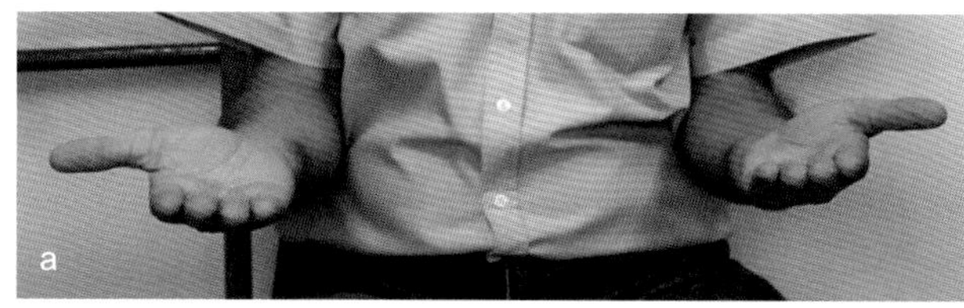

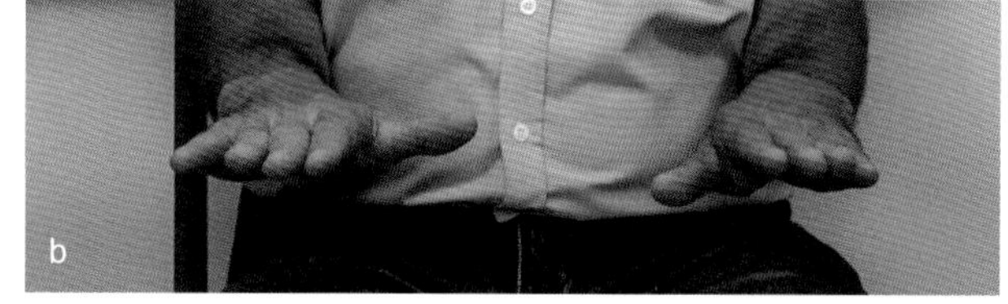

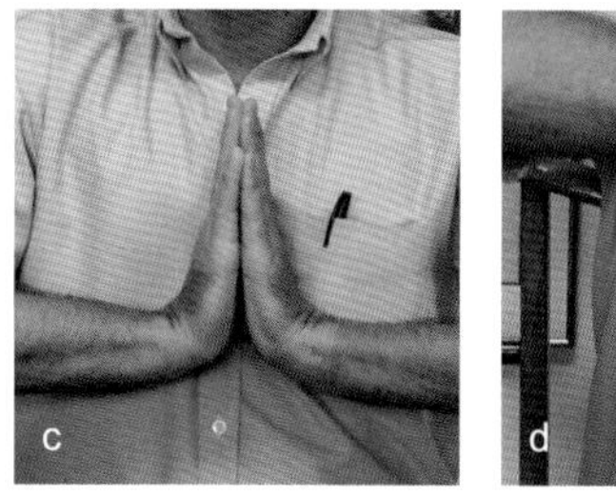

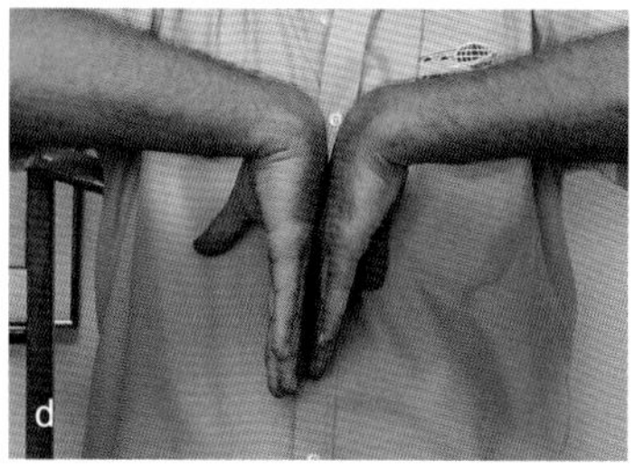

图3-1-24 a~d. 患者没有疼痛，能够做到全范围的活动。他已经重返正常的工作和体育活动。

# 9 可供选择的技术

## 可用于替代的螺钉固定技术

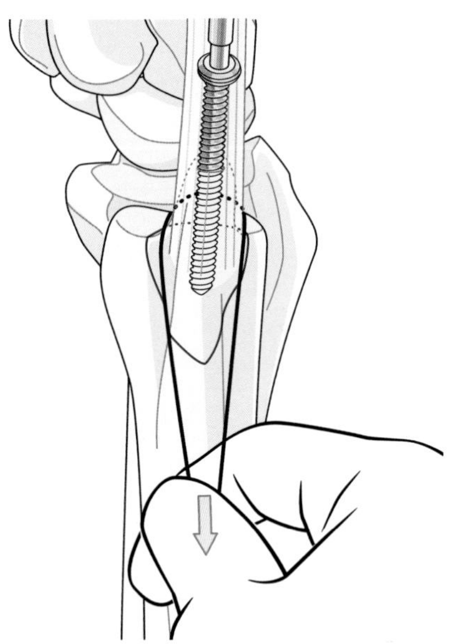

**图3-1-25** 当复位通过牵拉缝线或用牙科镊加压来维持时，也可以用大小合适的螺钉对茎突进行固定，螺钉从茎突尖端打进尺骨外侧皮质。尺骨茎突需要过度钻孔使螺钉有拉力螺钉的作用。

## 下尺桡关节评估

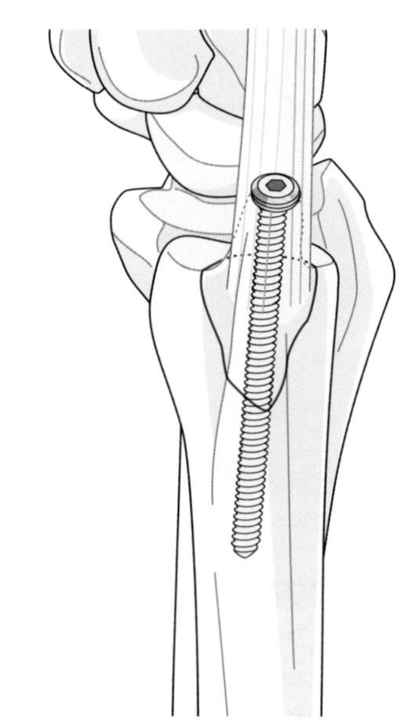

**图3-1-26** 单用这枚螺钉应当能实现尺骨茎突的稳定固定，而TFCC的张力正常。在置入螺钉之后检测桡尺关节的稳定性。随后能够抽出缝线。

# 第 2 章　尺骨头和颈粉碎性骨折——用钩钢板治疗

Ulna, head and neck—multifragmentary fracture treated with a hook plate

## 1　病例描述

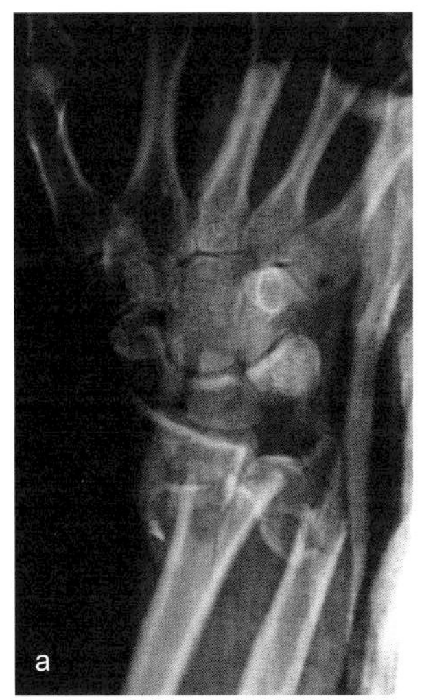
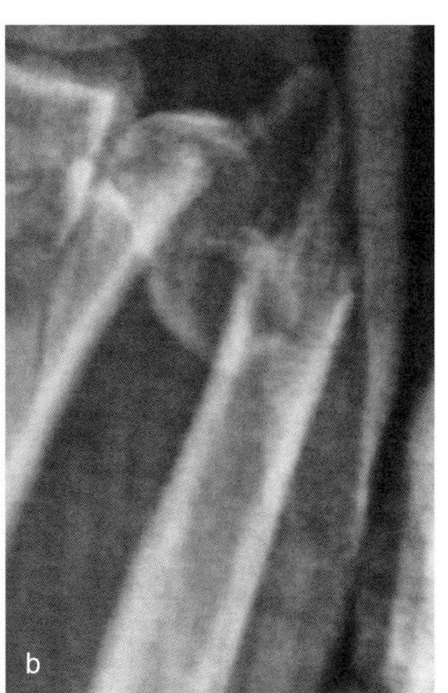
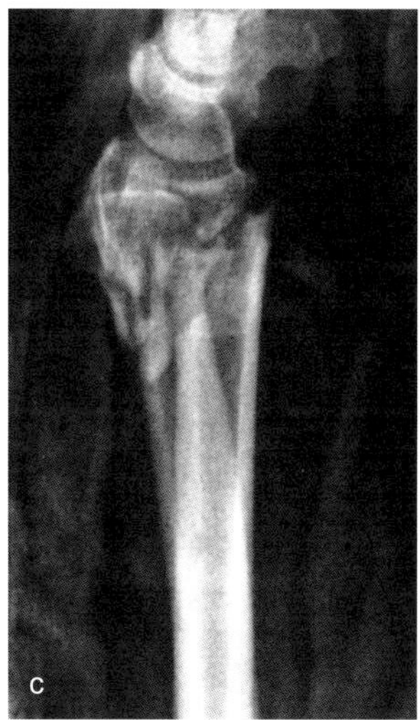
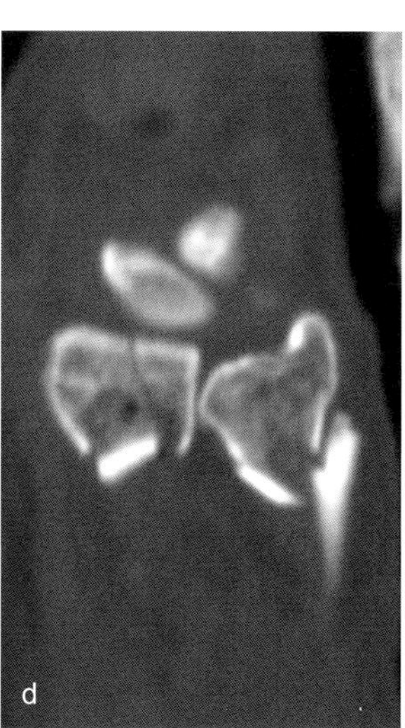

图3-2-1 a~d.　患者，62岁，推销员，在一次汽车事故中左腕受伤。他遭受Gustillo Ⅱ型开放性骨折，累及尺桡骨远端。正侧位X线及冠状位CT扫描显示尺骨头颈复杂骨折伴明显移位和桡骨远端粉碎性骨折。

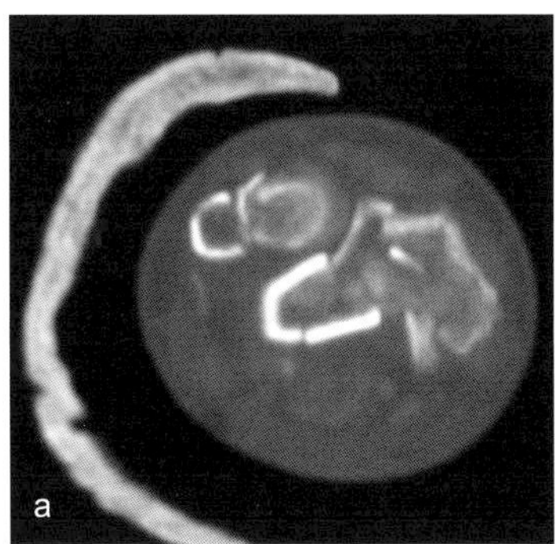
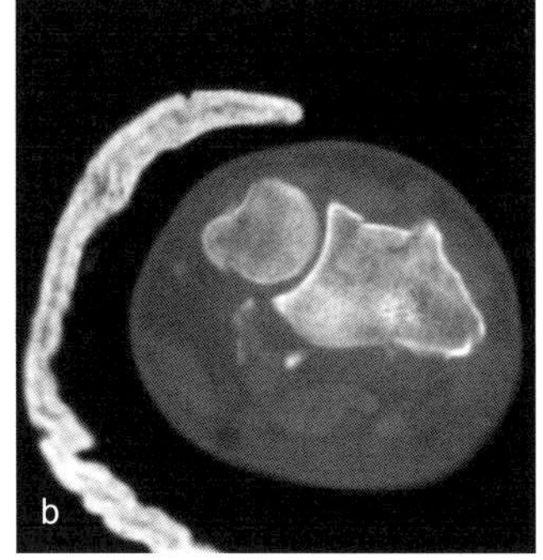
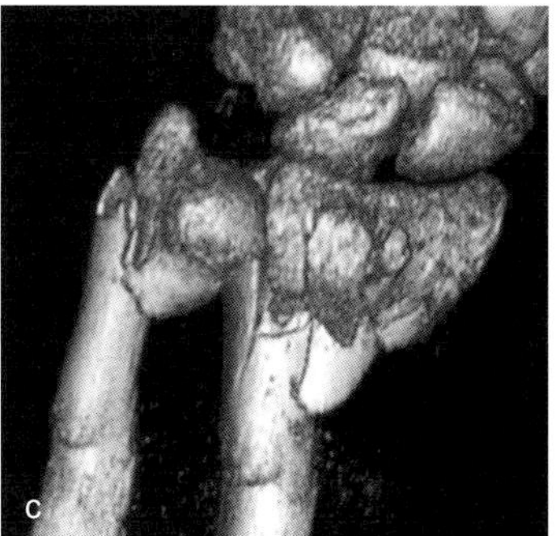
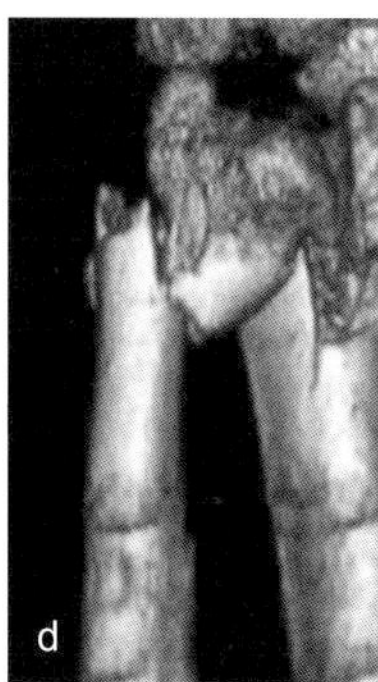

图3-2-2 a~d.　进一步的横断面CT扫描显示，尺骨和桡骨远端都有大量干骺端粉碎，而CT三维重建确认每一个骨折的移位程度。不过，出于本章的目的，只讨论尺骨骨折。

## 2 适应证

### 尺骨远端骨折

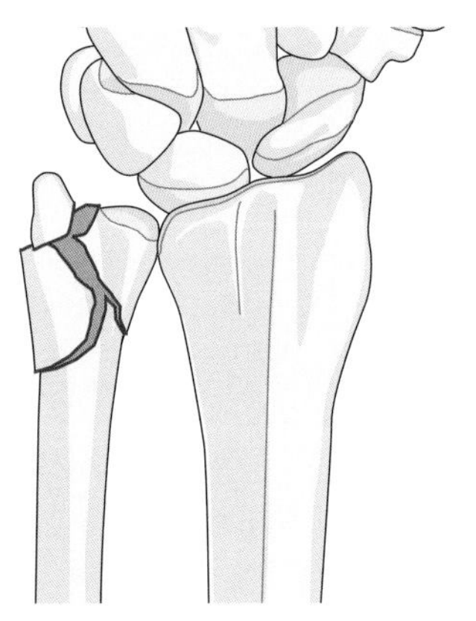

**图3-2-3** 在尺骨粉碎性骨折中，有不稳定及短缩畸形。尺骨头和颈的解剖复位对于恢复下尺桡关节（DRUJ）的正常功能至关重要。DRUJ的恢复可建立其内在稳定性。

### 内植物的选择

尺骨远端粉碎性骨折能够用桥接钢板或钩钢板，或者用微型髁钢板治疗。用尺骨远端锁定加压钢板进行钩钢板固定允许更好地固定比较小的远端骨块，并被选用于本例患者。

## 3 术前计划

### 装备

· 2.0 mm尺骨远端锁定加压钢板（LCP）。
· 1.1 mm克氏针。
· 影像增强器。

### 患者的准备和体位

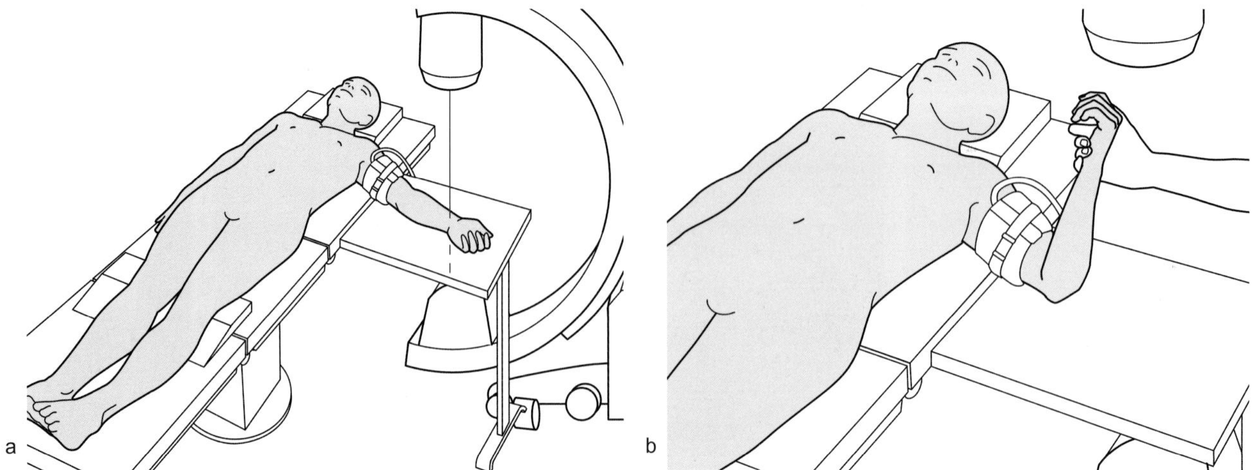


**图3-2-4 a、b.** 让患者仰卧，将前臂放在搁手台上（a）。也能够将肘关节屈曲，保持前臂位于旋转中立位，并允许直接暴露尺骨远端（b）。使用不消毒的充气止血带。预防性抗生素是非强制的。

# 4 手术方法

## 入路

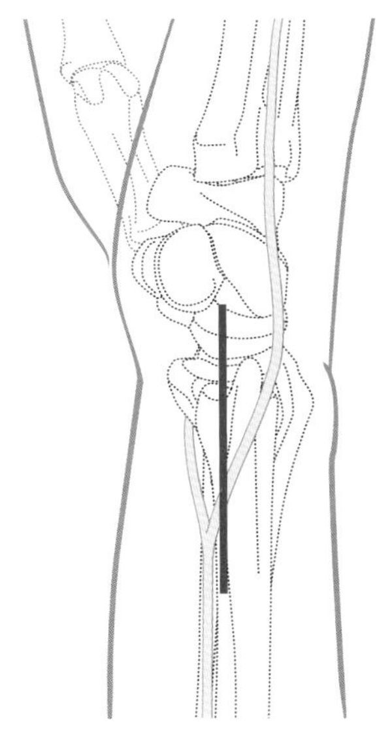

图3-2-5　使用的手术入路是尺侧入路（见第1篇第10章“显露尺骨远端的尺侧入路”）。

# 5 复位

## 复位尺骨头

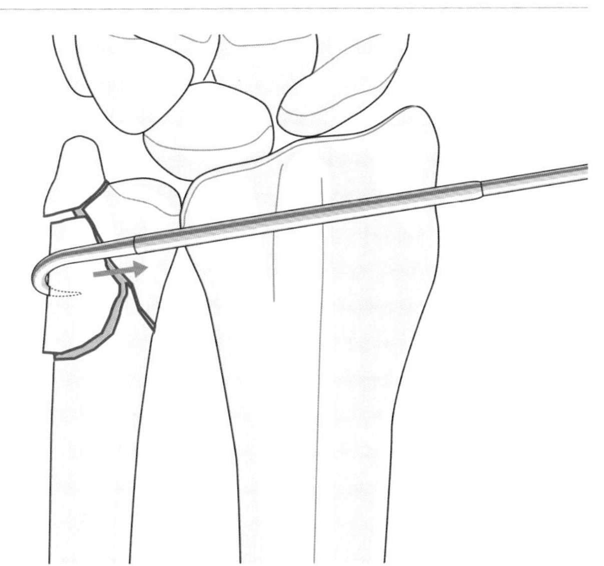

图3-2-6　直视下，用小骨膜剥离器或牙科凿将尺骨头复位至尺骨干。在尺骨头下粉碎骨折中，确认尺骨头的力线和旋转排列正确。由于在这个平面上骨块小、骨质软，通常不能使用复位钳。

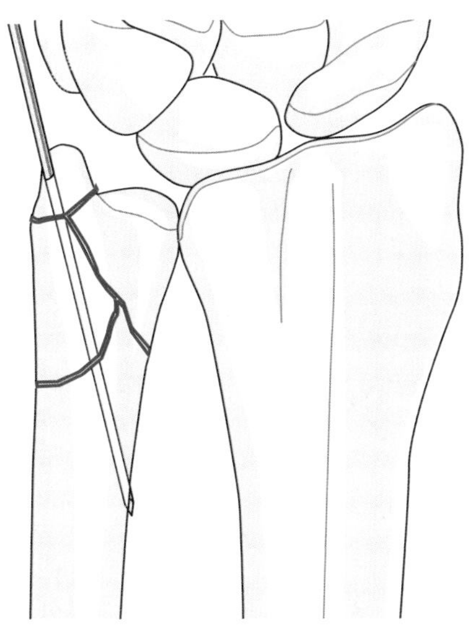

图3-2-7　可能有必要用一枚细克氏针临时固定，尤其是如果存在分离的尺骨茎突骨块。

## 6 固定

### 选择钢板

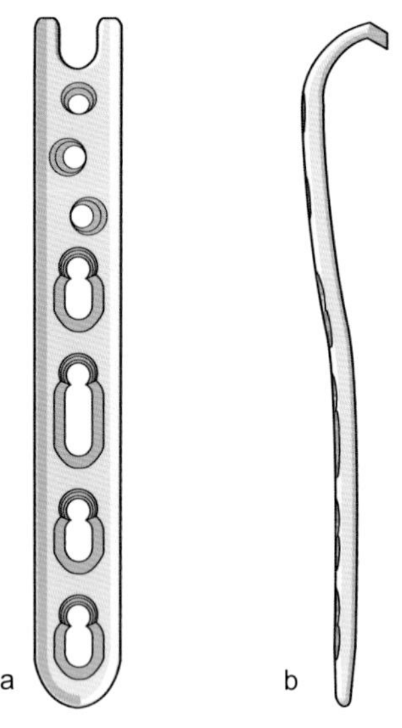


图3-2-8 a、b. 远侧尺骨板是一块预塑形钢板，它与尺骨远端的表面匹配并允许用尖钩抓住尺骨茎突。

### 放置钢板

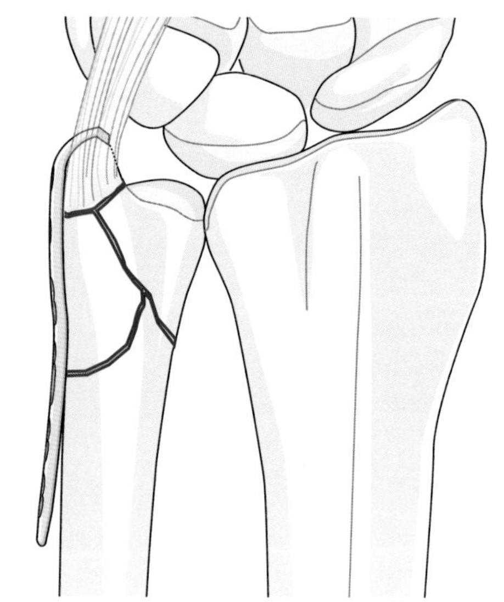

图3-2-9 将钢板排在尺骨干上，尖钩围着尺骨茎突的顶部安置。如果已经置入克氏针，它最好位于钢板远端两个钩之间。

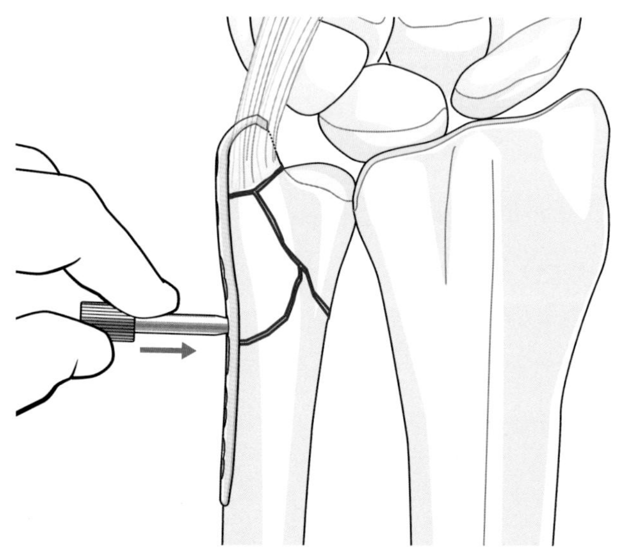

图3-2-10 使用插在LCP的一个孔里的LCP钻头导向器可能使钢板的操控更方便。用影像增强器确认钢板的位置正确。

### 置入第一枚螺钉

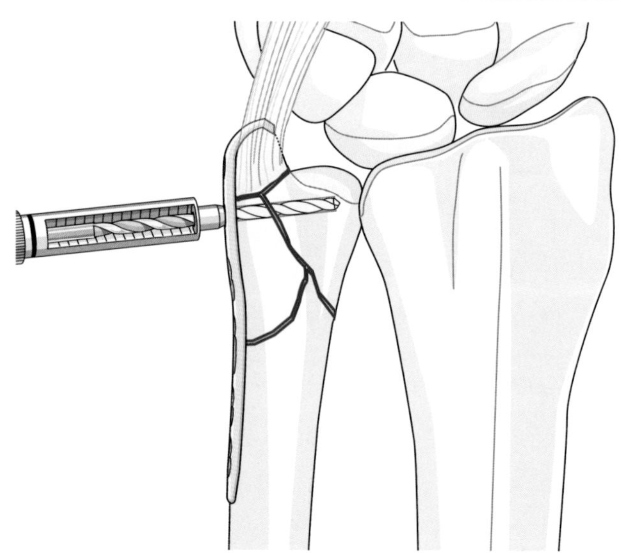

图3-2-11 使用LCP钻头导向器，在尺骨头上给锁定螺钉钻个孔后。避免钻穿对侧皮质，因为那样螺钉的尖端将会穿进下尺桡关节。将深度测量器的钩推到顶住对侧皮质，测量螺钉的长度，然后选择一枚比它稍短的螺钉。

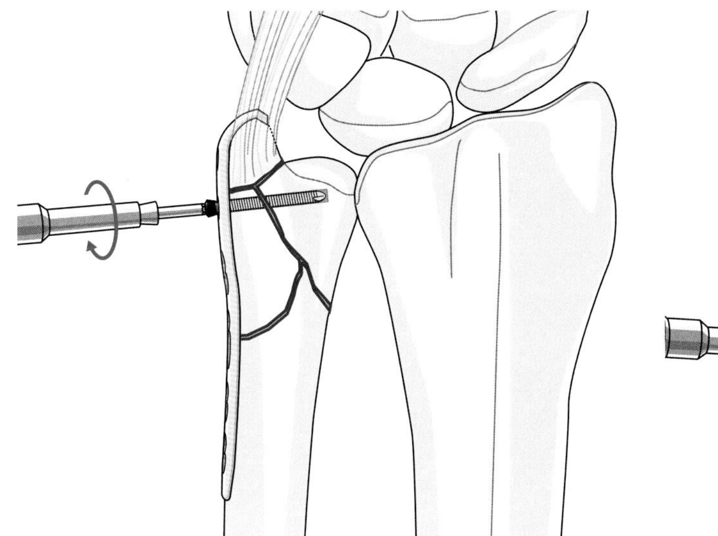

图3-2-12　将第一枚头锁定螺钉置入尺骨头。

图3-2-13　经钢板的长方形孔置入一枚普通螺钉，以将尺骨干与钢板整合在一起。此时在影像增强器下确认骨折复位，并检查旋前和旋后不受限制。

## 置入螺钉

将另外的头锁定螺钉置入尺骨头，用普通或锁定螺钉完成尺骨干的固定。螺钉置入钢板有多种选择，这就允许对各种类型的骨折进行牢固的固定。

## 选择一：骨折需要调整长度

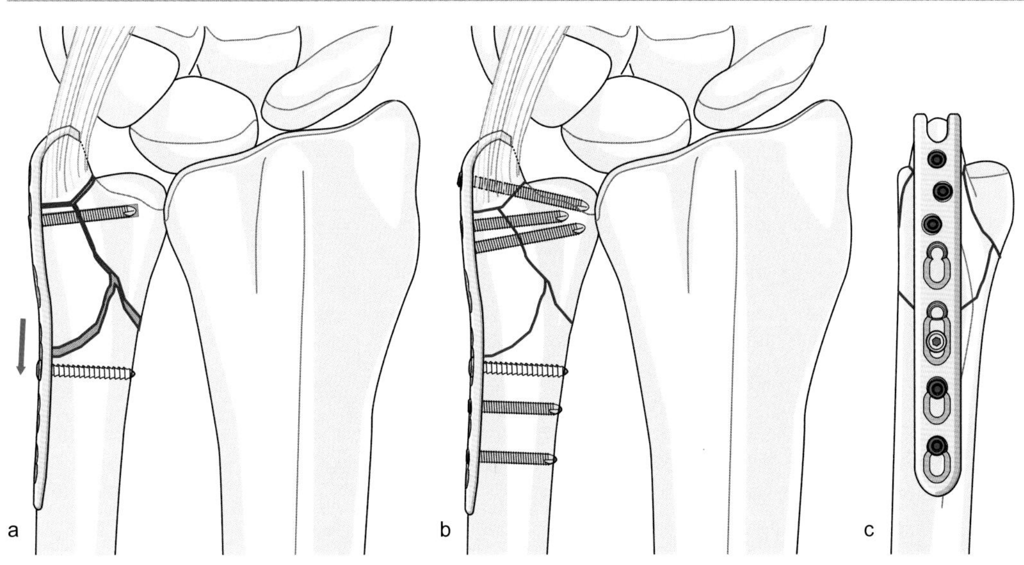


图3-2-14 a~c.　在需要恢复长度的骨折中，在尺骨头处置入1或2枚2.0 mm头锁定螺钉，牢固固定尺骨钢板的远端，然后在骨干钢板的长方形孔里置入1枚2.0 mm皮质螺钉并恢复正确的长度（a）。根据骨骼质量的要求，在周围的孔里联合使用皮质螺钉或锁定螺钉以牢固固定骨折（b、c）。

## 选择二：骨折需要固定尺骨茎突

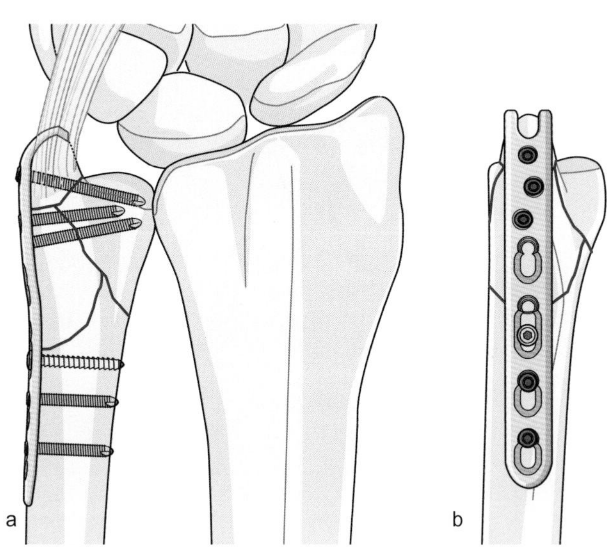


图3-2-15 a、b.　在尺骨茎突基底部不稳定骨折的病例中，可以经过钢板最远端的孔里置入1枚2.0 mm锁定螺钉。锁定螺钉不需要为了稳定固定而到达对侧皮质。

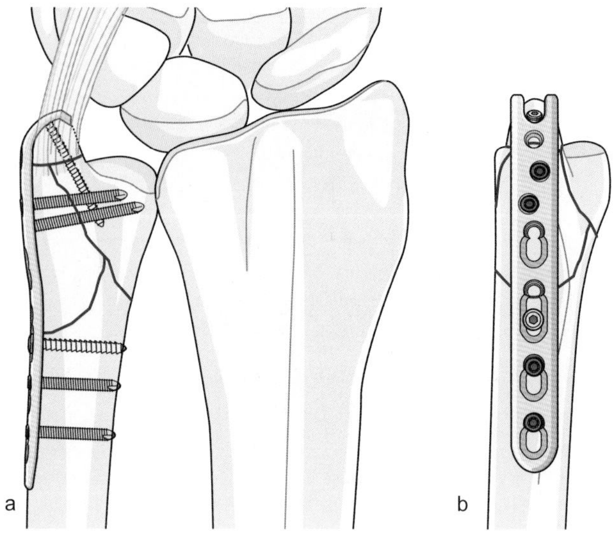


图3-2-16 a、b.　在尺骨茎突尖部的不稳定骨折中，让钢板的远侧孔空着。如果用克氏针做临时固定的，就拔掉它。用1.5 mm钻头在邻近的骨块上过度钻孔。在远端钩的两臂之间置入一枚1.5 mm皮质螺钉用作拉力螺钉。

## 失误防范：头锁定螺钉过长

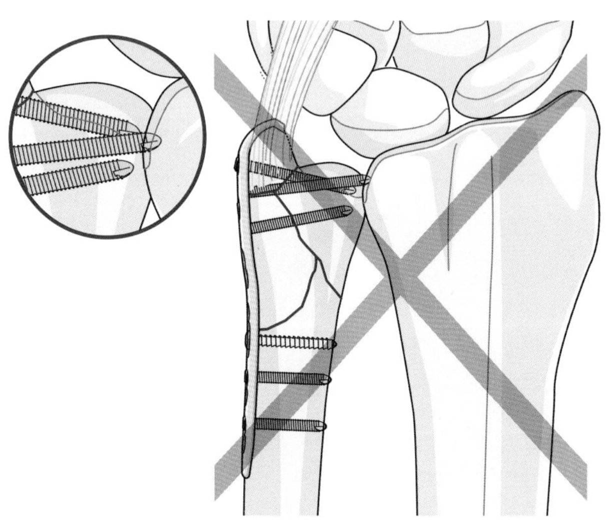

图3-2-17　若螺钉穿透尺骨头的对侧皮质，螺钉尖端会损伤下尺桡关节软骨。

## 要点：保留克氏针

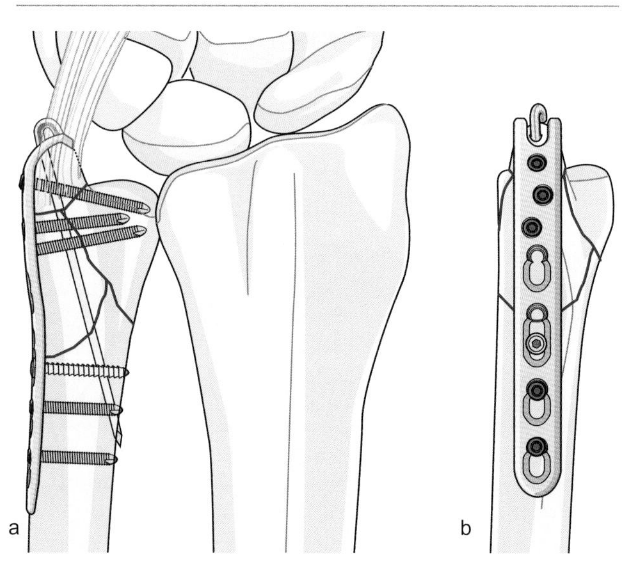


图3-2-18 a、b.　如果已经用克氏针固定尺骨茎突，而且没有因为远端螺钉的安置而拔除，要是克氏针是在两个尖钩之间插入尺骨茎突的，可以让它留在原位。然后将克氏针弯曲并剪短。

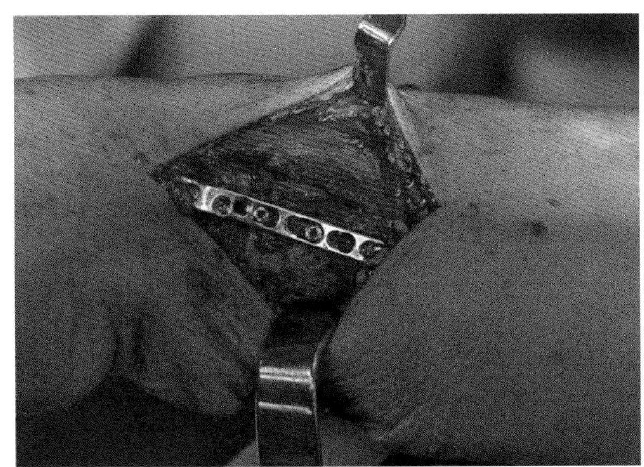

图3-2-19　术中图片显示尺骨骨折用LCP远端尺骨板固定。

## 7 康复

### 术后处理、随访和功能锻炼

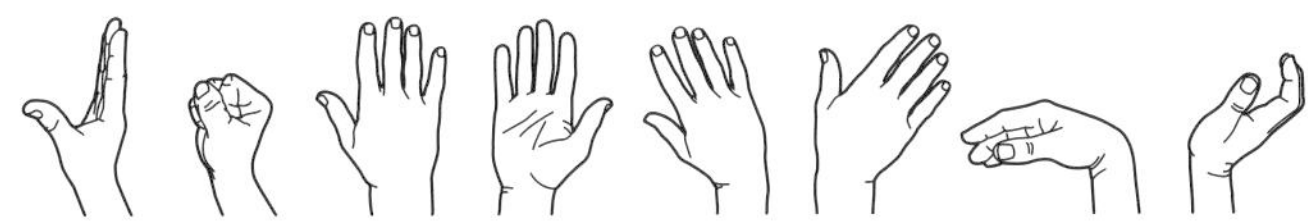

图3-2-20　患者应当接受标准的术后休息、患肢抬高、随访、拆线和按要求制动。手术后，开始活动范围有控制的主动锻炼。进一步的信息见第3篇第1章“尺骨茎突骨折——用张力带钢丝固定治疗”的“7　康复”。

## 8 结果

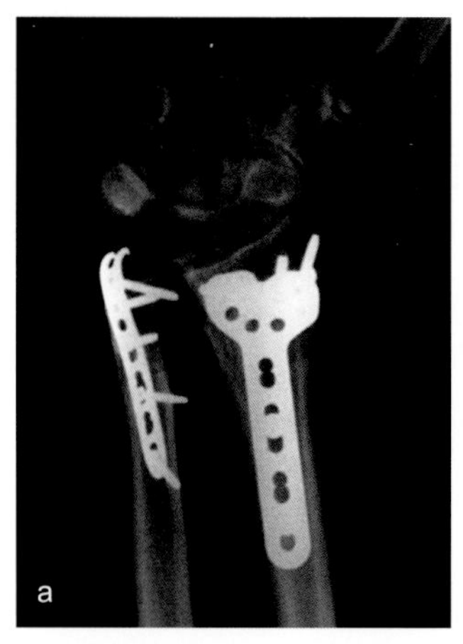

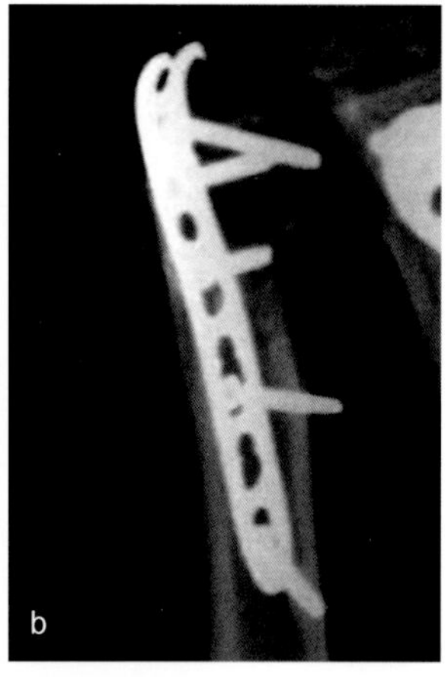

图3-2-21 a、b. 术后6个月随访时，尺骨骨折在很好的位置上愈合。

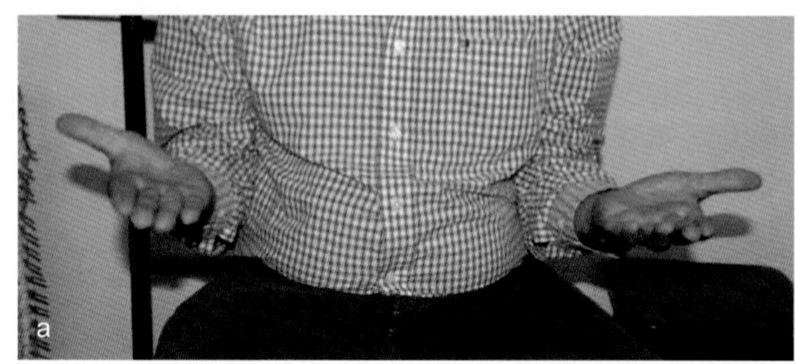

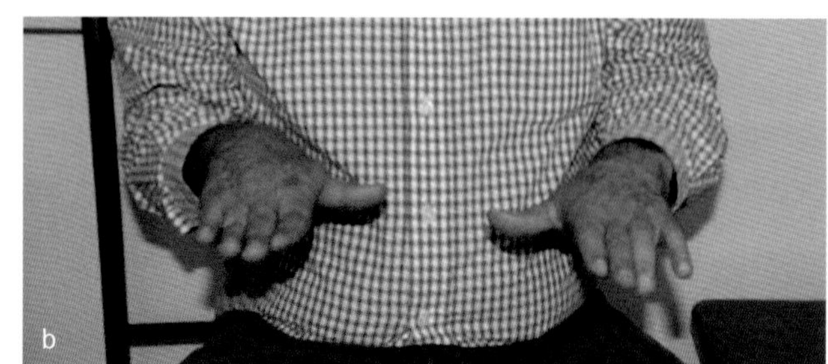

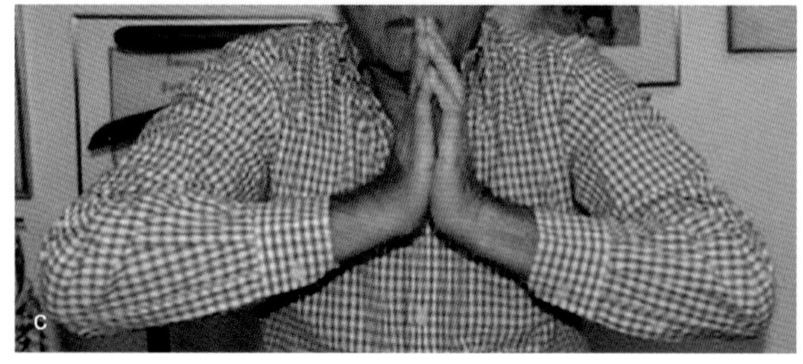

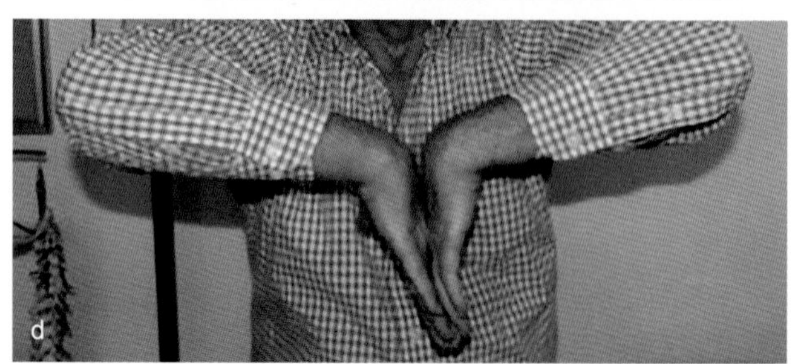

图3-2-22 a~d. 功能成功恢复，显示良好的活动范围。

### 视频

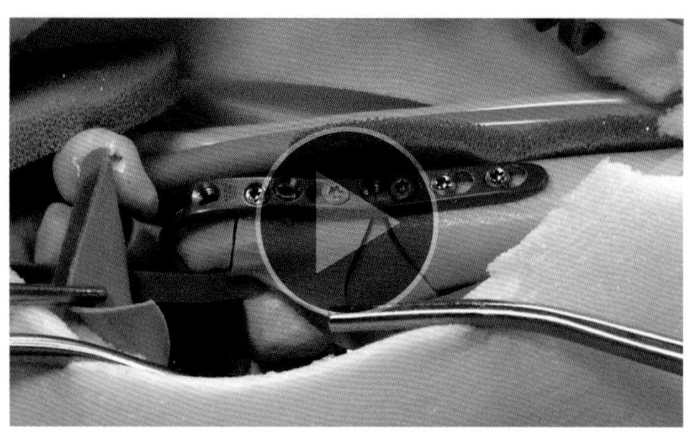

视频3-2-1 本视频展示用LCP远端尺骨板治疗尺骨头下骨折合并骨干粉碎性骨折及茎突骨折。

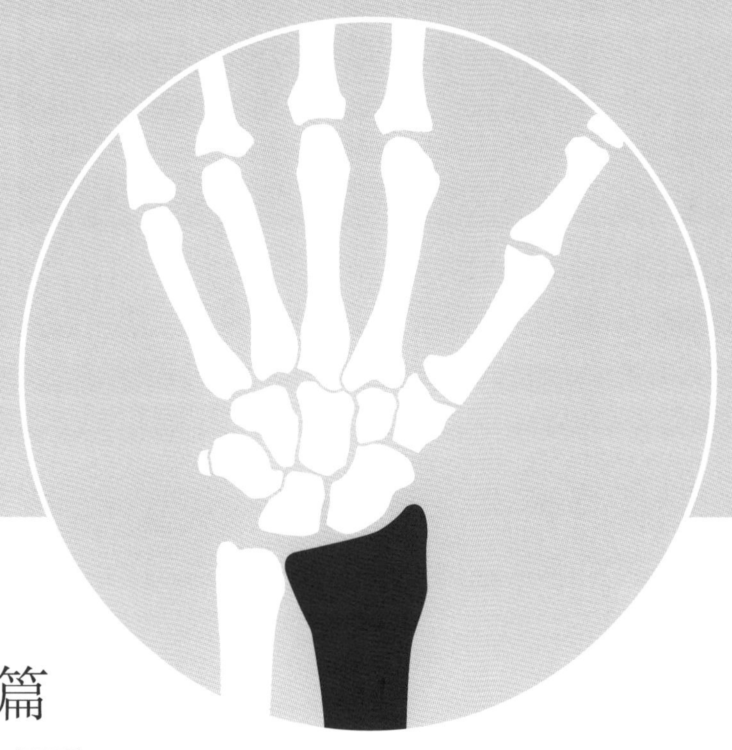

4

# 第4篇 桡骨

Radius

# 第1章 桡骨茎突骨折——用桡侧柱钢板治疗

Radial styloid—fracture treated with a radial column plate

## 1 病例描述

图4-1-1 a、b. 患者，女，23岁，大学生，在一次交通事故中右腕受伤，起初诊断为腕部扭伤而用石膏制动治疗。3周后她回到手外科诊所拆石膏管型，但是随访的正侧位X线检查显示显然没有移位的桡骨茎突骨折。由于侧位片上怀疑有关节内移位，要求做CT扫描。

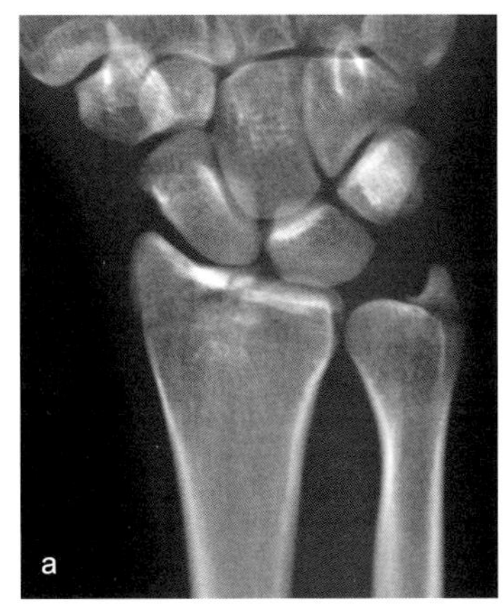

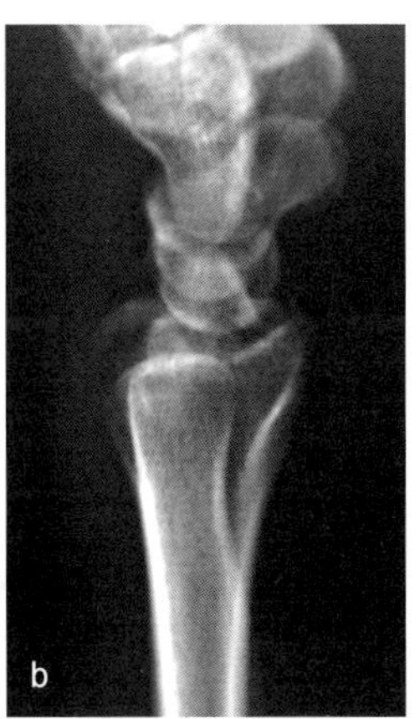

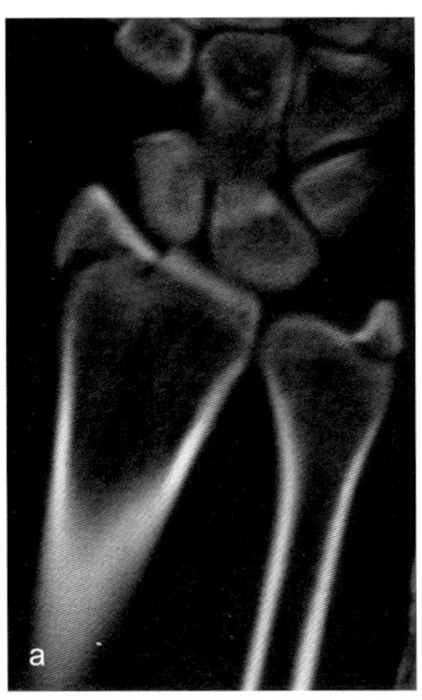

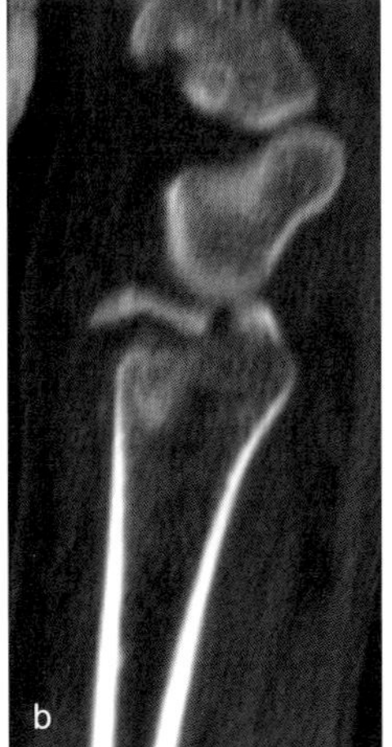

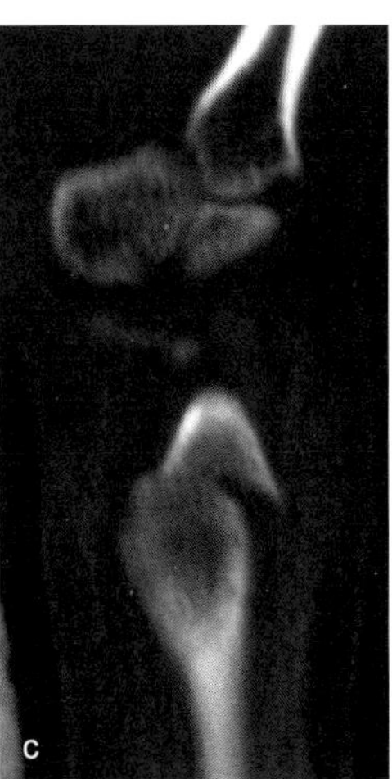

图4-1-2 a~c. CT扫描显示关节内骨折有移位，桡骨茎突背侧有台阶。

尺骨茎突骨折移位也很明显，但出于本章的目的，只讨论桡骨茎突。有关治疗尺骨茎突骨折的进一步信息，见第3篇第1章“尺骨茎突骨折——用张力带钢丝固定治疗”。

## 2 适应证

### 桡骨茎突骨折

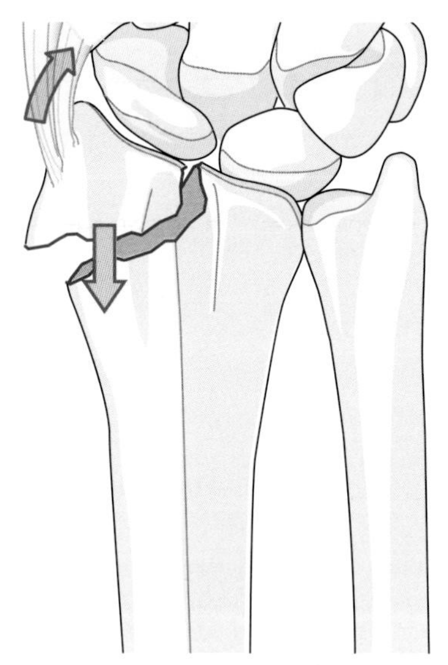

**图4-1-3** 简单的桡骨茎突骨折是没有多个骨折块的骨折。骨折作为剪切或压缩暴力的结果而发生。由于骨折涉及桡骨茎突关节面劈裂，它们是部分关节内骨折。这些骨折要求准确复位，因为它们累及关节面。骨折常常出现在矢状面。

### 合并腕部损伤

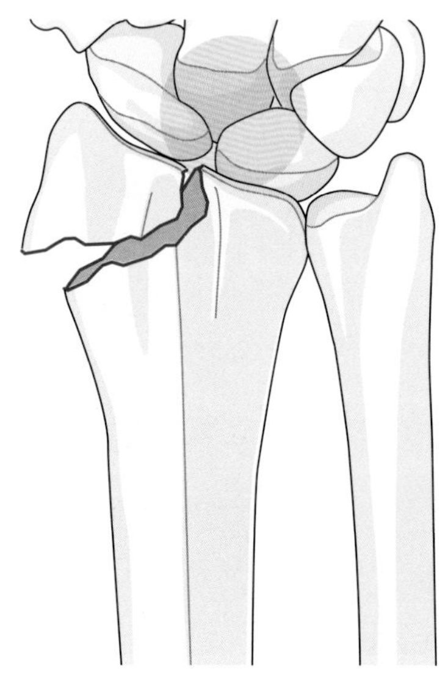

**图4-1-5** 这些损伤可以合并关节软骨剪切损伤、舟骨骨折、舟月韧带撕裂。要对每个患者进行评估，看是否有这些损伤。

### 合并正中神经压迫

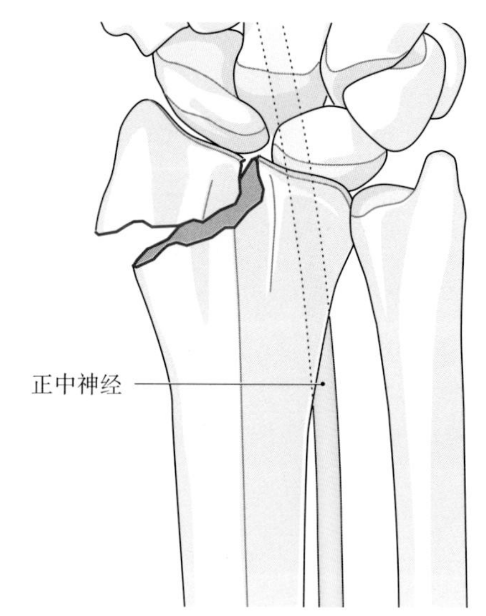


**图4-1-4** 如果有迟钝的感觉丧失或正中神经压迫的其他体征，应当行正中神经减压。

## 合并尺骨损伤

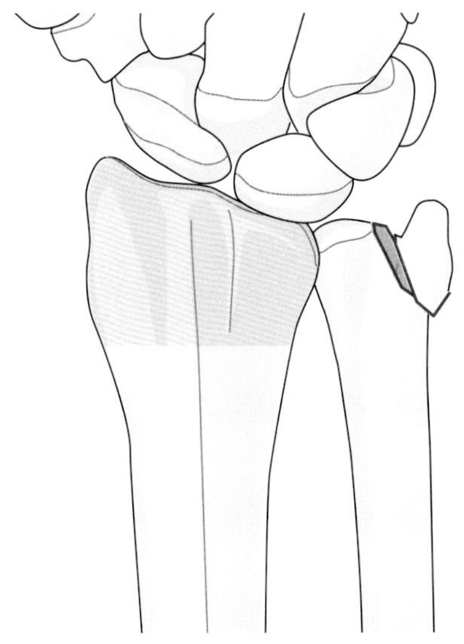

图4-1-6 这些损伤也可能合并尺骨茎突撕脱和（或）下尺桡关节（DRUJ）破裂。如果在桡骨骨折固定之后还有明显的不稳定，推荐重新固定尺骨茎突和（或）修复三角纤维软骨盘（TFC）。这在简单的骨折中不常见，但可发生于某些高能量损伤中。健侧也应当检查，作为患侧的参照。不过，在完成骨折固定之前，要对DRUJ的稳定性进行评估也许是不可能的。

## 禁忌证

在本书剩下两篇的章节中，患者的治疗大多包含切开复位和用各种钢板螺钉固定的技术。要提醒读者，在某些情况下并不推荐对桡骨远端骨折进行手术治疗，这些情况可能包括但不限于骨折移位的类型、神经障碍、严重肿胀、软组织条件差、患者不适合做手术。

## 选择内植物

图4-1-7 a~c. 钢板和螺钉的多种选择可用于桡骨茎突骨折，取决于骨折的类型、受累软组织的情况以及稳定性。有角度可变（VA）锁定螺钉选择的钢板可能有用。对这位患者，选用直的桡侧柱钢板，另用一枚拉力螺钉进一步支撑。

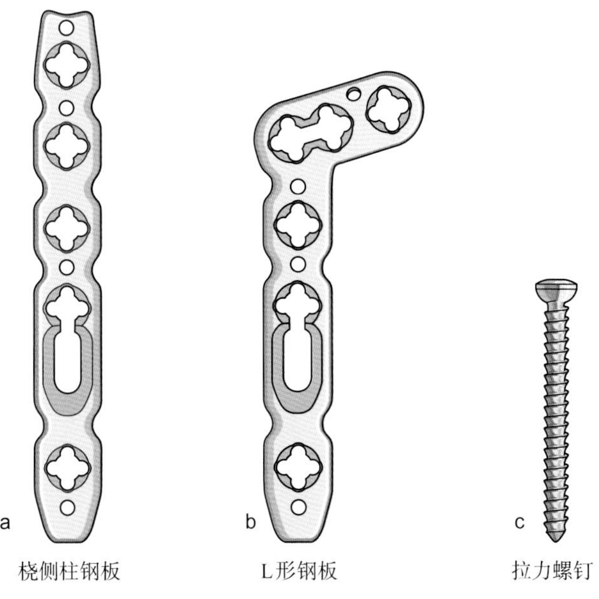

## 3 术前计划

### 装备

- 一套桡骨远端VA LCP。
- 2.4 mm桡侧柱VA LCP。
- 1.1 mm或1.2 mm克氏针。
- 2.4 mm皮质螺钉。
- 骨刀。
- 点式复位钳。
- 影像增强器。

### 患者的准备和体位

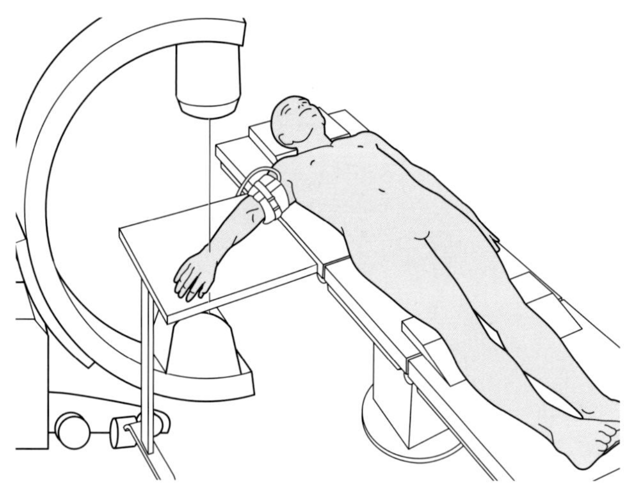

**图4-1-8** 让患者仰卧，前臂放在搁手台上。将前臂旋后。肢体的位置应当允许对桡骨远端进行额状面和矢状面的各种影像检查。使用不消毒的充气止血带。预防性抗生素是非强制的。

## 4 手术方法

### 入路

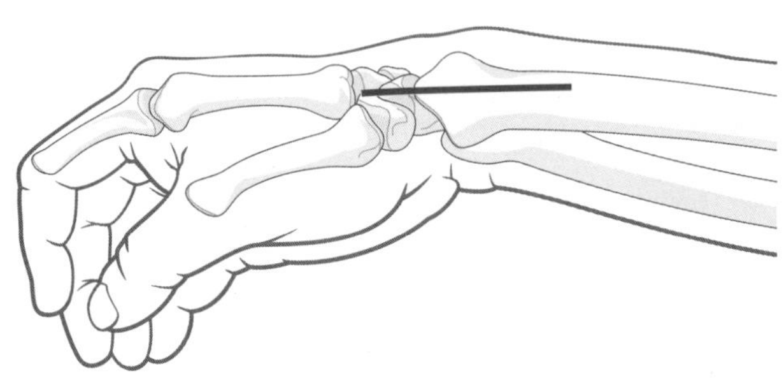

**图4-1-9** 使用的手术入路为第一和第二伸肌间室之间的桡背侧入路（见第1篇第5章“显露桡骨远端的桡背侧入路”）。

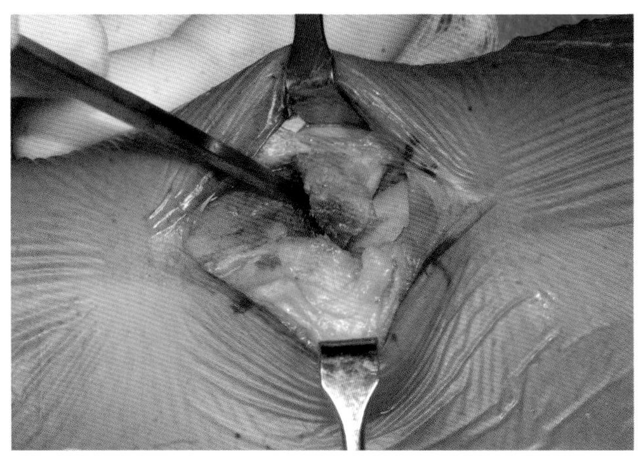

图4-1-10 为了改善关节面的可视度，行背侧关节囊的关节切开术。这就显露了一个比X线片上怀疑的更大的骨折块。另外，由于手术是在原始损伤后3周进行的，需要用骨刀打开先前形成的骨痂。

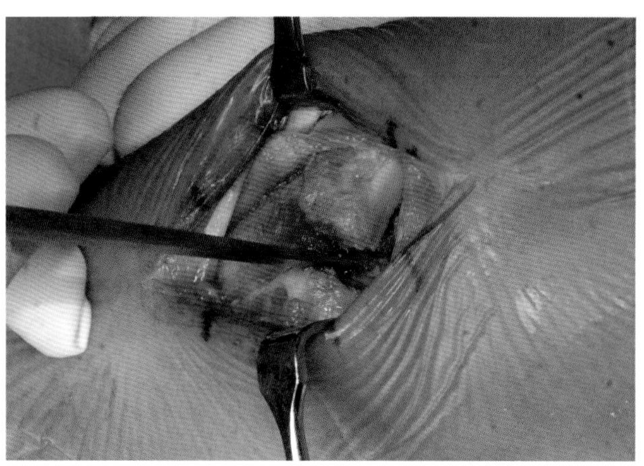

图4-1-11 进一步探查关节面，发现关节面骨折的朝向位于矢状面和冠状面。

## 5 复位

### 临时复位

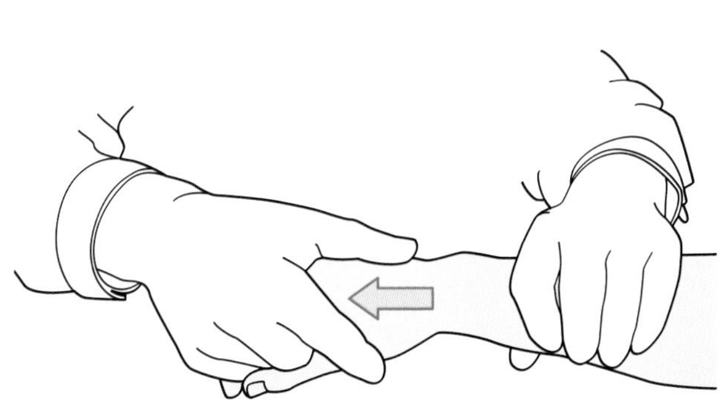

图4-1-12 用手法或者用指套进行纵向牵引，以此达到复位。用夹板临时维持复位。如果计划做确定性手术但在合适的时间范围内又不能实施，临时外固定器可能有帮助。

### 临时固定

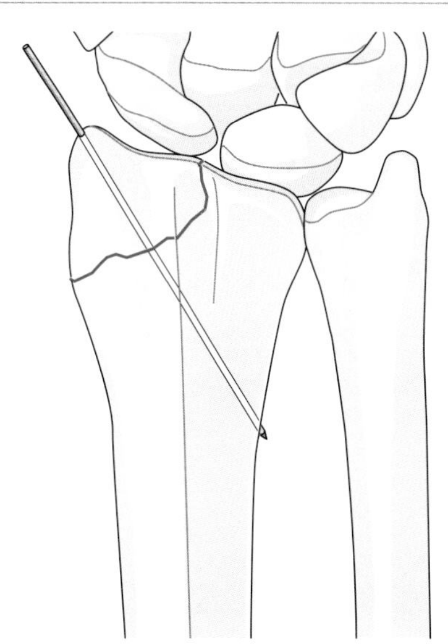

图4-1-13 经桡骨茎突的顶端插入克氏针，临时把持住骨折块。用影像增强器证实。

# 6 固定

## 钢板塑形

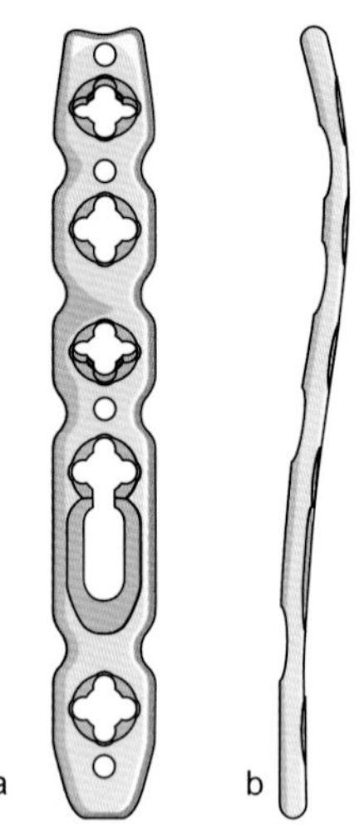


图4-1-14 a、b. 治疗桡侧柱和中间柱损伤使用的钢板有预先塑形的可以用。不过，为了适应患者的个体解剖，可能有必要做一些额外的塑形。

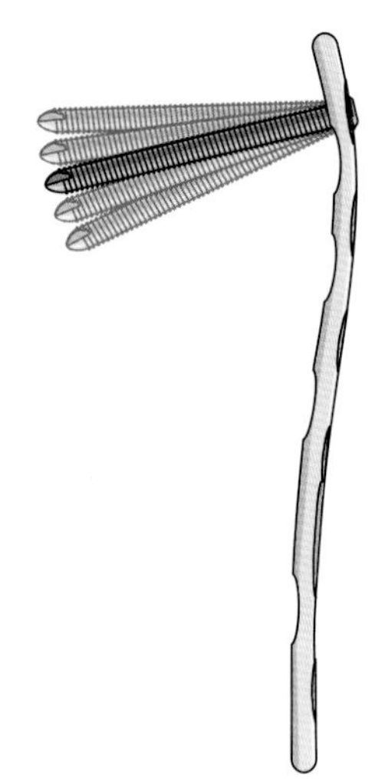

图4-1-15 角度可变的锁定钢板能够按要求的角度准确地放置远侧锁钉，因为每颗螺钉在钢板孔里有30°的自由度以适应个体的骨折类型。

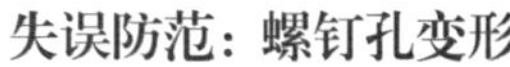

## 失误防范：螺钉孔变形

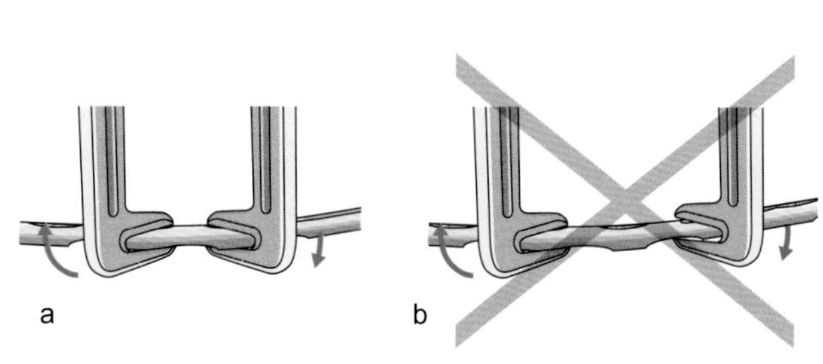


图4-1-16 a、b. 避免经螺钉孔塑形钢板，否则头锁定螺钉再也无法匹配。

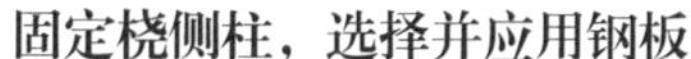

## 固定桡侧柱，选择并应用钢板

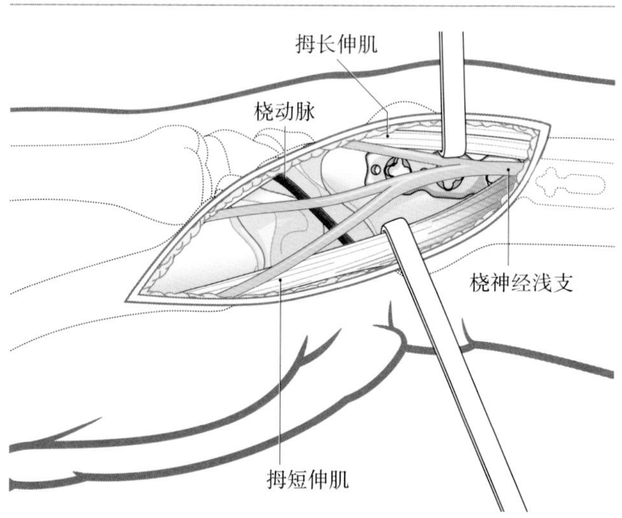


图4-1-17 根据骨折的形状选择合适的钢板并在必要时塑形。在第一伸肌间室的下面，将钢板滑进去，放到桡侧柱上。

## 固定桡侧柱

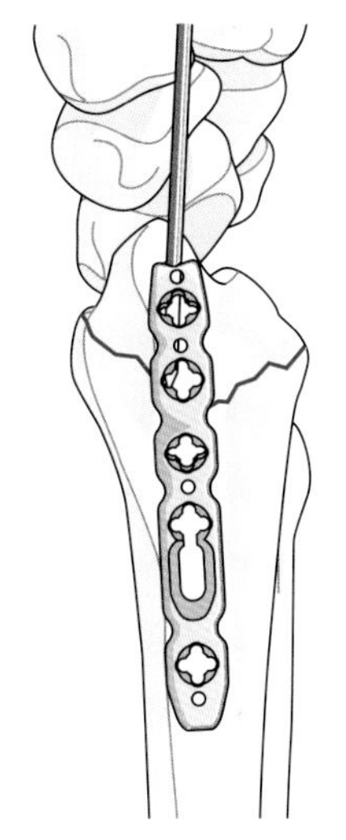

图4-1-18　理想的做法是，在贴附钢板的时候，将钢板顶端的切迹抵着临时固定的克氏针放置。

## 失误防范：钢板放置不正确

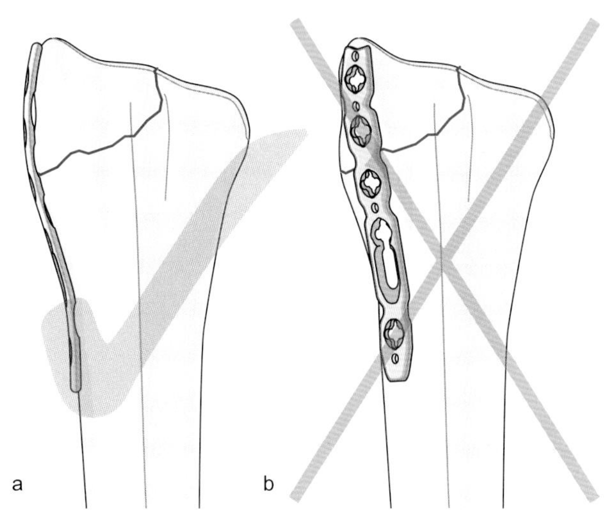


图4-1-19 a、b.　要避免将钢板放在桡侧柱的背侧，因为那样钢板对复位的支撑将不足以对抗轴向剪切力。

## 置入第一枚螺钉

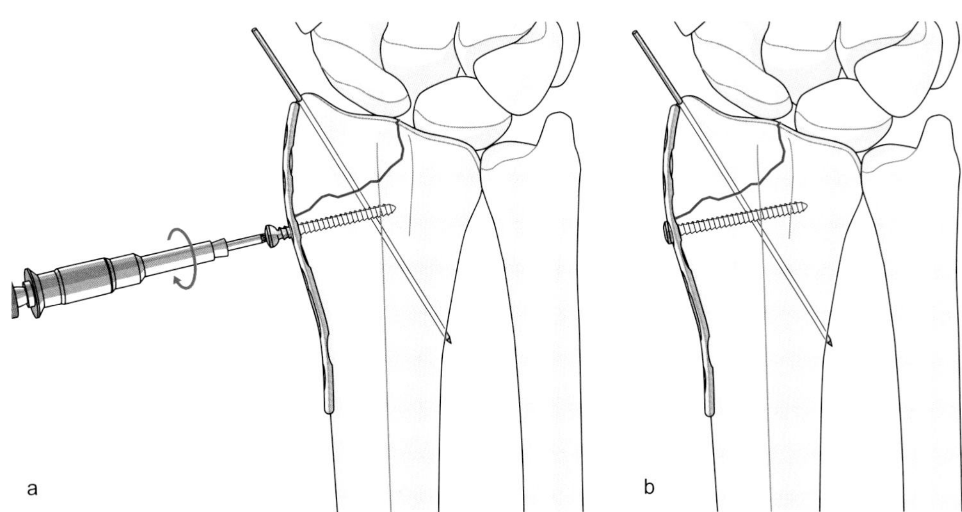


图4-1-20 a、b.　将一枚标准皮质螺钉置入位于骨折线近侧的钢板近侧的长方形孔里(a)。更可取的是，螺钉应当把持住对侧皮质，但在这个病例中，这样做将导致DRUJ被刺穿。如果骨骼的质量好，这个区域致密的软骨下骨允许做牢固固定。在拧紧螺钉之前，可以对钢板的位置进行调整。拧紧这枚螺钉将使桡骨茎突复位（b)。

## 置入第一枚头锁定螺钉

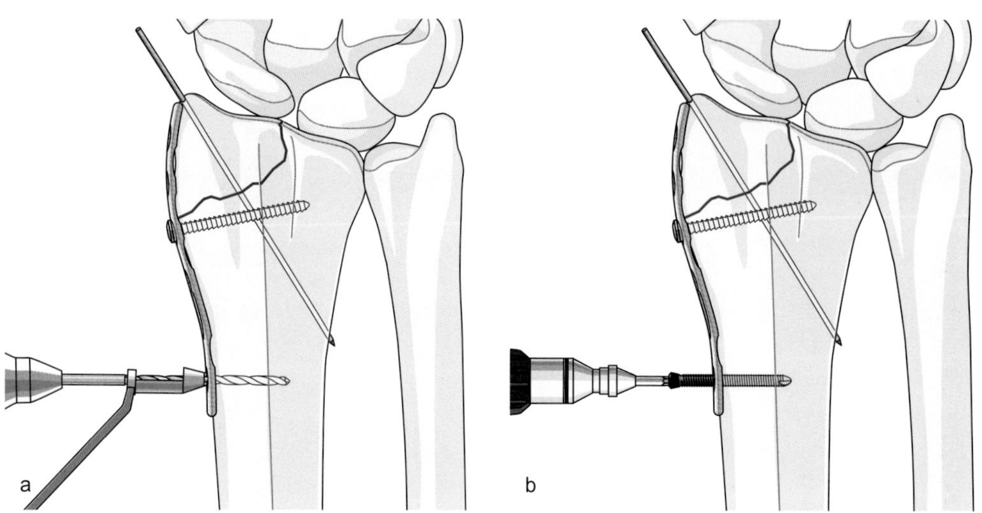


**图4-1-21 a、b.** 为了防止钢板在远侧软骨下锁定螺钉固定的过程中发生旋转，应当通过置入最近侧的螺钉将钢板固定到骨骼上。应该使用扭力限制装置，以防过度拧紧锁定螺钉。

## 置入远侧头锁定螺钉

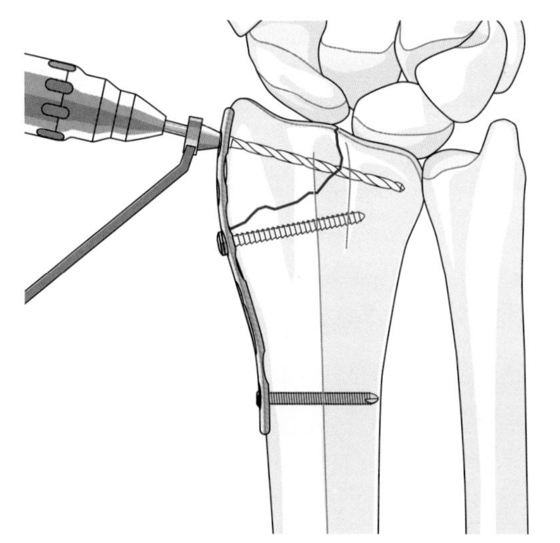

**图4-1-22** 如果已经用了克氏针，就把它拔出。在钢板远侧锁定孔中置入一枚头锁定螺钉。应当将螺钉安置在软骨下的位置。

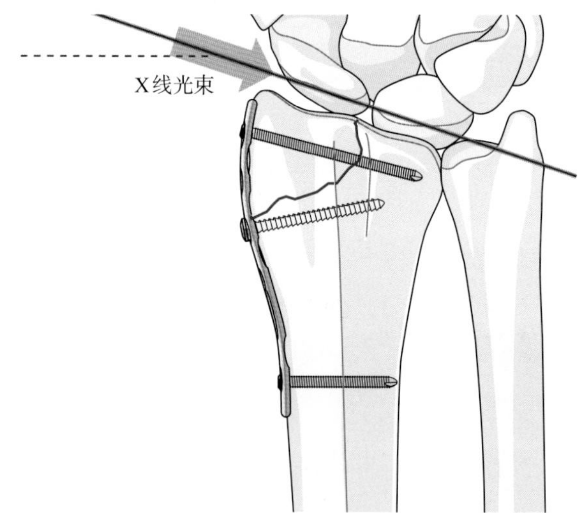


**图4-1-23** 用影像增强器证实螺钉未突进关节，X线光束与真正的侧位呈20°角。这个投影将刻画出桡骨的关节面，并显示螺钉对关节的任何侵犯。

## 完成固定

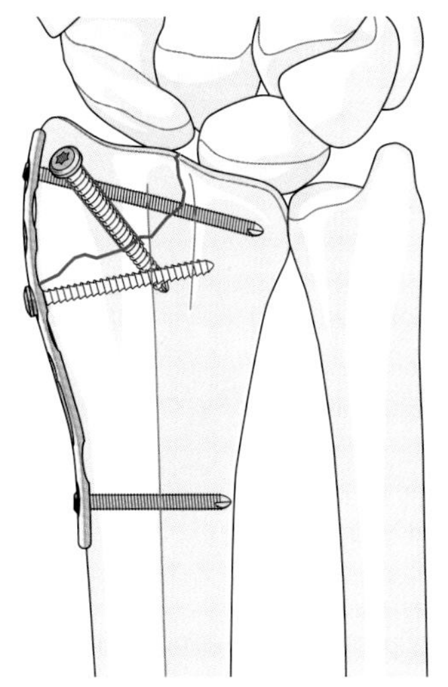

图4-1-24　要完成固定，可能有必要置入一枚拉力螺钉。为了获得拉力螺钉的作用，或者使用部分有螺纹的螺钉或在桡骨茎突准备个滑动孔。使用钻头导向器，以确保钻孔时软组织得到保护。

## 评估下尺桡关节

固定之后，应当对DRUJ进行评估，前臂旋转和稳定性两者都要评估。推荐用以下两种方法确定是否存在不稳定。

## 方法一：触诊DRUJ

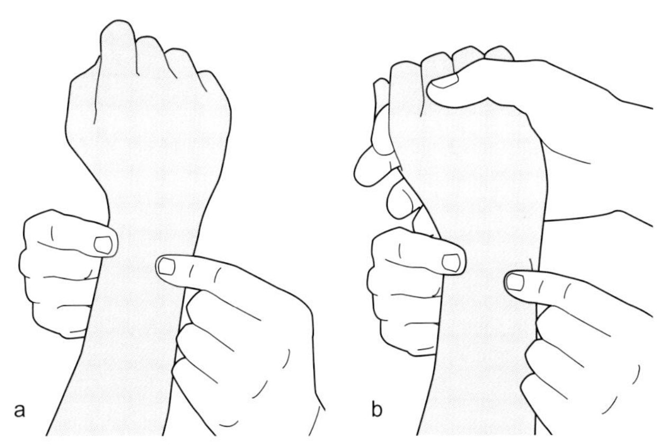


图4-1-25 a、b.　将肘关节屈曲90°放在搁手台上，前臂处于旋转中立位，对背侧或掌侧方向的位移进行评估。腕关节桡偏时重复这些评估，如果尺侧副韧带复合体没有破裂，腕关节桡偏使DRUJ固定。

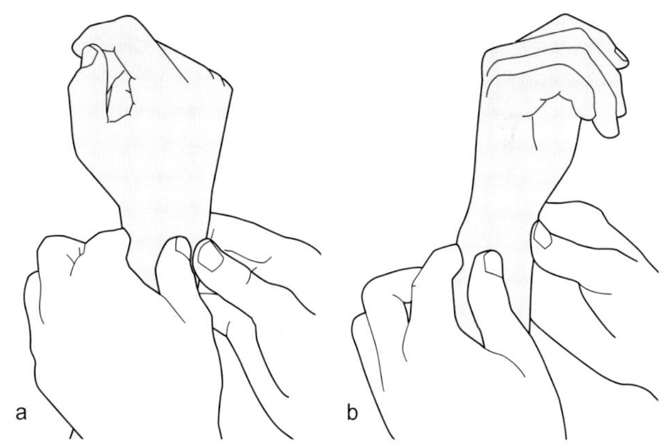


图4-1-26 a、b.　腕关节完全旋前和完全旋后时重复这个检查。

## 方法二：尺骨压迫试验

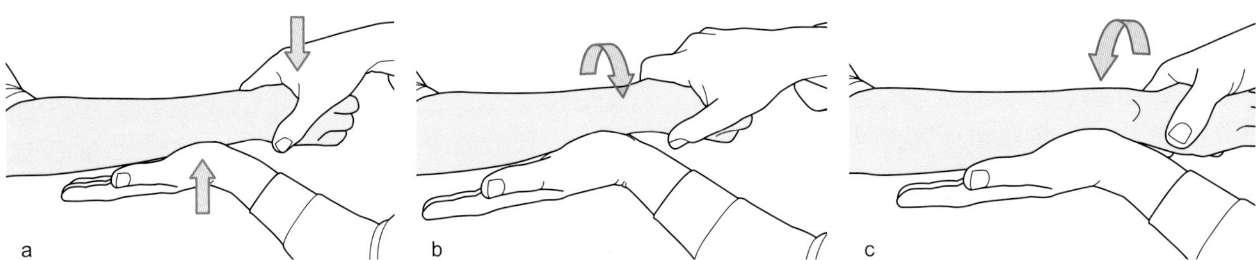

图4-1-27 a~c. 在本试验中，将尺骨压向桡骨（a）。在完全旋后（b）和旋前（c）之间被动旋转前臂。如果有摸得到的“撞击”，就存在DRUJ不稳定。这是一个考虑用张力带钢丝、拉力螺钉或钢板对尺骨茎突骨折进行内固定的指征。三角纤维软骨复合体（TFCC）的软组织损伤也会导致DRUJ不稳定。

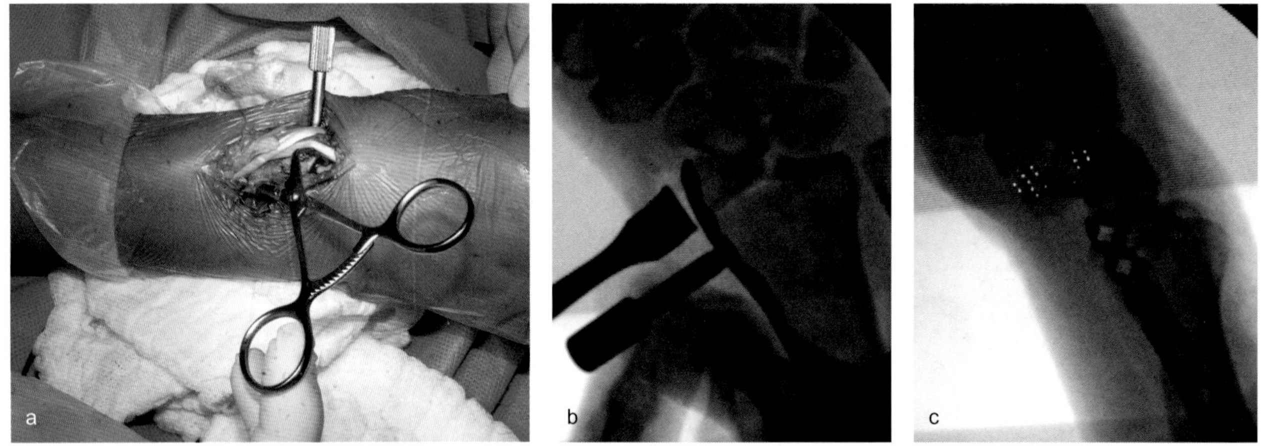

图4-1-28 a~c. 以用于骨折复位的点式复位钳将钢板放在桡侧柱上并置入螺钉（a）。术中影像增强显示骨折的移位并帮助确定钢板的正确位置（b、c）。

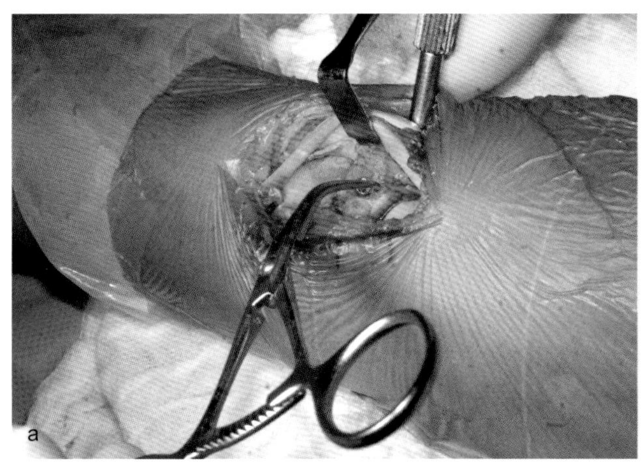


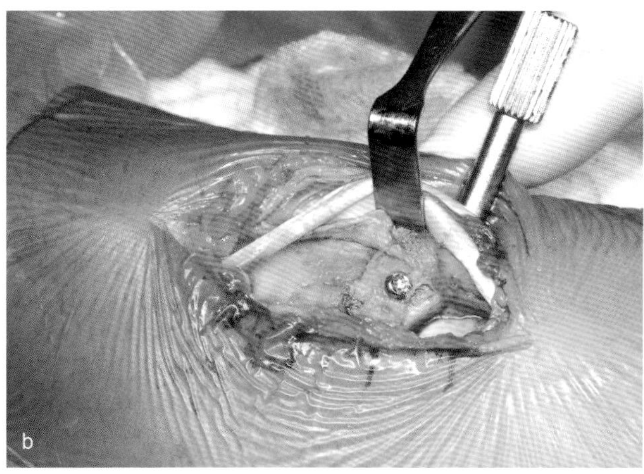


图4-1-29 a、b.　钢板固定后，与冠状面的骨折线垂直置入一枚2.4 mm拉力螺钉进一步稳定骨折（a）。然后移除点式复位钳（b）。

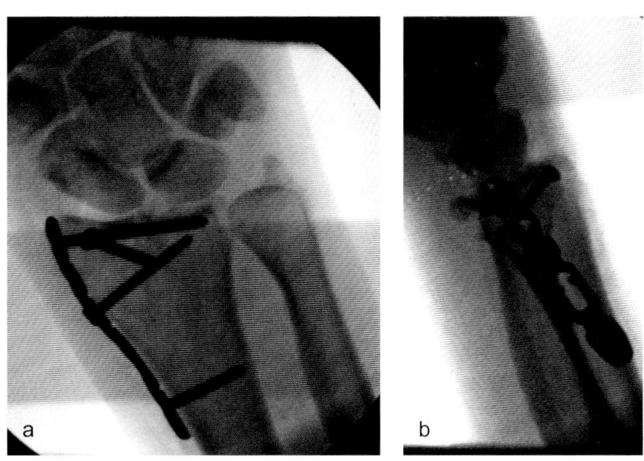

图4-1-30 a、b.　术中影像显示骨折复位，直的VA LCP起支撑关节面的作用，拉力螺钉经过钢板置入软骨下骨。

## 7 康复

### 术后处理

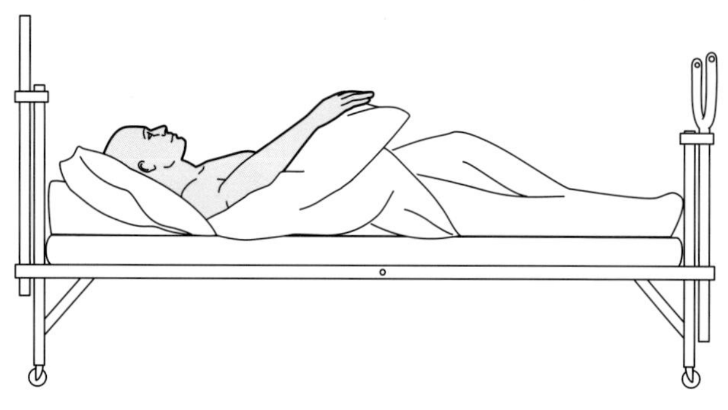

图4-1-31 患者卧床时，用枕头维持手部抬高于心脏水平，以减少肿胀。

### 制动

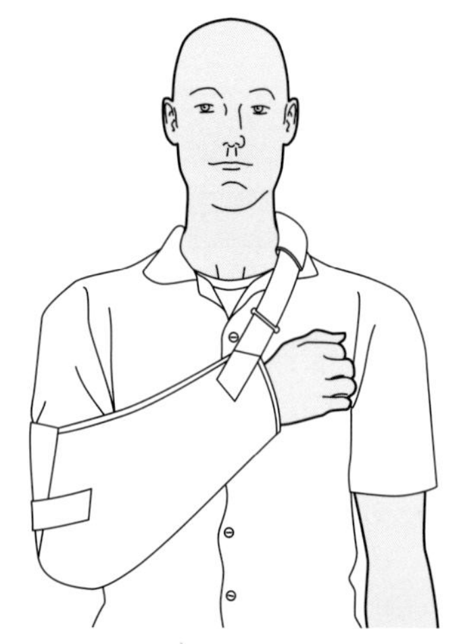

图4-1-32 术后制动的类型和时间取决于诸多因素，包括内固定的质量以及患者的活动程度和可信度。手腕可能有必要用石膏管型或可拆卸夹板固定几周。在这段时间内，鼓励患者间歇性短时间移除固定装置，以允许手腕轻微运动。

### 随访

术后2~5天检视患者以更换敷料，10天后拆除缝线，用X线检查证实没有发生继发移位。

### 功能锻炼

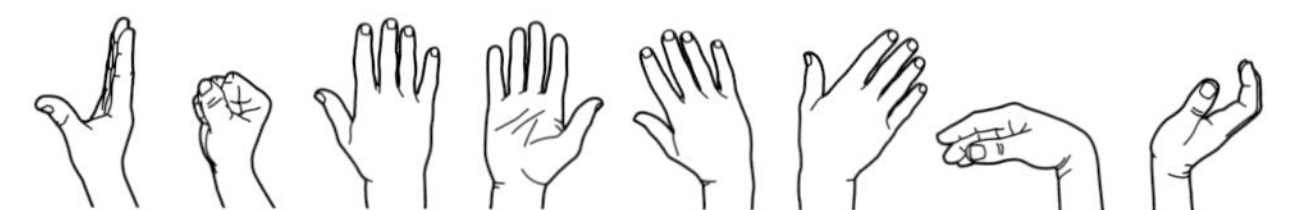

图4-1-33 术后开始活动范围有控制的主动锻炼。何时开始主动运动练习和后续对抗阻力训练，应当根据医生对该患者术后训练的时间安排以及患者的依从性来决定。负重活动通常要推迟到骨折愈合的放射学证据出现之后。必须向患者强调活动的重要性，以及康复应当由理疗师监督。

## 8 结果

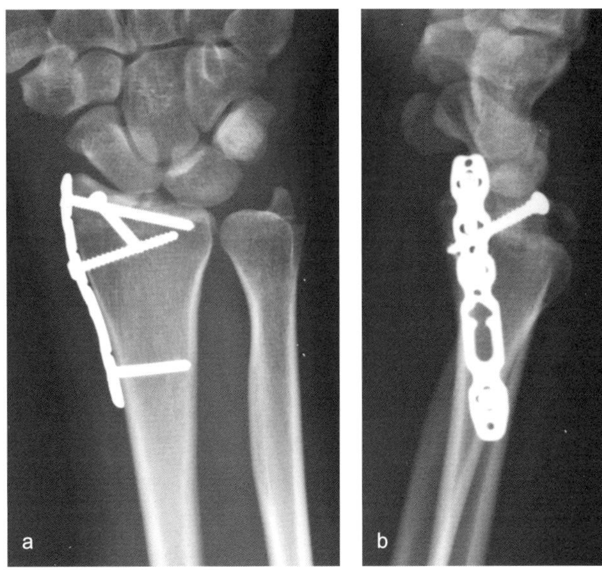

图4-1-34 a、b. 术后3个月随访时的正侧位X线检查显示骨折愈合。

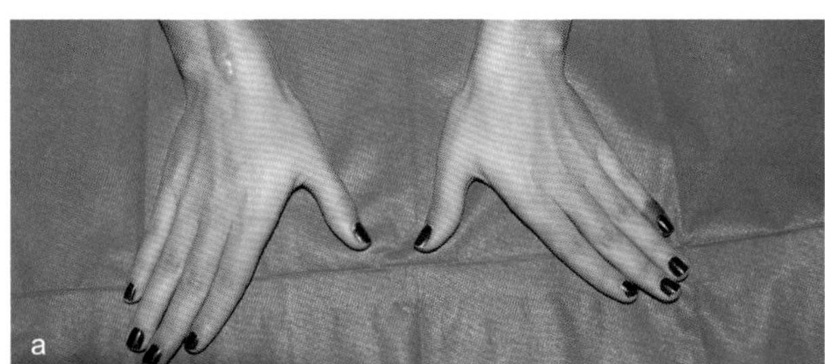

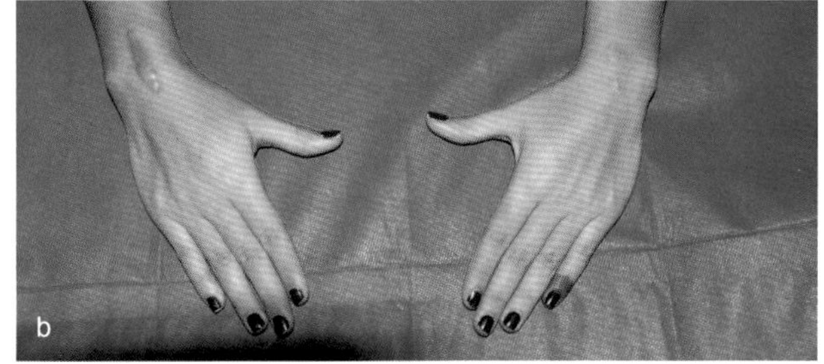

图4-1-35 a、b. 腕关节也能正常桡偏和尺偏。

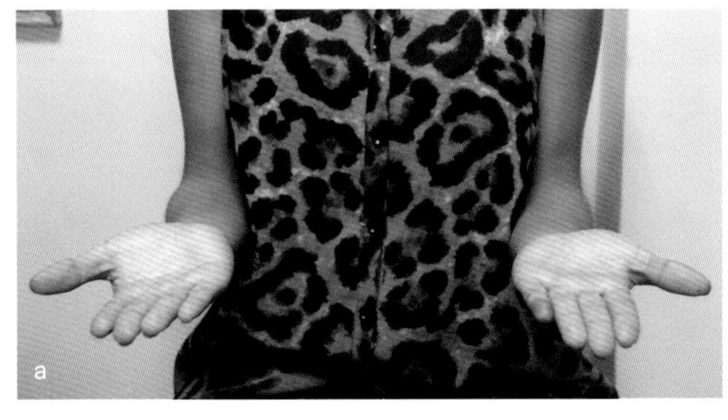

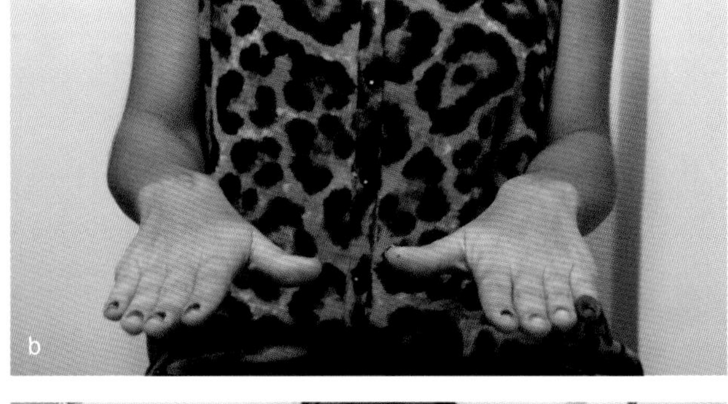

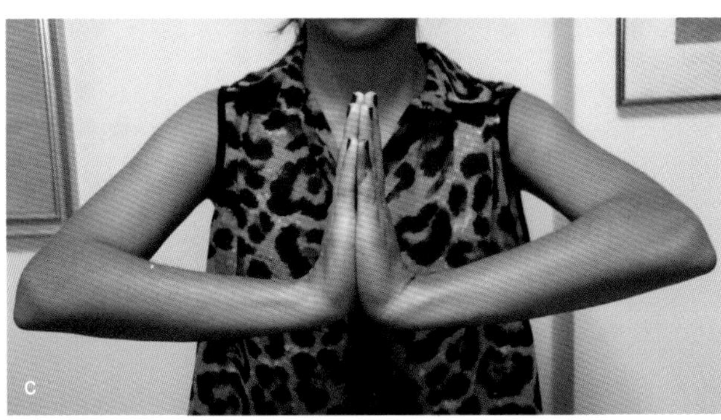

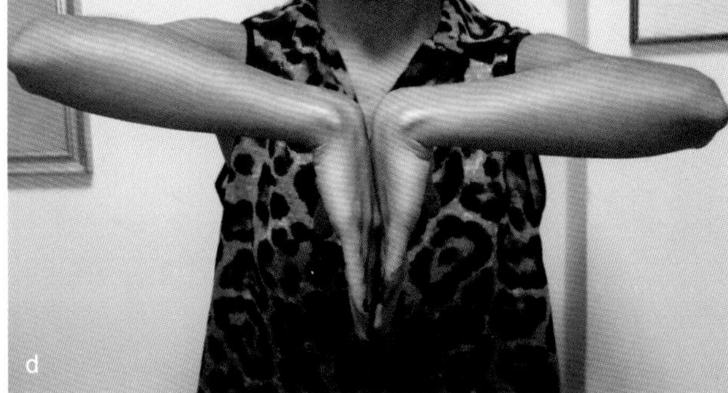

图4-1-36 a~d. 功能效果优秀。

# 9 可供选择的技术

## 经皮固定治疗桡骨茎突骨折

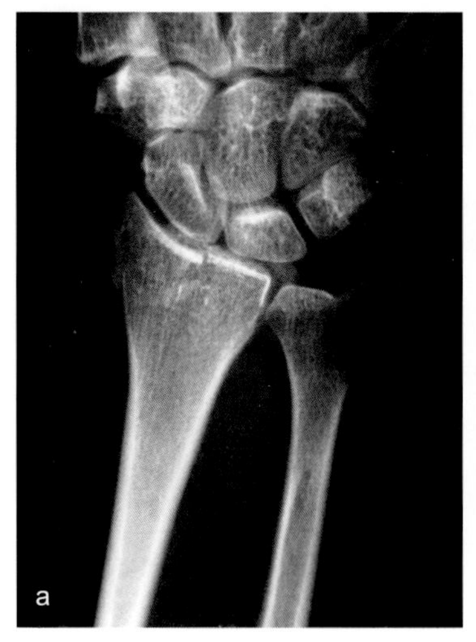


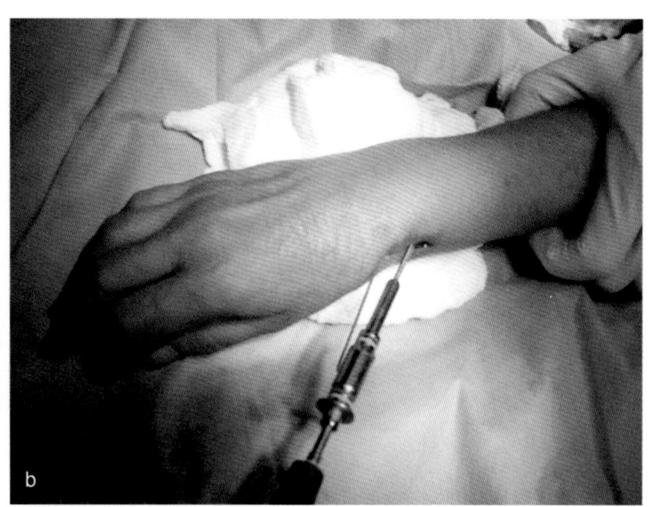


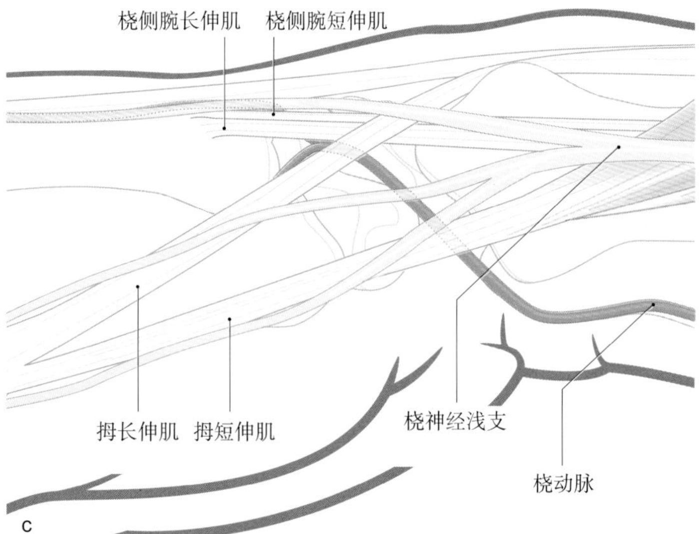


图4-1-37 a~c. 在一些单纯桡骨茎突骨折病例中（a），经过桡骨茎突顶部上面的小的经皮入路对骨折进行复位和固定是可能的（b）。经皮治疗的优点包括保留软组织和缩短制动的时间。不过，仍然必须小心避免损伤这个区域的重要结构（c）。

## 闭合复位

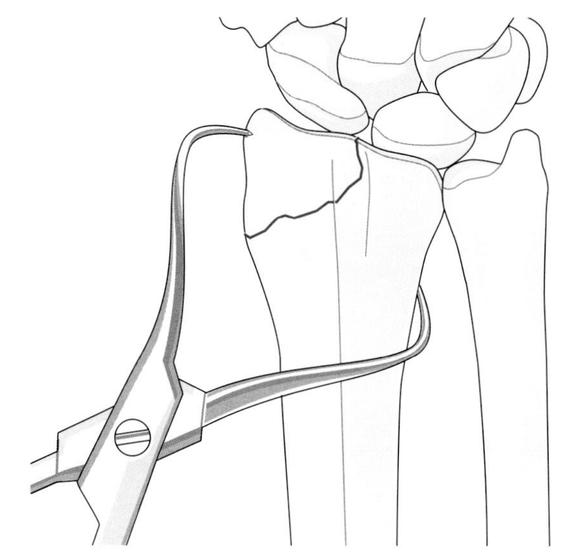

图4-1-38　经皮用点式复位钳将骨折复位，复位钳是经过戳创小切口或桡骨茎突顶部上方主要的小切口插进去的。用影像增强证实复位。

## 固定

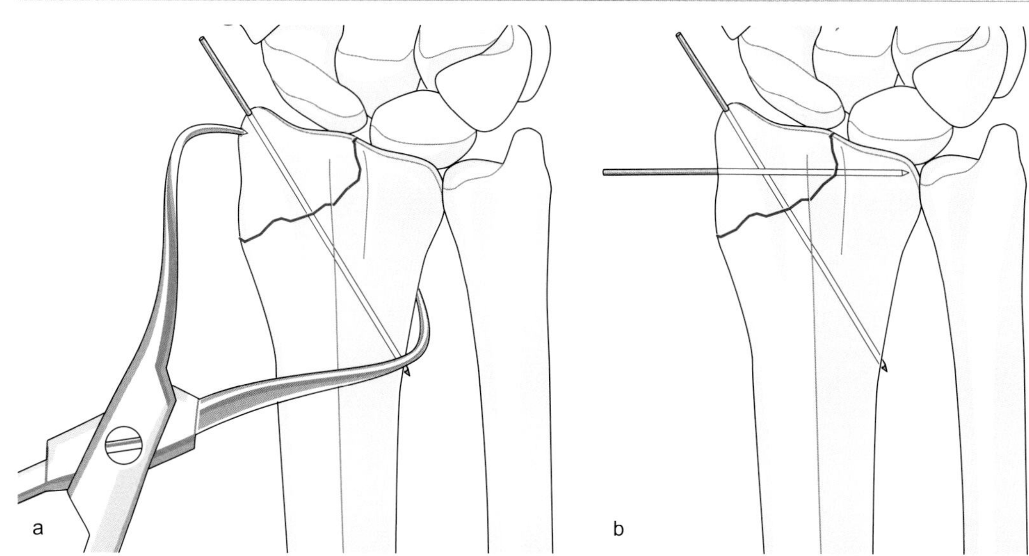


图4-1-39 a、b.　尽可能垂直于骨折处，将导针插入桡骨茎突（a)。推进导针，穿过骨折处，止于桡骨的尺侧皮质内。如果骨块足够大，就插入第二根导针，尽可能与关节面平行（b)。

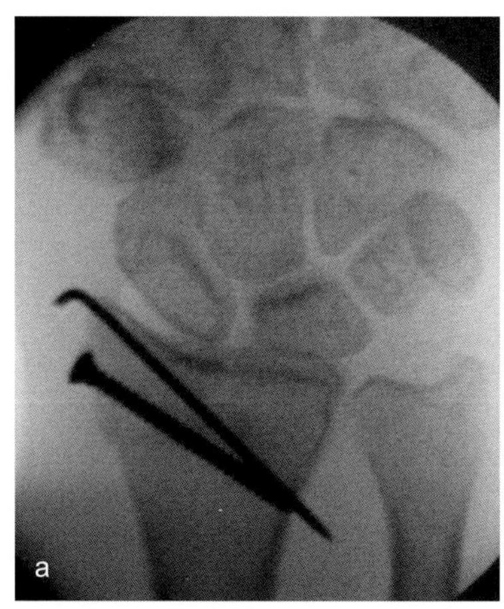


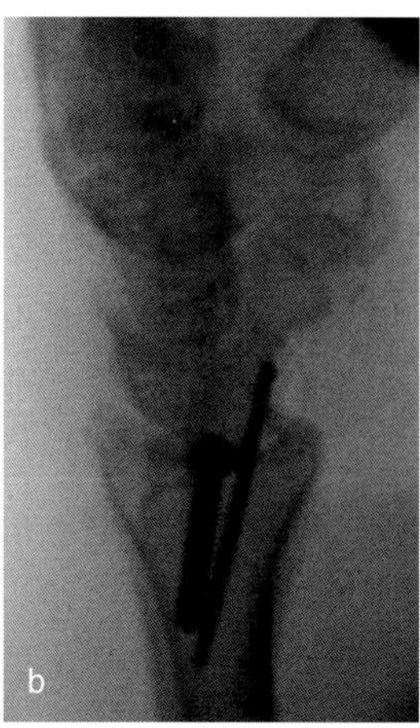


**图4-1-40 a、b.** 通过导针钻孔，拧入合适的螺钉。骨折的治疗可以使用螺钉和（或）克氏针。

# 第 2 章 桡骨远端关节外骨折向背侧移位——用掌侧钢板治疗

Distal radius—dorsally displaced extraarticular fracture treated with a palmar plate

## 1 病例描述

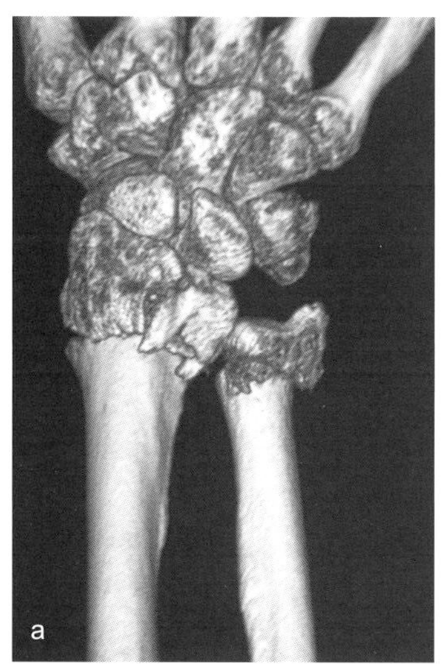


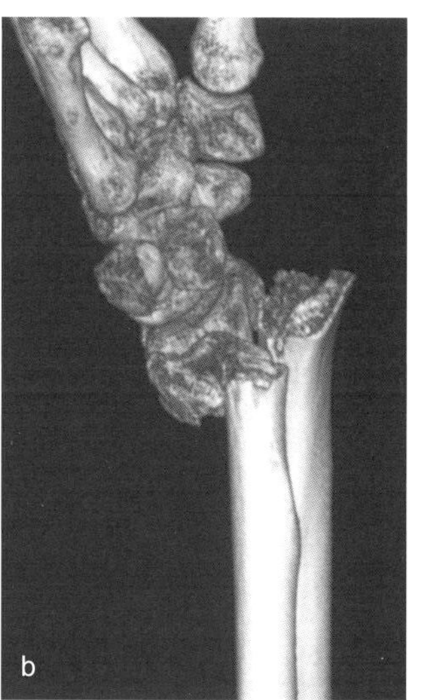


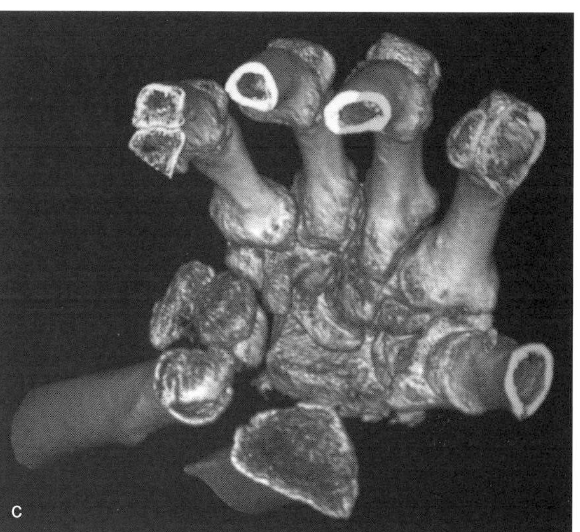


图4-2-1 a~c. 患者，女，76岁，摔倒右手伸直位撑地。她到急诊室就诊，主诉疼痛剧烈，手指麻木，腕关节明显畸形。前后位及侧位三维CT扫描显示关节外桡骨远端骨折向背侧移位，伴干骺端背侧有一些粉碎性骨折（a、b）。尺骨颈也有移位骨折。轴位三维CT扫描更清晰地展示骨折明显移位（c）。

对于这位患者，尺骨远端与桡骨远端两者均被累及，尺骨用尺骨远端（钩）钢板治疗。不过，出于本章的目的，仅讨论桡骨远端。关于尺骨远端骨折治疗的进一步信息，见第3篇第2章“尺骨头和颈粉碎性骨折——用钩钢板治疗”。

## 2 适应证

### 关节外骨折

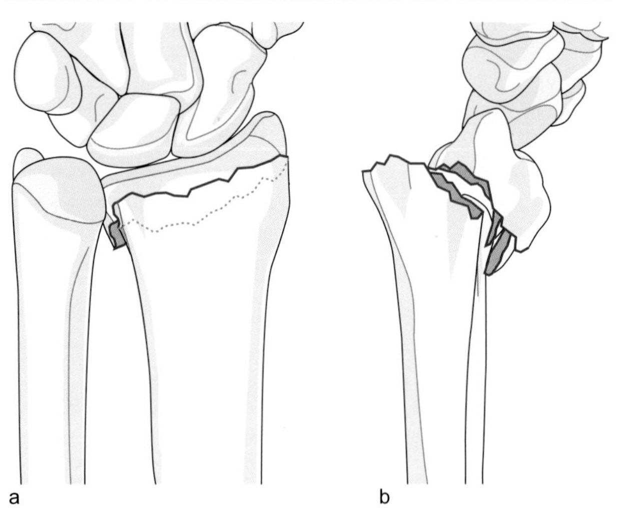


图4-2-2 a、b. 桡骨远端骨折可能包含向背侧移位的干骺端关节外骨折（关节面近侧但不包括关节面）。这是腕部骨折最常见的类型。

桡骨远端关节外骨折在骨骼质量差的老年患者中常见，而比较强壮的年轻人倾向于只有在高能量撞击之后才发生此类骨折，常常也会包含关节内骨折。向背侧成角大于25°，伴有骨质疏松或复位之后残留空隙的骨折能够证明本身是不稳定的。因此，一期掌侧钢板固定往往是最佳的治疗选择。

在掌侧钢板固定成为普遍应用的治疗方法之前，这些骨折的大多数是用闭合复位治疗的，然后要么用克氏针，要么用石膏管型维持复位。现在很多医生用掌侧钢板治疗此类大多数的骨折，并常常用这个钢板辅助复位。

### 合并正中神经压迫

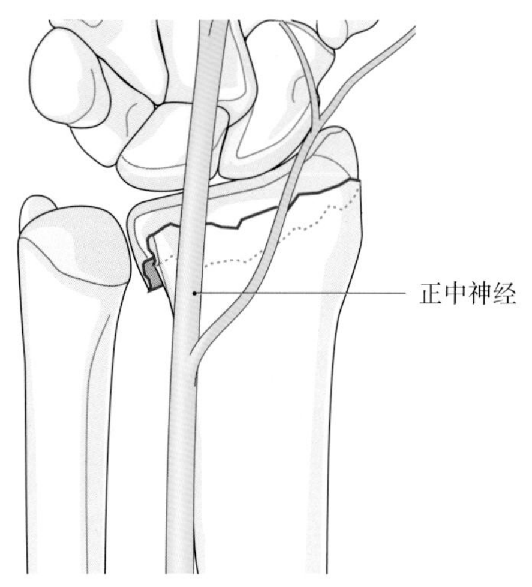


图4-2-3 如果有明显的感觉丧失或正中神经压迫的其他体征，应当行正中神经减压。

## 合并尺骨损伤

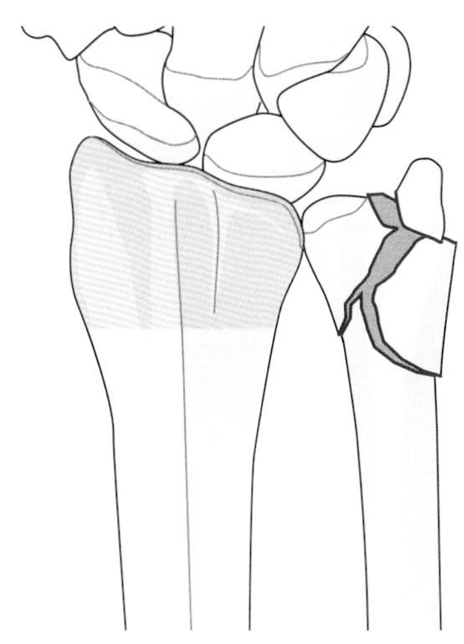

图4-2-4　尺骨远端的头、颈和粉碎性骨折常常和桡骨远端骨折一起发生。尺骨因这些骨折而有短缩及不稳定，可以用尺骨远端钩钢板来固定骨折。要注意恢复尺骨相对于桡骨的正确旋转及长度。桡腕关节完全脱位常常合并下尺桡关节（DRUJ）破裂。

## 选择内植物

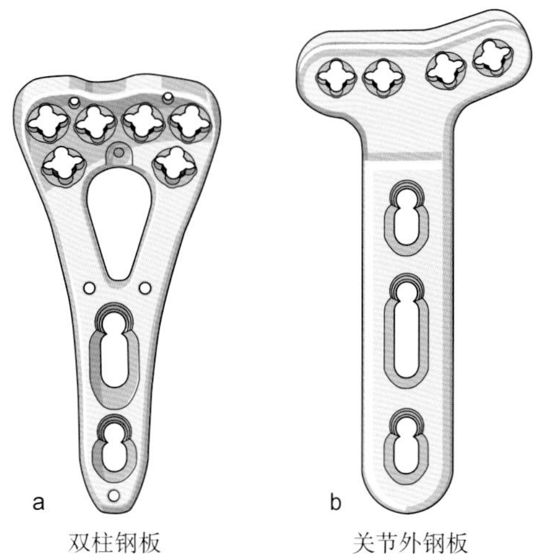


图4-2-5 a、b.　可用于桡骨远端关节外骨折的钢板有多种选择。不断改良的钢板已经可以提供角稳定固定，这种固定即便在骨质疏松性骨骼中也能做到增强稳定性，而且使用便利。带角度可变（VA）的锁定螺钉选择的钢板能够有用武之地。为这位患者选择了掌侧双柱VA锁定加压钢板（LCP）。

# 3　术前计划

## 装备

- 一套桡骨远端VA LCP。
- 2.4 mm双柱VA LCP。
- 1.1 mm或1.2 mm克氏针。
- 影像增强器。

## 患者的准备和体位

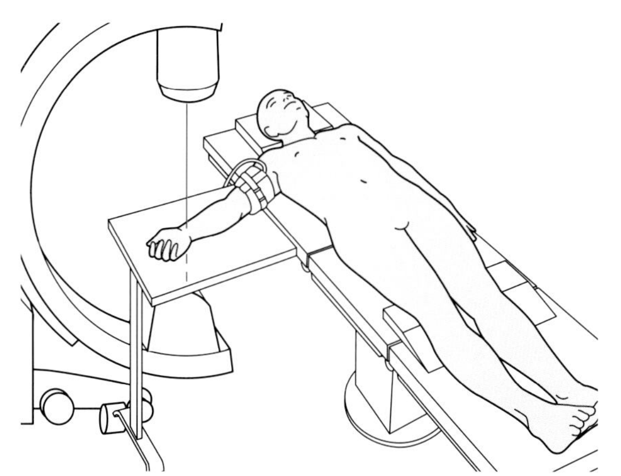

图4-2-6　让患者仰卧，前臂放在搁手台上。将前臂旋后。肢体的位置应当允许对桡骨远端进行额状面和矢状面的各种影像检查。使用不消毒的充气止血带。预防性抗生素是非强制的。

# 4 手术方法

## 入路

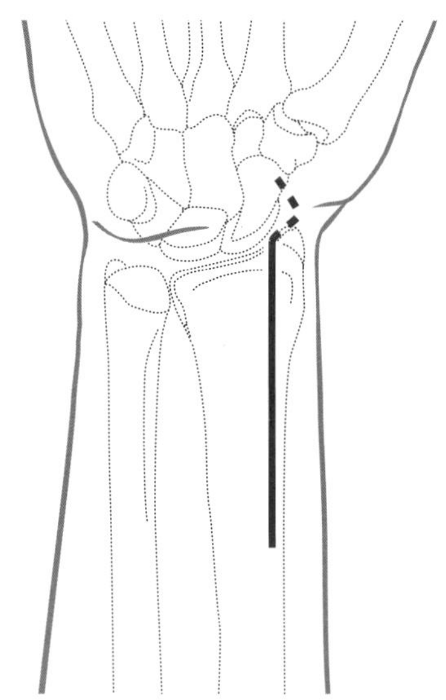

**图4-2-7** 使用的手术入路为掌侧入路（见第1篇第6章“显露桡骨远端的改良Henry掌侧入路”）。

# 5 复位和固定

## 手法复位

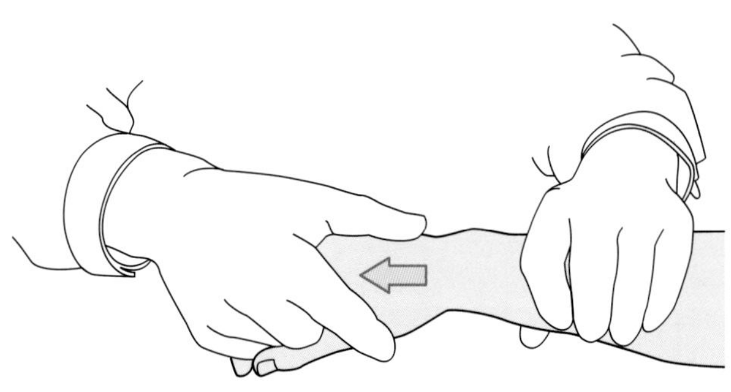

**图4-2-8** 用手法或者用指套进行纵向牵引，以此达到骨折复位。用临时夹板维持复位。如果计划做确定性手术但在合理的时间范围内又不能实施，临时外固定器可能有帮助。

## 用钢板复位

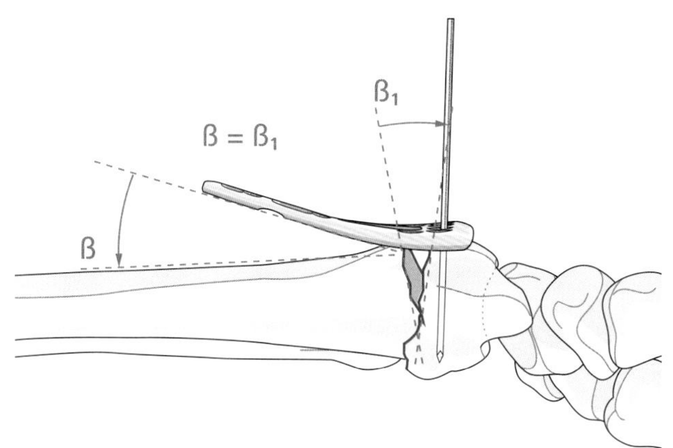


图4-2-9　选好并将钢板放到远侧骨折块上。钢板的远端应当终止于桡骨远端解剖分水岭。经螺钉孔插入一枚克氏针，尽可能靠近软骨下骨，并与关节面平行。钢板与骨干形成的夹角应当等于骨折移位的角度。用影像增强器加以证实。

## 可供选择的复位方法

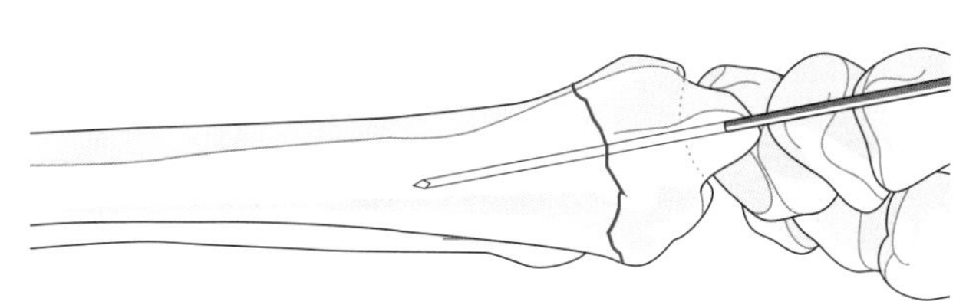

图4-2-10　一些外科医生认为，在骨质疏松患者中，用钢板复位可能造成螺钉在骨头里松动。在这种情况下，手法复位用克氏针初步固定可能更可取。

## 置入第一枚远侧螺钉

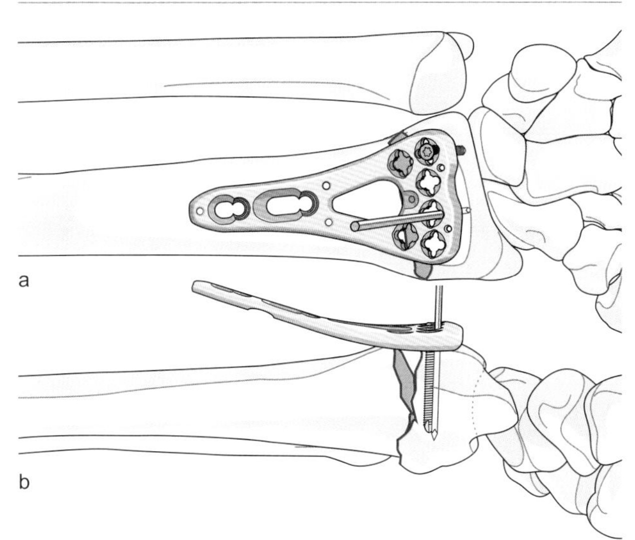


图4-2-11 a、b.　在最尺侧螺钉孔里置入首枚螺钉。理由是，如果将首枚螺钉置于桡侧，它会影响尺侧螺钉的准确成像。选择比测量的短2~4 mm的头锁定螺钉。假如螺钉与克氏针平行，它应该不会进入桡腕关节。

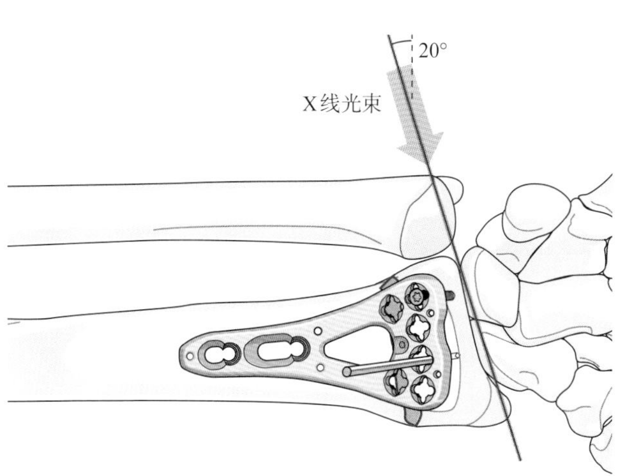


图4-2-12　用侧位相透视证实螺钉的位置，X线光束与真正的侧位成20°角照射，清晰地显示关节面。

## 置入其他头锁定螺钉

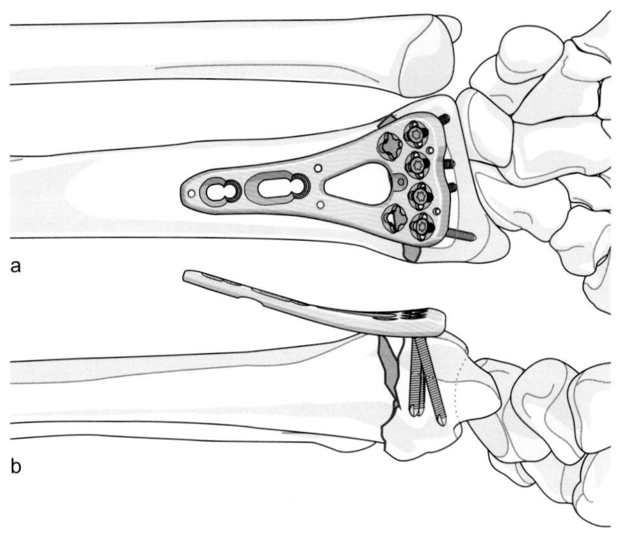


图4-2-13 a、b.　至少置入另外两枚远侧头锁定螺钉。

## 失误防范：螺钉尖端突出骨皮质

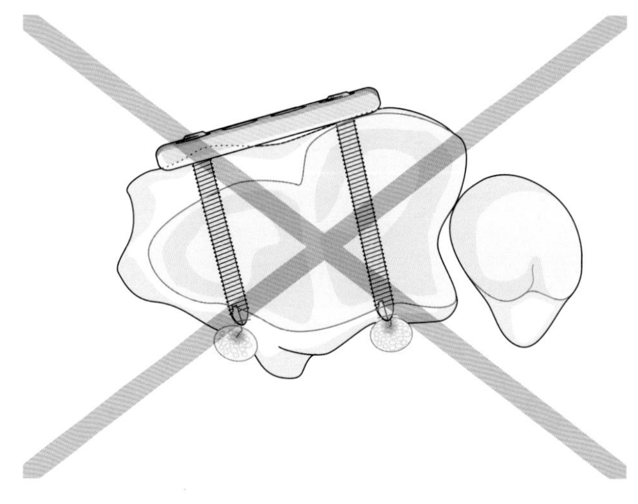

图4-2-14　由于Lister结节凸出的缘故，如侧位影像投影所见，无论置于结节哪一侧的螺钉可能看起来都没有突出对侧皮质。这样一枚螺钉的突出可能导致伸肌腱激惹和断裂。

## 将钢板贴附至骨干

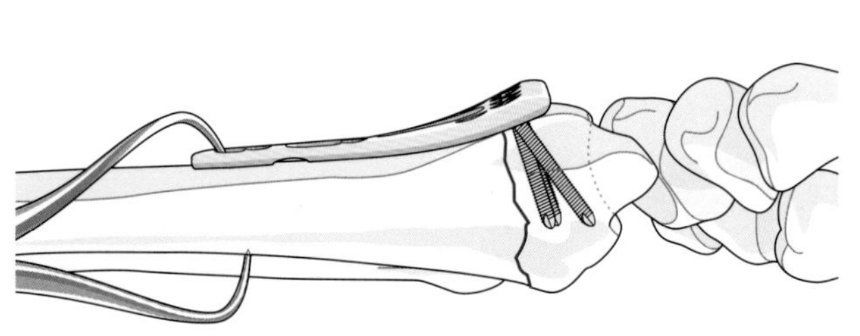

图4-2-15　然后通过将钢板推至桡骨表面用它来复位骨折块。用一把点式复位钳将钢板带到钢板上并维持住。透视检查钢板放置是否正确并调整远侧骨折块的位置，必要时通过移动钢板来调整。

## 置入近侧第一枚螺钉

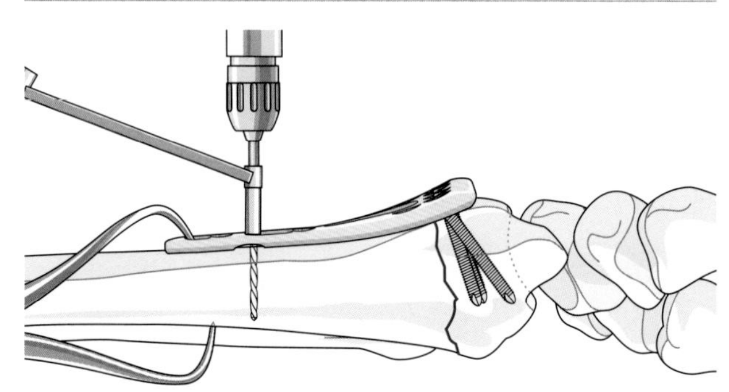

图4-2-16　一旦证实复位成功，就经钢板的椭圆形孔置入一枚合适的皮质螺钉。

## 完成固定

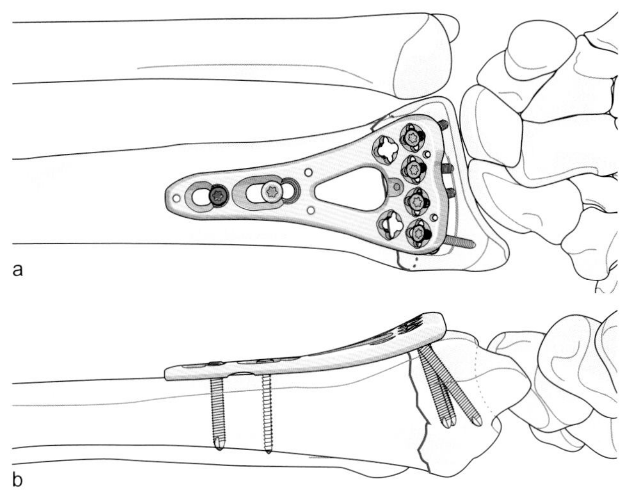


图4-2-17 a、b.　继续置入近侧螺钉以完成固定。

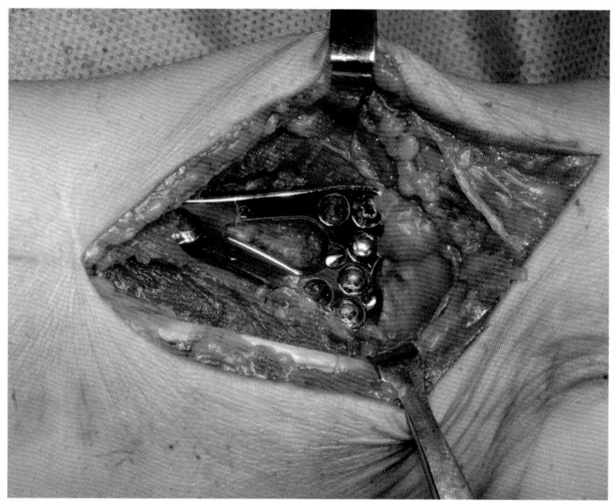

图4-2-18　术中照片显示复位后用2.4 mm双柱VA LCP固定骨折。

## 评估下尺桡关节

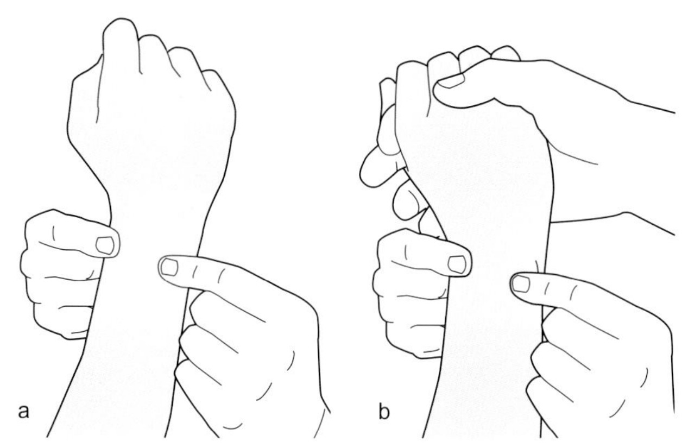


图4-2-19 a、b.　固定后，应当对DRUJ进行评估，前臂旋转和稳定性两者都要检查。确定是否存在DRUJ不稳定的检查方法见第4篇第1章“桡骨茎突骨折——用桡侧柱钢板治疗”的“6　固定”。

# 6 康复

## 术后处理、随访和功能锻炼

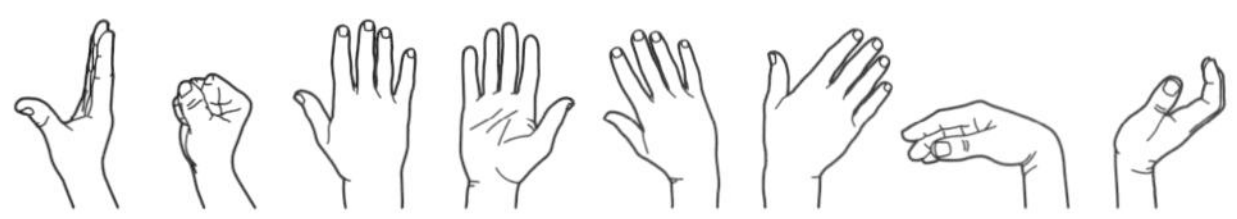

图4-2-20　患者应当接受标准的术后休息、患肢抬高、随访、拆线和按要求制动。术后开始活动范围有控制的主动锻炼。进一步信息见第4篇第1章“桡骨茎突骨折——用桡侧柱钢板治疗”的“7　康复”。

# 7 结果

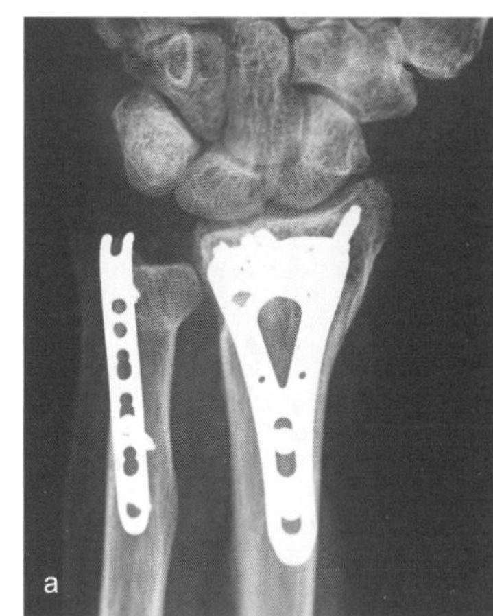

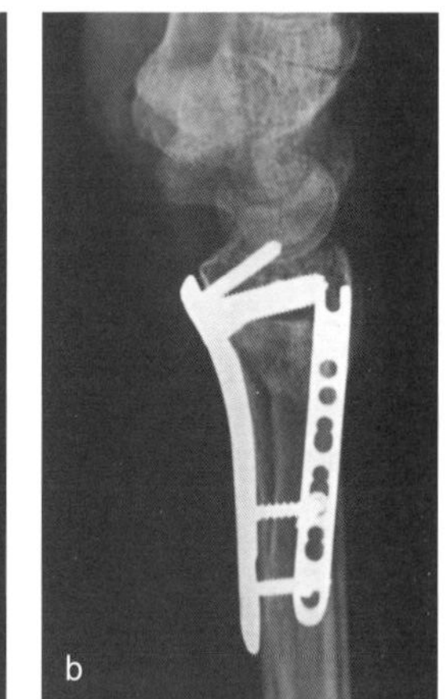

图4-2-21 a、b.　术后1年随访时X线检查显示桡骨远端及尺骨颈骨折都解剖复位并完全愈合。

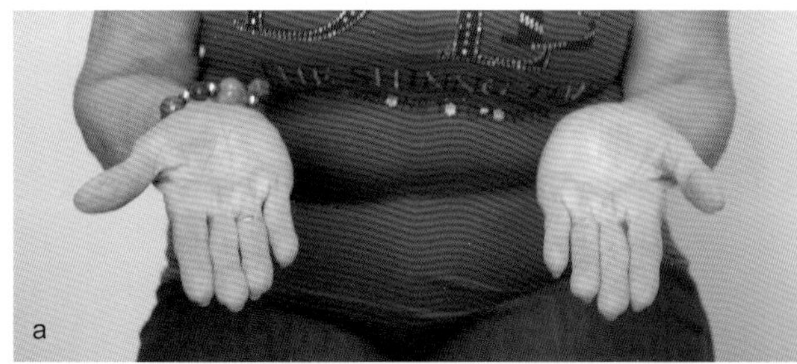

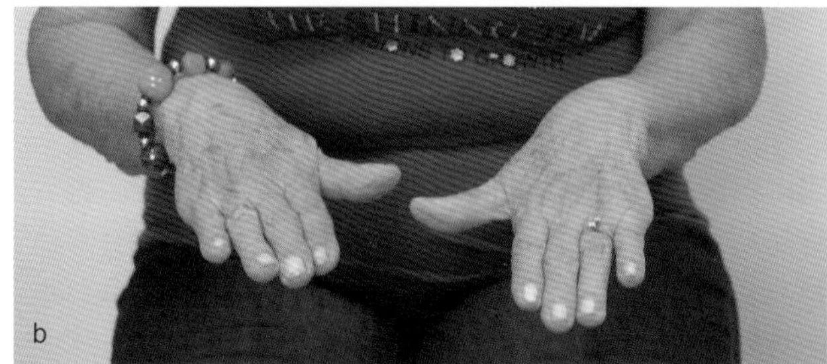

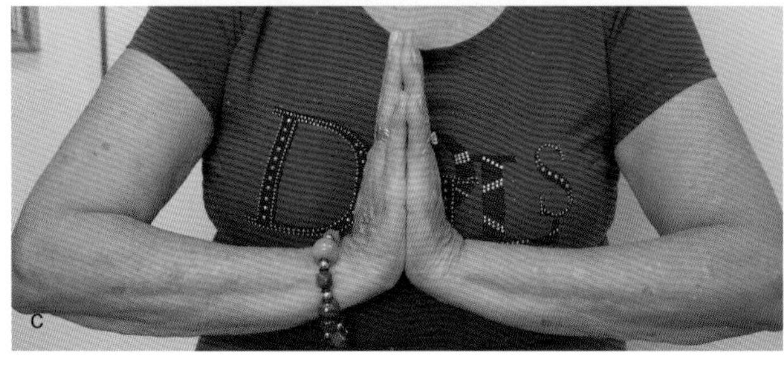

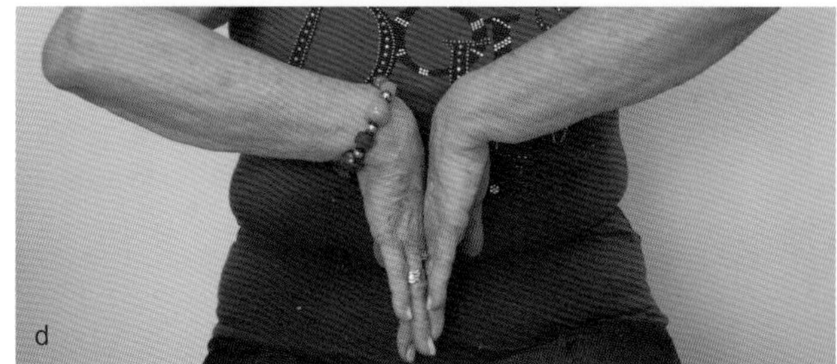

图4-2-22 a~d.　功能效果优秀，前臂和腕关节都能完全活动。

# 第3章 桡骨远端月骨窝骨折——用支撑钢板治疗

Distal radius—lunate facet fracture treated with a buttress plate

## 1 病例描述

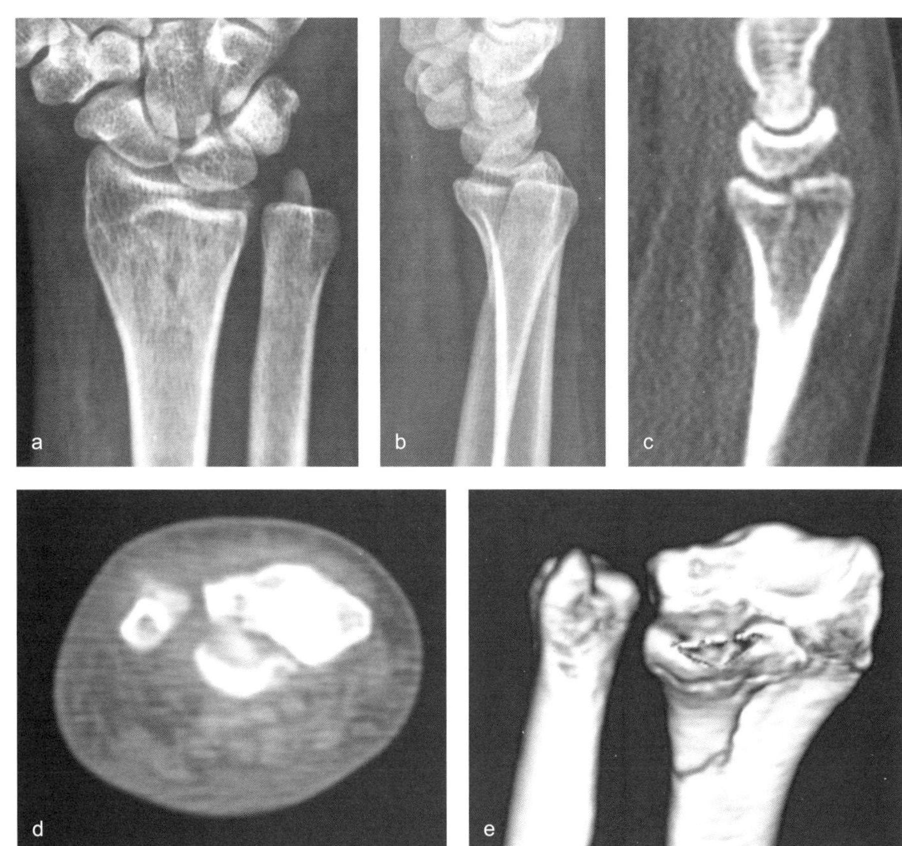

**图4-3-1 a~e.** 患者，男性，48岁，工程师，在一场交通事故中遭受多发伤：股骨骨折、肱骨远端骨折和左侧尺骨干骨折。所有骨折都做手术治疗。但是，伤后2个月患者又到手外科诊所就诊，主诉疼痛、正中神经压迫的症状和右腕功能受限。然后再拍的正位和侧位X线片提示以前漏诊了的桡骨月骨窝骨折（a、b）。矢状面和冠状面二维CT扫描连同三维CT扫描均清晰地显示移位的月骨窝骨折，是个孤立的桡骨远端损伤（c~e）。

## 2 适应证

### 月骨窝骨折

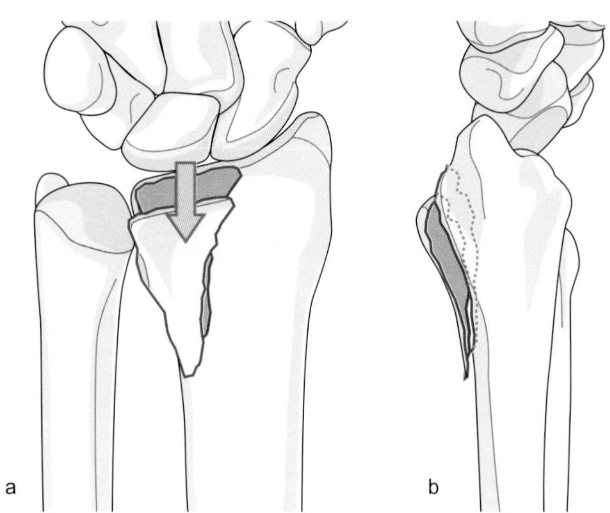


**图4-3-2 a、b.** 在高能量撞击之后会发生月骨窝骨折，它是个部分关节内骨折，其间桡骨远端的桡腕关节边缘被剪切下来。这常常发生在掌侧缘，因为相对于桡骨远端平整的关节面，掌侧月骨窝向前方突出，因而相对容易受伤。损伤会导致桡腕关节面不平整和腕骨向掌侧半脱位。移位的月骨窝骨折还会影响桡腕关节和桡尺关节的排列和功能。支撑钢板固定是推荐的治疗选择。

### 合并正中神经压迫

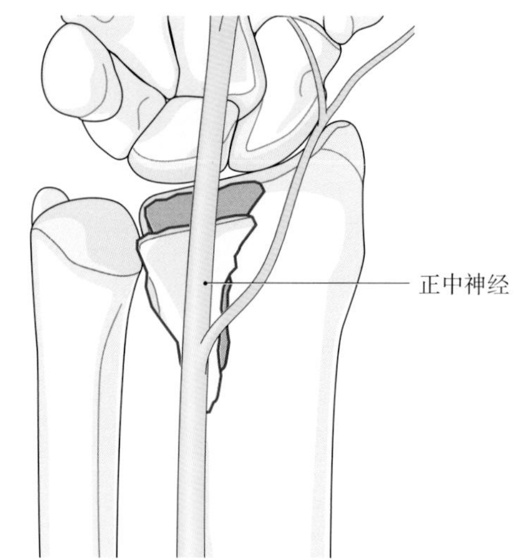


**图4-3-3** 如果有明显的感觉丧失或者正中神经压迫的其他体征，应当对正中神经进行减压。

### 影像学检查

就像本病例所展示的，在标准的X线片上，骨折并非总是清楚的，强烈推荐另外做CT扫描检查。

### 选择内植物

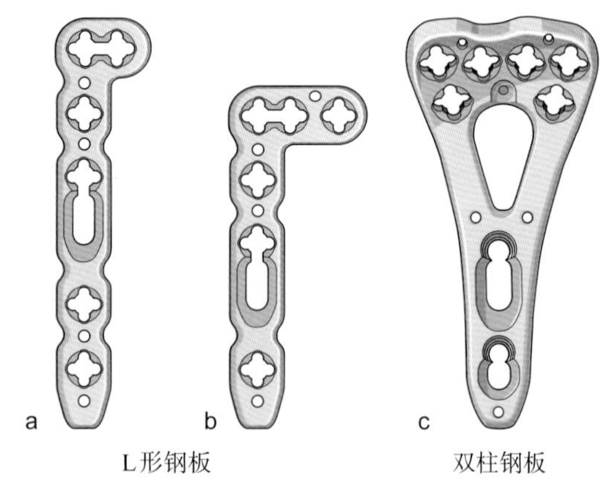


**图4-3-4** 可用于掌侧支撑固定的钢板有很多选择，而且掌侧缘骨块的大小影响着钢板的选择。有角度可变(VA)锁定螺钉选择的钢板能够用。对这个病例，选择了一块远侧臂上有2个孔的L形VA锁定加压钢板（LCP）用于骨折的复位和支撑。

# 3 术前计划

## 装备

- 一套桡骨远端 VA LCP。
- 2.4 mm L 形 VA LCP。
- 点式复位钳。
- 影像增强器。

## 患者的准备和体位

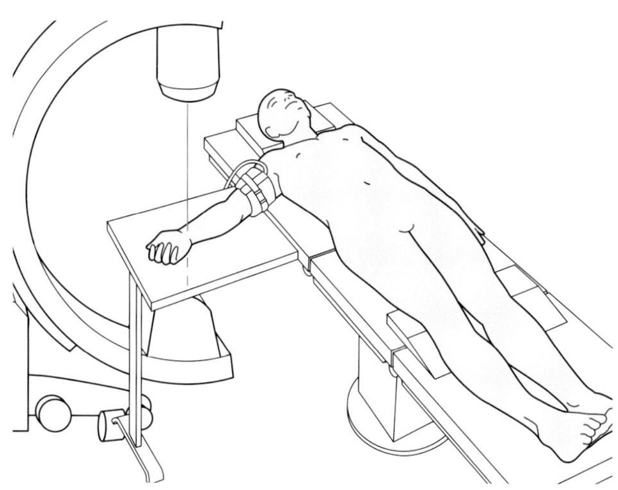

图4-3-5　让患者仰卧，前臂放在搁手台上。将前臂旋后。肢体的位置应当允许对桡骨远端进行额状面和矢状面的各种影像检查。使用不消毒的充气止血带。预防性抗生素是非强制的。

# 4 手术方法

## 入路

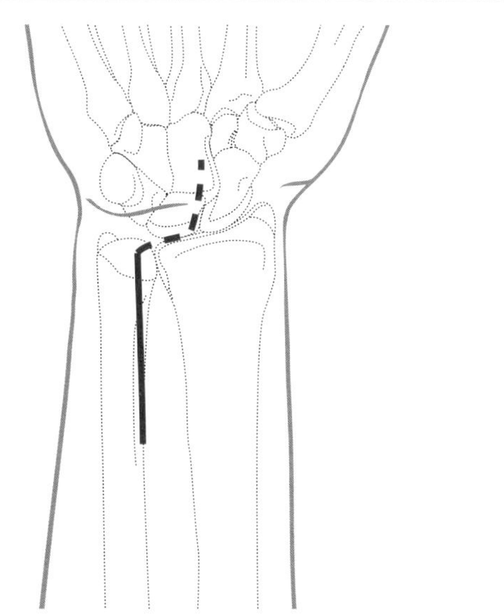

图4-3-6　使用的手术入路为掌尺侧入路（见第1篇第7章“显露桡骨远端的尺掌侧入路”）。

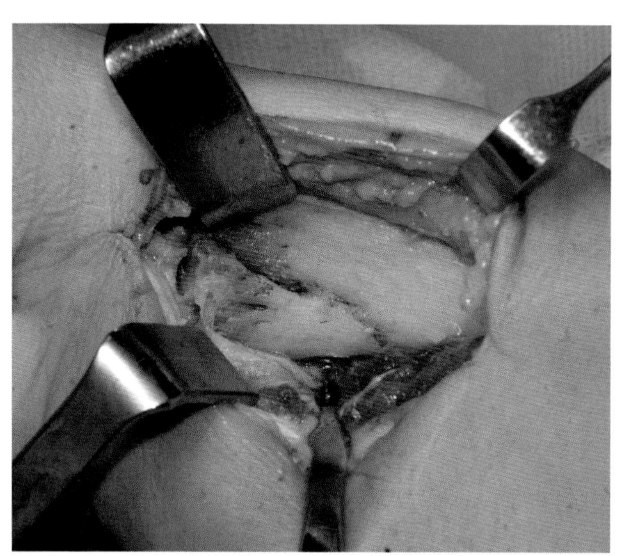

图4-3-7　一旦显露骨折，就注意到骨折线延伸至远侧桡骨表面的中部。

# 5 复位

## 背伸腕关节

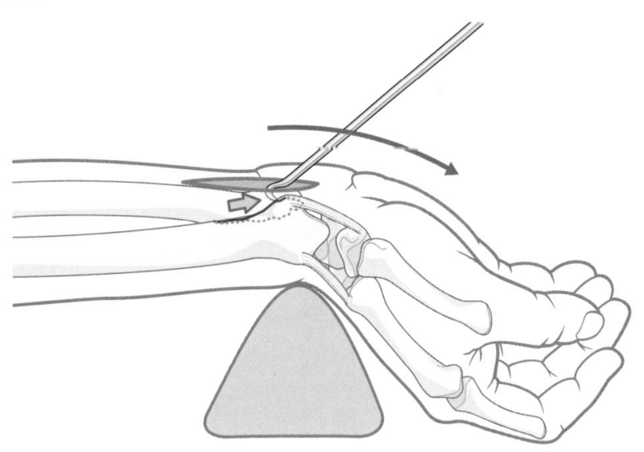

图4-3-8 为配合这个入路并帮助骨折复位，可将卷起来的无菌巾或者腕枕垫在腕关节下方使腕关节背伸。用齿钩或细钩直接操控远侧骨块可以达到完美的解剖复位。用点式复位钳能够维持复位。

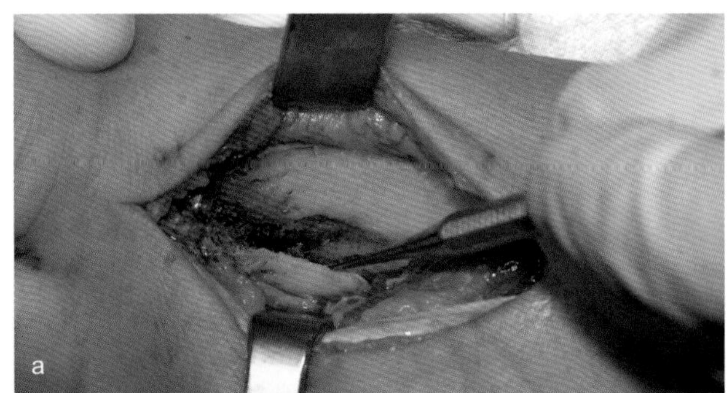

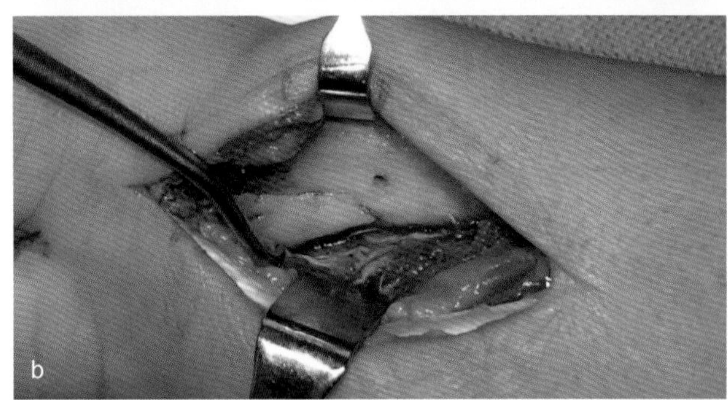

图4-3-9 a、b. 撬开骨块探查关节面损伤情况。用点式复位钳把持住复位的骨折块。注意也通过另一个切口进行腕管松解。

# 6 固定

## 塑形钢板

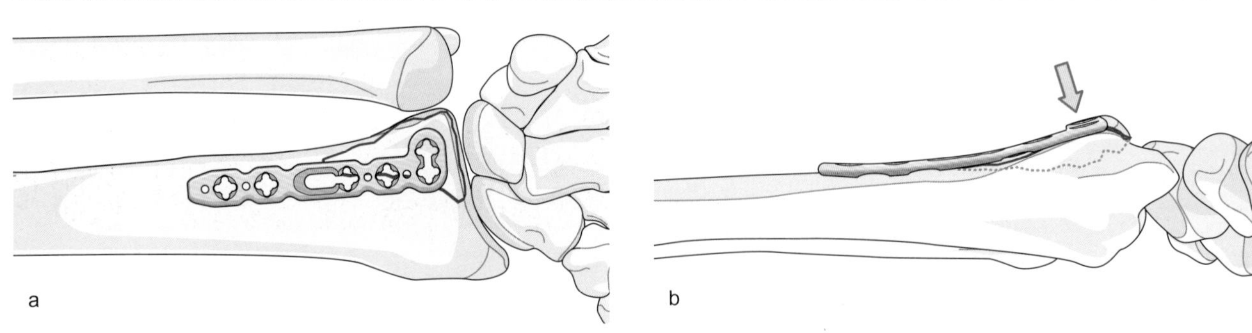

图4-3-10 a、b. 钢板的远端不要超出桡骨远端的解剖分水岭区域（a）。一旦放好位置，就要确保对钢板进行塑形，使得其远侧臂在桡骨远端掌侧缘骨块上施加均匀的压力（b）。

## 以支撑的模式使用钢板

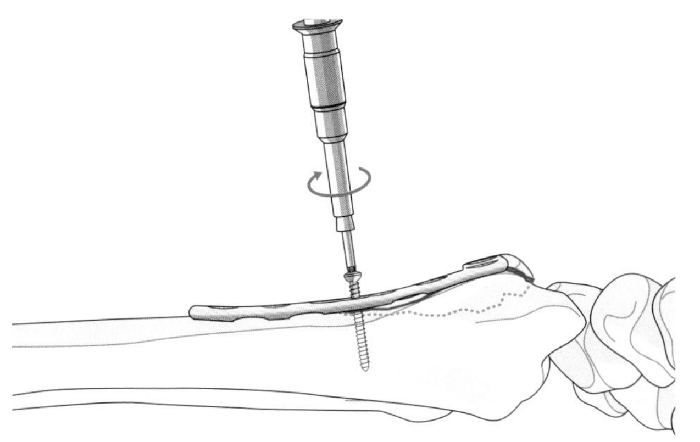

**图4-3-11**　通过钢板上的长方形孔置入一枚大小合适的骨皮质螺钉，将钢板固定到桡骨远侧骨干上。在完全拧紧螺钉之前，通过术中透视检查钢板的位置，必要时调整钢板的位置以提供最适宜的支撑作用。

## 置入第二枚螺钉

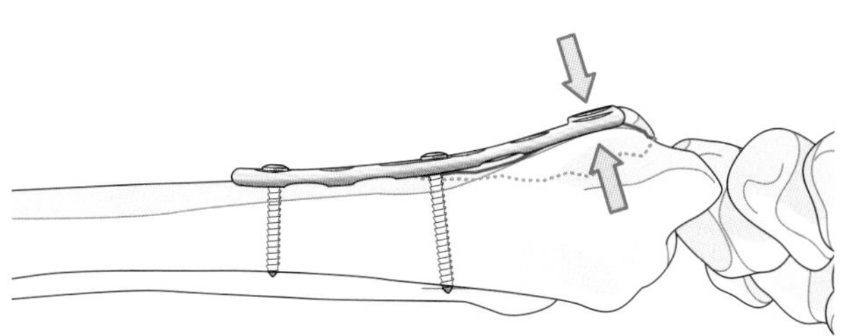

**图4-3-12**　拧紧第一枚螺钉并置入第二枚骨皮质螺钉。检查掌侧缘骨块上的支撑压力是否足够。

## 置入远侧螺钉并完成固定

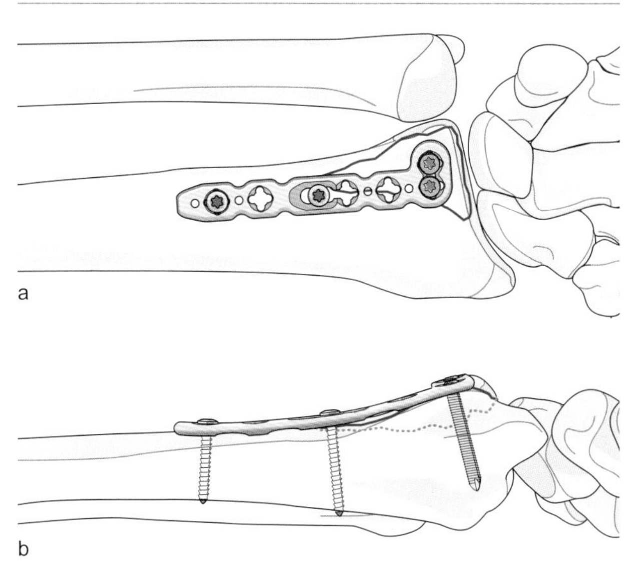


**图4-3-13 a、b.**　根据骨折类型，经适当的远侧孔置入至少2枚螺钉以固定远侧骨块。这些螺钉一定不能穿出桡骨背侧的皮质。如果选用远侧部分有螺纹孔的钢板，则应当使用头锁定螺钉。通过影像增强器证实复位。

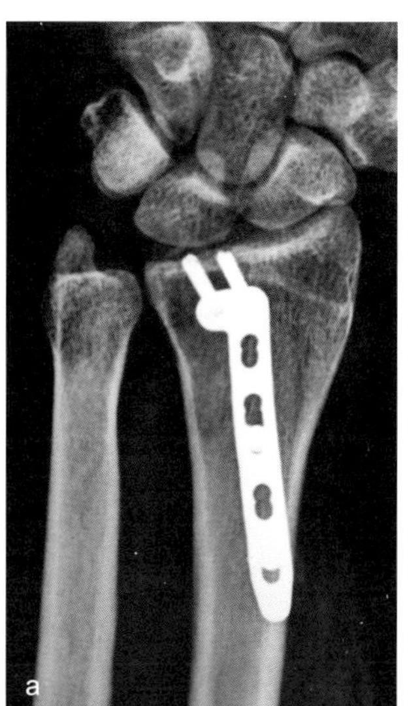


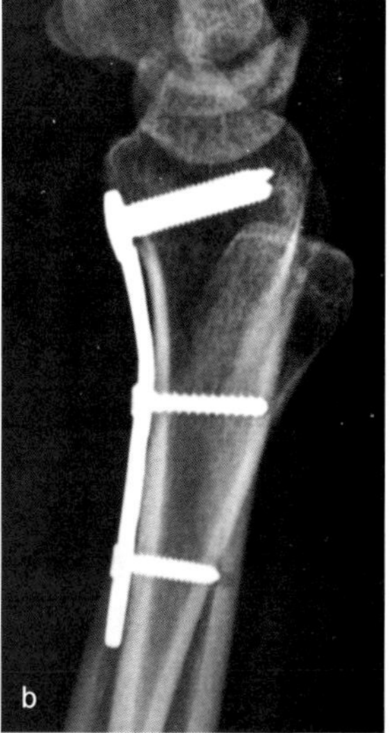


**图4-3-14 a、b.**　用2.4 mm L形VA LCP取得最终固定。

# 7 康复

## 术后处理、随访和功能锻炼

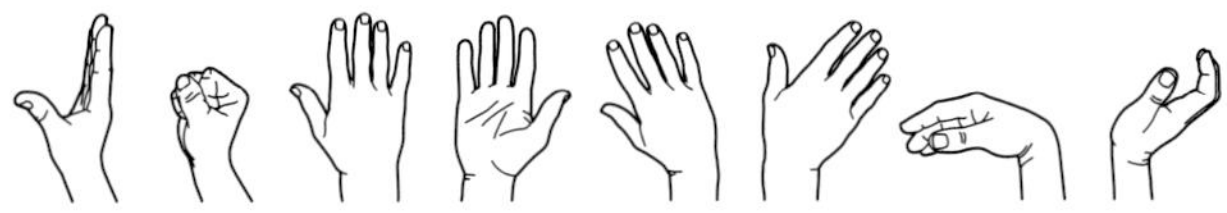

图4-3-15　患者应当接受标准的术后休息、患肢抬高、随访、拆线和按要求制动。术后开始活动范围有控制的主动锻炼。进一步信息见第4篇第1章“桡骨茎突骨折——用桡侧柱钢板治疗”的“7　康复”。

# 8 结果

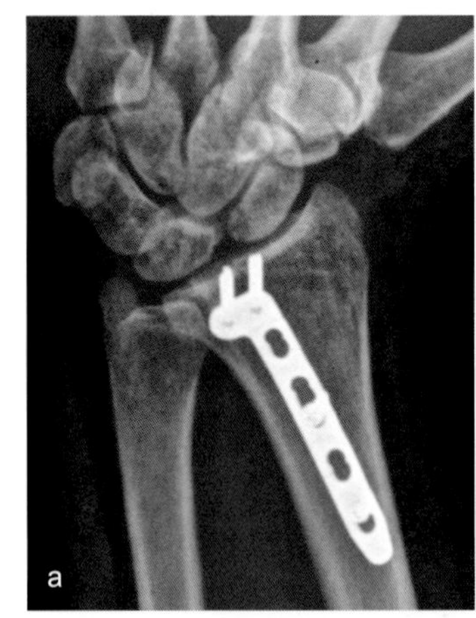


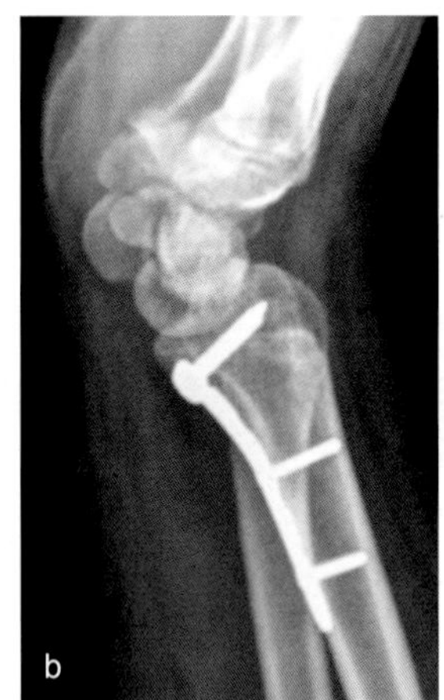


图4-3-16 a、b.　术后12个月随访时，X线片显示骨折已经获得有效的愈合。

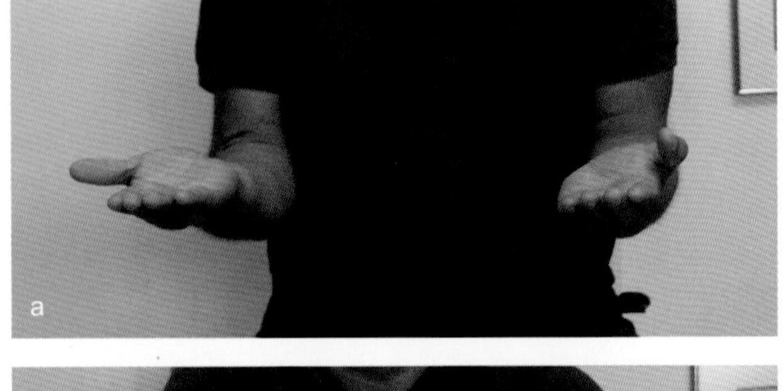


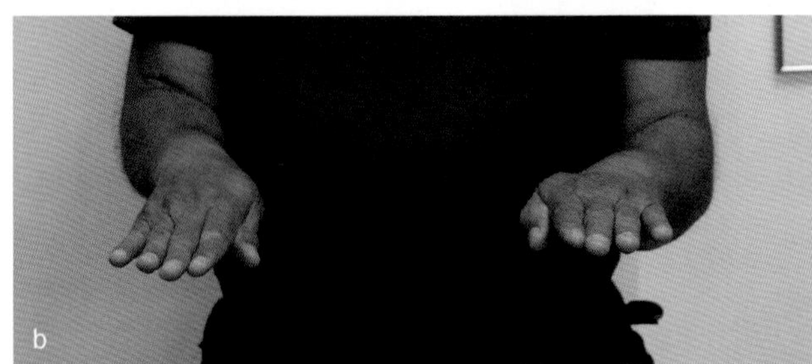


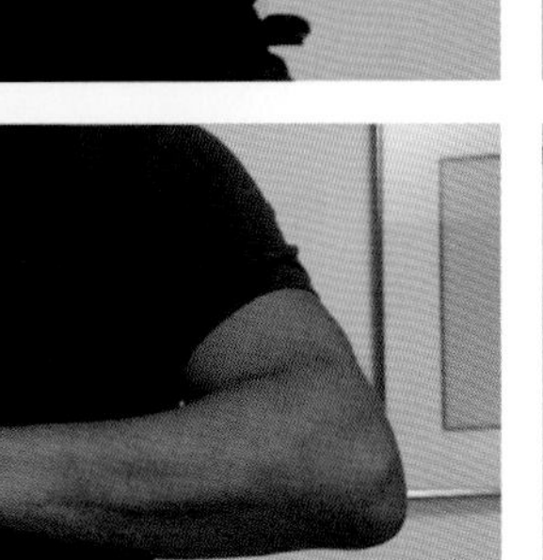


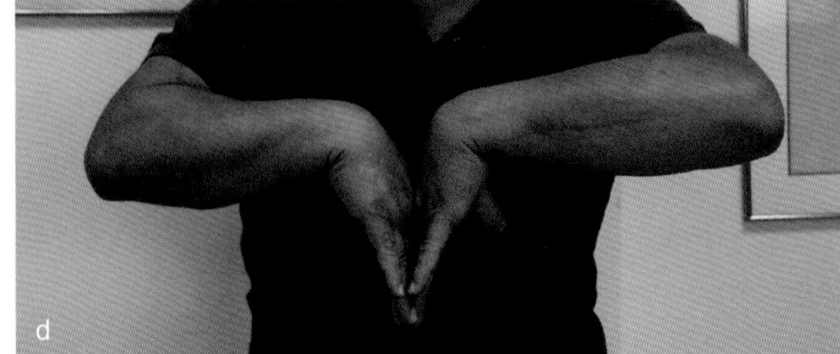


图4-3-17 a~d.　患者的手、腕和前臂恢复至几乎完全的活动度。

## 视频

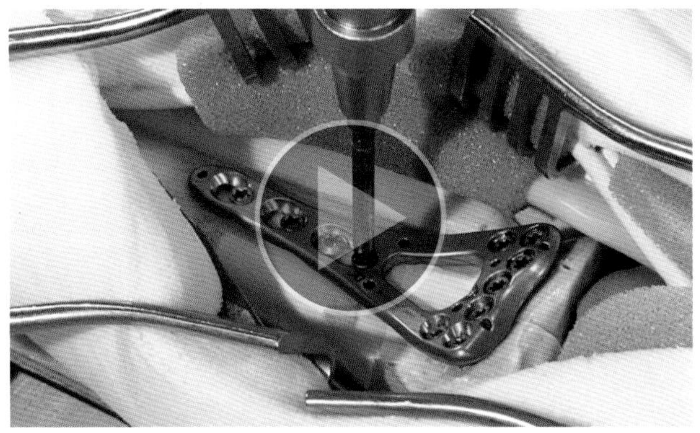

视频4-3-1　本视频展示用双柱LCP治疗桡骨远端反（即掌侧）Barton骨折。

## 9　可供选择的技术：病例说明

### 用螺钉固定治疗月骨窝骨折

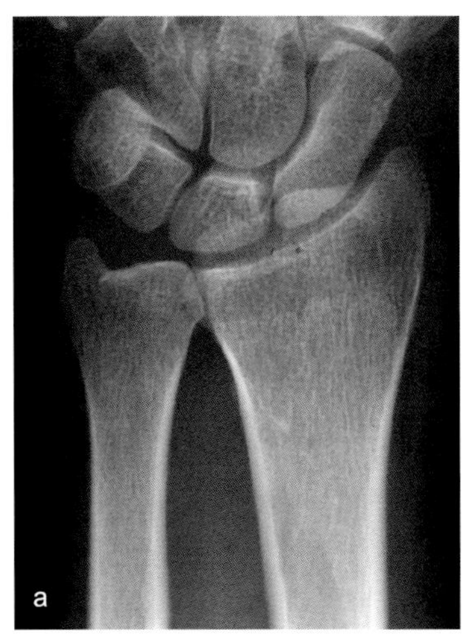


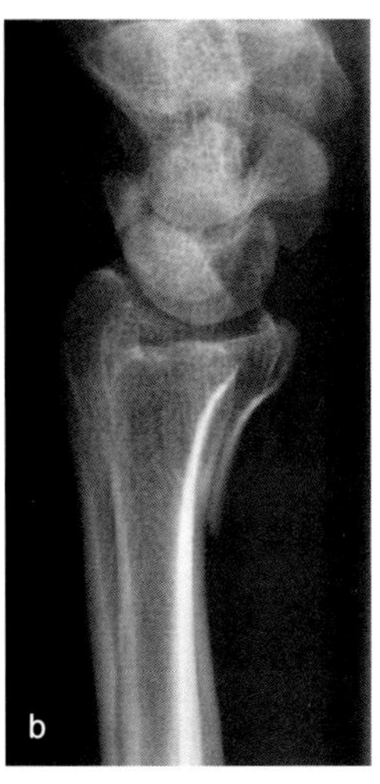


图4-3-18 a、b.　患者，男性，古典音乐吉他手，他骑的自行车被卡在电车轨道里摔倒了，左手撑地。翌日，他到急诊就诊，担心未来的演奏生涯，寻求完美的功能效果。正位和侧位X线片提示月骨窝剪切骨折。

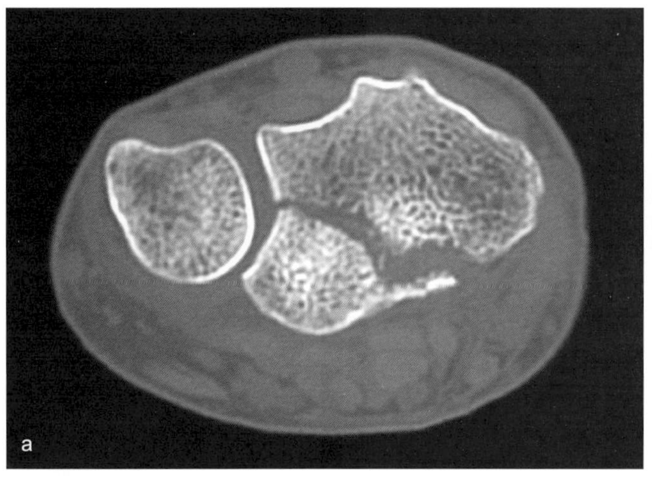
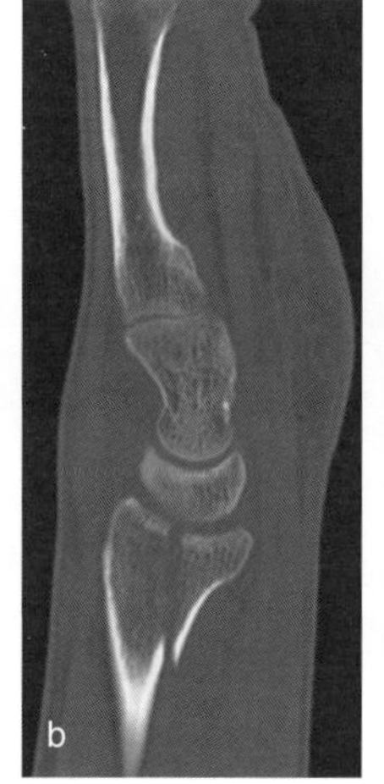
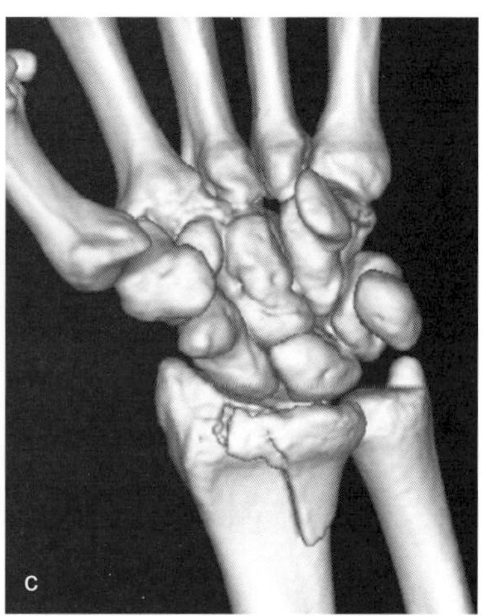

**图4-3-19 a~c.** 轴位和矢状位二维CT扫描（a、b）显示单一月骨窝骨折的移位。三维CT扫描更加清楚地显示了月骨窝骨折的形态（c）。

## 10 可供选择的技术：复位和固定

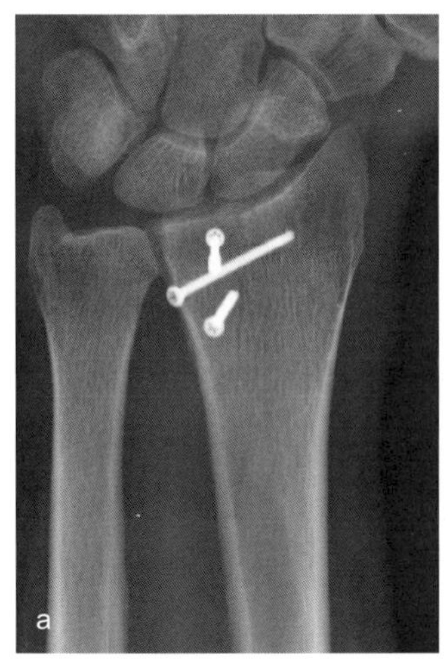
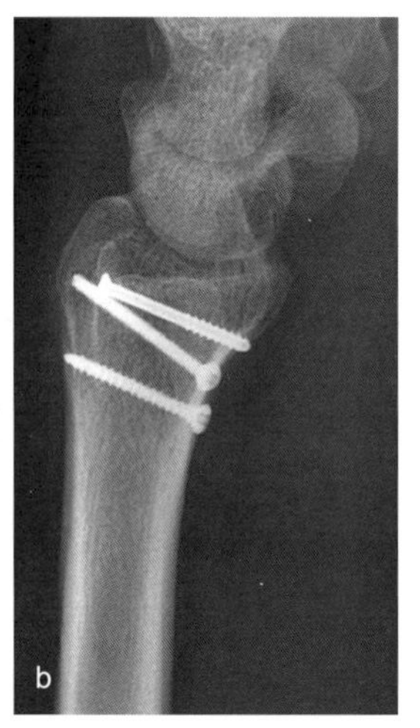

**图4-3-20 a、b.** 因为患者是一名职业吉他手，在与他讨论了围手术期和术后可能出现的问题之后，考虑他接受欠稳定固定更合适。因而，在就诊后几天，就用3枚2.7 mm空心螺钉给他治疗。螺钉很少扰乱软组织，尤其是屈肌肌腱。这就允许患者很快重新开始吉他演奏，也考虑到将来未必取出内植物。

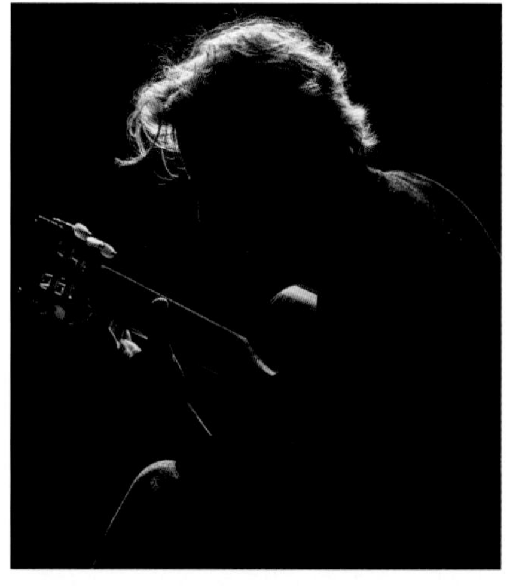

**图4-3-21** 这位事业心很强的患者术后立即就在手康复科进行功能康复治疗，并迅速、完全地恢复了腕关节的活动能力。他很快就能够在没有疼痛的情况下再次弹奏吉他，并在术后8周举办了他的下一场音乐会。

# 第4章 桡骨远端剪切骨折——用支撑钢板治疗

Distal radius—shearing fracture treated with a buttress plate

## 1 病例描述

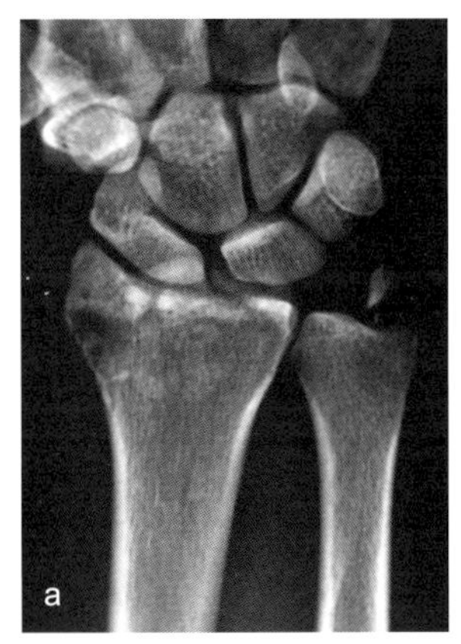
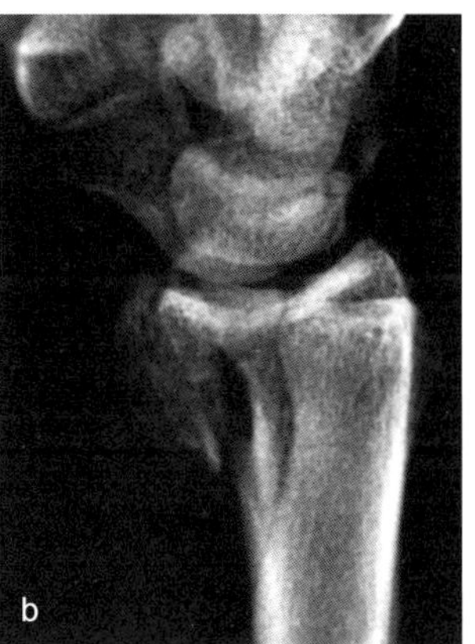

图4-4-1 a、b. 患者，35岁，销售顾问，骑摩托车上班时从车上摔下。到急诊科就诊时右腕疼痛和肿胀。正位和侧位X线片显示桡骨远端剪切骨折，向掌侧移位，腕骨也从正常的位置半脱位。

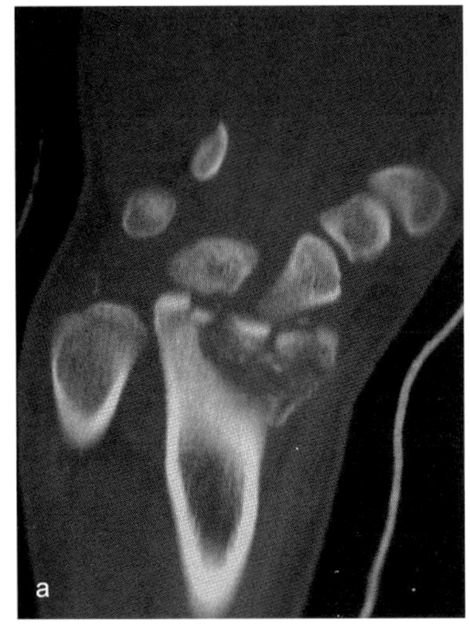
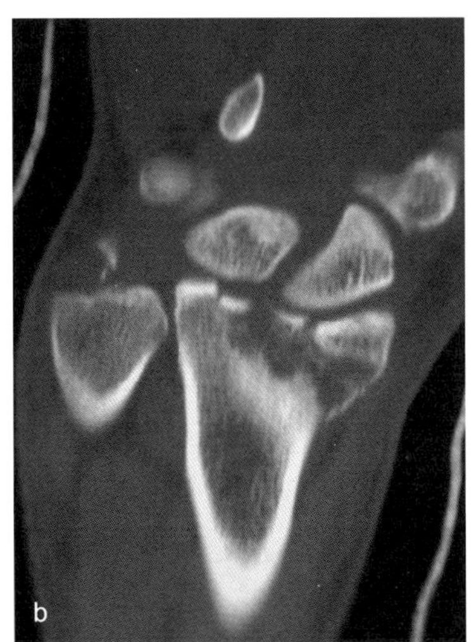
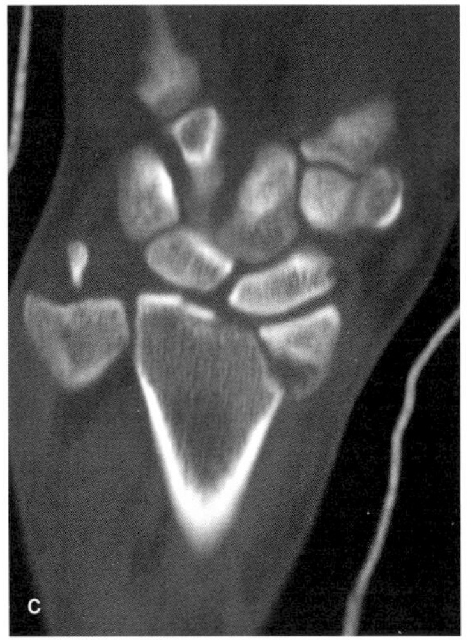

图4-4-2 a~c. 3张二维CT额状面图像显示掌侧关节面破碎。桡骨茎突有骨折，舟骨窝粉碎，部分累及月骨窝。在尺骨上，尺骨茎突撕脱骨折有移位。

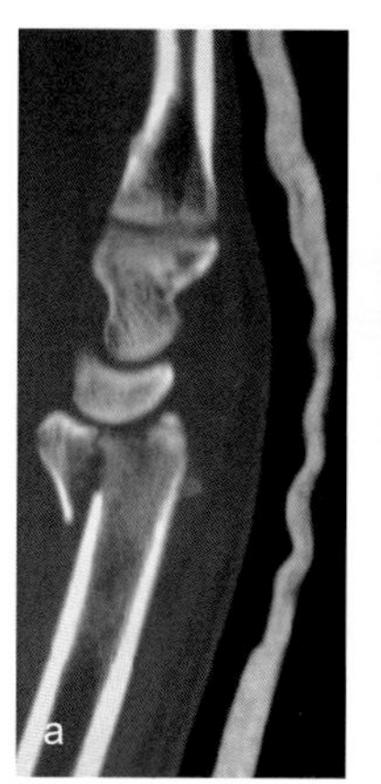
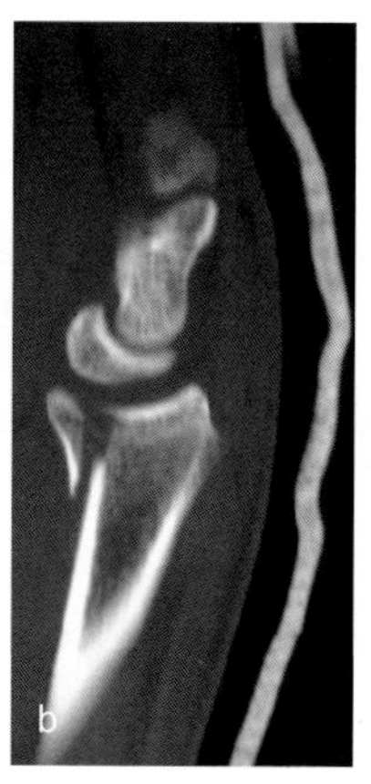
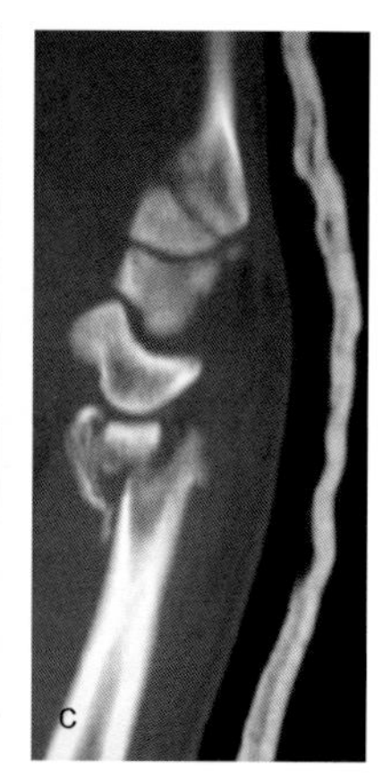

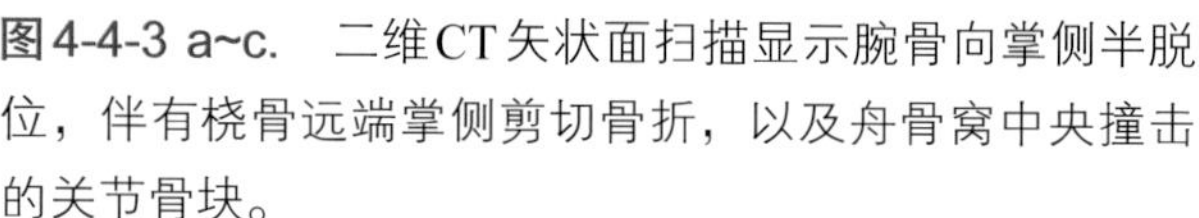

**图4-4-3 a~c.** 二维CT矢状面扫描显示腕骨向掌侧半脱位，伴有桡骨远端掌侧剪切骨折，以及舟骨窝中央撞击的关节骨块。

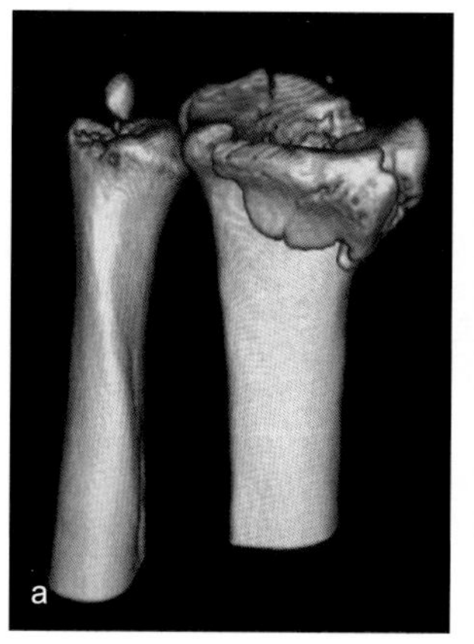
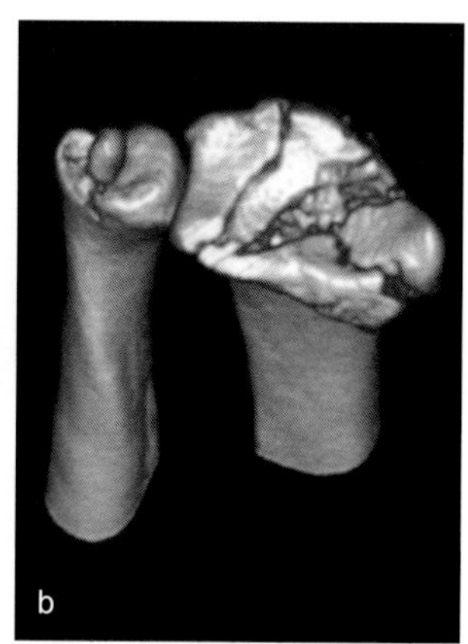

**图4-4-4 a、b.** 三维CT扫描显示月骨窝的乙状切迹和尺侧角没有损伤，仍维持着与干骺端的连续性。

在这位患者中，除了桡骨损伤之外，明显有一个小的尺骨茎突骨折。不过，出于本章的目的，只讨论桡骨远端。有关治疗尺骨茎突骨折的进一步信息见第3篇第1章“尺骨茎突骨折——用张力带钢丝固定治疗”。

## 2 适应证

### 剪切骨折

**图4-4-5 a、b.** 当对侧皮质仍然保持完整的时候，就将骨折描述为剪切骨折。这些部分关节内骨折可有多个骨折块，可以发生在掌侧（如本病例），或者发生在背侧（见本章的“9 可供选择的技术：病例描述”）。剪切骨折的损伤会导致关节面不平整和腕骨半脱位，在CT扫描上显示得最清楚。大多数剪切骨折都不稳定而且移位，因而需要手术治疗以恢复解剖和稳定性。完整的对侧皮质允许用支撑钢板固定技术作为治疗的选择。

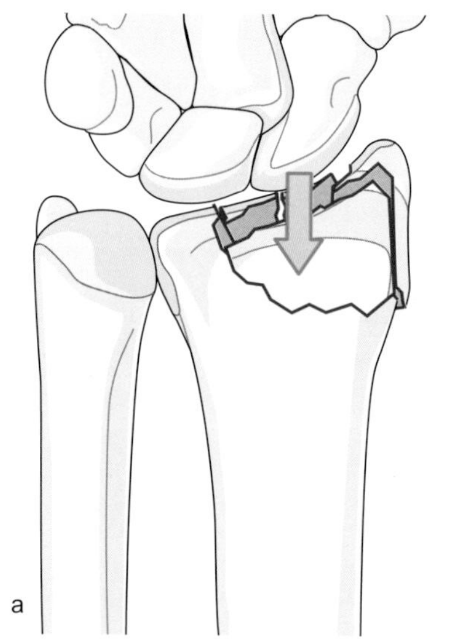
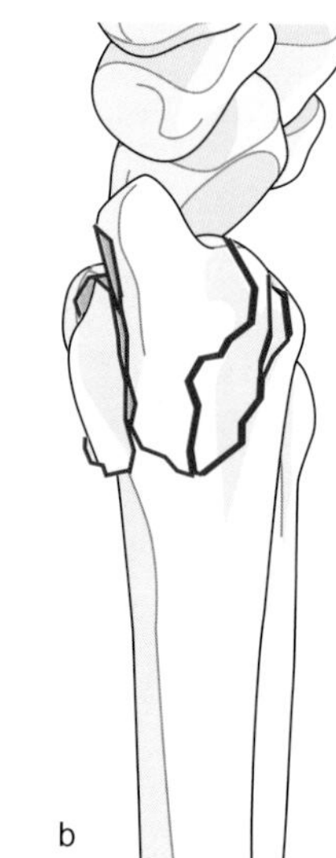

## 合并正中神经压迫

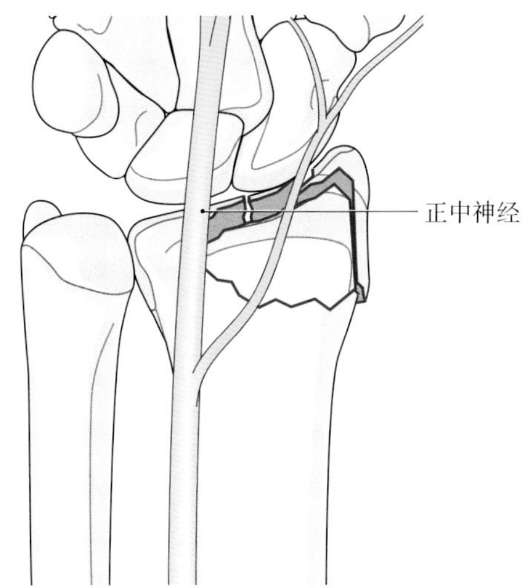


图4-4-6 如果有明显的感觉丧失或者正中神经压迫的其他体征，应当行正中神经减压。

## 合并尺侧损伤

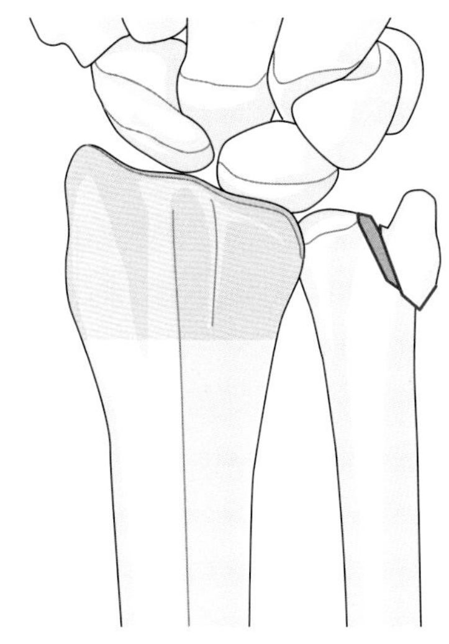

图4-4-7 这些损伤也能够合并尺骨茎突撕脱和（或）下尺桡关节（DRUJ）损伤。如果在桡骨骨折固定之后还有明显的不稳定，推荐重新固定尺骨茎突和（或）修复三角纤维软骨盘（TFC）。这在简单的骨折中不常见，但可发生于某些高能量损伤中。健侧也应检查，作为患侧的参照。不过，在完成骨折固定之前，要对DRUJ的稳定性进行评估也许是不可能的。

## 选择内植物

图4-4-8 a~c. 可用于以支撑钢板固定的方法治疗剪切骨折的钢板有很多选择，而且掌侧缘骨块的大小影响着钢板的选择。有角度可变（VA）锁定螺钉的钢板能够用。为这位患者选择了一块头上有7个孔的双柱掌侧钢板。

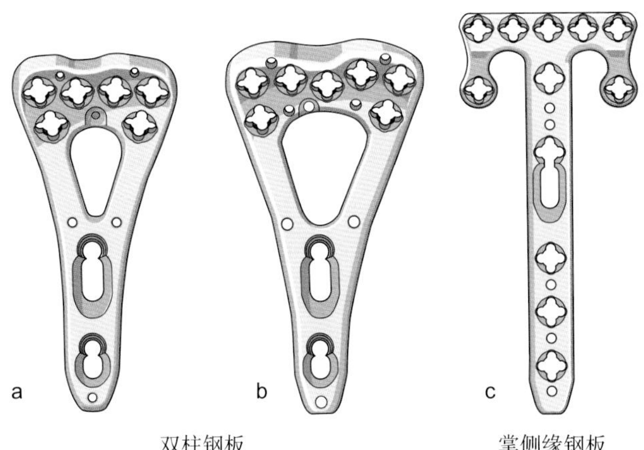

## 3 术前计划

### 装备

- 一套桡骨远端VA锁定加压钢板（LCP）。
- 2.4 mm双柱VA LCP。
- 1.1 mm或1.2 mm克氏针。
- 点式复位钳。
- 影像增强器。

### 患者的准备和体位

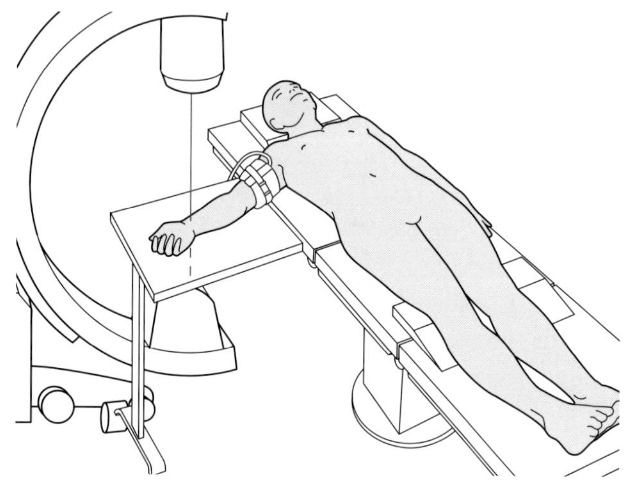

图4-4-9　让患者仰卧，前臂放在搁手台上。将前臂旋后。肢体的位置应当允许对桡骨远端进行额状面和矢状面的各种影像检查。使用不消毒的充气止血带。预防性抗生素是非强制的。

## 4 手术方法

### 入路

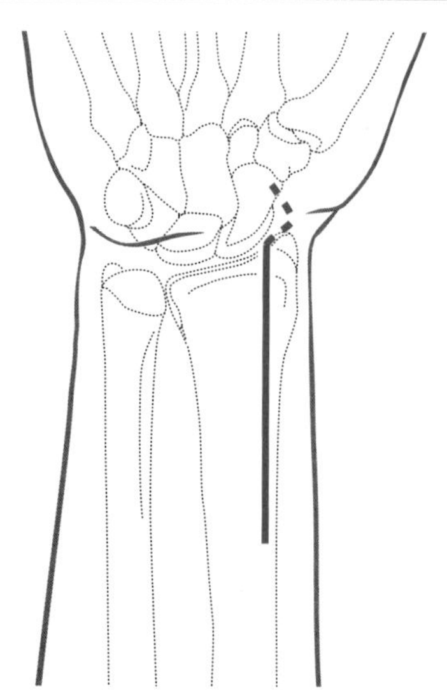

图4-4-10　使用的手术入路为改良的Henry掌侧入路（见第1篇第6章“显露桡骨远端的改良Henry掌侧入路”）。

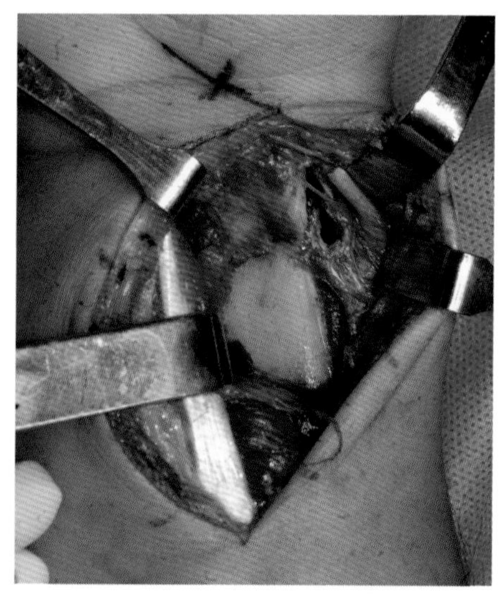

图4-4-11　采用改良的Henry掌侧手术入路，将桡侧腕屈肌和拇长屈肌腱向尺侧牵开以保护正中神经，将桡动脉向桡侧牵开。于其桡侧缘切开旋前方肌，连同骨膜一起将旋前方肌从桡骨远端剥离。这样骨折暴露更清楚。

# 5 复位

## 背伸腕关节

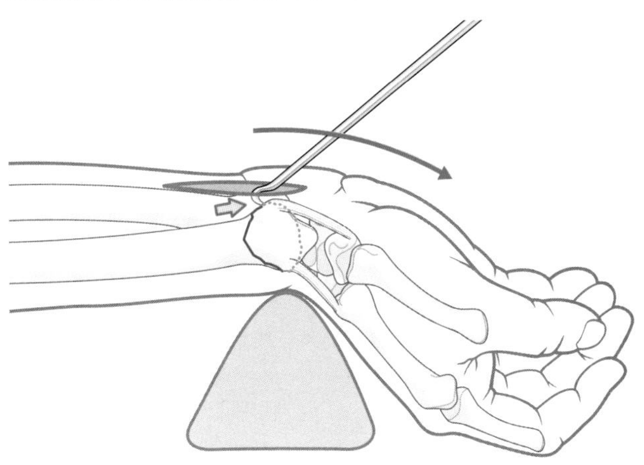

图4-4-12　为配合这个入路并帮助骨折复位，可将卷起来的无菌巾或者腕枕垫在腕关节下方使腕关节背伸。用齿钩或细钩直接操控复位远侧骨块可以达到完美的解剖复位。用点式复位钳能够维持复位。

# 6 固定

## 塑形钢板

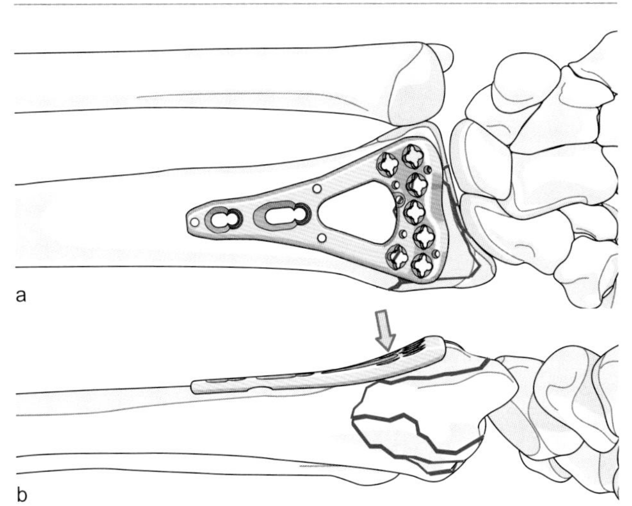


图4-4-13 a、b.　钢板的远端不要超出桡骨远端的解剖分水岭区域（a）。一旦放好位置，就要确认对钢板进行塑形，使得其远侧臂在桡骨远端掌侧缘骨块上施加均匀的压力（b）。

## 以支撑的模式使用钢板

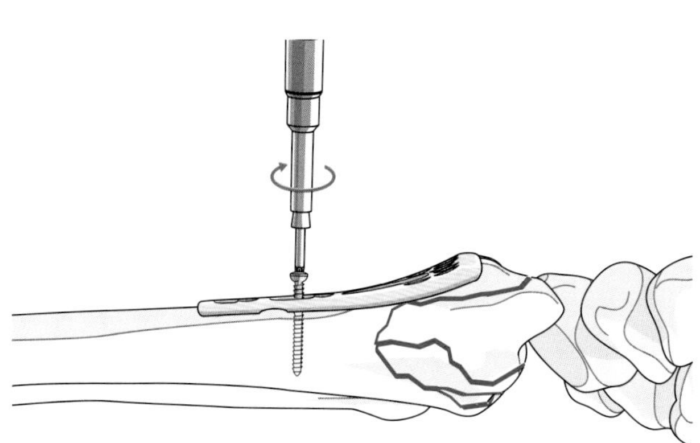

图4-4-14　通过钢板上的长方形孔置入一枚大小合适的皮质螺钉，将钢板固定到桡骨远侧骨干上。在完全拧紧螺钉之前，通过术中透视检查钢板的位置，必要时调整钢板的位置以提供最适宜的支撑作用。

## 置入第二枚螺钉

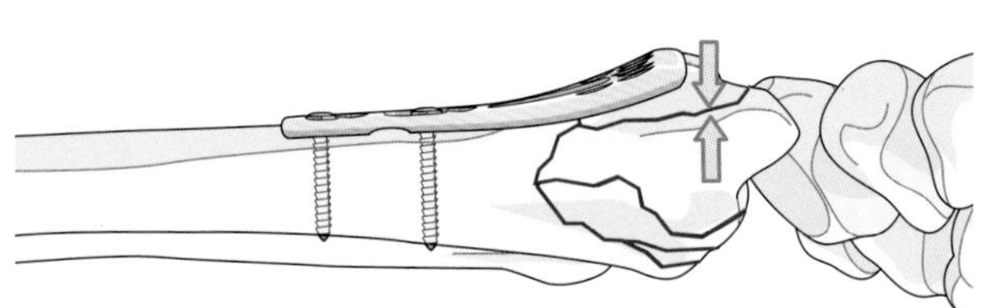

图4-4-15　拧紧第一枚螺钉并置入第二枚骨皮质螺钉，检查掌侧边缘骨块上的支撑压力是否足够。

## 置入远侧螺钉并完成固定

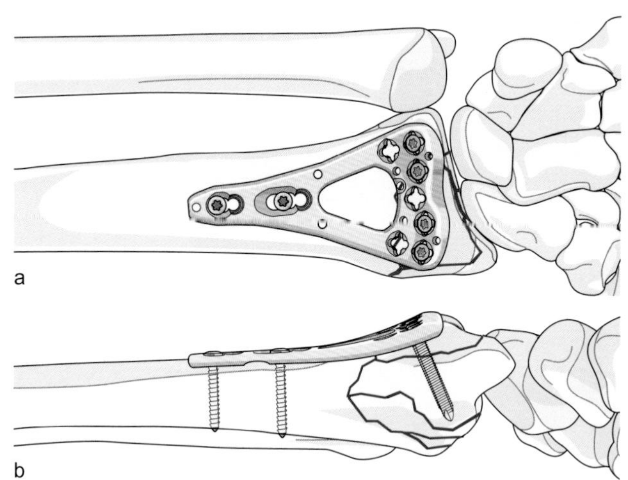

图4-4-16 a、b.　根据骨折类型，经适当的远侧孔置入至少2枚螺钉以固定远侧骨块。这些螺钉一定不能穿出桡骨背侧的皮质。如果选用远侧部分有螺纹孔的钢板，则应当使用头锁定螺钉。通过影像增强器证实复位。

## 评估下尺桡关节

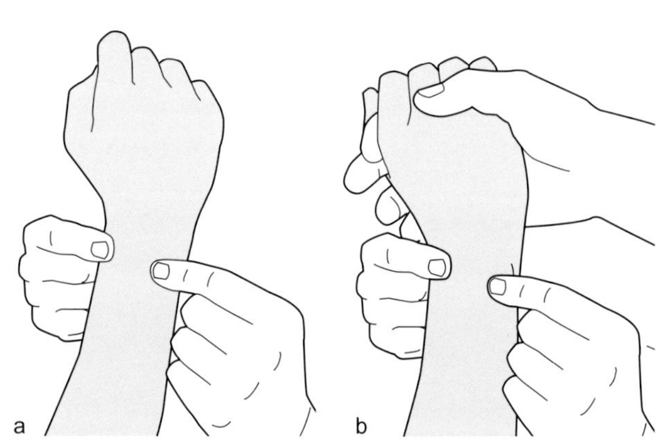

图4-4-17 a、b.　固定后，应当对DRUJ进行评估，前臂旋转和稳定性两者都要检查。确定是否存在DRUJ不稳定的检查方法见第4篇第1章“桡骨茎突骨折——用桡侧柱钢板治疗”的“6　固定”。

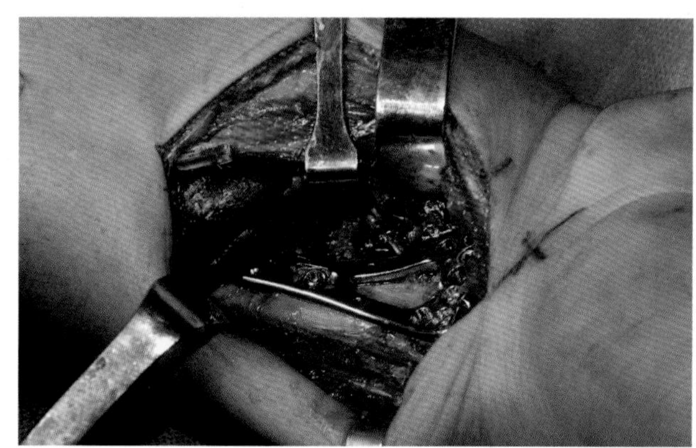

图4-4-18　将2.4 mm VA LCP贴附在桡骨的掌侧，小心不要让钢板延伸越过分水岭线。

# 7 康复

## 术后处理、随访和功能锻炼

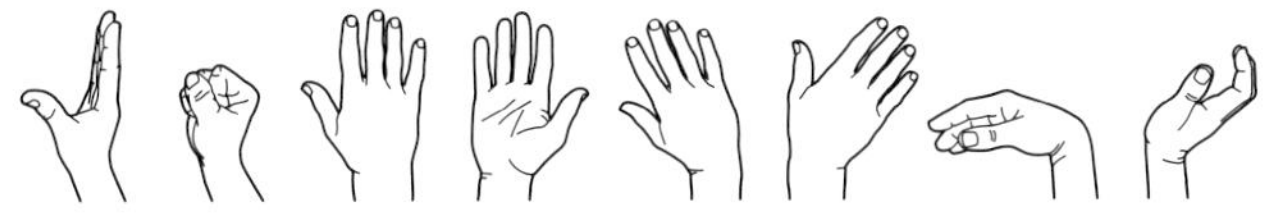

图4-4-19 患者应当接受标准的术后休息、患肢抬高、随访、拆线和按要求制动。术后开始活动范围有控制的主动锻炼。进一步信息见第4篇第1章“桡骨茎突骨折——用桡侧柱钢板治疗”的“7 康复”。

# 8 结果

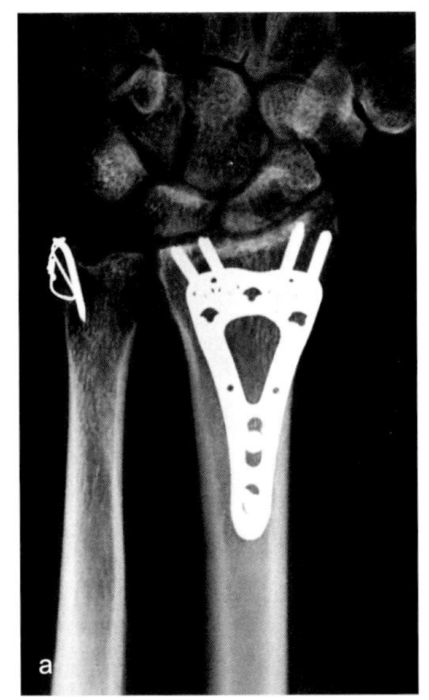

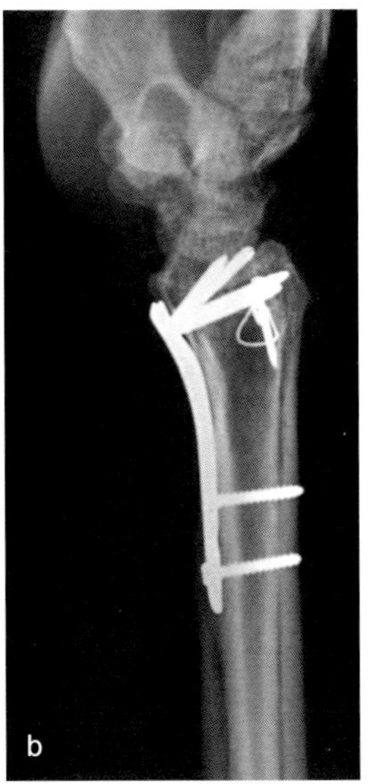

图4-4-20 a、b. 术后12个月随访时，正位和侧位X线片显示骨折在解剖位置完全愈合。

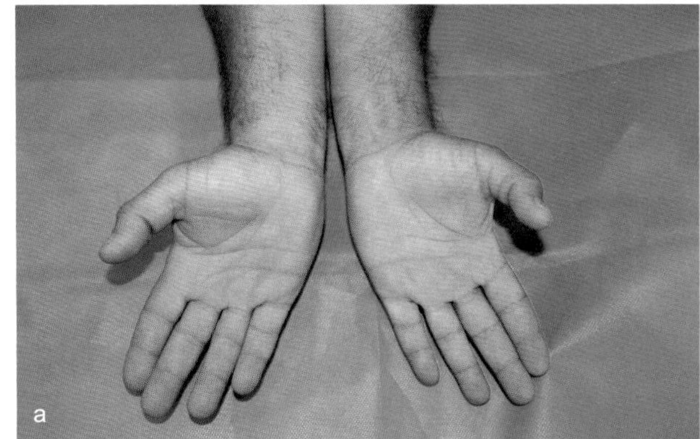

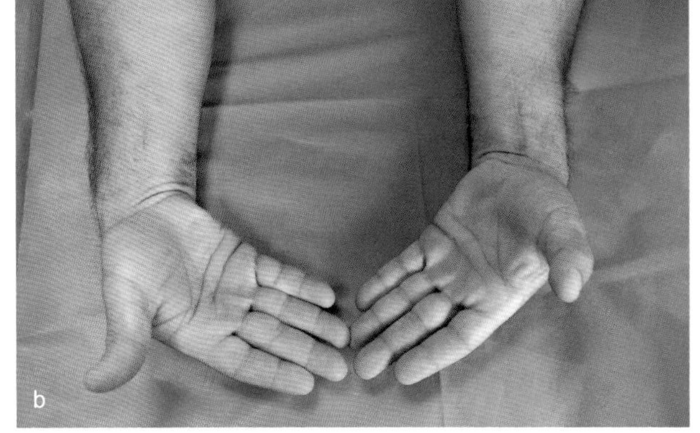

图4-4-21 a、b. 伤后12个月，桡偏和尺偏活动正常。

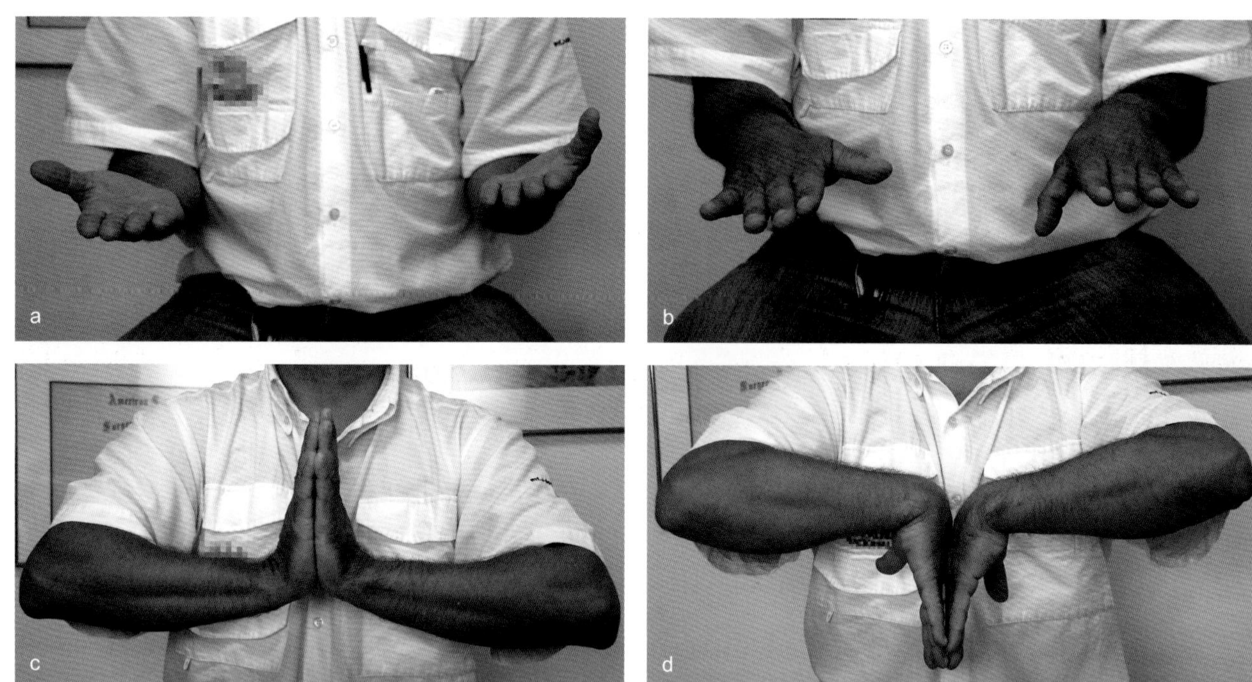

图4-4-22 a~d. 到这个阶段，患者的腕关节活动范围完全正常。

# 9 可供选择的技术：病例描述

## 用背侧钢板治疗背侧剪切骨折

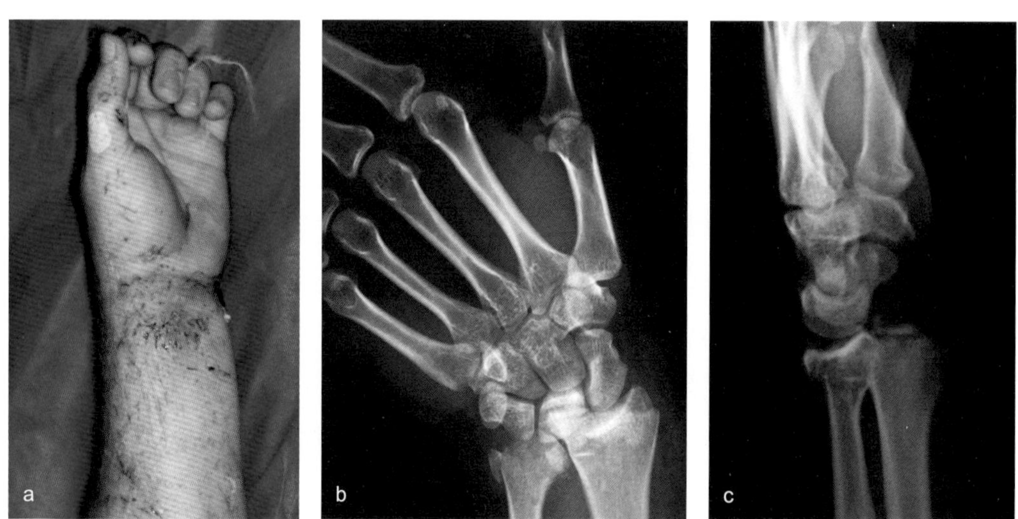

图4-4-23 a~c. 就像桡骨远端掌侧会发生剪切骨折一样，这样的骨折也会发生在背侧。一名24岁工程师遭遇和工作相关的车祸，导致左腕明显畸形、严重肿痛，并伴有左侧腕关节、拇指和前臂掌侧部多处皮肤挫伤。在处理伤口和镇痛之后，用带有衬垫的糖夹型夹板固定。伤后10天，在肿胀已经消退并排除感染之后，患者被送到手术室。新拍的正位和侧位X线片显示背侧关节内剪切骨折。

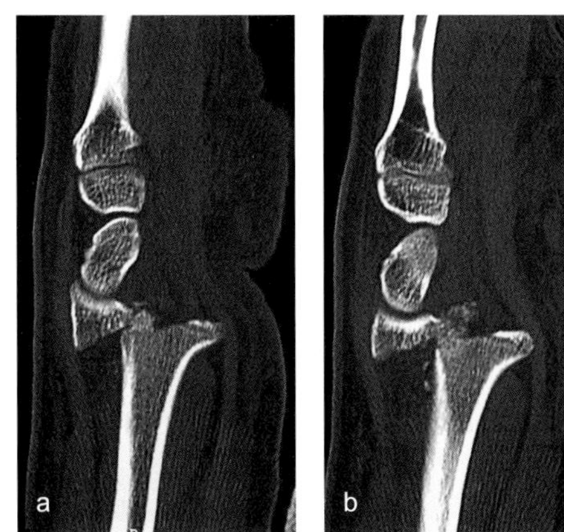


图4-4-24 a~c.　3张侧位二维CT扫描图像显示桡骨茎突和桡骨远端背侧缘骨折与近排腕骨一起向背侧移位。

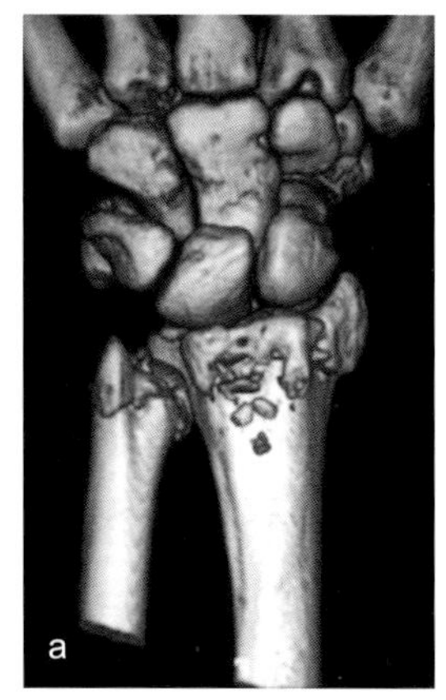


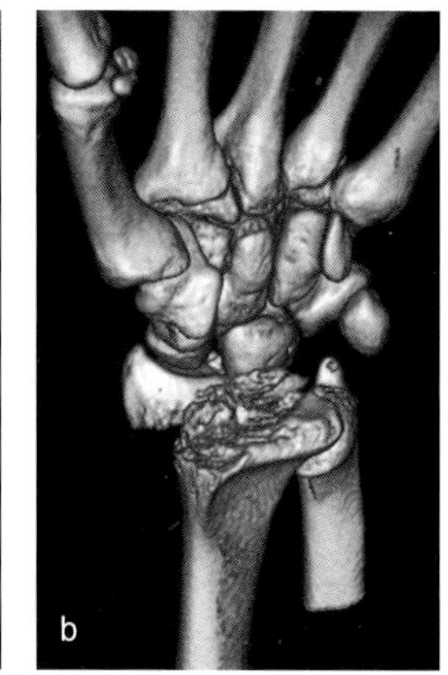


图4-4-25 a、b.　三维CT扫描进一步显示左腕背侧缘粉碎性剪切骨折。

## 背侧剪切骨折

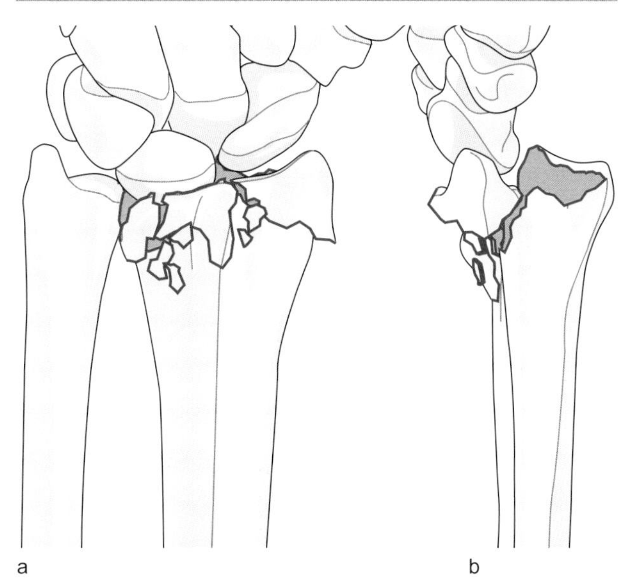


图4-4-26 a、b.　背侧剪切骨折比掌侧剪切骨折少见，但也常常是高能量损伤的结果。它们总是粉碎性骨折而且合并腕骨向背侧半脱位。可有一系列损伤类型，背侧骨块大小各异。

## 选择内植物

如果桡骨远端骨折块主要位于背侧，能够用放在背侧的钢板固定；如果有一个明显的桡骨茎突骨块，用桡侧钢板固定更加有效。

### 入路

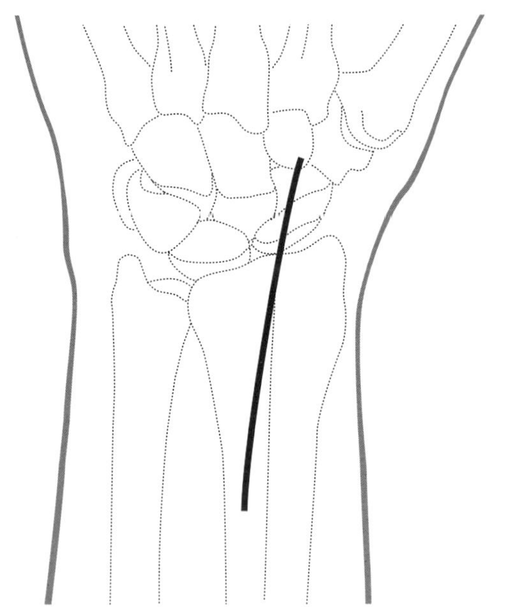

图4-4-27　使用的手术入路为背侧入路（见第1篇第8章“显露桡骨远端的背侧入路”）。

### 关节切开术

如果需要直视检查关节面，就做有限的横行桡腕关节切开术。

## 10 可供选择的技术：复位和固定

### 临时复位

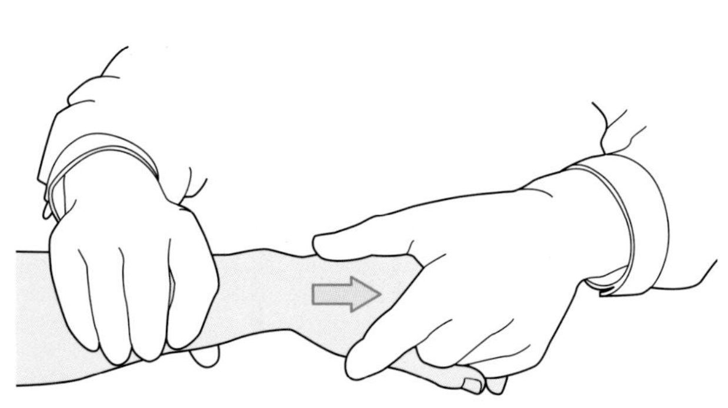

图4-4-28　用手法或者用指套进行纵向牵引，以此达到复位。用夹板临时维持复位。如果计划做确定性手术但在合理的时间范围内又不能实施，临时外固定器可能有用。

### 临时固定中间柱

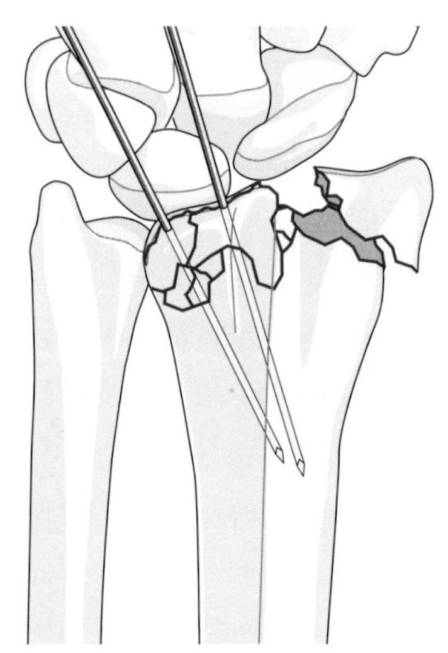

图4-4-29　如果背侧缘骨块足够大，用克氏针获得临时固定。

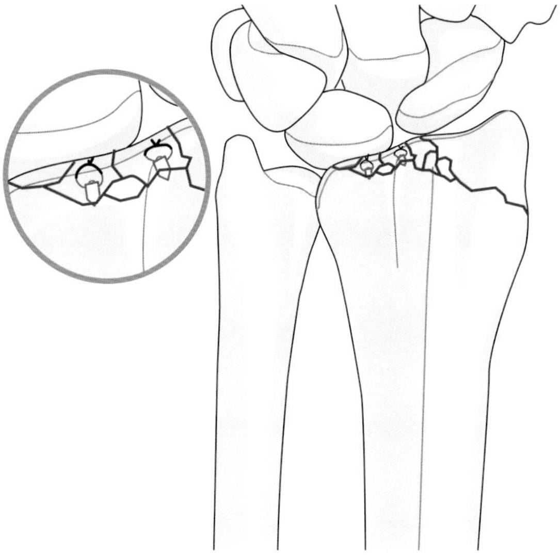

## 临时固定桡骨茎突

图4-4-30　若骨块太小，能够用带线锚钉或穿骨缝线将它们固定。

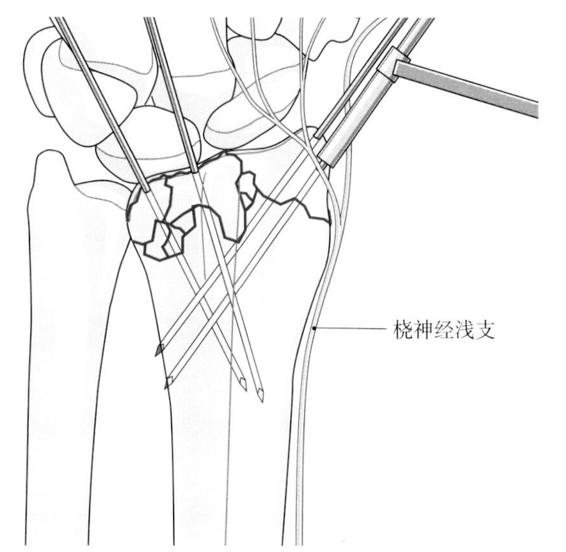


图4-4-31　用置于桡背侧的克氏针，或者经皮在直视下将桡骨茎突骨块复位。在后一种情况下，为了不损伤桡神经的背侧支，在桡骨茎突尖端之上做一小切口并使用钻头保护套筒置入2枚克氏针。用影像增强器证实复位。

## 中间柱固定

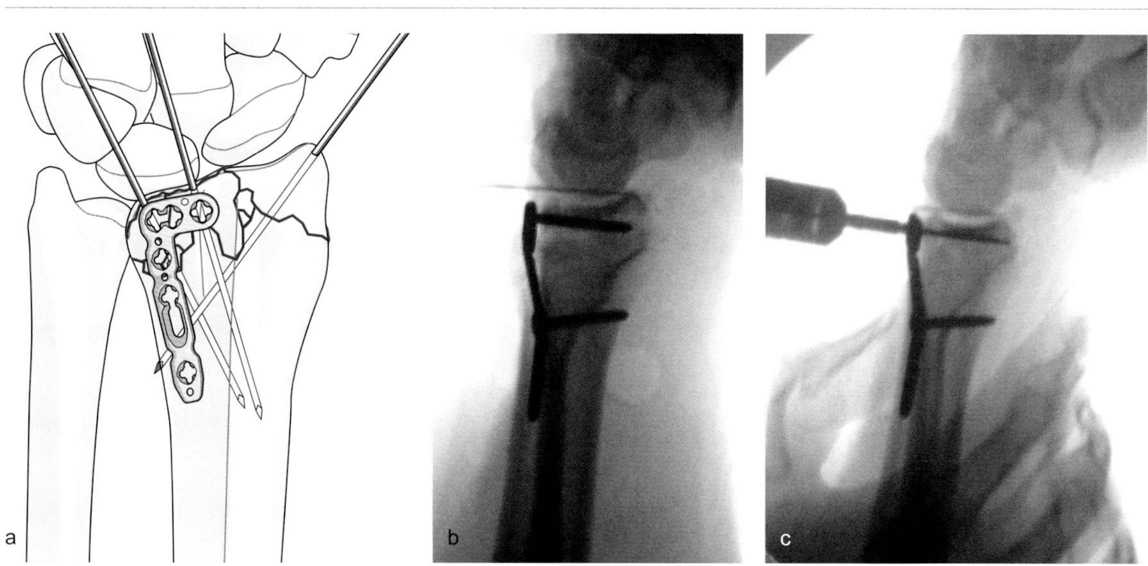


图4-4-32 a~c.　在背侧缘骨折复位之后，用一块2.4 mm万向L形钢板固定来支撑桡骨远端。

固定手术遵循常规步骤，包括选择、塑形和贴附钢板，置入近侧和远侧螺钉。有关这些步骤的进一步信息见第4篇第11章“桡骨远端桡腕关节骨折脱位——用双钢板固定治疗”。

## 桡侧柱固定

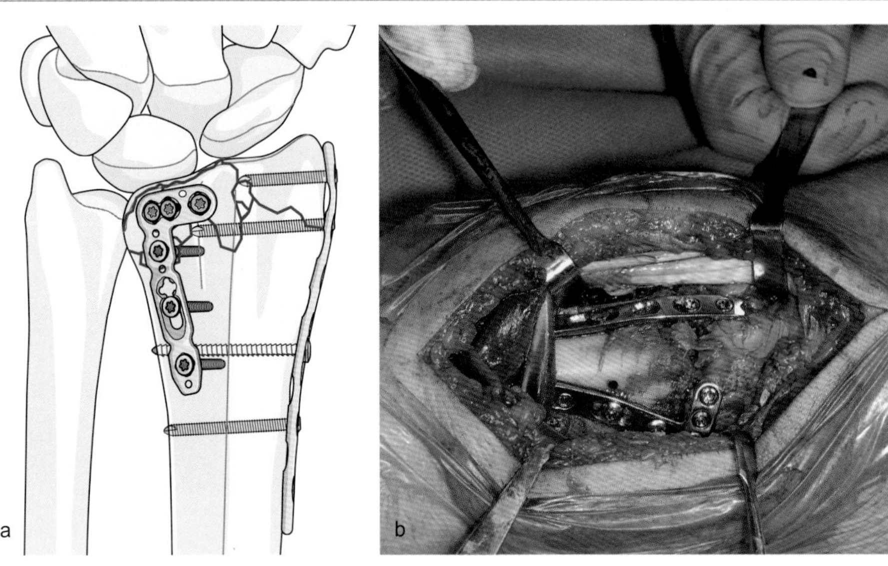


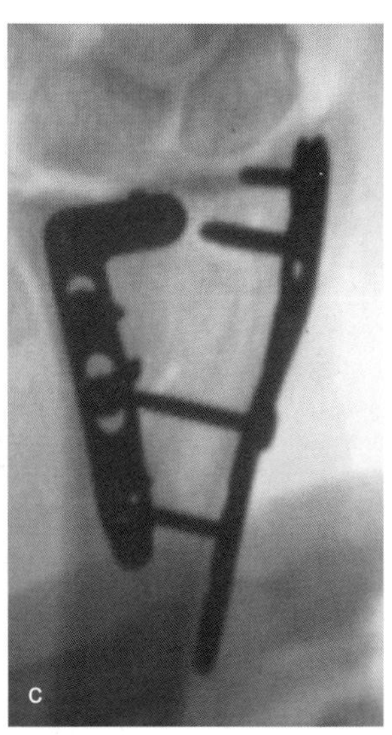


图4-4-33 a~c. 将桡侧柱钢板放在第一间室的深面并用于固定，术中影像显示双钢板固定已经完成。

固定手术遵循常规步骤，包括选择、塑形和贴附钢板，置入近侧和远侧螺钉。有关这些步骤的进一步信息见第4篇第11章“桡骨远端桡腕关节骨折脱位——用双钢板固定治疗”。

## 修复掌侧韧带撕脱

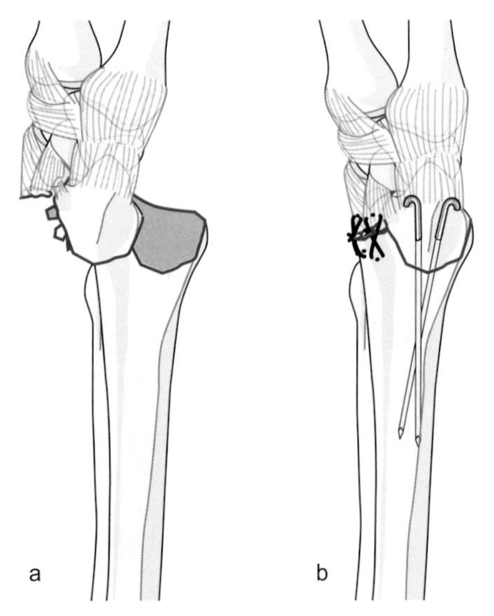


图4-4-34 a、b. 腕骨背侧半脱位可能合并腕关节囊掌侧从桡骨远端撕脱（a）。

背侧固定后，通过影像增强器检查腕骨的位置和稳定性。如有腕骨向尺侧和（或）掌侧移位，考虑另外经掌侧入路修复软组织。可通过多枚带线锚钉或穿骨缝线修复固定腕关节囊（b）。

## 附加外固定

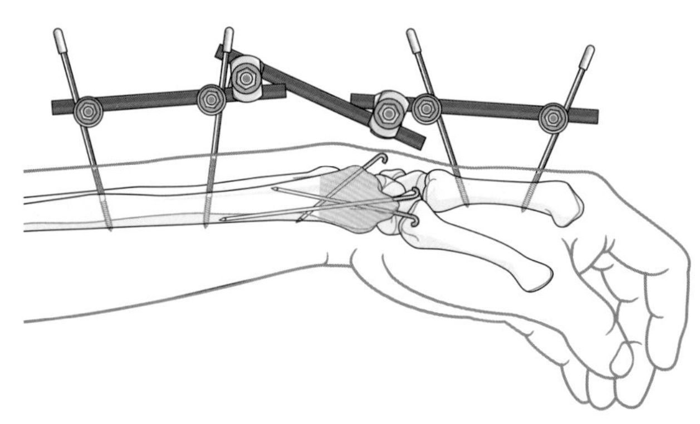

图4-4-35 如果背侧缘骨块足够大，可以用支撑钢板将它们保持在良好的位置。如果骨块太小，克氏针可能是最终的固定；在这种情况下，应当使用外固定器。

## 结果

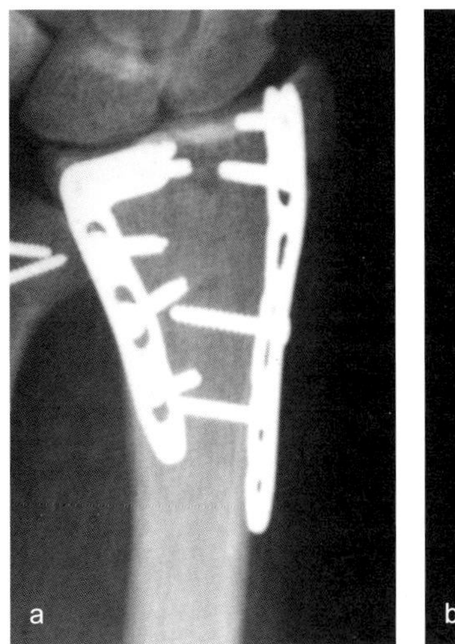
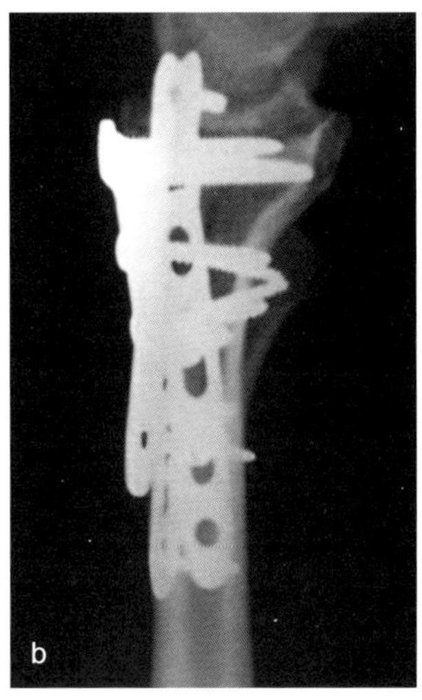

图4-4-36 a、b.　术后6个月随访时的X线片显示已经将复位维持到骨折愈合。

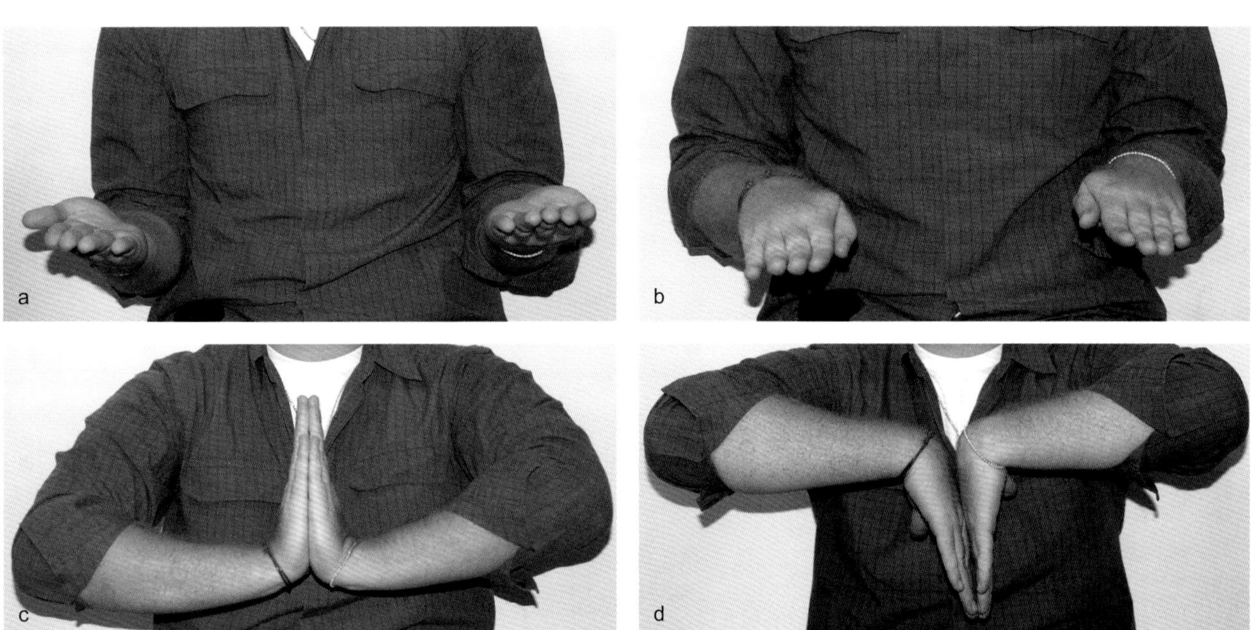

图4-4-37 a~d.　最终功能效果优秀。

# 第5章　桡骨远端关节内骨折向背侧移位——用双钢板固定治疗

Distal radius—dorsally displaced intraarticular fracture treated with double plating

## 1　病例描述

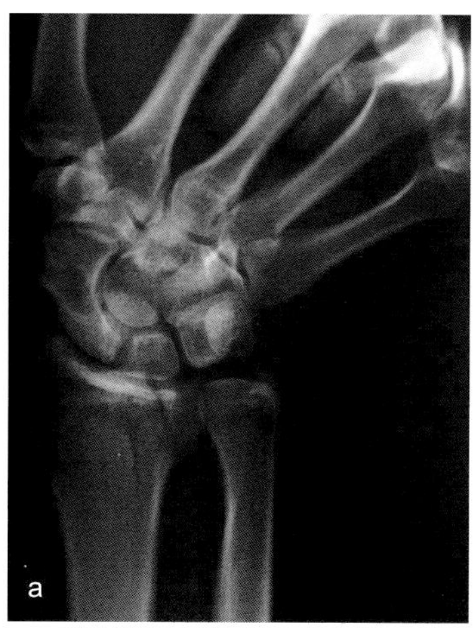
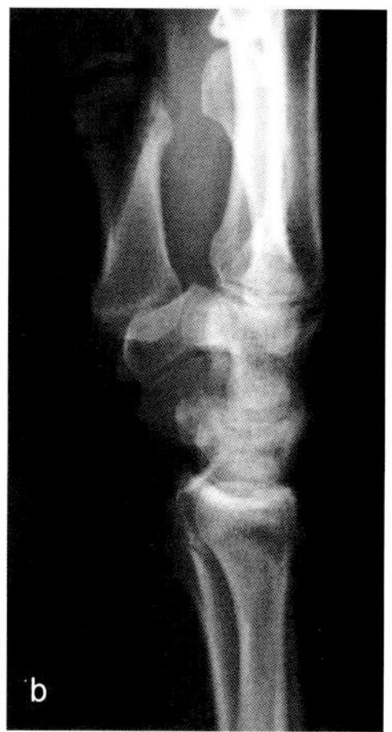

图4-5-1 a、b.　患者，男性，57岁，在搬运货物时跌倒，右手向外伸出撑地，导致腕关节闭合性损伤。X线检查提示桡骨远端关节内骨折向背侧移位。

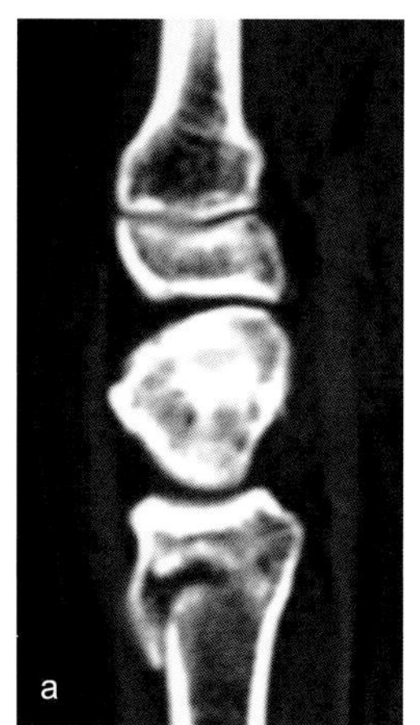
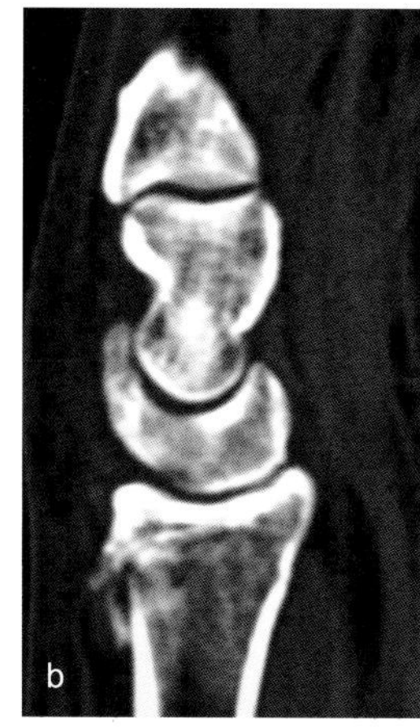
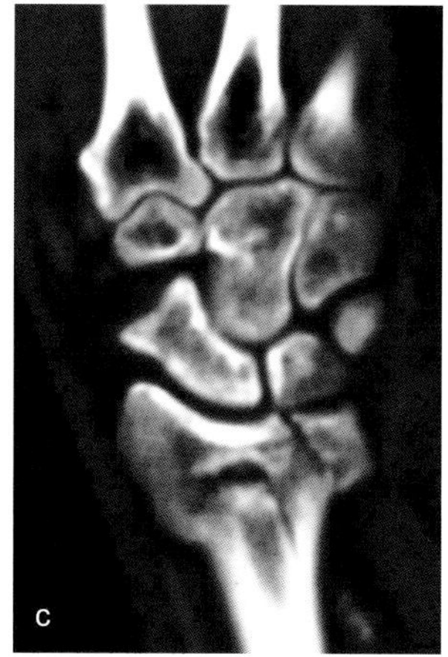
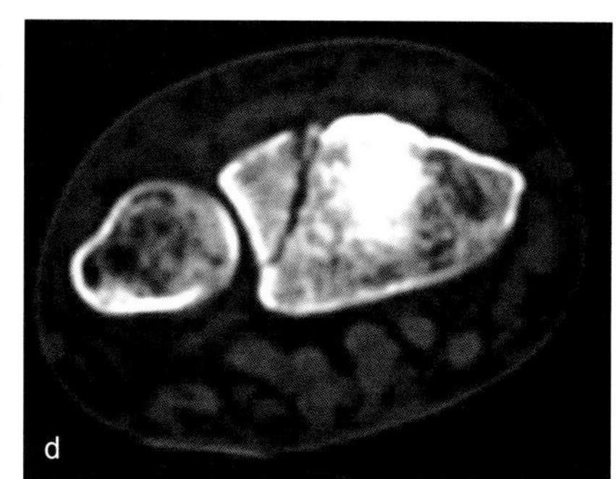

图4-5-2 a~d.　二维CT图像显示月骨窝的背侧部分压缩。

## 2 适应证

### 完全关节内骨折

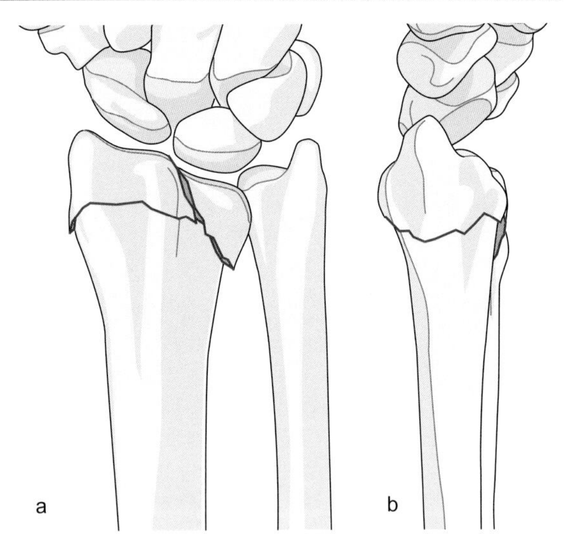


**图4-5-3 a、b.** 当桡骨远端的关节面都不与骨干相连时，就是发生了完全关节内骨折。这个病例包含带有尺侧背侧后内侧关节面骨块的完全关节内骨折，合并干骺端骨折移位。同所有关节内骨折一样，治疗上应当做到解剖复位和绝对稳定，以将继发关节退行性变的风险降到最小。因为影响受累下尺桡关节（DRUJ）的功能，这些骨折的解剖复位和固定也是必不可少的。

向背侧移位的骨折可能包含桡骨长度的丢失和月骨窝冠状面劈裂移位。最好通过对桡侧柱和中间柱两者分别进行钢板固定而获得最适宜的把持和稳定。用锁定钢板固定远侧小骨折块更安全。

### 三柱原则

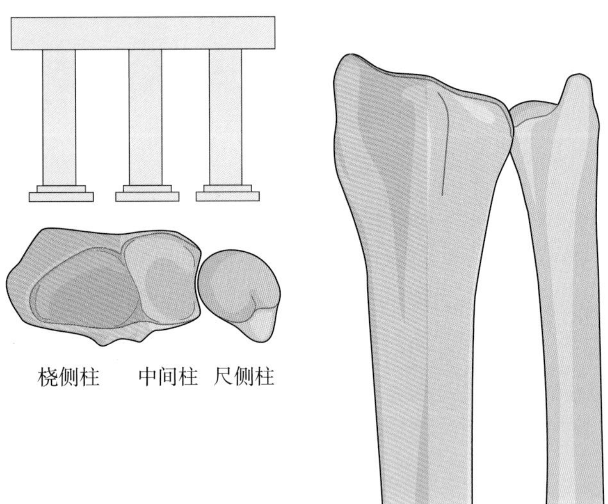


**图4-5-4** 可以把前臂远端理解为三个柱状体。尺骨构成一个柱（尺侧柱），而桡骨可以分成两个柱（中间柱和桡侧柱）。三柱原则有助于描述腕关节损伤的部位，并在第1篇第8章“显露桡骨远端的背侧入路”的“2 适应证”里做了进一步解释。

做背侧双钢板固定时，理解三柱原则至关重要，因为中间柱和桡侧柱每个都用不同的钢板固定。固定桡侧柱的钢板放在桡侧，位于第一伸肌间室的深面；中间柱用另一块预塑形的钢板固定，放在中间柱的背侧。

## 合并正中神经压迫

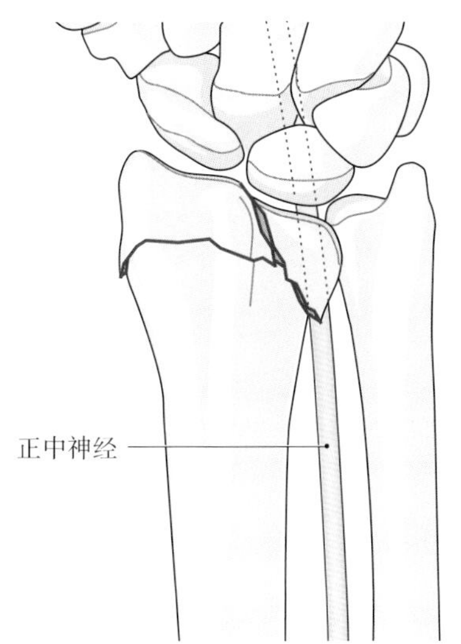


**图4-5-5**　如果有明显的感觉丧失或者正中神经压迫的其他体征，应当行正中神经减压。

## 合并腕部损伤

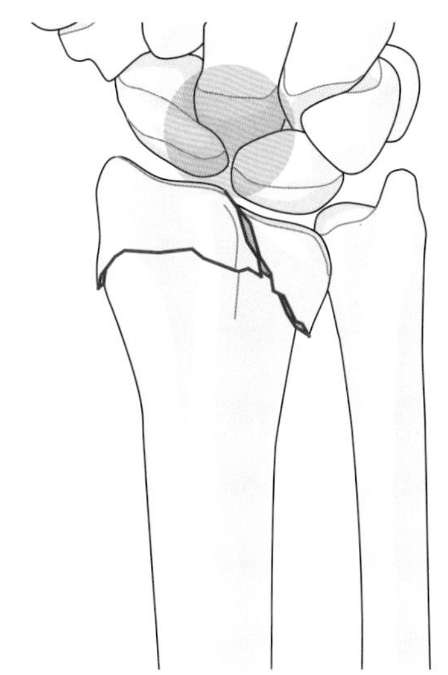

**图4-5-6**　这些损伤可能合并关节软骨的剪切损伤、舟骨骨折和舟月韧带断裂。每一位患者都应当进行评估，看是否有这些损伤。

## 选择内植物

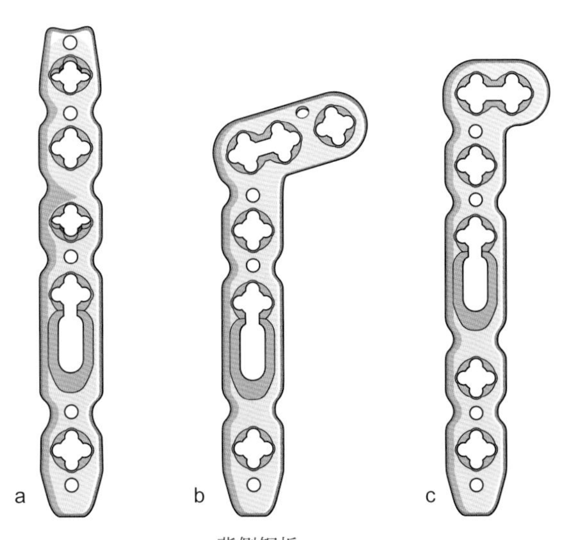


**图4-5-7 a~c.**　对用于固定桡侧柱和中间柱的钢板进行选择是可行的。带角度可变（VA）锁定螺钉选择的钢板可能有用。对这位患者，使用直形VA和L形钢板，先固定中间柱。

# 3 术前计划

## 装备

- 一套桡骨远端 VA LCP。
- 2.4 mm 桡侧柱 VA LCP。
- 2.4 mm 中间柱 VA LCP。
- 1.1 mm 或 1.2 mm 克氏针。
- 影像增强器。

## 患者的准备和体位

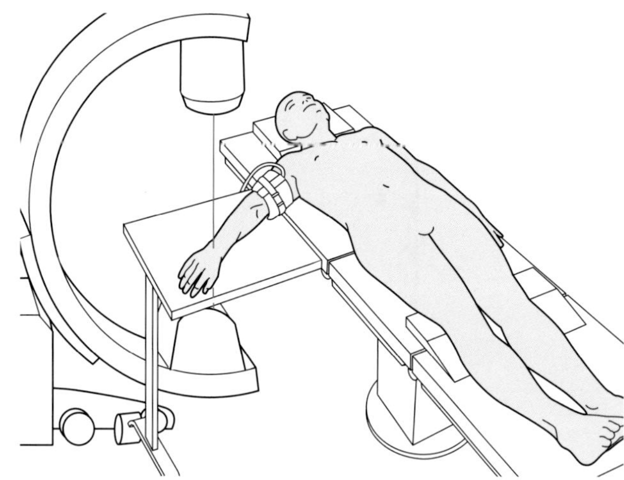

图4-5-8　让患者仰卧，前臂放在搁手台上。将前臂旋后。肢体的位置应当允许对桡骨远端进行额状面和矢状面的各种影像检查。使用不消毒的充气止血带。预防性抗生素是非强制的。

# 4 手术方法

## 入路

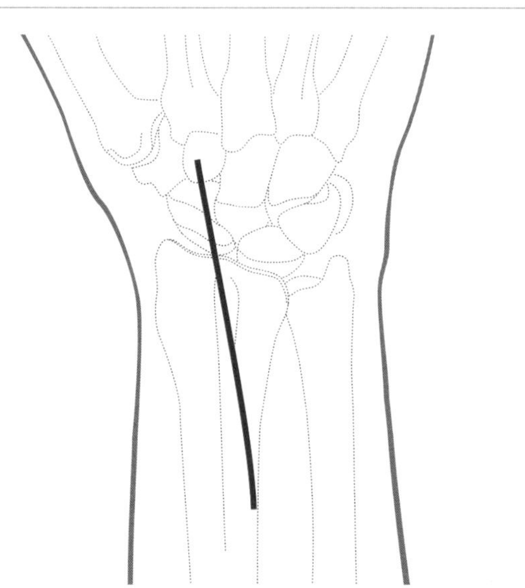

图4-5-9　使用的手术入路为背侧手术入路（见第1篇第8章“显露桡骨远端的背侧入路”）。

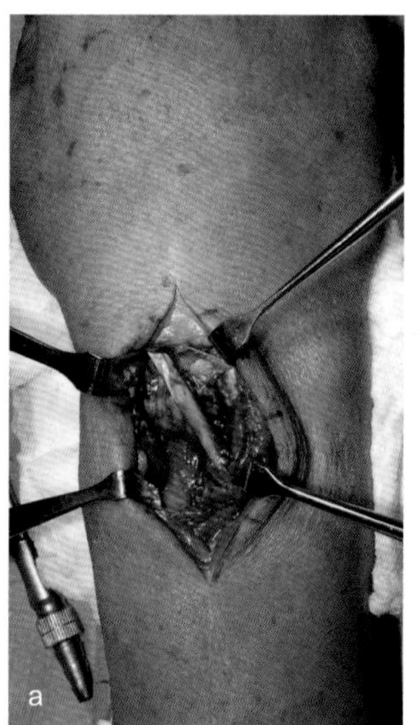


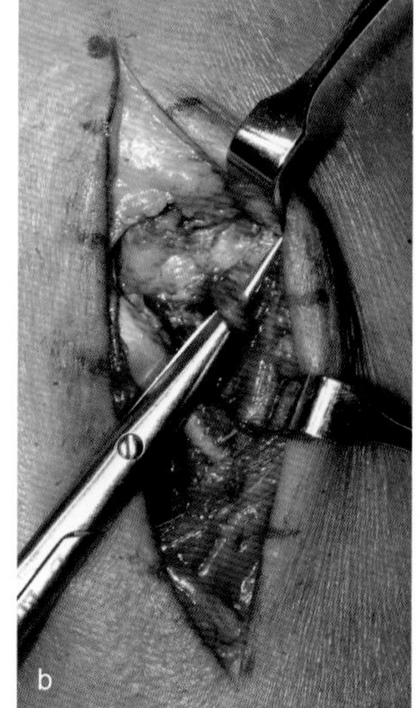


图4-5-10 a、b.　背侧入路切开之后，提起拇长伸肌(a)，辨认骨间后侧神经的终末支（b)。

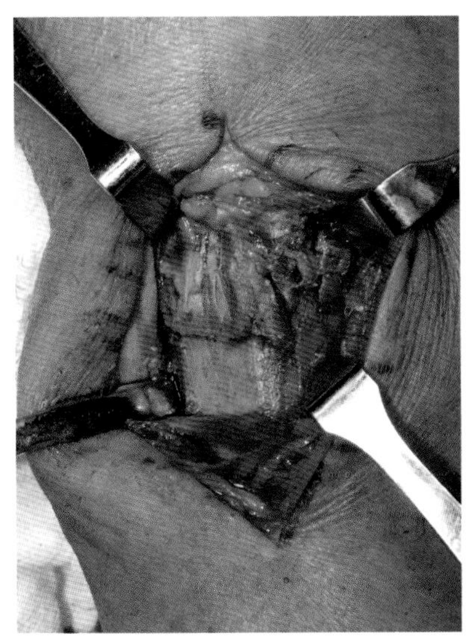

图4-5-11　通过背侧显露，中间柱和桡侧柱损伤清晰可见。

# 5 复位

## 临时复位

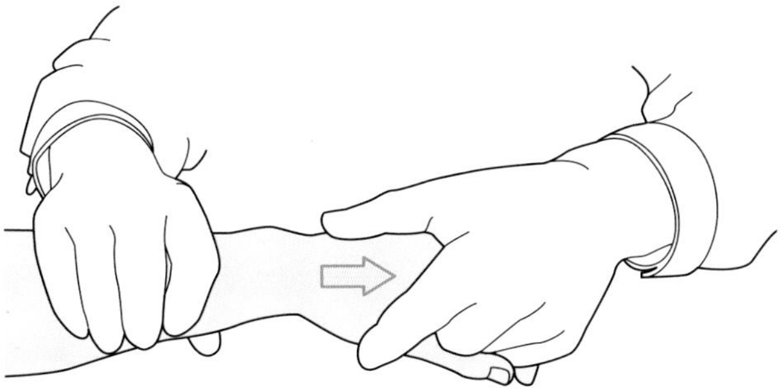

图4-5-12　用手法或者用指套进行纵向牵引，以此达到复位，用临时夹板维持复位。如果计划做确定性手术但在合理的时间范围内又不能实施，临时外固定器可能有帮助。

## 临时固定

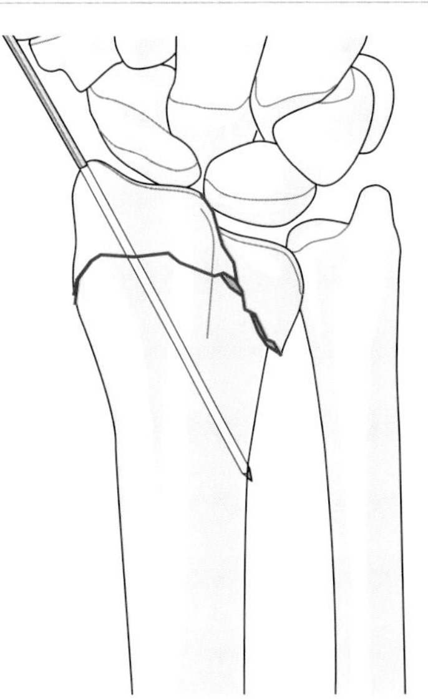

图4-5-13　经桡骨茎突尖端置入一枚克氏针临时固定骨块，用影像增强器证实。

## 6 固定

### 将钢板塑形

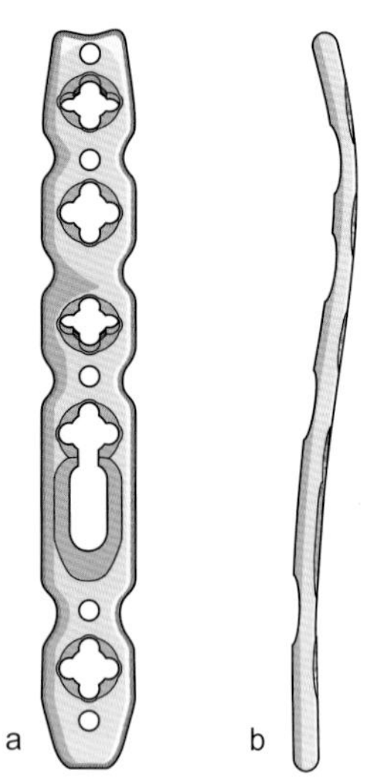


图4-5-14 a、b. 治疗桡侧柱和中间柱损伤使用的钢板有预塑形的可以用。不过，为了适应患者的个体解剖，可能有必要另外做一些塑形。

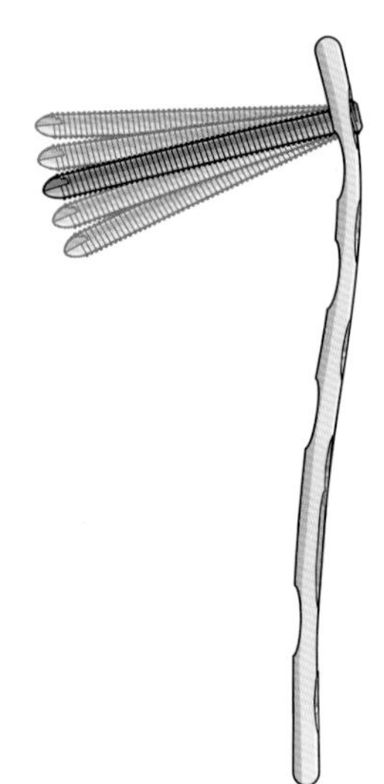

图4-5-15 角度可变的锁定钢板能够按要求的方向准确地安置远侧螺钉，因为每一枚螺钉在钢板孔里都有30°的自由度，以适应各种骨折类型。

### 失误防范：螺钉孔变形

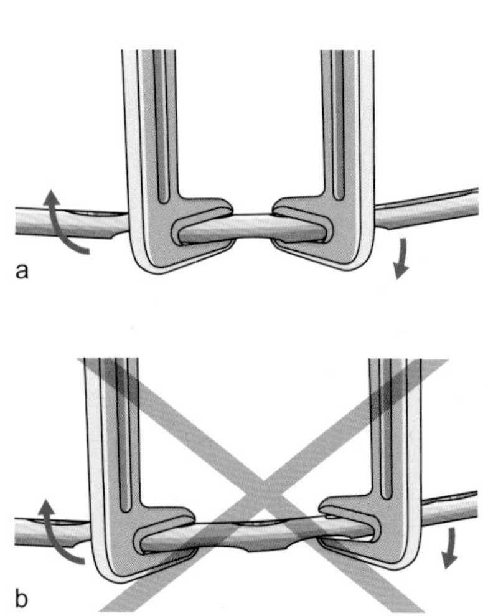


图4-5-16 a、b. 避免经过锁定螺钉孔塑形钢板，否则头锁定螺钉可能再也无法匹配。

### 固定中间柱

### 关节切开

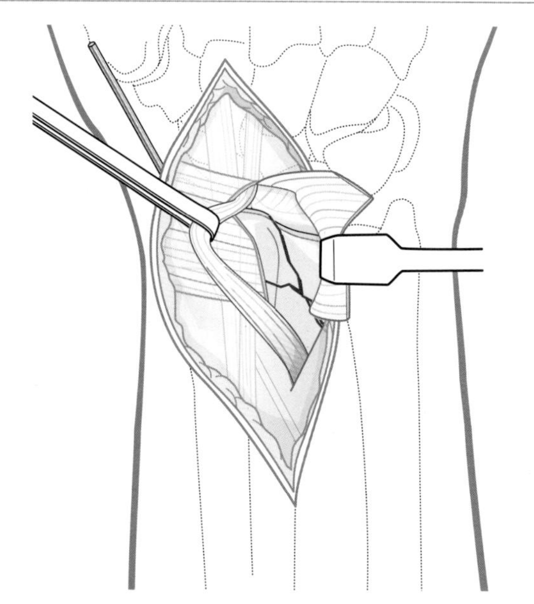

图4-5-17 如果需要直接看到关节面，就做有限的横行桡腕关节切开术。现在关节面就看得到了。检查近排腕骨有没有另外的韧带损伤。也能够探查三角纤维软骨复合体的桡骨附着处。

## 将尺侧关节面骨块复位

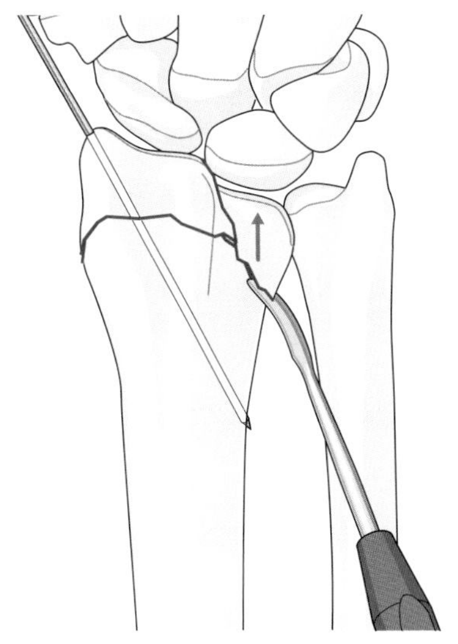

图4-5-18　现在必须恢复中间柱，可能发现尺侧骨块被撞进干骺端，必须将其往上撬到关节面水平。直视下将整个桡腕关节解剖复位，用克氏针临时固定是个可选择的办法。

## 选择和贴附钢板

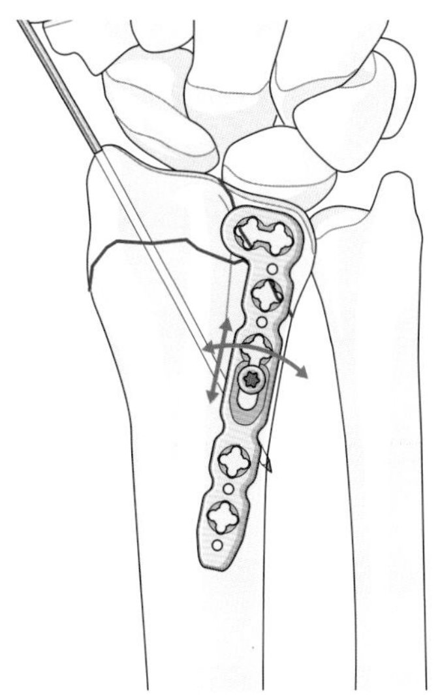

图4-5-19　根据骨折的形状选择合适的钢板。钢板应当与中间柱的解剖精确匹配，必要时对它进行塑形。要这样放置钢板，使得它能支撑中间柱并支持重建了的桡腕关节面。经钢板的椭圆形孔置入一枚标准骨皮质螺钉，将钢板临时固定到骨头上。在完全拧紧这枚螺钉之前，用术中影像检查钢板的位置，必要时调整钢板的位置。

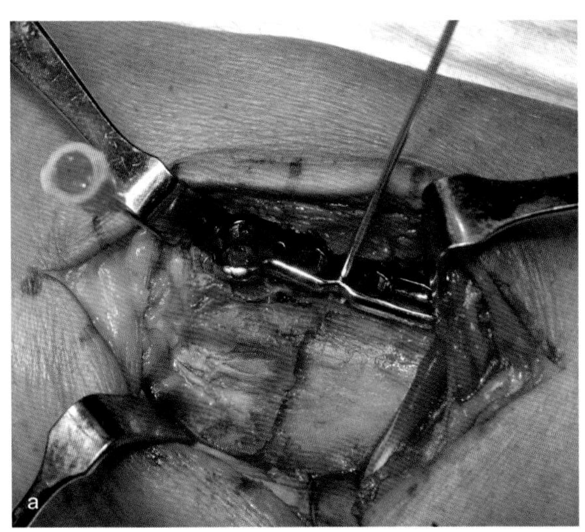


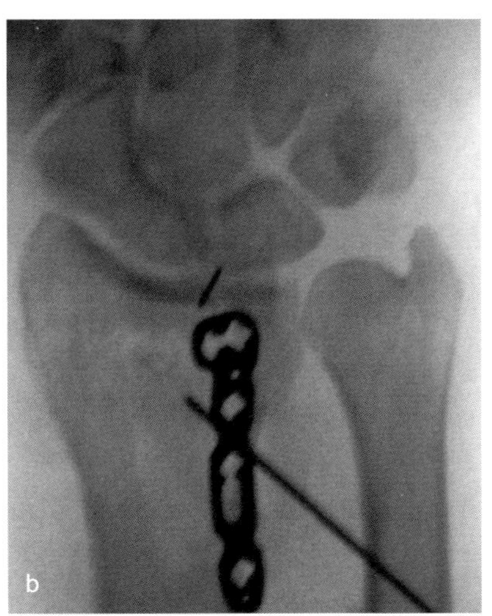


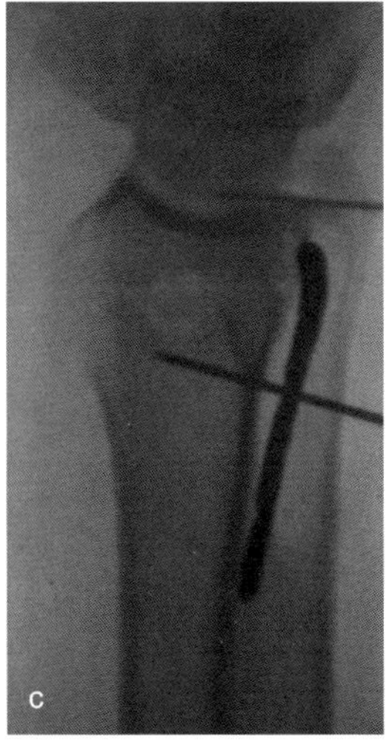


图4-5-20 a~c.　对这位患者，先在桡腕关节处插入一根小针头作定向，再放置一块2.4 mm L形万向钢板并用一枚1.2 mm克氏针固定（a）。术中影像检查证实钢板的位置和中间柱的复位（b、c）。

## 置入近侧螺钉

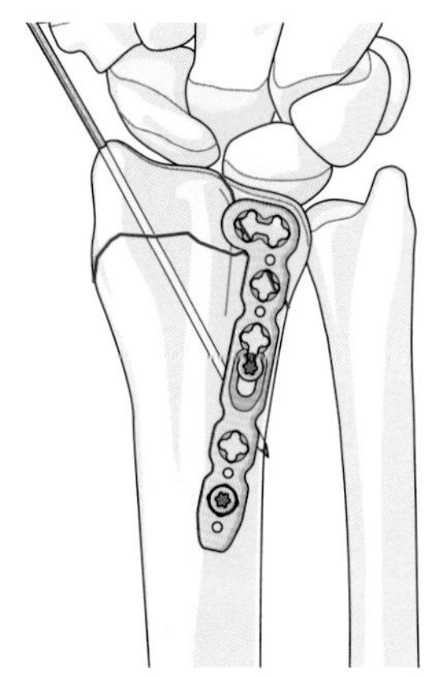

图4-5-21　置入必要的近侧螺钉以完成中间柱的固定。

## 置入远侧螺钉

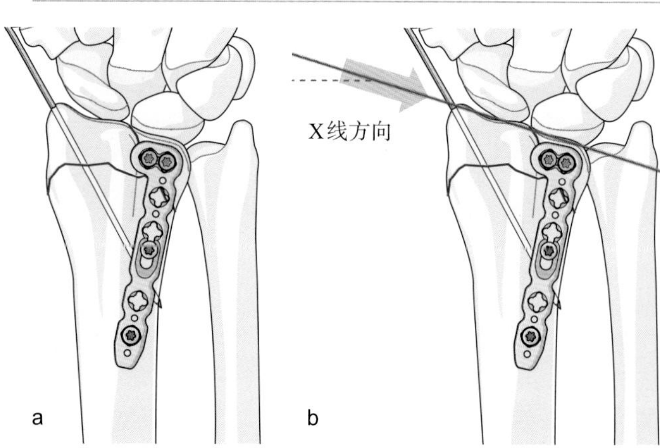


图4-5-22 a、b.　置入远侧锁定螺钉之后，拍摄倾斜的侧位片证实螺钉未进入关节内。如果螺钉看起来进入桡腕关节，要是已经用了VA LCP的话，能够重新放置这些螺钉。

## 固定桡侧柱

### 选择并贴附钢板

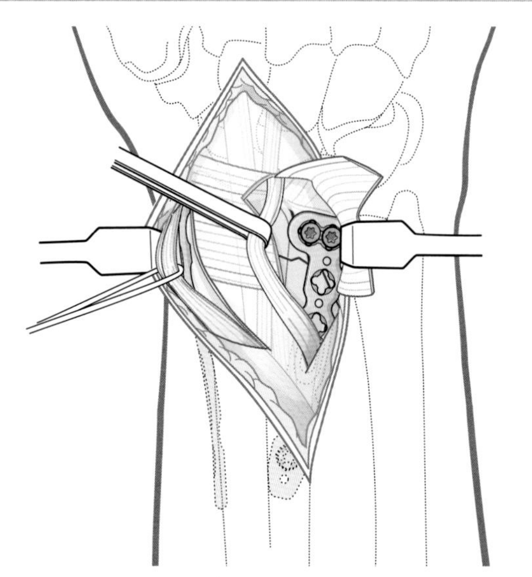

图4-5-23　根据骨折的形状选择合适的钢板，必要时塑形。钢板在第一间室的深面滑入，贴附到桡侧柱上。

### 固定桡侧柱

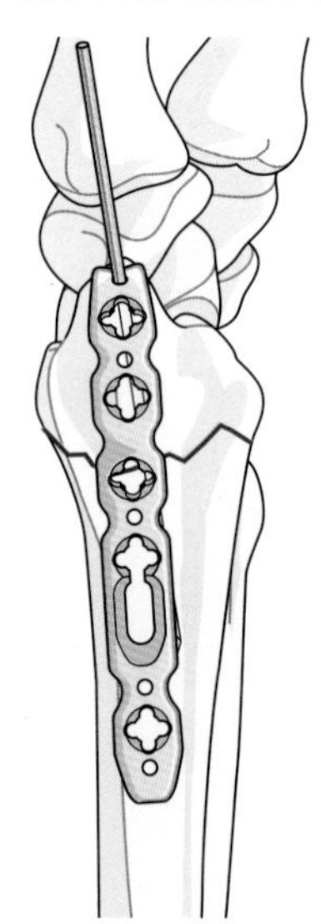

图4-5-24　按照理想的做法，在贴附钢板的时候，将钢板顶端的切迹抵着临时固定的克氏针放置。

## 失误防范：钢板放置不正确

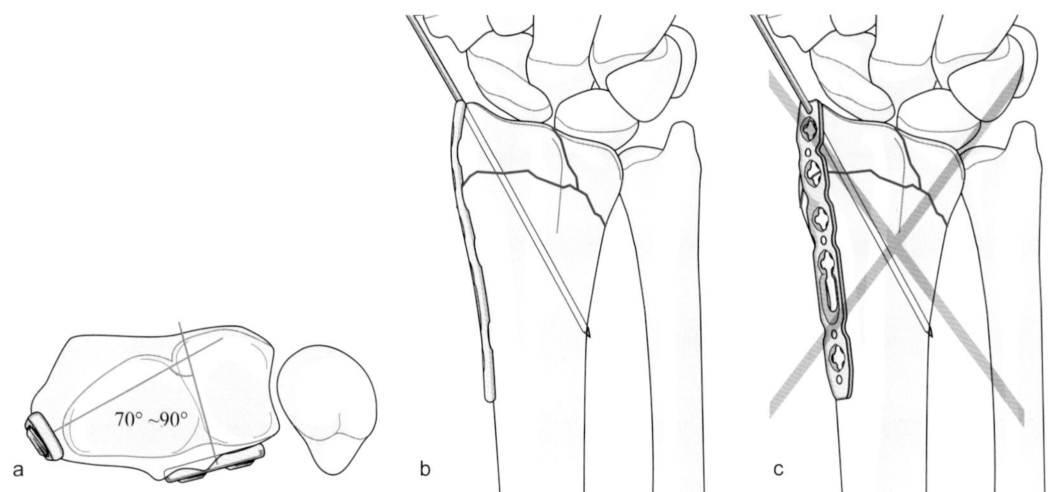


图4-5-25 a~c.　为了最恰当地固定桡骨茎突，应正确放置这两块钢板，彼此之间成70° ~90°夹角。避免将钢板放在桡侧柱的背侧，因为那样钢板对复位的支撑将不足以对抗轴向剪切力。

## 置入桡侧柱钢板的第一枚螺钉

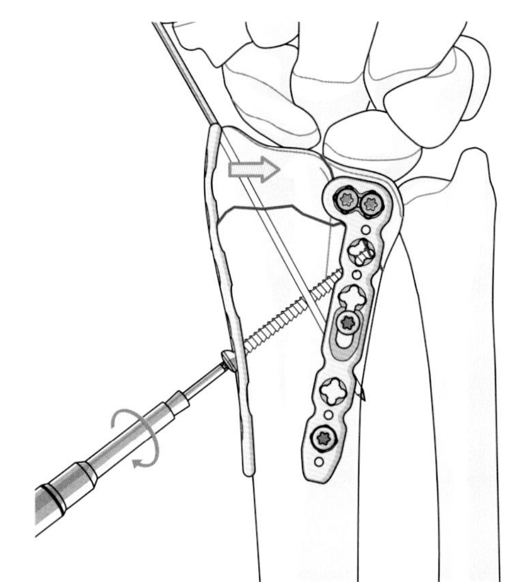

图4-5-26　往钢板上位于骨折近侧的椭圆形孔里置入一枚标准骨皮质螺钉，螺钉应当与远侧皮质咬合。在拧紧螺钉之前，可以调整钢板的位置。拧紧这枚螺钉将使桡骨茎突复位。

## 置入第一枚头锁定螺钉

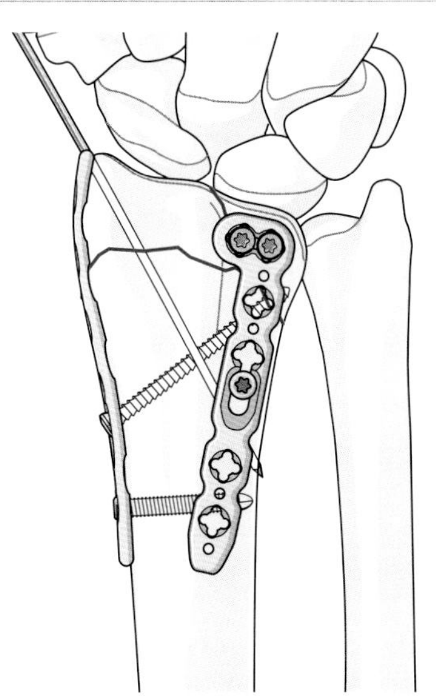

图4-5-27　为了避免在远侧锁定螺钉固定的过程中钢板发生旋转，应当通过置入位于最近侧的螺钉将钢板牢固地固定在骨头上。

## 置入远侧头锁定螺钉并完成固定

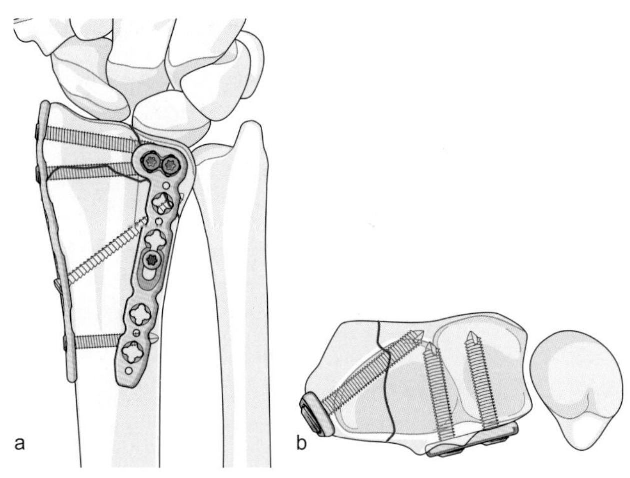


图4-5-28 a、b. 如果用了克氏针，此时就将其去除。在远端，置入远侧头锁定螺钉以支撑桡骨茎突。用影像增强器证实螺钉放置正确。

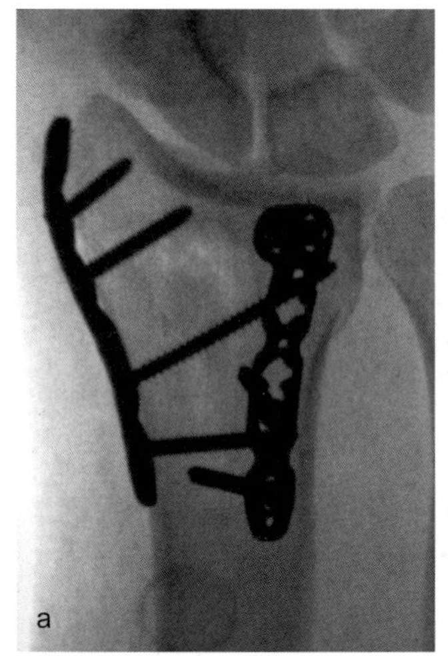


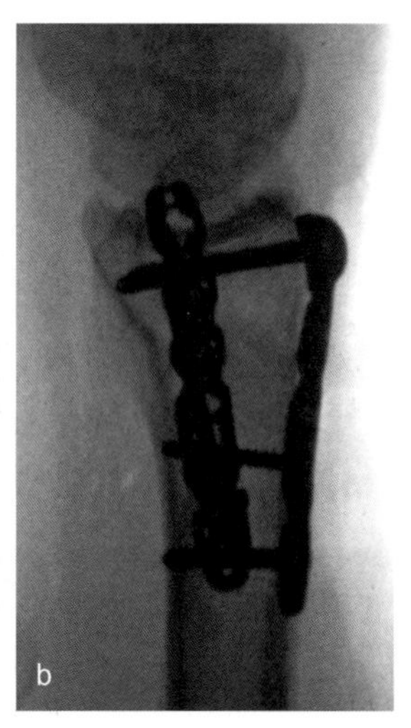


图4-5-30 a、b. 双钢板固定的术中情景，术中影像证实解剖复位和稳定固定。

## 评估下尺桡关节

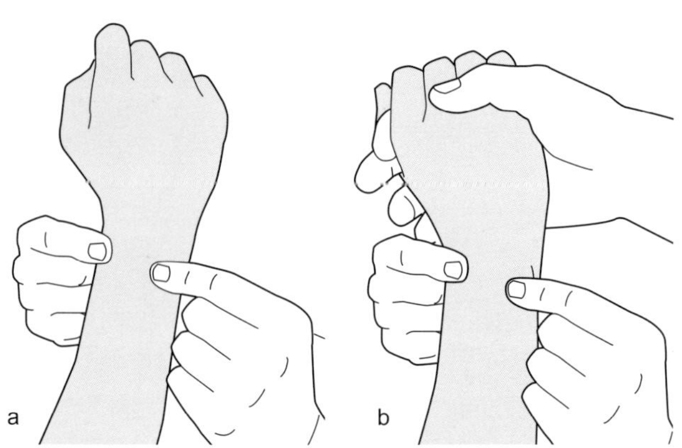


图4-5-29 a、b. 固定后，应当对DRUJ进行评估，前臂旋转和稳定性两者都要检查。确定是否存在DRUJ不稳定的检查方法见第4篇第1章“桡骨茎突骨折——用桡侧柱钢板治疗”的“6 固定”。

## 7 康复

### 术后处理、随访和功能锻炼

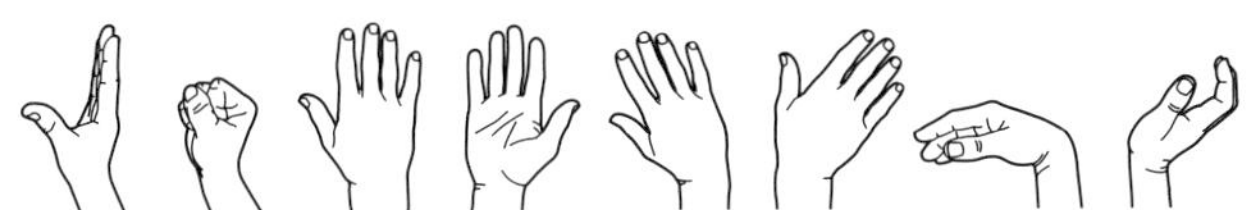

图4-5-31　患者应当接受标准的术后休息、患肢抬高、随访、拆线和按要求制动。术后开始范围有控制的主动锻炼。进一步的信息见第4篇第1章“桡骨茎突骨折——用桡侧柱钢板治疗”的“7　康复”。

## 8 结果

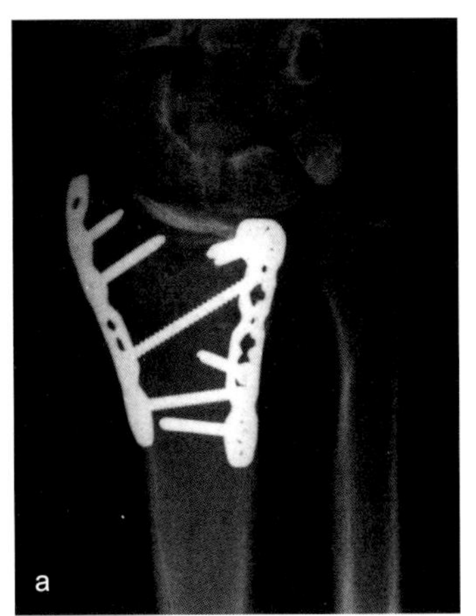

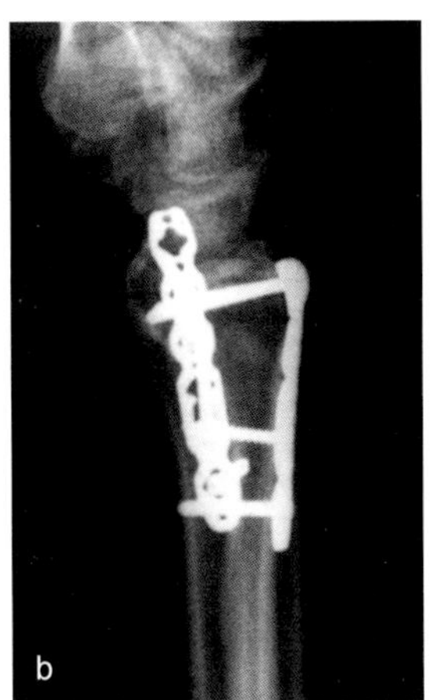

图4-5-32 a、b.　术后4个月随访的X线片显示骨折完全愈合。

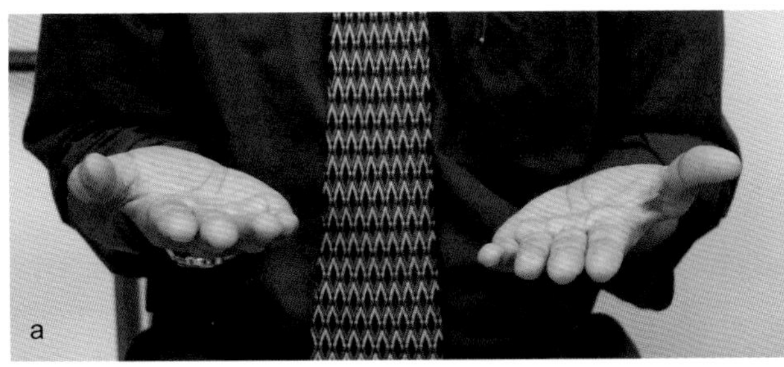

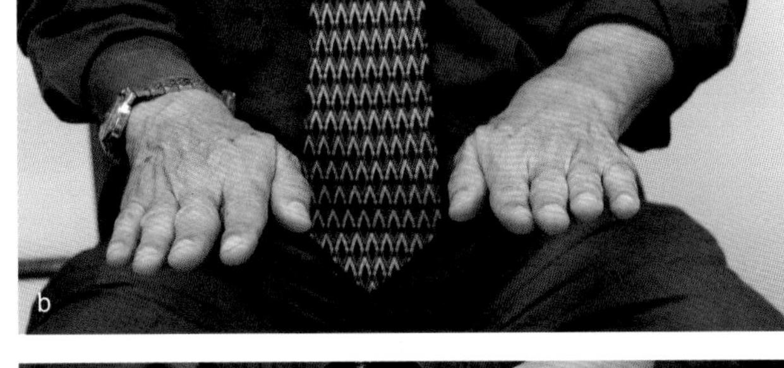

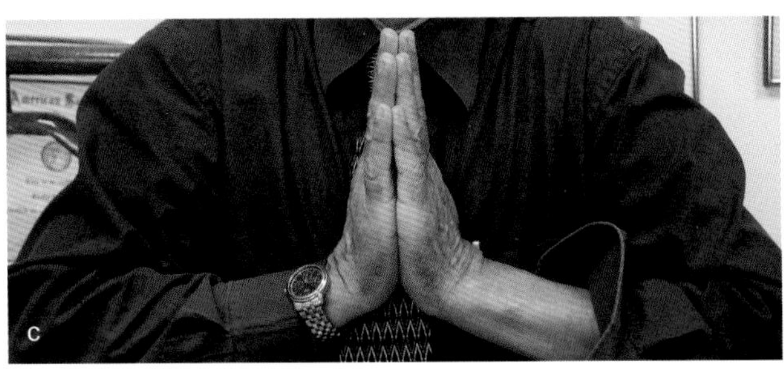

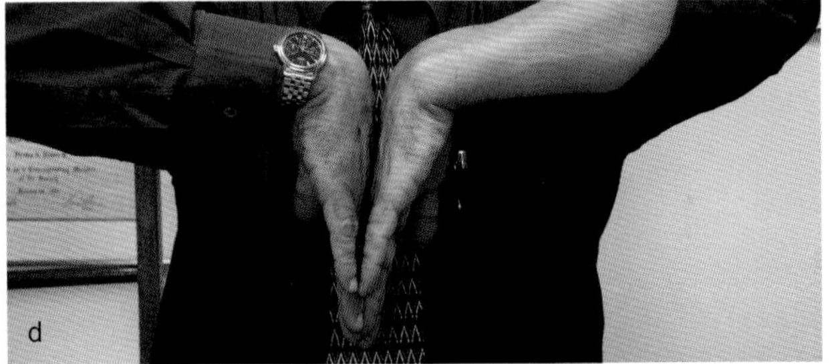

图4-5-33 a~d.　无痛活动和完美康复。

## 视频

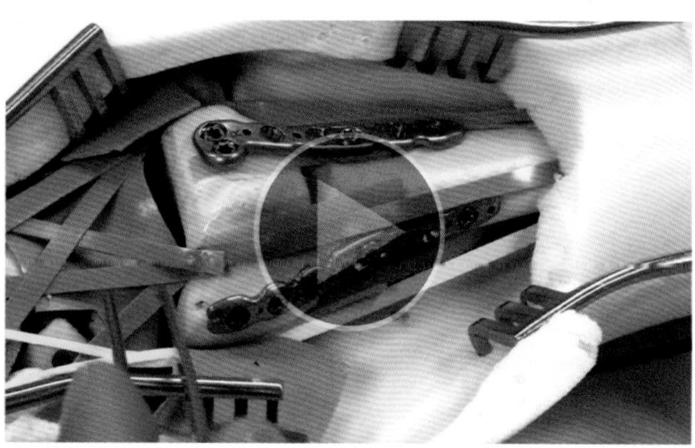

**视频4-5-1** 本视频展示了用背侧双钢板固定技术治疗桡骨远端关节内骨折。

# 第6章　桡骨远端关节内粉碎性骨折——用掌侧钢板治疗

Distal radius—multifragmentary intraarticular fracture treated with a palmar plate

## 1　病例描述

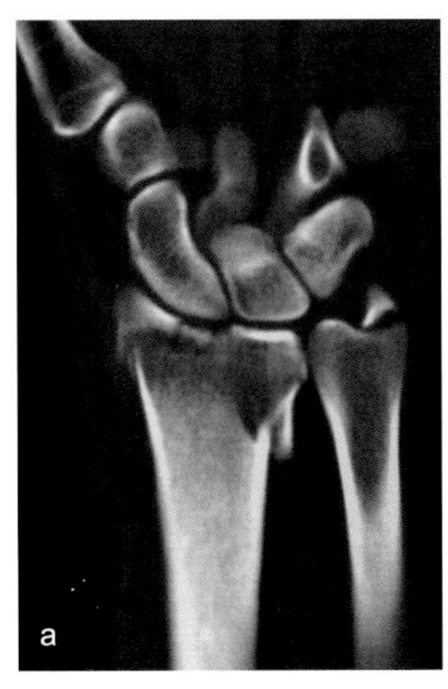
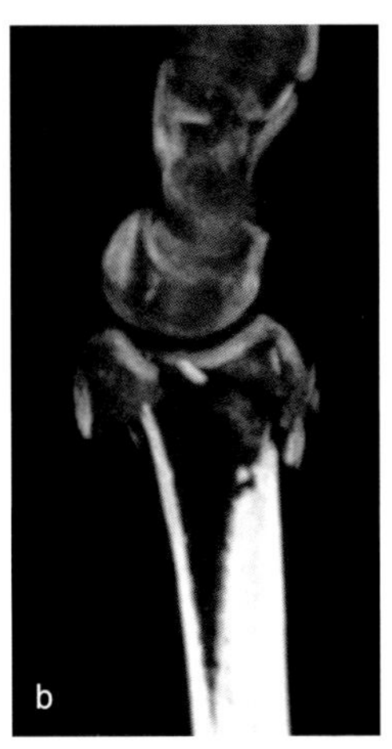
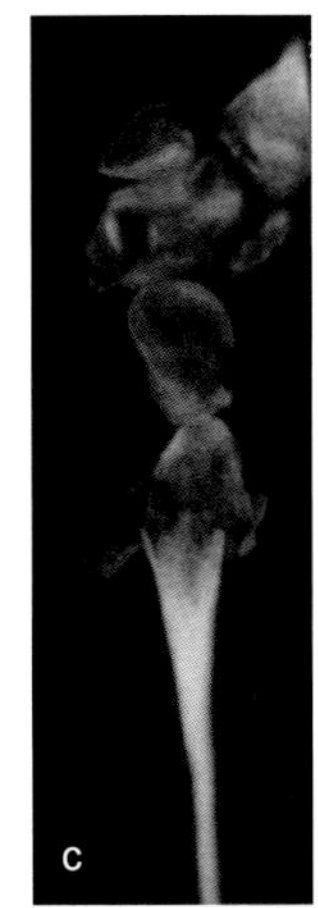
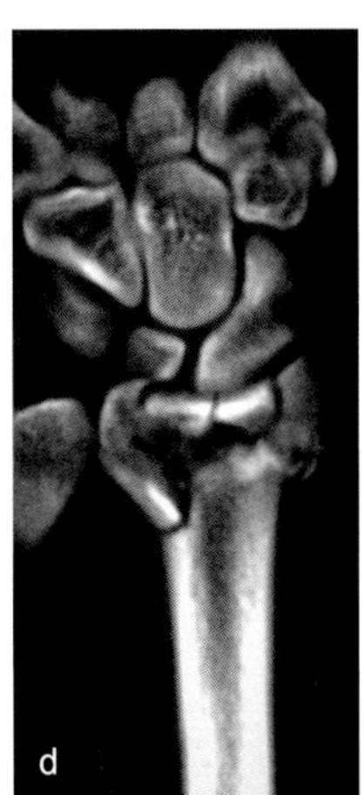

图4-6-1 a~d.　患者，38岁，工程师，在参加一场越野车比赛时受伤。到急诊室时，他主诉左腕（非优势手）疼痛，有明显的肿胀和畸形。X线检查和CT扫描显示桡骨远端的中间柱和桡侧柱两者都广泛粉碎性骨折；在冠状面上，关节面组成部分和中央塌陷骨块很明显。

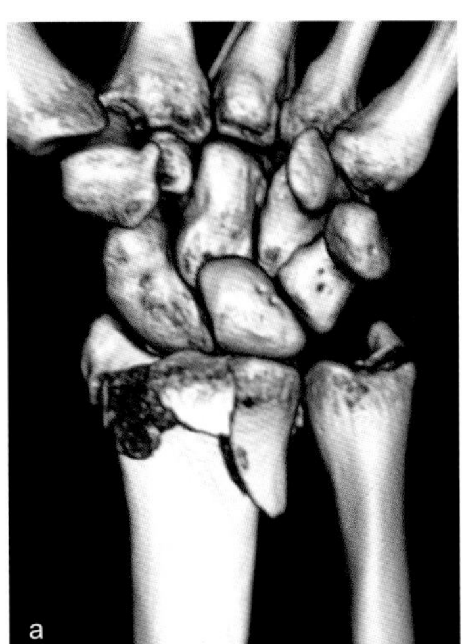
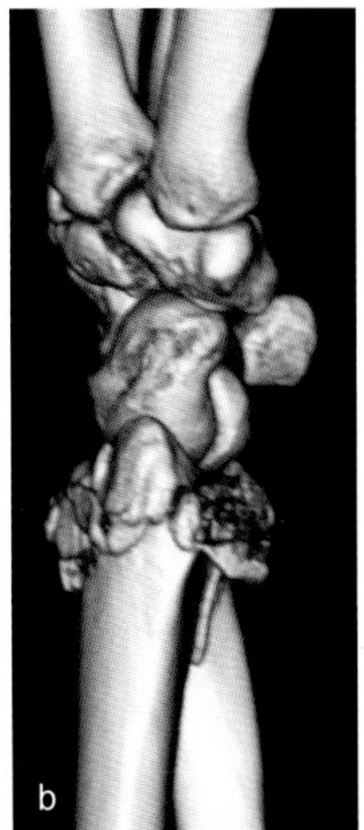
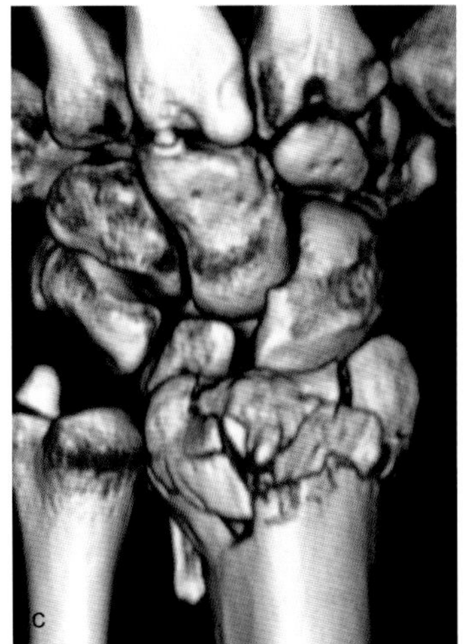

图4-6-2 a~c.　三维CT扫描显示掌侧和背侧粉碎性骨折，还有尺骨茎突骨折。

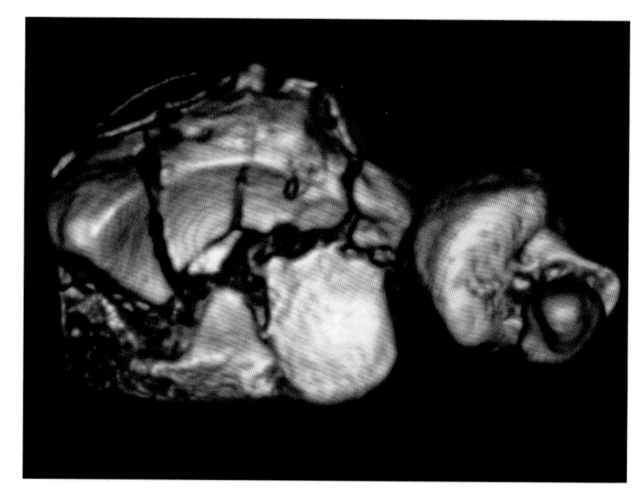

图4-6-3 三维CT扫描的桡骨关节面影像显示关节组成部分骨折的严重程度。

除了明显的桡骨远端骨折外，尺骨茎突基底部也有骨折，因此骨折累及所有三个柱。这位患者的尺骨茎突骨折的治疗已经在第3篇第1章“尺骨茎突骨折——用张力带钢丝固定治疗”中进行了详细讨论，所以，出于本章的目的，仅讨论桡骨远端粉碎性骨折。

## 2 适应证

### 完全关节内粉碎性骨折

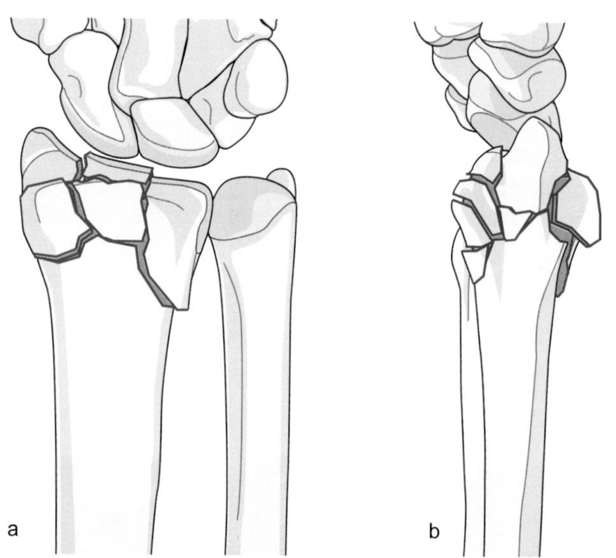


图4-6-4 a、b. 当桡骨远端关节面都不与骨干相连时，就是发生了完全关节内骨折。除了功能要求不高的患者以外，这些骨折需要解剖复位。当骨折粉碎的时候，能够根据干骺端粉碎的程度将其分类，如同本例患者左手所看到的关节面粉碎，而干骺端简单骨折，到干骺端严重粉碎，或骨折线延伸至骨干的最复杂骨折。

这些骨折适合用钢板固定，只要关节面准确复位并固定在相对于桡骨干的正确位置上，就没必要固定所有的干骺端骨块，而且能够以桥接的模式使用钢板。

## 合并尺侧损伤

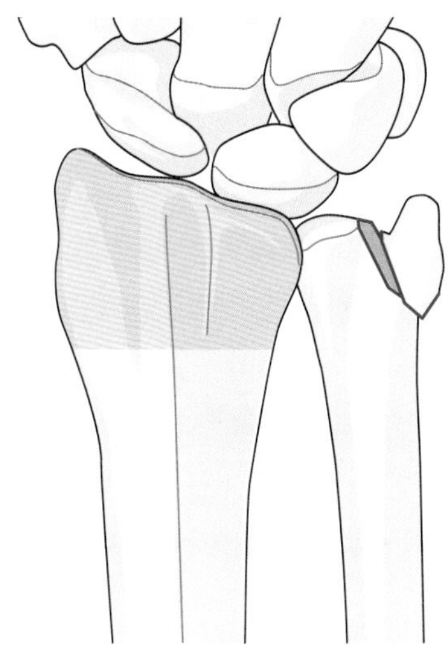

图4-6-5 这些损伤也能够合并尺骨茎突撕脱和（或）下尺桡关节（DRUJ）损伤。如果在桡骨骨折固定后还有明显的不稳定，推荐重新固定尺骨茎突和（或）修复三角纤维软骨（TFC）盘。这种情况在简单骨折中并不多见，但可能发生于某些高能量损伤中。健侧也应检查，作为患侧的参照。不过，在完成骨折固定之前，要对DRUJ的稳定性进行评估也许是不可能的。

## 选择内植物

图4-6-6 a~c. 对于大多数关节面粉碎的完全关节内骨折，标准掌侧锁定钢板的长度足以获得对近端的牢固固定。不过，要是干骺端有很长的一段粉碎，那么标准的掌侧钢板可能太短，无法提供足够的稳定性。已经出现特别设计又比较长的角稳定钢板和头比较大、有多个螺孔和有角度可变（VA）的锁定螺钉选择的钢板，用以帮助固定近侧和远侧骨块。为这位患者选择了一块桡骨远端掌侧柱钢板。

## 影像学检查

没有CT扫描就不可能准确评估这些损伤的细节。

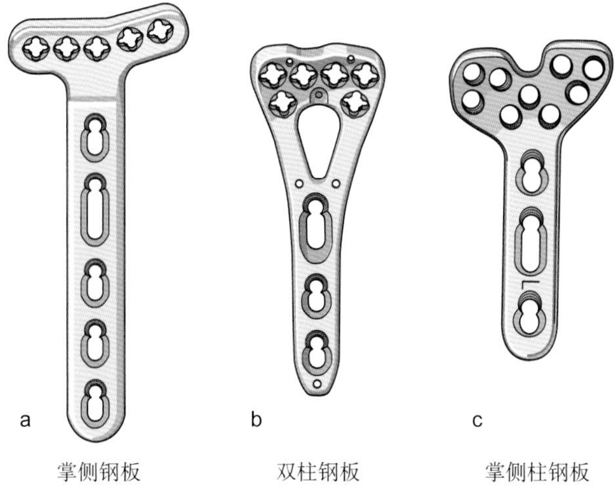

# 3 术前计划

## 装备

· 桡骨远端VA LCP套件。
· 2.4 mm掌侧柱VA LCP。
· 1.1 mm或1.2 mm克氏针。

## 患者的准备和体位

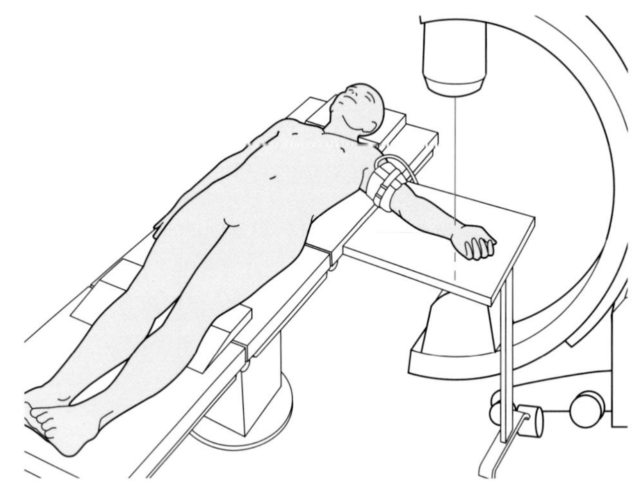

图4-6-7 让患者仰卧，前臂放在搁手台上。将前臂旋后。肢体的位置应当允许对桡骨远端进行额状面和矢状面的各种影像检查。使用不消毒的充气止血带。预防性抗生素是非强制性的。

# 4 手术方法

## 入路

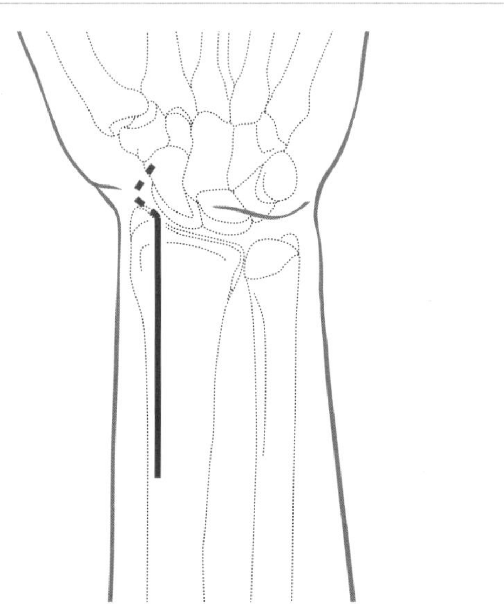

图4-6-8 使用的手术入路为改良的Henry掌侧入路（见第1篇第6章“显露桡骨远端的改良Henry掌侧入路”）。

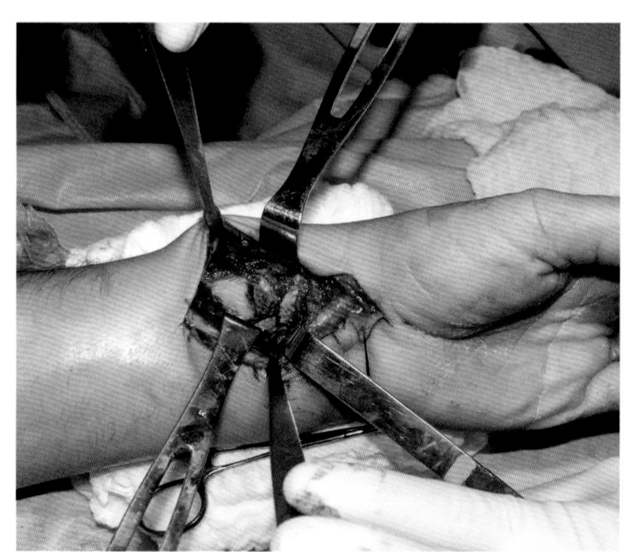

图4-6-9 通过改良的Henry入路暴露桡骨，在这里骨折严重粉碎变得清晰可见。

# 5 复位

## 临时复位

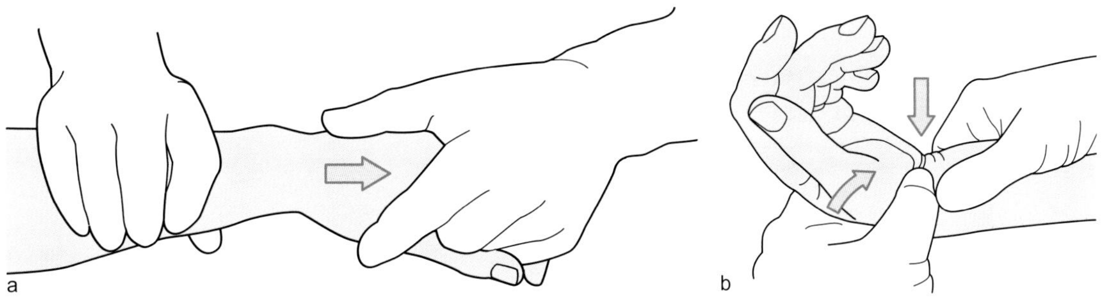


图4-6-10 a、b. 用手法或者用指套进行纵向牵引，以此达到复位，用临时夹板维持复位。如果计划做确定性手术但在合理的时间范围内又不能实施，临时外固定器可能有帮助。

# 6 固定

## 选择钢板

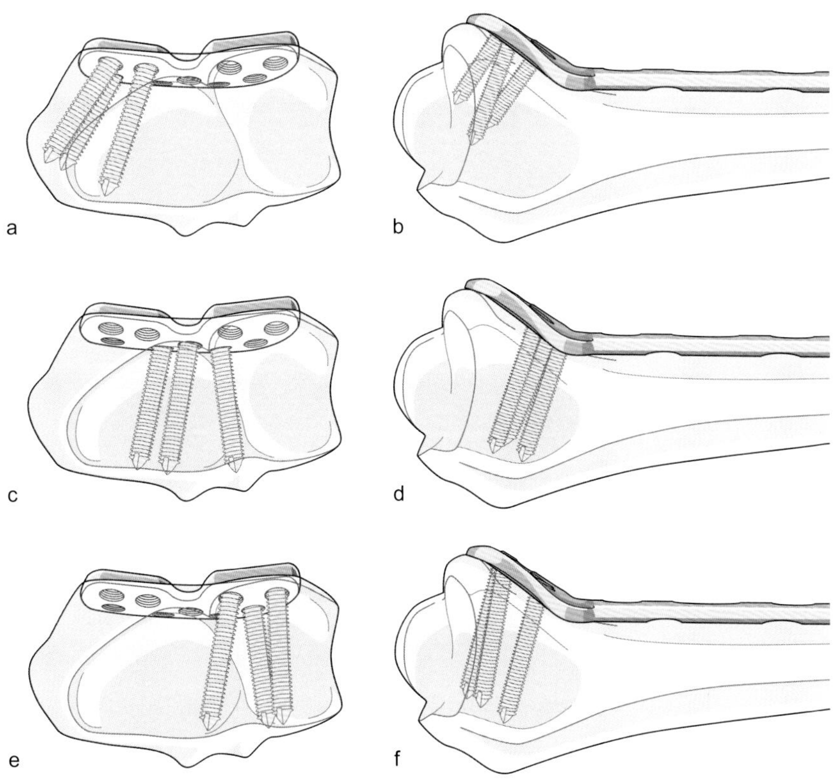


图4-6-11 a~f. 在这个病例中，用桡骨远端掌侧柱钢板固定骨折。将掌侧柱钢板预塑形以适合桡骨远端掌侧部的解剖形态。钢板头部的多个锁定螺钉孔为桡侧柱和中间柱提供额外的固定，设计的螺钉轨道与各种骨折类型相适应。

## 贴附钢板并置入第一枚螺钉

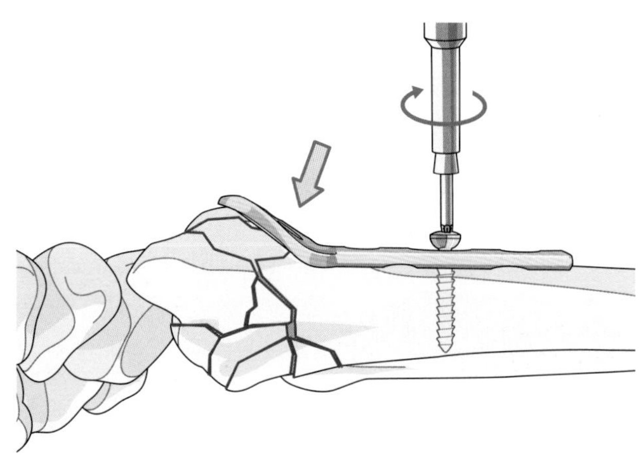

图4-6-12　将掌侧柱钢板贴附到骨头上，使钢板的远端止于桡骨远端的解剖学分水岭区域。经钢板的长方形孔向近侧桡骨骨块置入一枚合适的皮质螺钉。要选择长度足以咬住远近两侧皮质的螺钉。在完全拧紧之前，通过术中影像检查钢板的位置，必要时调整钢板的位置。

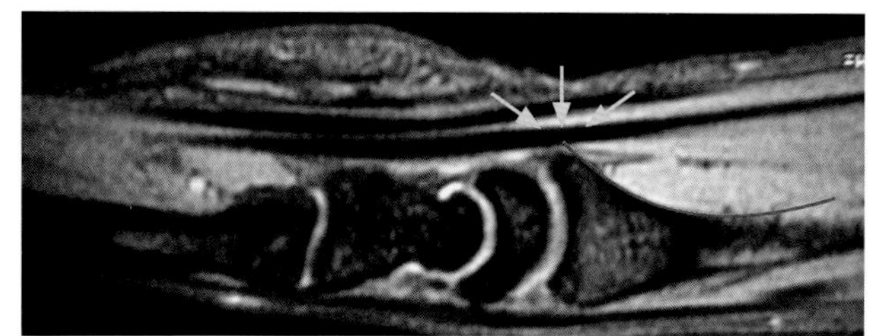

图4-6-13　矢状面MRI图像显示屈肌腱与桡骨靠得多么近（黄色箭头），很清楚，钢板应当放在解剖分水岭区的近侧，以免造成肌腱刺激和断裂。

## 置入远侧第一枚螺钉

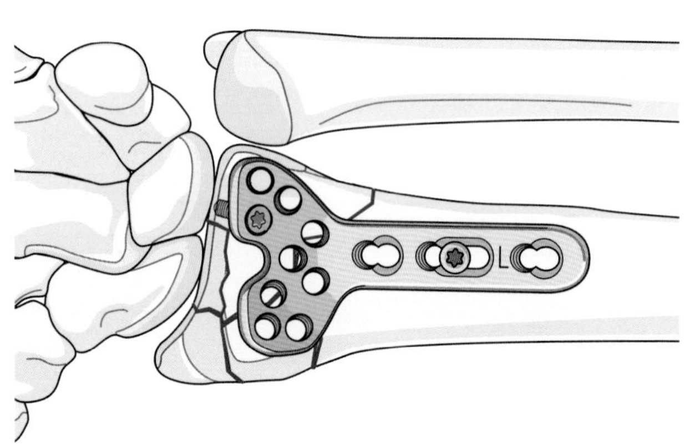


图4-6-14　应当通过位于尺侧的螺钉孔置入远侧第一枚螺钉来固定中间柱。这枚远侧螺钉应当就安置在软骨下骨内，以支撑关节骨块并避免以后发生移位。

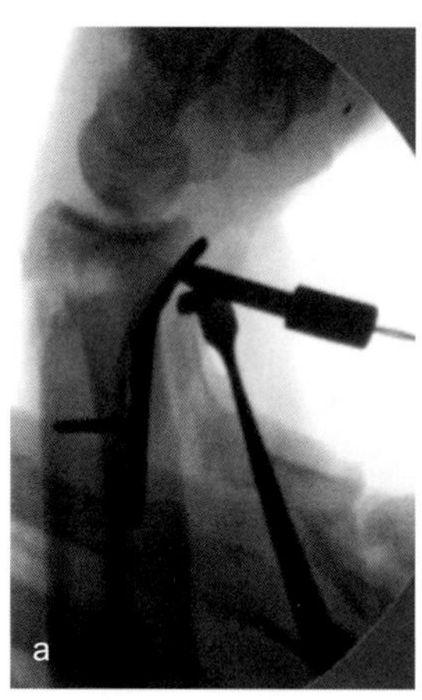


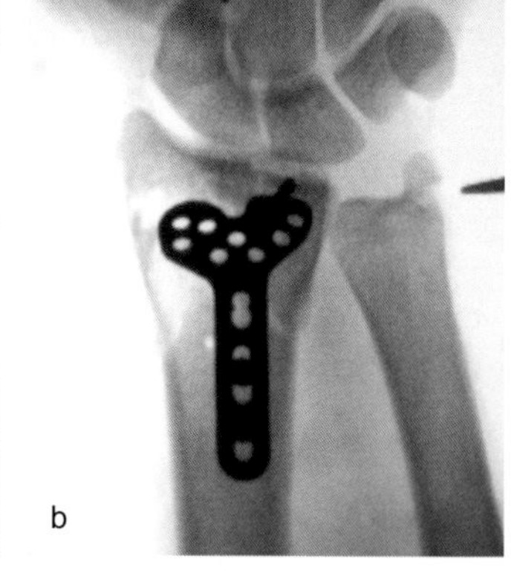


图4-6-15 a、b.　术中影像检查显示正在将钢板贴到骨头上。一旦经钢板近侧椭圆形孔中置入第一枚螺钉，就用影像增强器对位于最尺侧的远侧螺钉的方向进行评估。

## 置入其余远侧螺钉

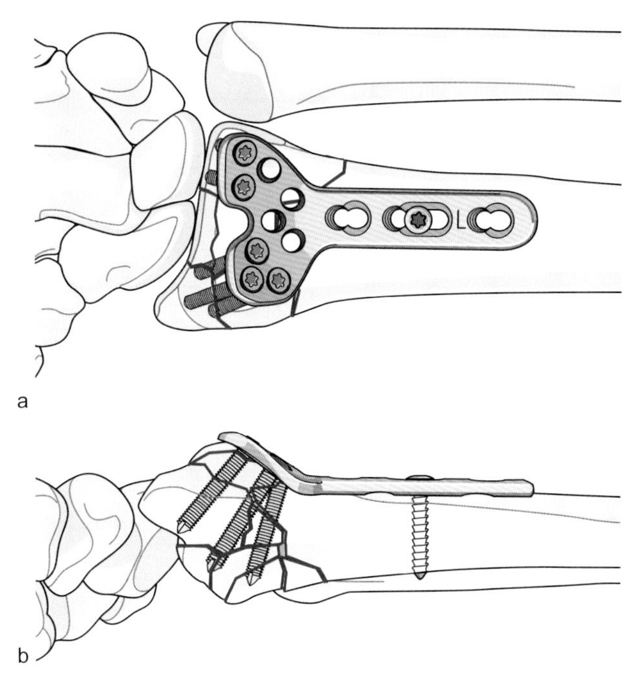

图4-6-16 a、b.　置入远侧头锁定螺钉以保护关节复位。

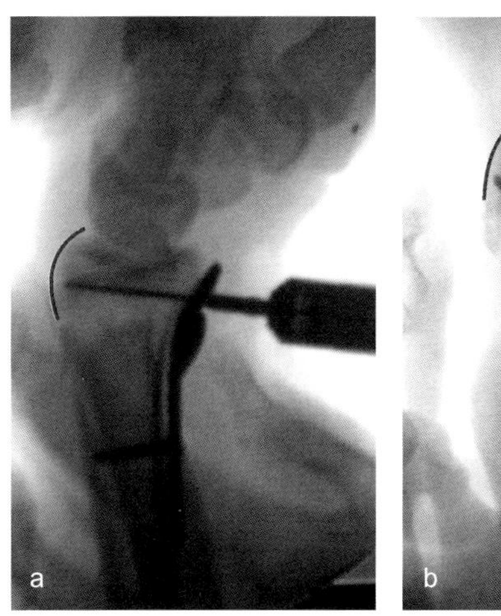

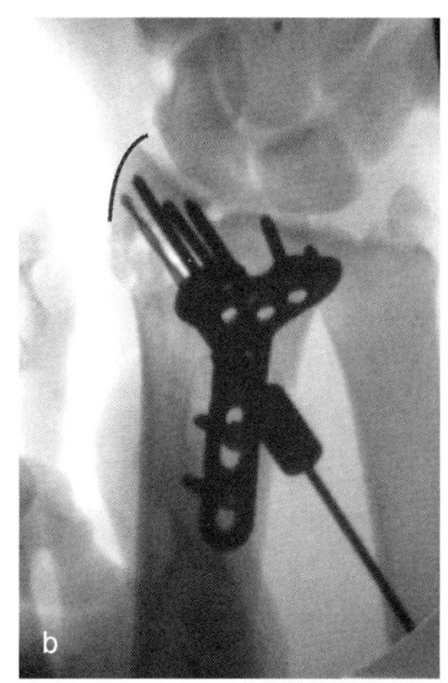

图4-6-17 a、b.　需要精确测量螺钉的长度，以避免任何一枚螺钉的尖端穿出桡骨背侧（红线），避免肌腱断裂。置于桡骨茎突内的螺钉应当到达茎突的尖端以便获得最佳的把持。用影像增强器能够对此做出评估。

## 证实螺钉的安置

图4-6-18 a~d.　将X射线光束的方向朝桡骨倾斜20°拍摄的矢状位影像能够证实螺钉没有穿入桡腕关节。用这个影像精确评估远端螺钉是否放在软骨下骨的位置。如果发现螺钉穿出关节面，则必须将其取出并重新放置。

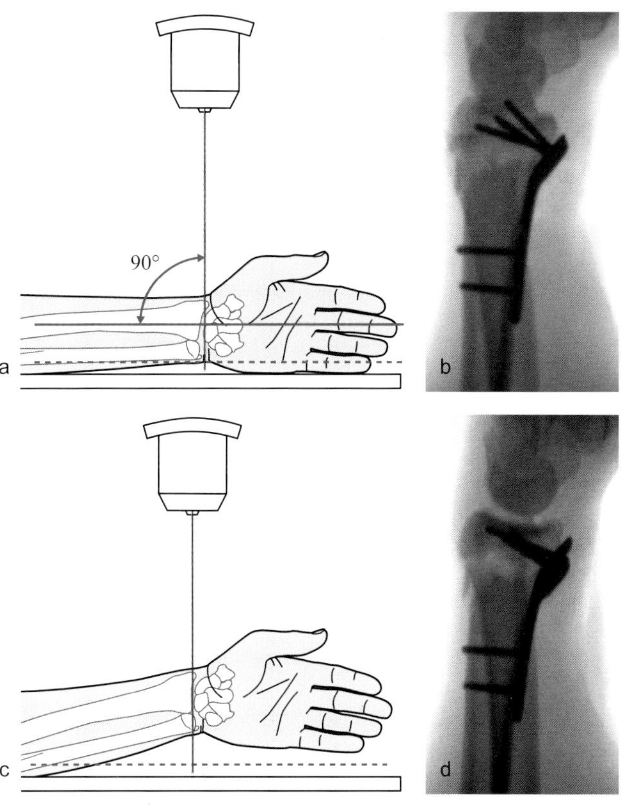

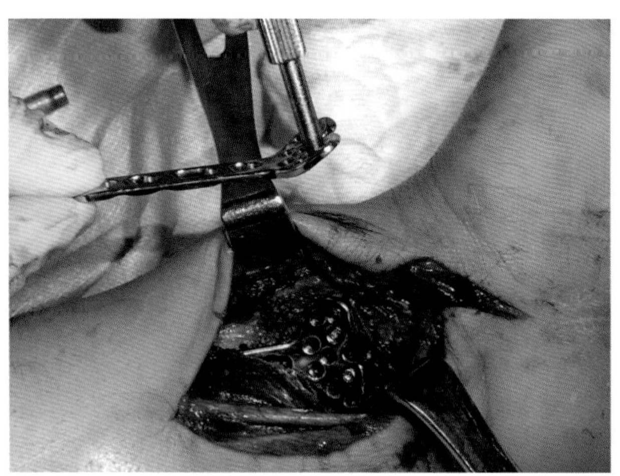

图4-6-19　术中照片展示如何将钻头导向器置入钢板远侧孔里帮助判断螺钉的方向。

## 置入近侧螺钉并完成固定

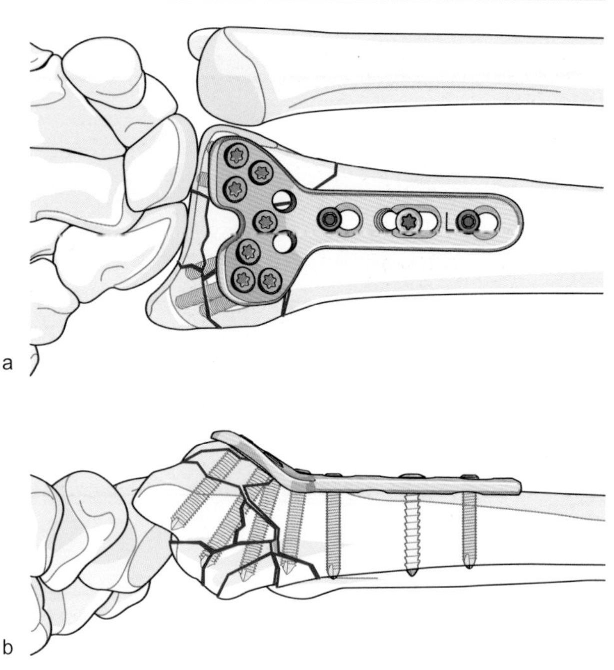


图4-6-20 a、b.　根据需要置入更多近侧螺钉并完成固定。

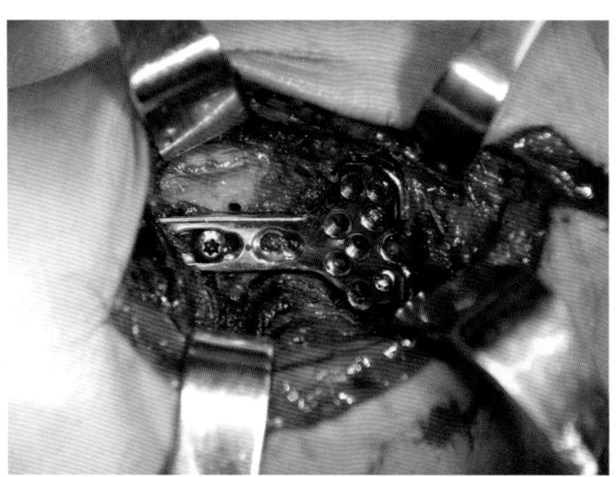

图4-6-21　置入更多的螺钉，而后桡骨远端的固定就完成了。

## 检查下尺桡关节

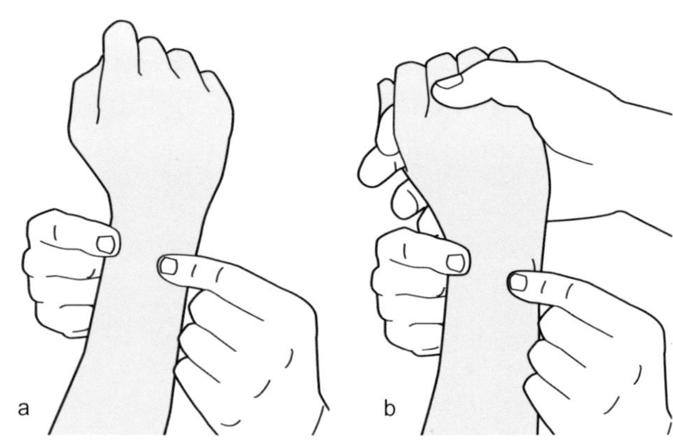


图4-6-22 a、b.　固定后，应当对DRUJ进行评估，前臂旋转和稳定性两者都要检查。确定是否存在DRUJ不稳定的检查方法见第4篇第1章“桡骨茎突骨折——用桡侧柱钢板治疗”的“6　固定”。

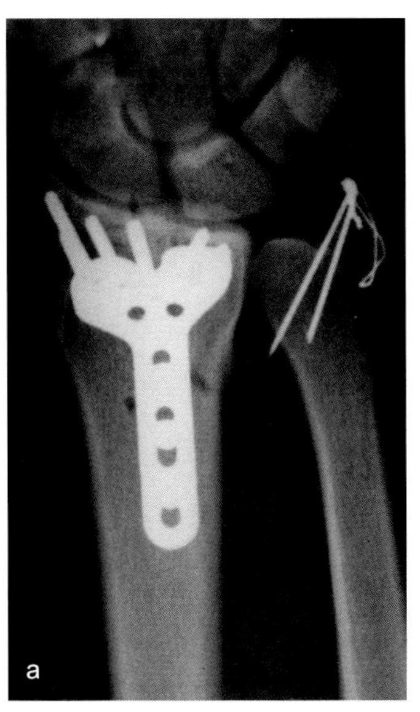


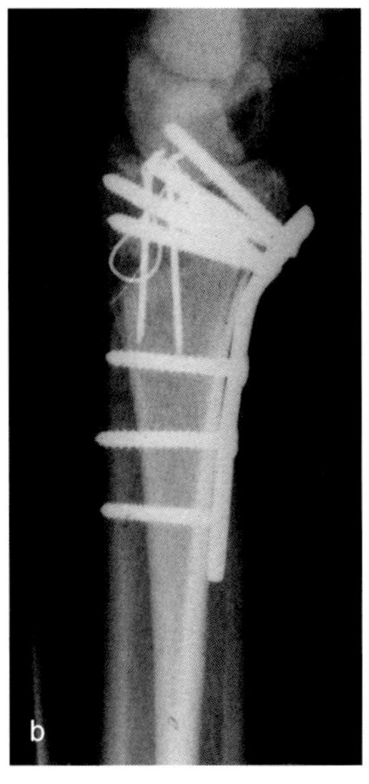


图4-6-23 a、b.　术后1周拍摄正位和侧位X线片，以证实骨折的完美复位和内植物的位置正确。

# 7 康复

## 术后处理、随访和功能锻炼

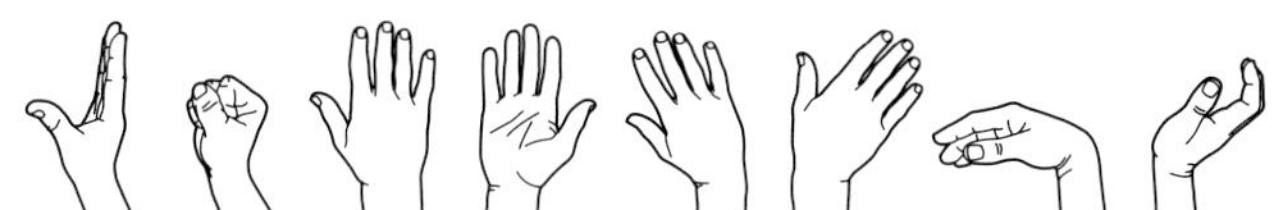

图4-6-24　患者应当接受标准的术后休息、患肢抬高、随访、拆线和按要求制动。术后开始活动范围有控制的主动锻炼。进一步的信息见第4篇第1章“桡骨茎突骨折——用桡侧柱钢板治疗”的“7　康复”。

# 8 结果

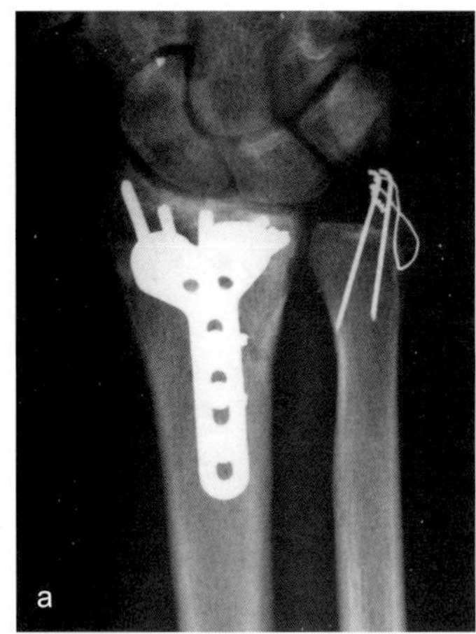
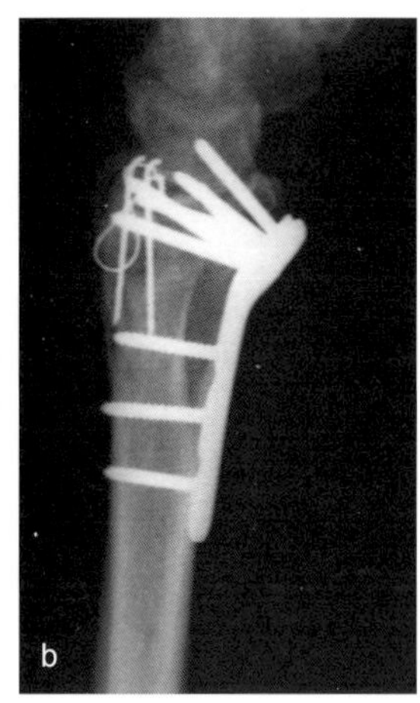

图4-6-25 a、b. 1年随访时，影像学检查的结果优良。

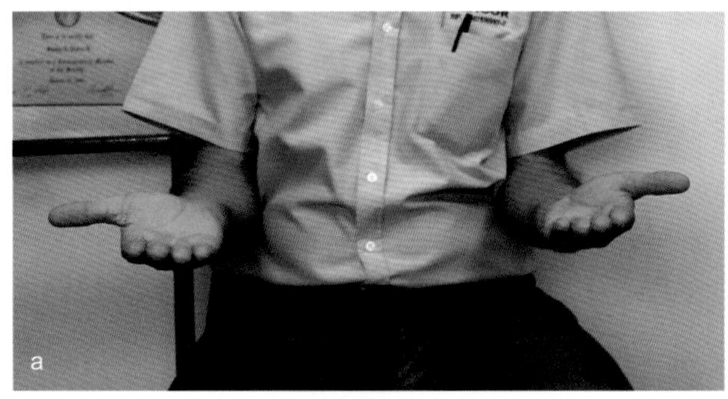
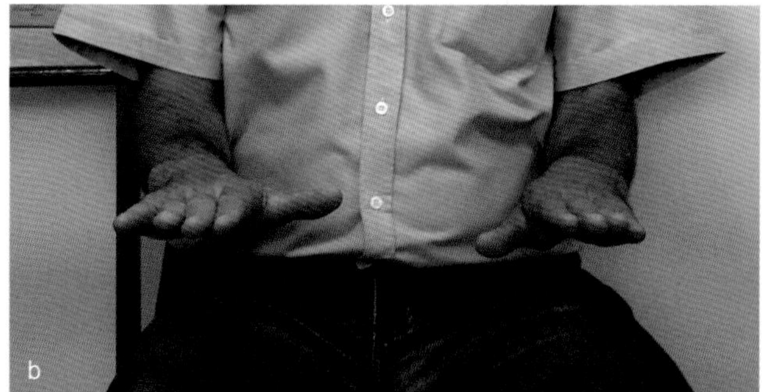
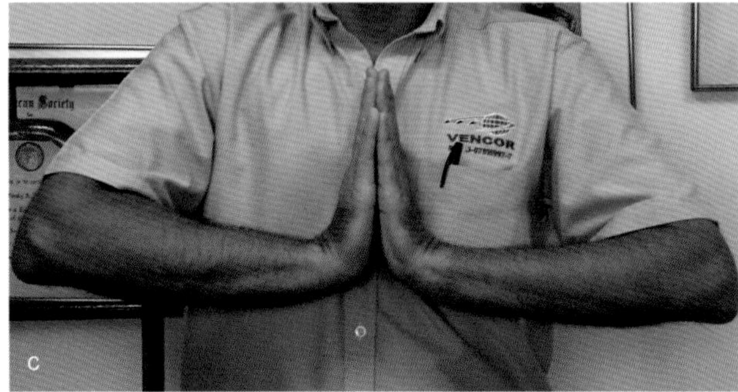

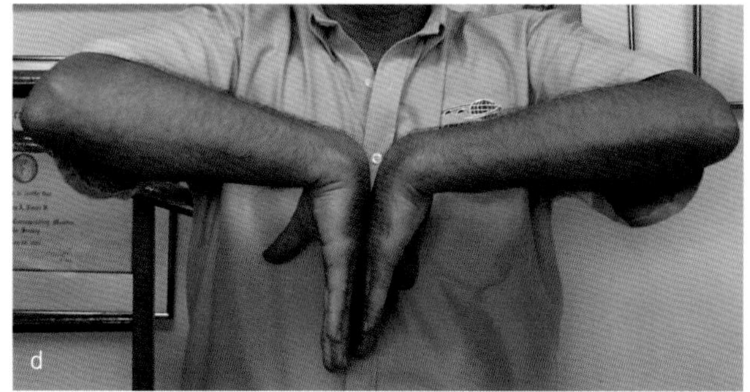

图4-6-26 a~d. 功能效果也是优秀的，没有疼痛。患者已经重返正常工作和摩托车运动。

# 第 7 章　桡骨远端关节内粉碎性骨折伴骨缺损——用掌侧钢板治疗

Distal radius—multifragmentary intraarticular fracture with defect treated with a palmar plate

## 1 病例描述

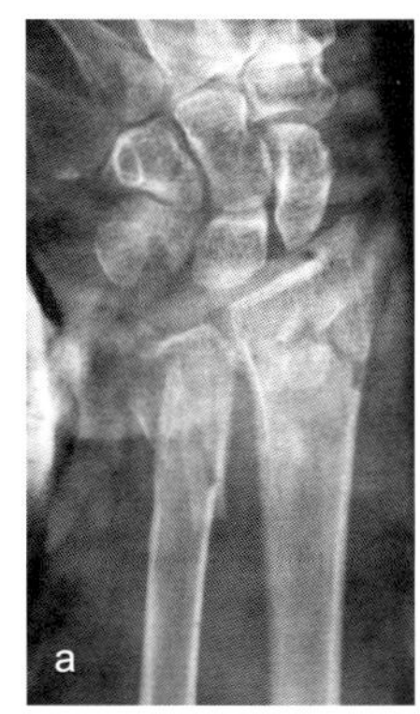

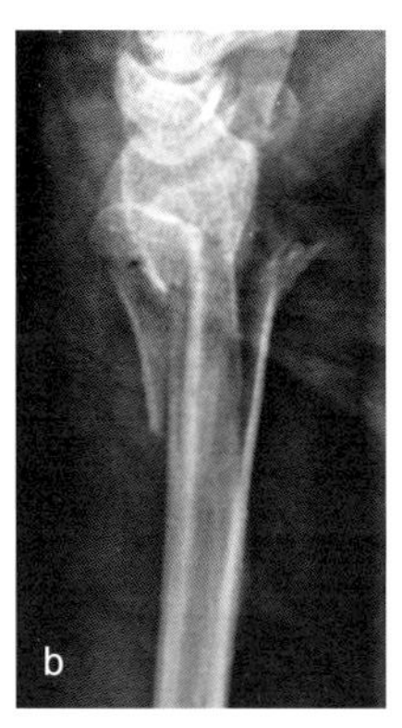

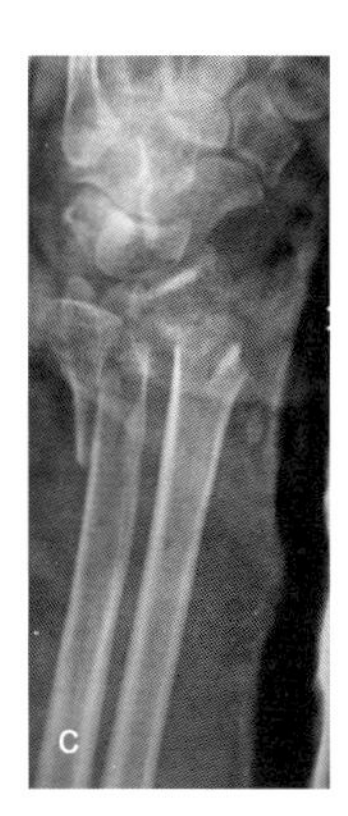


图4-7-1 a~c.　患者，女性，57岁，职业管家，在遛狗时绊倒，右腕伸直位撑地。她到急诊室时腕部肿胀，但神经血管检查正常。正位、侧位和斜位X线检查显示桡骨远端完全关节内粉碎性骨折，延伸到干骺端，同样有延伸到尺骨头的尺骨远端复杂骨折。

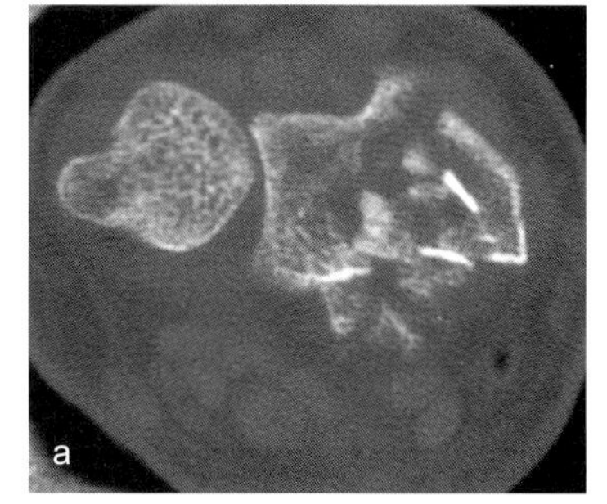

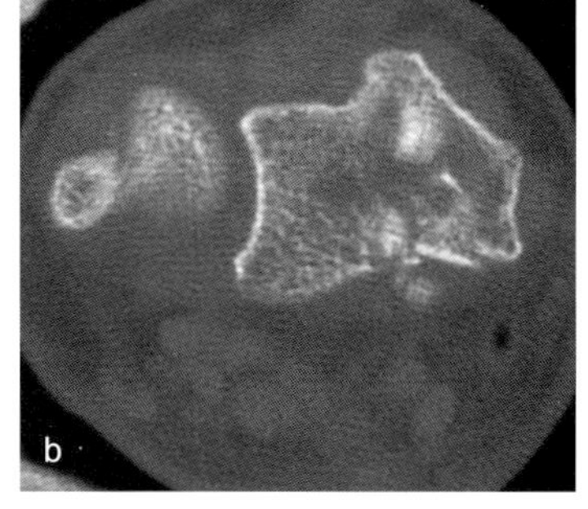


图4-7-2 a、b.　轴位二维CT扫描清楚地显示关节面损伤伴塌陷、关节骨块旋转。

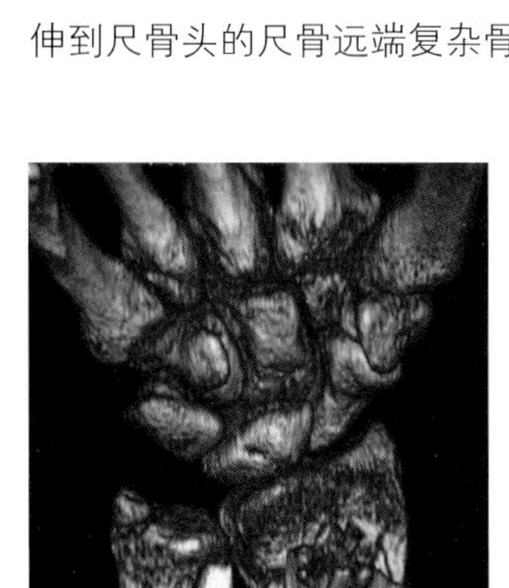

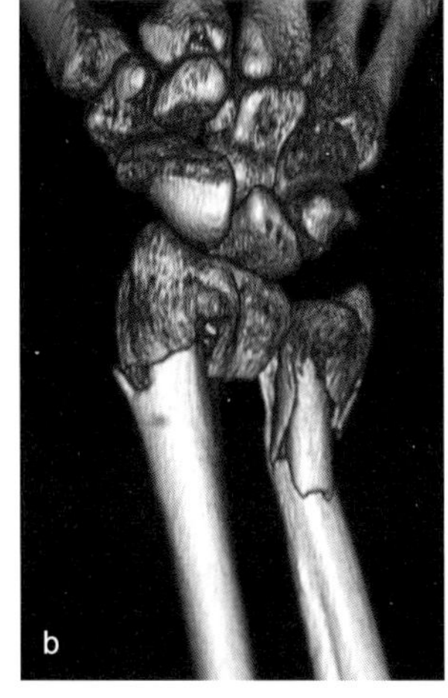


图4-7-3 a、b.　三维CT扫描显示桡骨远端骨折延伸至骨干和干骺端的交界处。

对这个患者，尺骨远端和桡骨远端两者都有粉碎性骨折，需要切开复位内固定。不过，出于本章的目的，仅讨论桡骨远端骨折。关于治疗尺骨远端骨折的进一步信息，见第3篇第2章“尺骨头和颈粉碎性骨折——用钩钢板治疗”。

# 2 适应证

## 完全关节内粉碎性骨折伴干骺端缺损

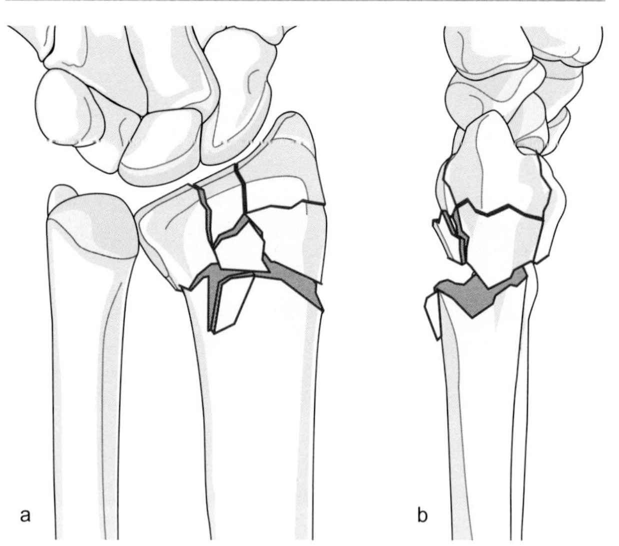


图4-7-4 a、b. 在某些情况下，桡骨远端完全关节内骨折能够涉及造成干骺端缺损的干骺端严重粉碎。常常有一些小的关节面骨块和塌陷骨块。由于受累的下尺桡关节（DRUJ）功能可能受到影响，这些关节内骨折的解剖复位和稳定固定是必不可少的。假如骨块大得足以用螺钉把持，适合做钢板固定。只要关节面准确复位并固定在相对于桡骨干的正确位置上，就没有必要对干骺端的所有骨块进行固定。

## 影像学检查

没有CT扫描，就不可能对这些损伤的细节进行准确的评估。

## 合并尺侧损伤

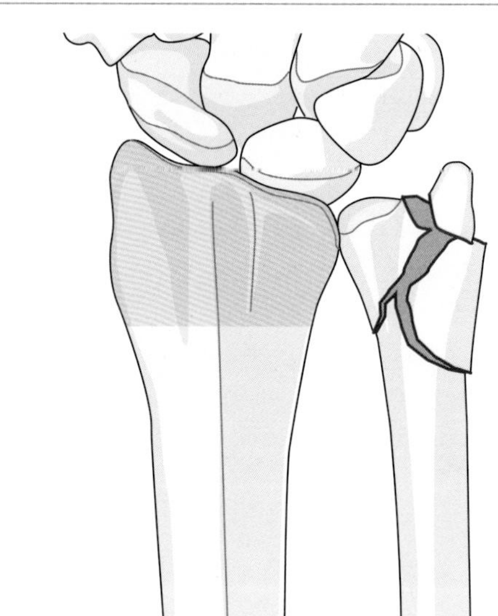

图4-7-5 尺骨头、颈和远端粉碎性骨折常常和桡骨远端骨折一起发生。有了这些尺骨骨折，就有不稳定和短缩，所以可以用尺骨远端钩钢板固定骨折。应当注意恢复尺骨相对于桡骨的正确长度和旋转。桡腕关节完全脱位常常合并下尺桡关节损伤。

## 选择内植物

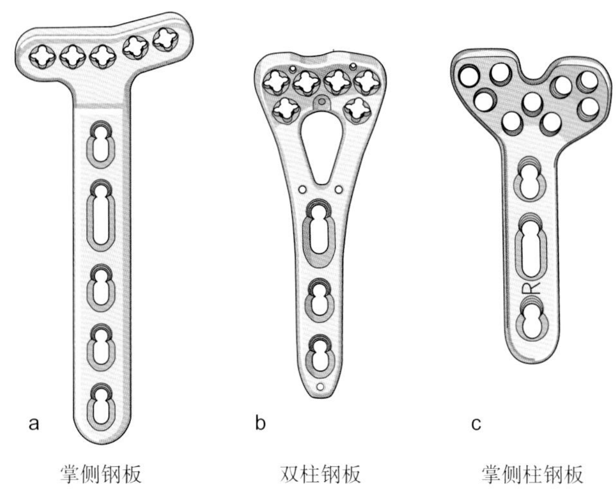


图4-7-6 a~c. 对于大多数关节面粉碎的完全关节内骨折，标准掌侧锁定钢板的长度足以获得对近端的牢固固定。不过，要是干骺端有很长的一段粉碎，那么标准的掌侧钢板可能太短，无法提供足够的稳定性。这时就需要使用特别设计又比较长的角稳定钢板和头比较大、有多个螺孔和有角度可变（VA）的锁定螺钉选择的钢板，用以帮助固定近侧和远侧骨块。为这位患者选择了一块桡骨远端掌侧双柱钢板，钢板的干部比较长，有3个螺钉孔。

# 3 术前计划

## 装备

- 一套桡骨远端VA锁定加压钢板（LCP）。
- 2.4 mm双柱VA LCP。
- 1.1 mm或1.2 mm克氏针。
- 点式复位钳。
- 用于桡骨远端的小型外固定器。
- 球形点式复位钳。
- 椎板撑开器。
- 影像增强器。

## 患者的准备和体位

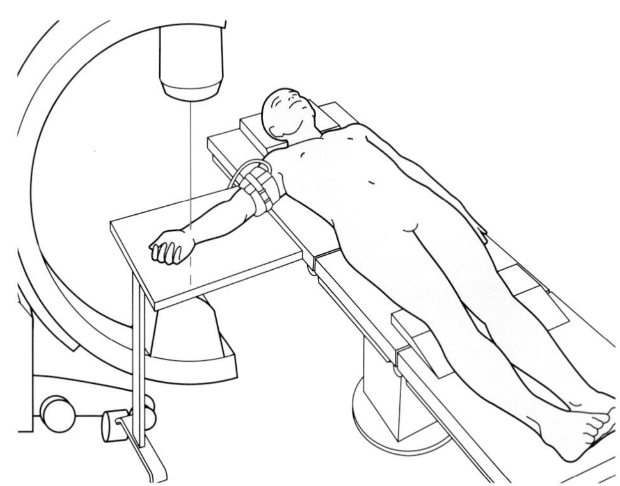

图4-7-7 让患者仰卧，前臂放在搁手台上。将前臂旋后。肢体的位置应当允许对桡骨远端做额状面和矢状面的各种影像检查。使用不消毒的充气止血带。预防性抗生素是非强制的。

# 4 手术方法

## 入路

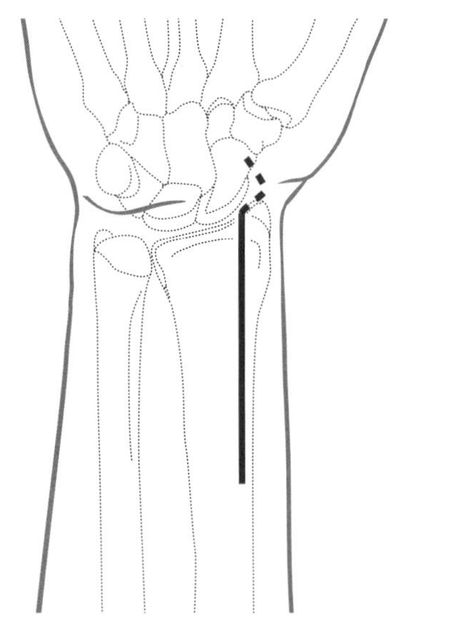

图4-7-8　使用的手术入路为改良的Henry掌侧入路（见第1篇第6章“显露桡骨远端的改良Henry掌侧入路”）。

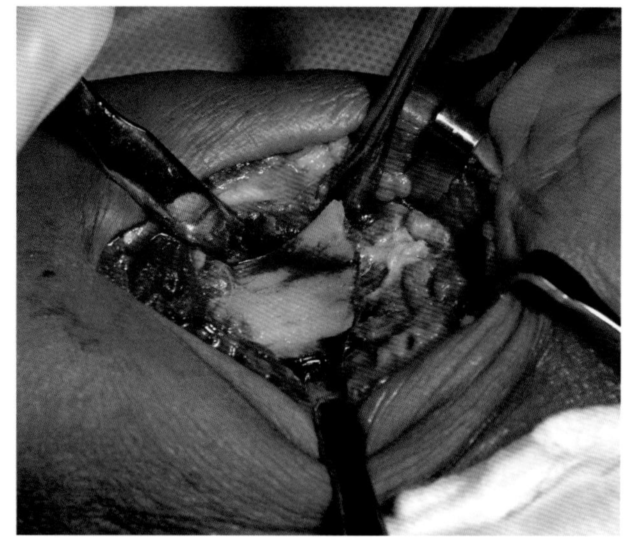

图4-7-9　通过改良的Henry入路暴露掌侧骨折线。

# 5 复位

## 临时复位

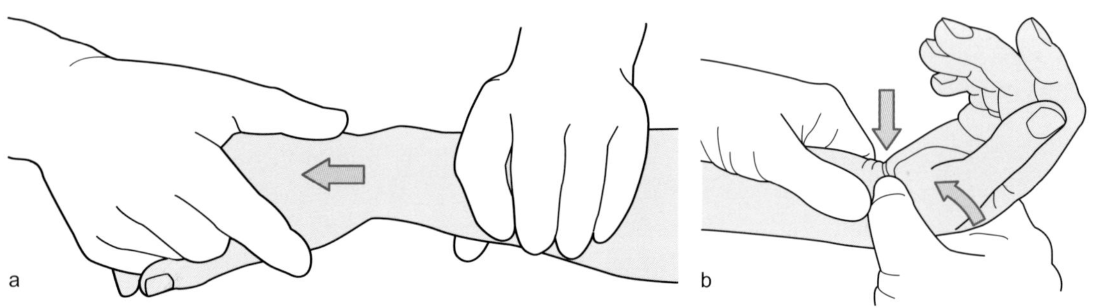


图4-7-10 a、b.　用手法或者用指套进行纵向牵引，以此达到复位，用临时夹板维持复位。如果计划做确定性手术但在合理的时间范围内又不能实施，临时外固定器可能有帮助。

## 用克氏针临时固定

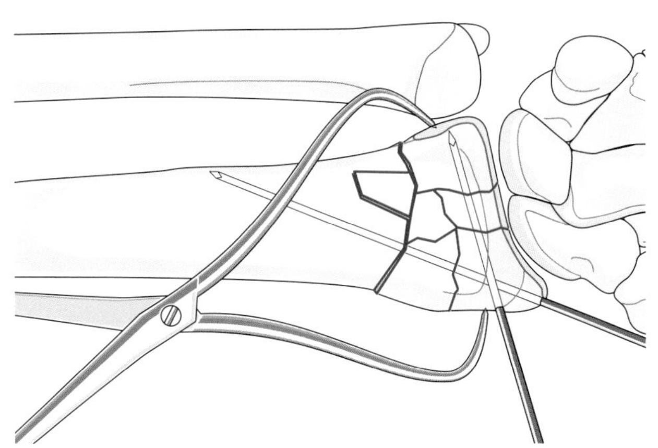

**图4-7-11**　经桡骨茎突置入克氏针，穿过骨折线提供临时固定。借助点式复位钳能够将主要的关节面骨块复位，用克氏针临时固定主要的关节面骨块也是个选择。目的是在贴附钢板之前获得关节面骨块准确的解剖复位。

## 用外固定器临时固定

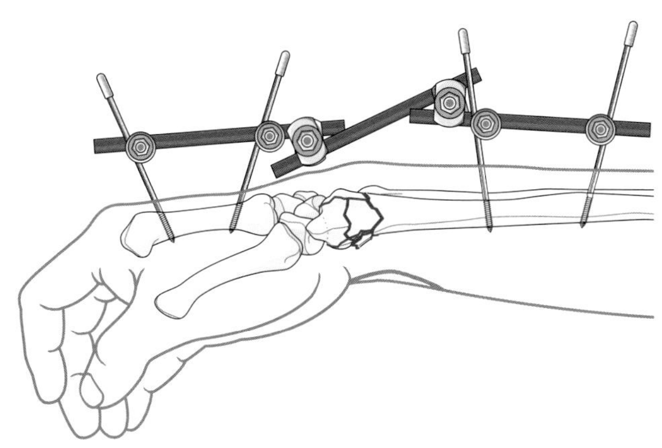

**图4-7-12**　如果干骺端和（或）骨干广泛粉碎，借助外固定器能够取得复位并维持。

## 用撑开器/手法牵引复位

如果背侧和掌侧皮质有中等程度的粉碎，克氏针就很难临时维持复位，这时推荐用撑开器和（或）手法牵引帮助复位。

## 用球形点状复位钳复位

图4-7-13 a~c. 使用球形点式复位钳是一个确保复位的可供选择的方法（a）。用枕垫或无菌巾辅助腕关节屈曲有时使桡骨远侧骨块变得难以接近；而将腕关节平放在桌上能够使这种接近变得容易，但骨折复位却变得更加困难。使用球形点式复位钳，放在背侧的厚橡胶帮助背侧骨折块复位，而不会在肌腱或皮肤上施加压力（b、c）。

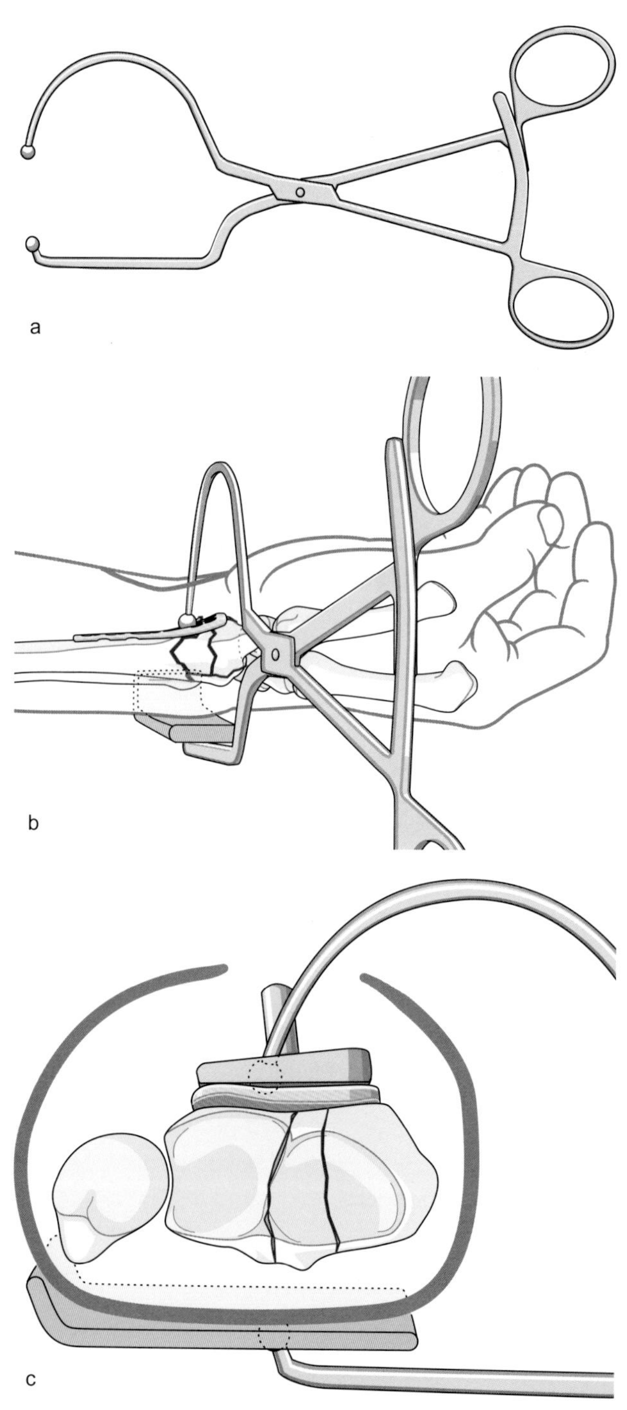

# 6 固定

## 选择和贴附钢板并置入远侧螺钉

图4-7-14 a、b.　先在远侧，将锁定钢板放到经过复位的平坦的桡骨远端掌侧面上，不超出解剖分水岭区域，并用远侧锁定螺钉固定，螺钉与关节面平行，每个关节骨块置入至少1枚螺钉，最好2枚，取决于骨块的质量。第一枚置入的是尺侧螺钉，并于月骨窝位，即将手抬离桌面20°~30°，用影像增强器证实螺钉的位置。一旦将关节面骨块牢固固定在钢板上，任何克氏针都能够去除。

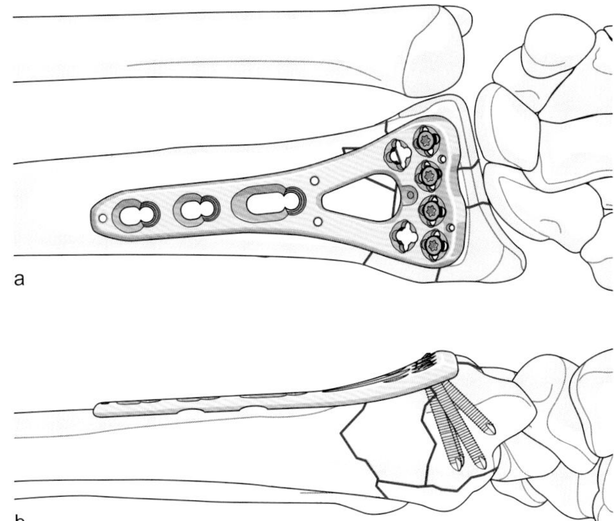


图4-7-15 a、b.　术中影像证实钢板的放置和最初螺钉的安置。

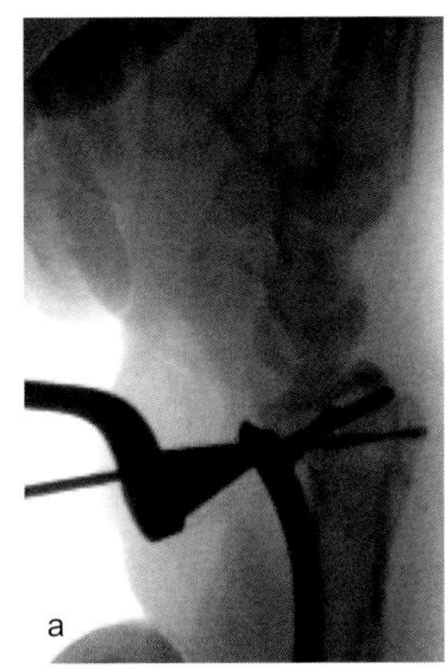


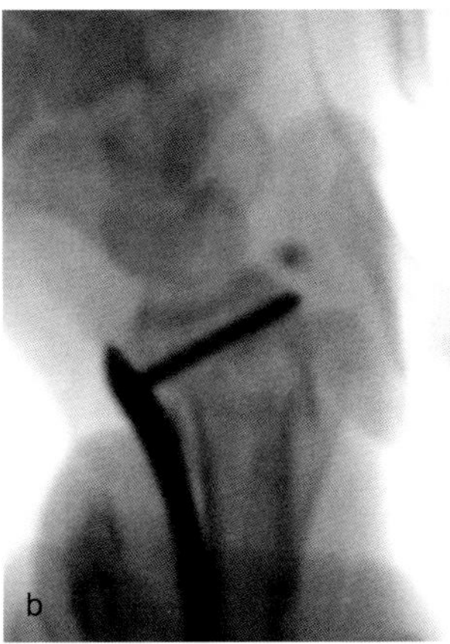

## 确定骨骼的正确长度

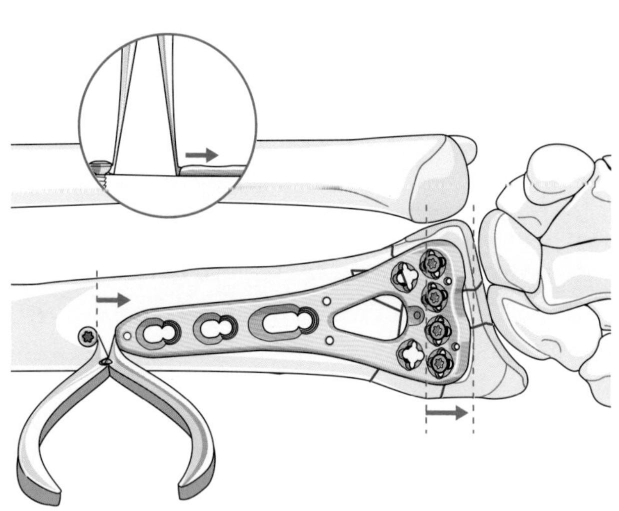

**图4-7-16** 应当在术前通过拍摄对侧腕关节X线片确定桡骨相对于尺骨的正确长度。就在钢板近端的近侧置入一枚单皮质螺钉，然后如图所示用一把撑开器将钢板缓慢向远端移动，使桡骨达到相对于尺骨的长度。

## 置入近侧第一枚螺钉

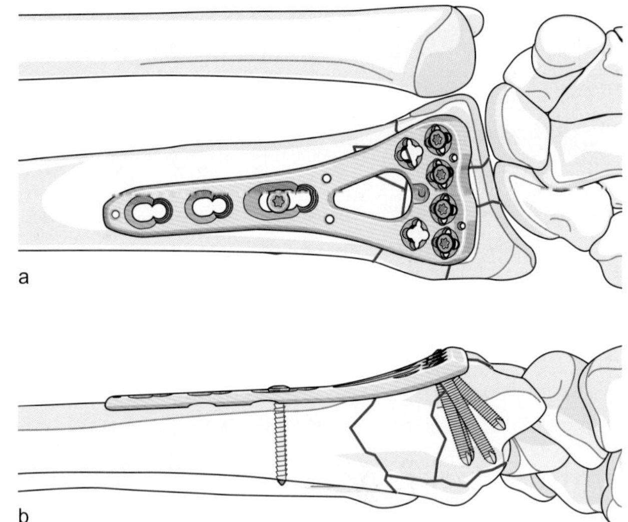


**图4-7-17 a、b.** 一旦恢复正确的长度，就经椭圆形孔置入一枚合适的骨皮质螺钉，在近侧将钢板临时固定。

## 置入近侧锁定螺钉并完成固定

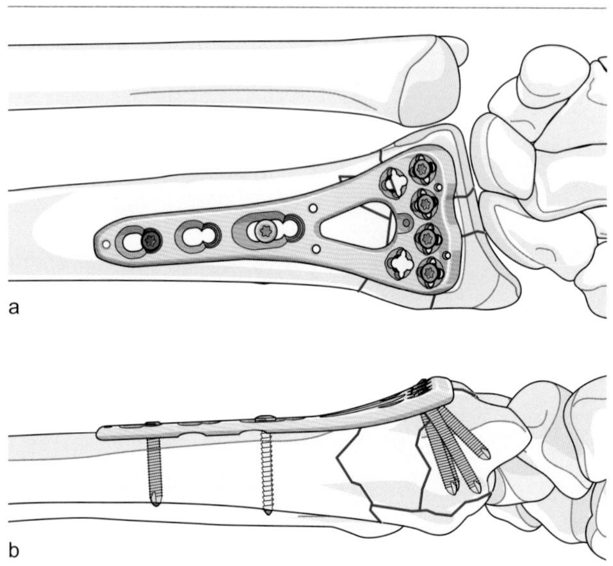


**图4-7-18 a、b.** 在用另外一些近侧锁定螺钉将钢板固定之前，在影像增强之下检查桡骨相对于尺骨的关系。

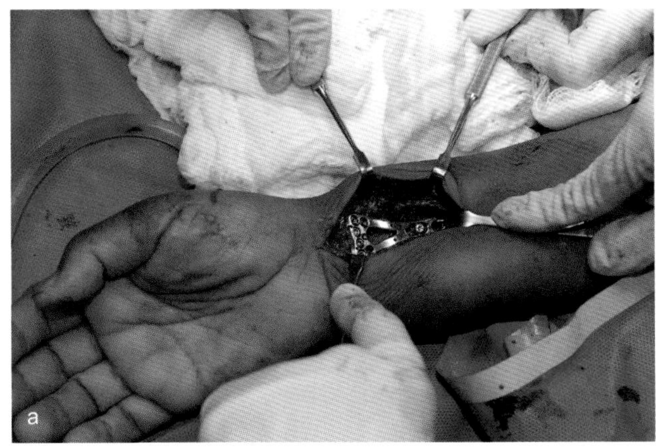

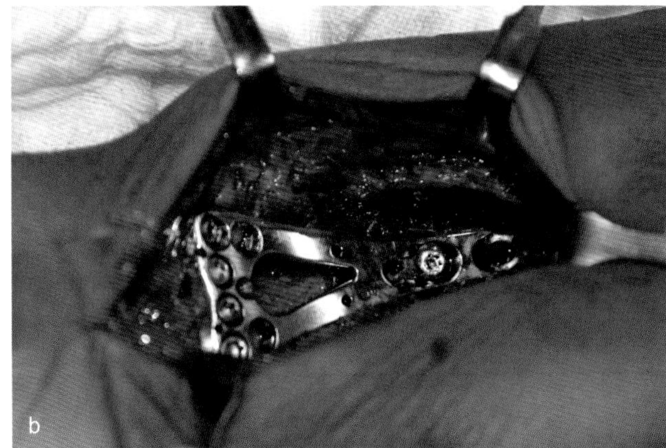

图4-7-19 a、b.　余下螺钉全部置入后，2.4 mm VA LCP在位的两张照片。

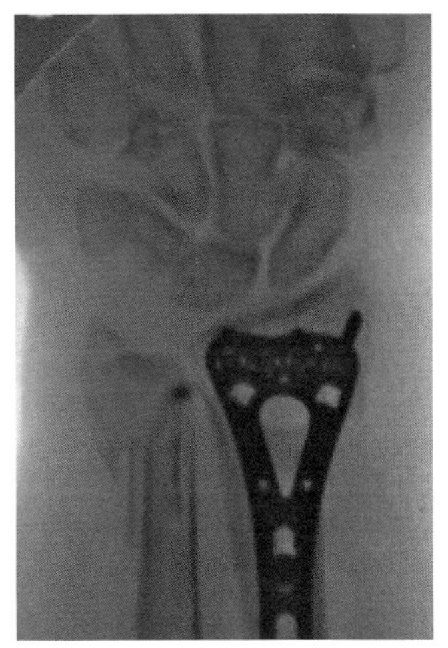

图4-7-20　桡骨远端固定后的术中影像。

## 评估下尺桡关节

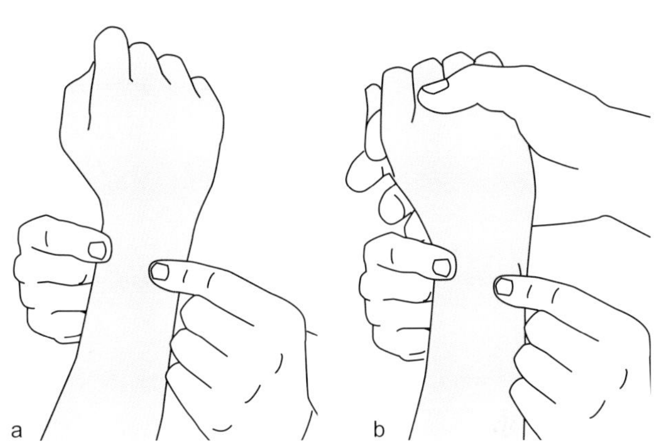

图4-7-21 a、b.　固定后，应当对DRUJ进行评估，前臂旋转和稳定性两者都要检查。确定是否存在DRUJ不稳定的检查方法见第4篇第1章“桡骨茎突骨折——用桡侧柱钢板治疗”的“6　固定”。

## 7 康复

### 术后处理、随访和功能锻炼

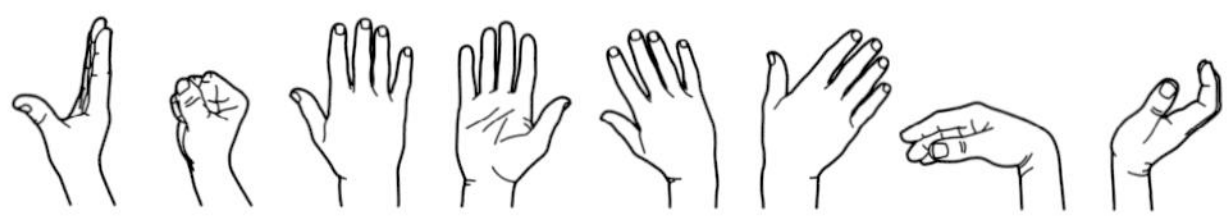

图4-7-22 患者应当接受标准的术后休息、患肢抬高、随访、拆线和按要求制动。术后开始活动范围有控制的主动锻炼。进一步信息见第4篇第1章“桡骨茎突骨折——用桡侧柱钢板治疗”的“7 康复”。

## 8 结果

图4-7-23 a、b. 术后6个月随访时，正位和侧位X线片显示骨折在解剖位置完全愈合。

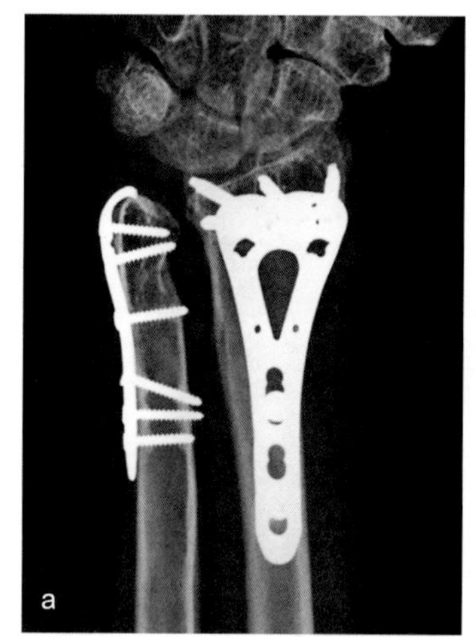

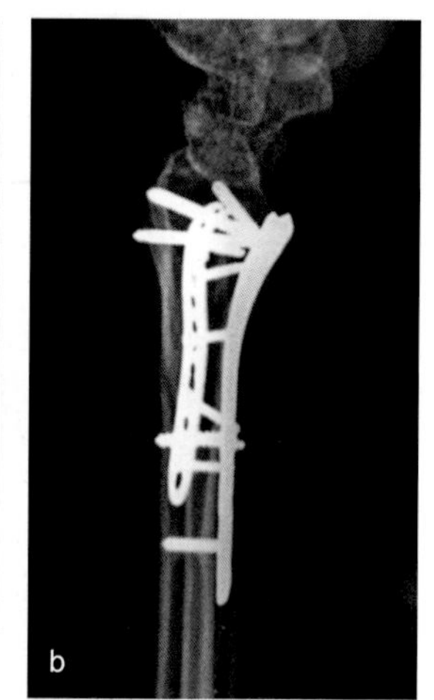

图4-7-24 a~c. 到这个阶段，腕关节和前臂已经获得近乎完全的活动功能。

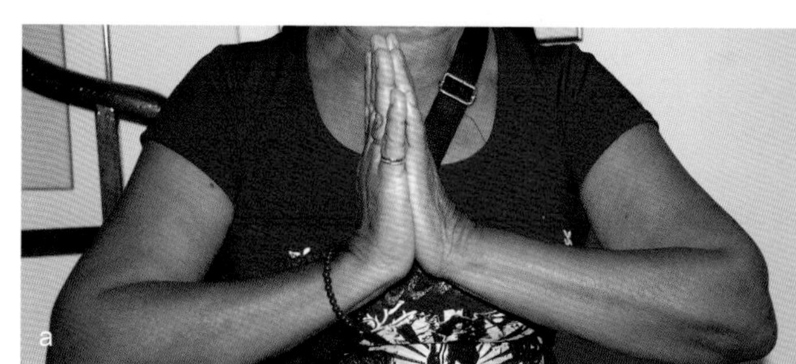

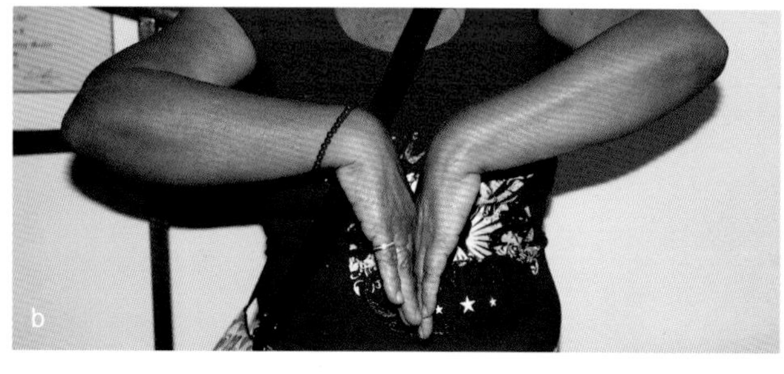

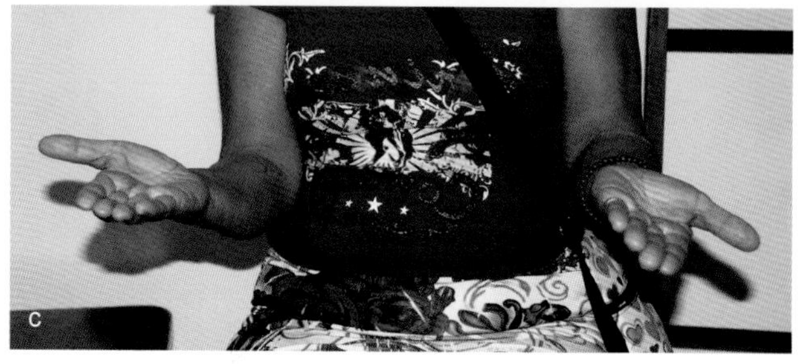

# 第 8 章 桡骨远端粉碎性关节内骨折——用三柱钢板固定

Distal radius—multifragmentary intraarticular fracture treated with triple plating

## 1 病例描述

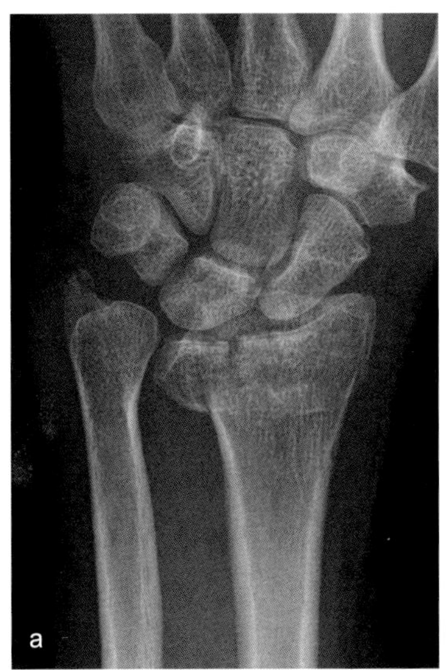

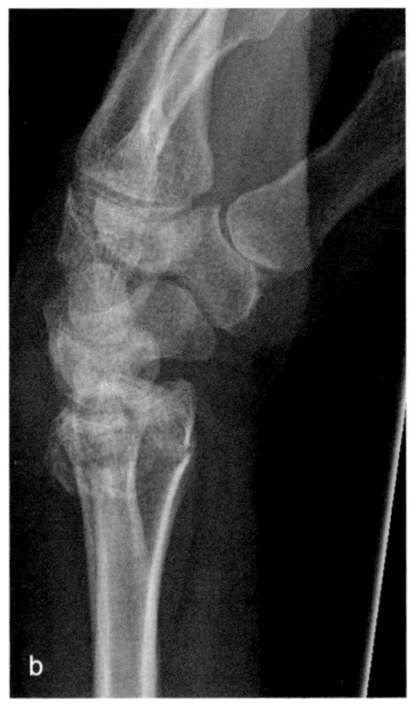

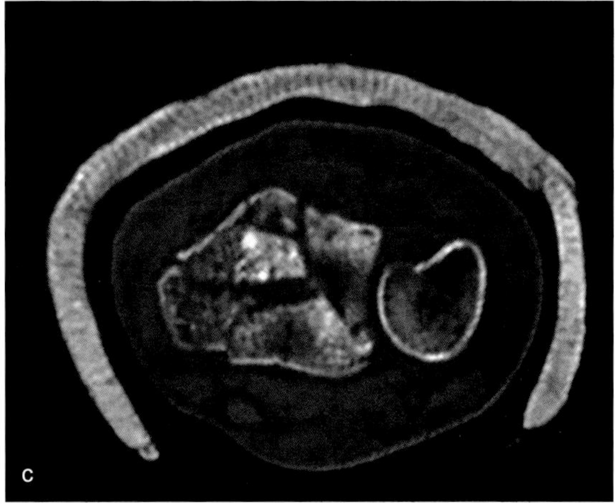

图4-8-1 a~c. 患者，女，48岁，办公室经理，在办公室里的箱子上绊了一跤跌倒，左手（优势手）伸开撑地，致左桡骨远端关节内粉碎性骨折。正侧位X线片显示桡骨远端骨折的复杂性。轴性二维CT扫描进一步显示桡骨远端两个柱的关节面和下尺桡关节的关节面均受累。

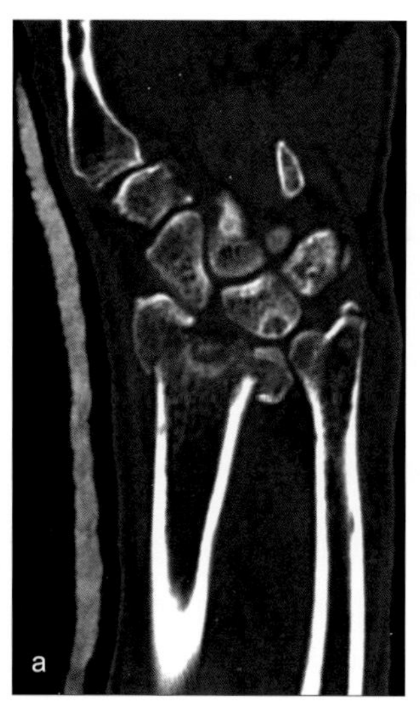
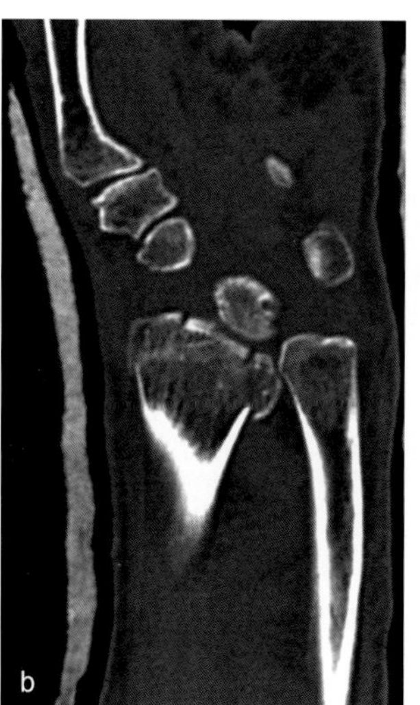
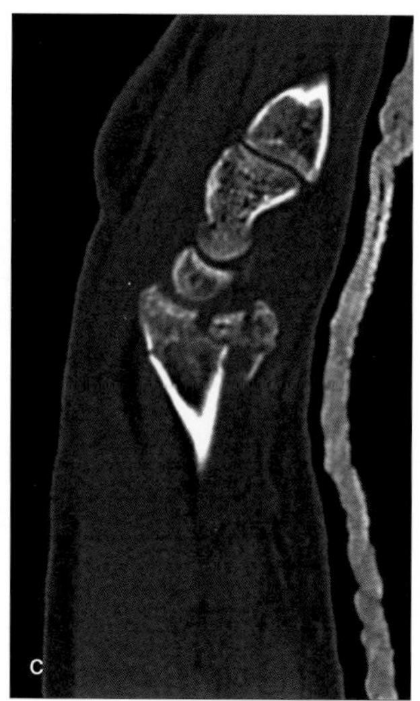
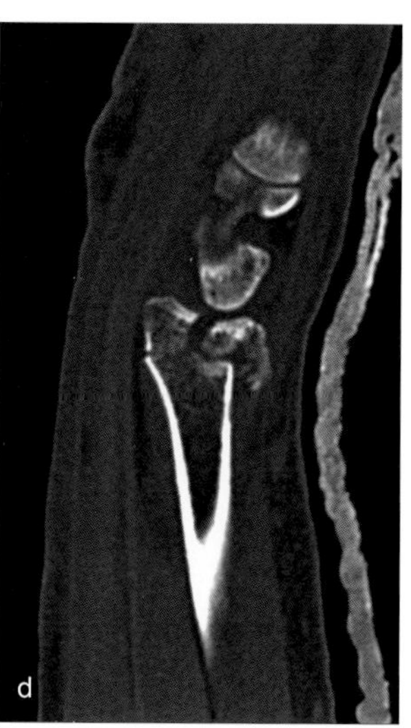

**图4-8-2 a~d.** 附加矢状面和冠状面二维CT扫描显露桡侧柱和中间柱桡骨骨折压缩和移位的关节内部分（a），同样揭示关节面骨块的粉碎性质（b），月骨窝部分向掌侧移位（c），舟骨窝部分压缩和不稳定性（d）。

## 2 适应证

### 完全关节内骨折伴压缩

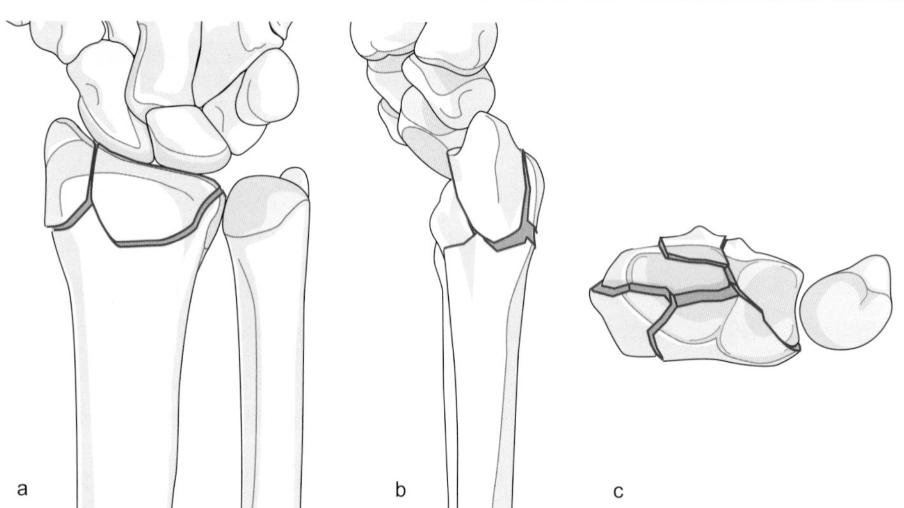

**图4-8-3 a~c.** 巨大暴力或摔伤足以导致桡骨远端完全关节内骨折，关节面骨块都不与骨干连接。这会造成粉碎性骨折，而且骨折线会延伸到骨干。另外，损伤可能包含压缩，这可发生在老年患者比较骨质疏松的骨头上，或者发生在比较年轻的患者中，特别是高能量损伤之后。因为这些是关节内骨折，在有可能的地方，都需要用解剖复位及坚强固定来治疗，以将后期发生关节退行性改变的风险减到最小。使用CT扫描能够帮助治疗的决策。

## 三柱理论

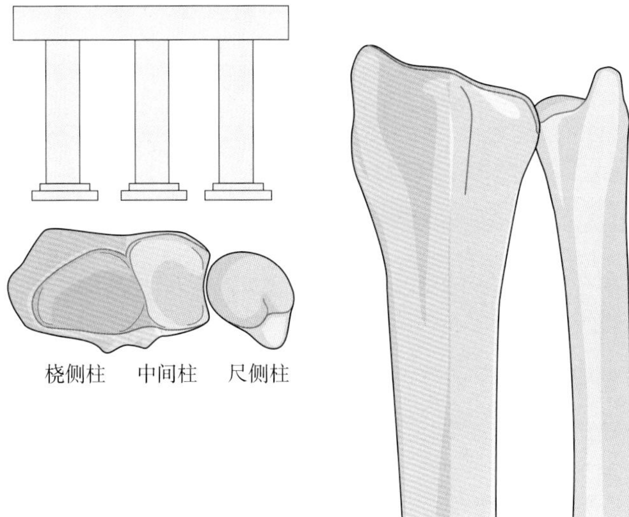


图4-8-4　前臂远端可理解为三根支柱的结构。尺骨形成一个柱（尺侧柱），桡骨则可分为两个柱（中间柱和桡侧柱）。三柱理论有助于描述腕关节损伤的部位并在第1篇第8章“显露桡骨远端的背侧入路”中的“2　适应证”做了进一步解释。

在类似于这个病例的损伤类型中，对三柱原则的理解特别有助于制订复位和固定的手术计划，还将辅助影像的解读。必须记住，中间柱为桡腕关节和下尺桡关节两者都提供关节面，因此，累及中间柱的损伤要求注意重建这两个组成部分。

面对这种性质的损伤，可能需要切开复位和掌侧背侧联合内固定。使用掌侧和背侧入路的原因包括：移位的掌侧尺侧骨块（中间柱）和旋转的桡骨茎突（桡侧柱）要求掌侧入路；合并中央压缩的移位和不稳定的背侧骨块（中间柱）要求背侧入路和关节切开术。了解每个柱的损伤协助规划固定的顺序。

## 合并正中神经压迫

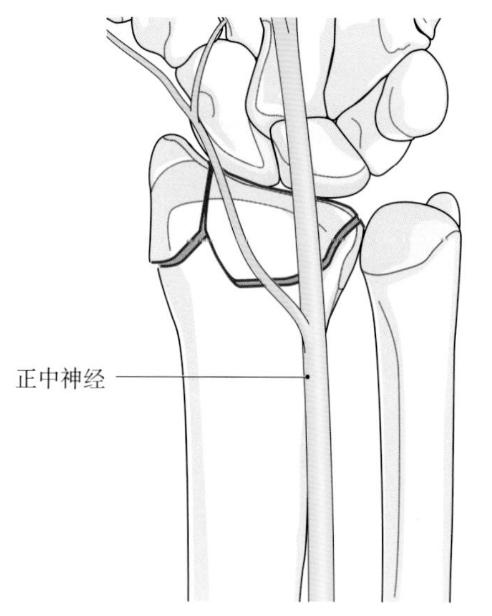


图4-8-5 如果有明显的感觉丧失或者正中神经压迫的其他体征，应当从骨折平面到手掌进行正中神经减压，松解腕管。

## 选择内植物

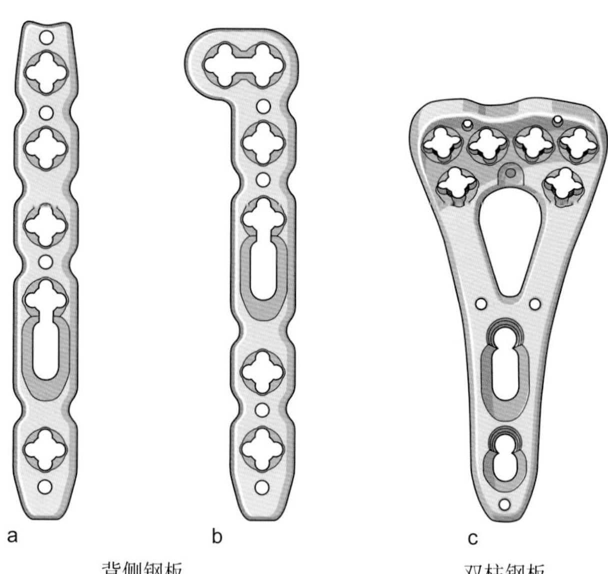


图4-8-6 a~c. 本例包含掌侧及背侧两个部分的治疗，因此选择特殊的掌侧和背侧钢板，包括桡骨远端背侧的角度可变的锁定加压钢板（VA LCP）和放在掌侧的双柱VA LCP。

# 3 术前计划

## 装备

- 一套桡骨远端VA LCP。
- 2.4 mm双柱VA LCP。
- 2.4 mm桡侧柱VA LCP。
- 2.4 mm中间柱VA LCP。
- 1.1 mm或1.2 mm克氏针。
- 影像增强器。

## 患者的准备和体位

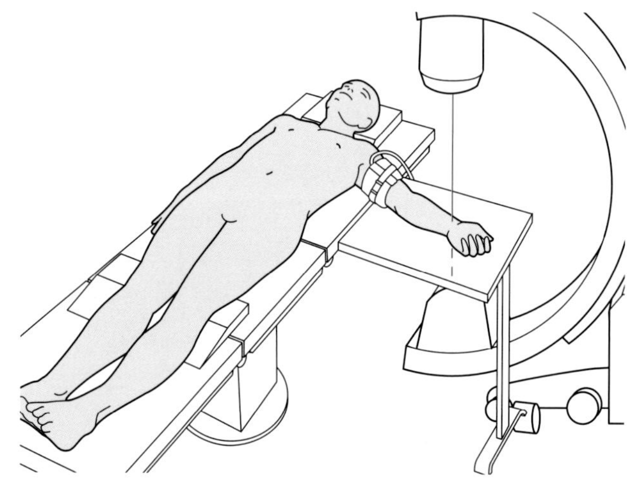

图4-8-7 让患者仰卧，前臂放在搁手台上。掌侧入路要求前臂置于旋后位，背侧入路要求将前臂旋前。肢体的位置应当允许对桡骨远端进行额状面和矢状面的各种影像检查。使用不消毒的充气止血带。预防性抗生素是非强制的。

# 4 手术方法

## 掌侧和背侧入路

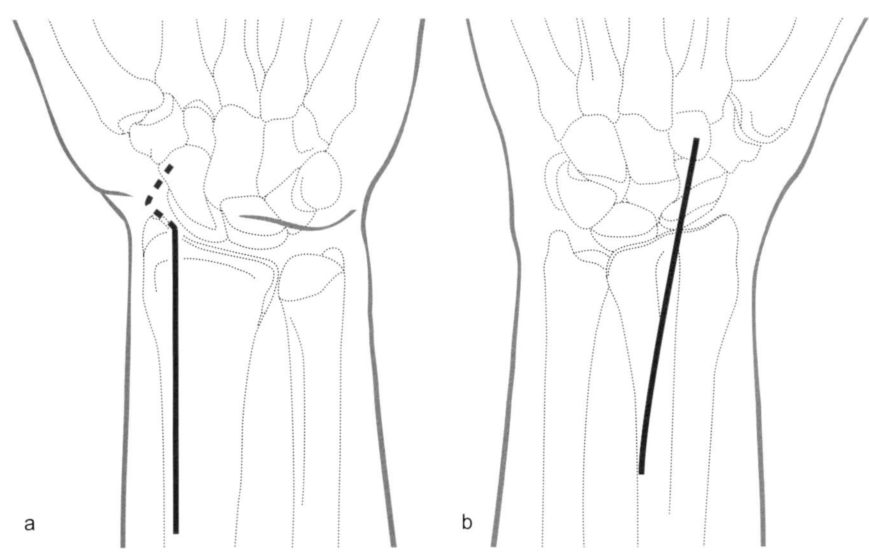


图4-8-8 a、b.　最初的手术入路为改良的Henry掌侧入路（见第1篇第6章“显露桡骨远端的改良Henry掌侧入路”）。接着，需要背侧入路以复位和用背侧钢板固定骨折的背侧部分，并做关节切开术以对关节面的复位进行评估和探查内在韧带的完整性（见第1篇第8章“显露桡骨远端的背侧入路”）。

# 5 复位和固定

## 临时复位

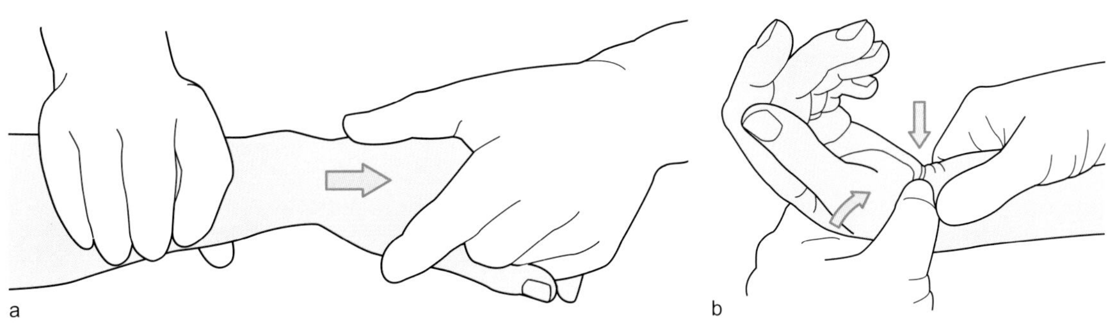


图4-8-9 a、b.　用手法或者用指套进行纵向牵引，以此达到复位。用手法复位临时把持骨折块。用临时夹板维持复位。如果计划做确定性手术，但在合理的时间范围内又不能实施，临时外固定器可能有帮助。

通过首先形成稳定的掌侧皮质而获得复位，使得背侧及关节面骨折能够抵着它以支撑的模式得到复位。

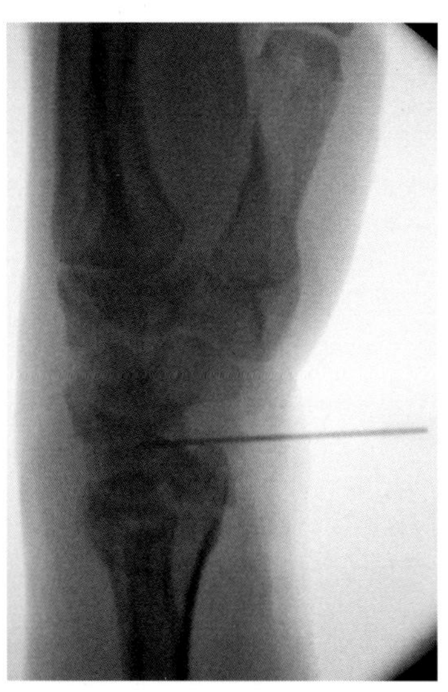

图4-8-10　在影像增强下将皮下注射针置入桡月关节内，以便为内植物的放置准确界定桡骨远端的远侧界限。

## 用钢板复位

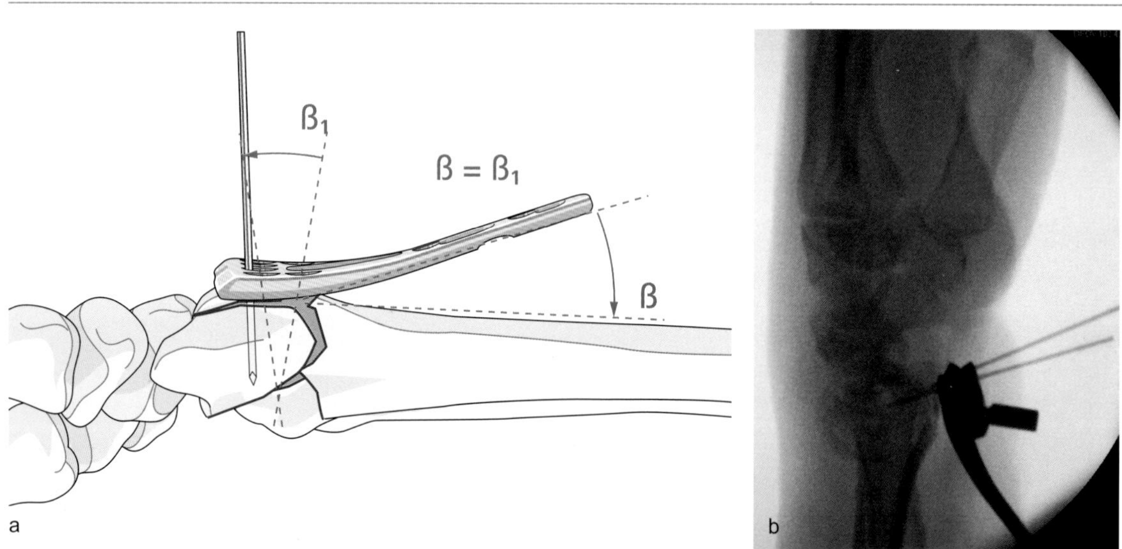


图4-8-11 a、b.　选好并将掌侧钢板贴附到远侧骨折块上（a)。置入一枚克氏针临时固定钢板，并确认安放内植物的正确位置。使用万向钻头导向块以防不小心将螺钉穿入关节内。用影像增强器证实。在影像增强器监控下将一块双柱 VA LCP 贴附到桡骨远端的掌侧面上（b)。

## 置入远侧螺钉

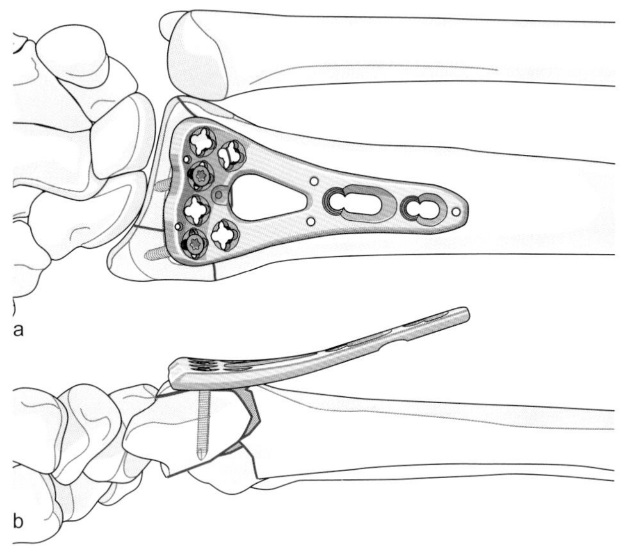


图4-8-12 a、b.　置入短的万向锁定螺钉，只进入掌侧骨折块。

## 将钢板贴到骨干上

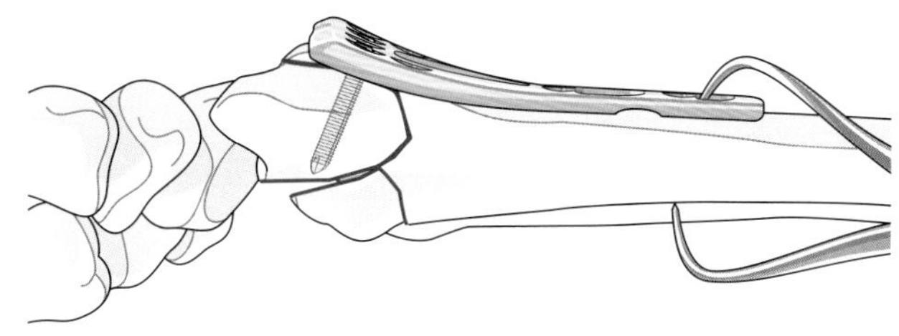

图4-8-13　通过将钢板推到桡骨表面使骨折块复位。将钢板带到桡骨干上并用钳子维持。用影像检查钢板的放置，必要时通过移动钢板调整远侧骨块的位置。

## 置入近侧螺钉

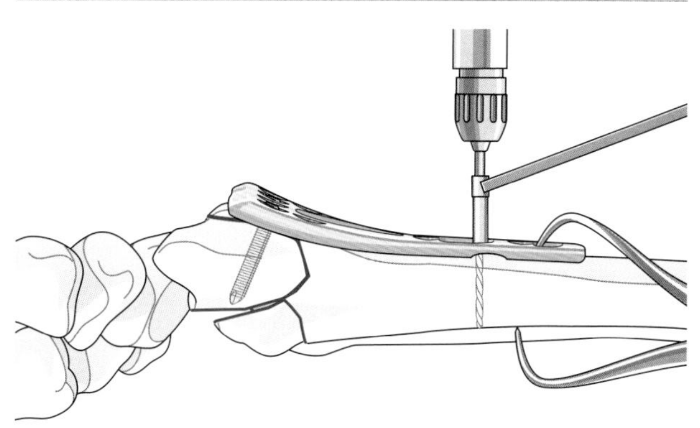

图4-8-14　一旦证实复位满意，就经钢板的椭圆孔置入一枚合适的皮质螺钉。

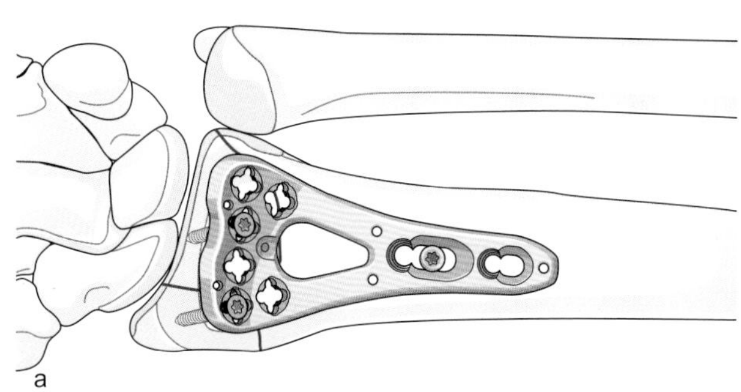


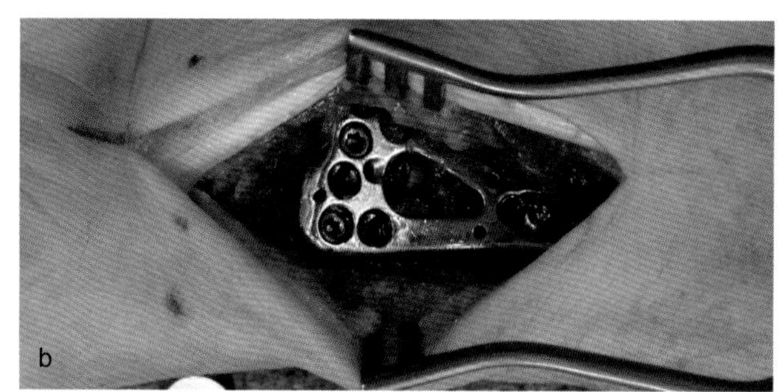


图4-8-15 a、b.　通过掌侧入路，使用2.4 mm双柱VA LCP和短的锁定螺钉将中间柱（月骨窝）的掌侧骨块固定住，从而建立掌侧支撑。

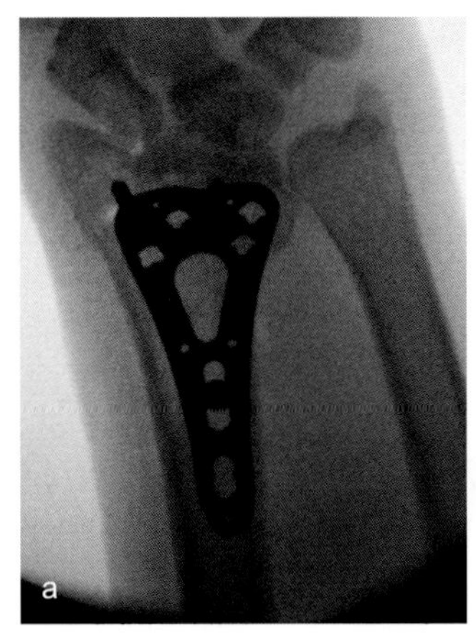

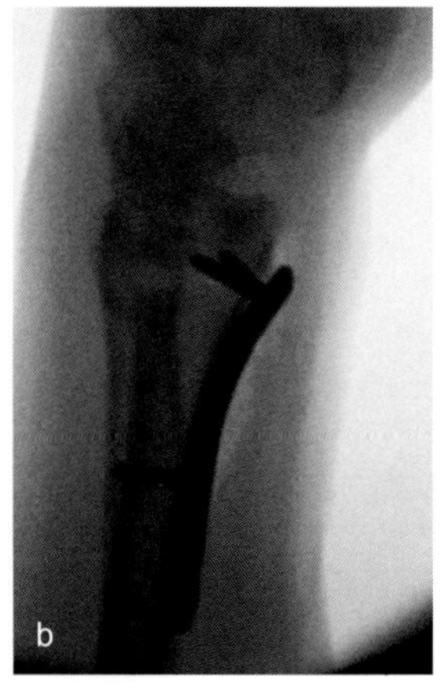


图4-8-16 a、b. 这个步骤使由于骨折而丧失的掌侧支撑得以恢复。术中影像证实中间柱移位的掌侧骨块得到复位和固定。

必须明白，中间柱的背侧骨块和桡侧柱骨块都还没有复位和固定。不过，恢复完整和稳定的掌侧支撑允许对骨折的这些部分进行治疗。

## 背侧钢板固定

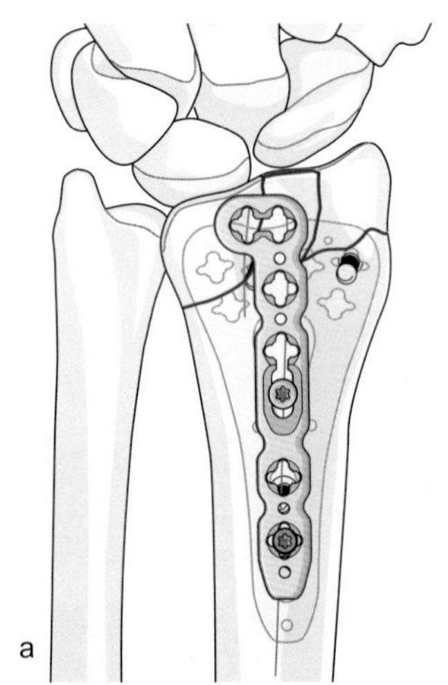

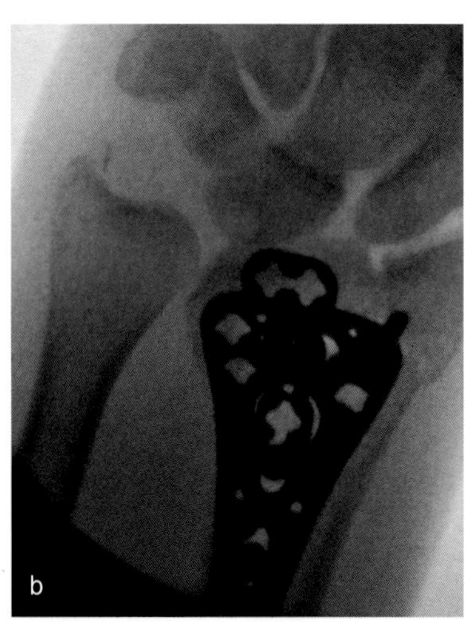

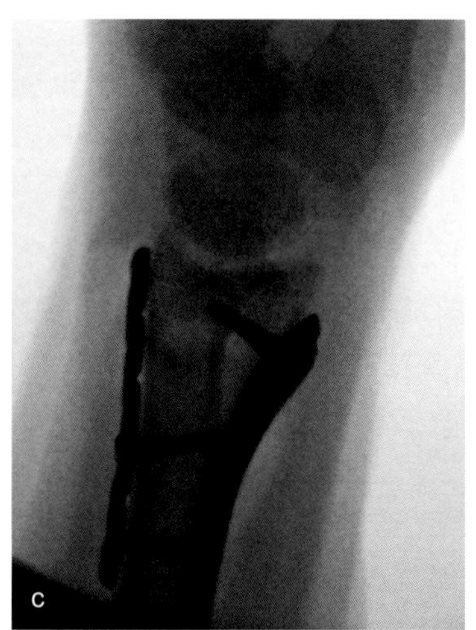


图4-8-17 a~c. 背侧入路允许放置桡骨远端背侧VA LCP。首先，通过支撑在刚才固定的掌侧面/钢板上，将中间柱的背侧骨块复位（下尺桡关节也因此复位）。然后就能够将中间柱复位并固定。桡骨远端月骨窝及下尺桡关节的关节面得以恢复。

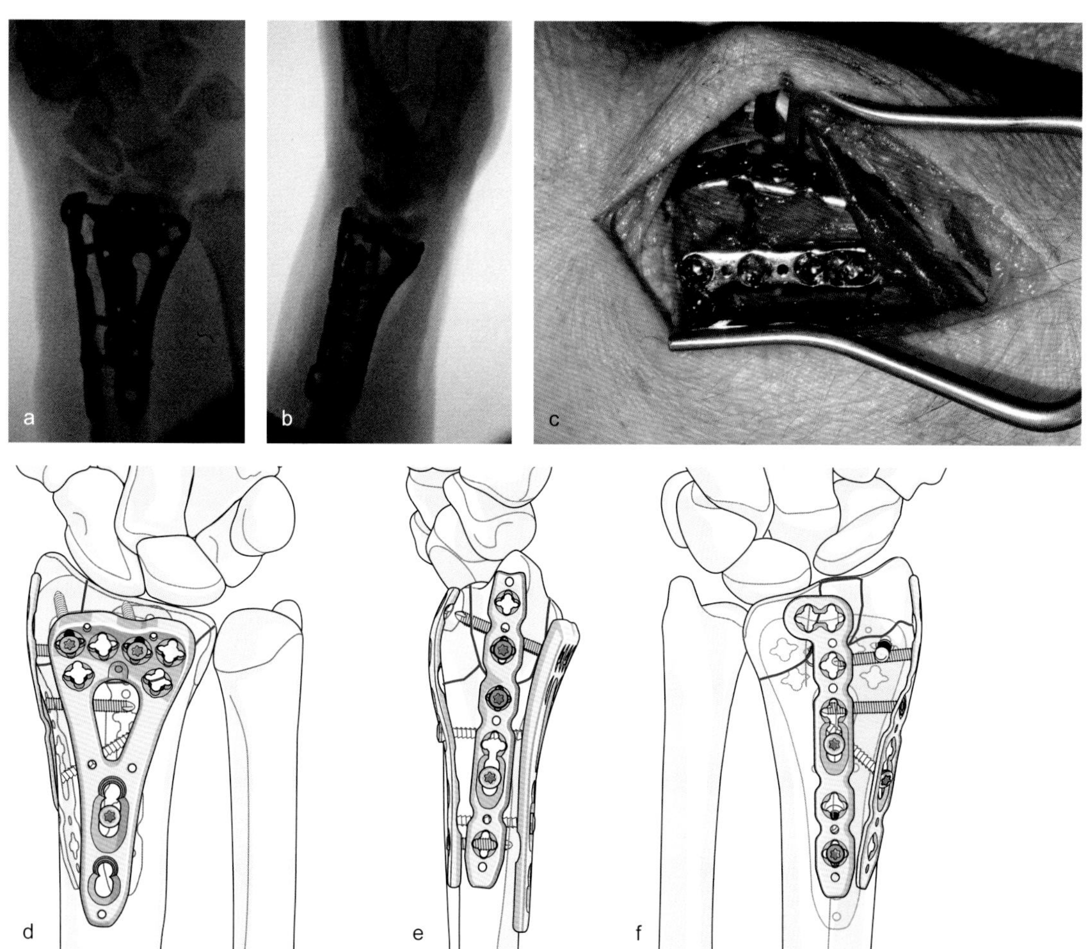


图4-8-18 a~f. 最后，桡骨远端桡侧VA LCP固定住了桡侧柱，这块钢板也起到了支撑的作用，此时支撑的是已经复位并固定了的中间柱。这些钢板的结合为所有骨块提供了完美的复位和稳定的固定。术中影像和图解展示了已经完成的桡骨远端骨折三柱钢板固定。有关背侧钢板固定手术步骤的进一步信息见第4篇第5章“桡骨远端关节内骨折向背侧移位——用双钢板固定治疗”。

# 6 康复

## 术后处理、随访和功能锻炼

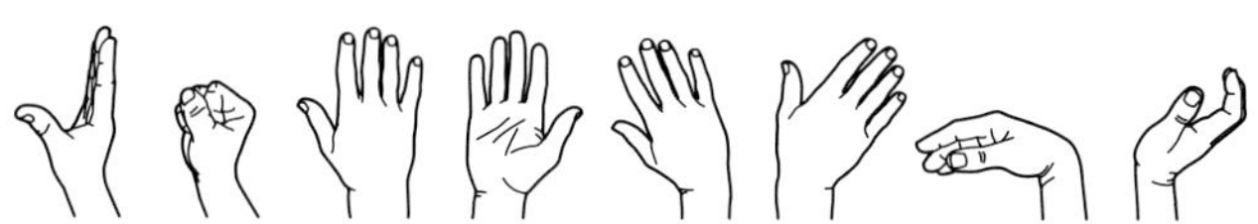

图4-8-19 患者应当接受标准的术后休息、患肢抬高、随访、拆线和按要求制动。术后开始活动范围有控制的主动锻炼。进一步的信息见第4篇第1章“桡骨茎突骨折——用桡侧柱钢板治疗”的“7 康复”。

## 7 结果

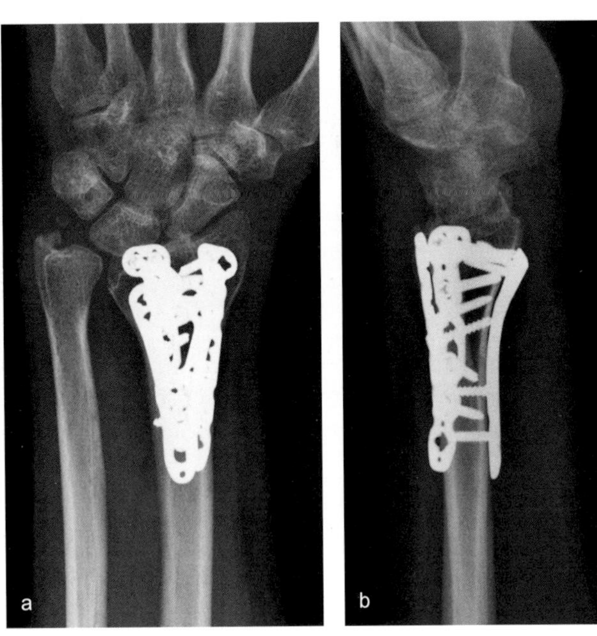

图4-8-20 a、b. 术后2年随访时，X线片显示骨折已经解剖愈合。

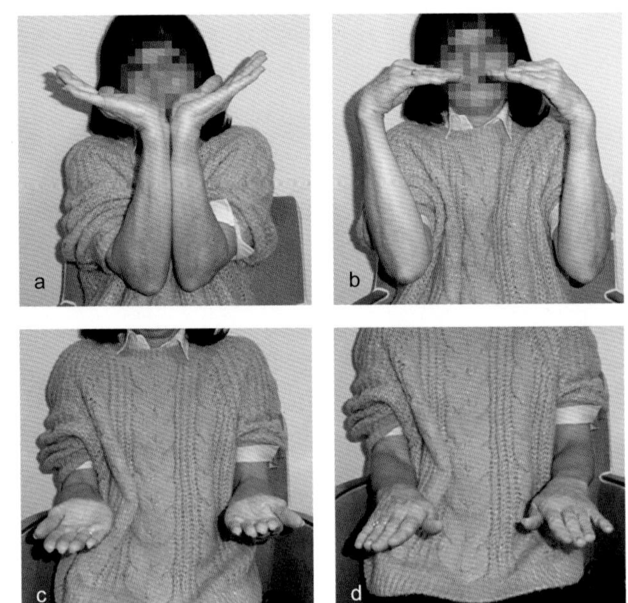

图4-8-21 a~d. 患者恢复正常的功能，没有疼痛，有轻微程度的屈曲受限。

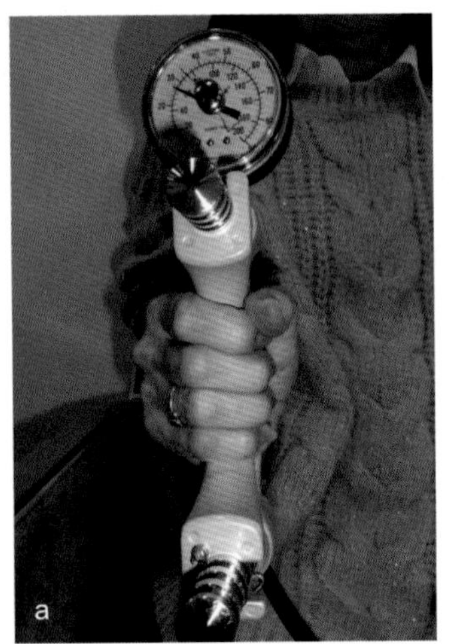

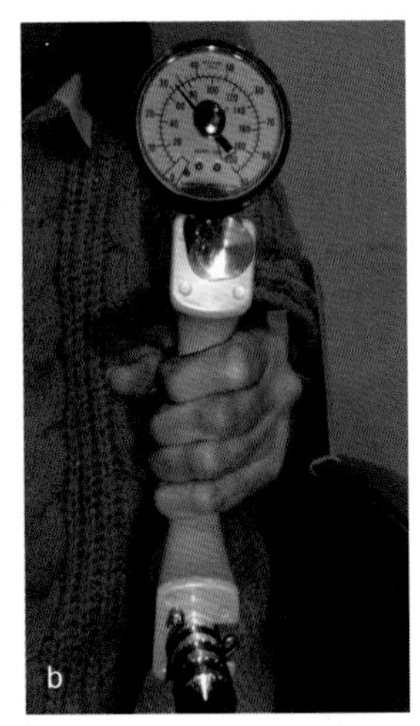

图4-8-22 a、b. 伤侧（优势侧左手）比没有受伤的非优势侧具有更大的握力。

# 第9章 桡骨远端粉碎性关节内骨折伴舟骨骨折——用三柱钢板联合螺钉固定治疗

Distal radius—multifragmentary intraarticular fracture with associated scaphoid fracture treated with triple plating and screw

## 1 病例描述

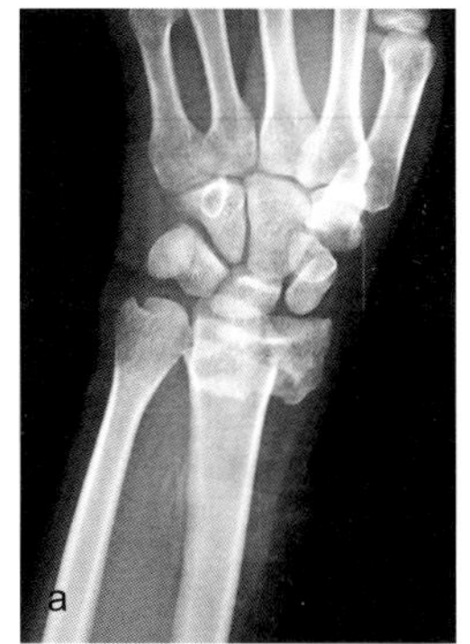
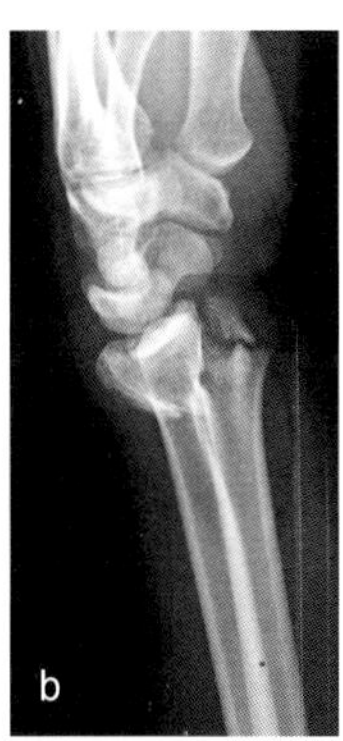
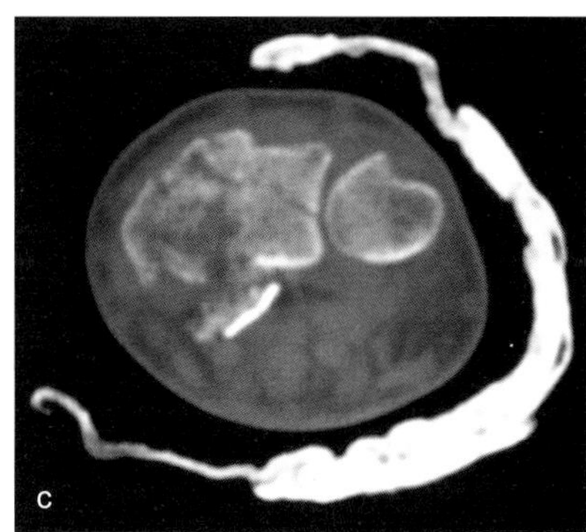
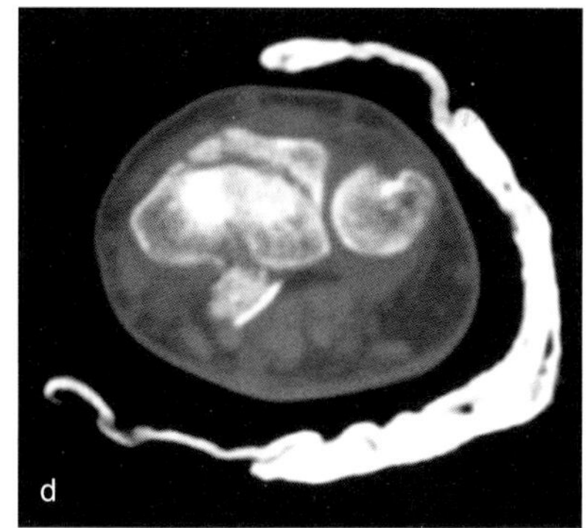

**图4-9-1 a~d.** 患者，男性，23岁，售货员，足球比赛奔跑时摔倒，左手伸直位撑地。他遭受桡骨远端粉碎性关节内骨折伴舟骨近极骨折。左腕前后位、侧位X线检查揭示了桡骨与舟骨骨折的复杂性。轴性二维CT扫描进一步展示主要累及桡骨远端舟骨窝的关节面。

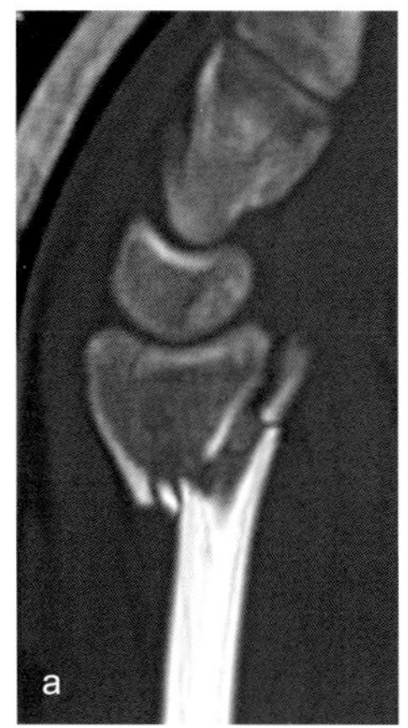
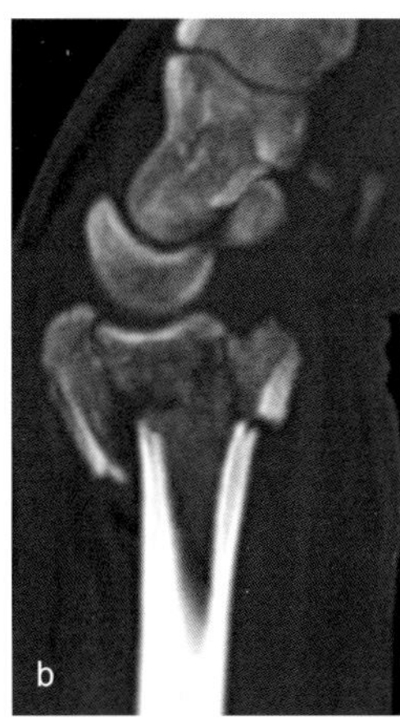
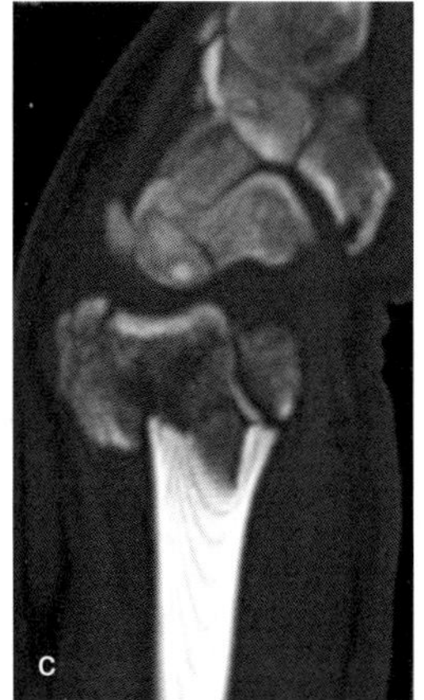

**图4-9-2 a~c.** 附加矢状位二维CT扫描使桡骨远端和舟骨骨折得以清晰显示，骨折向背侧移位（a），桡骨骨折关节内中心部分塌陷（b），舟骨近极骨折（c）。

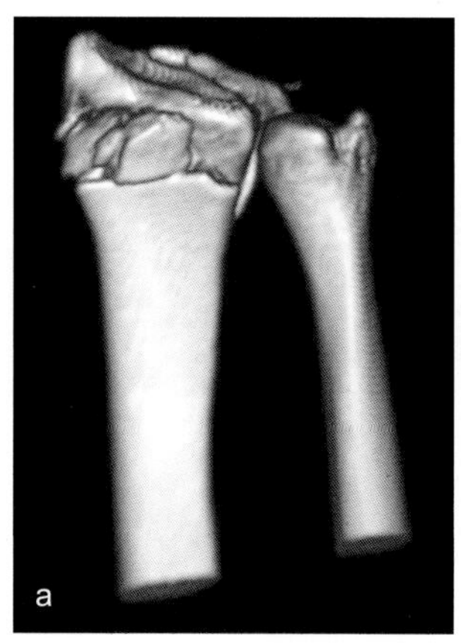

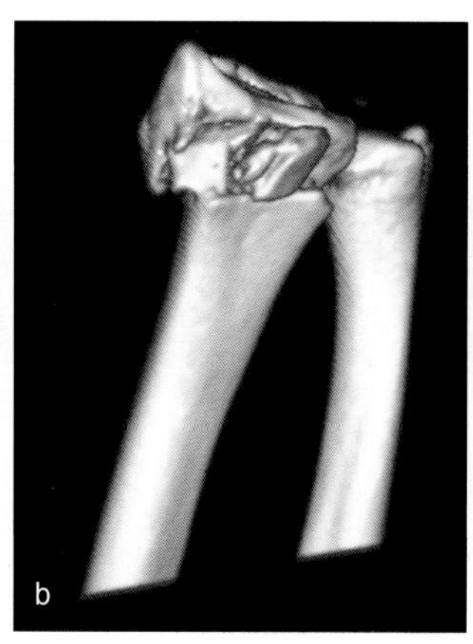

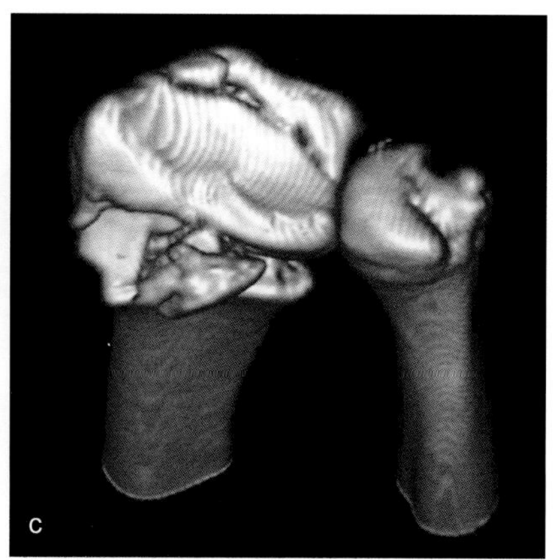


图4-9-3 a~c. 三维CT影像确认桡骨的掌侧和背侧干骺端骨折，关节面粉碎。

## 2 适应证

### 完全关节内骨折伴腕部损伤

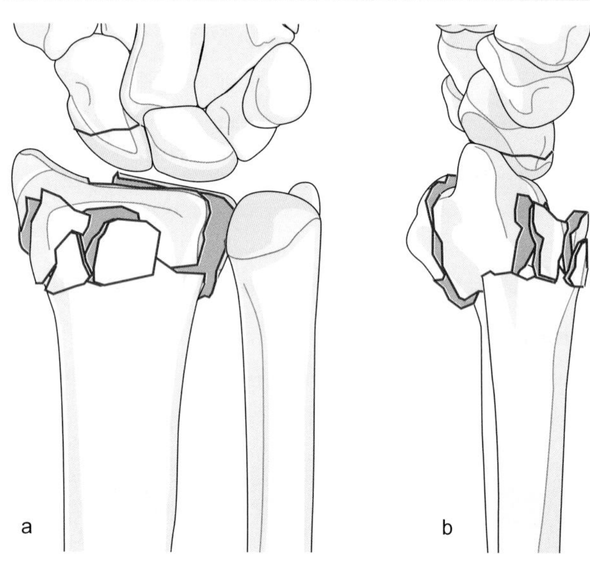


图4-9-4 a、b. 发生桡骨远端完全关节内骨折时，往往能造成粉碎性骨折，而且骨折线会延伸到骨干，治疗必须包含解剖复位和稳定固定。伸开的手遭到高能量撞击的患者也会遭受腕骨间韧带损伤及腕骨骨折；这些在最初临床评估时容易被忽视。应用CT扫描能够帮助治疗决策。

对上述损伤，可能需要切开复位掌侧和背侧联合内固定。应用掌侧和背侧两种入路的理由包括：过伸的尺侧掌侧骨块（中间柱）和旋转的桡骨茎突（桡侧柱）需要掌侧入路；移位的背侧骨块和压缩的中心关节面骨块（中间柱）的复位需要背侧入路和关节囊切开术；而在这个病例中需要背侧入路以处理舟骨近极骨折。

## 合并正中神经压迫

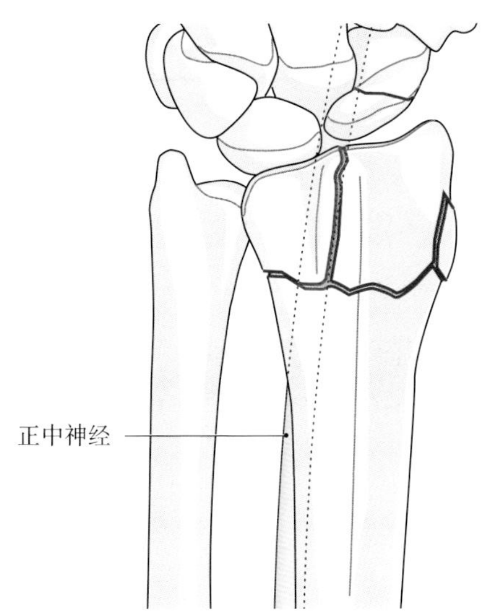


图4-9-5　如果有明显的感觉丧失或正中神经压迫的其他体征，应当行正中神经减压。

## 合并舟骨损伤

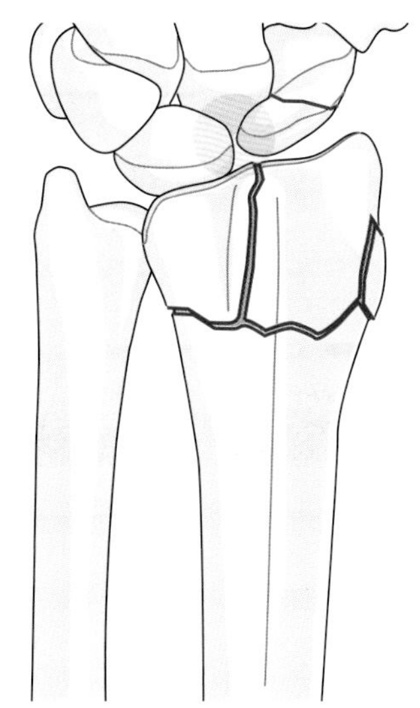

图4-9-6　这种性质的桡骨远端高能量损伤，会合并腕部韧带损伤及包括舟骨骨折在内的腕骨骨折。舟骨的近极主要依赖逆向血流而存活，它因此依赖由远而近的骨内血供而愈合。这使这些骨折高度易发缺血性骨坏死、延迟愈合及骨不连。如果近侧骨块足够大，可以用顺行置入的2.4 mm或3.0 mm内植物。

## 解剖及血供的思考

在累及舟骨近极的病例，舟骨特有的解剖及血供极为重要。更多信息参阅第2篇第1章“舟骨骨折无移位——经皮用无头加压螺钉治疗”的“2　适应证”。

## 选择内植物

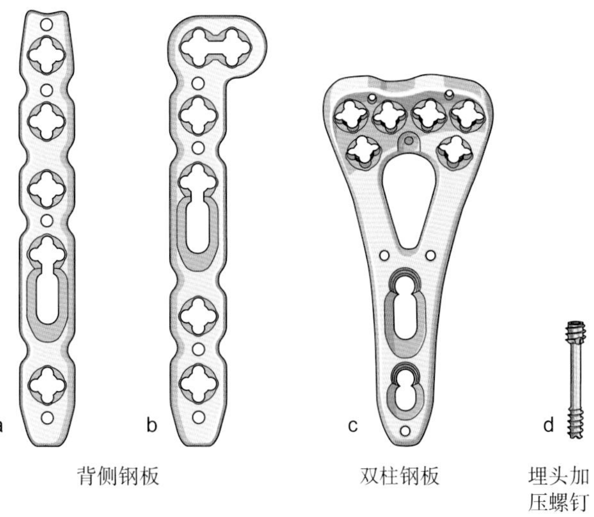


图4-9-7 a~d.　这个病例涉及治疗掌侧和背侧两个部分，因此选择特定的掌侧及背侧钢板，包括桡骨远端背侧的角度可变的锁定加压钢板（VA LCP）和放在掌侧的双柱VA LCP。用一枚3.0 mm无头加压螺钉治疗舟骨骨折。

## 3 术前计划

### 设备

- 一套桡骨远端VA LCP。
- 2.4 mm双柱VA LCP。
- 2.4 mm桡侧柱VA LCP。
- 2.4 mm中间柱VA LCP。
- 1.1 mm或1.2 mm克氏针。
- 2.4 mm或3.0 mm无头加压螺钉。
- 点式复位钳。
- 影像增强器。

### 患者的准备和体位

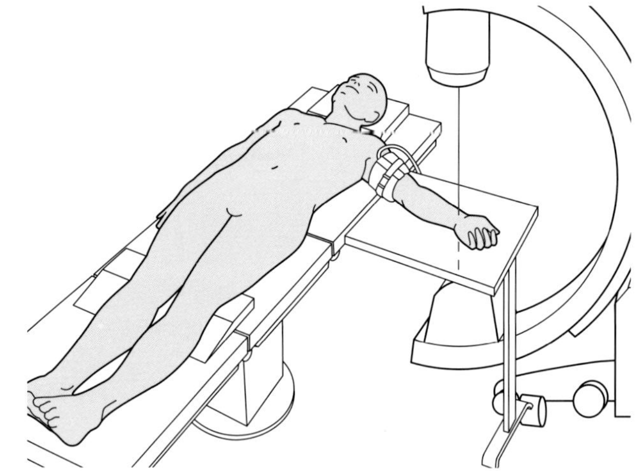

图4-9-8 让患者仰卧，前臂放在搁手台上。因为第一步涉及掌侧入路，将前臂旋后。如果也需要背侧入路，到那时将前臂旋前。肢体的位置应当允许对桡骨远端进行额状面和矢状面的各种影像检查。使用不消毒的充气止血带。预防性抗生素是非强制的。

## 4 手术方法

### 掌侧和背侧入路

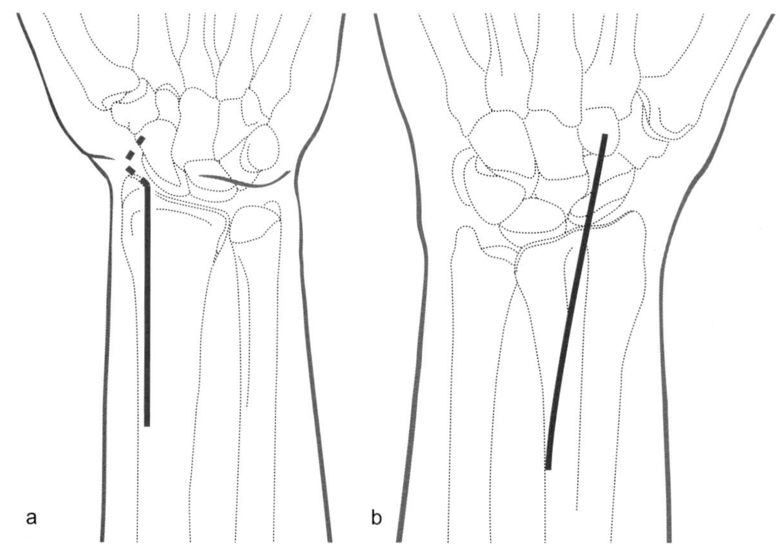


图4-9-9 a、b. 首先使用的手术入路为改良Henry掌侧入路（见第1篇第6章“显露桡骨远端的改良Henry掌侧入路”）。随后，需要背侧入路以进行背侧钢板固定和治疗舟骨骨折（见第1篇第8章“显露桡骨远端的背侧入路”）。

# 5 复位

## 临时复位

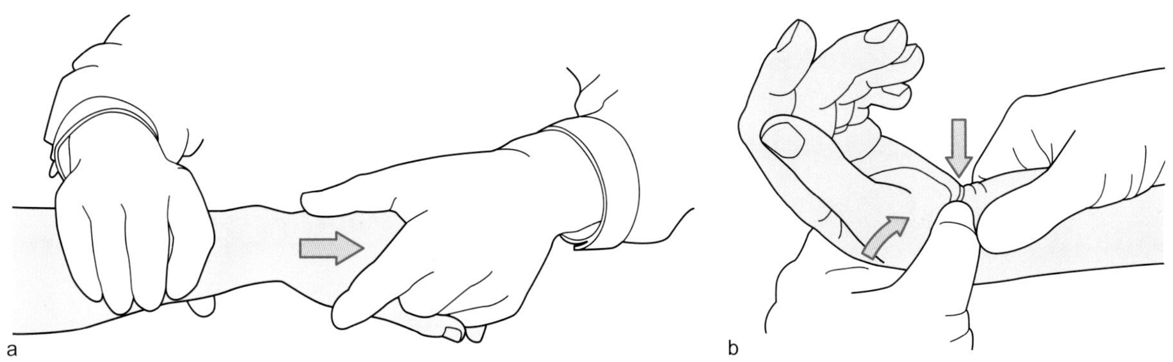

图4-9-10 a、b.　用手法或者用指套进行纵向牵引以达到复位。用手法复位以临时把持住骨折块。用临时夹板维持复位。如果患者计划做确定性手术但在合理的时间范围内又无法实施，临时外固定器可能有帮助。

## 克氏针临时固定

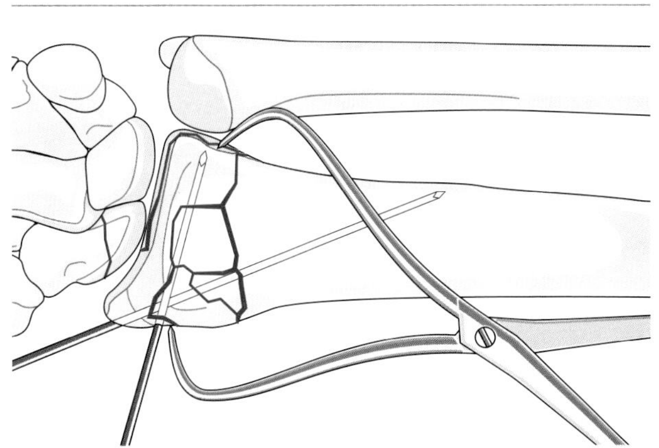

图4-9-11　经桡骨茎突置入克氏针，穿过骨折线提供临时固定。借助点式复位钳能够将主要的关节骨块复位。用克氏针临时固定主要的关节骨块也是个选择。克氏针固定的目的是在贴附钢板之前获得关节骨块准确的解剖复位。

作为替代，可能需要用点式复位钳或外固定器以达到复位。

# 6 固定

## 掌侧钢板固定

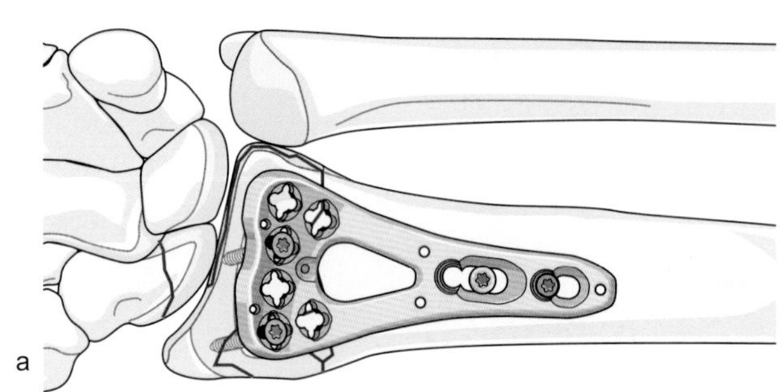

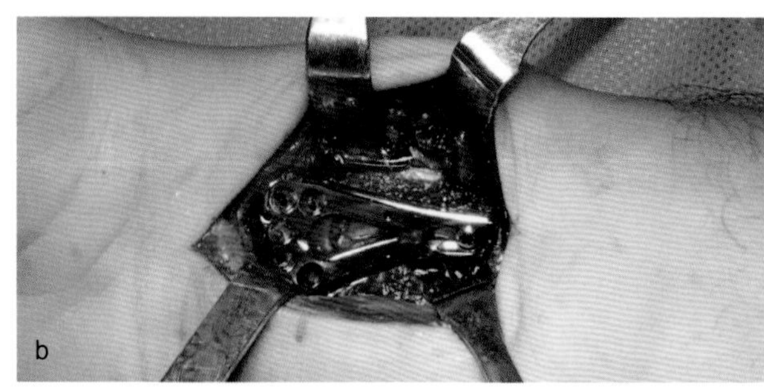

图4-9-12 a、b. 首先尝试通过掌侧入路用2.4 mm双柱VA LCP固定桡骨远端骨折块。

固定手术遵循通常的步骤，包括选择和贴附钢板、置入远侧螺钉、确定骨骼的正确长度、置入近侧螺钉，以及术中影像检查。有关这些步骤的进一步信息，见第4篇第7章“桡骨远端关节内粉碎性骨折伴骨缺损——用掌侧钢板治疗”。

## 背侧钢板固定

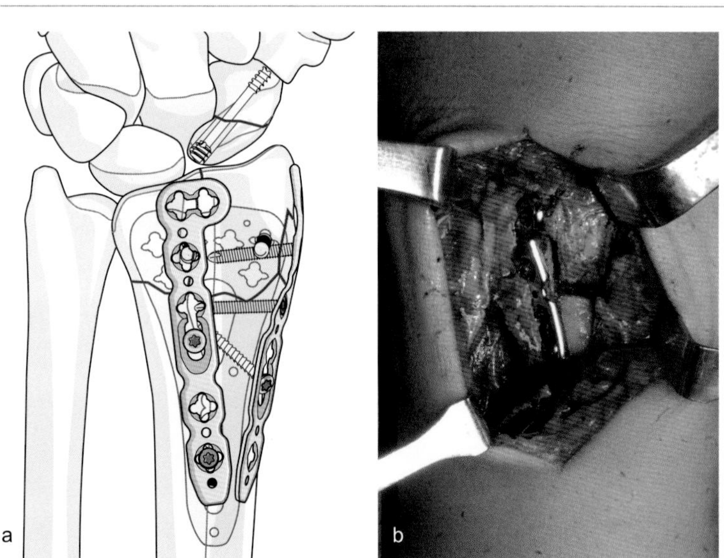

图4-9-13 a、b. 不幸的是，单用掌侧钢板没能使背侧骨块复位，因此需要另外一块背侧钢板。然后用两块桡骨远端背侧VA LCP固定这些骨块。一块放在桡侧柱，能够经业已存在的掌侧切口放进去；另一块放在中间柱，用背侧L形钢板支撑骨块作用（但在远侧钢板头端不置入远侧螺钉），这里需要一个新的背侧入路。这些钢板的整个组合为所有骨折块提供完美的复位和稳定的固定。有关背侧钢板固定步骤的进一步信息见第4篇第5章“桡骨远端关节内骨折向背侧移位——用双钢板固定治疗”。

## 舟骨骨折复位和固定

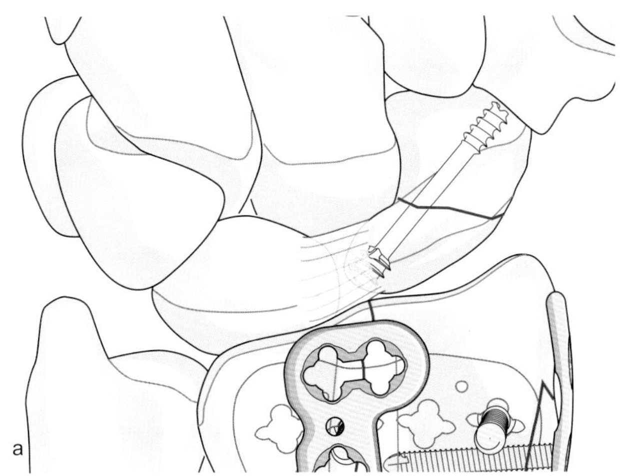

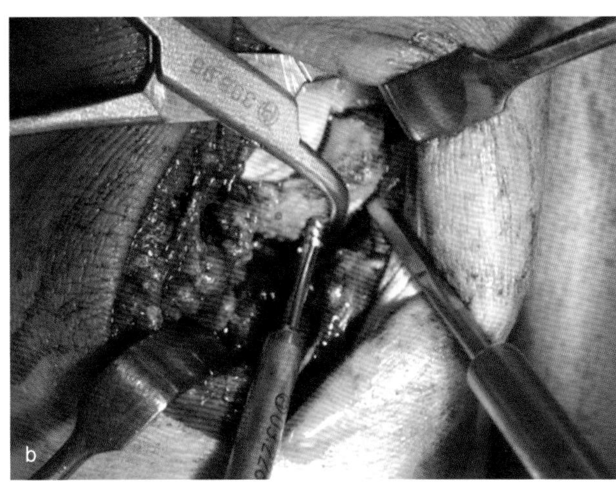

图4-9-14 a、b.　在复位并将导针置入舟骨之后，用3.0 mm无头加压螺钉固定舟骨近极骨折。有关舟骨近极骨折治疗的进一步信息见第2篇第4章“舟骨近极骨折——用无头加压螺钉治疗”。

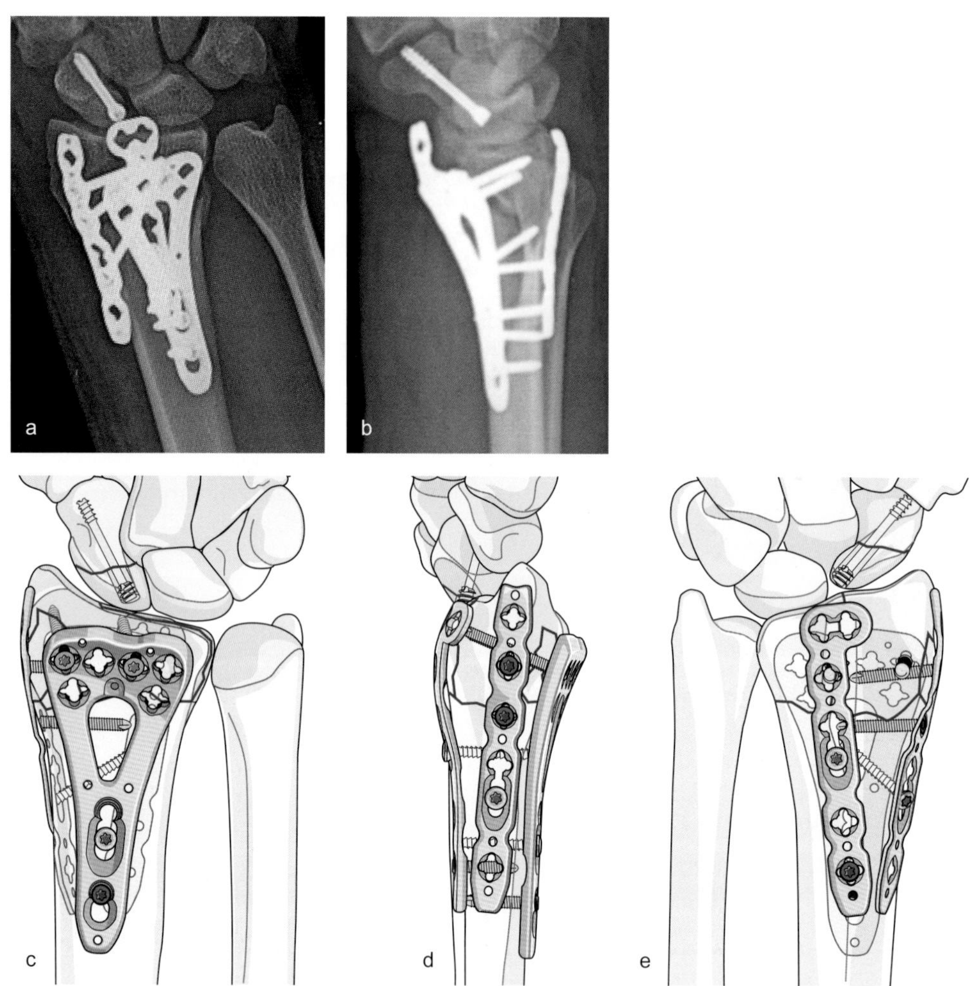


**图4-9-15 a~e.** 术后即刻X线检查（a、b）和示意图（c~e）显示已经完成的桡骨远端骨折三柱钢板固定和舟骨骨折螺钉内固定。

# 7 康复

## 术后处理、随访和功能锻炼

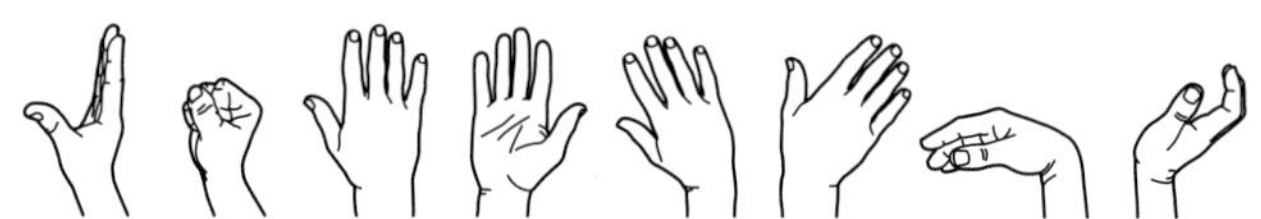

**图4-9-16** 患者应当接受标准的术后休息、患肢抬高、随访、拆线和按要求制动。术后开始活动范围有控制的主动锻炼。进一步信息见第4篇第1章“桡骨茎突骨折——用桡侧柱钢板治疗”的“7 康复”。

# 8　结果

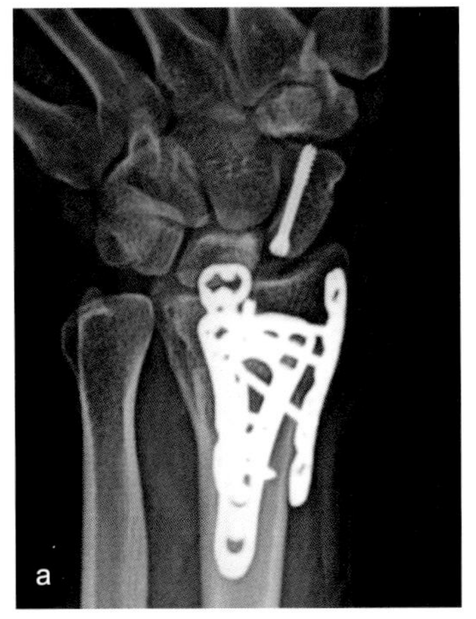


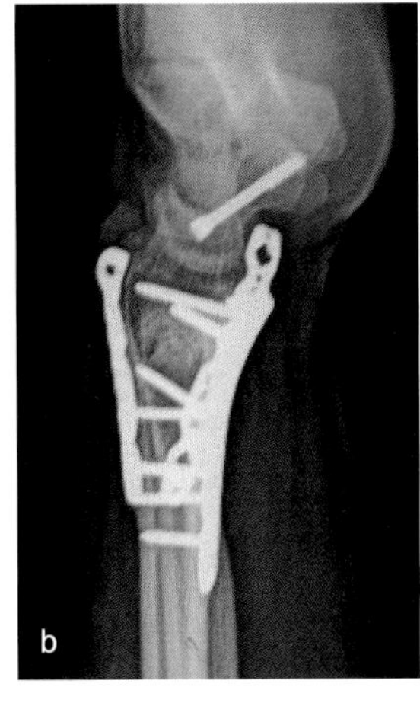


图4-9-17 a、b.　术后20个月随访时，拍摄尺偏位和侧位X线片，显示骨折已经接近解剖愈合。

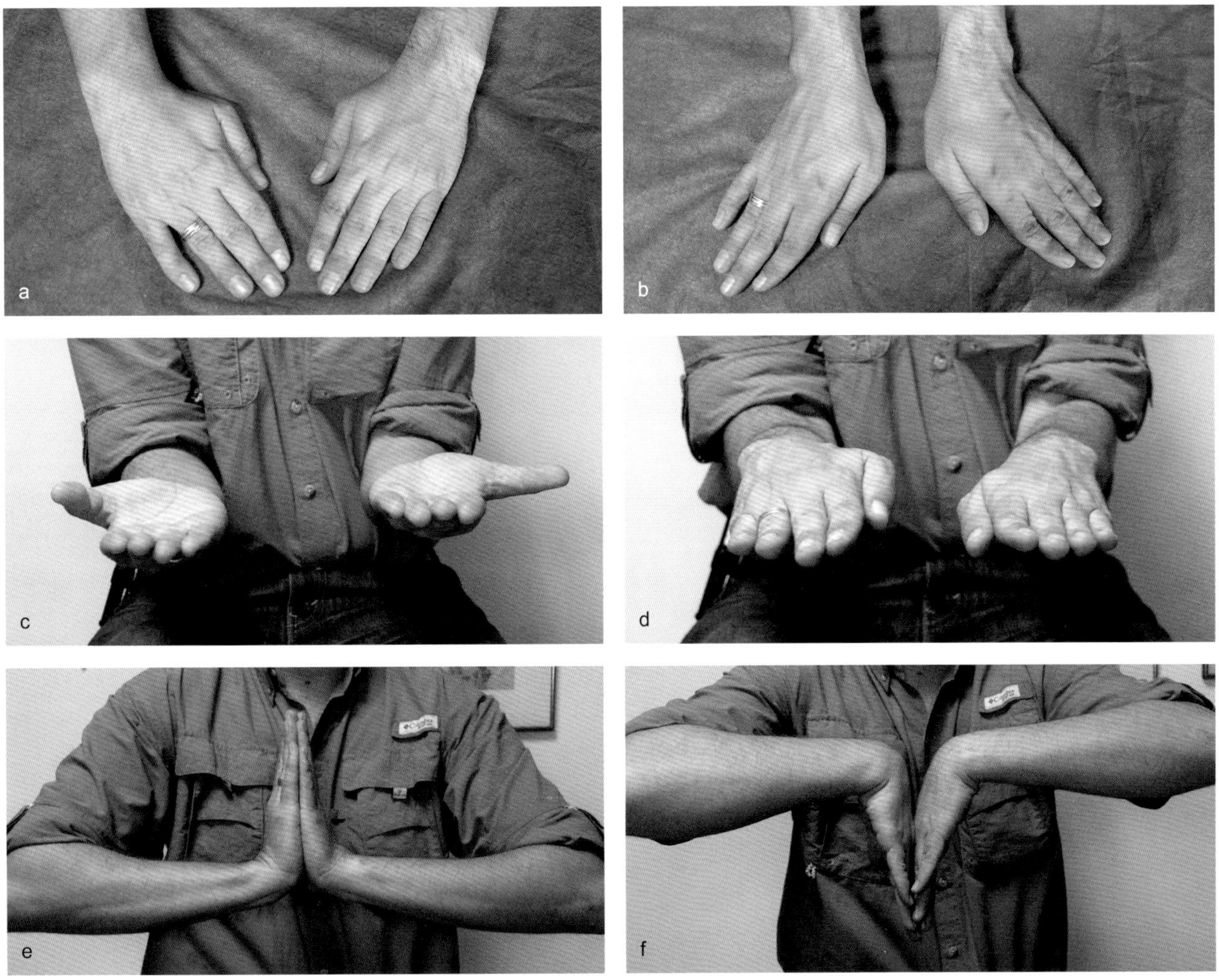

图4-9-18 a~f.　患者能够做腕关节和前臂几乎全范围的活动，拥有完美的功能效果。

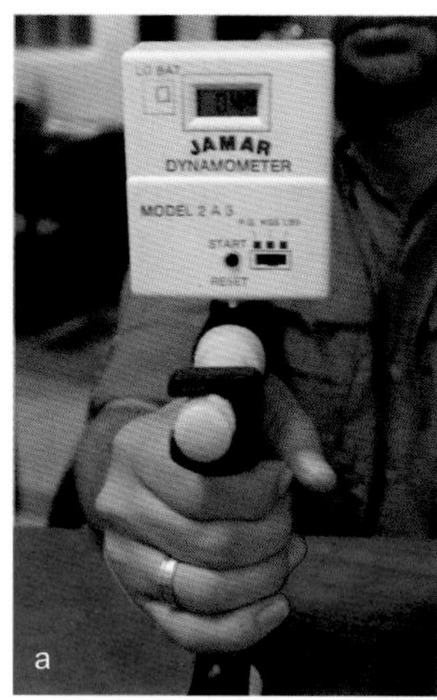


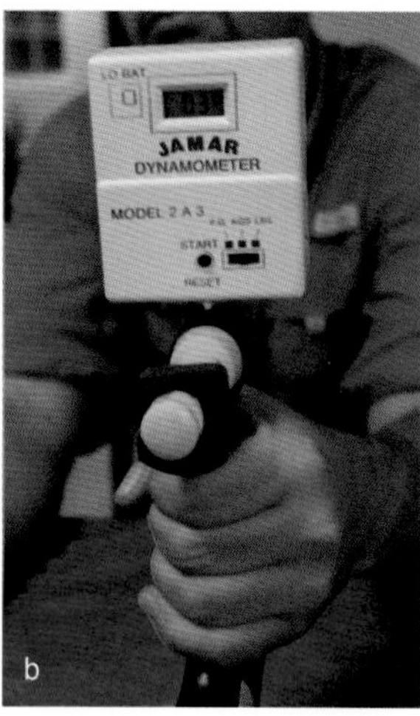


图4-9-19 a、b. 与未受伤的一侧相比，已经恢复至非常好的握力。

# 第10章　桡骨远端关节内骨折移位——用桥接钢板治疗

Distal radius—displaced intraarticular fracture treated with a bridge plate

## 1　病例描述

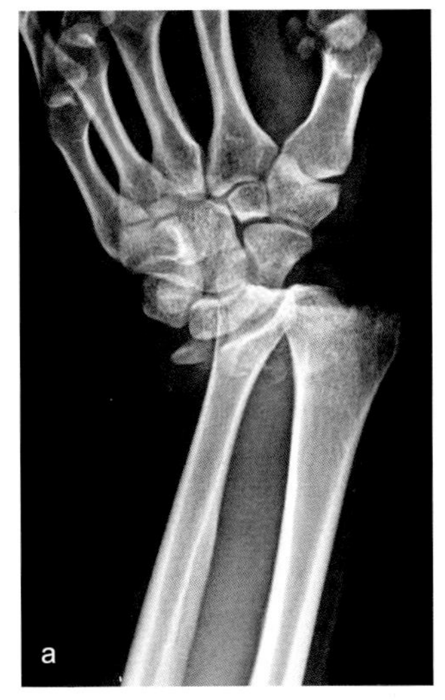

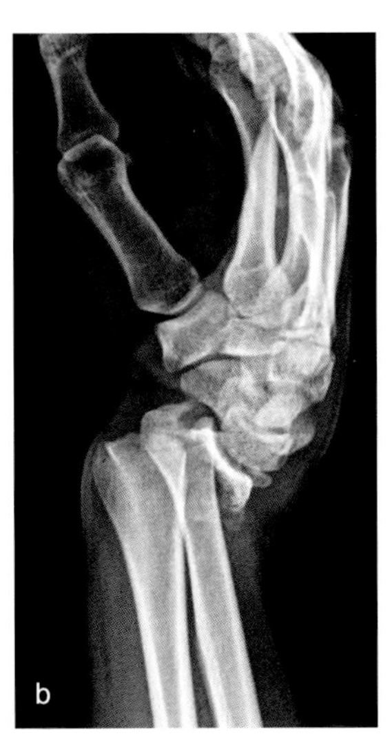

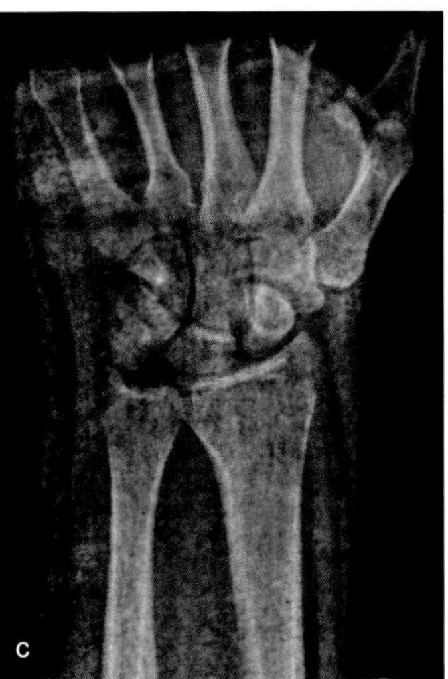

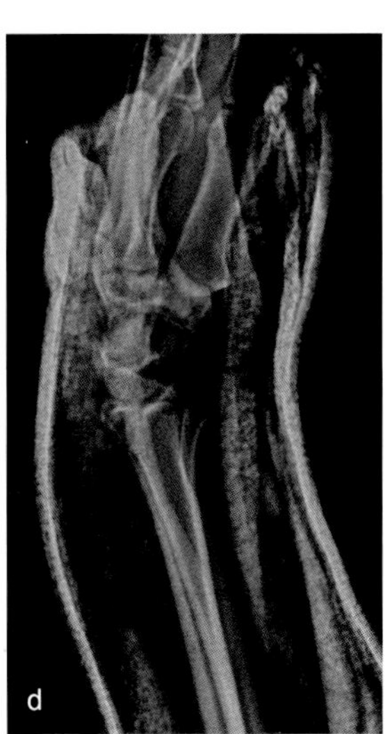


图4-10-1 a~d.　患者，男性，29岁，职业摩托车手，比赛时被卷入一场高速撞车事故，遭受单纯的右腕损伤。收入急诊科时，他有正中神经功能障碍，用指套纵向牵引并闭合复位之后缓解。最初的斜位和侧位X线检查显示关节面明显向背侧移位，带有小的、靠近关节的骨片（a、b）。后来，上了石膏夹板之后又拍了正侧位X线片，虽然神经症状缓解而且复位有所改善，但复位依然不满意（c、d）。

考虑到关节或关节周围的骨折类型不稳定，而且骨折在关节近侧，这就决定了它有指征用桥接钢板技术进行内固定（注意：本例使用了有类似骨折的一位46岁女性患者的一些术中影像作进一步的例证支持）。

## 2 适应证

### 需要桥接钢板固定的腕关节关节内骨折

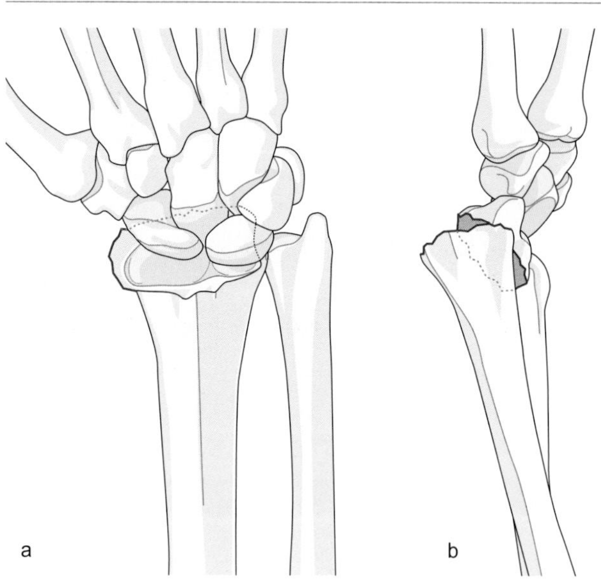


图4-10-2 a、b. 本例患者关节面移位并粉碎，骨块较小而且靠近关节。在某些桡骨远端关节内骨折中，必须考虑通过延长的手术入路，使用比较长的钢板桥接（或跨越）整个关节。当今使用这种治疗技术的适应证如下。

- 极度粉碎的关节内骨折，其间由于骨块小可能做不到骨块特定固定。
- 远端骨折跟关节靠得如此近，以至于用钢板固定变得非常困难或者不可能。
- 多发伤患者的高能量损伤，其间认为上肢早期负重对术后早期辅助搬动患者是必不可少的，或者认为用其他手段负重不那么可靠。
- 骨质疏松性骨折患者，骨折明显粉碎，如果腕部加压的力量没有得到恰当的中和可能导致骨折塌陷。
- 延伸进桡骨远端的干骺端－骨干移行区域的高能量粉碎性骨折，其间用骨干/干骺端钢板进行远侧固定是没有意义的或者不可能的。

通过跨越腕关节，桥接钢板起桥接内固定支架的作用，是个临时固定的方法。它需要在放置大约8~12周后去除。背侧桥接钢板对骨折的背侧部分既提供内在牵张，也提供支撑支持。不像外固定，桥接钢板可以留置原处而没有钉针松动或感染的风险。

### 桥接钢板固定的禁忌证

桥接钢板固定的相对禁忌证包括：年轻个体的骨折，他们容易接受掌侧钢板固定或骨块特定固定。另外需要注意的是，桥接钢板固定需要二次手术取除内植物，有腕关节僵硬和伸肌肌腱激惹的额外风险。

## 选择内植物

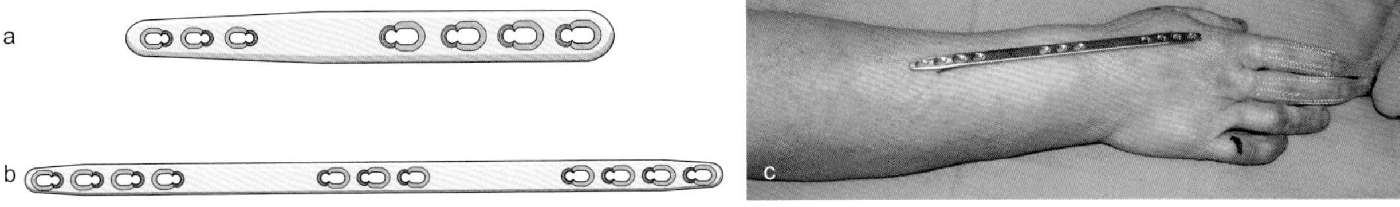


图4-10-3 a~c. 许多内植物可以用作桥接钢板，包括标准的有限接触动力加压钢板（LC-DCP），专门用于桡骨远端全腕关节融合的钢板，或特别设计的使用2.7 mm螺钉的钢板。钢板的选择取决于患者的体型和骨折沿着桡骨远端向近侧粉碎的程度。将钢板放在桡骨骨干至第二或第三掌骨干骺端之间的皮肤上面。用影像增强器确保在骨折近侧和远至掌骨两者都能够放置至少3枚骨皮质螺钉。能够将钢板预塑形成弯的或者干脆直板置入。为这个患者用了2.7 mm直钢板。

## 影像学检查

没有CT扫描，对这些损伤的细节进行准确的评估是不可能的。整个手术过程都要求影像增强。

# 3 术前计划

## 装备

- 2.7 mm桥接钢板。
- 1.1 mm或1.2 mm克氏针。
- 指套牵引系统。
- 影像增强器。

## 患者的准备和体位

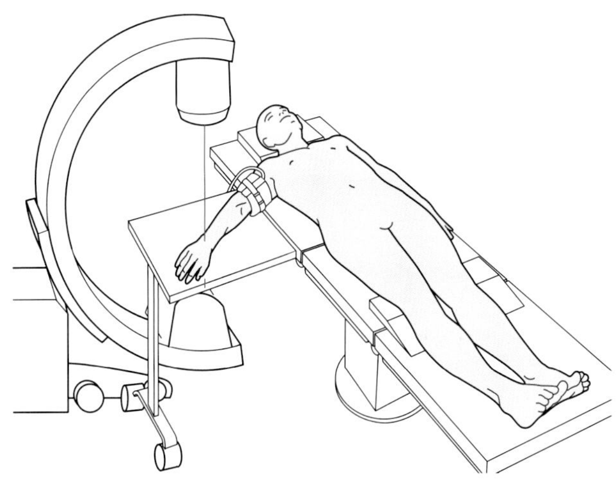

图4-10-4 让患者仰卧，前臂放在搁手台上。将前臂旋前。肢体的位置应当允许对桡骨远端进行额状面和矢状面各种影像检查。使用不消毒的充气止血带。预防性抗生素是非强制的。这位患者的手用卷起的手术巾支撑。

# 4 闭合复位

## 临时复位

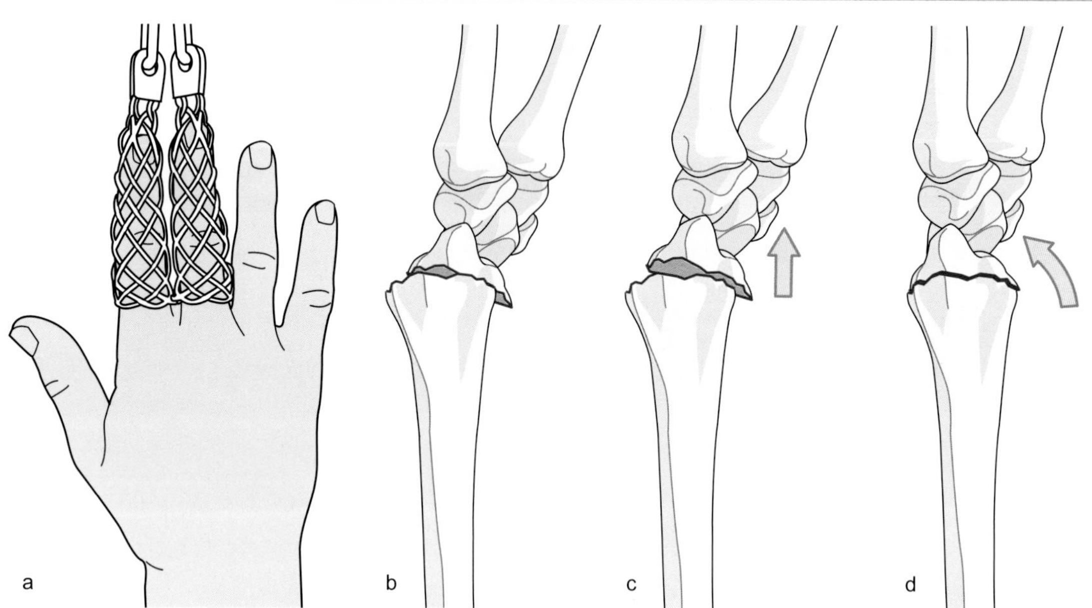


图4-10-5 a~d. 在此类损伤中，要求在做手术切口之前先复位；做闭合复位的手法，包括纵向牵引与向掌侧推移相结合以恢复桡骨的长度、桡骨尺倾和掌倾角。通过用示指和中指的指套进行纵向牵引达到复位（a、b）。用影像增强器引导，恢复桡骨的长度（c）。纵向牵引也用于协助关节面复位（d）。这个手法将确定桡骨掌侧尺侧角是否完整。最后，将手部旋前以纠正旋后畸形。

# 5 手术方法

## 决定钢板放置的位置

考虑手术入路的第一步是决定将用哪一根掌骨（第二掌骨和第三掌骨中的一根）做钢板固定。注意：应当能够将至少3枚螺钉安放在掌骨上。决定因素是哪个位置能提供最好的复位。

确定用哪根掌骨的方法如下。

1. 将骨折临时复位。
2. 将钢板放在腕关节背侧面。
3. 使用影像增强器对钢板的桡偏和尺偏进行小的调整，以便确定钢板的合适位置是在第二还是在第三掌骨上。

这个重要步骤一旦完成，就做手术切口。

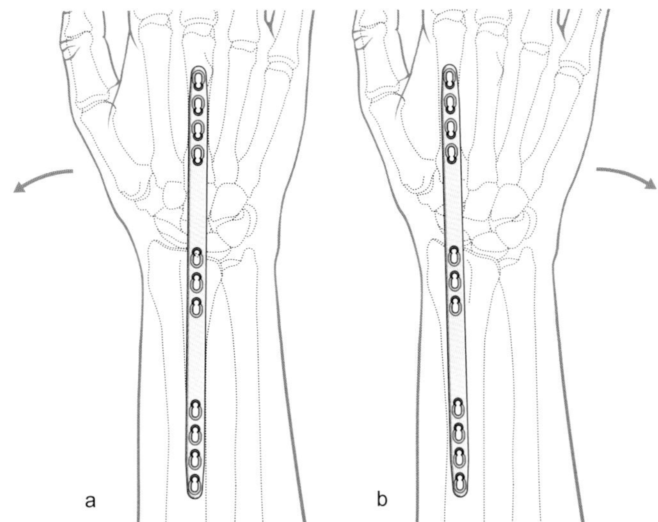


图4-10-6 a、b.　当选定第三掌骨时，腕关节轻度桡偏，钢板斜行放在桡骨表面，其近端位于骨干的尺侧（a）。

当选定第二掌骨时，腕关节轻度尺偏，钢板斜行放在桡骨表面，其近端位于骨干的桡侧（b）。这么做允许更好地纠正桡骨的高度及倾斜度。不过，决策总得取决于通过影像增强所看到的骨折的排列。

只要螺钉咬住两侧的皮质，钢板斜行放在桡骨骨干上就是可以接受的。

## 入路

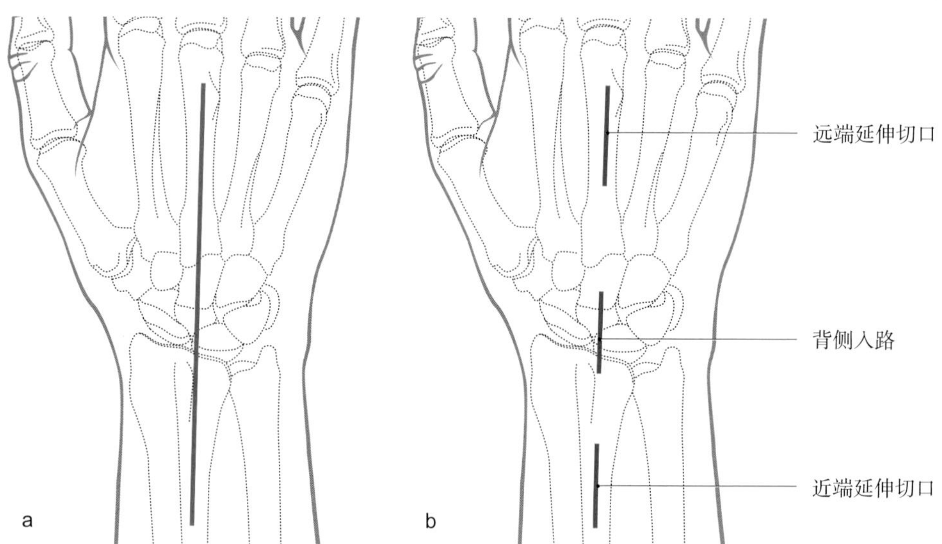


图4-10-7 a、b. 使用的手术入路为背侧延长入路（a）（见第1篇第9章“显露桡骨远端的背侧延长入路”）。在大多数病例中，需要3个切口（b）。对于这位患者，应用三切口技术，包含背侧切口和近端及远端两个附加切口。

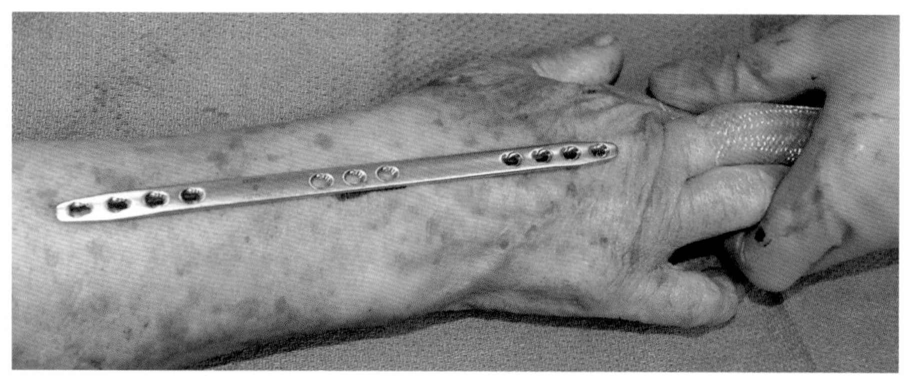

图4-10-8 将钢板放在背面并协助对应当用哪根掌骨做固定做出决定。这项技术在第1篇第9章“显露桡骨远端的背侧延长入路”中做了详尽的解释。

## 6 切开复位

图4-10-9 a、b.　选定沿第三掌骨排列，因为这样能提供最好的复位，画出3个切口线（a）。于第三掌骨基底部做第一个3 cm切口，在掌骨干上继续。然后直接在Lister结节上做第二个切口，长2 cm（b）。松解拇长伸肌肌腱（EPL）并向尺侧牵开。移动EPL有助于钢板的插入和关节面的复位，并协助将钢板在第二伸肌间肌腱的深面滑动。画出第三个（最近侧）切口线，在钢板置入之前不要切开。

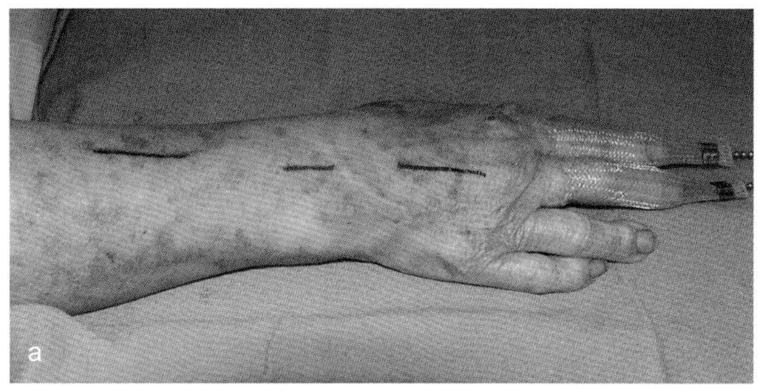

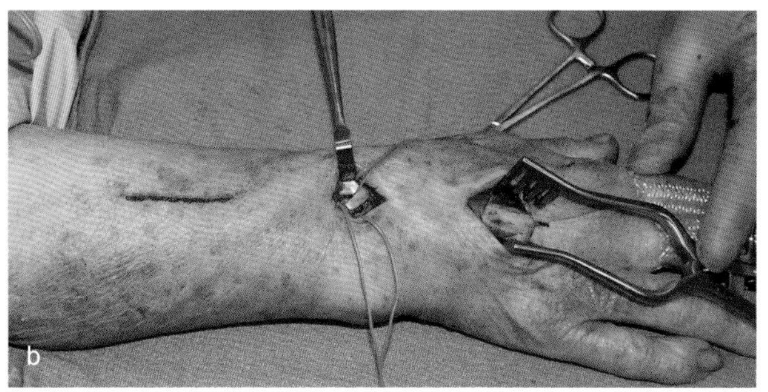

## 7 固定

### 确定钢板插入方向

图4-10-10 a、b.　在插入钢板之前要考虑骨折移位的方向，以避免钢板在推进时被骨折块截住。用指套牵引达到复位之后，通过顺行或逆行插入，将钢板置于背侧第二伸肌间室的深面。骨块背侧移位时，推荐逆行插入（a），骨块掌侧移位时推荐顺行插入（b）。钢板在肌腱及肌腹的深面插入，沿选定的方向推进。

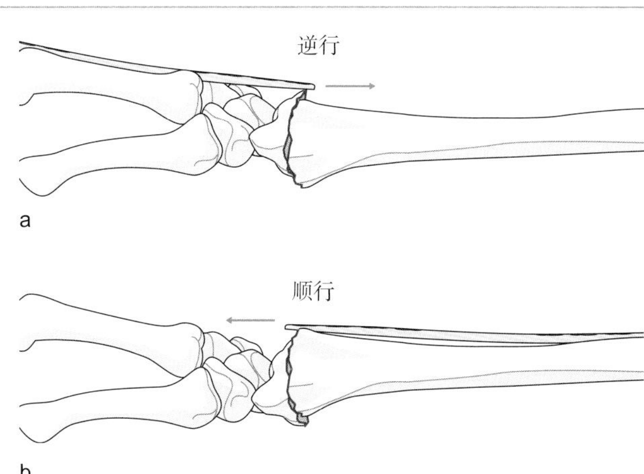

## 应用钻头导向器

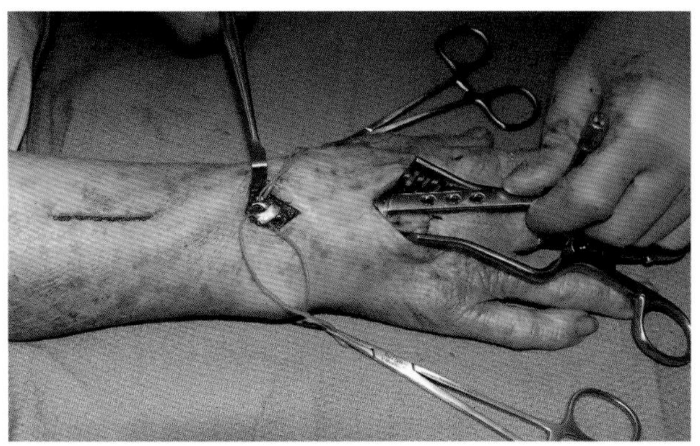

图4-10-11　可将钻头导向器旋入钢板远侧的一个孔里，就能够用它作为把手，给钢板的滑入提供方便。

## 插入钢板

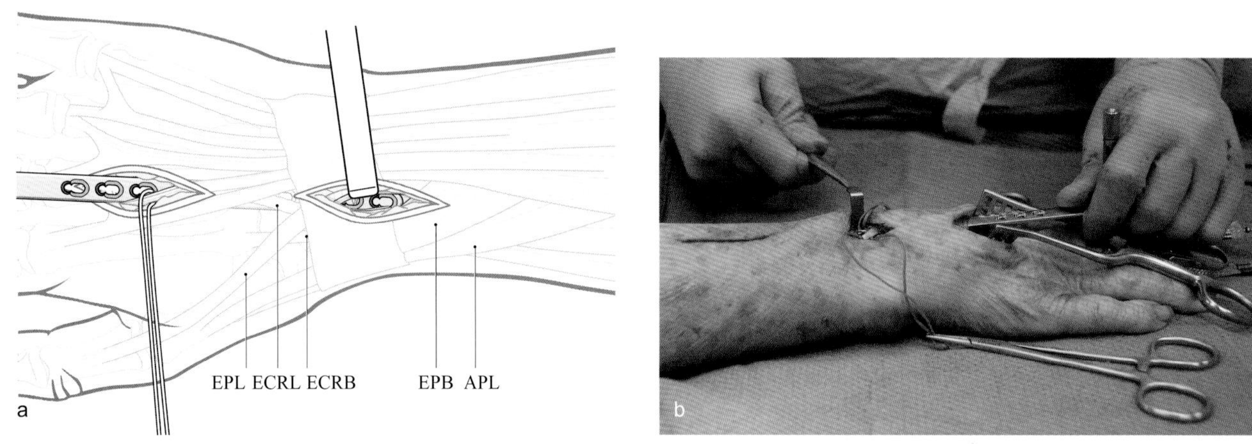


图4-10-12 a、b.　将钢板在第二间室肌腱的深面向近侧穿过，推荐中间的切口以避免损伤EPL。术中照片显示以逆行的方式插入钢板（EPL，拇长伸肌；ECRL，桡侧腕长伸肌；ECRB，桡侧腕短伸肌；EPB，拇短伸肌；APL，拇长展肌）。

## 做近侧切口

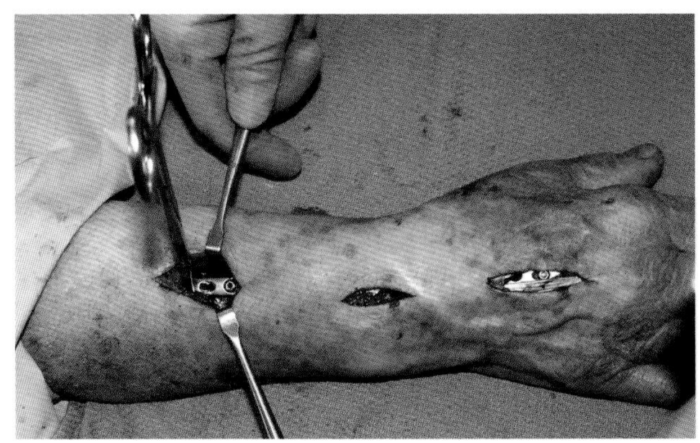

图4-10-13　近端切口位于背侧，恰于拇长展肌（APL）和拇短展肌（EPB）肌腹的近侧，在桡骨背侧部分的上面做3 cm长的桡骨骨干切口，与桡侧腕长伸肌肌腱（ECRL）和桡侧腕短伸肌肌腱（ECRB）的走行方向一致。先前将钢板放在背侧做最初影像检查时，给这个切口做过标记，但在切开之前可做影像检查确认位置。

切口的准确位置取决于钢板远端要固定在第二掌骨还是第三掌骨。由于这块钢板是固定在第三掌骨，就在第一和第二伸肌间室之间解剖形成一个间隙，并显露桡骨骨干。小心避免损伤桡神经浅支。将第一伸肌间室肌肉向尺侧牵开，第二伸肌间室向桡侧牵开。在这个节点上，应当看得见钢板的近侧螺钉孔。

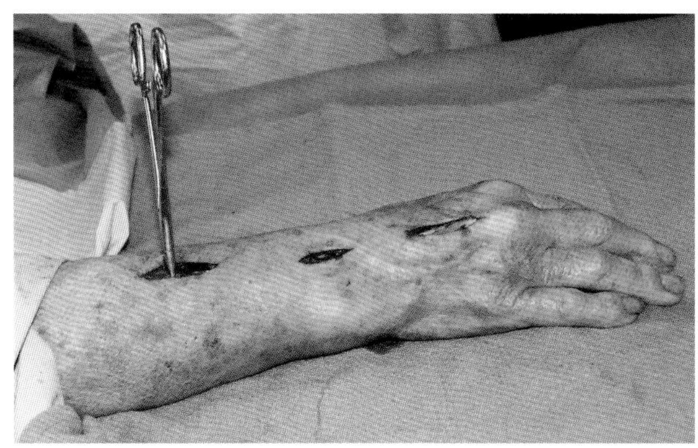

图4-10-14　可以在桡骨干上放置一把合适的有齿钳，以防止钢板过度向尺侧或桡侧活动。在钻孔过程中，万能钻头导向器也能够在需要时帮助固定钢板的位置。

## 置入远侧螺钉

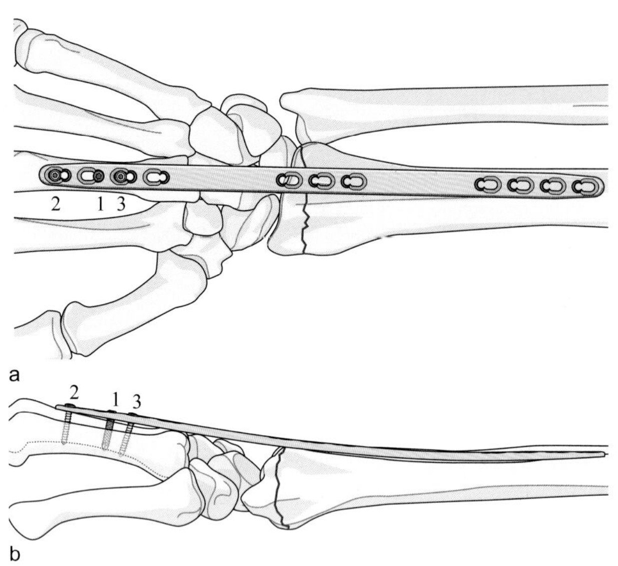


图4-10-15 a、b. 掌骨的骨干狭窄，不能忍受钢板向侧方移动。出于这个原因，推荐先置入3枚掌骨螺钉（推荐螺钉置入的顺序如图所示）。必须小心将钢板放在中间确保所有螺钉都能够固定两侧皮质。

建议在掌骨与桡骨都用至少1枚锁定螺钉，这样允许用钢板做内支架。在掌骨上使用锁定螺钉也大有裨益，因为螺钉头位置与钢板平齐并避免伸肌腱激惹。

## 置入近侧螺钉

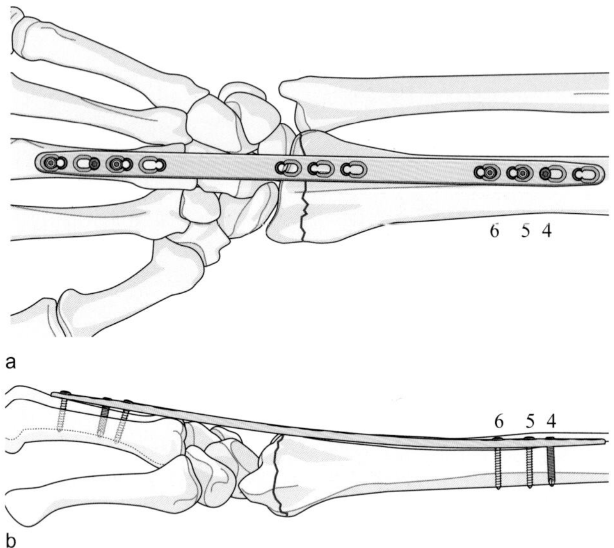


图4-10-16 a、b. 在近侧钢板固定之前，要确认所有手指都能全范围被动活动。如果手指不可能完全屈曲，可能是伸肌腱钢板撞击所导致，必须进行松解。

在骨折的近侧用3或4枚螺钉将钢板固定至桡骨。桡骨骨干的固定一旦完成，应当保证已达到桡骨的合适长度及骨折的复位，桡腕关节的分离间隙不超过5 mm。

## 关节面复位

钢板固定到位，桡骨长度恢复之后，外科医生能够聚焦于关节面的复位。

## 可选：植骨

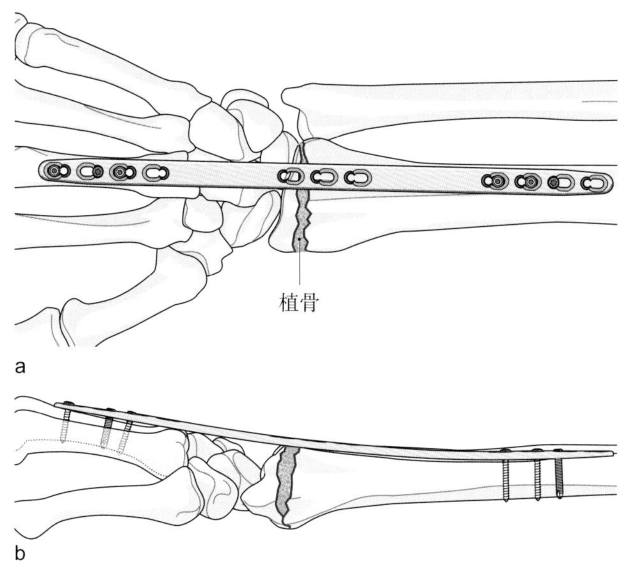


图4-10-17 a、b.　干骺端的任何空隙都能够用植骨填充，从中间切口植入。植骨的首要目的是获得支撑关节面骨块的力学作用和加速骨折愈合。

## 可选：螺钉置入

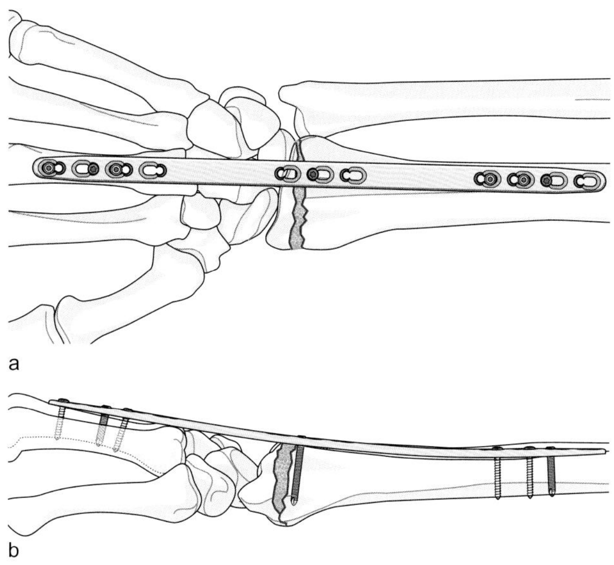


图4-10-18 a、b.　通过钢板中部的螺钉孔置入3.5 mm锁定螺钉，正好到月骨窝的软骨下骨之下，能够提供对月骨面的进一步支撑。或者，也可以使用2.7 mm皮质螺钉，但必须固定住两侧皮质。

## 可选：置入克氏针

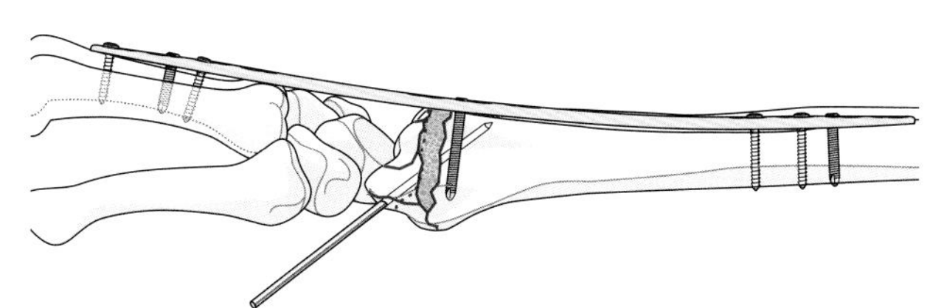

图4-10-19　有一些需要复位的骨块太小，螺钉把持不了。在这种情况下，应当用1.1 mm或1.2 mm克氏针复位并固定这些骨块。在桡骨茎突或中间柱的骨块，情况往往是这样的。

## 附加掌侧钢板

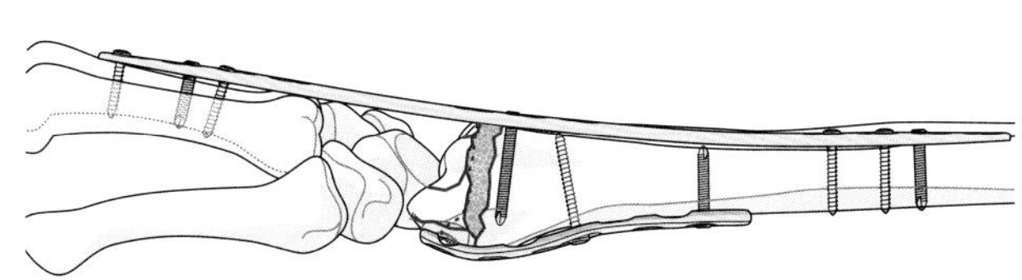

图4-10-20　某些移位的掌侧月骨窝骨块单凭整复或背侧桥接钢板固定不能复位。在这种情况下，推荐另做掌侧入路，并用一块小的支撑钢板补充固定这些骨块。

### 评估下尺桡关节

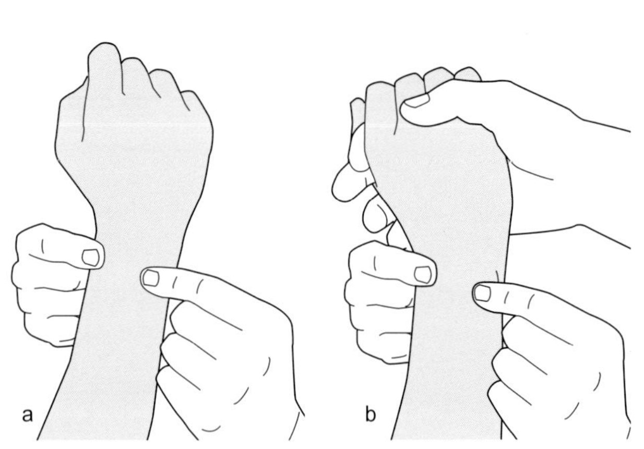


图4-10-21 a、b. 固定后，应当对DRUJ进行评估，前臂旋转和稳定性两者都要检查。确定是否存在DRUJ不稳的检查方法参阅第4篇第1章“桡骨茎突骨折——用桡侧柱钢板治疗”的“6 固定”。

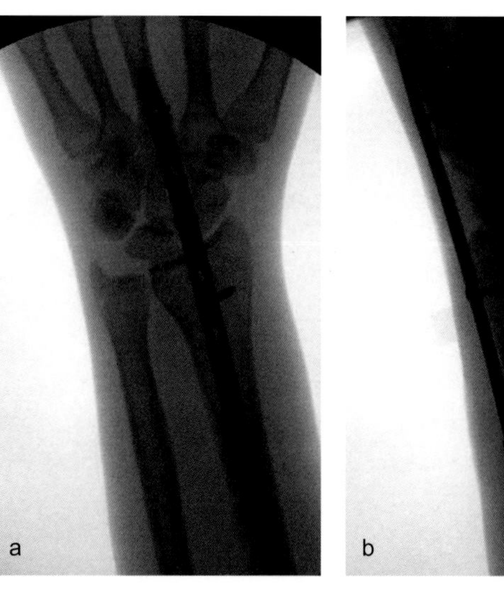


图4-10-22 a、b. 通过置于第三掌骨上的桥接钢板进行固定并经钢板中部用一枚螺钉支撑月骨窝之后，用术中影像证实桡骨骨折的排列和复位良好。

## 8 康复

### 术后处理

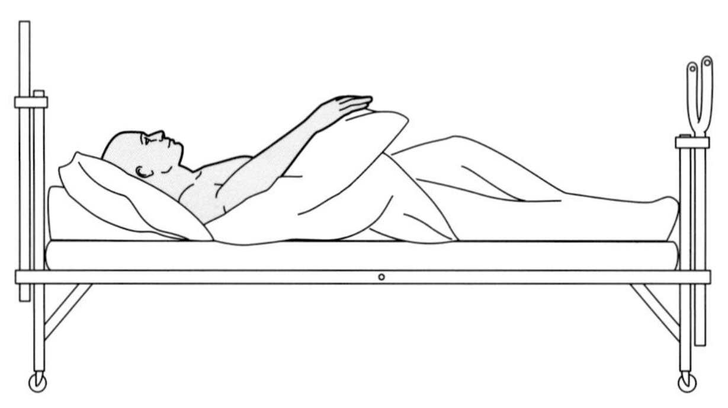

图4-10-23 患者卧床时，用枕头维持手部抬高于心脏水平，以减少肿胀。

### 随访

2~5天后检视患者以更换辅料。10天后拆除缝线，用X线检查证实没有发生继发移位。

## 制动

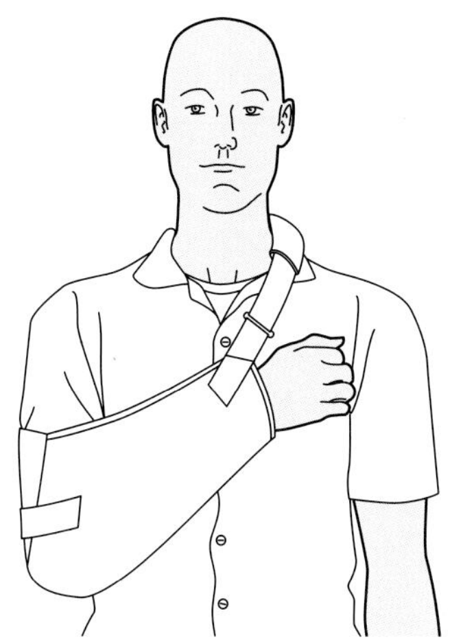

图4-10-24　术后制动的形式和时间取决于诸多因素，包括内固定的质量以及患者的活动度和依从性。可能有必要用石膏或可拆卸夹板固定腕关节数周。

## 功能锻炼

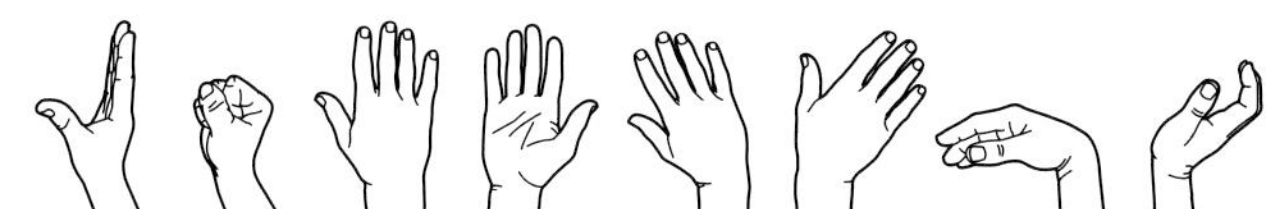

图4-10-25　术后开始活动范围有控制的主动锻炼。手术之后允许前臂及肘关节负重。另外，患者稳定之后，能够使用厚底拐杖。术后3~4周拆除厚垫，允许通过手握普通拐杖负重。骨折未愈合之前，推荐限制举起和携带重物不超过5 kg。

当合并的DRUJ不稳时，方案将会不同。术后用长臂夹板固定3周，在那以后对DRUJ的稳定性和前臂的旋后活动进行评估。如果患者的前臂能够完全旋后，就停止夹板固定。通过前臂的轴向应力传递物品和完全负重是可以做的。如果旋后活动困难，或者如果DRUJ需要重建，就提供可拆卸的长臂夹板。如果用了克氏针贯穿固定DRUJ，那么6周后拆除克氏针并重新对DRUJ的稳定性进行评估。

## 内固定拆除

大约6周可拔除克氏针，钢板则留在原处，直到放射学证实骨折愈合，通常在3~4个月之间。在拆除内植物时，推荐做伸肌腱松解，随后积极进行康复功能锻炼。

## 9 结果

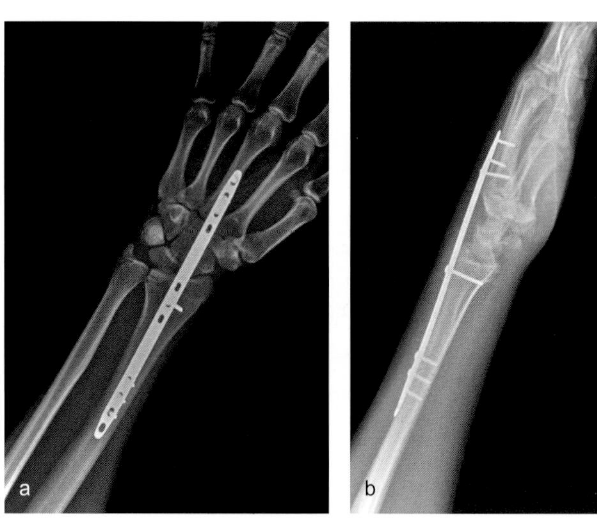


图4-10-26 a、b. 2周随访时，桥接钢板的术后影像显示由它维持的排列和复位。术后12周取出桥接钢板。

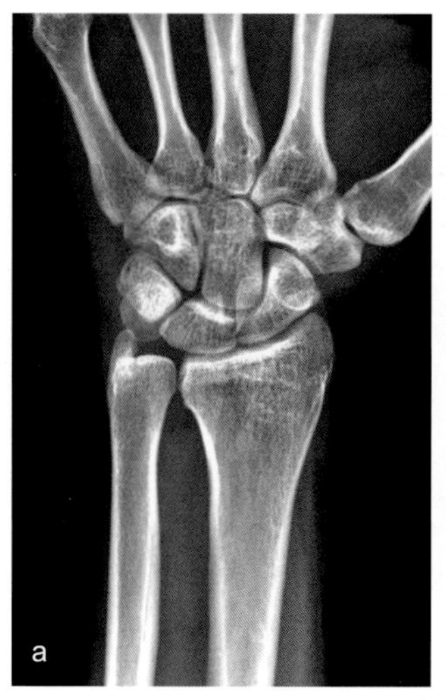


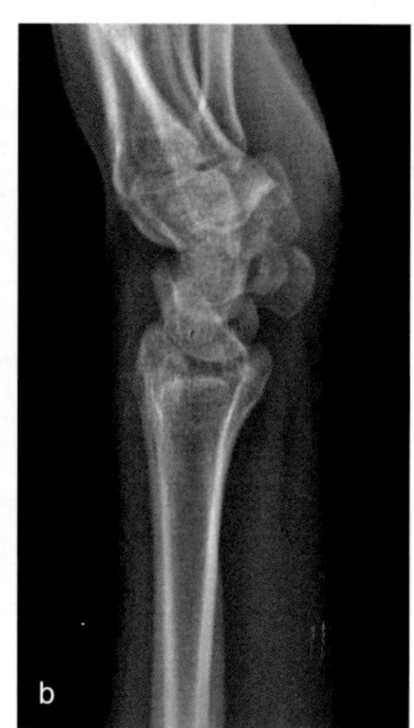


图4-10-27 a、b. 钢板拆除后5个月进一步随访时，正侧位X线片显示骨折愈合、关节平整性和完美排列。

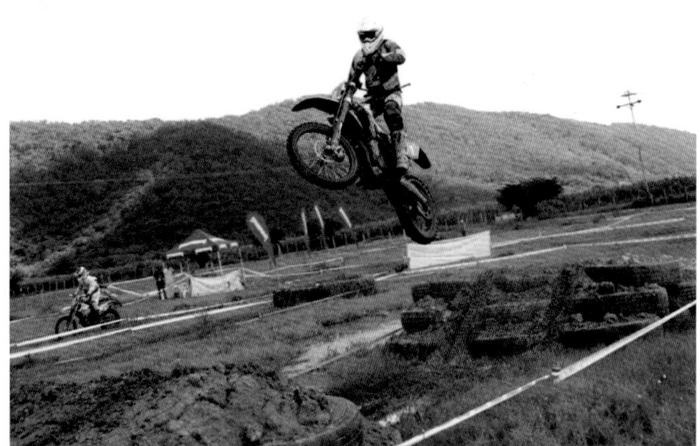

图4-10-28 患者已经达到几乎完全的活动范围，能够继续其摩托车骑行活动，毫无困难。

# 10 可供选择的技术

## 应用双切口技术

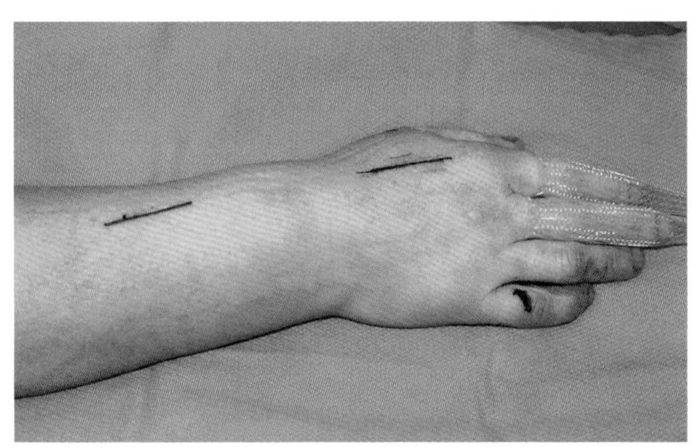

图4-10-29　另一种方法是，可以只用近端和远端两个切口完成入路。当有广泛粉碎和多个小骨块时，可以考虑双切口入路。闭合复位后，用影像增强器确定用哪根掌骨做固定。钢板放在皮肤上，标记钢板近端和远端的螺孔的位置。做3 cm长的远端切口并插入钢板。

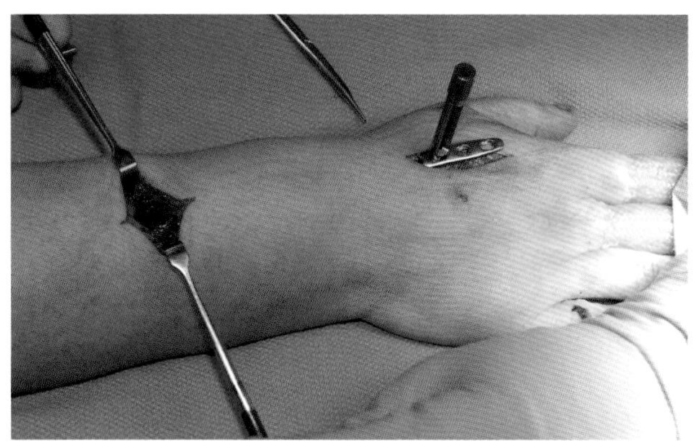

图4-10-30　将钻头导向器旋进一个远端螺钉孔里，用作把手。一旦钢板已经插入并在桡骨上位于骨折的近端，就恰于APL和EPB肌腹的近端、在桡骨背侧部做长约3 cm的第二切口，与ECRL和ECRB肌腱的走行方向一致。

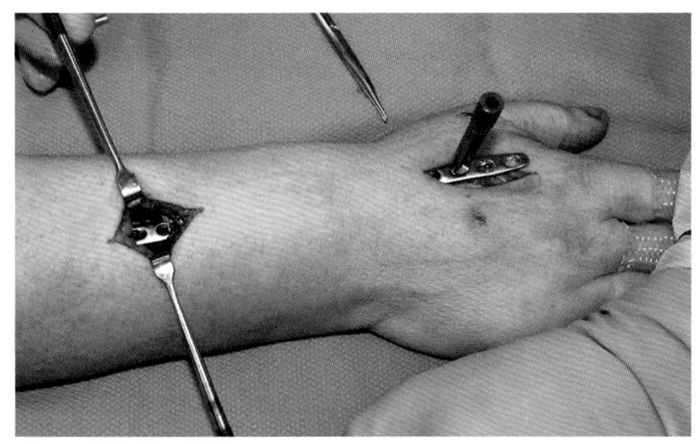

图4-10-31　通过钝性分离，在ECRL/ECRB和APL/EPB之间解剖形成间隙，并能看到桡骨骨干上的钢板。必须小心避免损伤桡神经浅支。

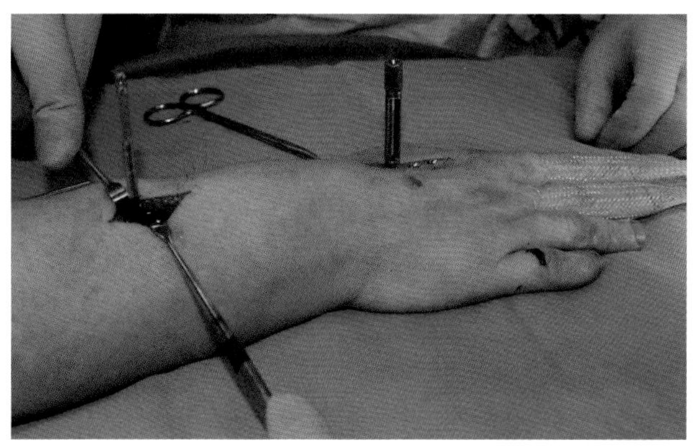

图4-10-32　将一个钻头导向器旋进钢板近端的一个孔里用作第二个把手，使钢板在桡骨上的排列更加便利。以标准的方式完成固定。

# 第11章 桡骨远端桡腕关节骨折脱位——用双钢板固定治疗

Distal radius—radiocarpal fracture dislocation treated with double plating

## 1 病例描述

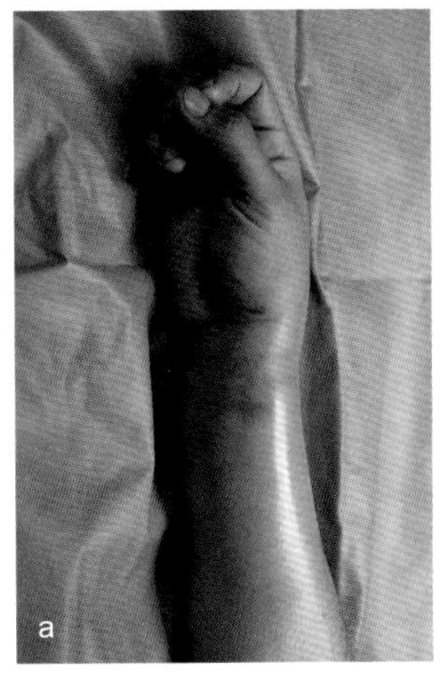
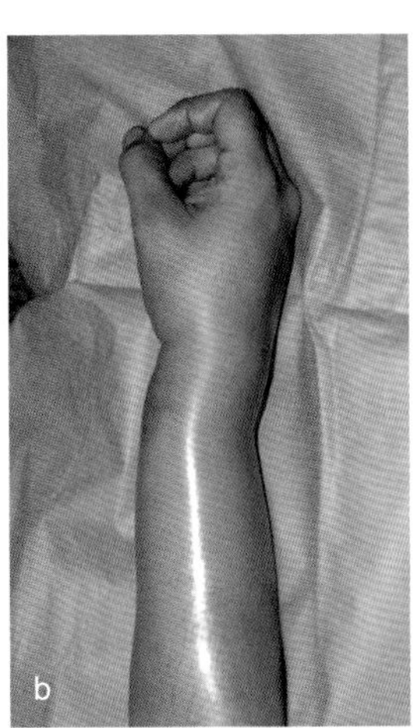
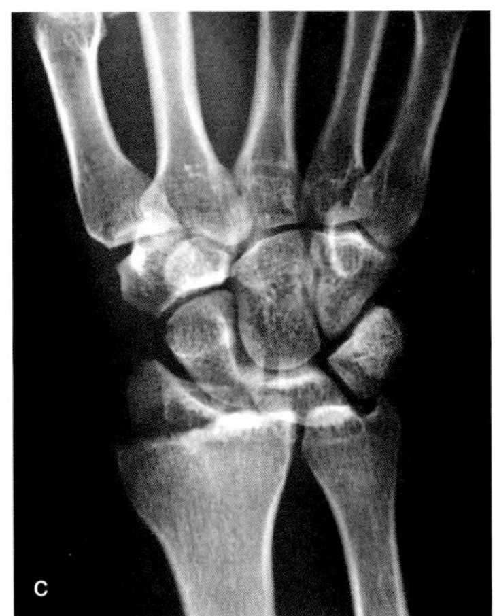
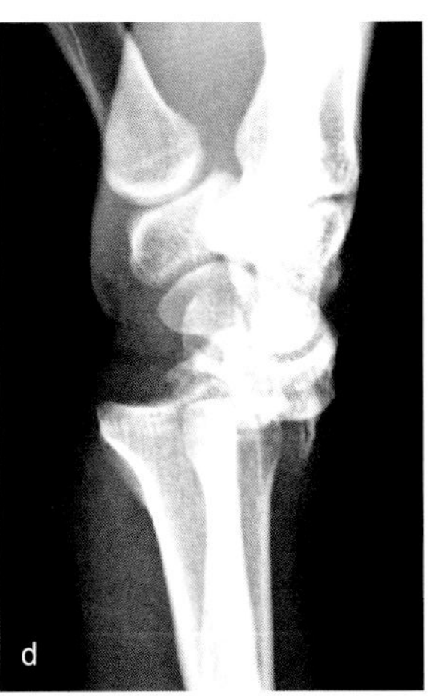

图4-11-1 a~d. 患者，男性，30岁，建筑监工，高处坠落2小时后到急诊室时疼痛严重。临床检查时发现手和腕部广泛畸形和肿胀，延伸到前臂（a、b）。正位和侧位X线检查在右侧腕部发现复杂的桡腕关节骨折脱位（c、d）。

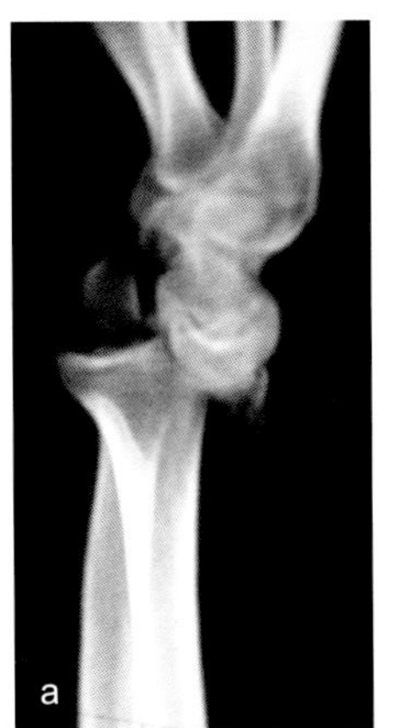
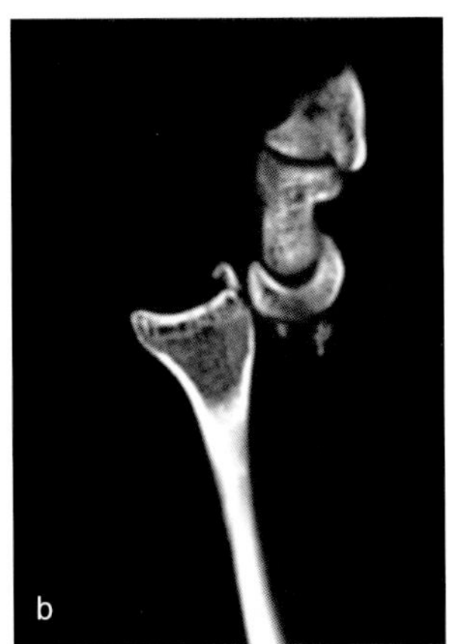
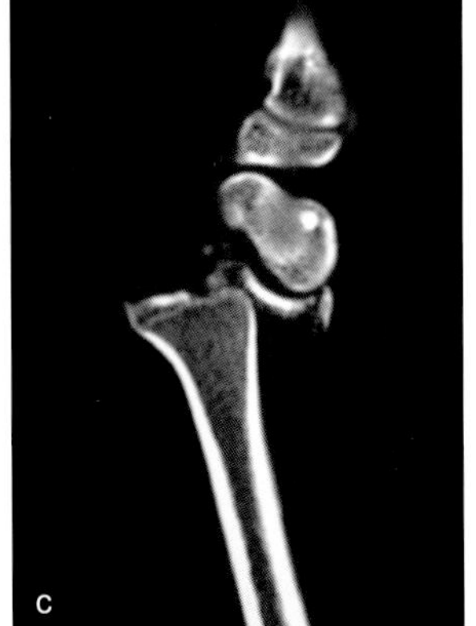

图4-11-2 a~c. 矢状位二维CT扫描显示腕骨向背侧完全脱位，桡骨远端的背侧也有小的剪切骨折。

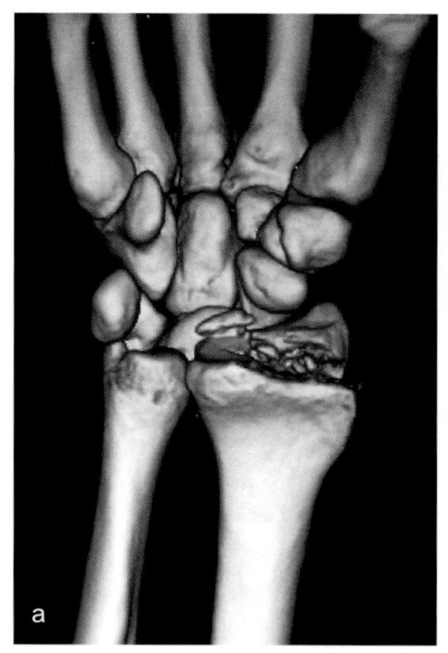

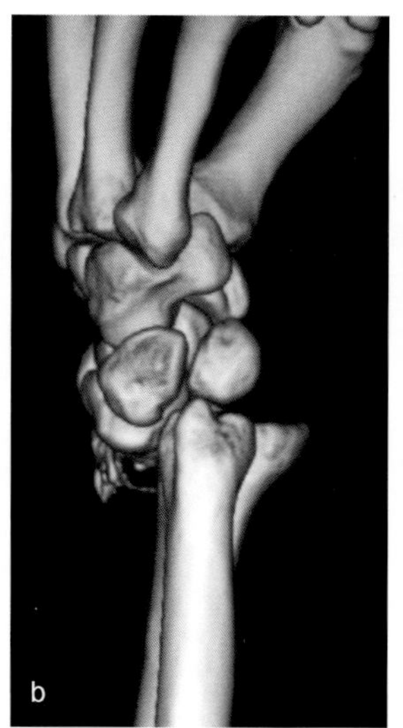

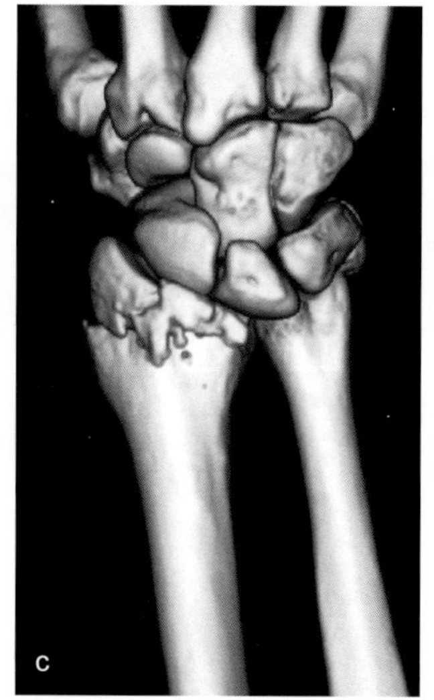

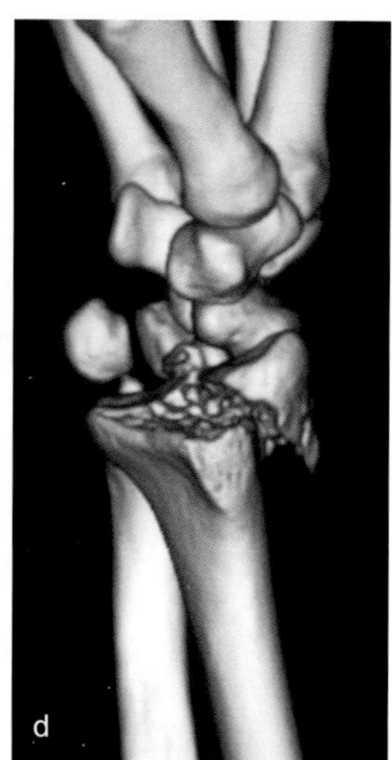


**图4-11-3 a~d.** 多幅三维CT扫描图像显示背侧剪切骨折的骨块，但桡骨掌侧缘依然完整。

## 2 适应证

### 桡腕关节骨折脱位

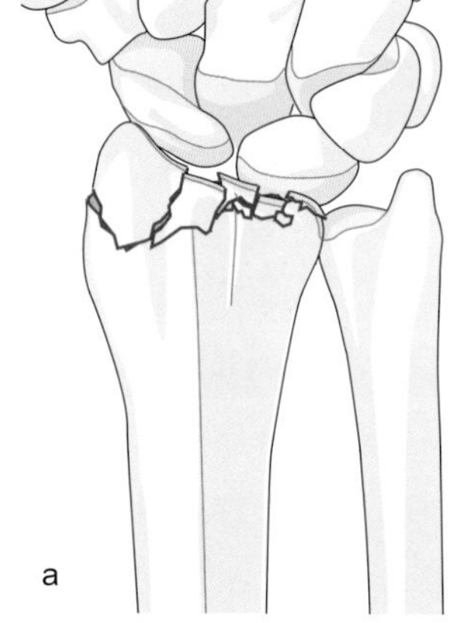

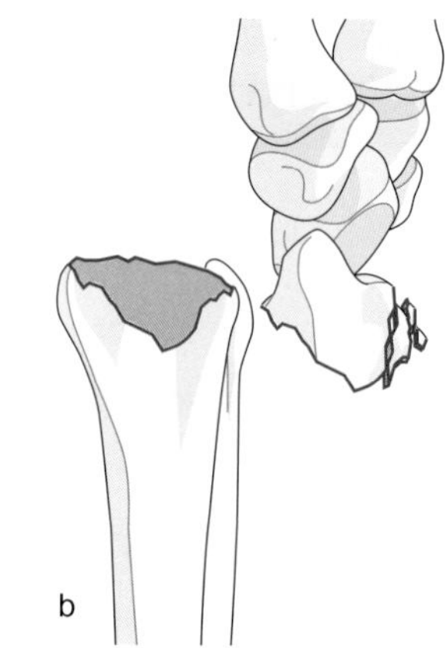


**图4-11-4 a、b.** 桡腕关节骨折脱位系高能量损伤所致，会合并软组织损伤，且常常发现于多发伤病例。这种损伤的特点是背侧缘粉碎骨折和腕骨背侧脱位。在这类骨折中，背侧缘骨折也合并桡骨茎突骨折，有更加明显的不稳定。由于这些是部分关节内损伤，伴有桡腕关节半脱位或者有很高的后期桡腕关节半脱位的风险，在正常情况下，应当用切开复位内固定治疗。

如果桡骨远端的骨块主要在背侧，用贴附在背侧的钢板进行复位和固定；但是如果有明显的桡骨茎突骨块，用桡侧柱钢板帮助复位和固定更加有效。较大的骨块能够用钢板固定甚至用拉力螺钉治疗，而较小的骨块需要用克氏针或者锚钉固定。不过，最初因为明显肿胀可能需要用外固定支架进行复位和固定。

## 初次评估

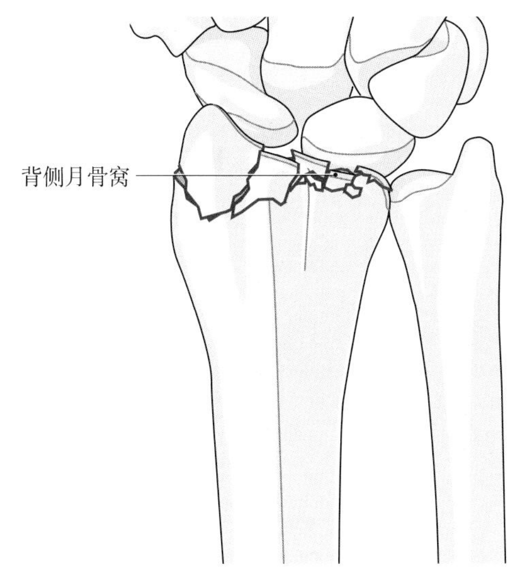


**图4-11-5**　直视下显露桡骨茎突和背侧月骨窝骨块。背侧关节囊往往撕裂，但是如果它是完整的，就平行于背侧缘切开背侧关节囊以探查关节面，并寻找任何合并的腕骨损伤。

## 正中神经压迫

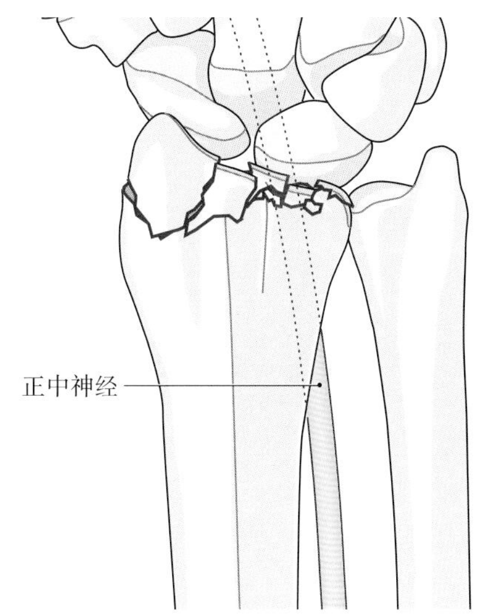


**图4-11-6**　如果有明显的感觉减退或正中神经压迫的其他体征，应当行正中神经减压。

## 合并的腕部损伤

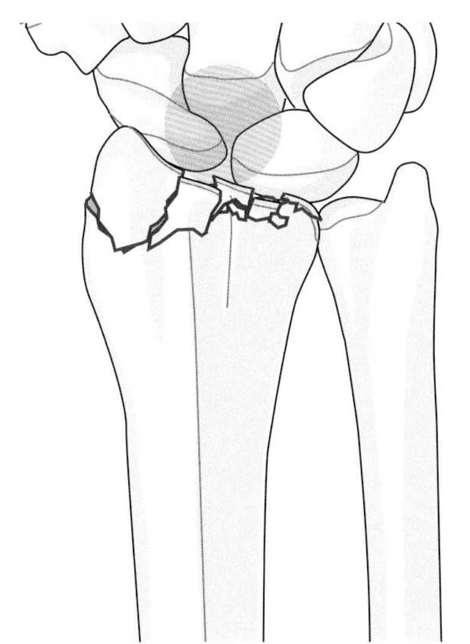

**图4-11-7**　这些损伤可能合并关节软骨剪切损伤、舟骨骨折以及舟月韧带断裂。应当对每个患者进行评估，看是否有这些损伤。

## 影像学检查

使用CT扫描能够有助于这种损伤的治疗决策。

## 选择内植物

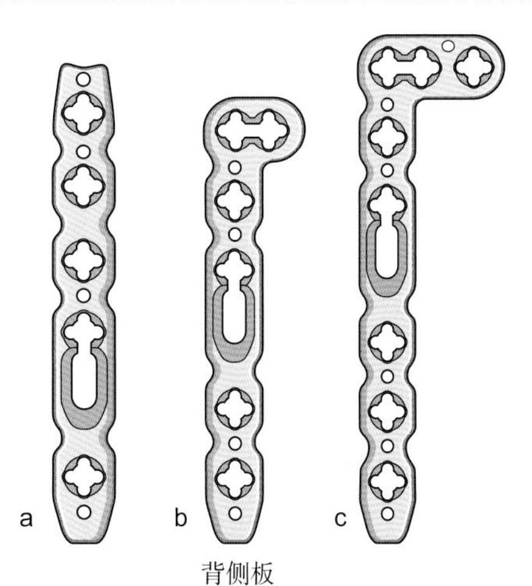


**图4-11-8 a~c.**　精选钢板，通过固定桡侧柱和中间柱来固定桡腕关节背侧骨折脱位。带角度可变（VA）锁定螺孔的钢板是有帮助的。为这位患者使用了VA直形和L形钢板，先处理中间柱。

## 3 术前计划

### 装备

- 一套桡骨远端VA锁定加压钢板（LCP）。
- 2.4 mm桡侧柱VA LCP。
- 2.4 mm中间柱VA LCP。
- 1.1 mm或者1.2 mm克氏针。
- 影像增强器。

### 患者的准备和体位

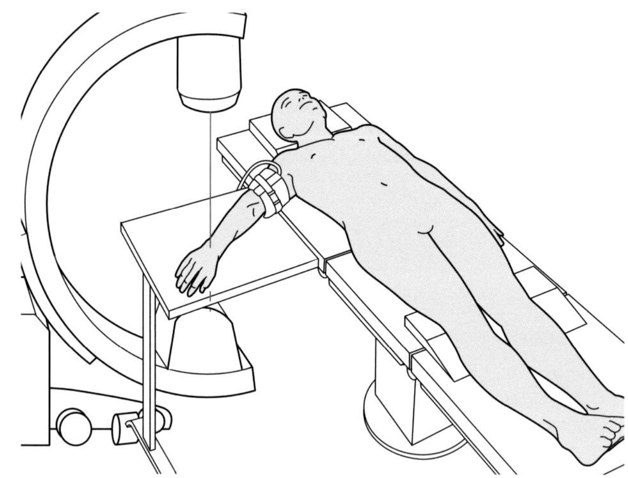

图4-11-9 让患者仰卧，并将前臂放在搁手台上。将前臂旋前。肢体的位置应当允许对桡骨远端进行额状位和矢状位的各种影像检查。使用不消毒的充气止血带。预防性抗生素是非强制的。

## 4 手术方法

### 入路

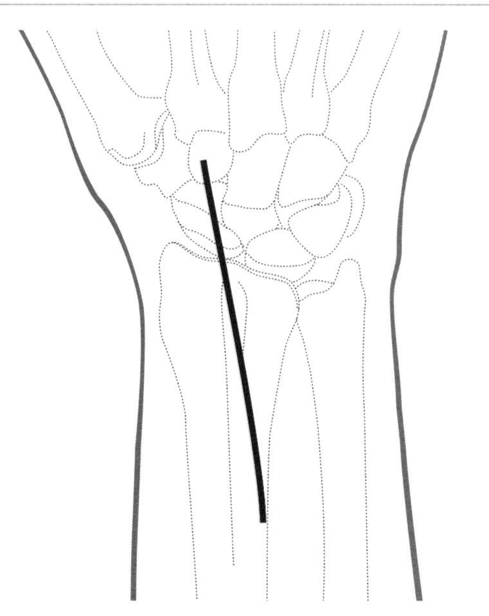

图4-11-10 使用的手术入路为背侧入路（见第1篇第8章“显露桡骨远端的背侧入路”）。

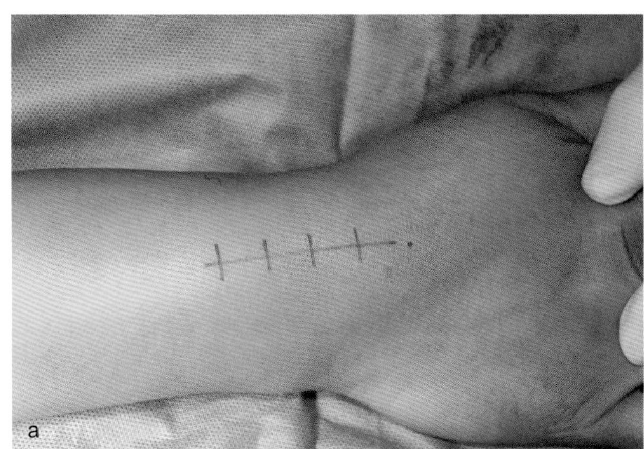

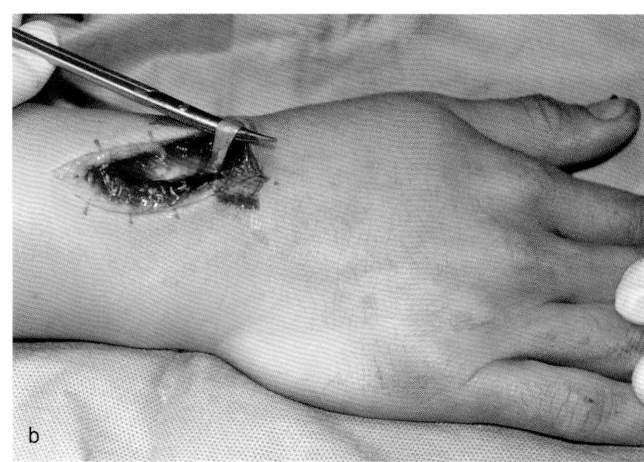

图4-11-11 a、b. 背侧入路做了标记。切开后，从伸肌支持带挑起拇长伸肌肌腱。

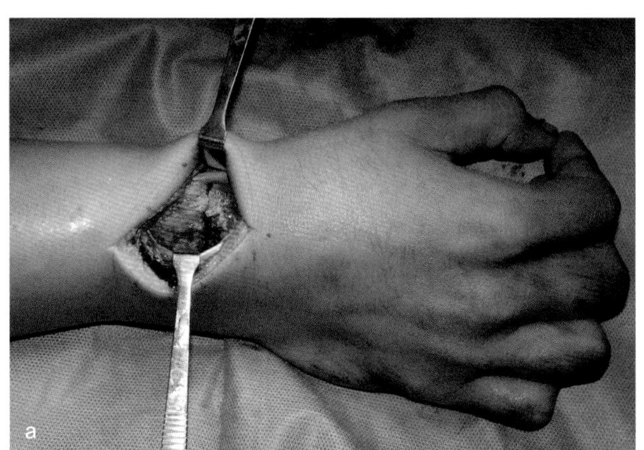

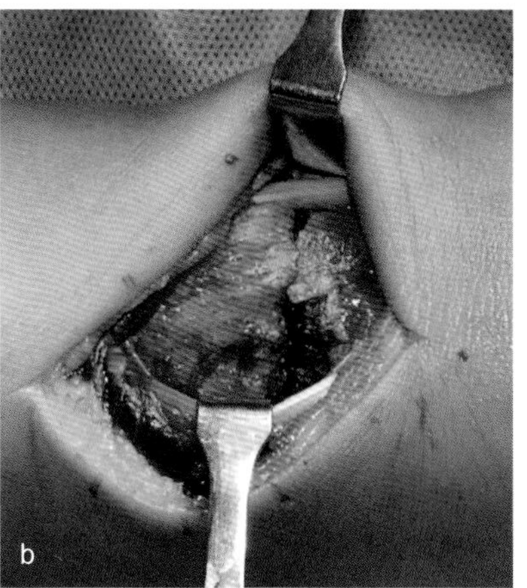

图4-11-12 a、b. 然后就能看到背侧缘小骨块。这个入路可以到达桡侧和中间两个柱。

## 关节切开术

如果需要直接看到关节面，就做有限的横行桡腕关节切开术。

# 5 复位

## 临时复位

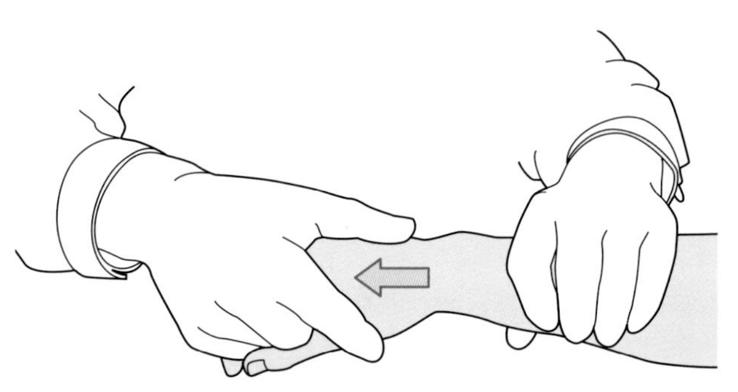

图4-11-13　用手法或者用指套进行纵向牵引，以此达到复位。用临时夹板维持复位。如果患者计划做确定性手术，但在合理的时间范围内又不能实施，临时外固定器可能有帮助。

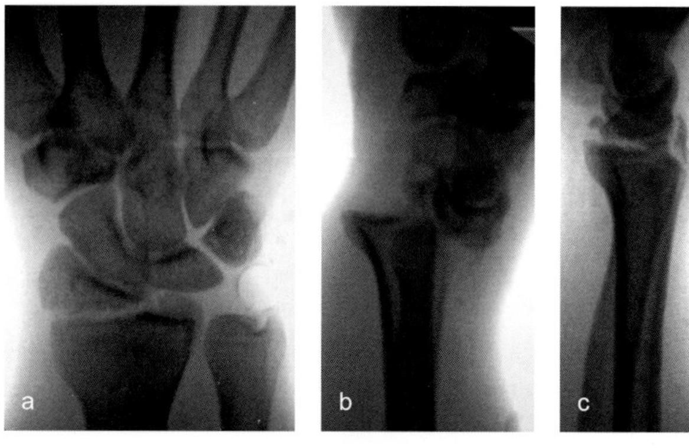


图4-11-14 a~c.　用影像增强器检查术中复位情况。

## 临时固定

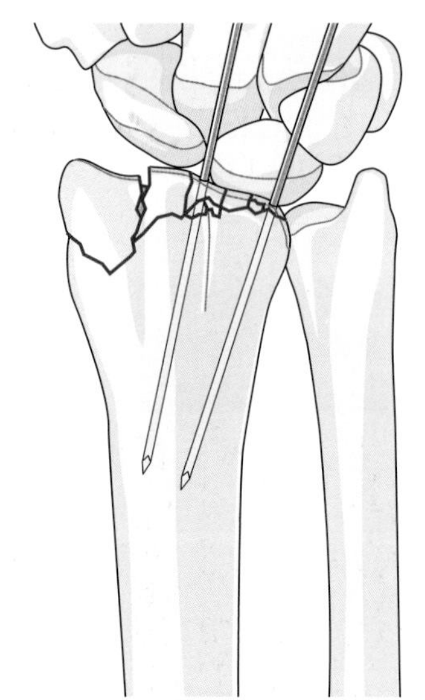

图4-11-15　如果背侧缘骨块足够大，用克氏针临时固定。

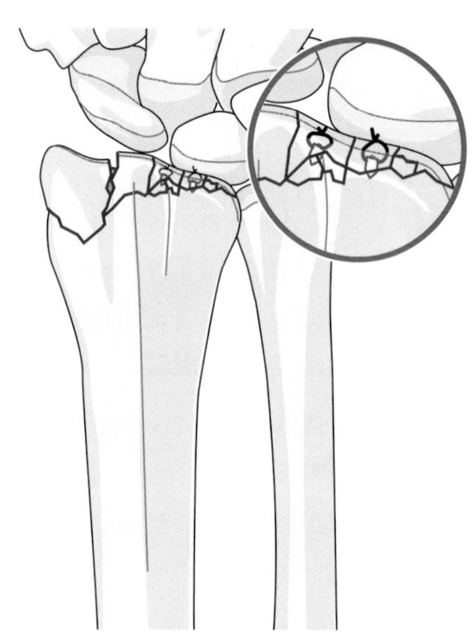

图4-11-16　如果背侧缘骨块太小，可以用锚钉缝线或者穿骨缝线固定。

## 临时固定桡骨茎突

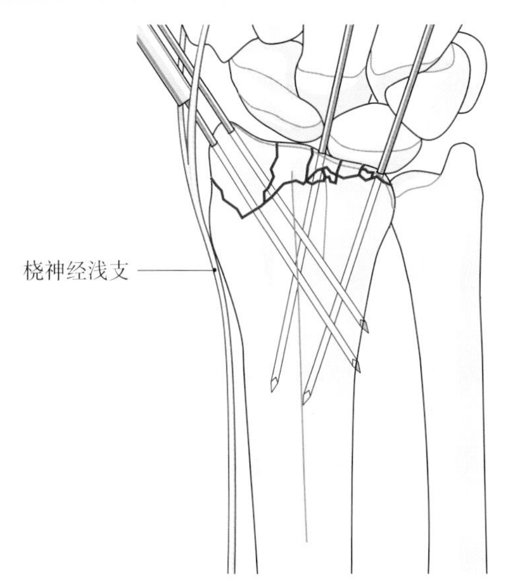


**图4-11-17**　直视下用置于桡背侧面上的或者经皮置入的克氏针将桡骨茎突骨块复位。在后一种情况下，为了不损伤桡神经感觉支，就在桡骨茎突的顶点上做个小切口并使用保护性钻头导向器置入2枚克氏针。用影像增强证实。

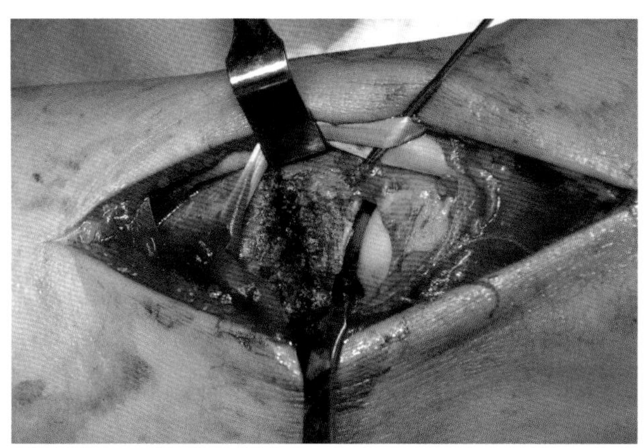

**图4-11-18**　将桡骨茎突骨块复位并用克氏针固定。为了直接看到关节面复位，已经做了背侧腕关节切开术。

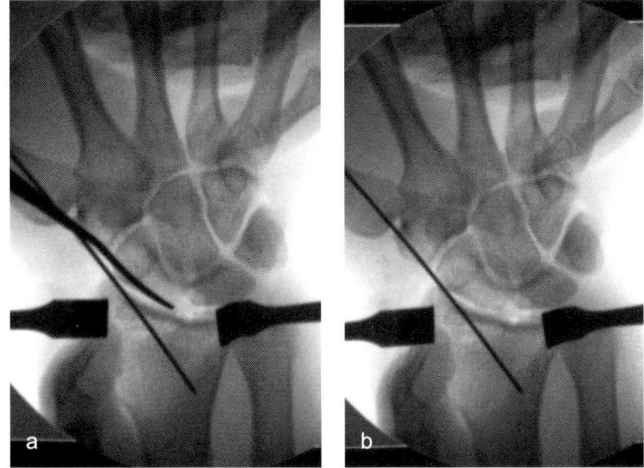


**图4-11-19 a、b.**　用术中影像检查证实关节面复位。

# 6 固定

## 将钢板塑形

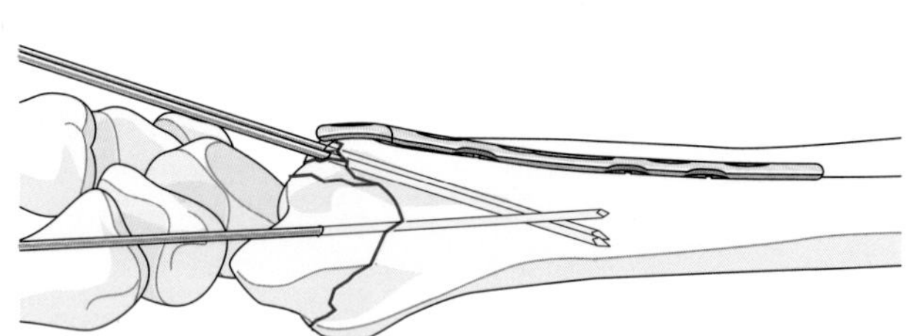

图4-11-20　有预塑形的钢板可以用于治疗桡骨远端桡侧柱和中间柱损伤。然而，因为远侧背侧干骺端的形态，可能需要将钢板塑形以适应骨面，其近侧臂可能需要做一些扭旋转。如果钢板的远侧横臂没有在远侧骨块上施加足够的压力，就取下钢板并将远侧横臂再弯一下。

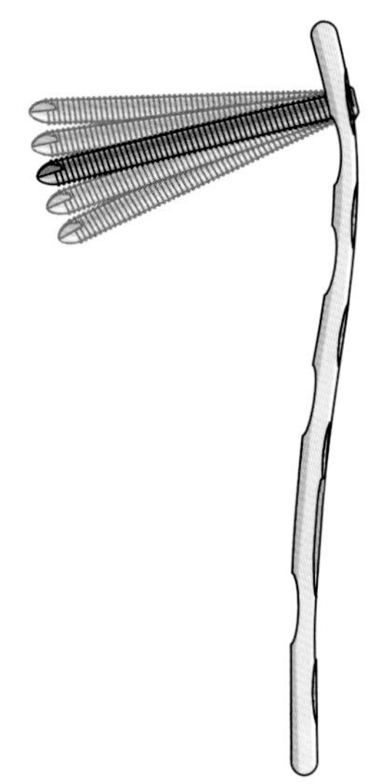

图4-11-21　角度可变的锁定钢板能够按要求的方向准确地安置远侧螺钉，因为每一枚螺钉在钢板孔里都有30°的自由度，以适应各种骨折类型。

## 要点

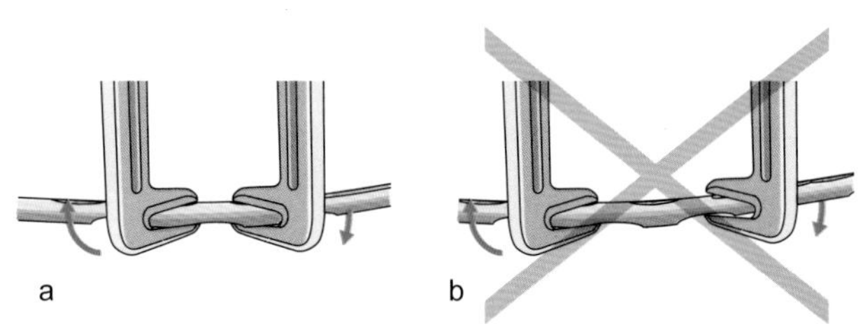


图4-11-22 a、b.　应避免在锁定孔部位塑形钢板，否则头锁定螺钉再也不能与之匹配。

## 固定中间柱

### 选择并贴附钢板

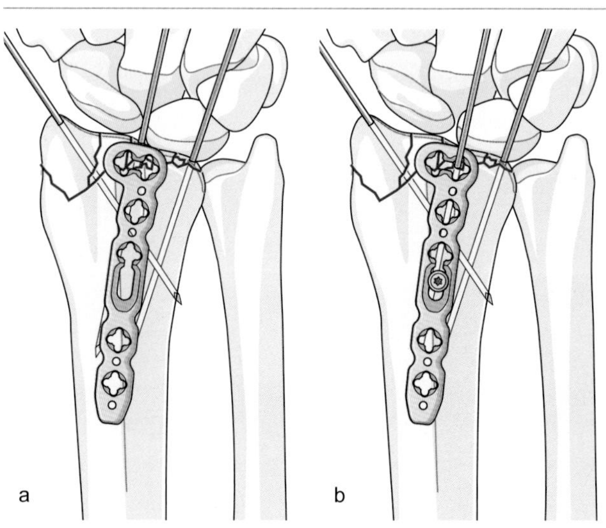


图4-11-23 a、b.　根据骨折的形状选择合适的钢板。需要尽可能远地将钢板贴附在远侧缘骨块上（a）。如果临时克氏针和钢板的合适位置矛盾，可以将钢板穿在克氏针上，或者重新安置克氏针（b）。

## 置入近侧螺钉

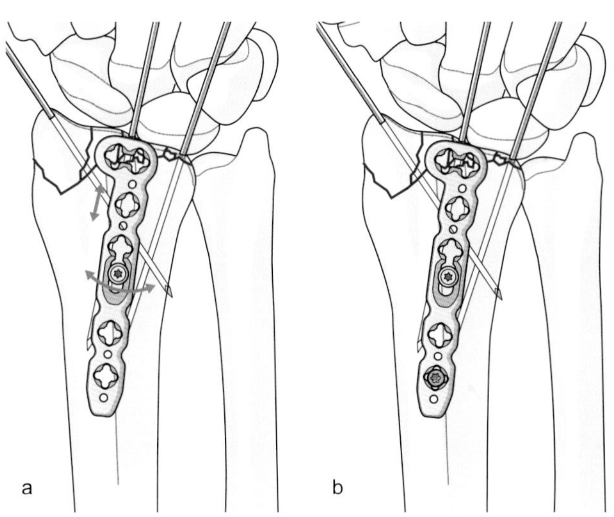


图4-11-24 a、b. 经钢板椭圆孔置入的一枚标准骨皮质螺钉将钢板临时固定到骨头上（a）。在完全拧紧之前，用术中影像检查钢板的位置，必要时调整钢板的位置。一旦钢板的位置满意，就经近侧螺钉孔用锁定螺钉将它固定（b）。

## 置入远侧螺钉

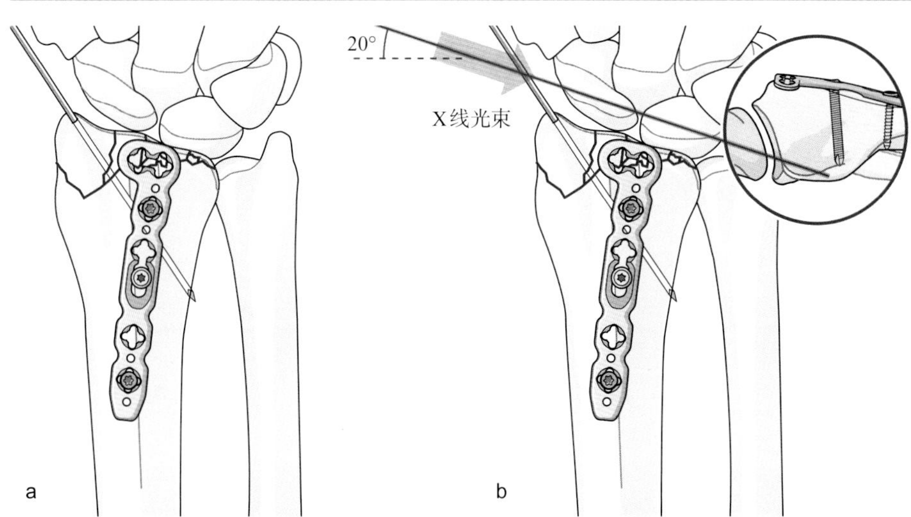


图4-11-25 a、b. 在拔出克氏针之前或之后（根据哪种更合适而定），将螺钉置入远侧的孔里（a）。用影像增强证实螺钉远端没有穿出关节面。为了获得与关节面一致的影像，放射线光束应当与真正的侧位成20°角（b）。

## 固定桡侧柱

### 选择并贴附钢板

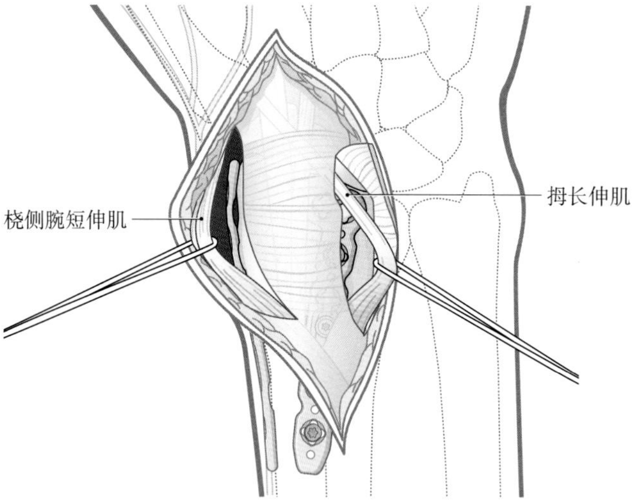

桡侧腕短伸肌

拇长伸肌

图4-11-26　根据骨折的形状选择合适的钢板并在必要时塑形。将钢板在第一间室的深面滑入并贴附到桡侧柱上。

### 固定桡侧柱

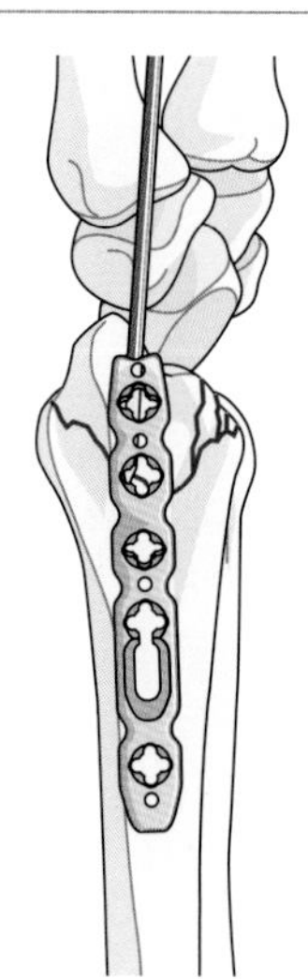

图4-11-27　理想的做法是，贴附钢板时，将钢板远端的切迹抵着临时克氏针安置。

### 失误防范：放置不正确

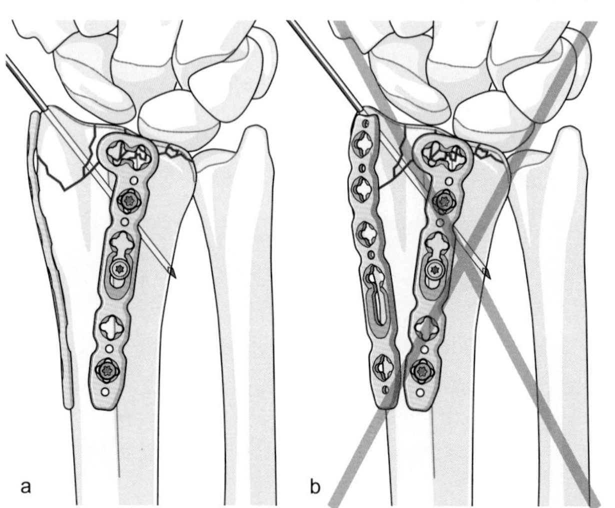


图4-11-28 a、b.　避免将桡侧钢板放在桡侧柱的背侧，因为那样对复位的支撑将不足以对抗轴性剪切力。

### 置入桡侧柱钢板的第一枚螺钉

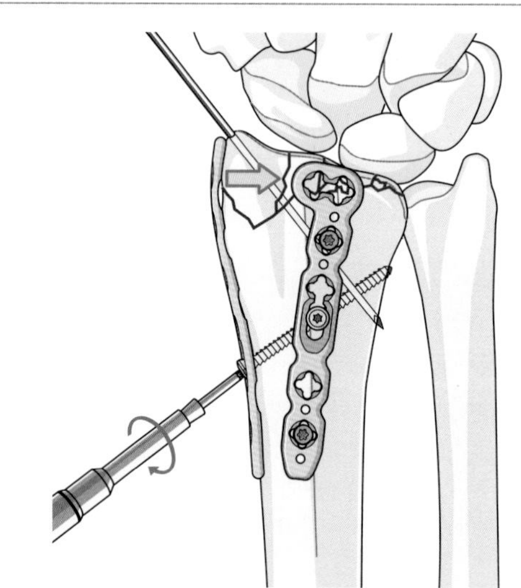

图4-11-29　经位于骨折近侧的钢板的椭圆孔处置入一枚标准骨皮质螺钉。螺钉应当把持住对侧皮质。拧紧螺钉之前可以调整钢板的位置。拧紧螺钉将使桡骨茎突复位。

## 置入第一枚头锁定螺钉

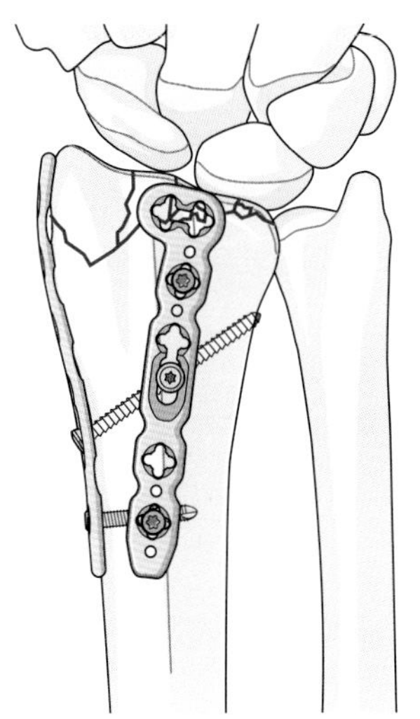

图4-11-30　为了预防在远侧锁定螺钉固定的过程中钢板发生旋转，应当通过置入最近侧的螺钉将钢板固定到骨头上。

## 置入远侧头锁定螺钉

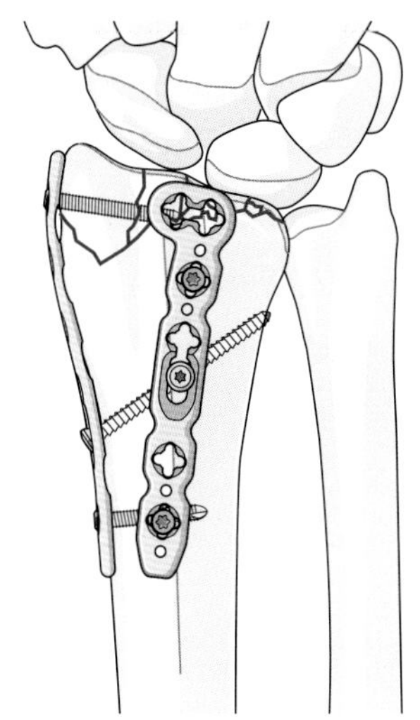

图4-11-31　如果用了克氏针，现在就拔出。置入远侧锁定螺钉以支撑桡骨茎突。应用角度可变（VA）螺钉以达到完美的固定。最远侧螺钉的位置应当恰好在软骨下骨之下。

20°

X线光束

图4-11-32　直视下证实螺钉没有穿入关节，并在光束与标准侧位成20°角度下用影像增强器验证。这个角度下的投影可以刻画出桡骨关节面的侧面像并看得到螺钉对关节的任何侵害。

## 易犯的错误：穿入乙状切迹

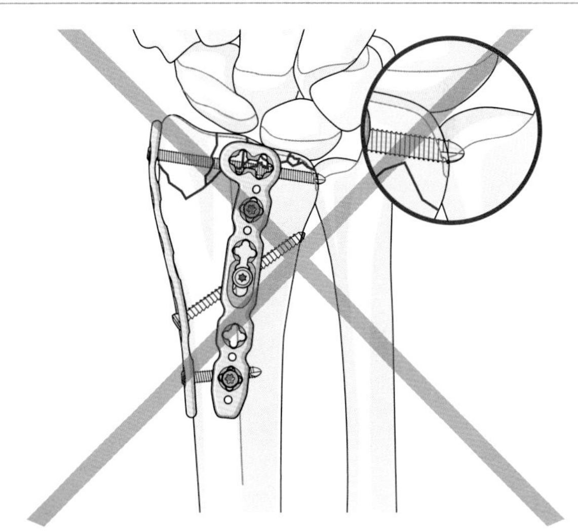

图4-11-33　当心螺钉尖端穿入乙状切迹。让螺钉短一点更安全，而且不应当将它钻入对侧皮质。

## 完成固定

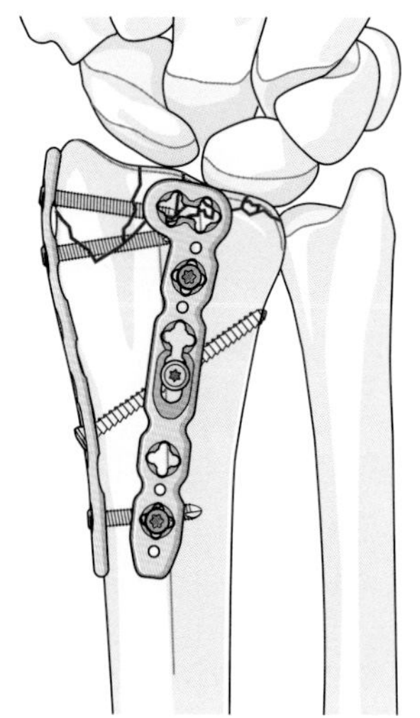

图4-11-34　如有必要，就置入剩余螺钉以完成固定。

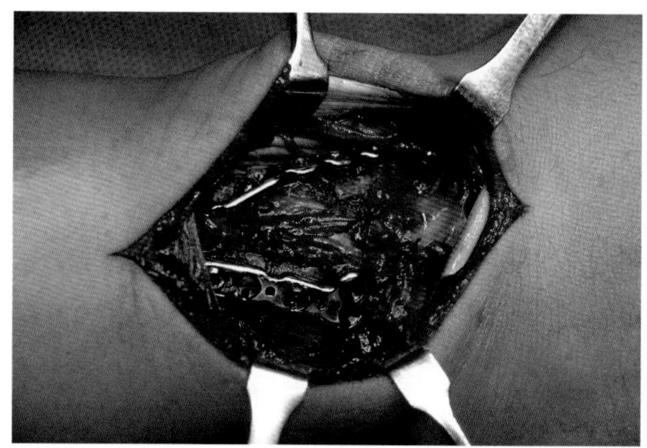

图4-11-35　用桡侧柱钢板和2.4 mm背侧L形钢板获得最终固定。

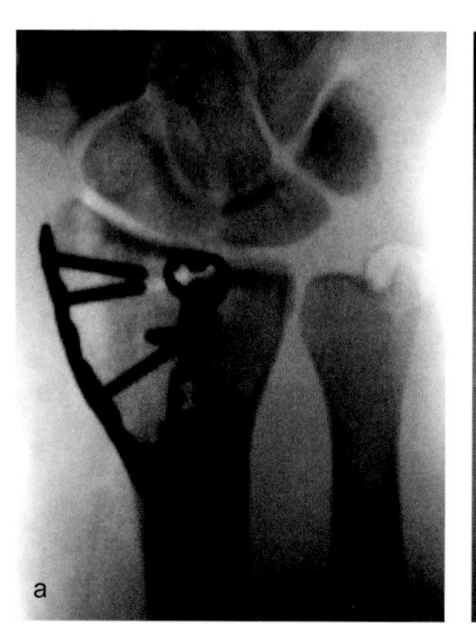


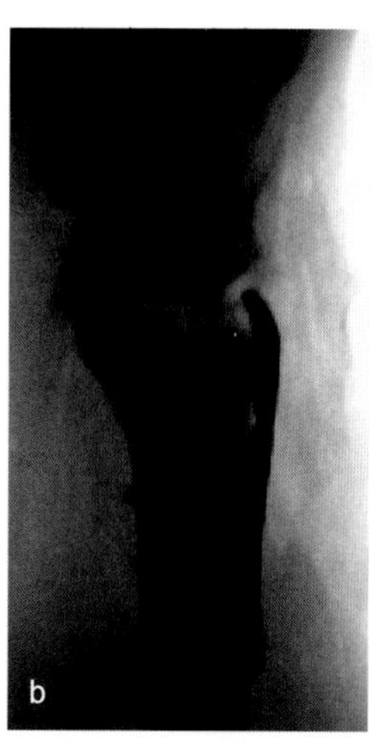


图4-11-36 a、b.　术中影像检查证实钢板的位置和骨折脱位的解剖复位。

## 修复掌侧韧带撕脱

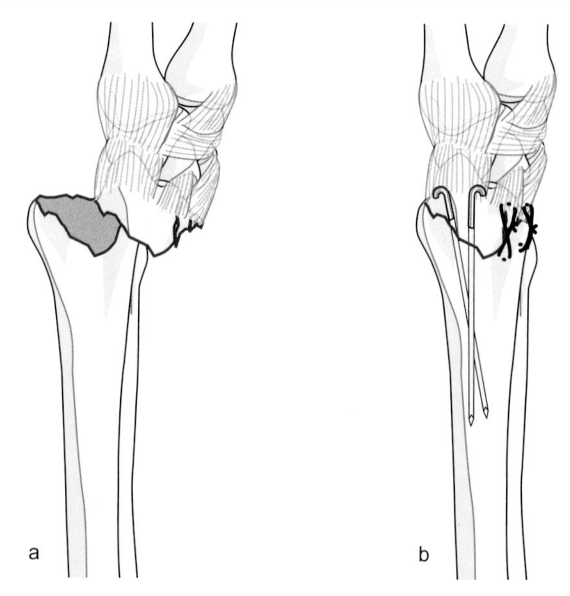


图4-11-37 a、b.　桡腕关节骨折脱位可以合并掌侧腕关节囊从桡骨远端撕脱。背侧固定之后，在影像增强下检查腕关节的位置和稳定性。如果有腕骨向尺侧和（或）掌侧移位的迹象，考虑另外做掌侧切口来修复软组织。能够用多根带线锚钉或者经过骨隧道的缝线来重新固定关节囊。

## 附加外固定

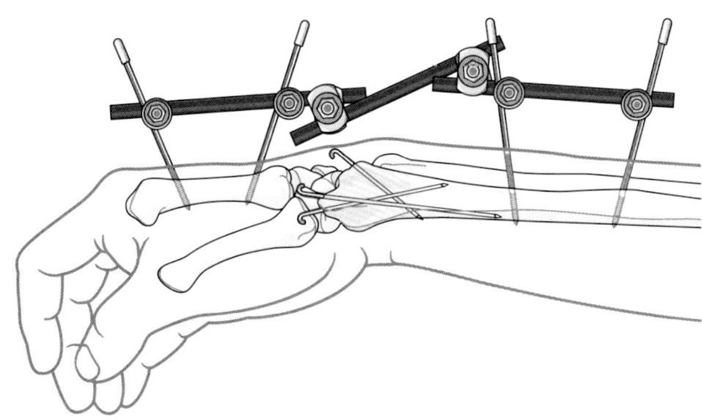

图4-11-38　如果背侧缘骨块足够大，可以用支撑钢板固定在良好的位置上。如果骨块太小，克氏针可以是最终固定，在那种情况下，应当使用起中和作用的外固定。

# 7 康复

## 术后处理、随访和功能锻炼

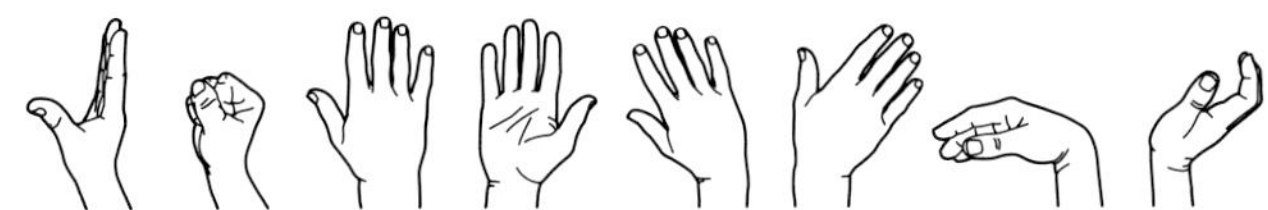

图4-11-39　患者应当接受标准的术后休息、患肢抬高、随访、拆线和按要求制动。术后开始活动范围有限制的主动锻炼。进一步细节见第4篇第1章“桡骨茎突骨折——用桡侧柱钢板治疗”的“7　康复”。

## 8 结果

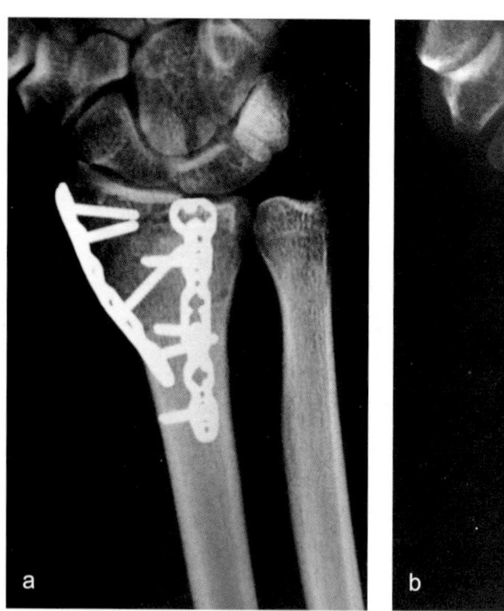
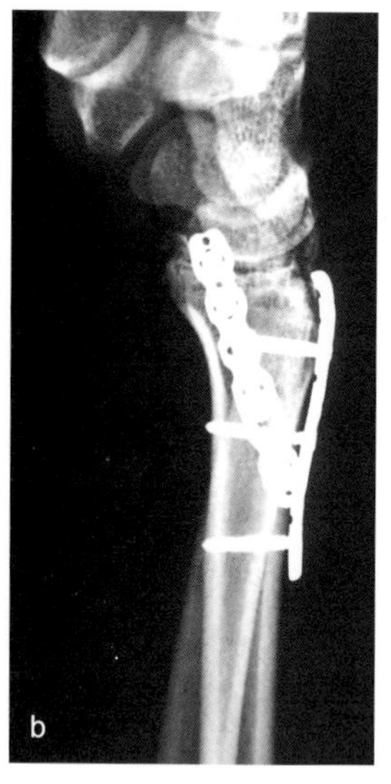

图4-11-40 a、b. 6周随访时的X线片显示复位无移位和早期骨愈合。

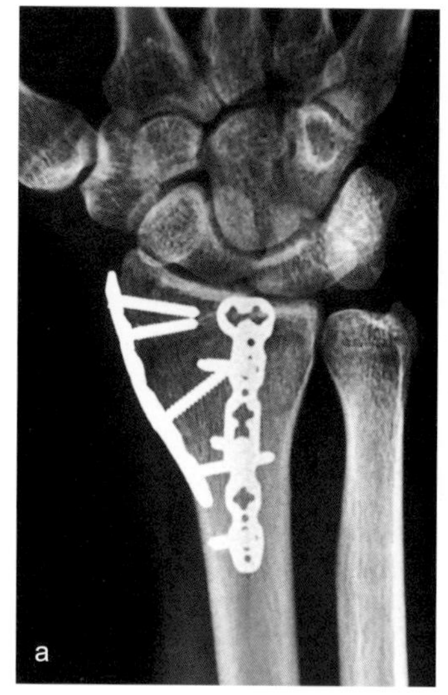
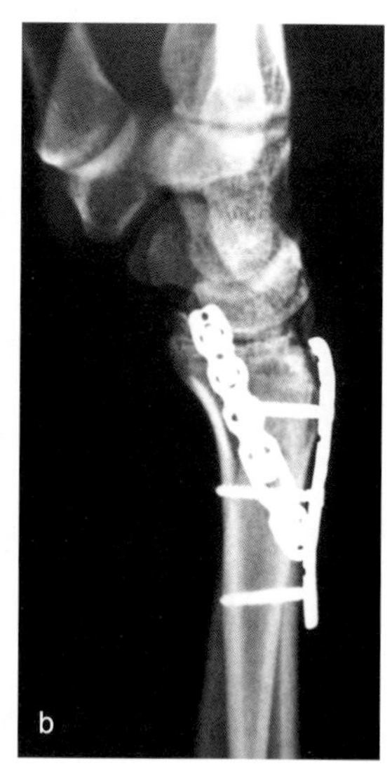

图4-11-41 a、b. 12个月随访的X线片显示愈合良好。

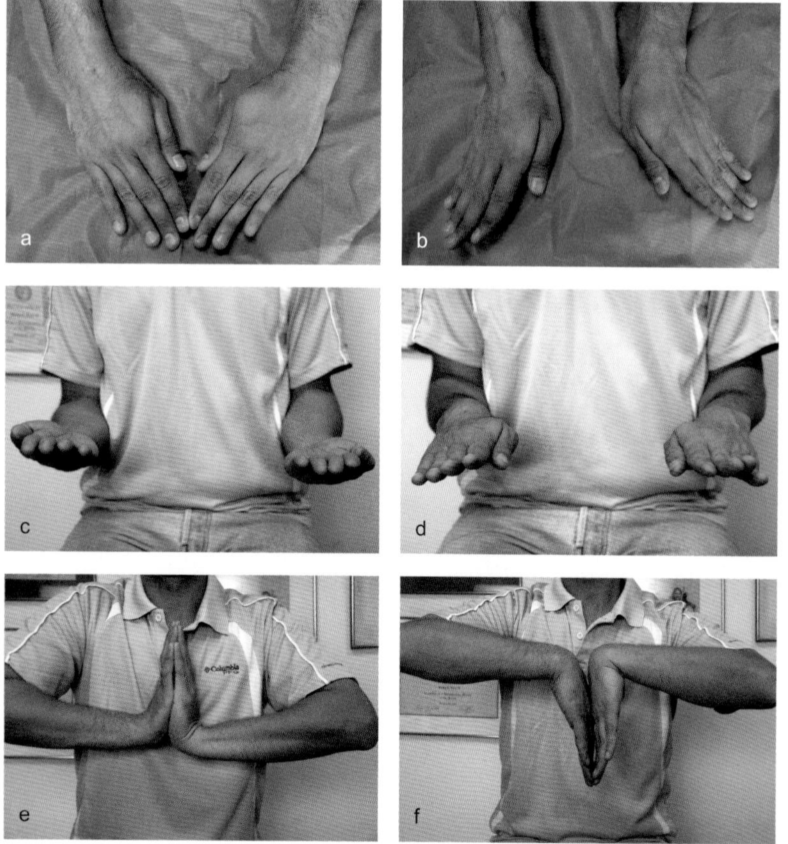
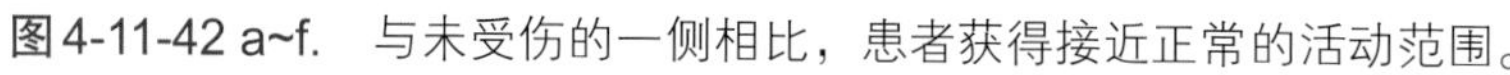

图4-11-42 a~f. 与未受伤的一侧相比，患者获得接近正常的活动范围。

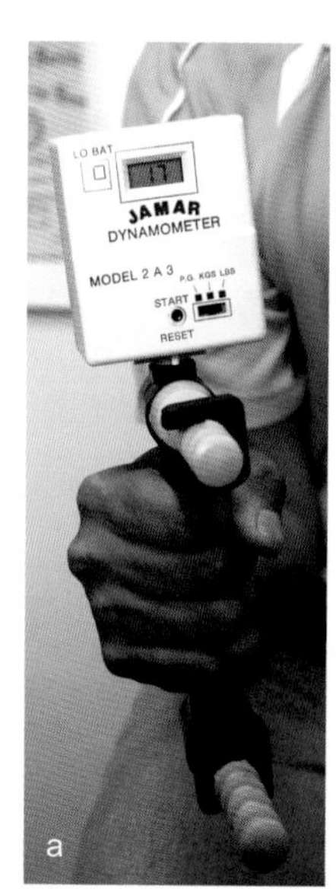

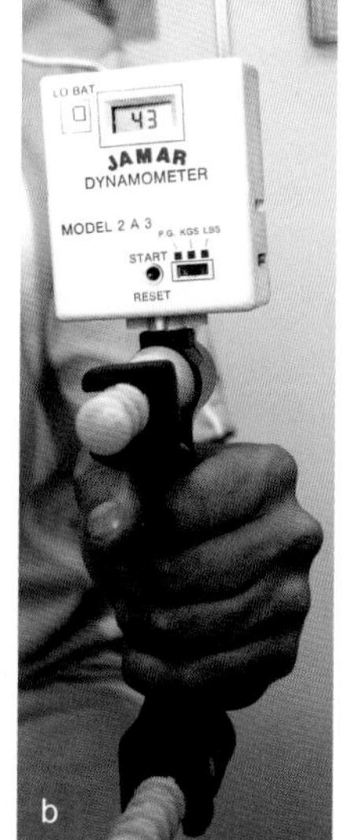


图4-11-43 a、b. 整体功能效果优秀。

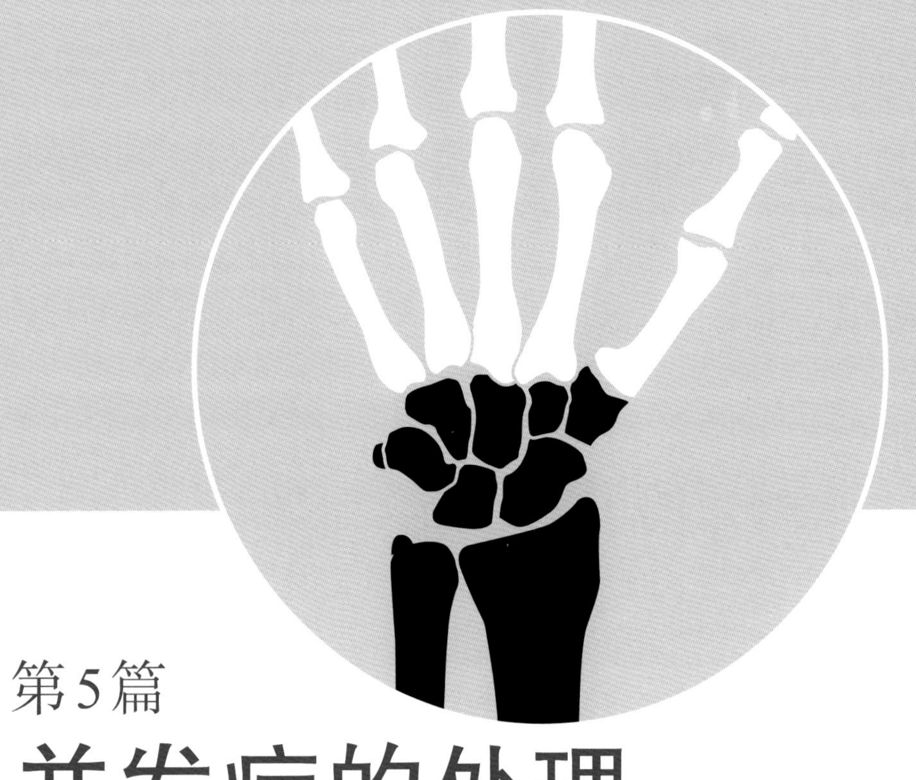

5

第5篇

# 并发症的处理

Reconstructions and treatment of complications

# 第1章 桡骨远端背侧关节外骨折畸形愈合——用截骨与双钢板固定治疗

Distal radius—dorsal extraarticular malunion treated with osteotomy and double plating

## 1 病例描述

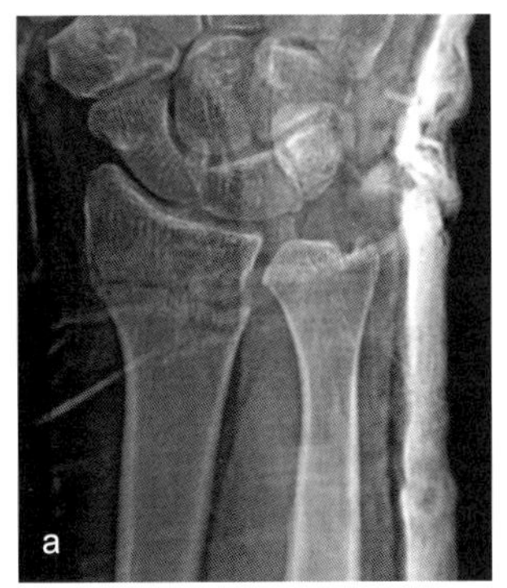


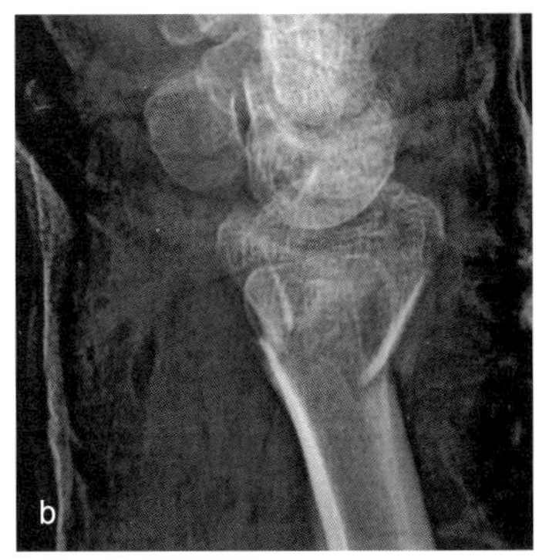


图5-1-1 a、b. 患者，男性，54岁，右桡骨远端骨折向背侧移位，有个月骨窝关节内小的骨折块。他为此接受了保守治疗。带石膏管型拍的正、侧位X线片显示起初移位的骨折。

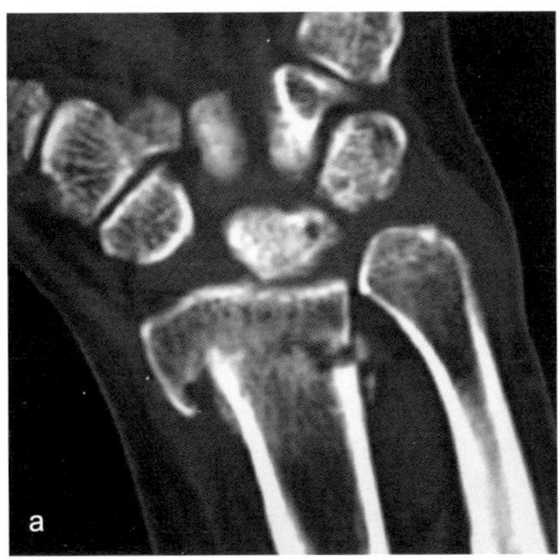


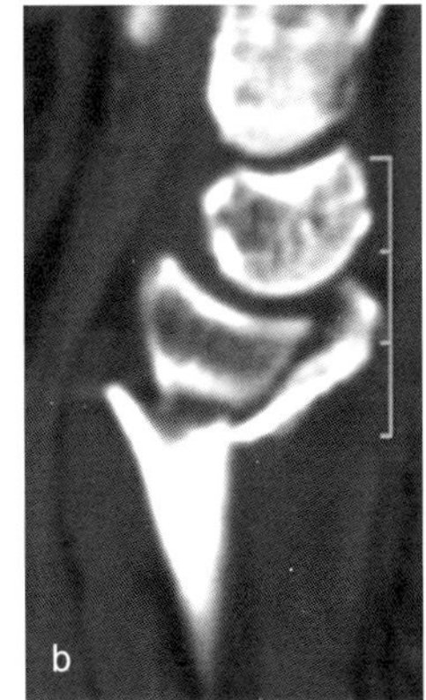


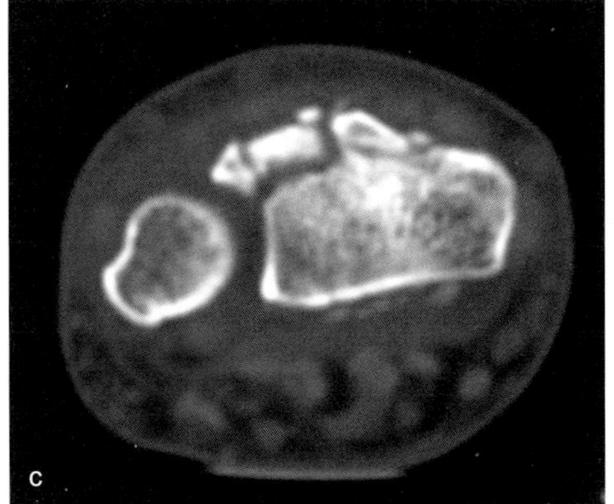


图5-1-2 a~c. 在伤后4个月随访时，二维CT扫描显示有明显畸形，也提示有不成熟的骨痂。

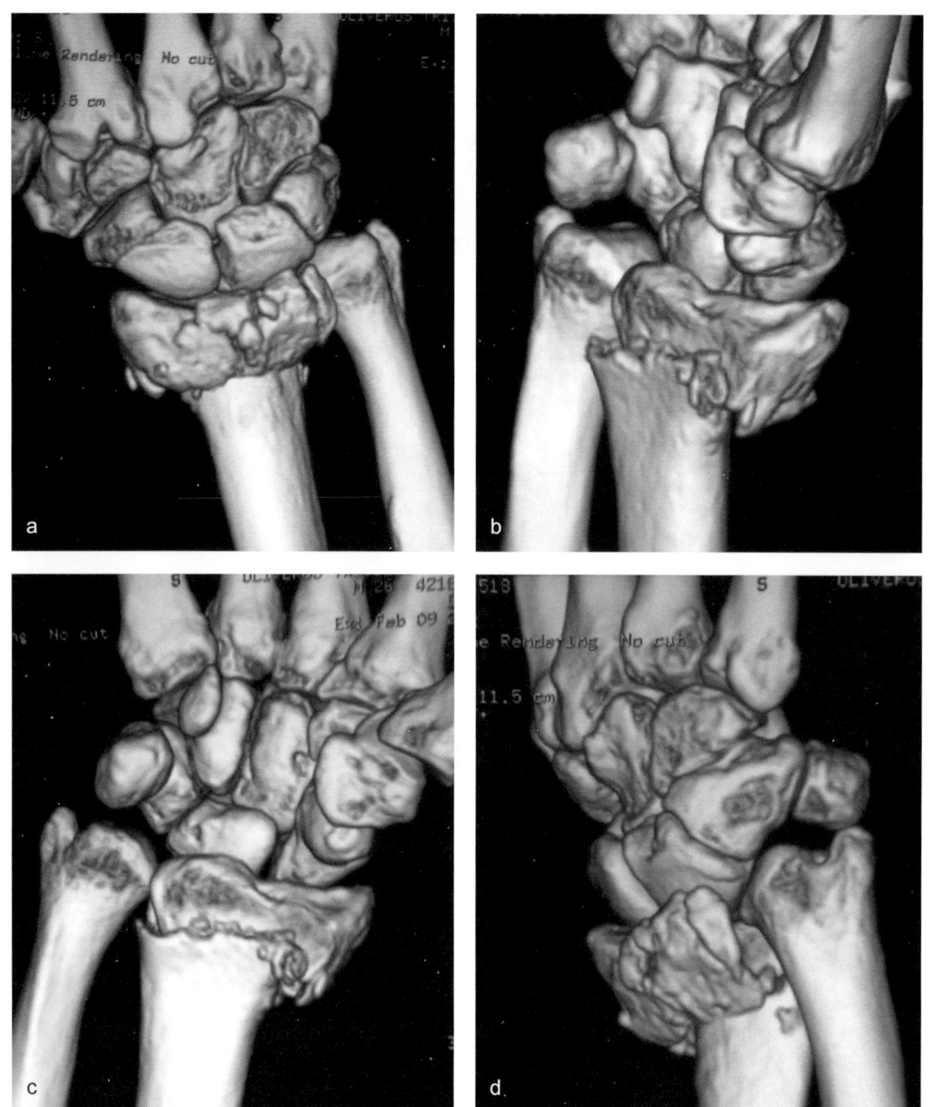

图5-1-3 a~d. 追加的三维CT扫描清晰地显示明显的畸形。畸形包括桡骨中等程度短缩、腕关节正常的桡倾和掌倾丧失、远端骨块向背侧移位伴背侧粉碎。

# 2 适应证

## 桡骨背侧关节外畸形愈合

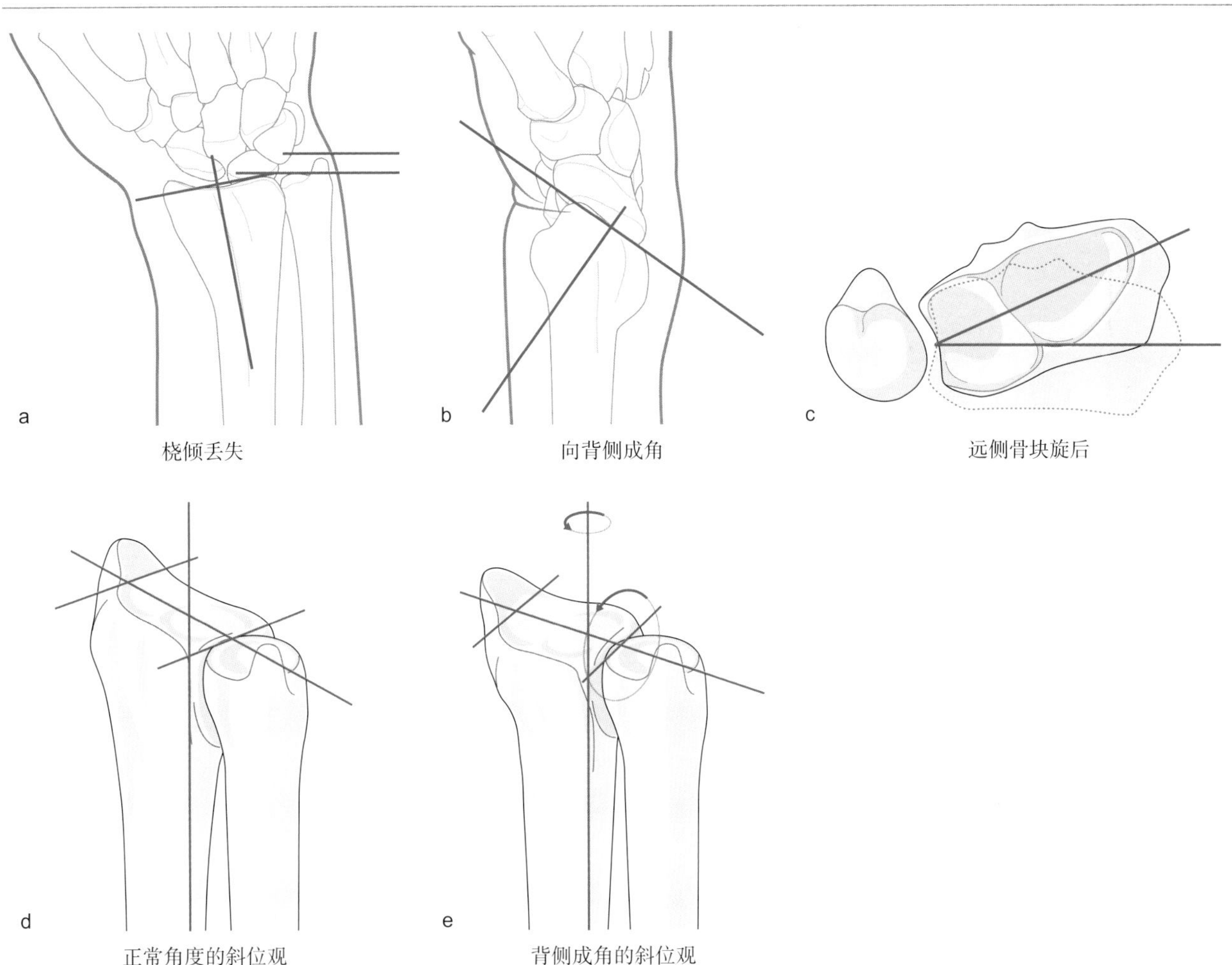


**图5-1-4 a~e.** 畸形愈合是桡骨远端骨折常见的并发症，当愈合的桡骨远端偏离其原来的解剖排列时，就会发生畸形愈合。最常见的畸形愈合类型包括关节外背侧成角合并桡骨短缩和远侧骨块旋后。桡骨朝向的变化会改变传递至腕部和下尺桡关节（DRUJ）的负荷，可能导致它们随之变化并适应，大大增加发生创伤后骨关节炎的风险。

## 畸形愈合的矫正截骨

矫正截骨常用来治疗桡骨远端骨折畸形愈合，包括骨延长或短缩，或者改变力线排列。在考虑这些的时候，必须回答以下两个问题。

- 实际上能够耐受多大程度的畸形?
- 什么时候是做截骨的最佳时机?

关于能够耐受多大程度的畸形的问题并非总是很容易回答的，因为可接受的对线排列不良可能难以量化，它取决于个人的需求。有些患者尽管有畸形但还没有症状，而其他人则有疼痛和功能受限的表现。病废的程度取决于桡骨短缩、桡倾丢失的程度，背侧成角的度数，以及DRUJ的任何不稳。

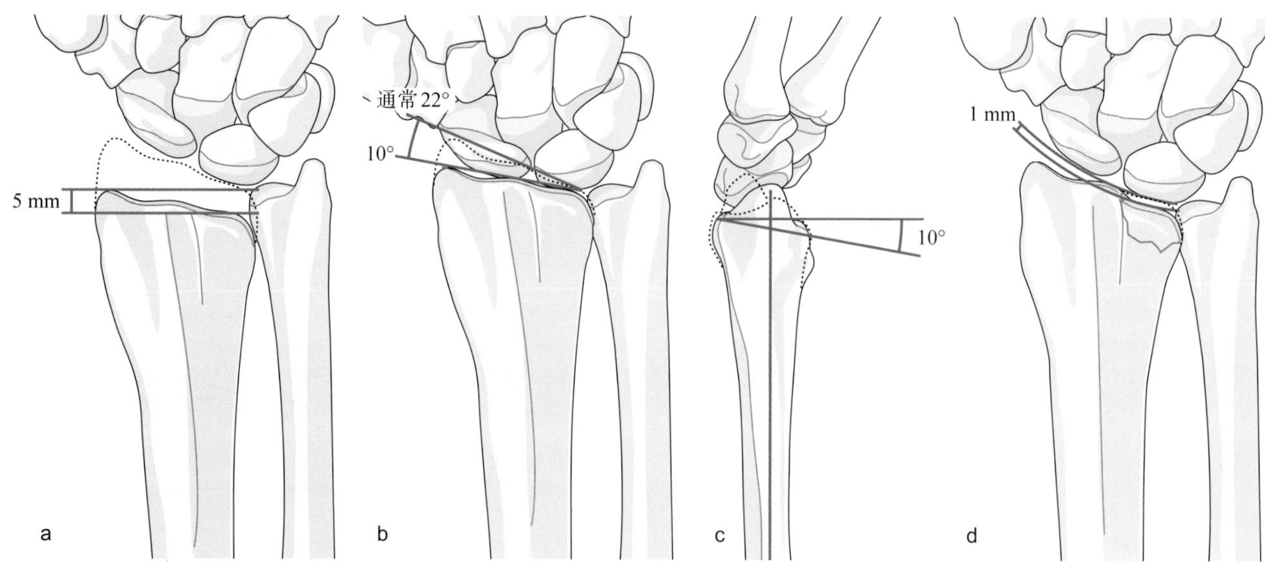


**图5-1-5 a~d.** 桡骨远端能够接受多大程度的畸形？越来越多地看到腕关节适应性不稳定（头骨月骨排列力线和舟骨月骨排列力线的变化）作为效果预测因素的证据，作为普遍接受的指南，大家都认为以下测量数据能够提供背侧畸形可接受的程度。

a. 桡骨短缩不超过5 mm。

b. 桡倾不少于10°。

c. 背侧成角不大于10°。

d. 关节面台阶不超过1 mm。

至于进行截骨手术的最佳时机，有人推荐在软组织没有萎缩性改变、X线检查骨密度低（骨质减少症）的情况有限或者不明显、腕关节有足够的活动度时手术。不管怎样，早期手术治疗有好处，诸如减少发生畸形的可能性、经未成熟愈合的骨折处进行矫正总是比较容易的。早期干预还能够限制软组织挛缩的范围并把对患者的经济和社会影响减到最小。

除了不可接受的桡骨远端畸形之外，矫正截骨的其他适应证为腕关节力线不良、下尺桡关节不匹配、活动范围减小、握力下降、运动或活动时疼痛，以及患者不能接受客观外表。

## 影像学检查

在处理畸形愈合时，总是应该在术前通过拍摄对侧腕关节的X线片来确定桡骨相对于尺骨的正确长度。

# 3 术前计划

## 装备

- 一套桡骨远端角度可变（VA）锁定加压钢板（LCP）工具。
- 2.4 mm桡侧柱VA LCP。
- 2.4 mm中间柱VA LCP。
- 2.7 mm Schanz针或者1.4 mm~1.6 mm克氏针。
- 锥形钻头导向器。
- 测角仪。
- 骨刀。
- 自体骨移植或骨替代物。
- 一套小型外固定器。
- 板状撑开器。
- 影像增强器。

## 患者的准备和体位

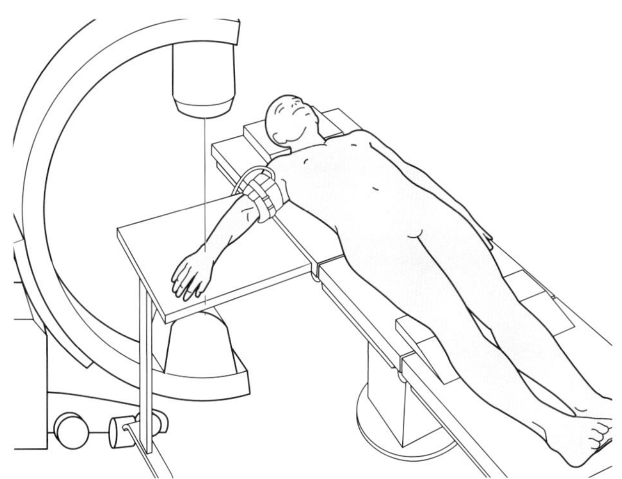

图5-1-6 让患者仰卧，前臂放在搁手台上。将前臂旋前。肢体的位置应当允许对桡骨远端进行额状面和矢状面的各项影像检查。使用不消毒的充气止血带。预防性抗生素是非强制的。

# 4 手术方法

## 入路

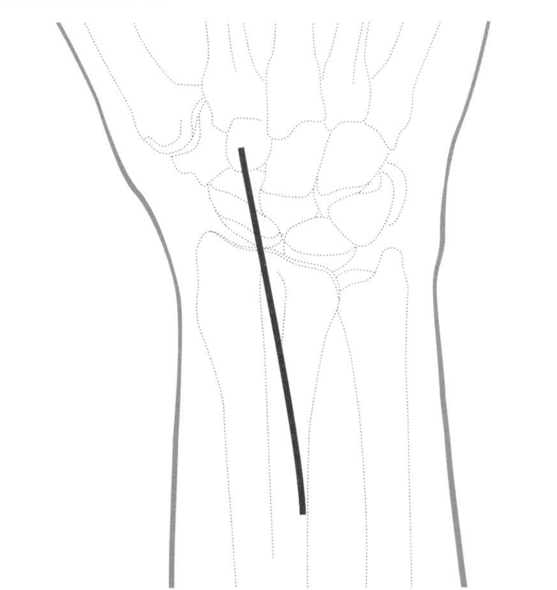

图5-1-7 使用的手术入路为背侧入路（见第1篇第8章“显露桡骨远端的背侧入路”）。

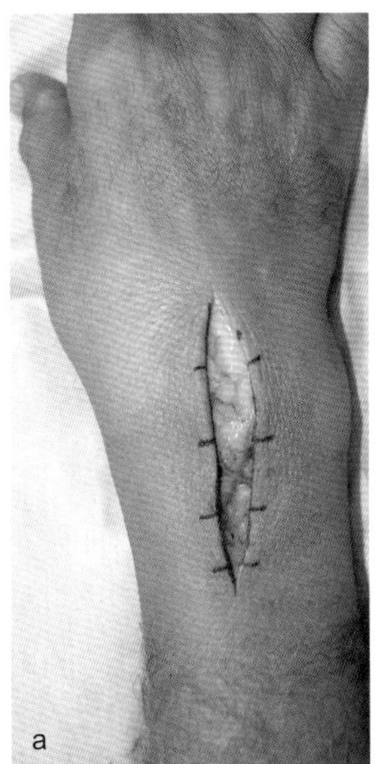

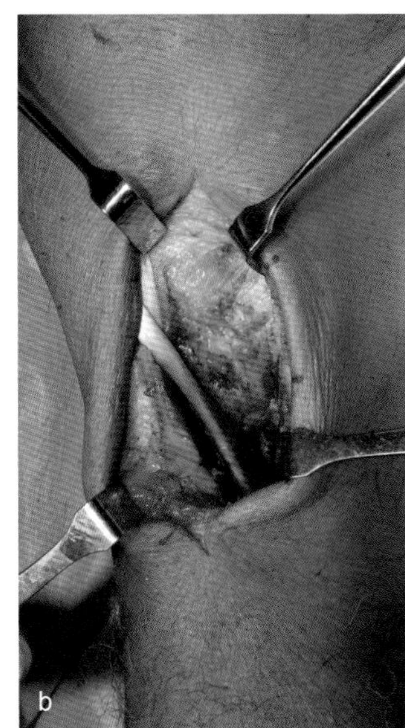

图5-1-8 a、b. 在这个入路过程中，从第三伸肌间室提起拇长伸肌肌腱并保护之。

# 5 复位和固定

## 计划截骨

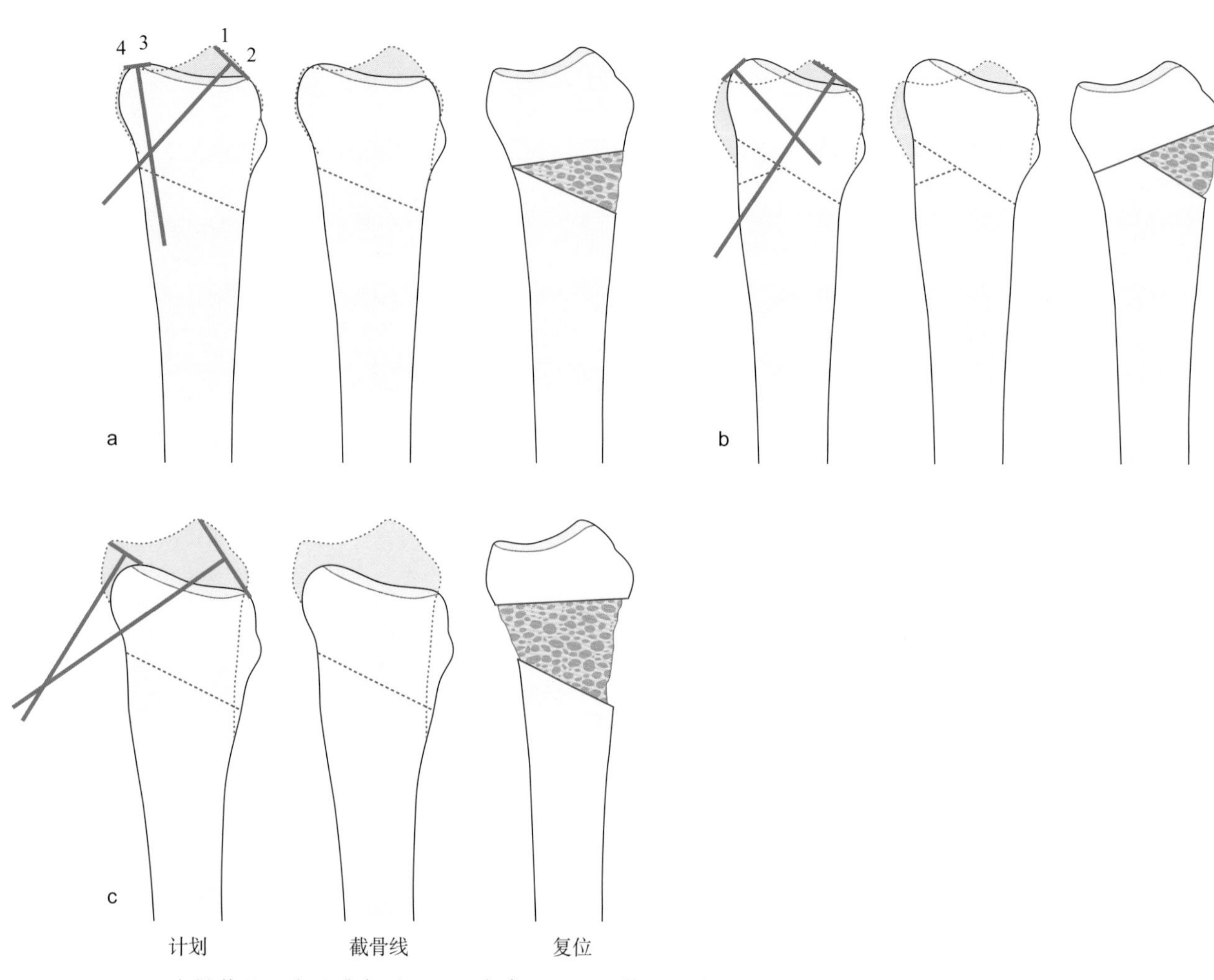


图5-1-9 a~c. 在做截骨手术的准备时，可以考虑以下三种截骨方式。

a. 不完全截骨（开口截骨）。

b. 摇摆（rocking）截骨。

c. 完全截骨（截骨间隙完全分离）。

为了确定所需要的截骨类型，可以将畸形一侧的X线片重叠在未受伤一侧的X线片上。在矢状位上，从健侧X线片上最背侧的点（1）至畸形愈合背侧的点（2）之间画一条线，在这条线的中点画条垂线。接着从健侧的最掌侧处（3）至畸形愈合侧最掌侧处（4）画一条线，并在这条线的中间画条垂线，与在背侧画的垂线相交。这两条垂线的交点将明确需要何种截骨类型。

在某些情况下，两垂线直接在或者靠近掌侧皮质处（但仍在桡骨之内）相交，这表明一旦做好截骨，就不需要将远端骨块延长，此时需要做不完全截骨术或者摇摆截骨术。

然而，如果这两条线在超出掌侧皮质的地方相交，则提示在畸形截骨后需要将远端骨块延长，在桡骨远端的掌侧和背侧两个部分都形成缺损。因此将需要做完全截骨术（c）。

## 确定畸形的程度

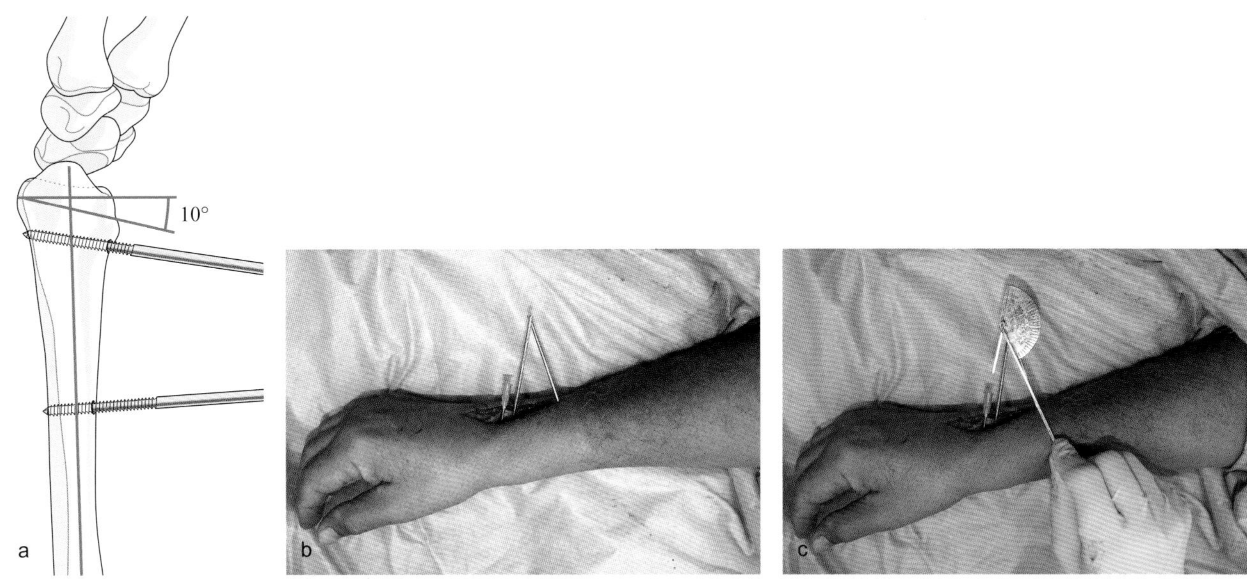


图5-1-10 a~c.　垂直于桡骨，在截骨部位的近侧安置一根Schanz针；而第二根Schanz针放在远侧，与桡骨远端伸直型畸形一致（a、b）。可以用手持量角器判断畸形的程度和预期矫正的角度（c）。将一个小的皮下注射针头插入桡腕关节以便更好地定向。

## 做截骨术

图5-1-11 a、b.　用骨刀在畸形的部位截骨，通过背侧开口截骨和适当延长桡骨矫正有背侧成角的畸形愈合。

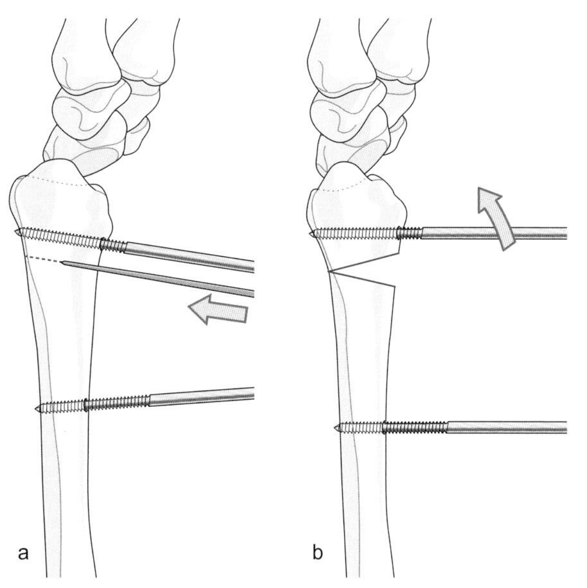

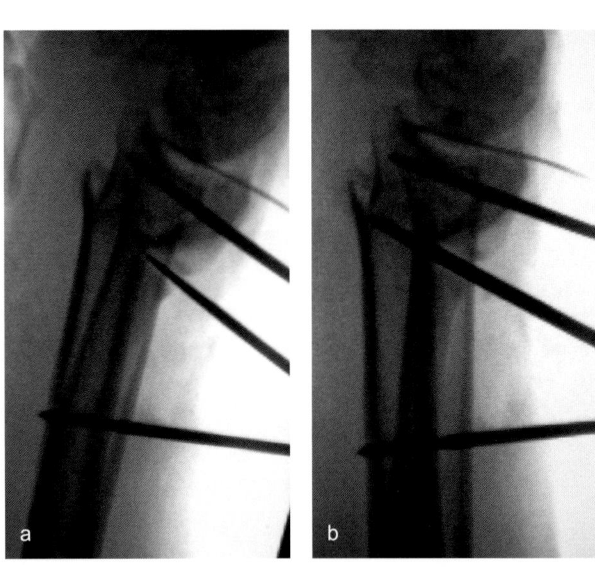

图5-1-12 a、b.　术中侧位影像展示Schanz针的位置以及计划截骨的部位（a）。用骨刀进行截骨（b）。用术中影像检查确定截骨的确切位置并且避免损伤正中神经和屈肌腱。

## 可选：外固定支架

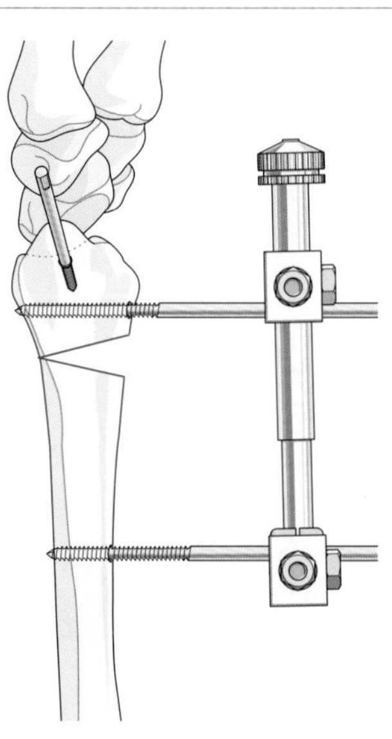

图5-1-13　另一种方法是，就像在这个病例中使用的，可以用外固定器帮助截骨和复位。将外固定针把持夹连接到每根Schanz针上。然后将另一根Schanz针从桡侧方向打入远侧骨块。这用于帮助恢复预期的桡骨长度和远侧骨块的排列角度。

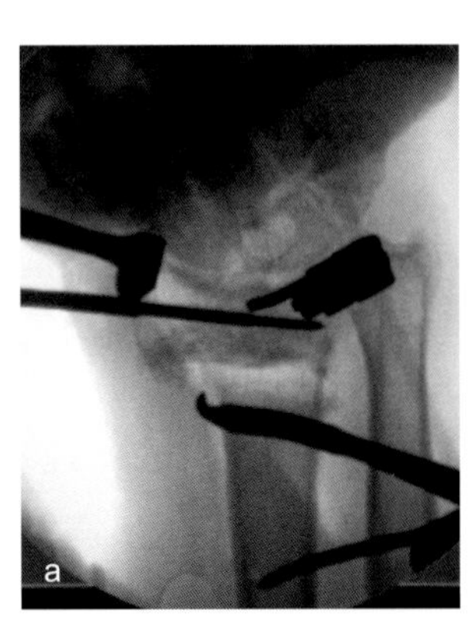

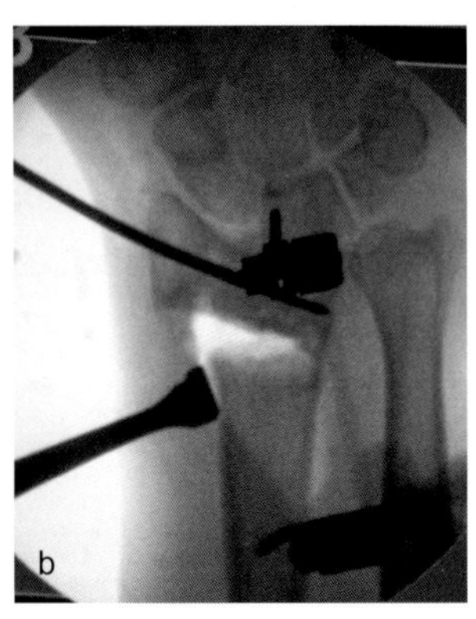

图5-1-14 a、b.　术中影像显示外固定和截骨部位。

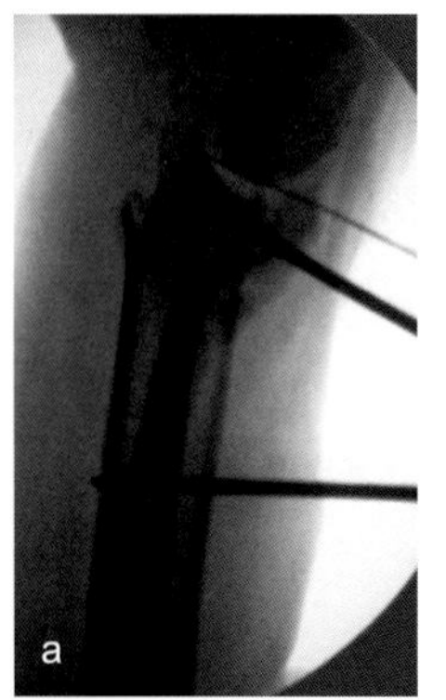

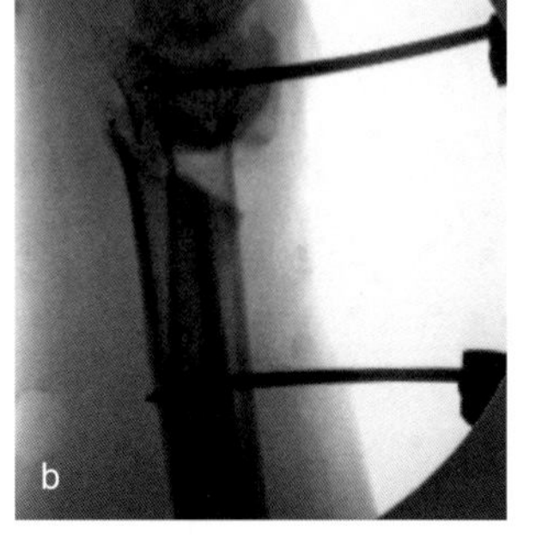

图5-1-15 a、b.　术中侧位影像见到的截骨之后的矫正情形。与矫正之前（a）相比，矫正之后有更恰当的排列（b）。

## 固定中间柱

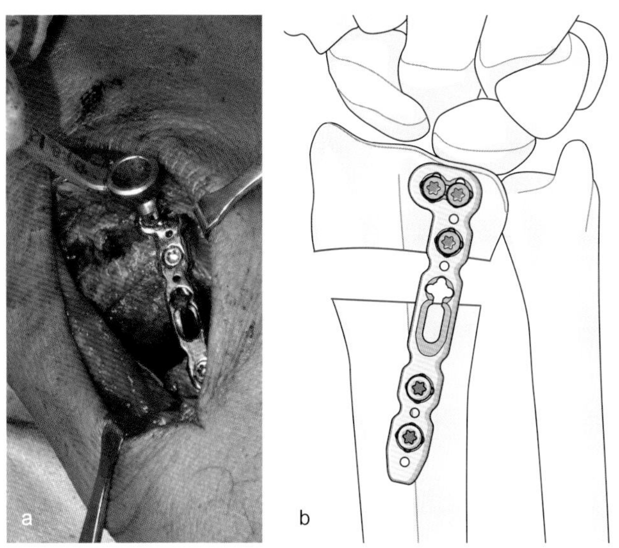


图5-1-16 a、b. 为了固定桡骨远端，相继使用两块塑形过的2.4 mm背侧VA LCP来固定，从中间柱钢板开始固定。

## 固定桡侧柱

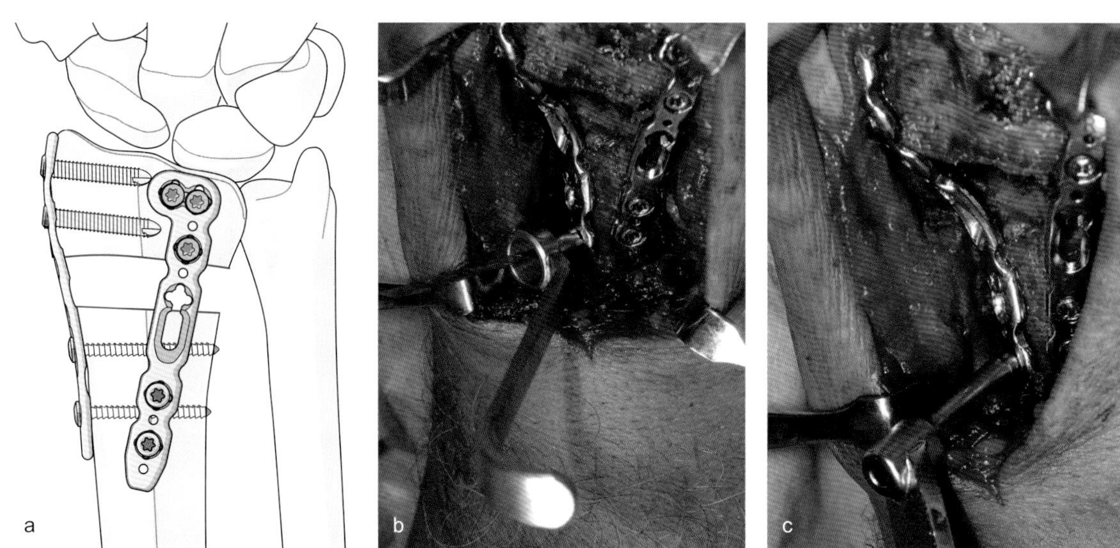


图5-1-17 a~c. 接着固定桡侧柱，注意使用锥形钻头导向器以允许头锁定螺钉所需要的可变角度。

双钢板固定的手术遵循常规步骤，包括选择、准备和贴附钢板，确保正确放置钢板固定桡侧柱和置入螺钉。关于这些步骤的进一步信息见第4篇第5章“桡骨远端关节内骨折向背侧移位——用双钢板固定治疗”。

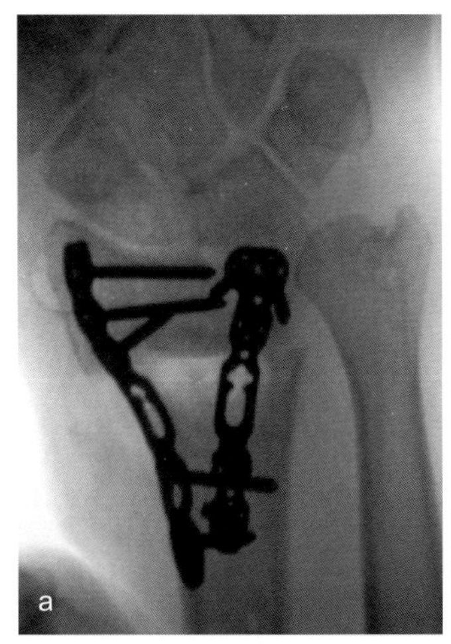


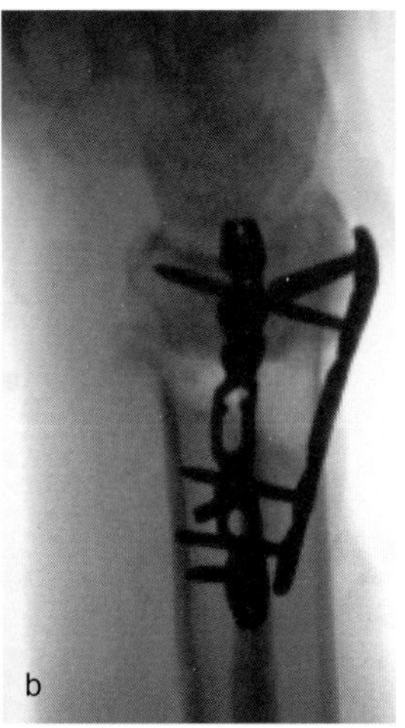


**图5-1-18 a、b.** 钢板固定之后的术中影像确认钢板放置正确。注意，截骨形成的缺损仍然清晰可见。

## 植骨

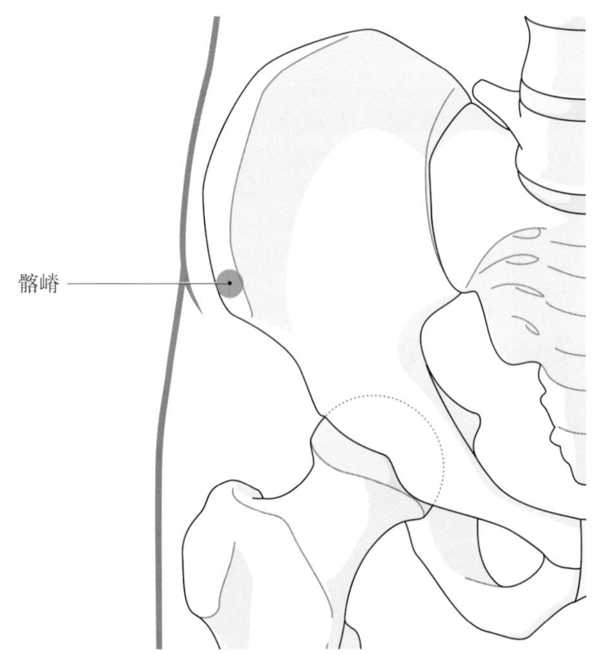


**图5-1-19** 从髂嵴切取骨皮质松质移植物。

## 自体骨采集

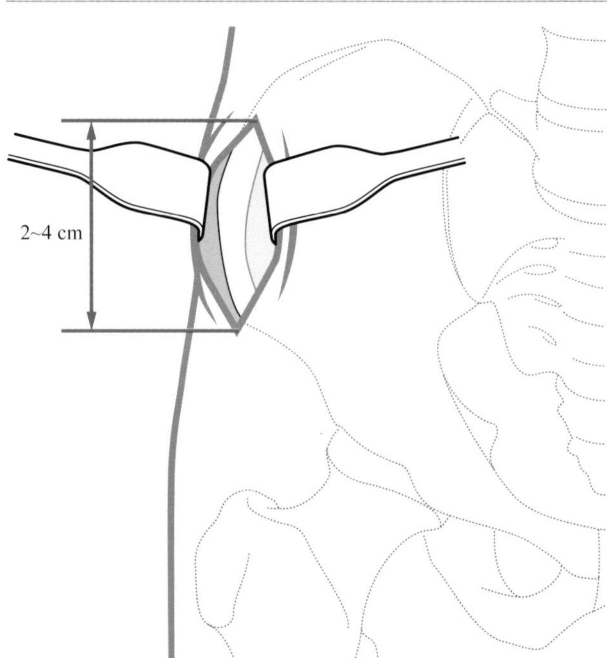


**图5-1-20** 在摸得到的髂嵴的外侧部之上做纵行切口，避开其前部和髂股神经。标记出预先计划准备切取的移植骨的大小，要考虑桡骨远端缺损的形状和大小。用锋利的骨刀切取选好的移植骨。

## 植入移植骨

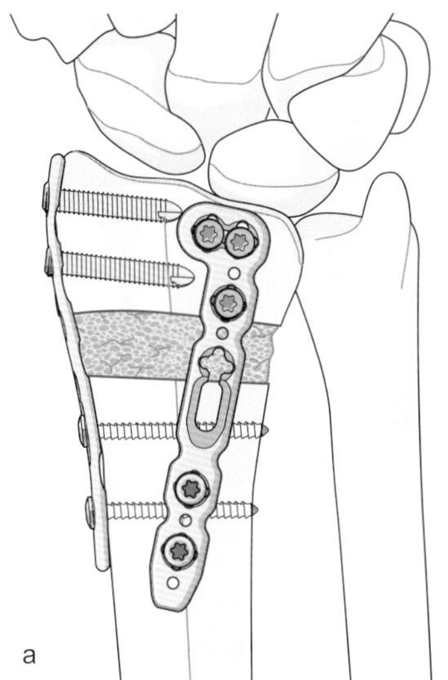

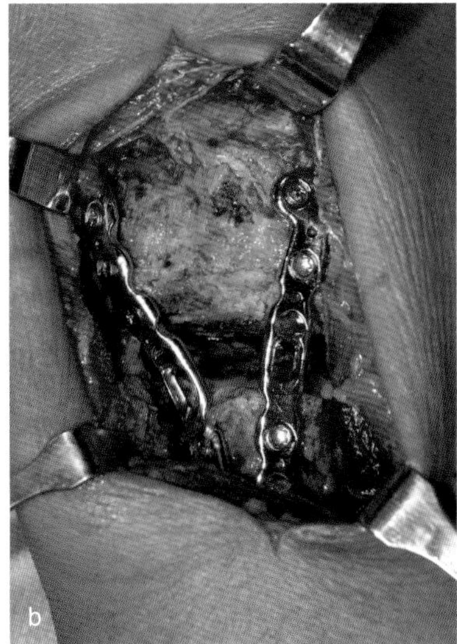

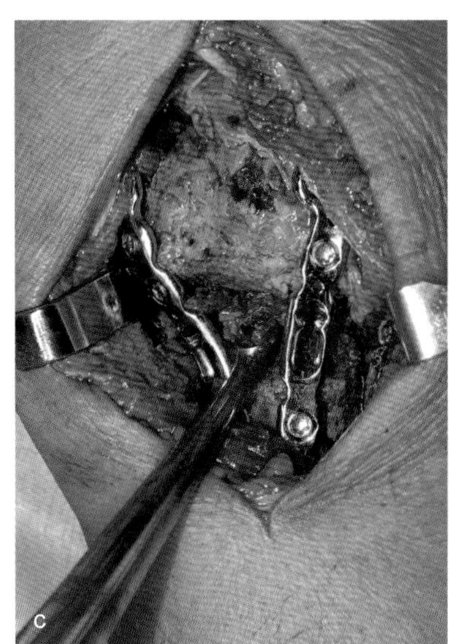


图5-1-21 a~c.　用髂嵴移植骨填充截骨形成的骨缺损。

## 完成固定

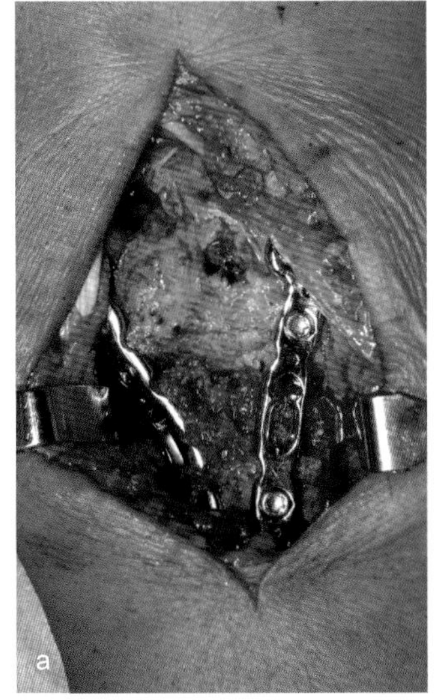

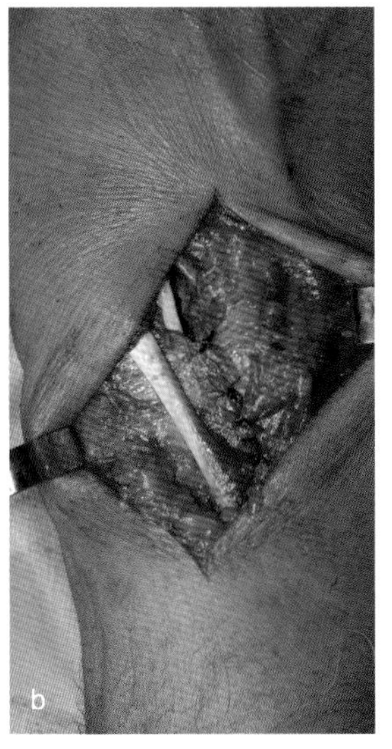


图5-1-22 a、b.　一旦移植骨安置到位，重新对合伸肌支持带，冲洗并关闭伤口。将拇长伸肌肌腱留在支持带的浅面。

# 6 康复

## 术后处理、随访和功能锻炼

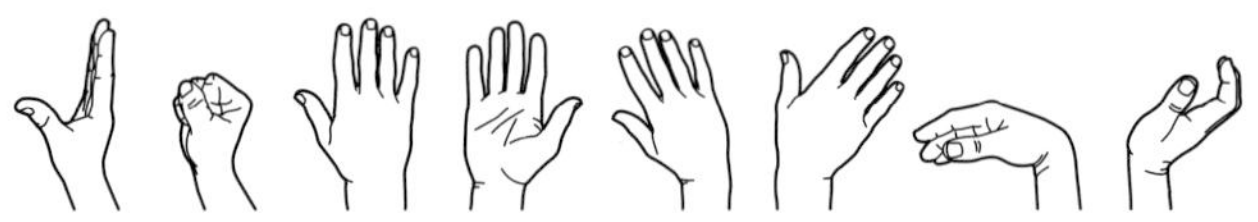

图5-1-23 患者应当接受标准的术后休息、患肢抬高、随访、拆线和按要求制动。术后开始活动范围有控制的主动锻炼。进一步信息见第4篇第1章“桡骨茎突骨折——用桡侧柱钢板治疗”的“7 康复”。

# 7 结果

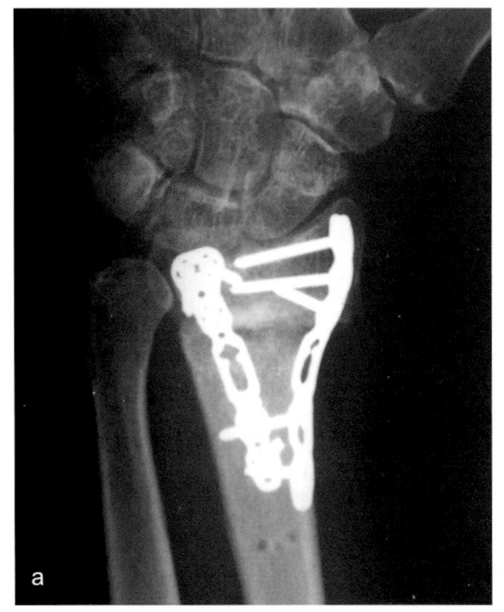

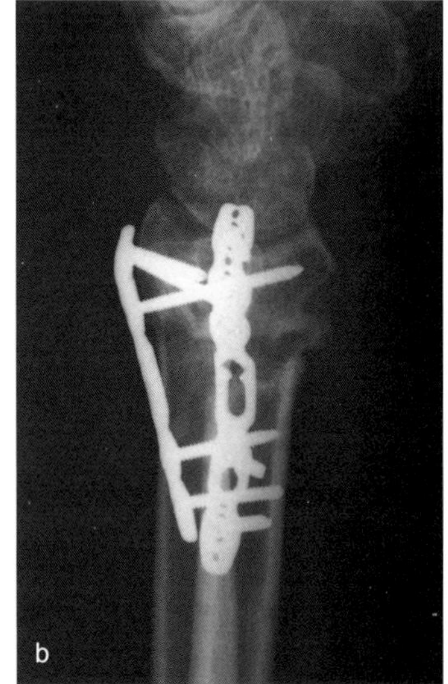

图5-1-24 a、b. 术后4个月随访时，术后X线片显示移植骨和完成的内固定融合在一起。

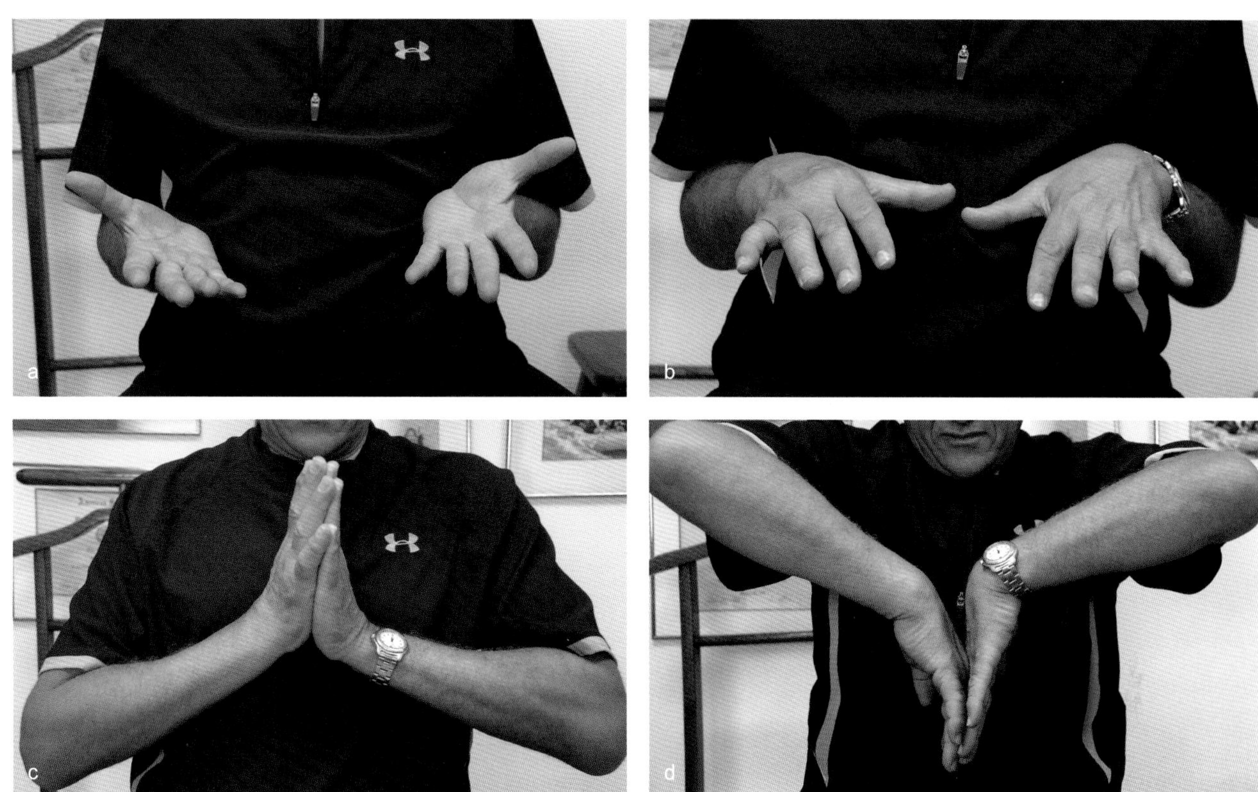

图5-1-25 a~d. 患者显示腕关节屈曲有些受限，但伸直、旋前以及旋后活动很好，而且患者没有疼痛。

## 视频

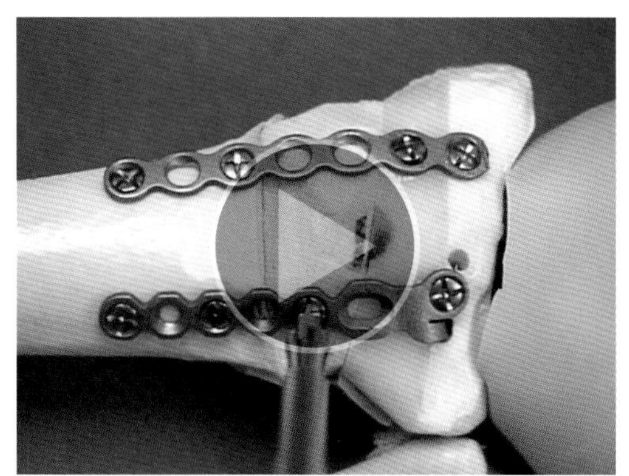

视频5-1-1 本视频展示桡骨远端矫正截骨，用2.0 mm微型髁钢板固定。

# 8 可供选择的技术

## 经掌侧入路治疗背侧畸形愈合

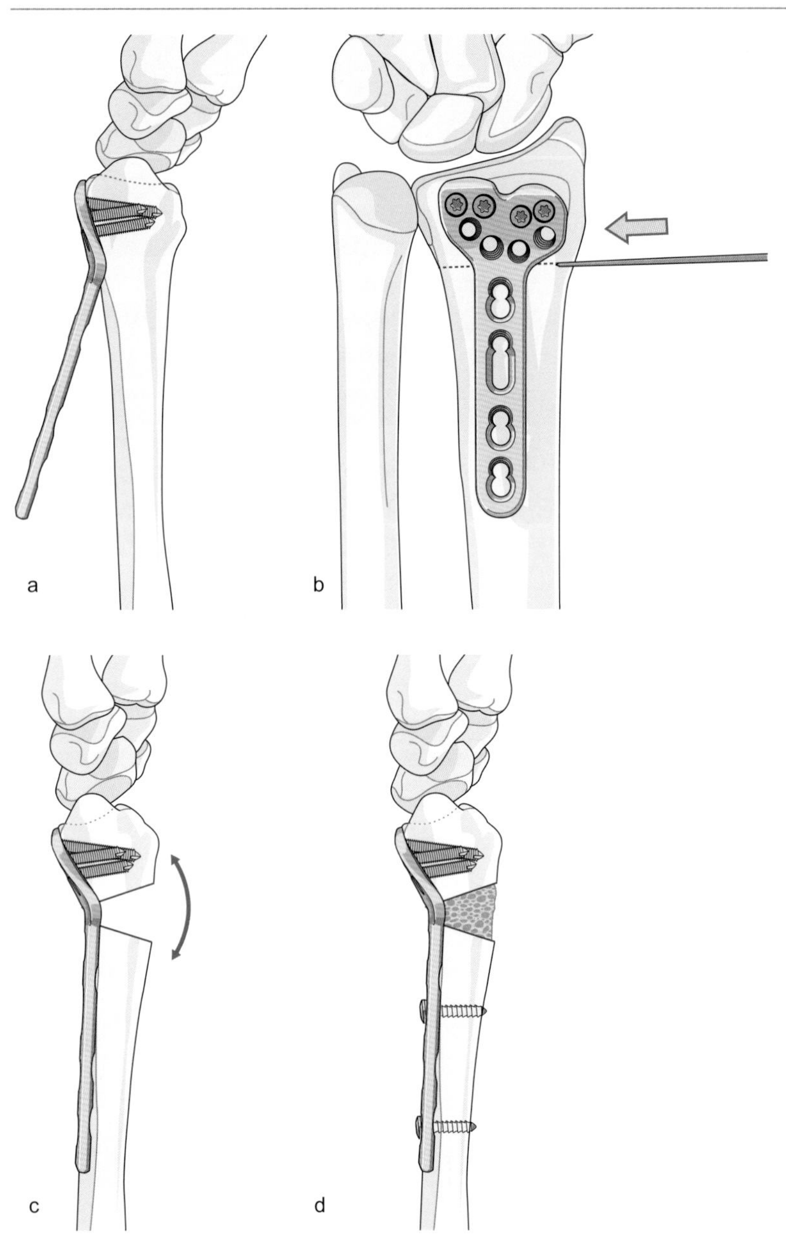


**图5-1-26 a~d.** 少数情况下，放在桡骨背侧的钢板会引起肌腱的激惹和断裂，因为肌腱和钢板之间紧密接触。作为替代，如果用放在桡骨掌侧的钢板做固定［如图所示，使用掌侧钢板辅助截骨（a、b），纠正力线（c），最终固定（d）］，那么肌腱和正中神经就为旋前方肌所保护。

应用角稳定的内植物，例如锁定加压钢板，经掌侧入路能够做大多数矫正截骨术，用骨松质移植而不是比较复杂的自体骨皮质松质移植。现在，许多截骨术能够在掌侧做，医生能够使用切细的骨松质碎块取代雕刻的植骨块，后者技术要求更高。

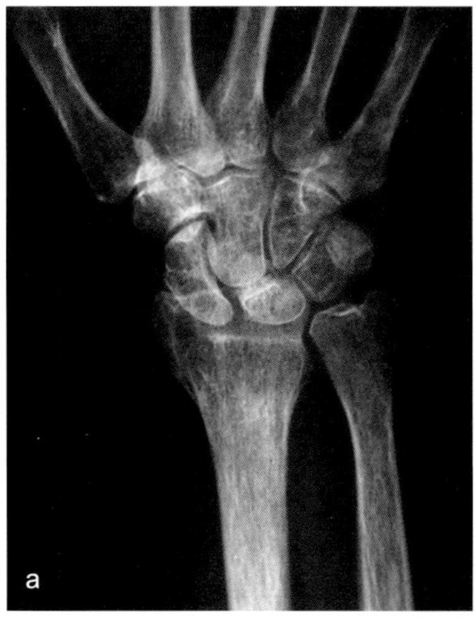
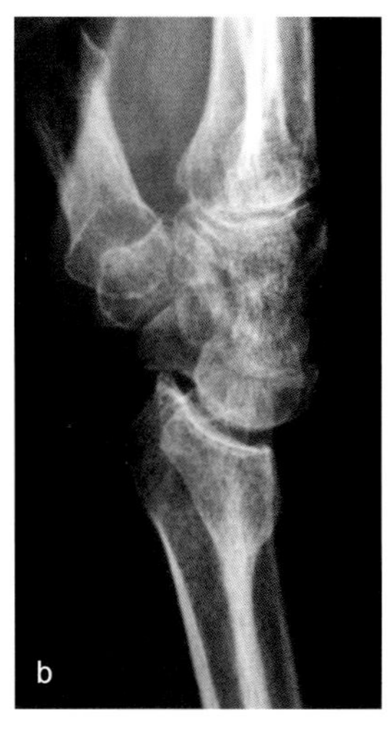
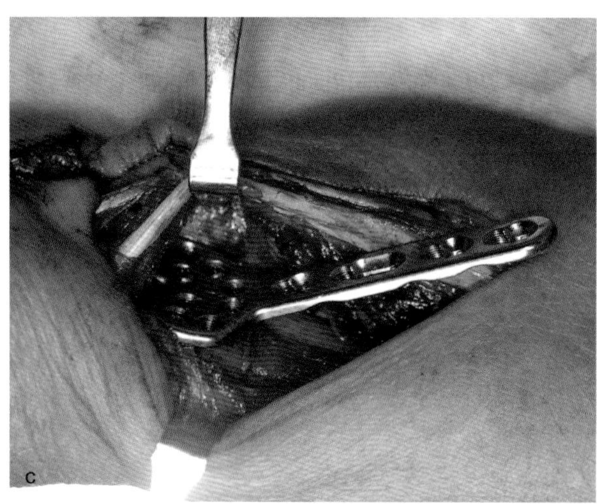

图5-1-27 a~c. 用作例证，这些X线片显示一位右利手患者背侧移位的畸形愈合（a、b）。术中照片显示经掌侧入路贴附角稳定钢板，根据计划的矫正角度将其近侧臂放在离开掌侧皮质的位置（c）。

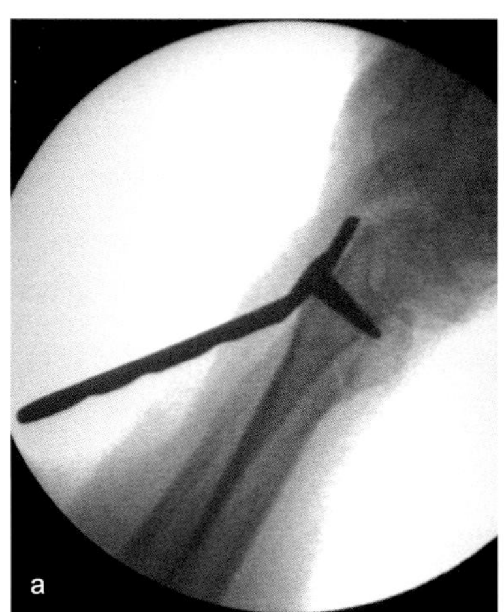
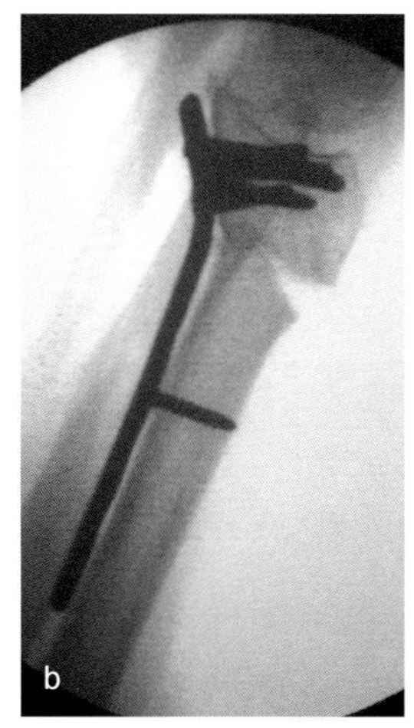
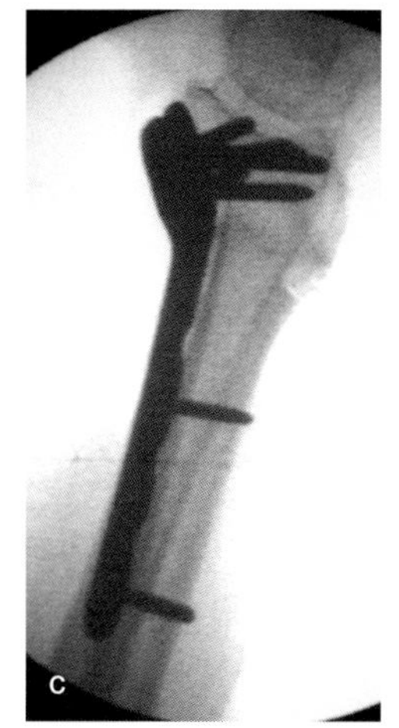

图5-1-28 a~c. 术中影像显示策略性放置钢板（a），然后截骨并将钢板贴附到骨干以矫正畸形（b），安放骨松质植骨以完成固定（c）。

# 第 2 章 桡骨远端掌侧关节外骨折畸形愈合——用截骨和钢板治疗

Distal radius—palmar extraarticular malunion treated with osteotomy and plate

## 1 病例描述

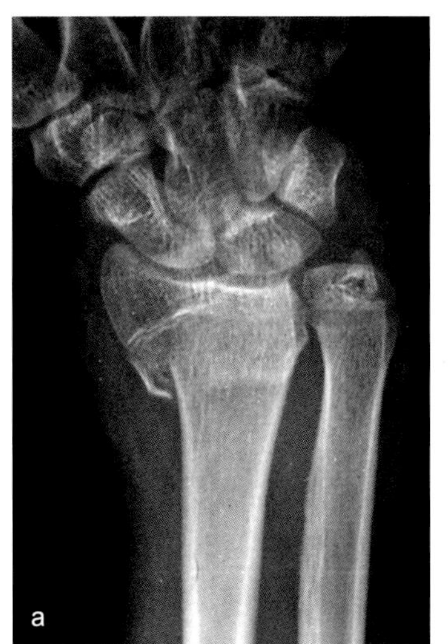
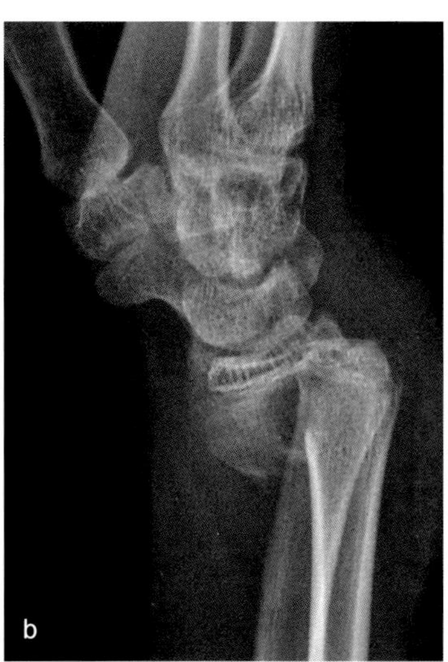
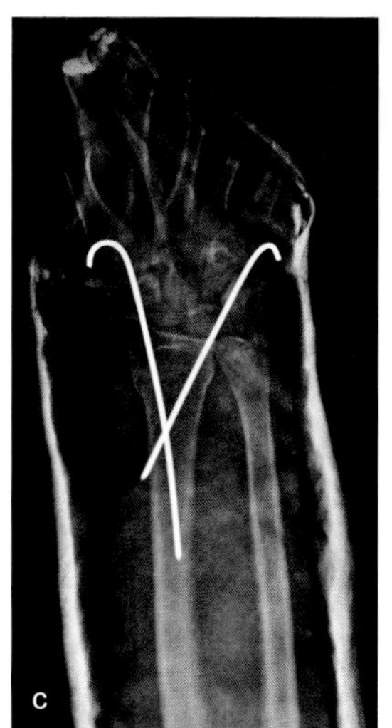
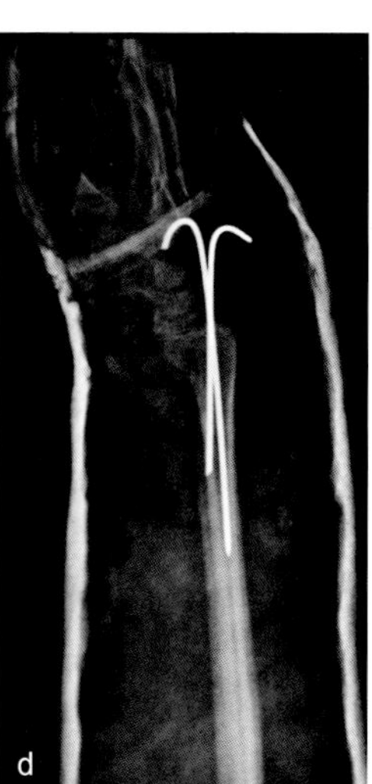

图5-2-1 a~d. 患者，男性，15岁，学生，在一次自行车事故中遭受右侧桡骨远端骨折移位，在当地医院接受治疗，做闭合复位经皮克氏针固定。患者起初用短臂石膏管型制动；术后15天将管型连同克氏针一起移除。正位和侧位X线片显示最初的骨折和克氏针固定。

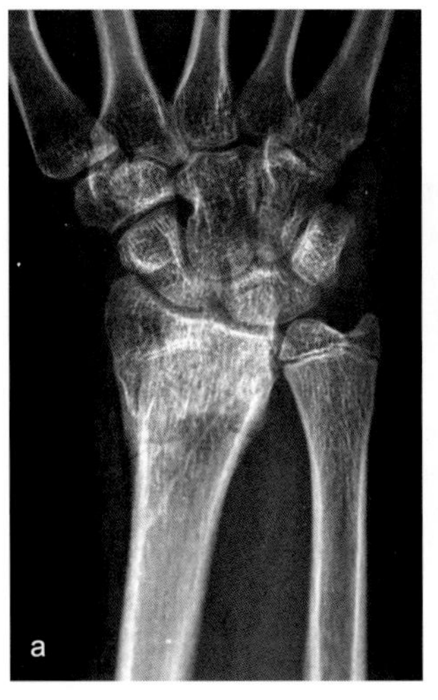


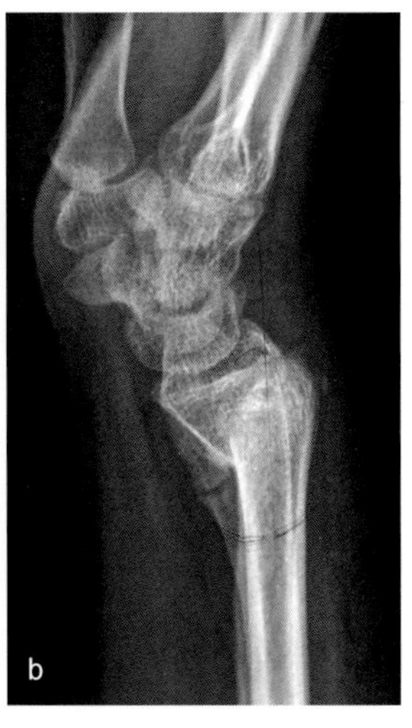


图5-2-2 a、b. 5周随访时，新拍的正位和侧位X线片发现桡骨远端骨折畸形愈合。桡骨短缩5 mm，桡侧倾斜15°，掌侧成角40°。侧位片显示桡骨的掌侧有三角形骨痂。尺骨生长板尚未闭合，但桡骨的生长板部分闭合。

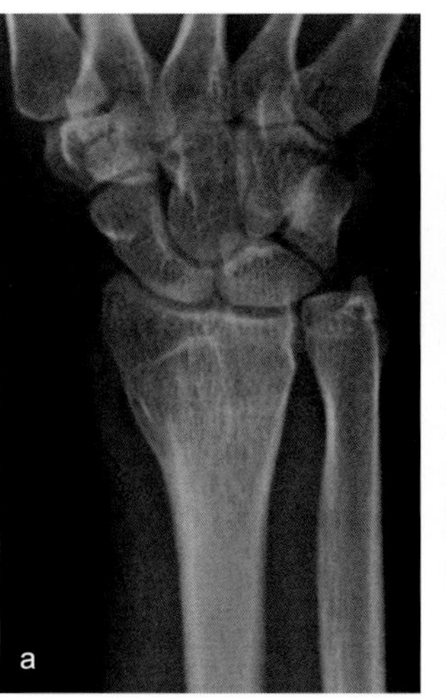


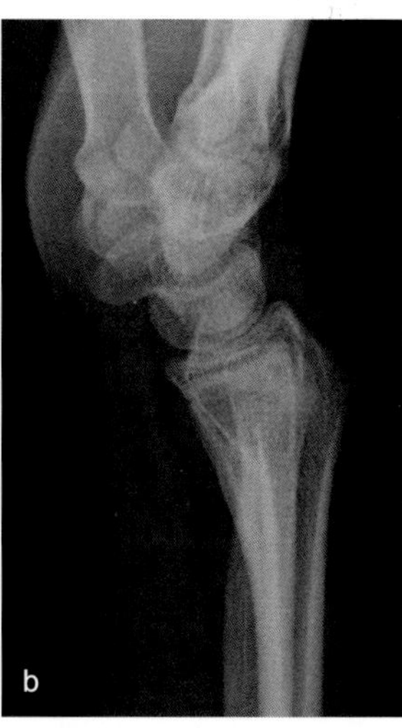


图5-2-3 a、b. 在初次伤后6个月随访，已酿成有症状的桡骨远端骨折畸形愈合。他主诉前臂和腕关节疼痛、畸形和功能受限。体格检查发现，与对侧比较，腕关节伸直活动减少而屈曲活动增大。也展现前臂旋后活动受限，在主动被动活动和前臂旋转时有疼痛。体检后发现桡骨的桡倾和短缩毫无改善。桡骨和尺骨两者的生长板都闭合了。侧位片上看，头状骨明显代偿性背伸，这是因为桡骨向掌侧成角增加造成月骨处于屈曲位置的缘故。

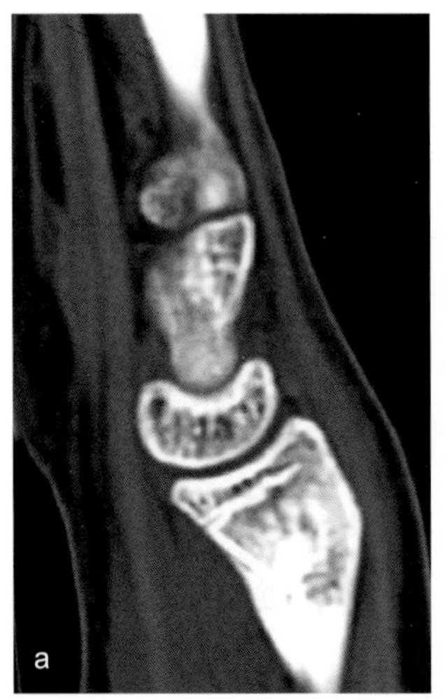


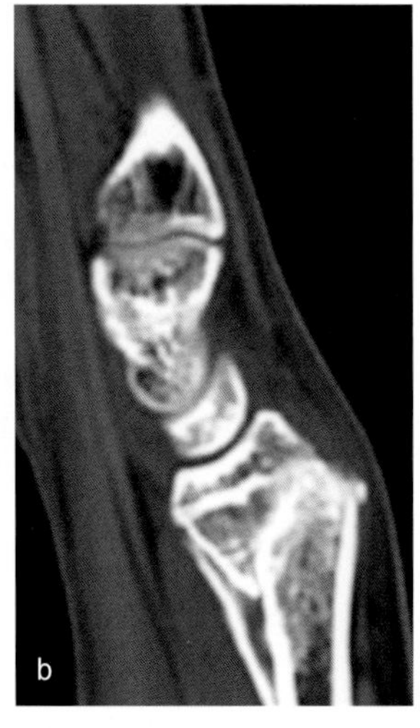


图5-2-4 a、b. 矢状面CT扫描显示骨折畸形愈合的精确平面以及畸形的轴线，这两个部分均有助于制订截骨的计划。此外，对侧正常腕关节的X线片也用于术前计划的制订。

## 2 适应证

### 桡骨掌侧关节外畸形愈合

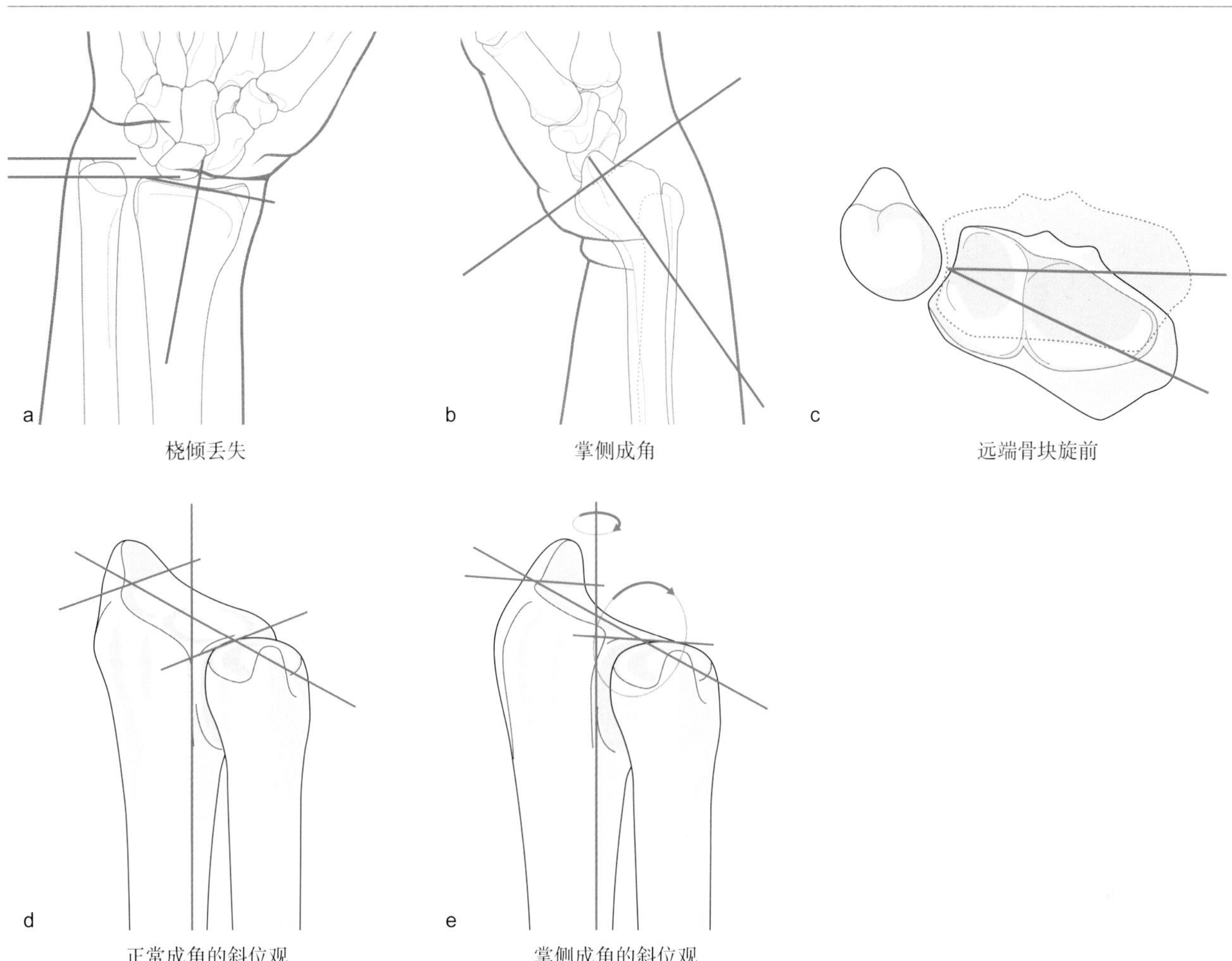


**图5-2-5 a~e.** 虽然同背侧移位的畸形愈合相比，掌侧移位畸形愈合不常见，但因为掌侧成角增大、桡骨短缩和远侧骨块旋后，桡骨远端关节外骨折畸形愈合时有发生。这些畸形能够改变传递到腕关节和下尺桡关节的负荷，从而使发生创伤后骨关节炎的风险增加。

### 畸形愈合的矫正截骨

诚如前一章所讨论的，考虑用矫正截骨治疗桡骨远端畸形愈合取决于可接受的畸形程度和手术的最佳时机。尽管可能有一些禁忌证，但普遍接受的是早期手术治疗有好处，诸如减少发生畸形的可能性，以及经未成熟愈合的骨折部位进行矫正比较容易。

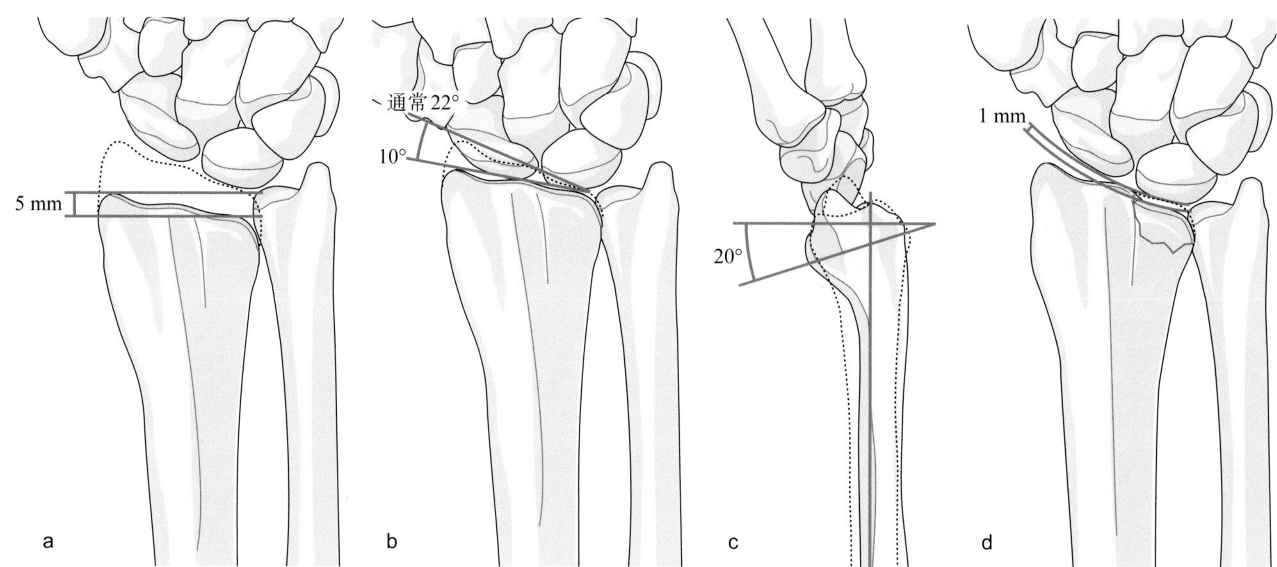


图5-2-6 a~d.　跟背侧畸形愈合遇到的问题一样，有很多指南指出了关于掌侧畸形能够接受的水平，具体如下。

a. 桡骨短缩不超过5 mm。

b. 桡倾不少于10°。

c. 掌侧成角不超过20°。

d. 关节面台阶不超过1 mm。

不管这些测量数据如何，对于本例年轻患者，活动范围减少、握力下降、运动和活动时疼痛，以及患者不能接受客观的外形都成为矫正截骨的强烈指征。

## 影像学检查

在处理畸形愈合时，总是应该在术前通过拍摄对侧腕关节的X线片来确定桡骨相对于尺骨的正确长度。

# 3 术前计划

## 装备

- 一套桡骨远端VA LCP工具。
- 2.4 mm掌侧柱VA LCP。
- 自体骨移植或者骨替代品。
- 外固定器备用。
- 影像增强器。

## 患者的准备和体位

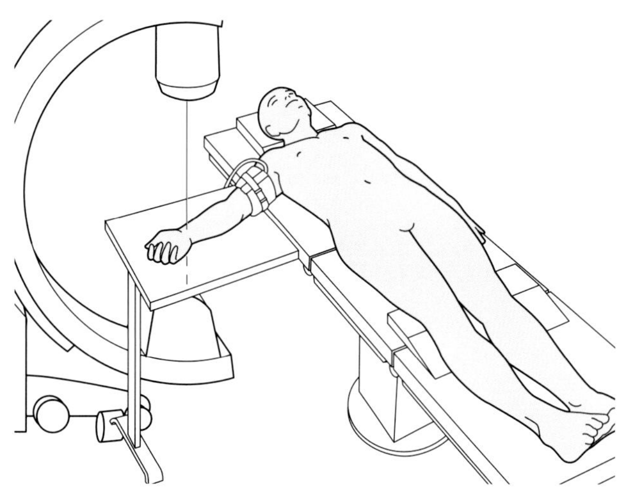

图5-2-7 让患者仰卧位，前臂放在搁手台上。将前臂旋后。肢体的位置应当允许对桡骨远端进行额状面和矢状面的各种影像学检查。使用不消毒的充气止血带。预防性抗生素是非强制的。

# 4 手术方法

## 入路

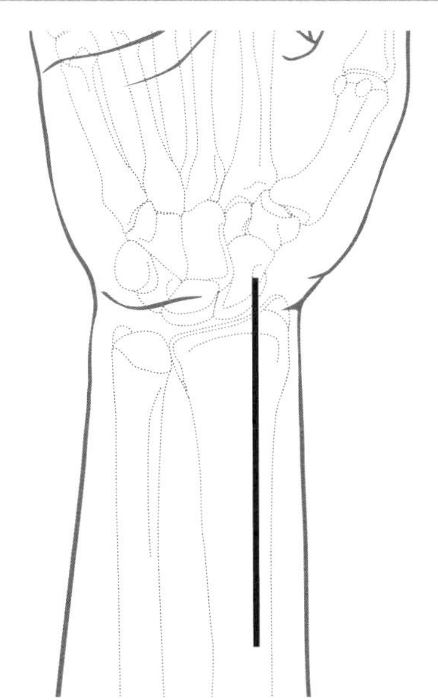

图5-2-8 使用的手术入路为改良Henry掌侧入路（见第1篇第6章“显露桡骨远端的改良Henry掌侧入路”）。

# 5 复位和固定

## 计划截骨

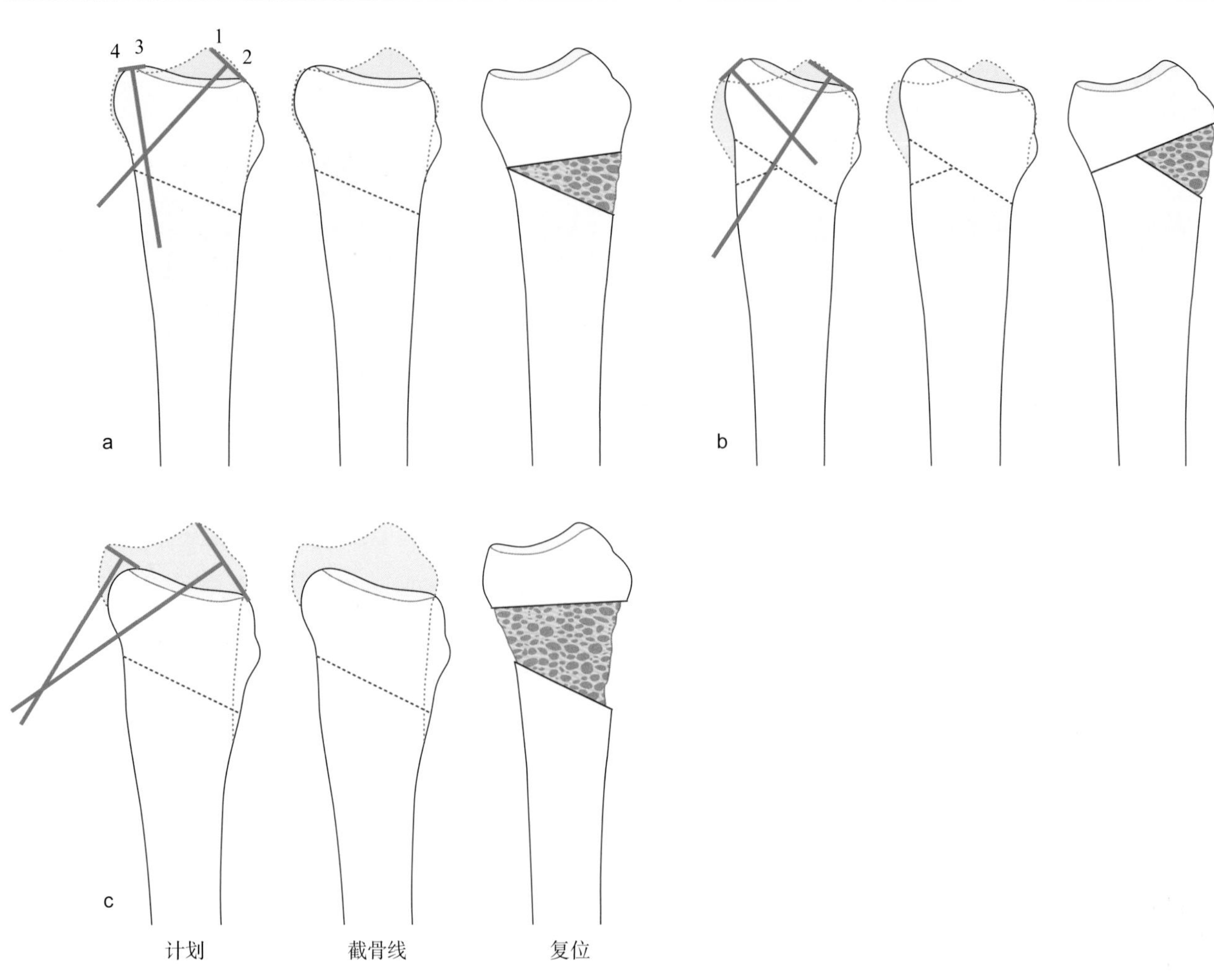


图5-2-9 a~c. 在为截骨手术做准备时，可以考虑以下三种截骨类型。

a. 不完全截骨（开口截骨）。

b. 摇摆（rocking）截骨。

c. 完全截骨（截骨间隙完全分离）。

通过对两条（正常与畸形愈合的力线的）垂线及其相交的位置进行分析，确定截骨后就不需要延长远侧骨块，因此选择不完全截骨的技术。关于确定做何种截骨的细节，在第5篇第1章“桡骨远端背侧关节外骨折畸形愈合——用截骨与双钢板固定治疗”的“计划截骨”中有概述。

## 实施截骨

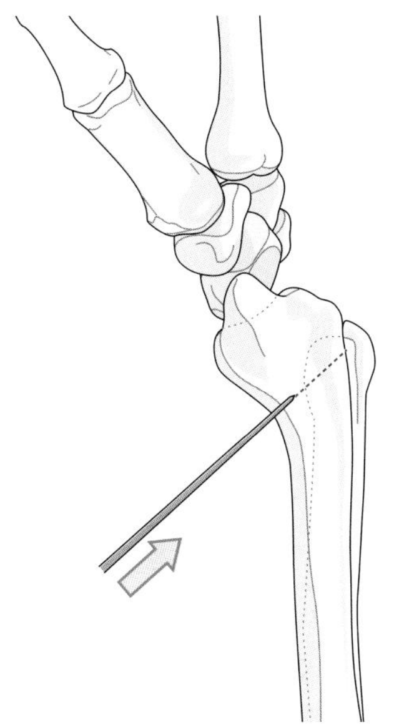

**图5-2-10**　对桡骨远端骨折向掌侧成角畸形愈合，推荐的手术为开口楔形截骨，以矫正畸形，调整桡骨的长度，用植骨或骨替代物填充缺损，并用掌侧钢板固定。如果用角稳定内植物（例如LCP）替代常规钢板，医生就可以使用碎的骨松质移植物，因为那些内植物提供更好的稳定性。

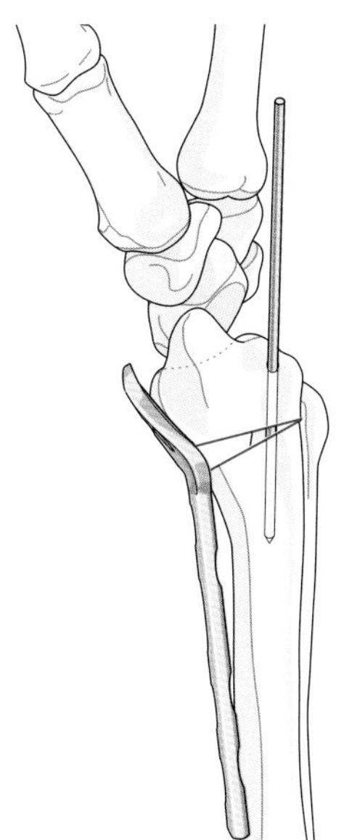

**图5-2-11**　经改良的Henry掌侧入路做楔形开口截骨，调整桡骨的长度，矫正过度掌侧成角，恢复正常的桡倾。在畸形最大的部位进行截骨。用克氏针提供临时固定。使用解剖型内植物为畸形的矫正提供了便利。

## 置入第一枚螺钉

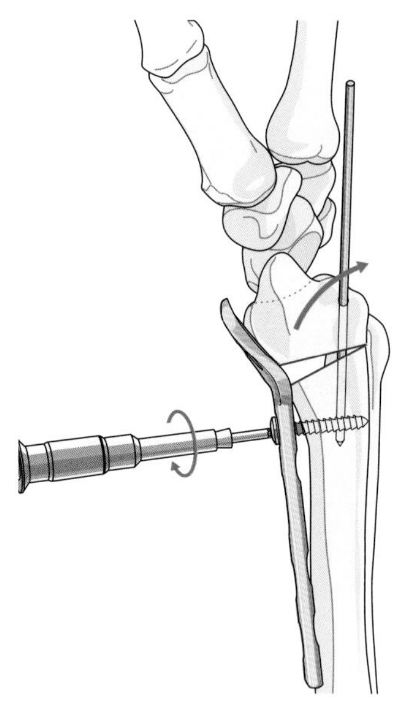

图5-2-12　在截骨的近侧经钢板置入第一枚螺钉，通过拧紧这枚螺钉将会使畸形间接复位。

## 确定并矫正桡倾

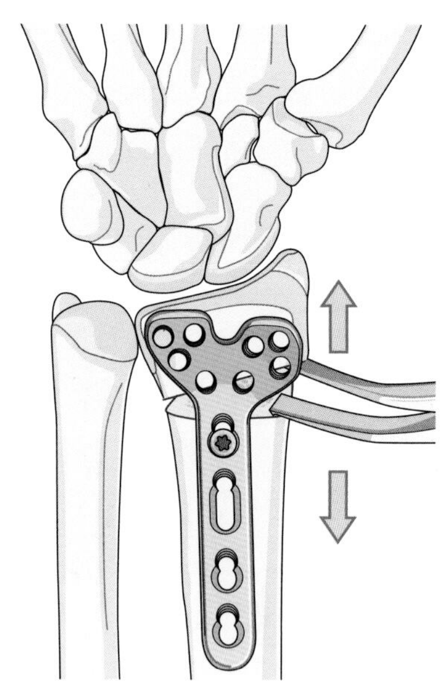

图5-2-13　通过用板状撑开器纠正桡倾来矫正额状面畸形。

## 置入其他螺钉

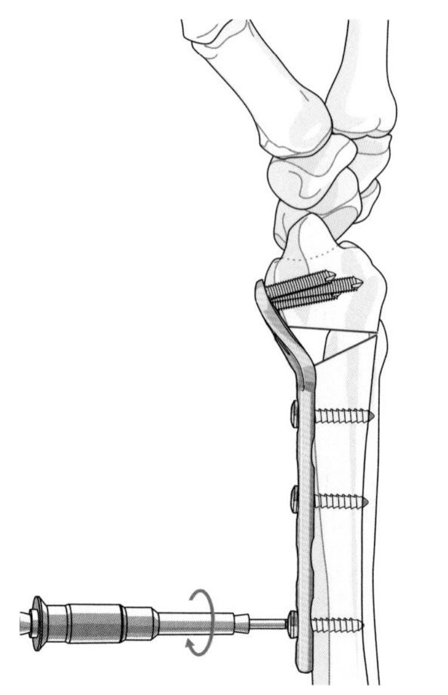

图5-2-14　在近侧和远侧，使用其他螺钉完成固定。

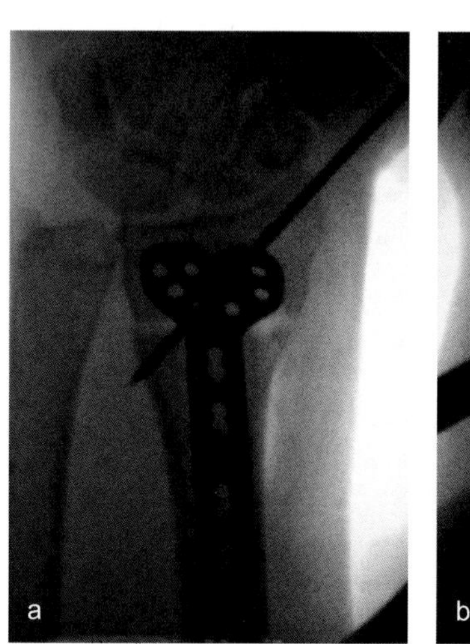

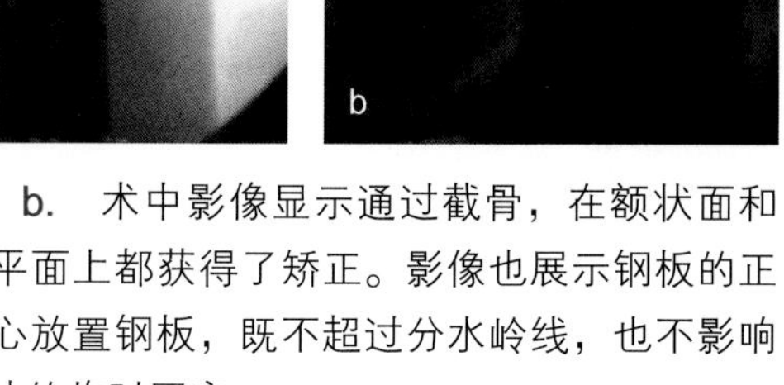

图5-2-15 a、b.　术中影像显示通过截骨，在额状面和矢状面两个平面上都获得了矫正。影像也展示钢板的正确位置，小心放置钢板，既不超过分水岭线，也不影响由克氏针维持的临时固定。

## 植骨

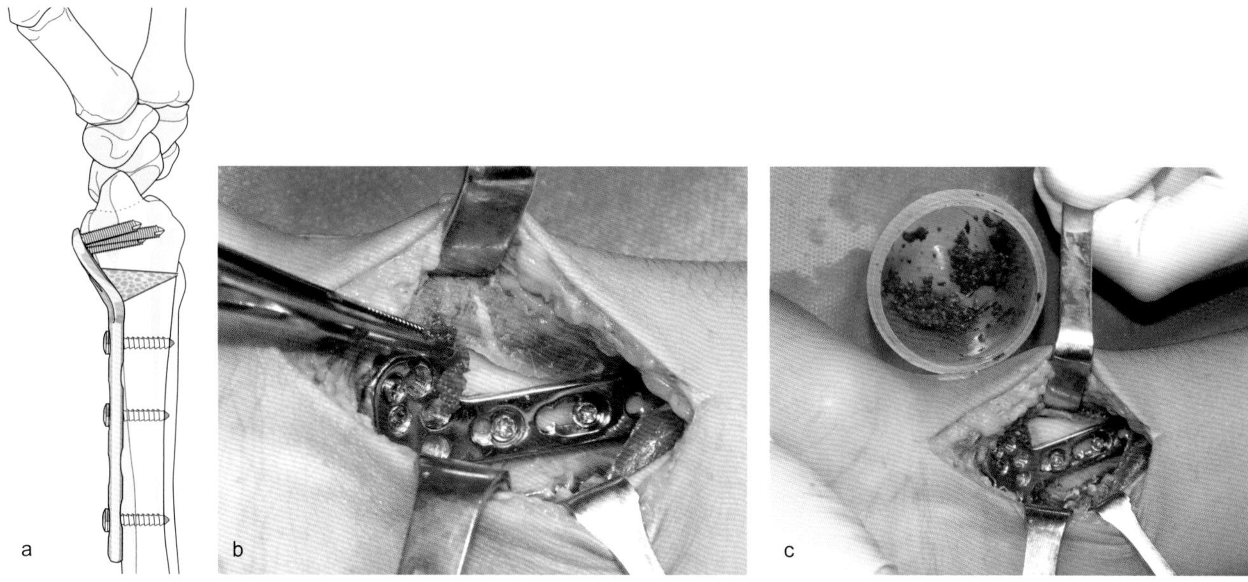

图5-2-16 a~c.　用自体骨松质移植物填充截骨留下的空隙。用1块2.4 mm掌侧柱LCP固定骨头。

## 完成固定

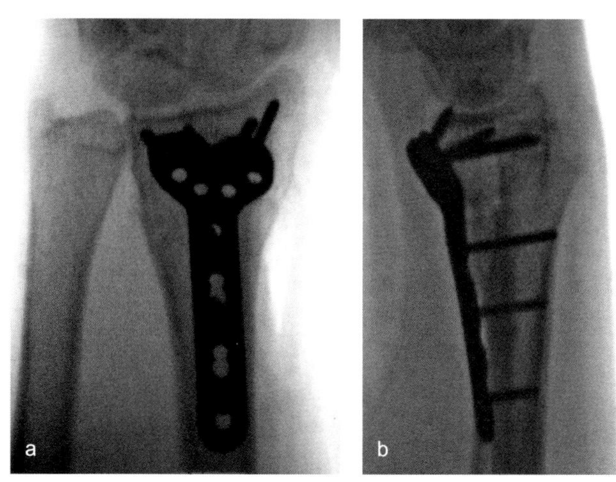

图5-2-17 a、b.　之后的术中影像显示畸形矫正后的最终固定。

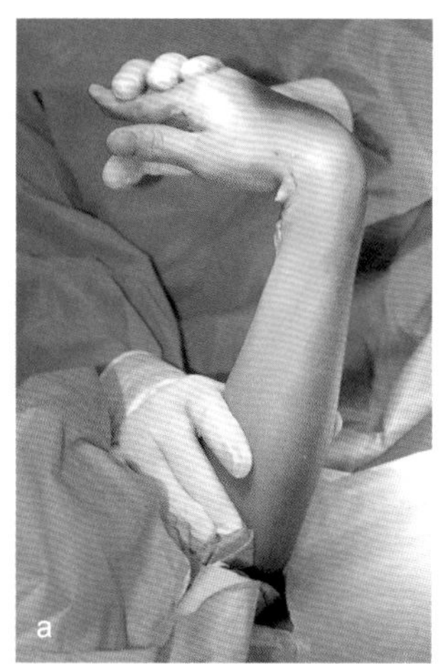

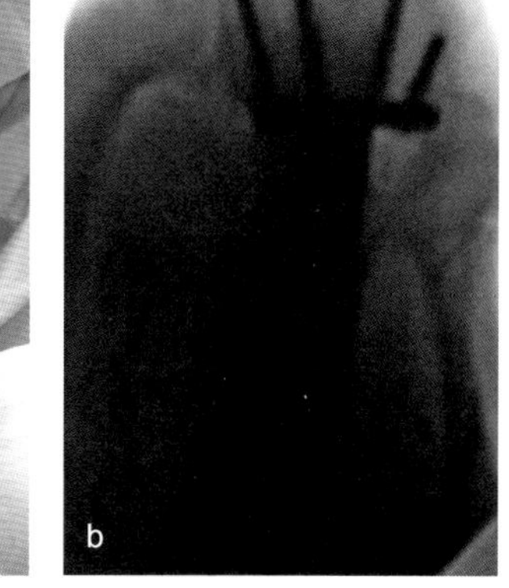

图5-2-18 a、b.　天际线位透视显示，在桡骨背侧，螺钉尾端都没有凸出来。

## 复位：可选择的办法

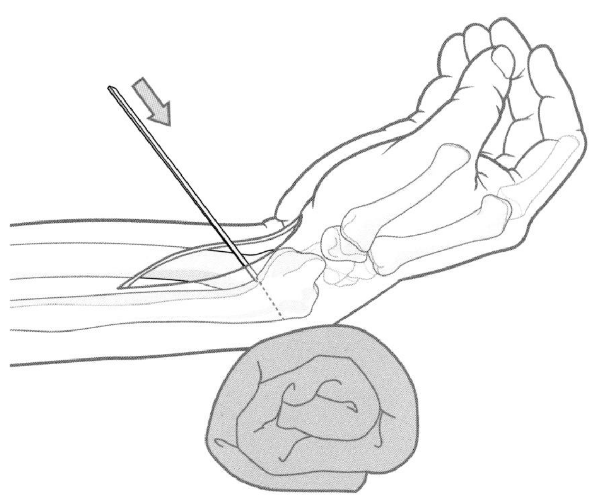

**图5-2-19** 通常在畸形最严重的部位进行截骨。

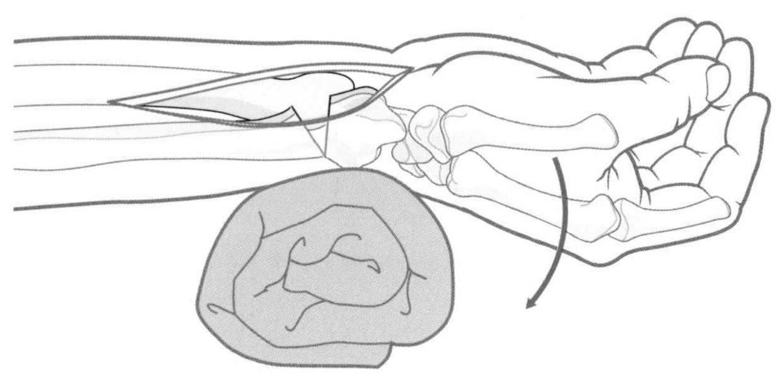

**图5-2-20** 另一种方法是，用卷起的手术巾或者垫枕使腕关节过伸而达到复位。

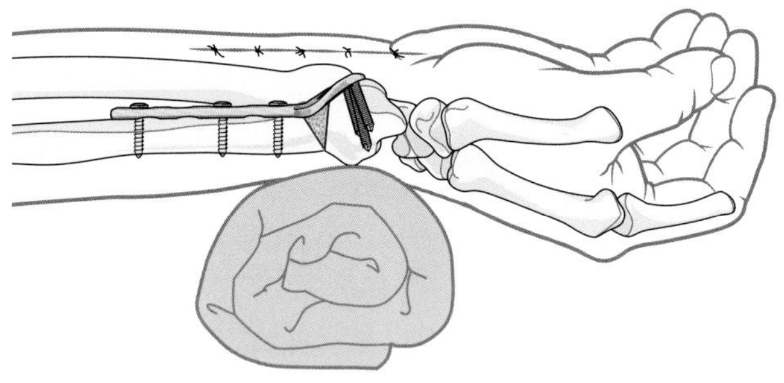

**图5-2-21** 畸形的固定和植骨。

## 6 康复

### 术后处理、随访和功能锻炼

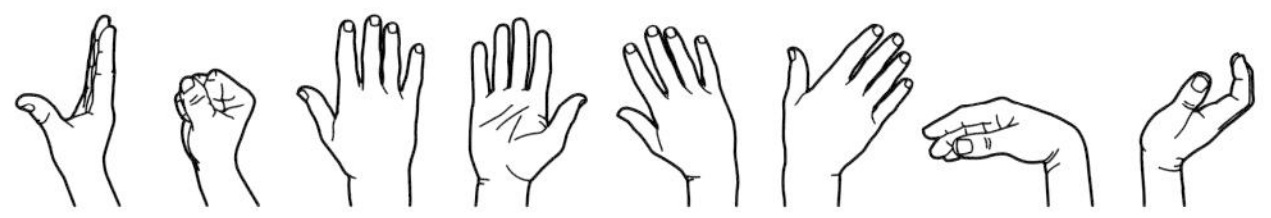

图5-2-22　患者应当接受标准的术后休息、患肢抬高、随访、拆线和按要求制动。术后开始活动范围有控制的主动锻炼。进一步信息见第4篇第1章“桡骨茎突骨折——用桡侧柱钢板治疗”的“7　康复”。

## 7 结果

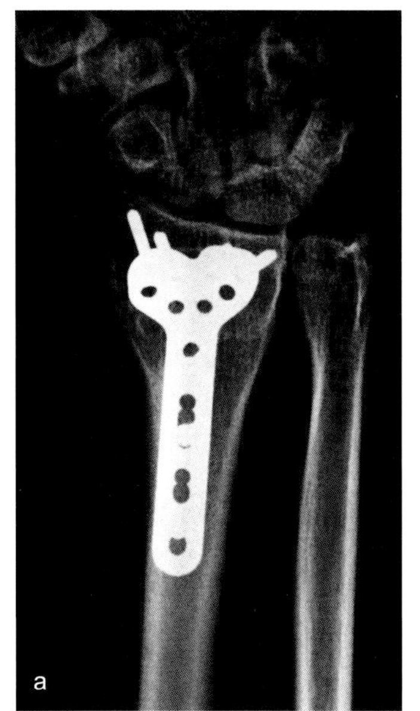

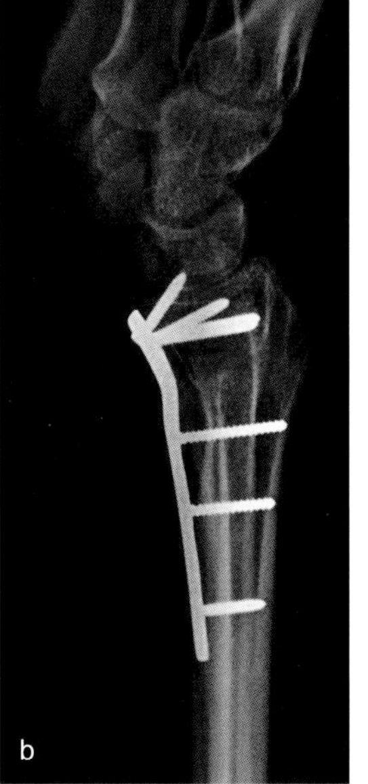

图5-2-23 a、b.　6个月随访时，X线片显示桡骨和尺骨的长度相等，掌侧成角15°，桡侧倾斜20°。截骨部位已经完全愈合。

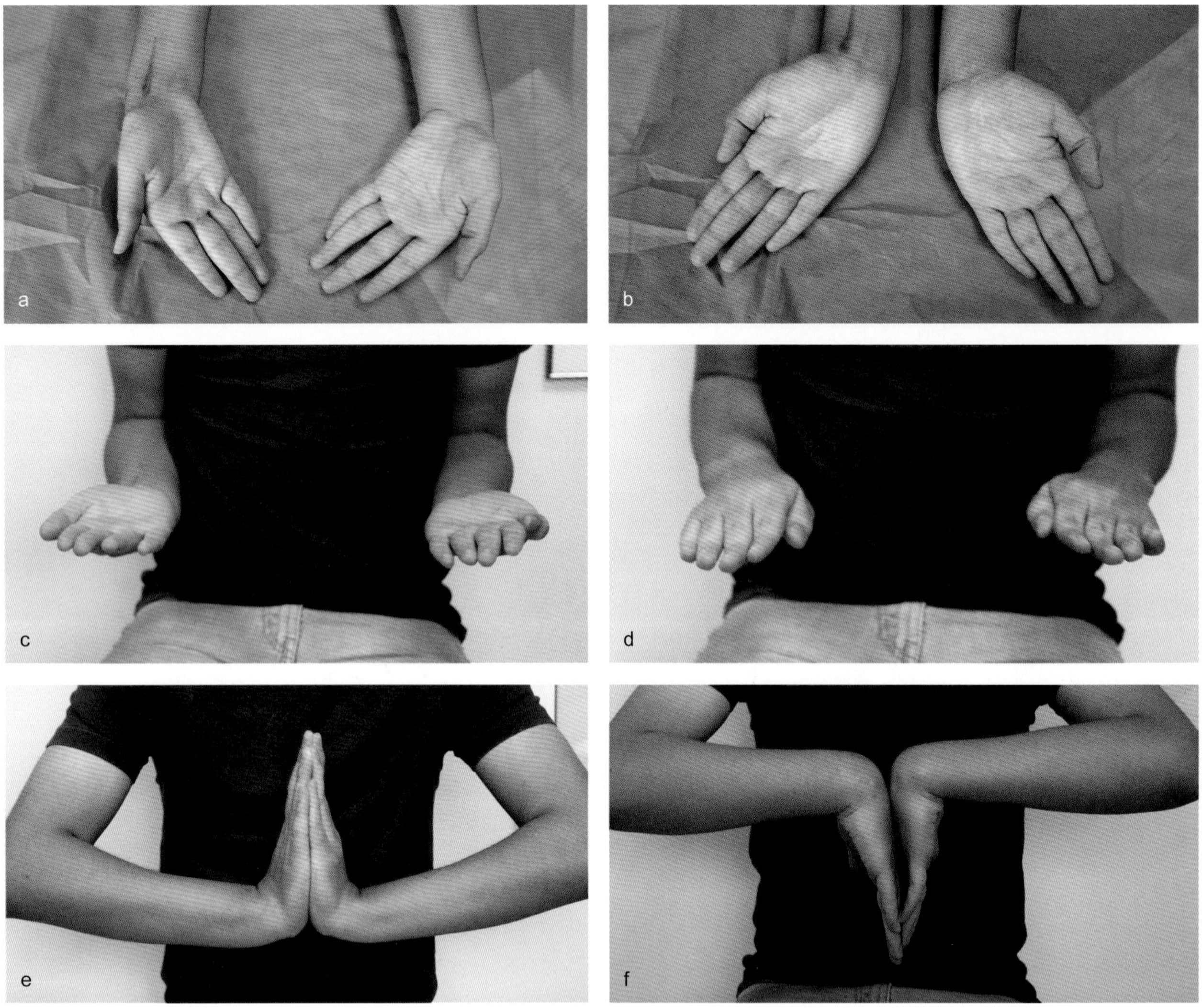

图5-2-24 a~f. 在这个阶段，桡偏及尺偏均良好，患者能够获得完美的活动范围。

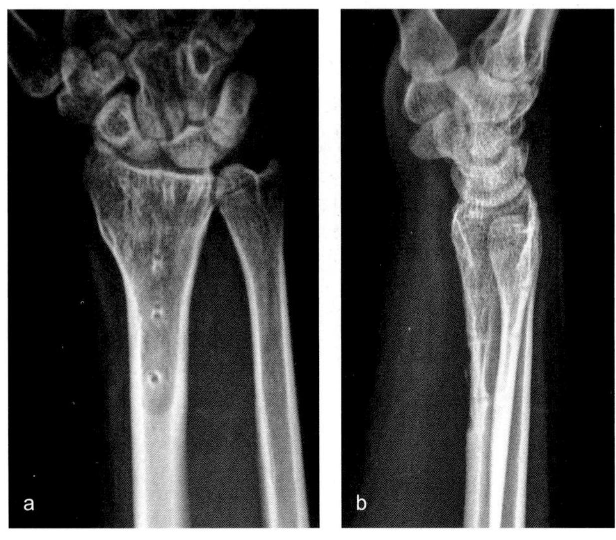

图5-2-25 a、b. 后来随访时，钢板已取出，患者没有异样。

# 第3章 桡骨远端关节内骨折畸形愈合——用截骨和掌侧钢板治疗

Distal radius—intraarticular malunion treated with osteotomy and palmar plate

## 1 病例描述

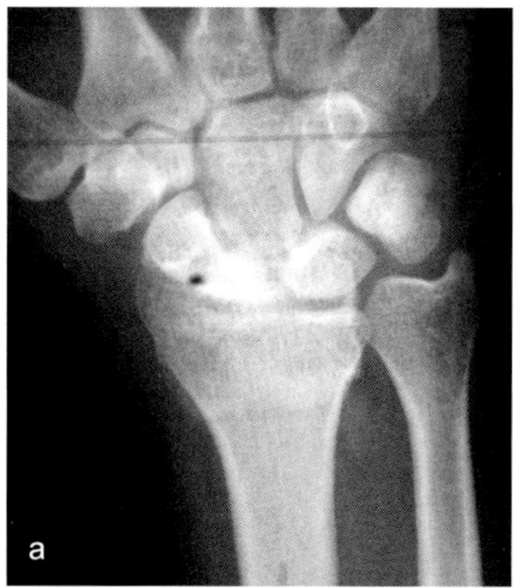
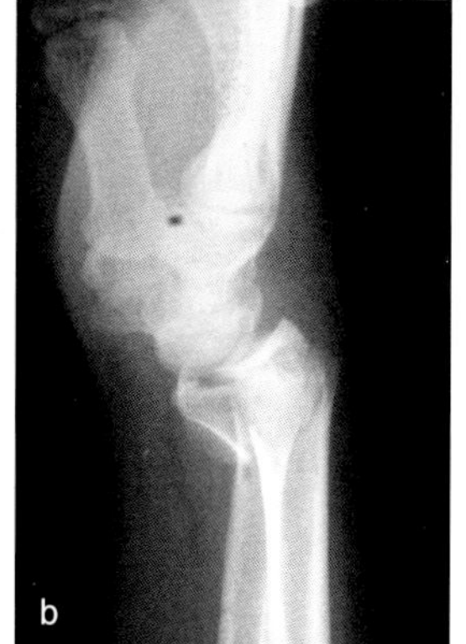

图5-3-1 a、b. 患者，男性，28岁，销售员，摔倒时手撑地受伤。摔伤后立即拍的正侧位X线片显示掌侧关节剪切骨折并向掌侧移位，关节面有3 mm台阶，累及关节面的2/3。月骨窝关节有不平整，掌侧缘和背侧缘之间距离9 mm，腕骨向掌侧半脱位很明显。他最初接受保守治疗，用短臂石膏管型固定6周。

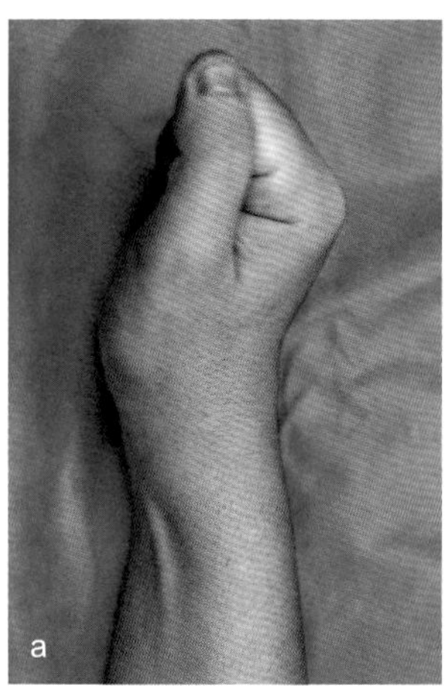
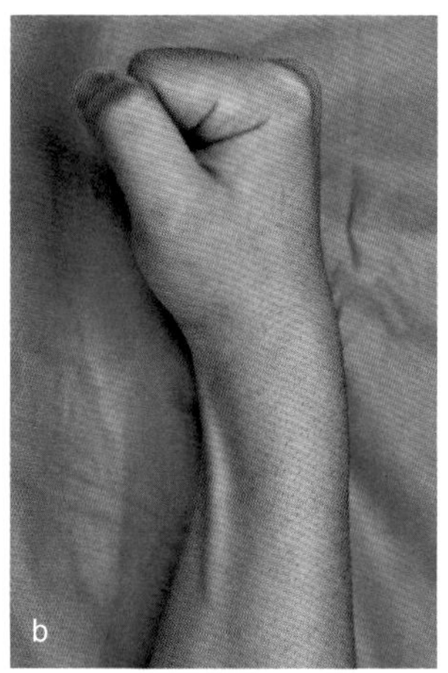
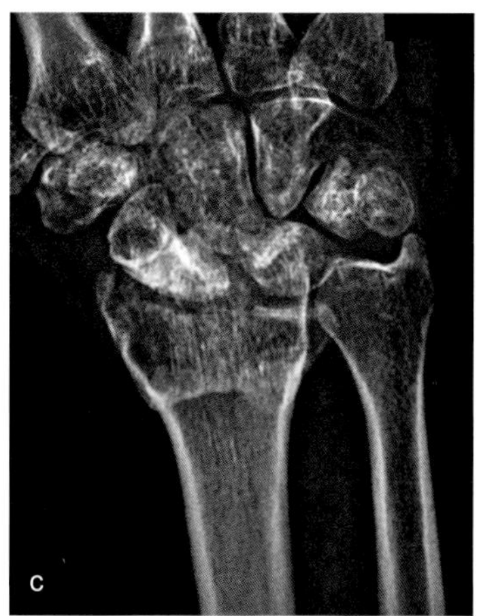
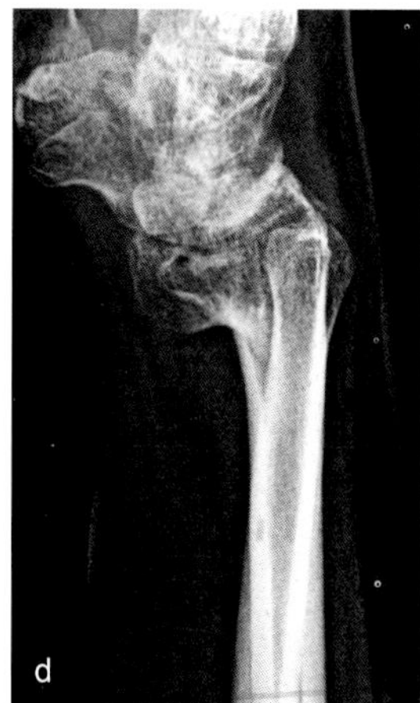

图5-3-2 a~d. 他在伤后4个月复诊，主诉疼痛、畸形和显著的活动范围受限。这个时候拍的X线片显示桡骨远端关节内骨折畸形愈合，腕关节掌侧半脱位，关节面仍存在3 mm台阶。

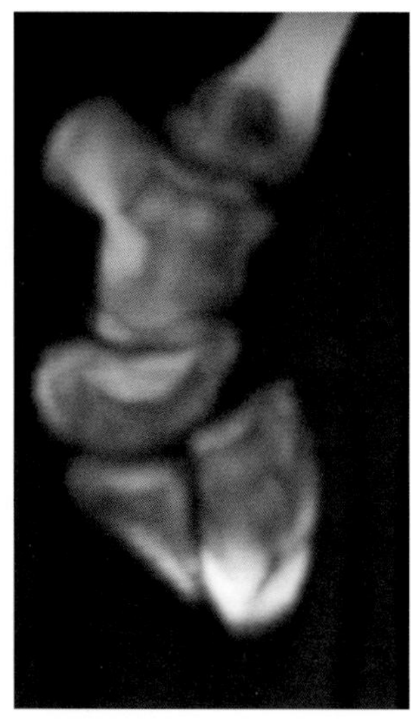

图5-3-3　在矢状面CT扫描，腕关节掌侧半脱位很明显。骨折不全愈合，有关节面不平整，远侧边缘也有纤维连接。

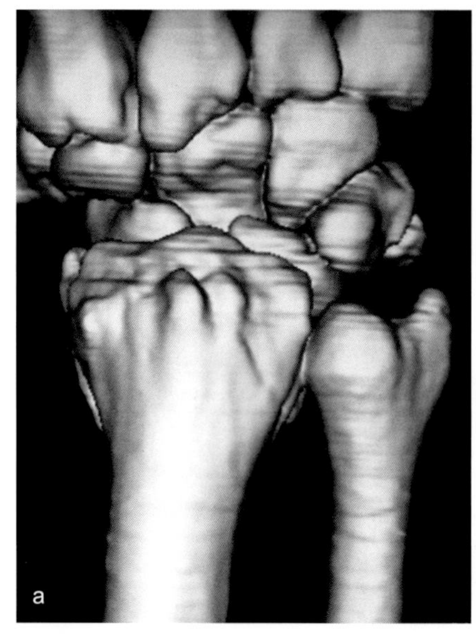


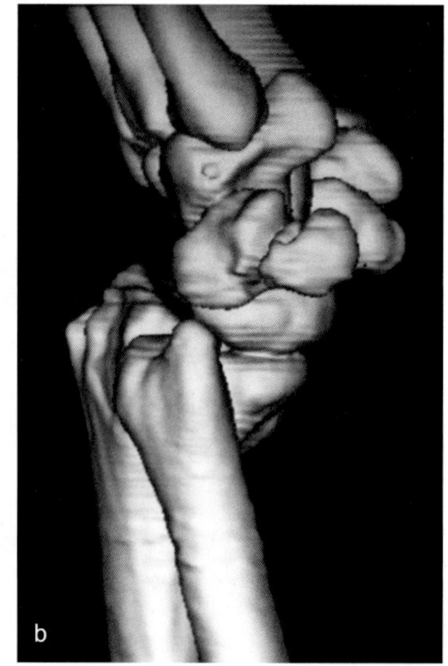


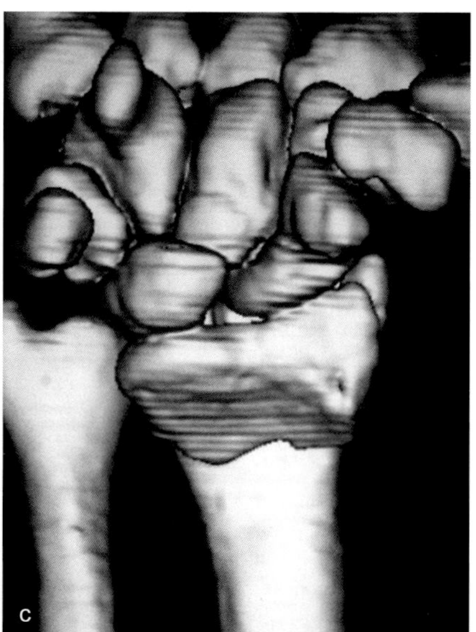


图5-3-4 a~c.　整套CT三维扫描提供充足的有关畸形的信息，提示需要截骨和固定。

## 2 适应证

### 桡骨关节内骨折畸形愈合

虽然桡骨远端关节外骨折畸形愈合较为常见，累及桡腕关节或下桡尺关节的关节内骨折畸形愈合也会发生。关节面上的关节不协调最终导致关节软骨退变；残余关节不平整超过1 mm将不出所料地导致创伤后骨关节炎。出于这个原因，对任何累及关节并有关节不平整的桡骨远端骨折畸形愈合应当考虑矫正截骨术。

### 桡骨远端骨折关节内骨折畸形愈合的手术适应证

手术适应证如下。

- 任何关节面台阶超过1 mm，因为它引起关节不平整。
- 腕关节半脱位，因为它影响腕关节的运动学和整个腕关节的功能，患者难以忍受。
- 关节内部分相对简单的骨折畸形愈合。

注意，截骨术应当尽早进行，因为其能够完全地沿畸形的平面、通过不成熟的骨痂进行截骨，从而获得关节面更好的解剖复位。

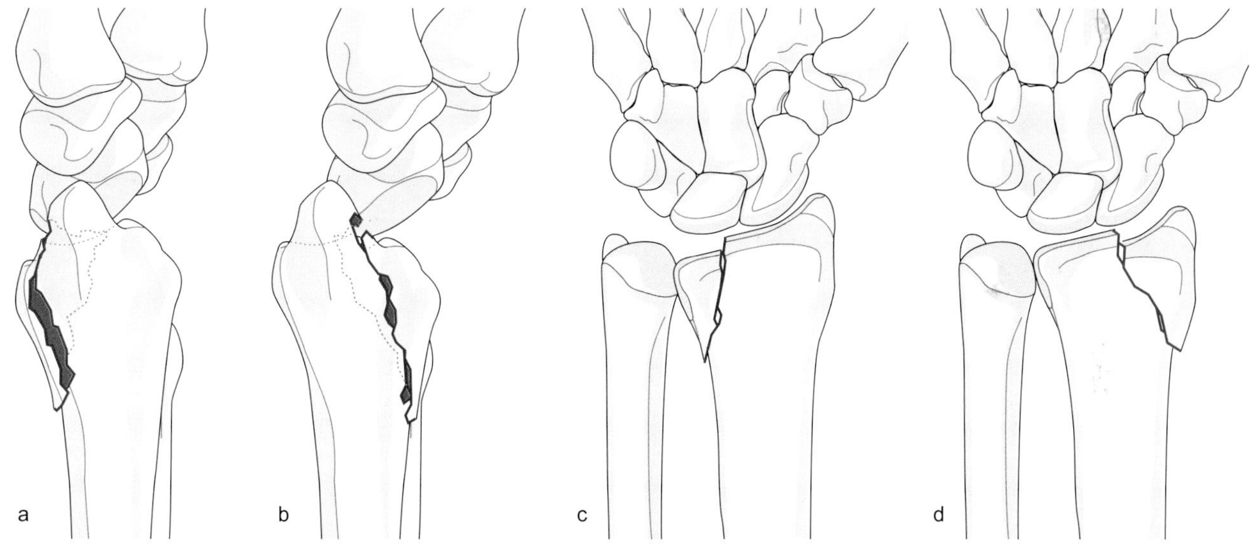


图5-3-5 a~d. 矫正截骨术能够处理的桡骨远端关节内骨折畸形愈合的例子如下。

a. 伴有腕关节掌侧半脱位的掌侧剪切骨折畸形愈合。

b. 伴有腕关节背侧半脱位的背侧剪切骨折畸形愈合。

c. 伴有桡骨乙状切迹和尺骨头之间明确的关节不协调的背侧die punch骨折。

d. 伴有桡腕关节不协调的桡骨茎突骨折畸形愈合。

## 桡骨远端关节内骨折畸形愈合的手术禁忌证

手术禁忌证如下。

- 涉及晚期创伤后关节炎。
- 要求不高和（或）症状不明显的老年患者。
- 关节面移位不足1 mm。
- 同时伴有桡骨远端和腕部损伤的复杂畸形。

## 影像学检查

对于桡骨远端关节内骨折畸形愈合，获取最初损伤的X线片对理解关节损伤和制订截骨术前计划特别有帮助。多平面重建的高分辨率CT也有助于识别骨折平面，例如有的骨折畸形愈合可能是损伤后8~12周以上的。在评价软骨损伤的程度方面，MRI或者腕关节镜可能扮演有用的角色。

# 3 术前计划

## 器械

- 角度可变（VA）锁定加压钢板（LCP）。
- 2.4 mm掌侧柱VA LCP。
- 骨刀。
- 摆锯。
- 自体骨移植器械备用。
- 影像增强器。

## 患者的准备和体位

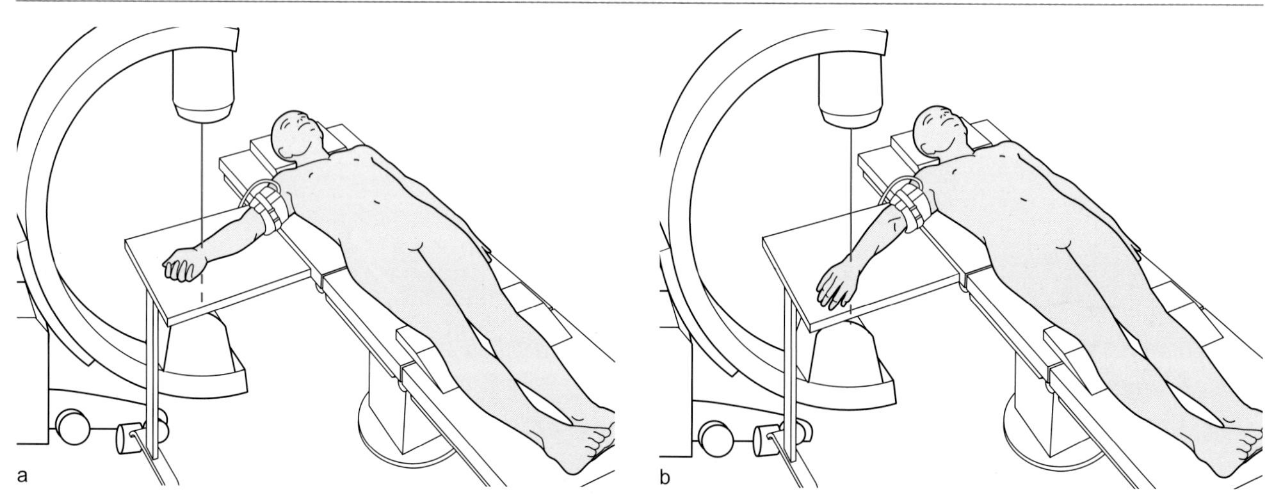


**图5-3-6 a、b.** 开始时让患者仰卧，前臂放在搁手台上。将前臂旋后（a）。肢体的位置应当允许对桡骨远端进行额状面和矢状面的各种影像检查。然后，将前臂置于旋前位以便做背侧入路（b）。使用不消毒的充气止血带。预防性抗生素是非强制的。

## 4 手术方法

### 掌侧和背侧入路

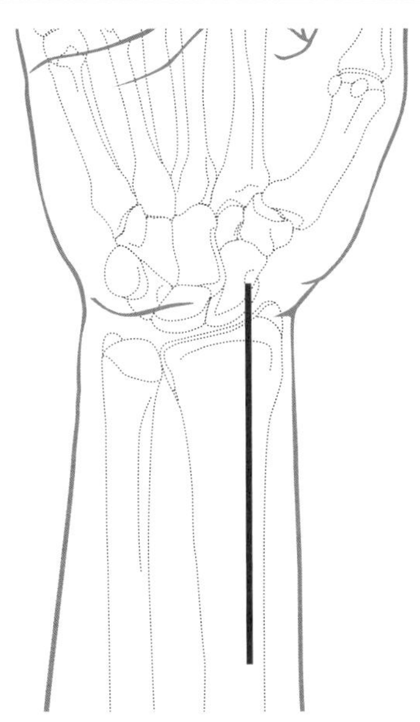

图5-3-7　用两个入路治疗这位患者。第一，需要一个改良的掌侧Henry入路（见第1篇第6章“显露桡骨远端的改良Henry掌侧入路”）。

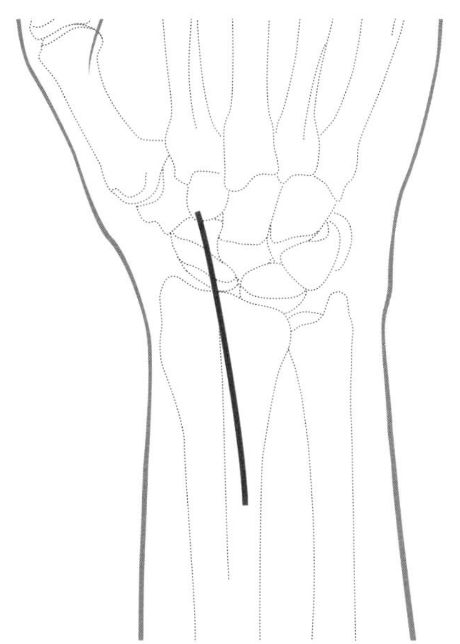

图5-3-8　使用的第二个手术入路为背侧入路（见第1篇第8章“显露桡骨远端的背侧入路”）。做这个背侧入路，只打开第三伸肌间室。用单个背侧皮肤切口分别显露桡侧柱和中间柱。

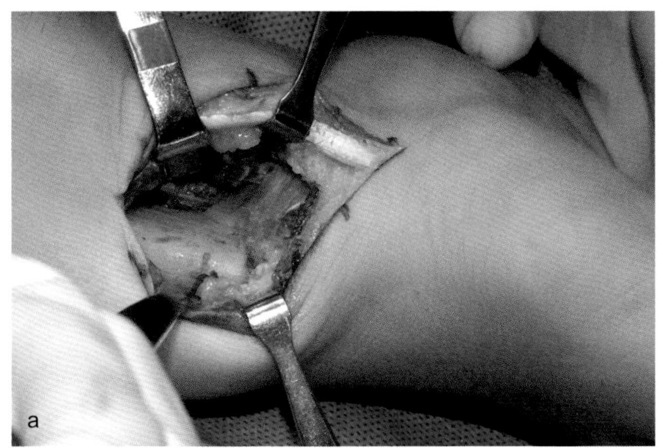

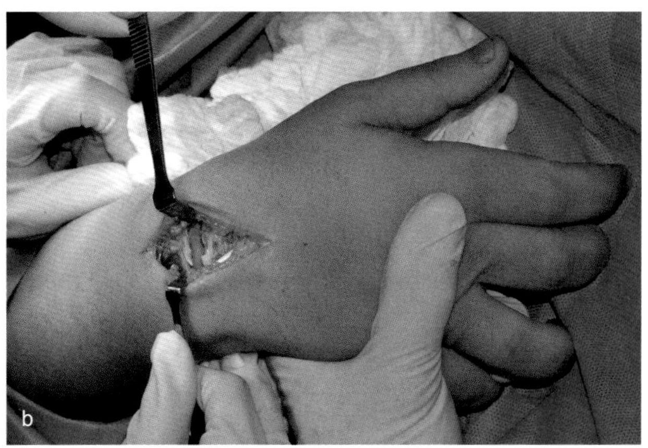

图5-3-9 a、b.　通过改良Henry入路暴露桡骨远端的掌侧，畸形愈合清晰可见（a）。背侧入路后接着做关节面的背侧关节囊切开术，显露关节面台阶的准确位置（b）。

# 5 复位

## 截骨

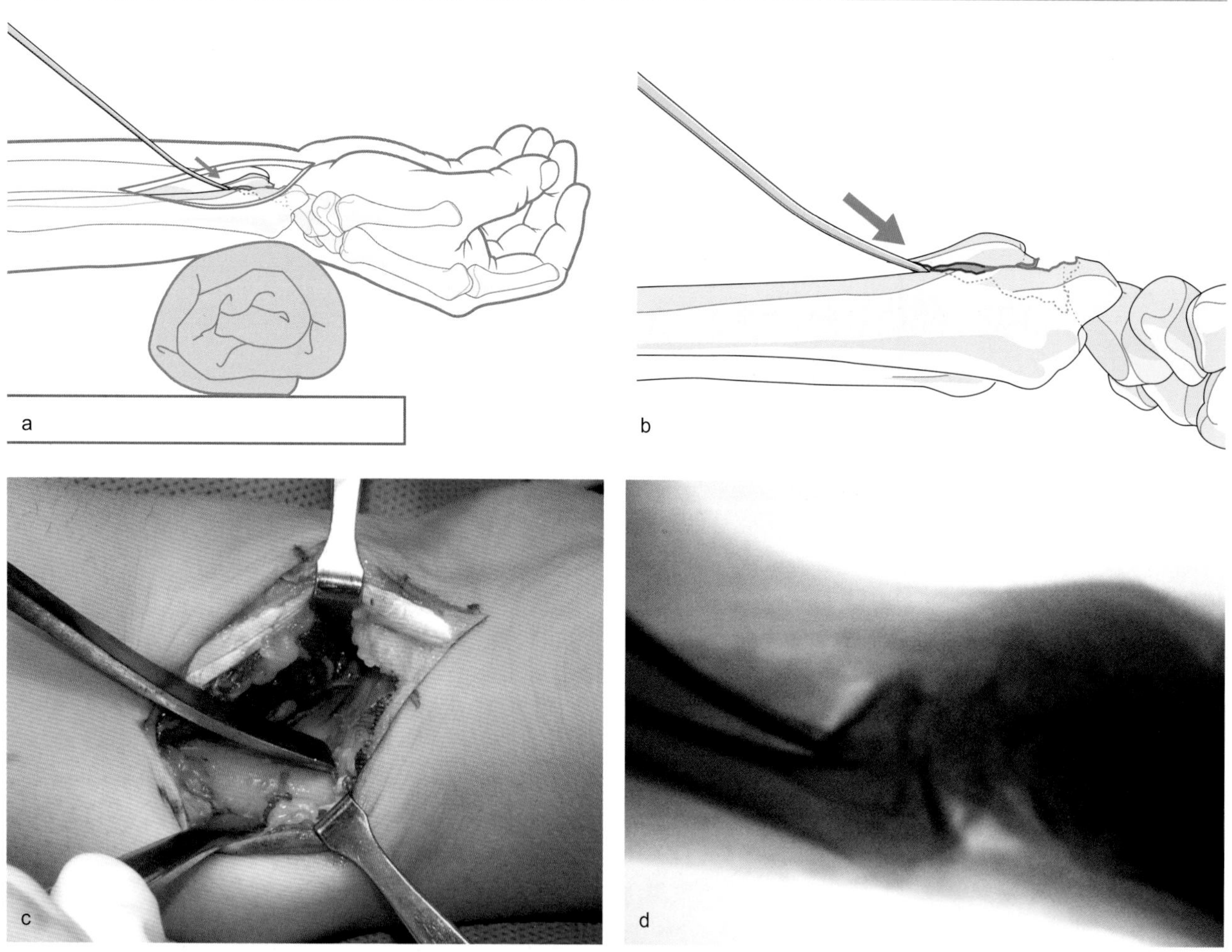

图5-3-10 a~d. 通过掌侧入路，使用骨刀开始截骨，并用影像增强器引导通过畸形愈合平面截骨。

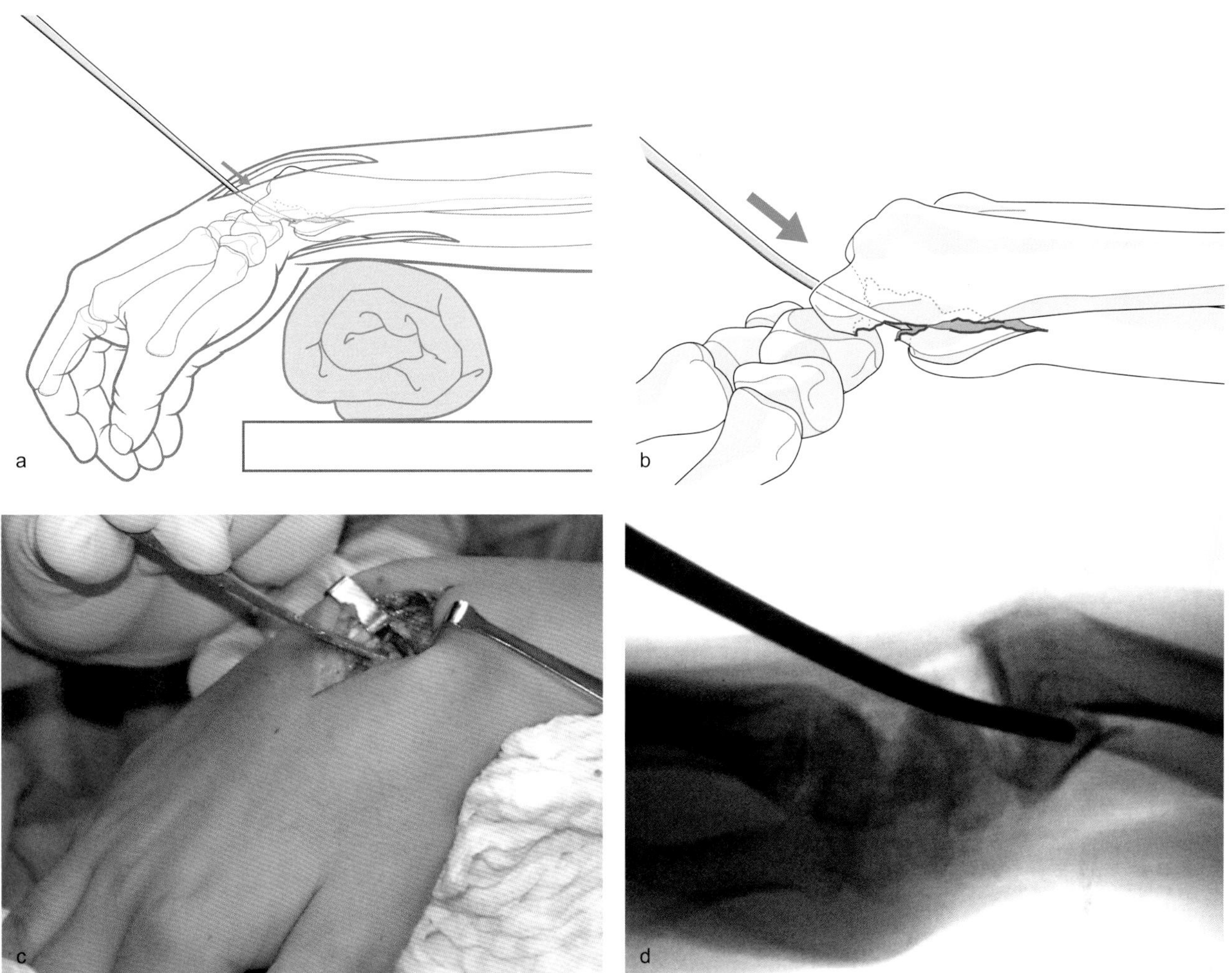


图5-3-11 a~d. 然后将手向下旋转成旋前位，将腕关节放在枕垫或者数层手术巾上呈屈曲位，以帮助确定关节面台阶的准确位置。用骨刀从远侧向近侧开始截骨，并用影像增强器引导骨刀直到掌侧切面与背侧切面汇合，掌侧骨块变得游离以备复位。重要的是，要让桡腕韧带连在掌侧骨块上，以规避发生腕关节不稳定的风险。禁止切开掌侧关节囊，否则会发生腕关节不稳定。

图5-3-12 背侧入路允许更清晰地显露关节面台阶，并允许准确地放置骨刀实施截骨。

## 过伸腕关节

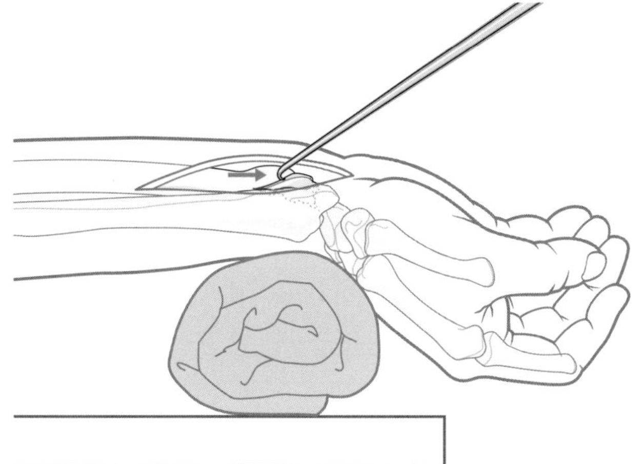

图5-3-13 为了协助截骨的复位，将卷起来的毛巾或者枕垫放在腕关节下方并使腕关节过伸，用牙科刮匙或者细钩直接操控能够获得完美的解剖复位。

## 可供选择的技术：使用钢板复位

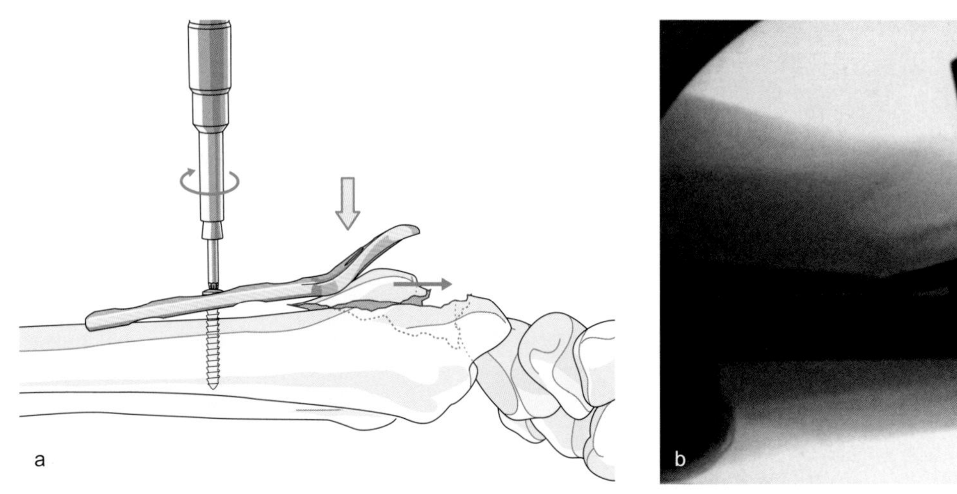


图5-3-14 a、b. 经钢板的椭圆形孔置入合适的螺钉就能够用钢板推挤掌侧骨块以达到复位。必须用影像增强器对复位加以证实。

# 6 固定

## 固定掌侧钢板

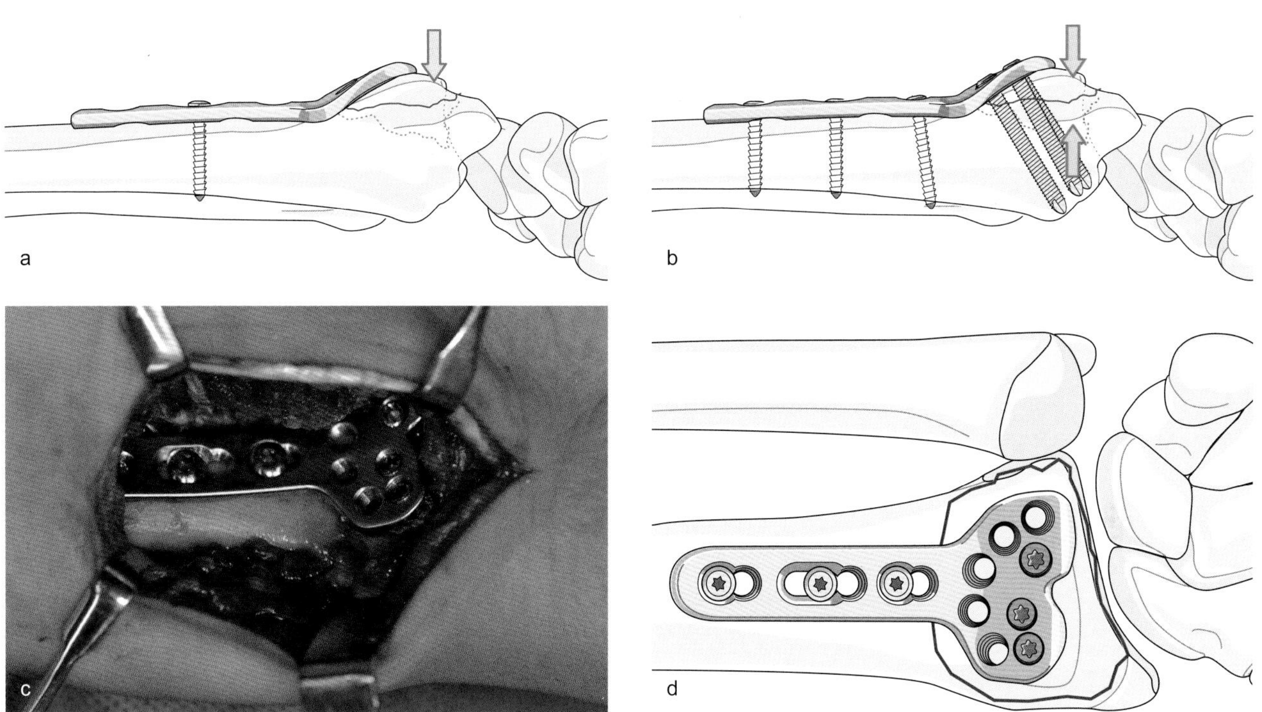


**图5-3-15 a~d.** 应当用合适的掌侧钢板进行桡骨远端的固定，确保用它支撑关节骨块并避免以后发生移位。对这位患者，用2.4 mm掌侧LCP稳定固定截骨后的掌侧骨块，允许做桡腕关节和尺桡关节的早期康复。

固定手术遵循常规的步骤，包括选择和贴附钢板、置入远侧和近侧螺钉，以及术中影像检查。有关这些步骤的进一步信息见第4篇第6章“桡骨远端关节内粉碎性骨折——用掌侧钢板治疗”。

### 完成固定

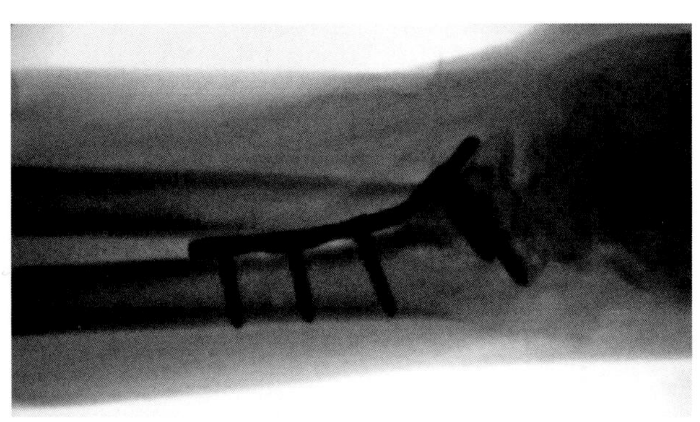

图5-3-16　置入最后一些螺钉，桡骨远端的固定就完成了。术中影像显示钢板的正确放置。

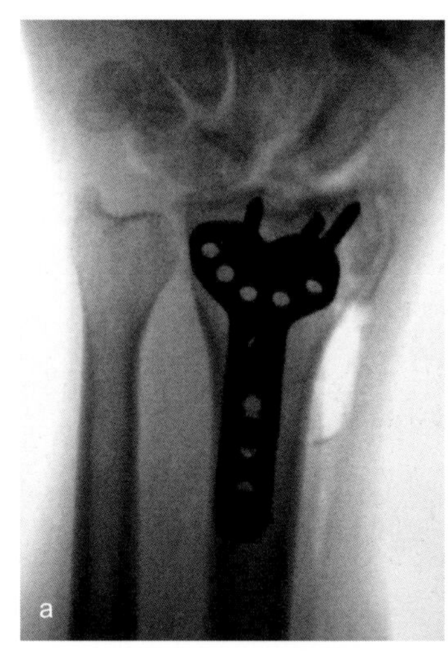

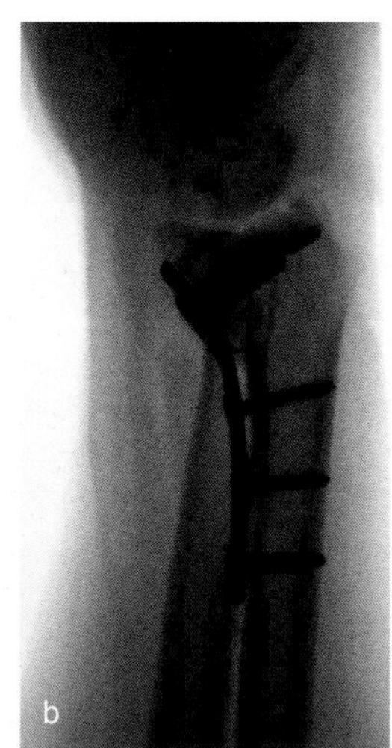

图5-3-17 a、b.　最终的术中影像显示解剖复位。

## 7　功能锻炼

### 术后处理、随访和功能锻炼

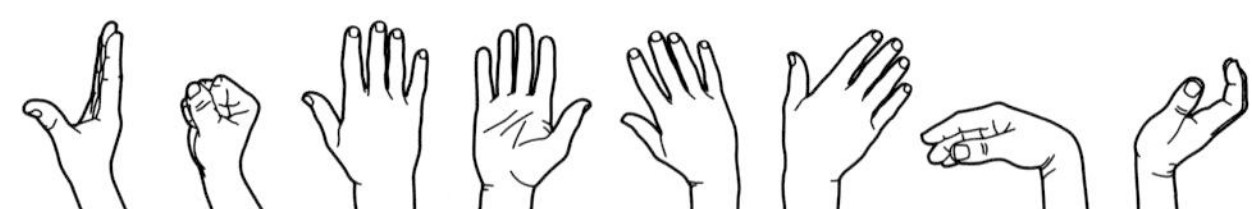

图5-3-18　患者应当接受标准的术后休息、患肢抬高、随访、拆线和按要求制动。术后开始活动范围有控制的主动锻炼。进一步信息见第4篇第1章“桡骨茎突骨折——用桡侧柱钢板治疗”的“7　康复”。

# 8 结果

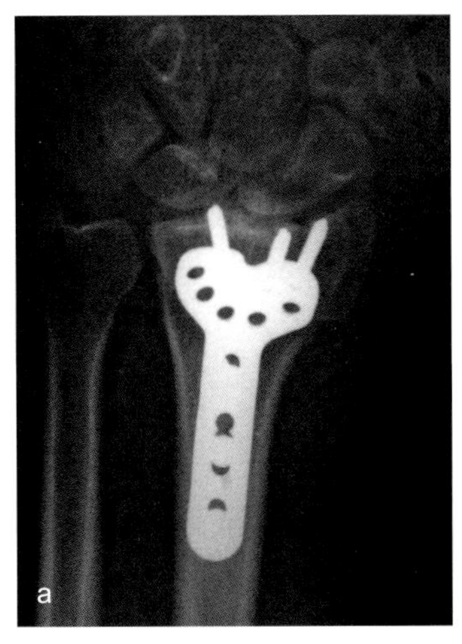
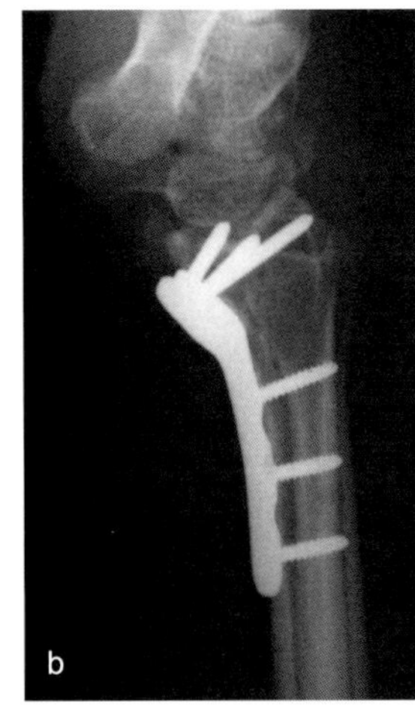

图5-3-19 a、b.　4个月随访时，正侧位X线片显示完全愈合。

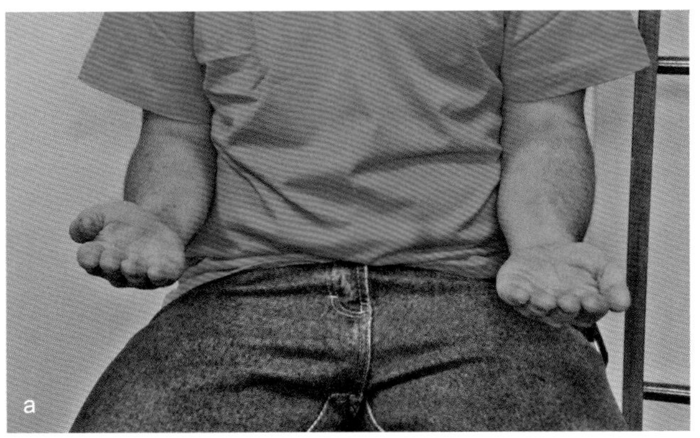
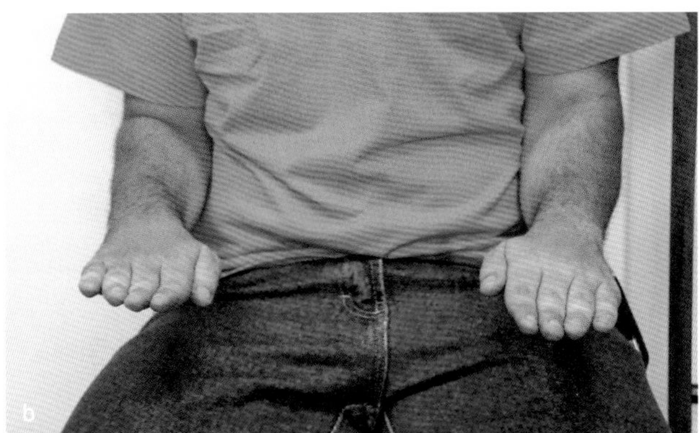
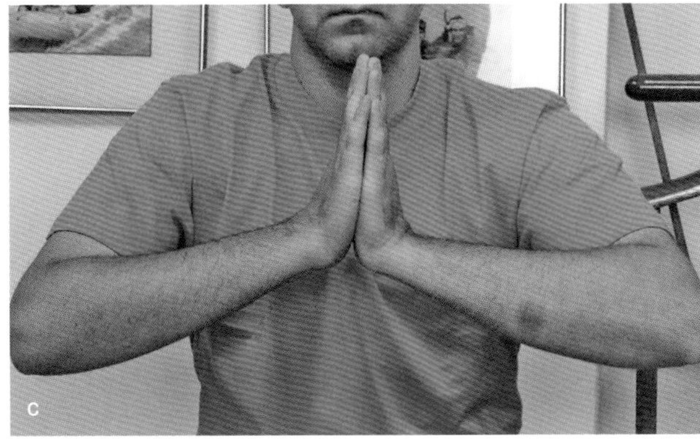
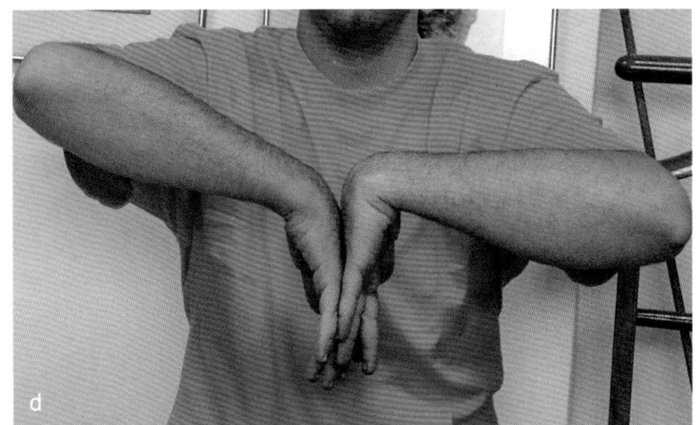

图5-3-20 a~d.　临床结果是疼痛症状消失，功能效果良好。

## 9 可供选择的技术：病例说明

### 用截骨和桡侧柱钢板及螺钉治疗关节内骨折畸形愈合

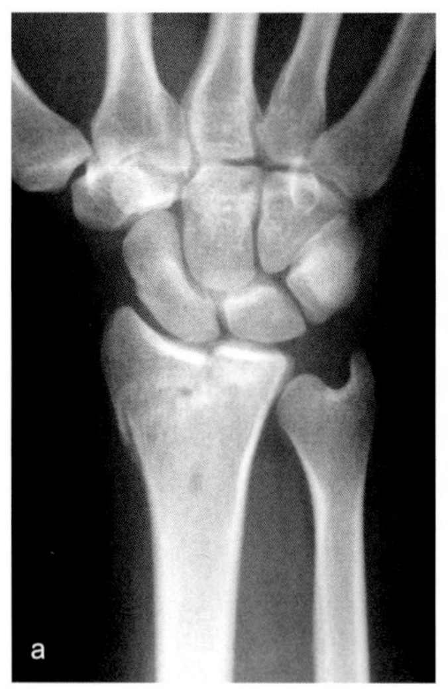


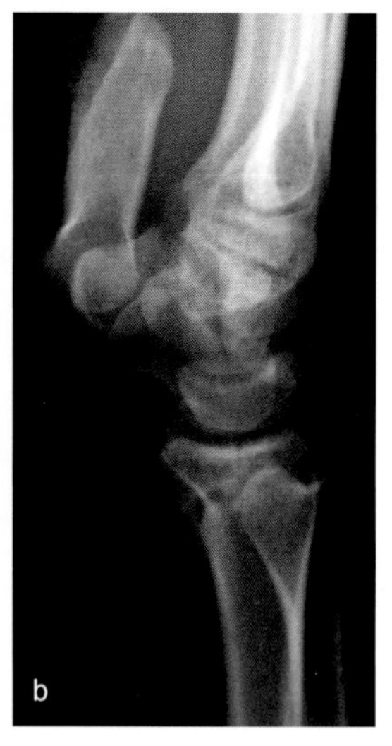


图5-3-21 a、b. 患者，女性，22岁，医学院学生，在一场汽车事故中遭受桡骨远端骨折、骨盆骨折及其他损伤。经最初治疗，患者在伤后2个月去专科就诊，虽然其他损伤的愈合已经取得进展，患者继续表现有腕关节疼痛和活动范围受限。正侧位X线片显示已经移位并部分愈合的桡骨茎突骨折有明显的移位伴桡腕关节面不平整。

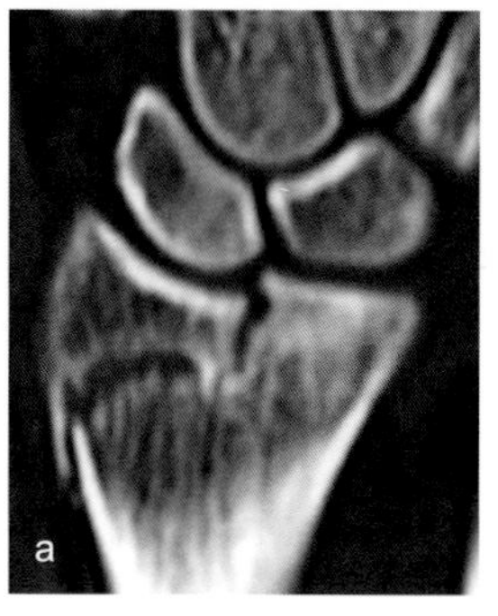


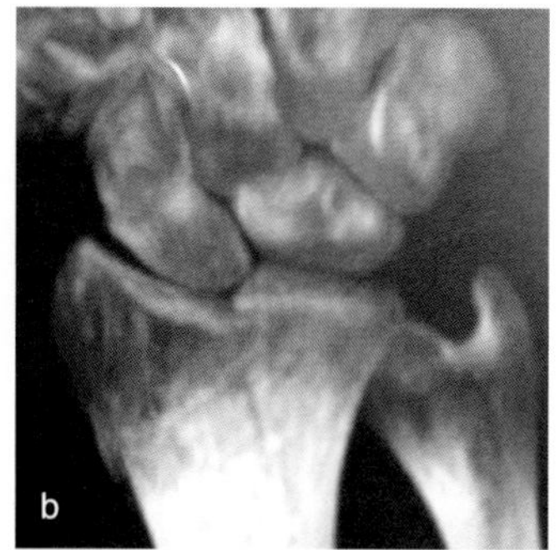


图5-3-22 a、b. 桡骨CT扫描展现2 mm的关节面台阶和桡骨茎突旋后移位，两者均造成桡腕关节不平整。

### 适应证

图5-3-23 桡骨关节面不平整最终会导致软骨退变，尤其是在有桡骨茎突骨折畸形愈合伴≥2 mm的关节面台阶，以及有明确的桡腕关节不平整时。因此，考虑为这位患者行矫正截骨术，并使用桡侧柱钢板和无头加压螺钉固定。

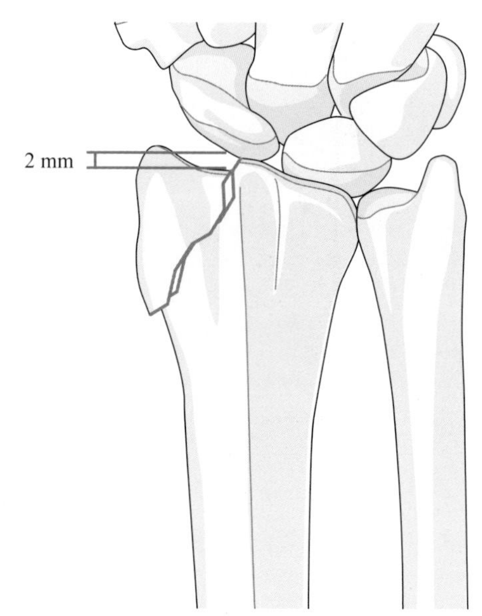

## 手术入路

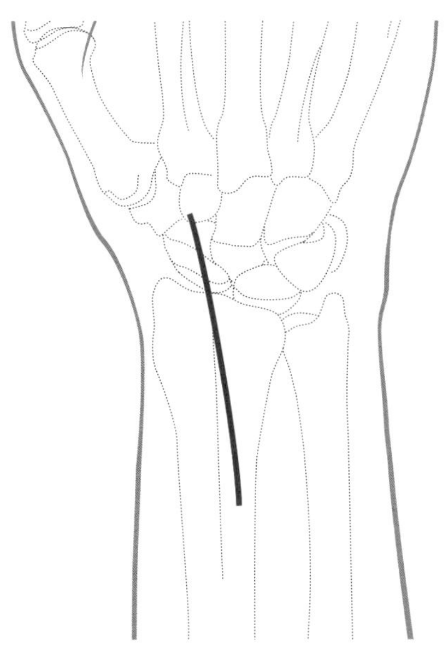

图5-3-24　使用的手术入路为背侧入路（见第1篇第8章“显露桡骨远端的背侧入路”）。用这个背侧入路，只打开第三伸肌间室。用单个背侧皮肤切口分别显露中间柱和桡侧柱。

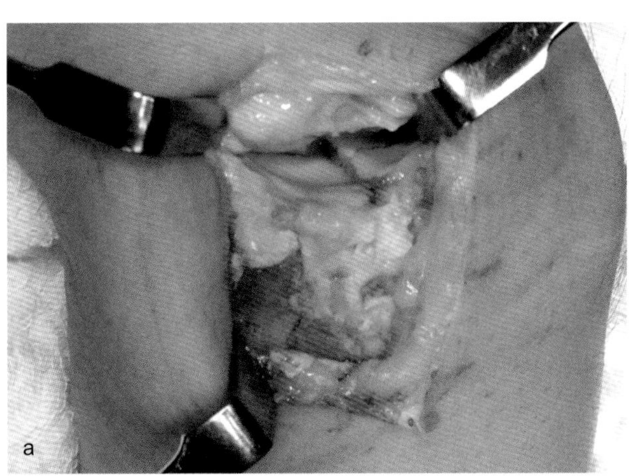

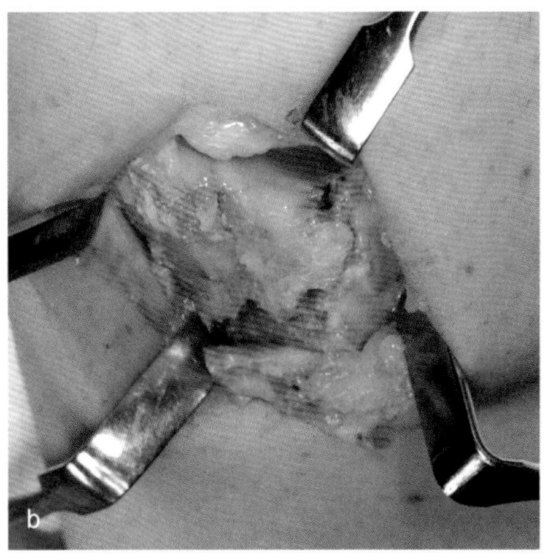

图5-3-25 a、b.　通过背侧入路，与伸肌支持带里的拇长伸肌（EPL）肌腱一致，打开第三伸肌间室；游离EPL肌腱，将其保护并向腕关节的桡侧牵开。骨膜下掀起第二和第四间室，让这两个间室都保持完整。将第四间室牵向尺侧，第二间室牵向桡侧。暴露桡侧柱和部分中间柱。切开背侧关节囊以暴露关节，使关节面台阶清晰可见。用手术放大镜鉴别骨折线。

# 10 可供选择的技术：复位和固定

## 复位

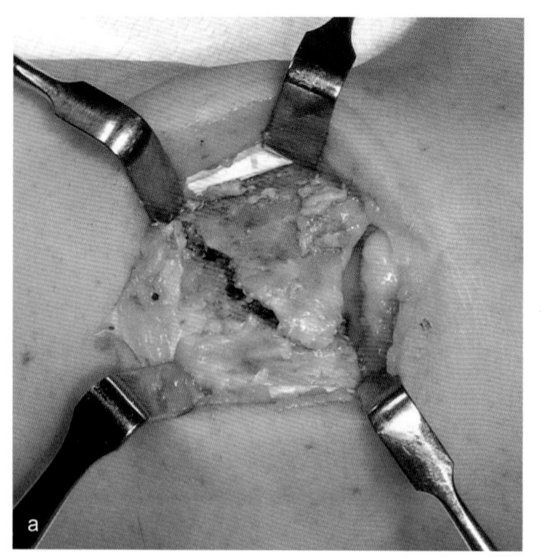

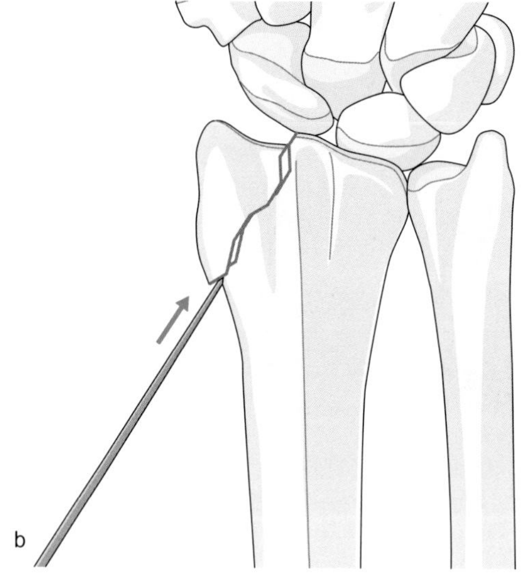

图5-3-26 a、b. 现在清楚地看到畸形部位（a），用窄骨刀和小刮匙经过尚未成熟的骨痂进行截骨（b）。

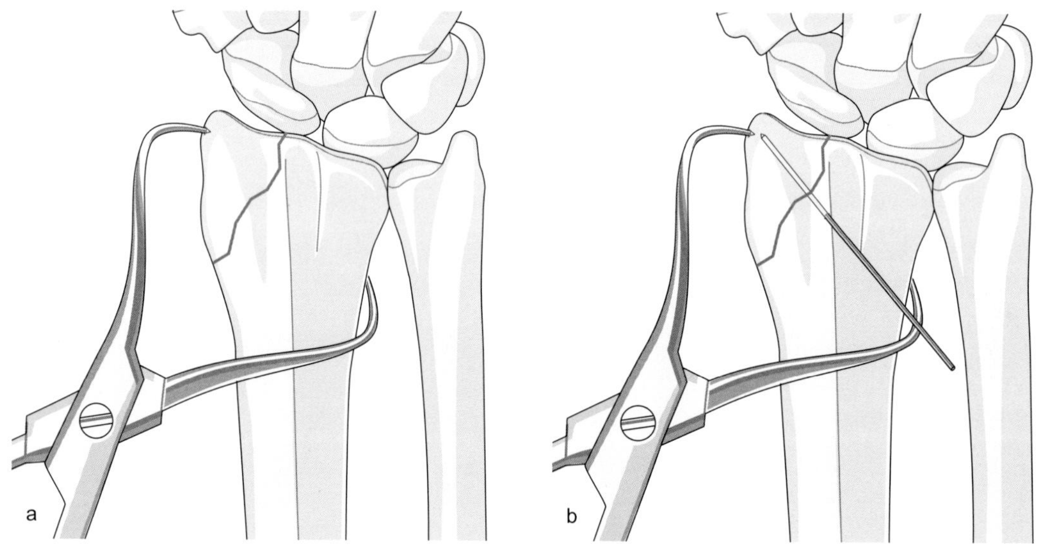

图5-3-27 a、b. 用点式复位钳将截下的骨块复位（a）。从桡骨干骺端将一根导针插入茎突骨块，尽可能与骨折线垂直（b）。

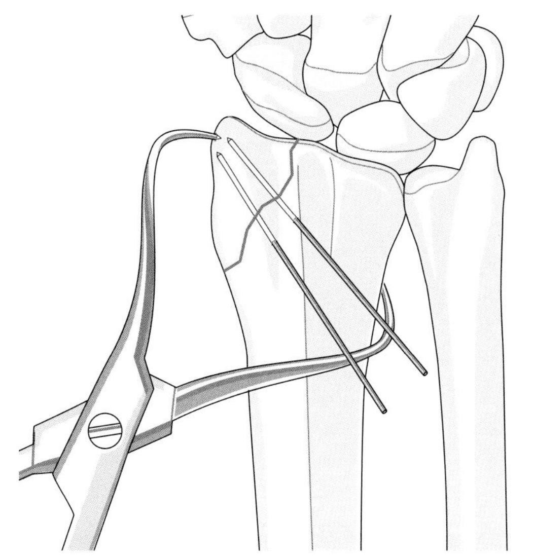

图5-3-28　穿入另一根导针越过骨折线，把持住桡骨茎突骨皮质。

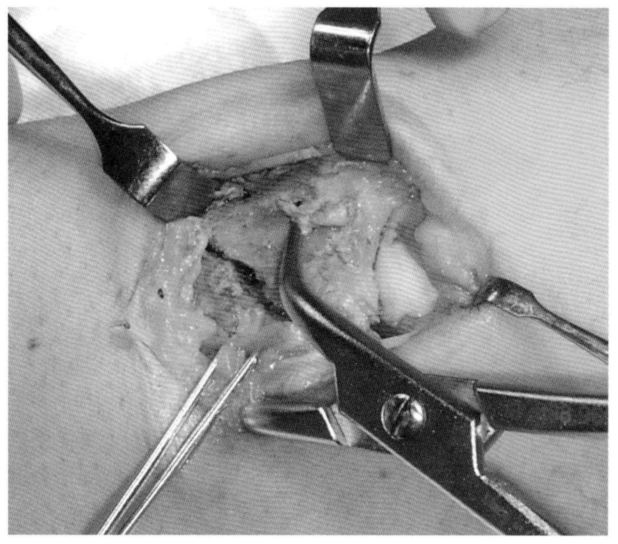

图5-3-29　截骨和临时复位之后，用导针临时固定。应用影像增强器并通过直视关节面对复位进行检查。

## 用桡侧柱钢板固定

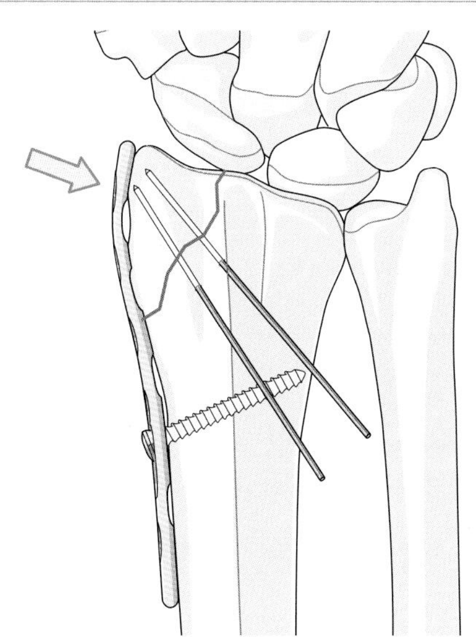

图5-3-30　将一块2.4 mm桡侧柱LCP放在桡侧柱上。根据骨折的形状选择合适的钢板，必要时塑形。在第一间室的深面滑入钢板，将其贴附到桡侧柱上。在位于畸形愈合近侧的钢板椭圆形孔内置入一枚标准骨皮质螺钉。拧紧这枚螺钉将使桡骨茎突复位。

## 置入额外的拉力螺钉

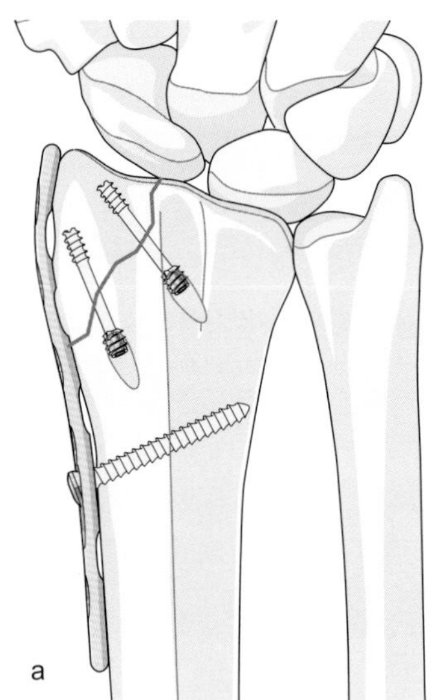


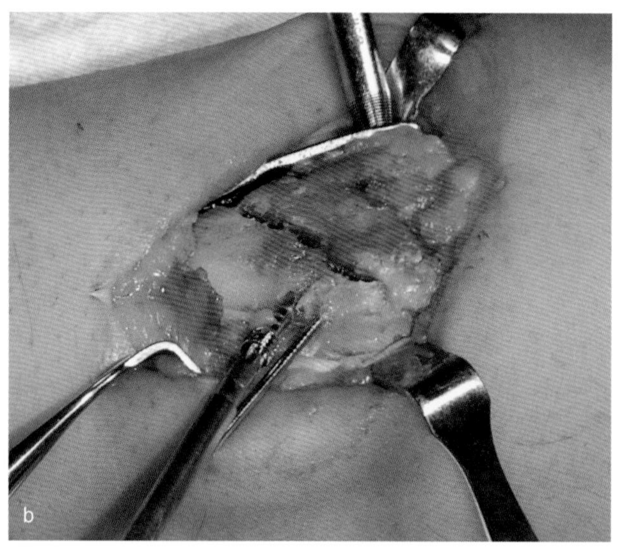


图5-3-31 a、b. 使用导针，置入2枚3 mm无头加压螺钉，在截骨线上施加骨片间加压。

## 置入近侧和远侧螺钉

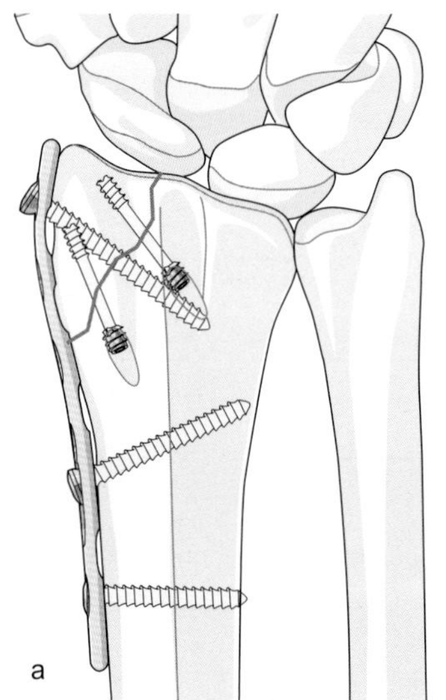


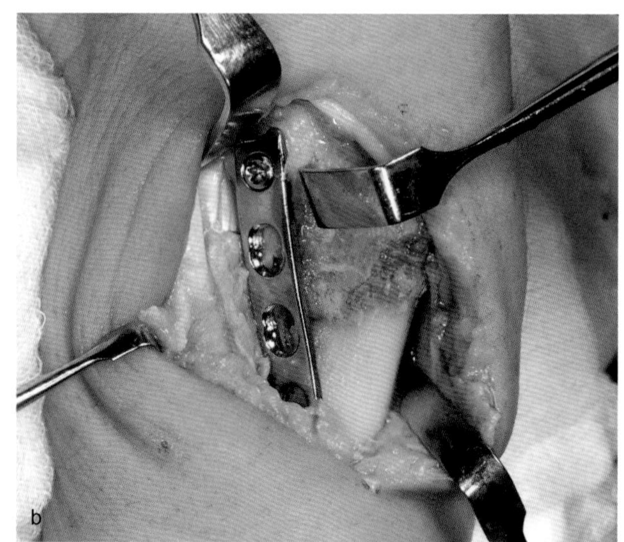


图5-3-32 a、b. 通过将近侧及远侧螺钉置入钢板孔内完成桡侧柱钢板固定。钢板增加稳定性并允许做不受限制的早期活动。

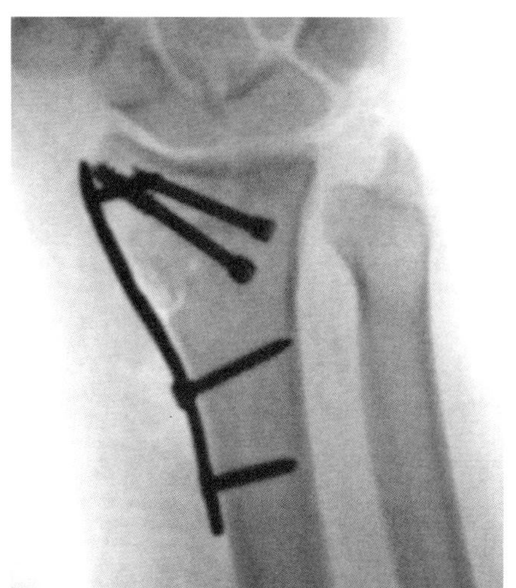

图5-3-33　术中影像显示解剖复位和钢板及螺钉的正确放置。

## 完成固定

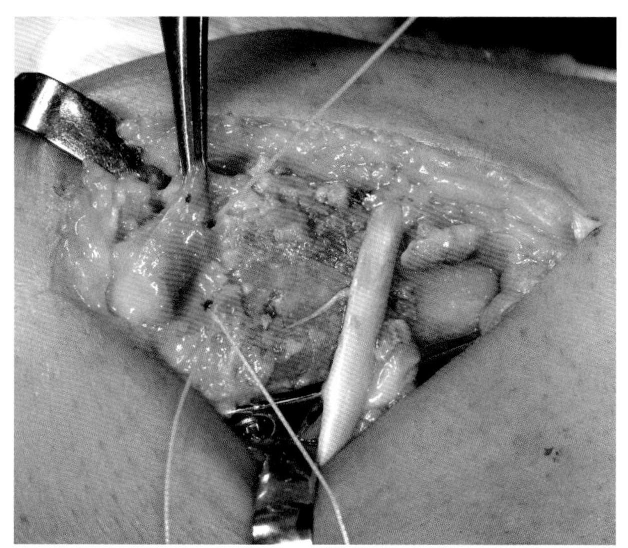

图5-3-34　在桡骨的背侧缘上放置2枚骨锚钉。

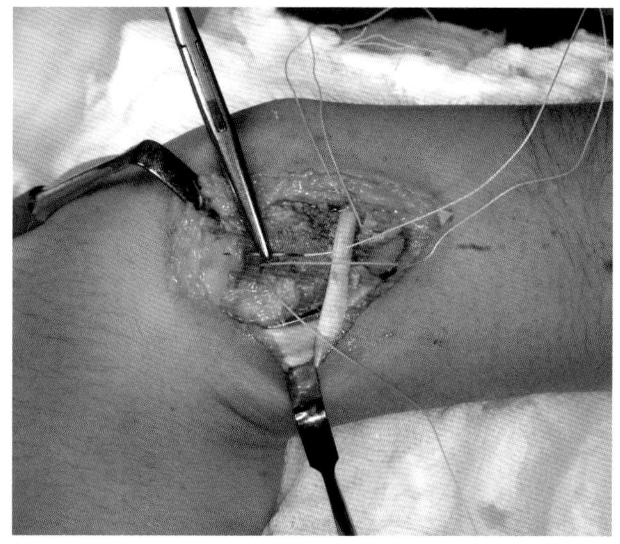

图5-3-35　用锚钉的缝线将背侧关节囊缝回到桡骨背侧缘上。

## 结果

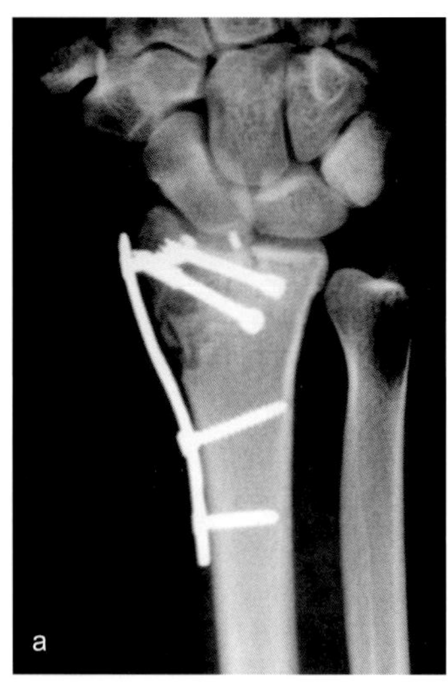


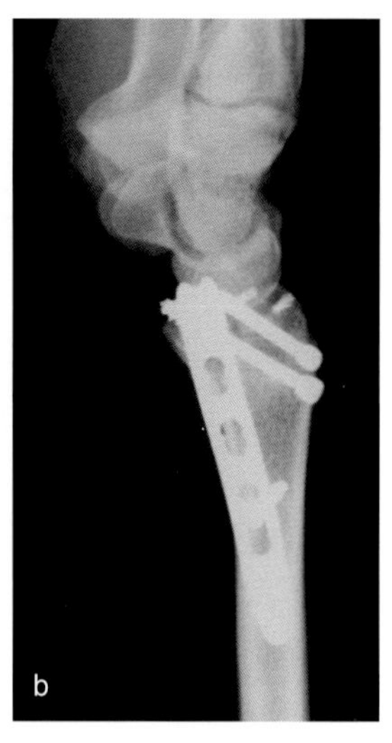


图5-3-36 a、b. 3个月随访时的放射影像展示良好的愈合。

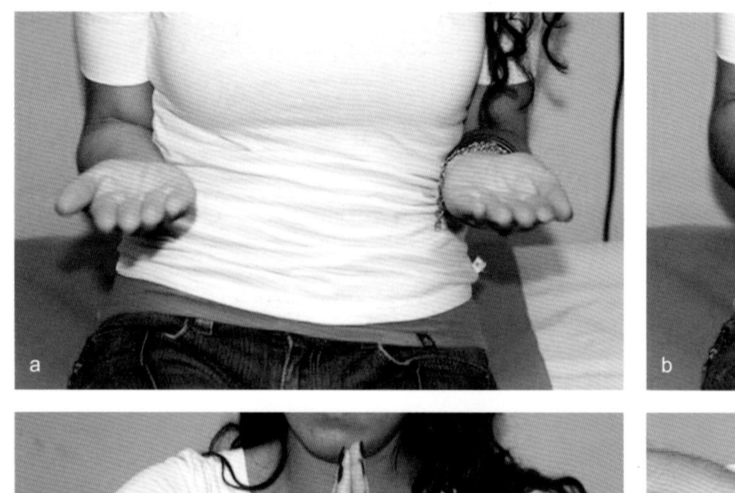


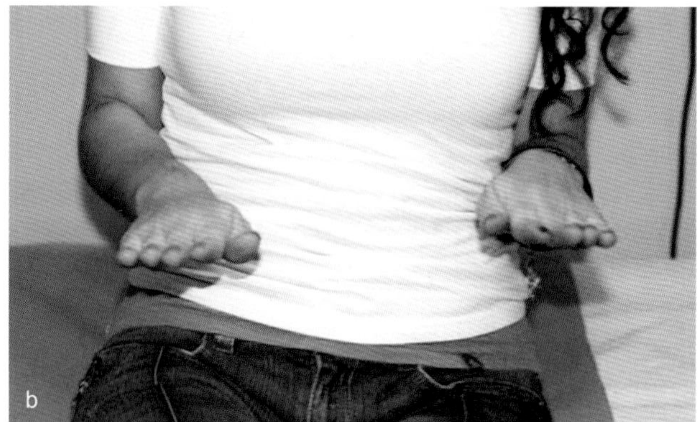


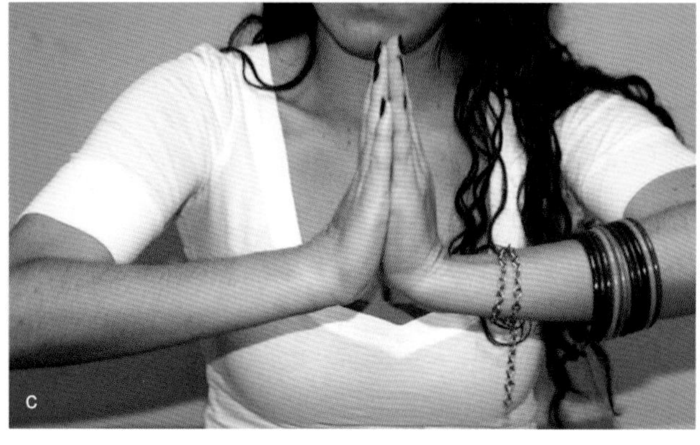


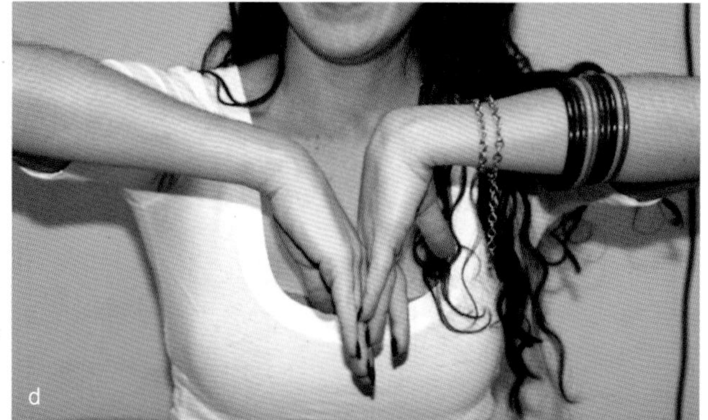


图5-3-37 a~d. 这位有抱负的医学生获得了完美的临床效果。

# 第4章 桡骨远端关节内和关节外骨折畸形愈合——用截骨和背侧双钢板固定治疗

Distal radius—extraarticular and intraarticular malunion treated with osteotomy and dorsal double plating

## 1 病例描述

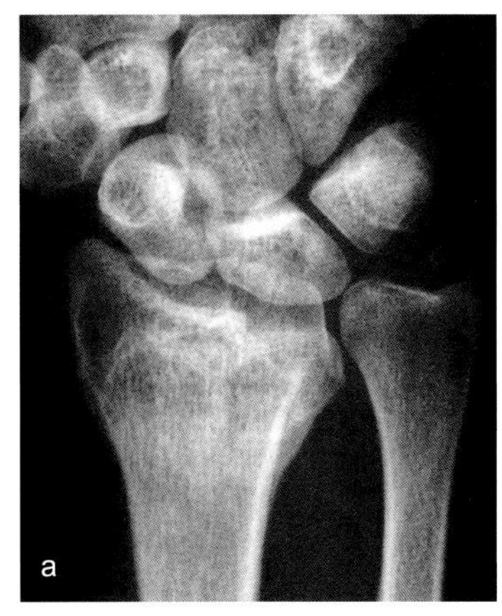
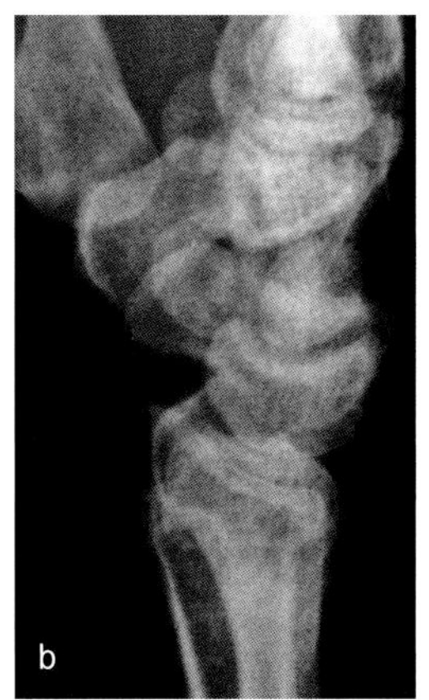

图5-4-1 a、b.　患者，女性，27岁，家政清洁工，工作时摔倒，但在伤后6个月内没有前往任何医疗机构就诊。她遭受右桡骨远端复杂骨折，前臂和腕部的活动受限。她主诉无论进行工作中的特定活动还是日常生活中的正常活动都有持续疼痛。正侧位X线片显示桡骨远端关节内及关节外混合骨折畸形愈合。

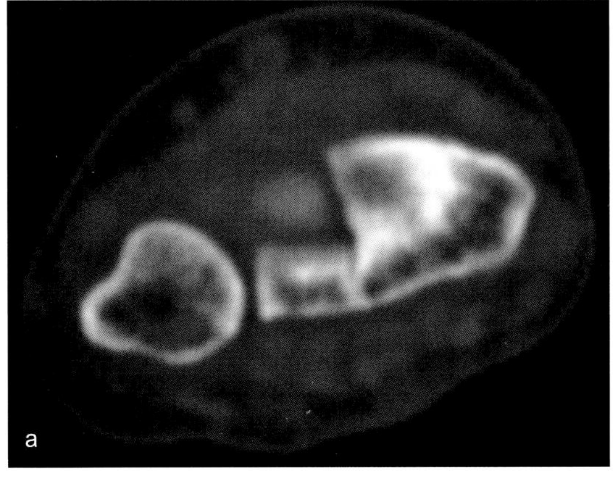
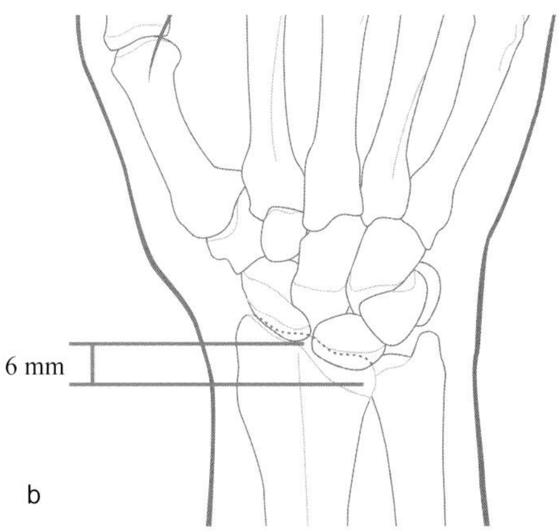


图5-4-2 a、b.　轴性CT扫描可见月骨窝塌陷，有6 mm的台阶和间隙，下尺桡关节关节内不平整。

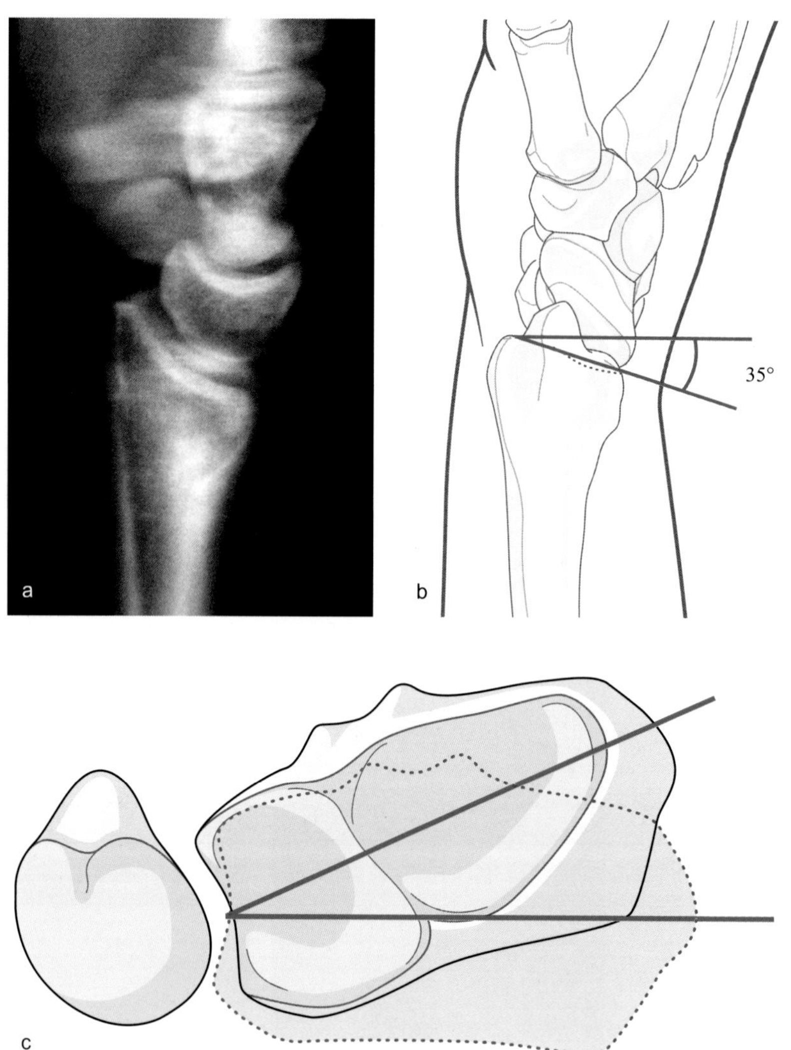


图5-4-3 a~c. 矢状面CT扫描显示背侧成角35°，原因是关节外干骺端畸形。桡骨短缩和远侧骨块旋后也很明显。

# 2 适应证

## 关节内和关节外复合骨折畸形愈合

桡骨远端骨折后，在某些情况下能够发生关节内及关节外复合骨折畸形愈合，它反过来影响桡腕关节和下尺桡关节两者的功能。诚如上一章的“2　适应证”里已经讨论过的，关节面台阶超过1 mm或者关节外骨折畸形愈合造成的背侧成角超过10°的畸形是截骨手术治疗的适应证。对于这个患者，这两个方面的畸形都大大超过了手术适应证。仔细理解骨折畸形愈合的构成对于计划截骨的方式和部位都是至关重要的。

## 影像学检查

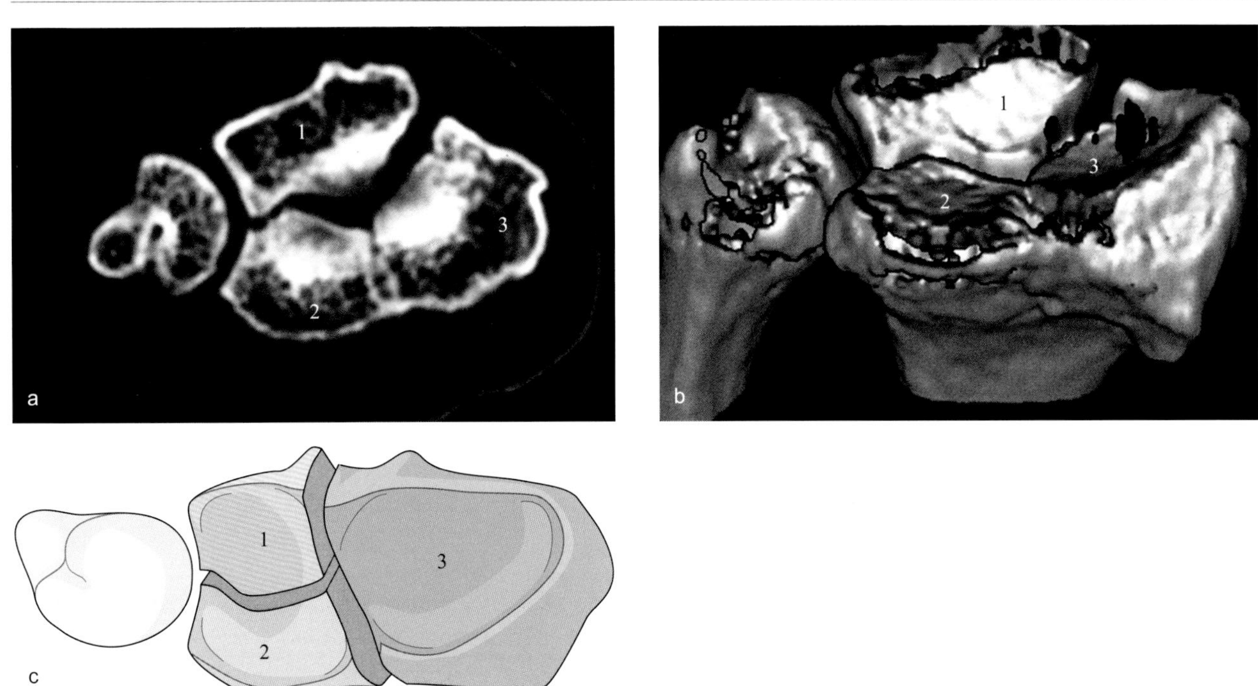


图5-4-4 a~c.　轴性二维CT和三维CT扫描清晰展示了关节不平整，且关节内畸形由三个主要部分组成。这些包括背侧和月骨两个关节面以及桡骨茎突。

# 3 术前计划

## 装备

· 一套桡骨远端角度可变（VA）锁定加压钢板（LCP）工具。
· 2.4 mm 背侧 VA LCP。
· 2.0 mm 骨皮质螺钉。
· 1.1 mm 或者 1.2 mm 克氏针。
· 摆锯。
· 骨刀。
· 影像增强器。

## 患者的准备和体位

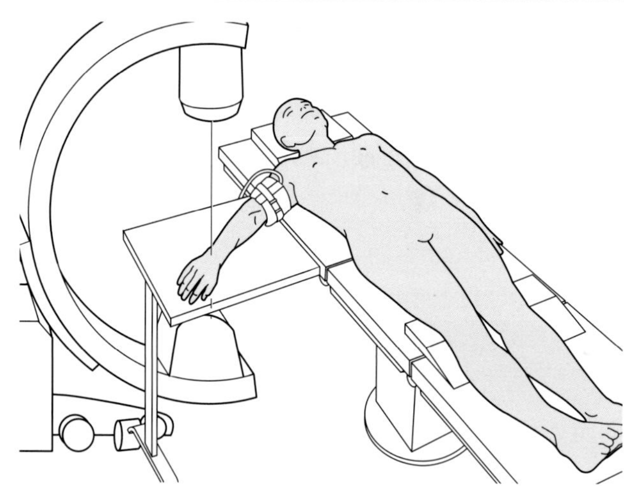

图5-4-5　让患者仰卧，前臂放在搁手台上。将前臂旋前。肢体的位置应当允许对桡骨远端进行额状面和矢状面的各种影像检查。使用不消毒的充气止血带。预防性抗生素是非强制的。

# 4 手术方法

## 入路

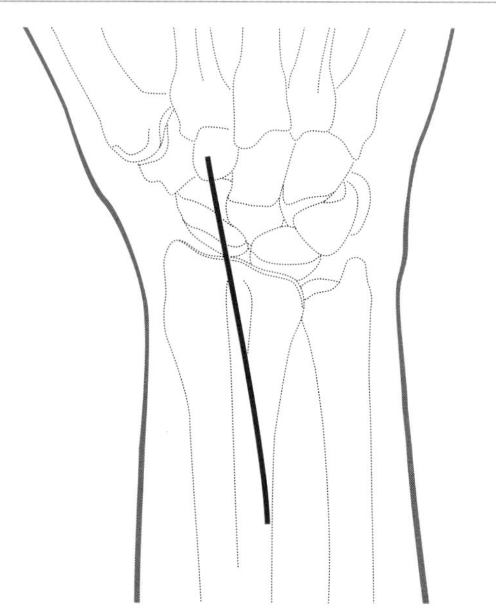

图5-4-6　使用的手术入路为背侧入路（见第1篇第8章“显露桡骨远端的背侧入路”）。

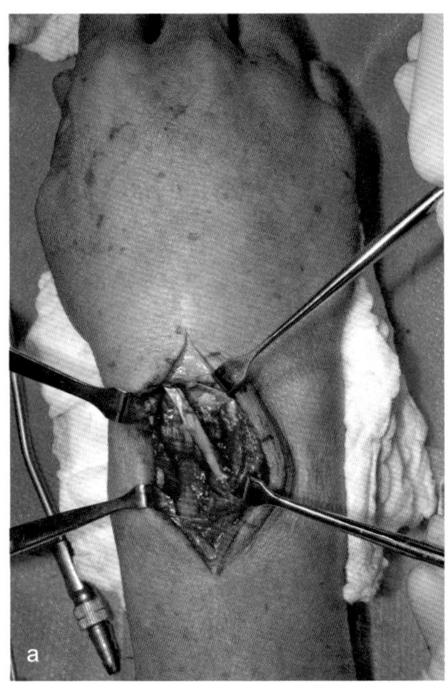


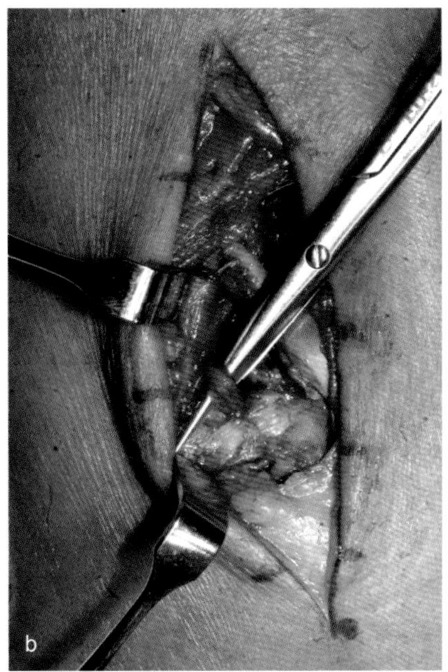


图5-4-7 a、b.　通过背侧显露游离的拇长伸肌。鉴别并分离骨间背神经。

# 5 复位

## 计划截骨

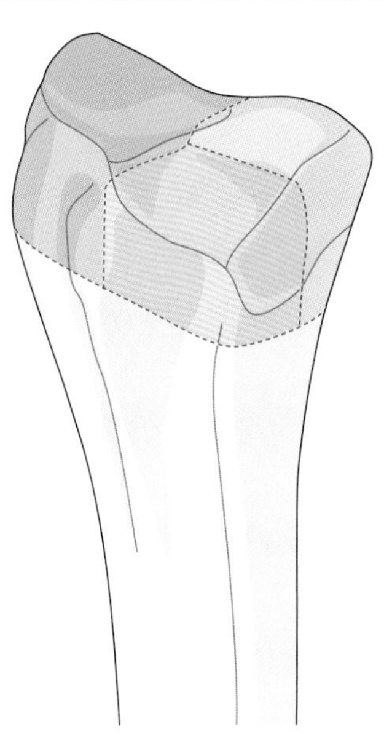

图5-4-8　图示在不同骨折类型的骨头上计划截骨线。一旦实施，截骨将使尺背侧部分与干骺端分离。

## 关节内骨块的截骨

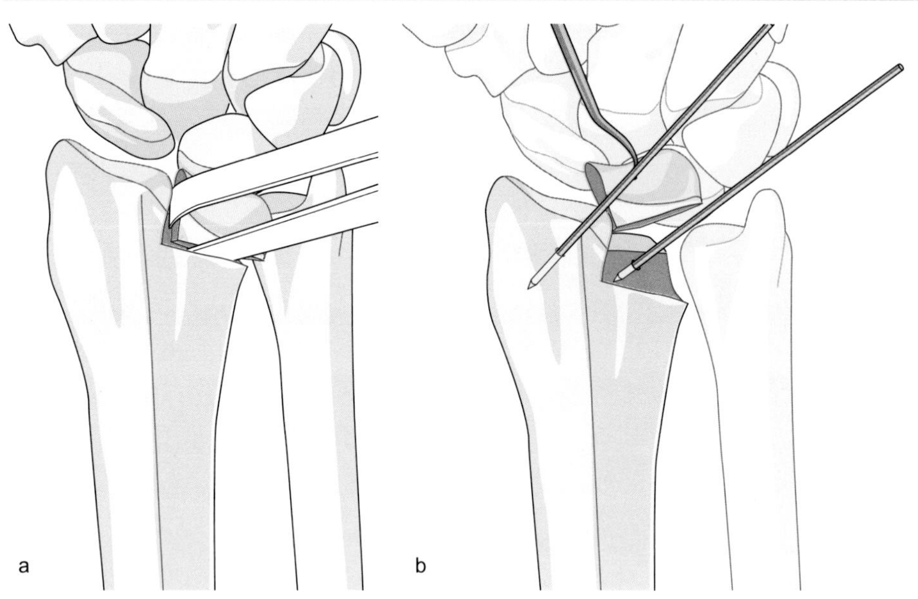


图5-4-9 a、b. 首先在关节部位进行截骨。将背侧月骨窝截下来并向远侧牵开。这样将显露掌侧月骨窝的背侧和移位的桡骨茎突（a）。将克氏针分别置入掌侧月骨窝和桡骨茎突骨块，之后用作撬棒（b）。

## 干骺端截骨

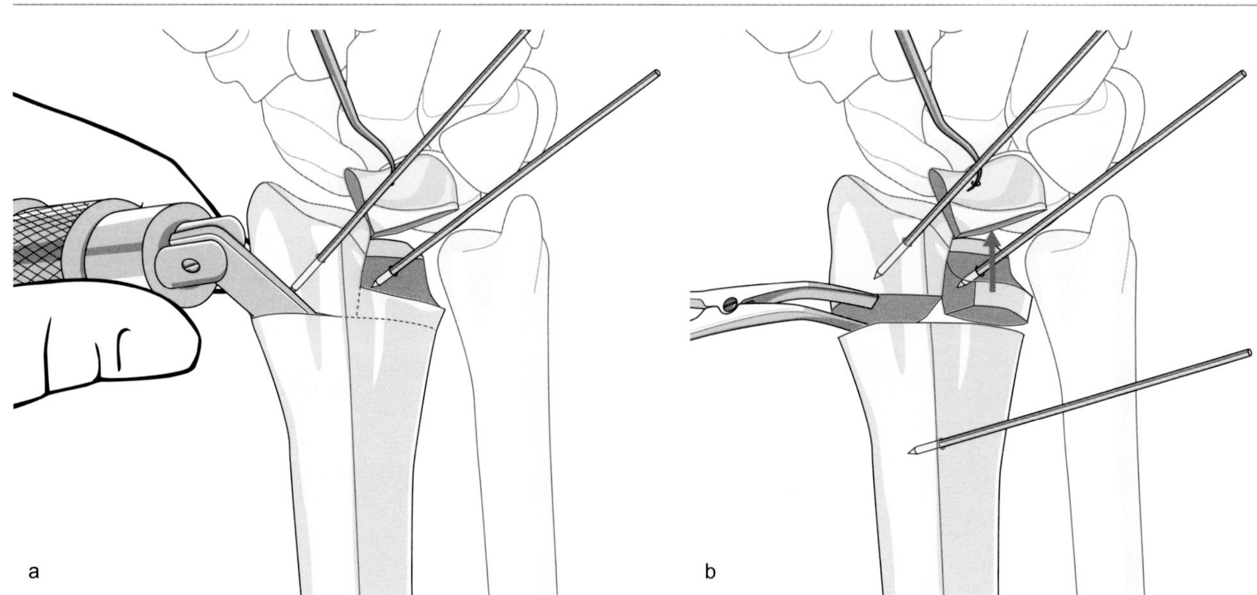


图5-4-10 a、b. 然后在干骺端骨折畸形愈合的部位进行截骨（a）。注意，重要的是松解肱桡肌的附着点以获得重新排列，让关节面骨块有足够的长度。用板状撑开器打开截骨处并将干骺端的背侧畸形复位，在干骺区留下一个间隙（b）。

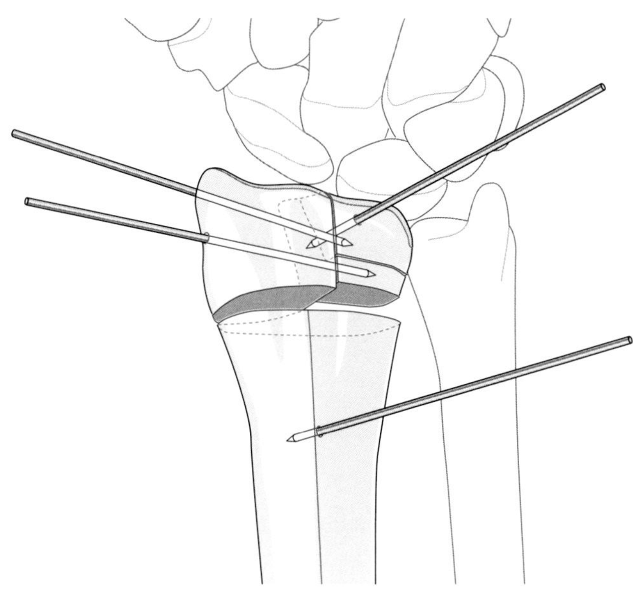

图5-4-11　从掌侧月骨窝拔除克氏针，重新安置背侧月骨窝并用穿过月骨窝两个骨块的克氏针维持。关节的复位和干骺端畸形的复位两者均用克氏针临时维持。

## 植骨

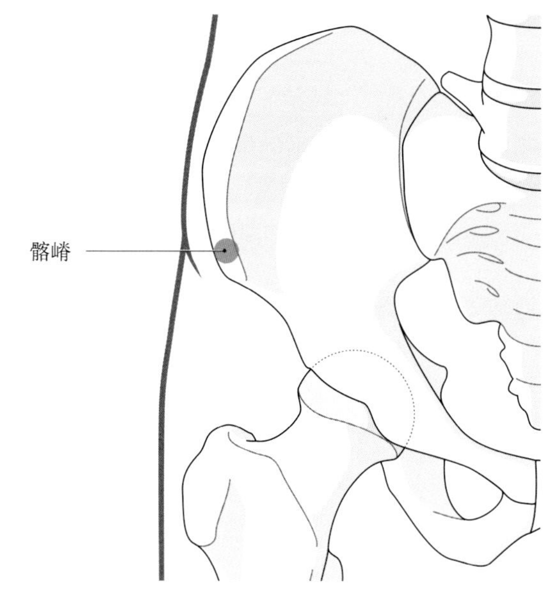


图5-4-12　从髂嵴切取骨皮质松质移植物。

## 切取楔形骨块

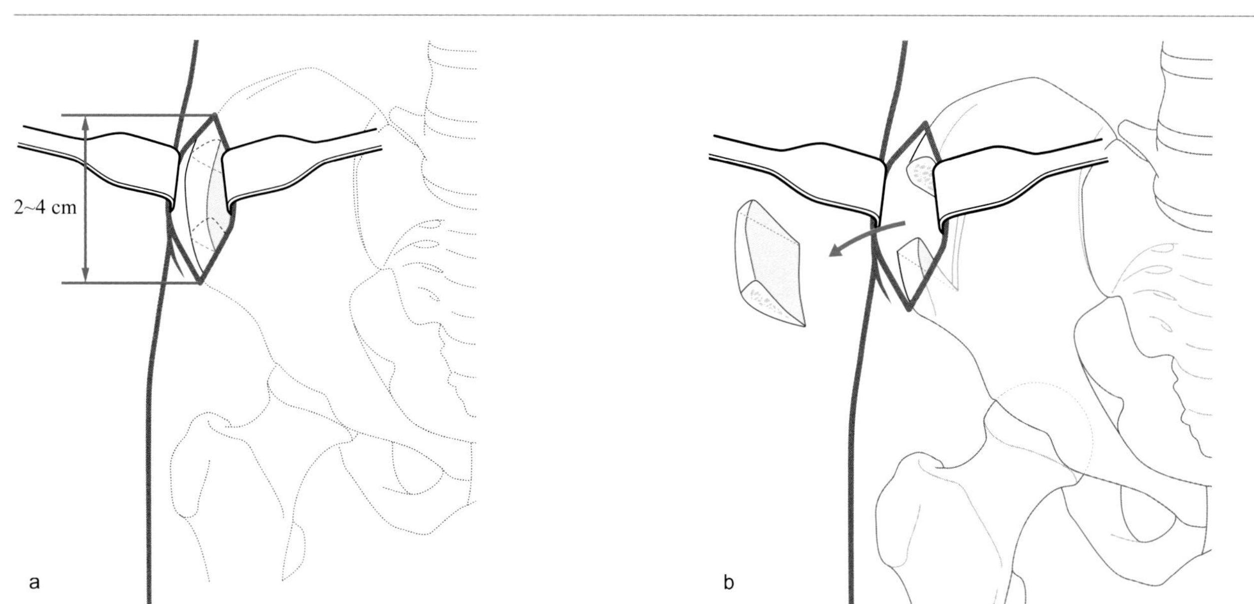


图5-4-13 a、b.　暴露2~4 cm长的一段髂嵴，标记出事先计划要切取的植骨块的大小（a）。要考虑桡骨远端缺损的形状和大小，以及植骨块将如何填充截骨形成的缺损（b）。用锋利的骨刀截下标记好的移植骨块。用伤口填塞控制出血，必要时放置吸引器引流。关闭皮肤切口，并使用压迫性敷料。

### 植入植骨块

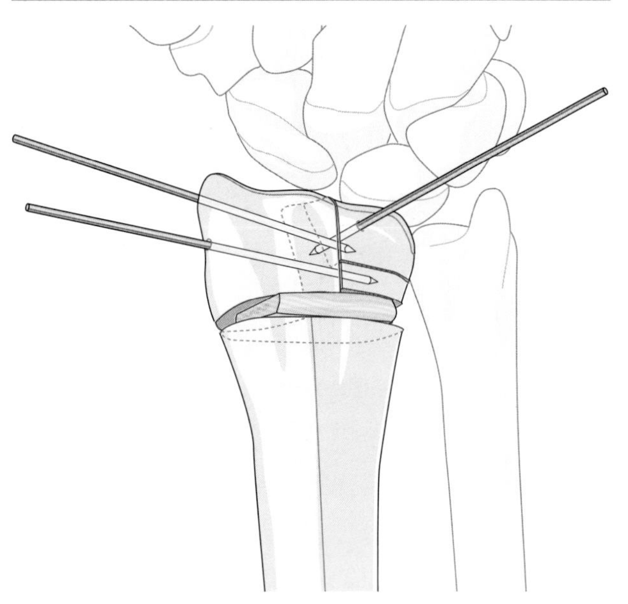

图5-4-14　一旦获得合适的解剖位置，就将各个骨块临时固定，并把髂嵴楔形骨块嵌入干骺端截骨部位。

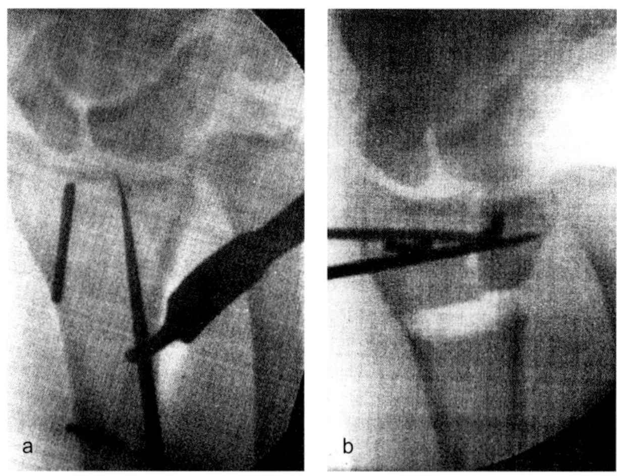


图5-4-15 a、b.　术中影像显示关节内和关节外骨折畸形愈合两者都得到矫正并用克氏针临时固定。

## 6 固定

### 固定关节骨块

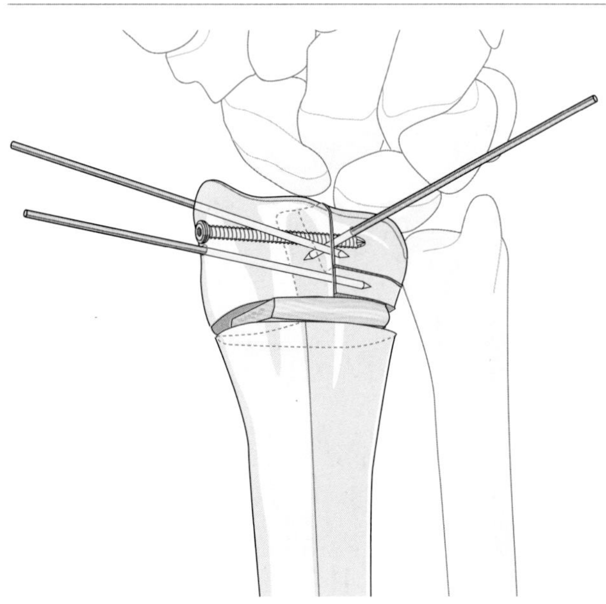

图5-4-16　可能有必要用从桡侧置入的2.0 mm拉力螺钉固定关节骨块。

### 固定中间柱

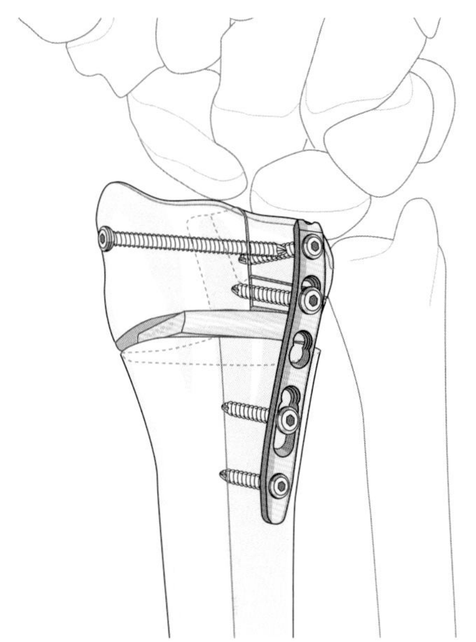

**图5-4-17**　为了固定干骺端，把两块钢板放在背侧。首先必须用合适的中间柱背侧钢板支撑中间柱。这位患者用的是直钢板。

固定手术遵循常规的步骤，包括选择、塑形并贴附钢板，以及置入近侧和远侧螺钉。这些步骤的进一步信息见第4篇第5章“桡骨远端关节内骨折向背侧移位——用双钢板固定治疗”的“固定中间柱”。

### 固定桡侧柱

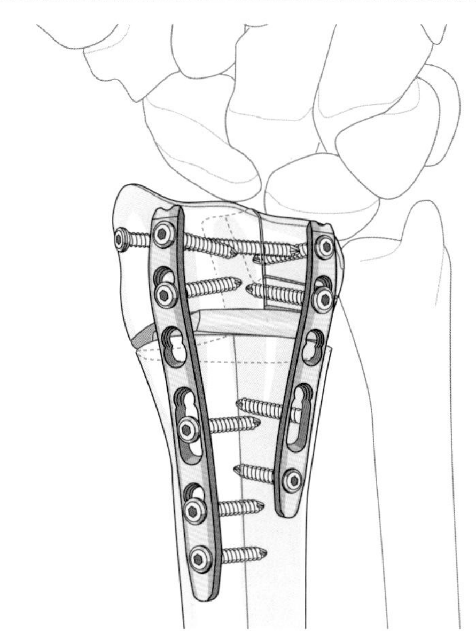

**图5-4-18**　桡侧柱使用直钢板，以完成固定。

固定手术遵循常规的步骤，包括选择、塑形和贴附钢板，以及置入近侧和远侧螺钉。不过，在这种情况下，将钢板放在更加靠近位于背侧的中间柱钢板的位置上。

## 7　功能锻炼

### 术后处理、随访和功能锻炼

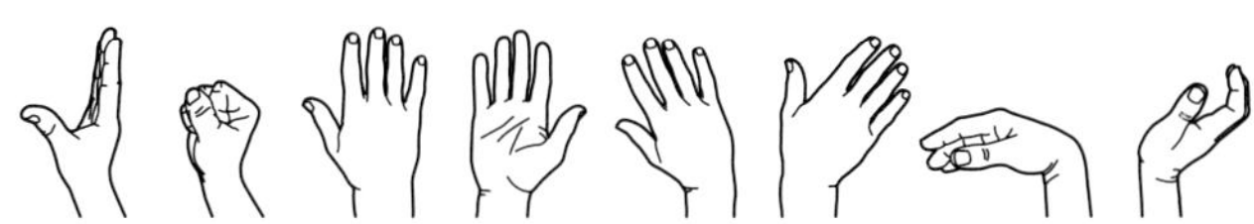

**图5-4-19**　患者应当接受标准的术后休息、患肢抬高、随访、拆线和按要求制动。术后开始活动范围有控制的主动锻炼。进一步的信息见第4篇第1章“桡骨茎突骨折——用桡侧柱钢板治疗”的“7　康复”。

# 8 结果

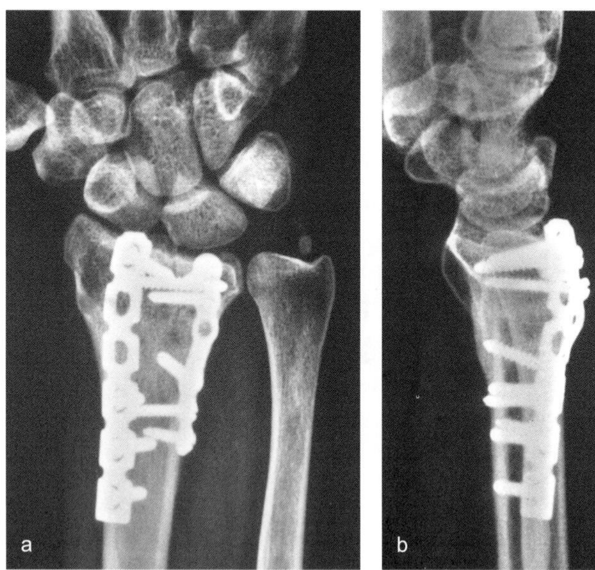

图 5-4-20 a、b. 1 年随访时显示截骨即将愈合。

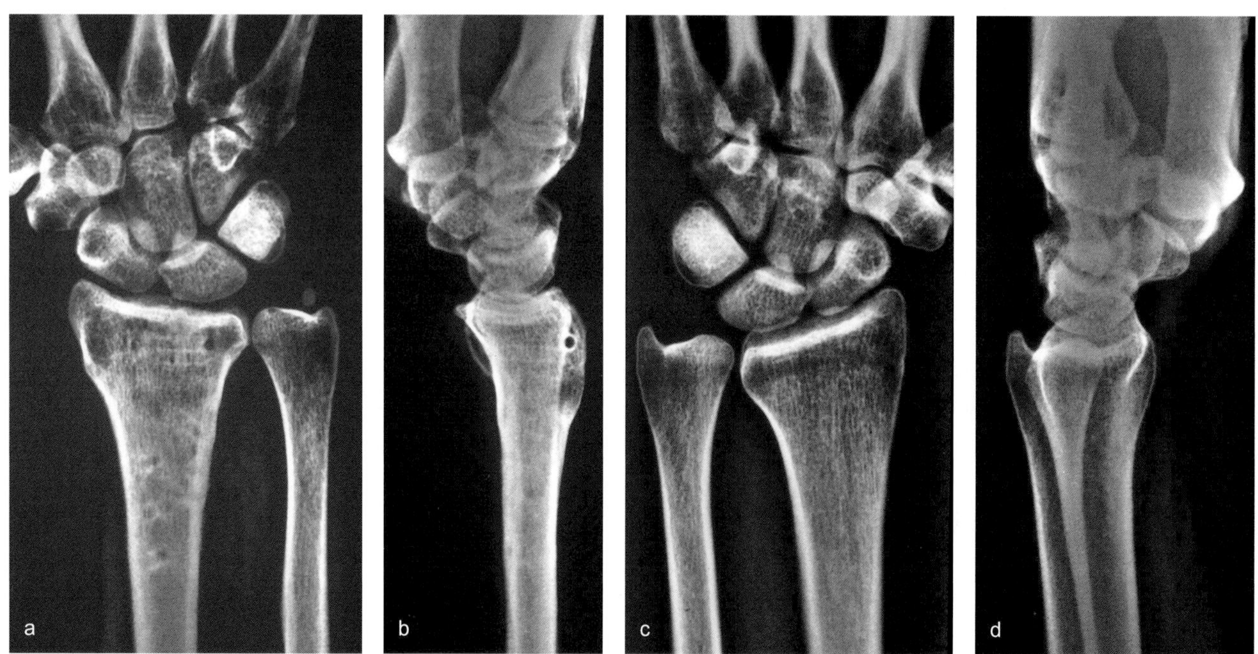

图 5-4-21 a~d. 11 年随访时，内植物已经择期取出。

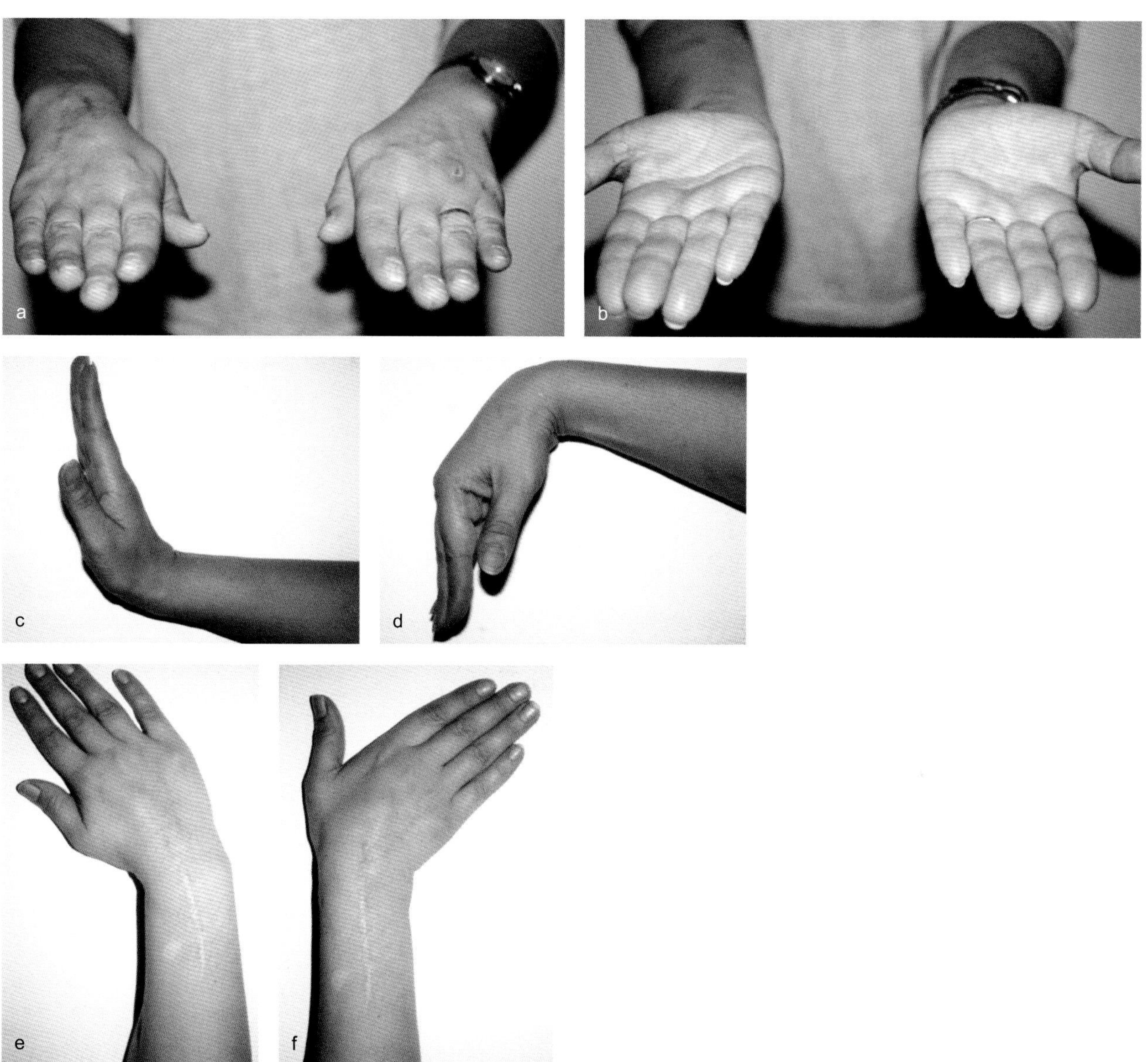


图5-4-22 a~f.　患者的功能和活动范围优秀，腕关节没有关节炎。

# 第5章 类风湿性关节炎——用桡月关节融合治疗

Rheumatoid arthritis treated with radiolunate arthrodesis

## 1 病例描述

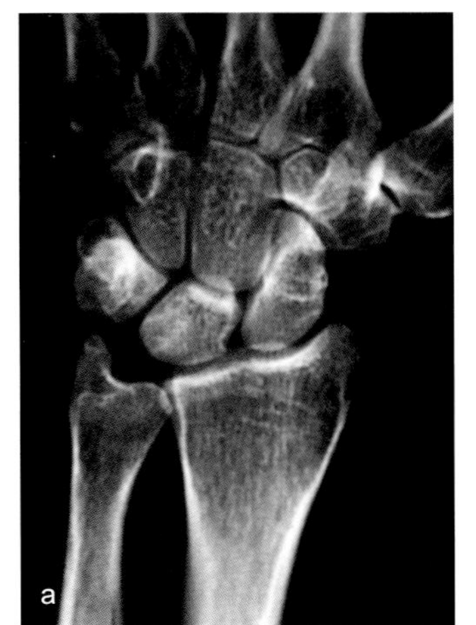
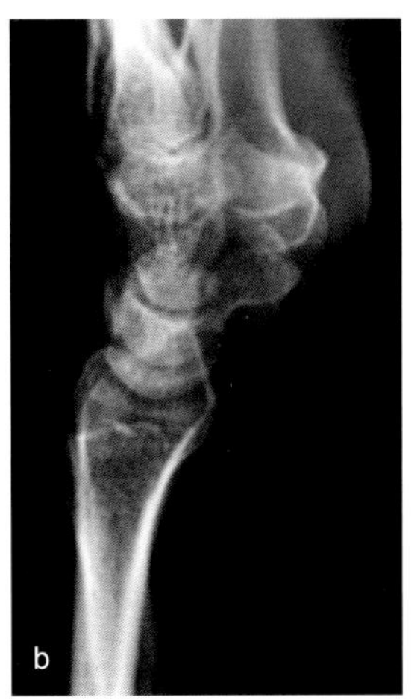

图5-5-1 a、b.　患者，女性，60岁，美容治疗师，就诊时主诉患风湿性关节炎15年后左腕进行性疼痛和活动受限。正侧位X线片显示桡月关节间隙和下尺桡关节间隙都狭窄。

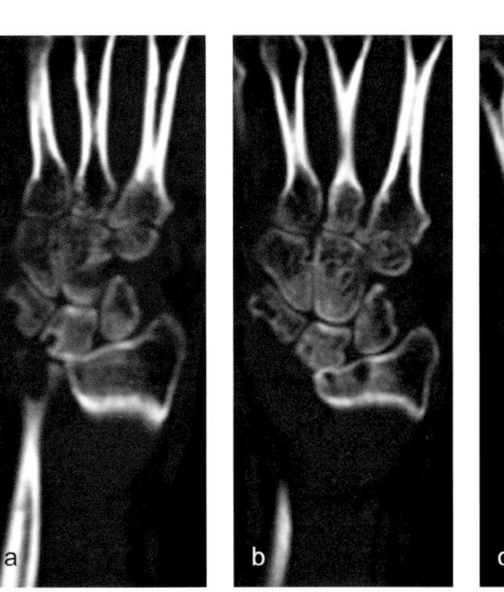
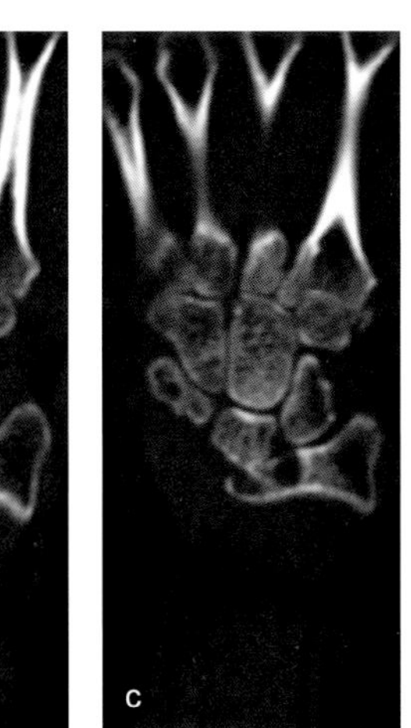

图5-5-2 a~c.　CT扫描显示关节炎进展期合并桡月关节间隙狭窄，腕关节尺偏（向尺侧方向移位）和桡月关节囊性变。

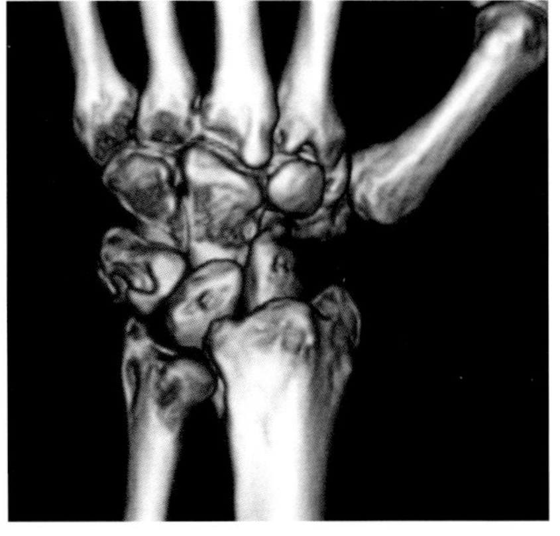

图5-5-3　三维CT扫描进一步提示腕关节的尺侧偏移。

## 2 适应证

### 类风湿性关节炎引起的腕关节功能障碍

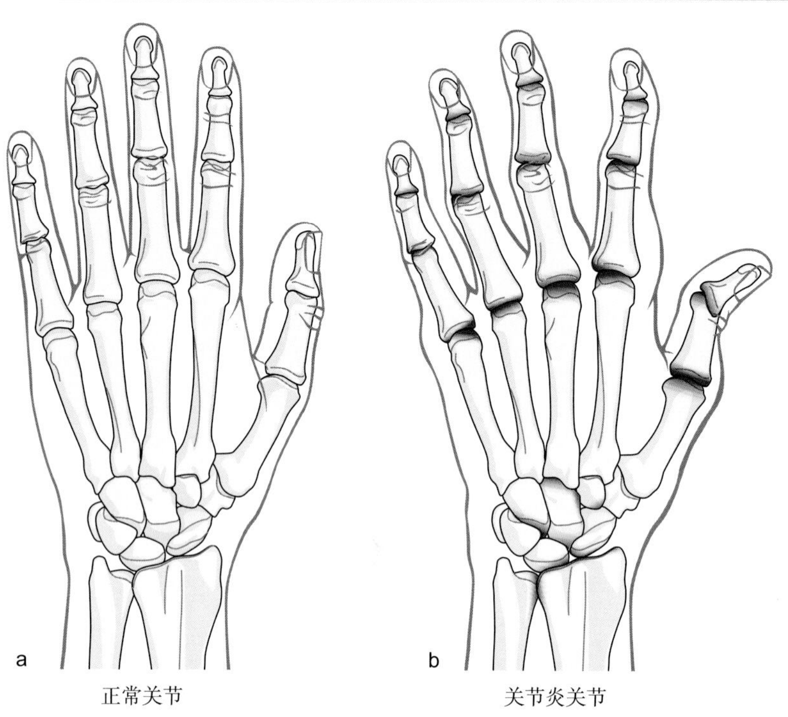


图5-5-4 a、b. 类风湿性关节炎是众所周知的一种疾病，其间机体的自身免疫系统开始攻击关节。类风湿性关节炎常常影响手部和腕部关节，引起受累关节的炎症、疼痛、僵硬和增厚，最终甚至可能影响其他主要器官。早期治疗包括药物、类固醇、支持性支具或制动等；但是严重的病例可进行手术治疗，修复或者融合关节。

任何病因所致的有症状的腕关节功能障碍都可能需要重建，挽救性手术往往是实现腕关节稳定无痛的唯一手段。可考虑几种可理想地保留活动又避免远期并发症的手术选择，如下。

- 有限腕关节融合术。
- 近排腕骨切除术（这在本例是禁忌的，因为类风湿性关节炎影响桡骨远端的月骨窝）。
- 关节成形术（包含腕关节置换术）。
- 全腕关节融合术。

### 有限腕关节融合术

根据受累区域的范围，有限腕关节融合术需选择腕关节的一些骨头进行手术融合。其最终目的是消除有关节炎病灶的关节相关的疼痛，同时尽可能多地保留留下的关节面的活动度。通常的情况是，桡月关节或桡舟关节受累，会有明显的疼痛和畸形。在某些情况下（如在本章后面“可供选择的技术”中的情况），为了努力保留功能活动度，有必要部分或者完全切除受累的腕骨。

## 桡月关节融合术

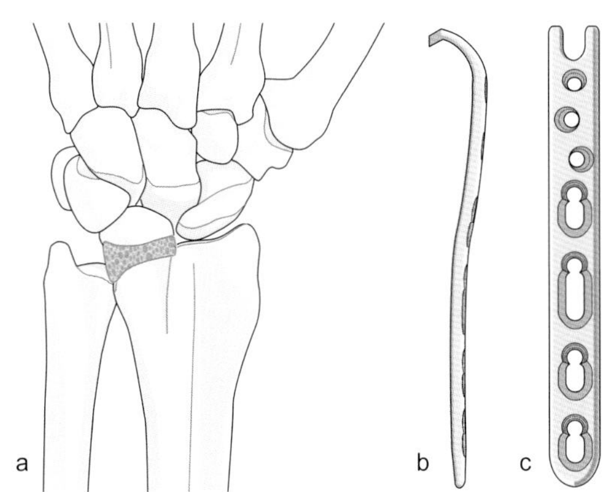


图5-5-5 a~c.　桡月关节融合术是一个有限腕关节融合术，它适用于有腕关节掌侧或者尺侧移位或者局限性桡月关节炎者（a）。这些情况常见于类风湿性关节炎患者，但在限于月骨窝的die punch骨折患者中也会如此。对于这位患者，将尺骨远端锁定加压钩钢板的一端放进月骨背侧缘，另一端放在桡骨，将这两部分骨块融合在一起（b、c）。

## 影像学检查

X线检查、CT扫描以及实验室检查可支持最初的类风湿性关节炎的诊断。这些检查也有助于排除有类似症状的其他疾病。

# 3　术前计划

## 装备

- 2.0 mm尺骨远端锁定加压钢板。
- 1.4 mm~1.6 mm克氏针。
- 咬骨钳。
- 影像增强器。

## 患者的准备和体位

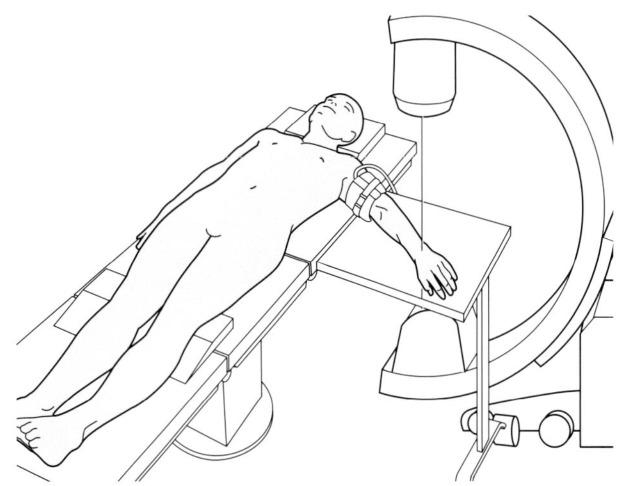

图5-5-6　让患者仰卧，前臂放在搁手台上。将前臂旋前。肢体的位置应当允许对桡骨远端进行额状面和矢状面的各项影像检查。使用不消毒的充气止血带。预防性抗生素是非强制的。

# 4 手术方法

## 入路

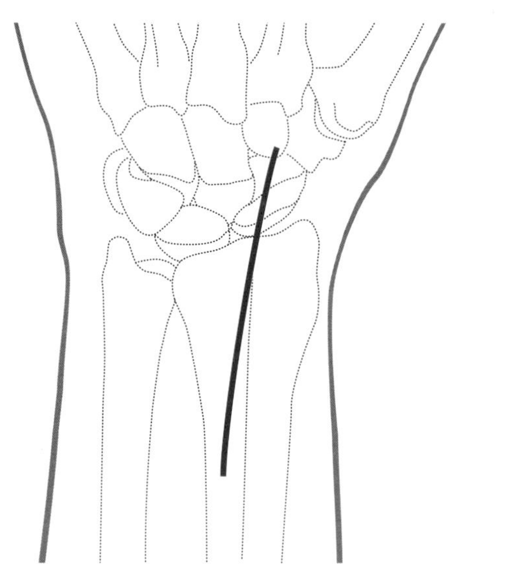

图5-5-7 使用的手术入路为背侧入路（见第1篇第8章“显露桡骨远端的背侧入路”）。切口经过第三伸肌间室。

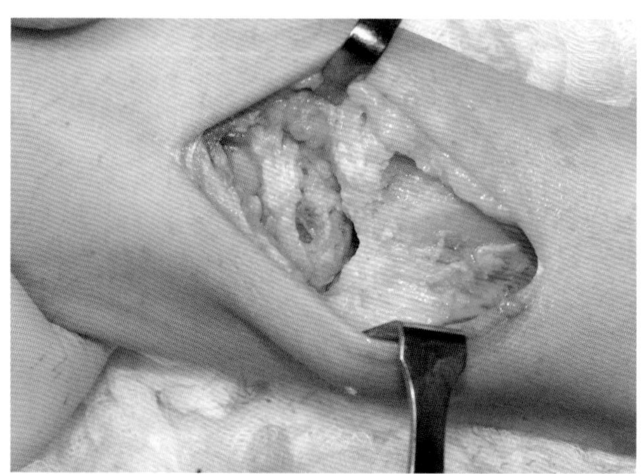

图5-5-8 “T”形切开左腕背侧关节囊，暴露桡月关节。注意在月骨上没有透明关节软骨。

# 5 复位

## 植骨

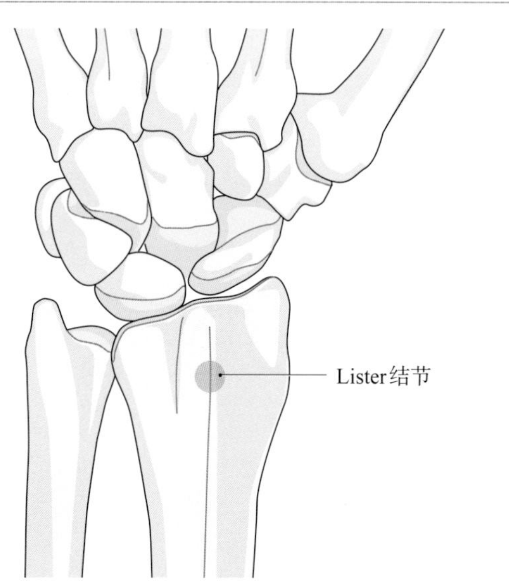


图5-5-9 从桡骨远端切取移植物，以备之后植入受累的腕关节。既好又安全的部位在Lister结节的近侧稍偏桡侧处。取骨时，将第二间室的肌腱向桡侧牵开，将拇长伸肌向尺侧牵开。

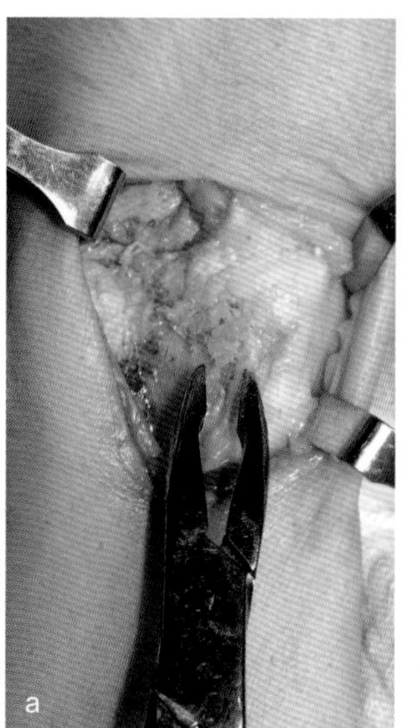


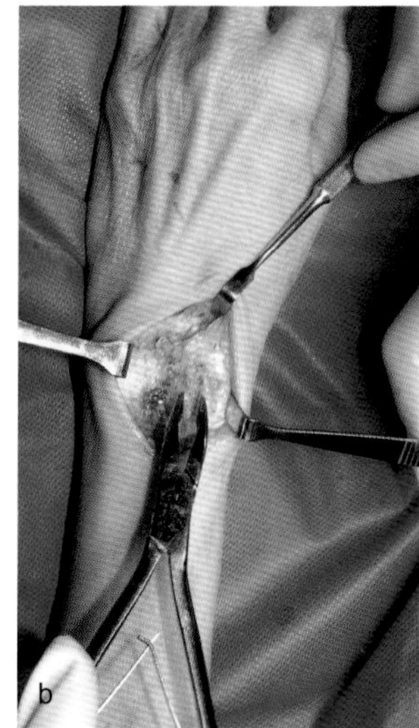


图5-5-10 a、b. 通过现有的背侧切口，将伸肌腱分别向桡侧和尺侧牵开后，用Lister结节做自体骨移植的供区。

### 复位月骨并插入移植骨

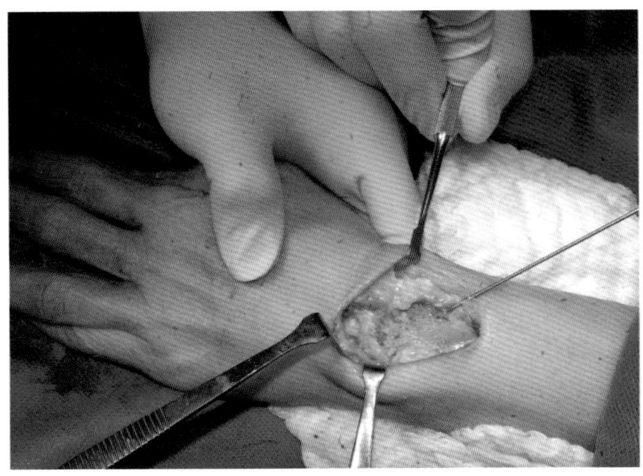

图5-5-11　将月骨和桡骨月骨窝两者的关节面都去除，并将自体骨移植物放在关节面之间，尔后将月骨复位并用克氏针临时固定。

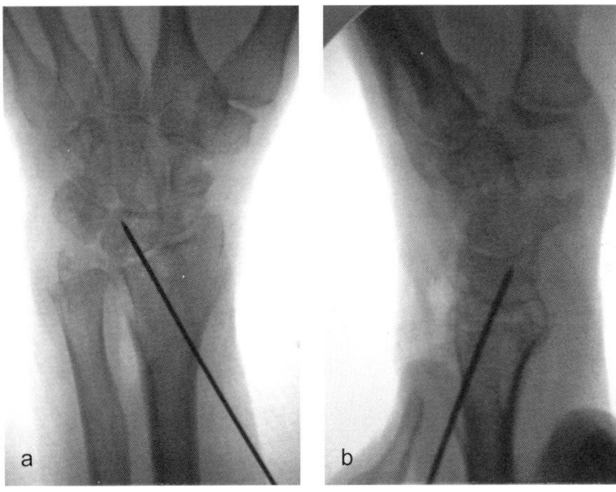

图5-5-12 a、b.　正侧位术中影像显示克氏针的放置。月骨于中立位复位。

## 6 固定

### 选择并贴附钢板

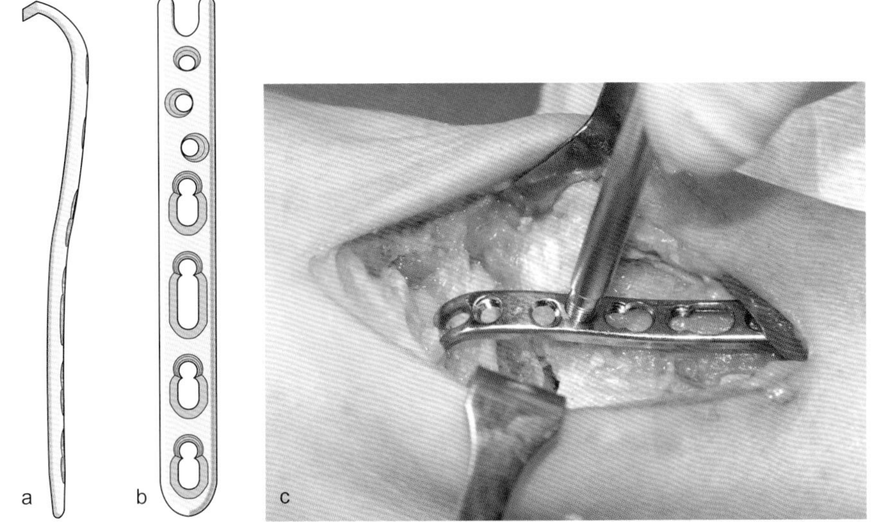

图5-5-13 a~c.　插入钩钢板。钢板很适应桡月关节。将钢板的钩插入月骨的背侧缘。一旦贴附，钩钢板将会很好地放置到位并避开头月关节。千万小心不要让钩钢板的两个钩强力将月骨推成过伸。用临时克氏针贯穿桡月关节能够避免发生此类情况。

## 置入螺钉

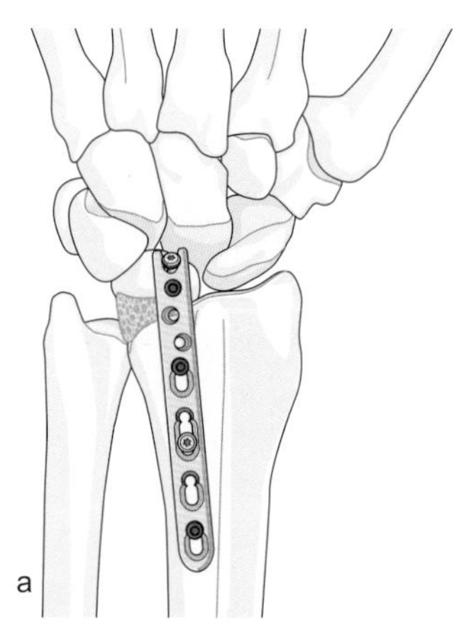
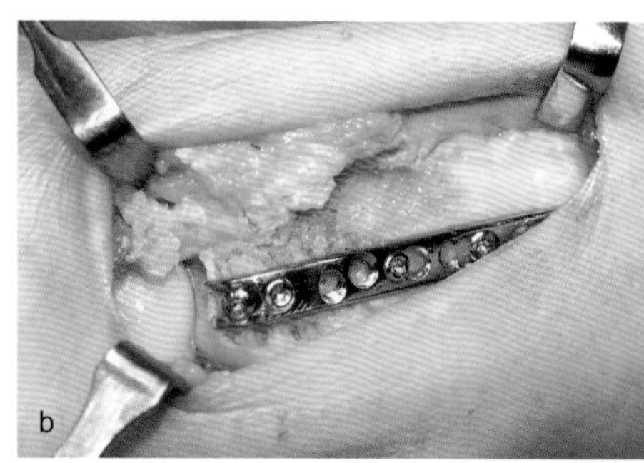
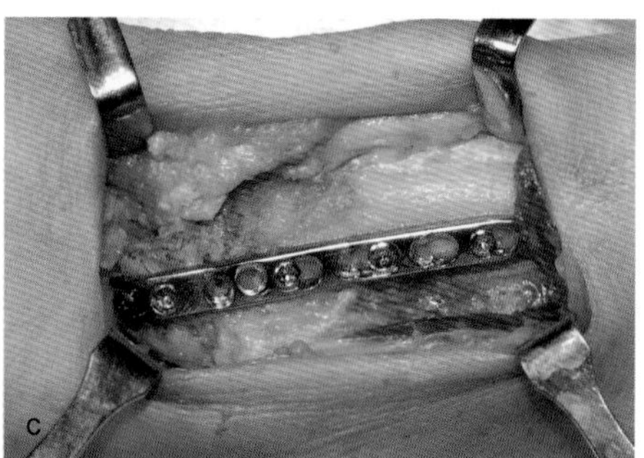

图5-5-14 a~c. 用角稳定螺钉将钢板固定至月骨和桡骨干骺端。最远侧的螺钉应朝近侧进入桡骨远端并加压放置。

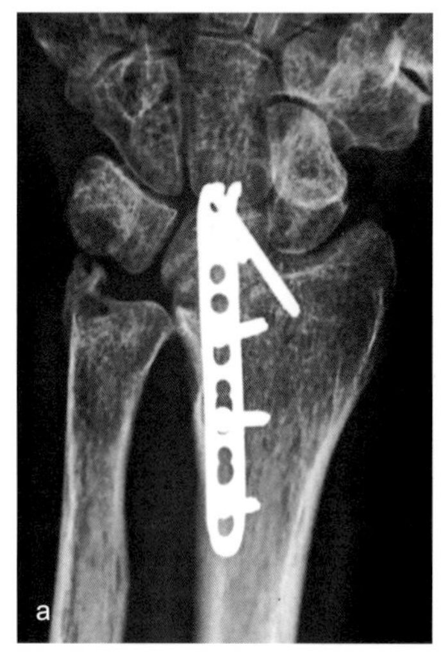
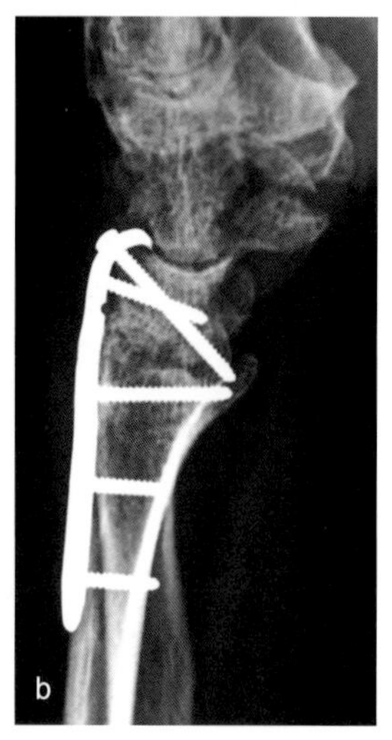

图5-5-15 a、b. 将一枚锁定螺钉置入月骨，也经月骨安置一枚拉力螺钉，其螺纹咬合在桡骨掌侧的皮质上。

## 7 功能锻炼

### 术后处理、随访和功能锻炼

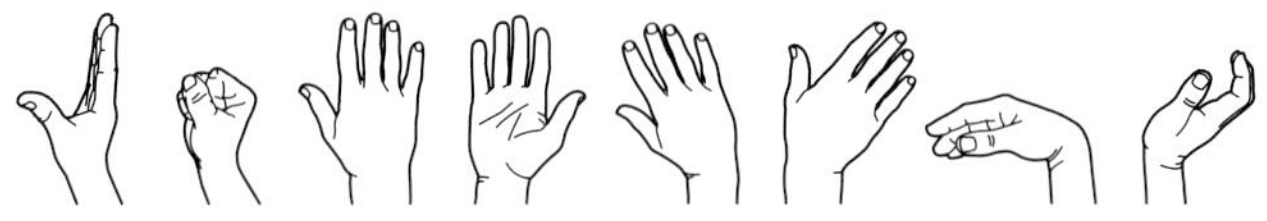

图5-5-16　患者应当接受标准的术后休息、患肢抬高、随访、拆线和按要求制动。术后开始活动范围有限制的主动锻炼。进一步信息见第4篇第1章“桡骨茎突骨折——用桡侧柱钢板治疗”中的“7　康复”。

## 8 结果

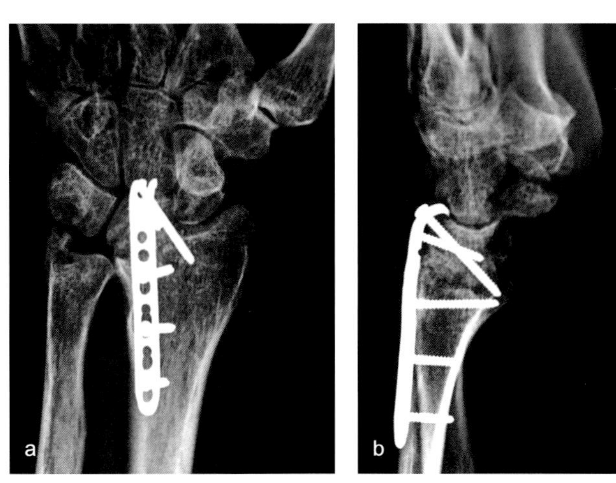

图5-5-17 a、b.　术后约6个月随访时，正侧位X线显示完美融合。

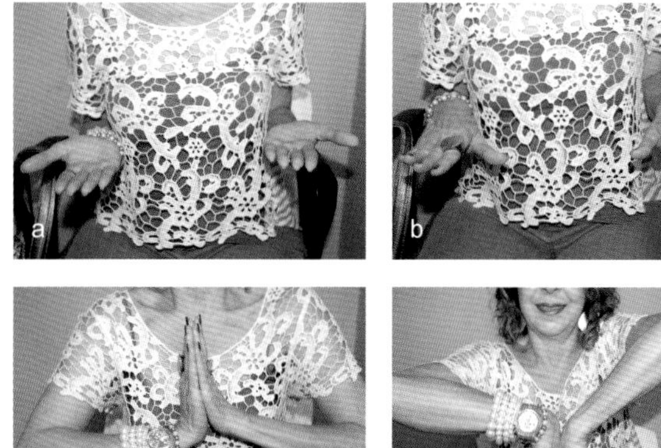

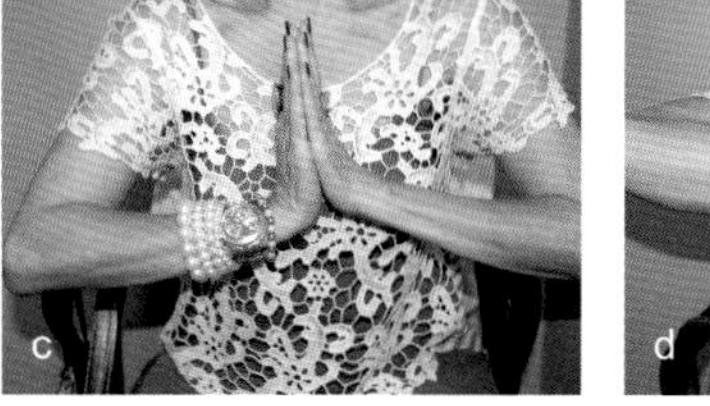

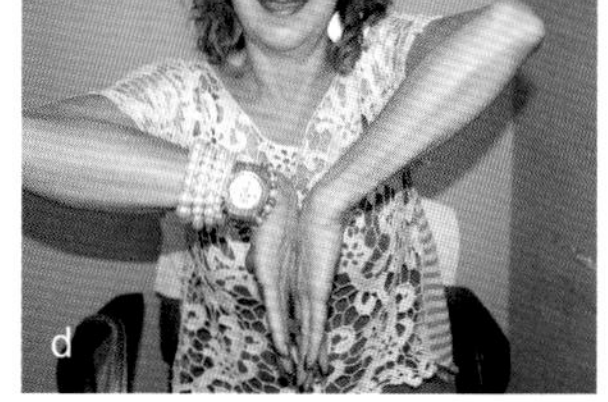

图5-5-18 a~d.　前臂的旋转得到完全恢复，但腕关节的屈曲和伸直有些限制。不过，患者完全没有疼痛。

## 9 可供选择的技术一

### 桡舟月关节融合术

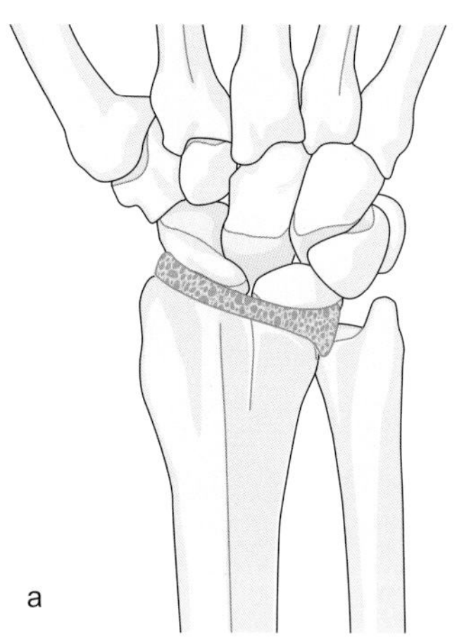


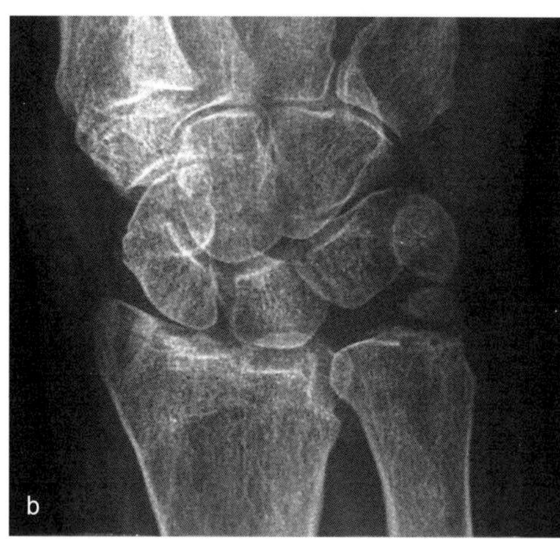


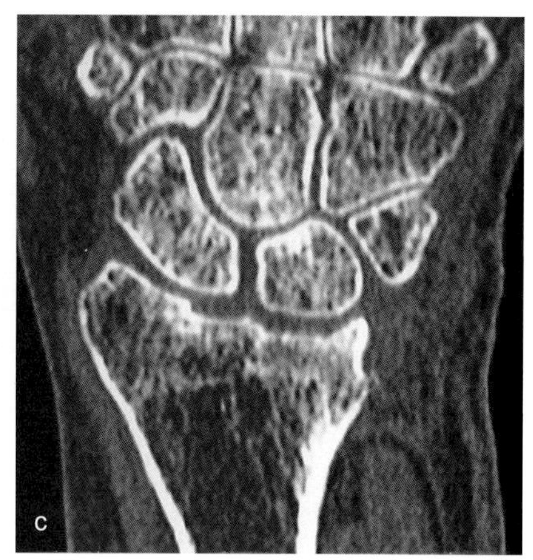


图5-5-19 a~c. 桡舟月关节融合术是一个有限腕关节融合术，适用于整个桡腕关节退行性关节病患者（a）。它累及全部关节面。X线检查和CT扫描显示桡骨远端关节内骨折畸形愈合之后的右手桡腕关节骨关节炎（b、c）。注意，腕中关节的软骨没有受伤，这是适用本项技术的前提。

### 固定和结果

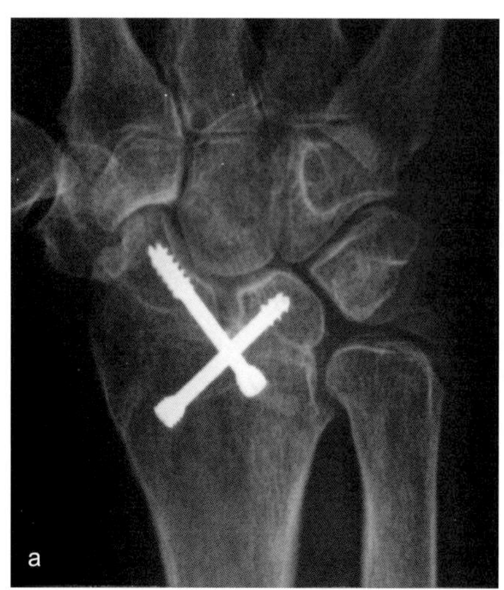


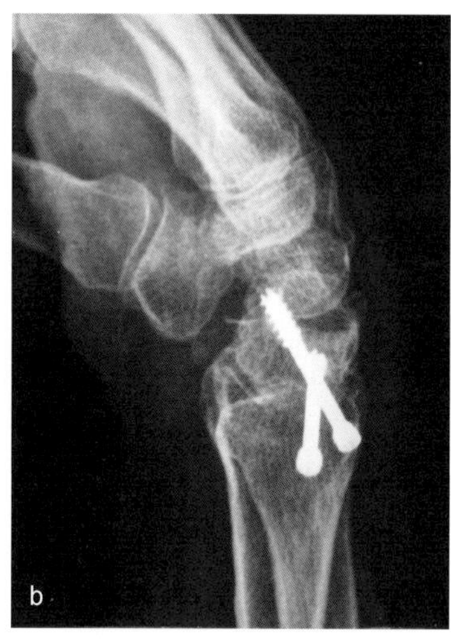


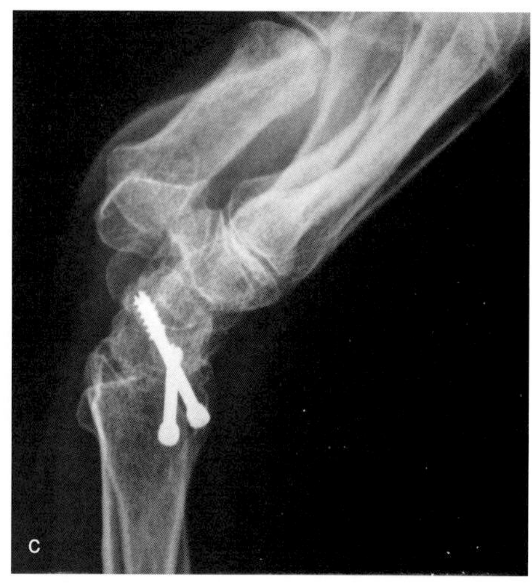


图5-5-20 a~c. 桡舟月关节融合术包含安置从桡骨打进来的2枚3.0 mm无头加压螺钉，一枚进入舟骨，另一枚进入月骨。5年随访时，正侧位X线片显示融合完美，患者展现无痛性腕关节功能活动。侧位X线检查可见临床活动（屈曲和伸直）。

# 10 可供选择的技术二

## 舟骨远侧半切除桡舟月关节融合术

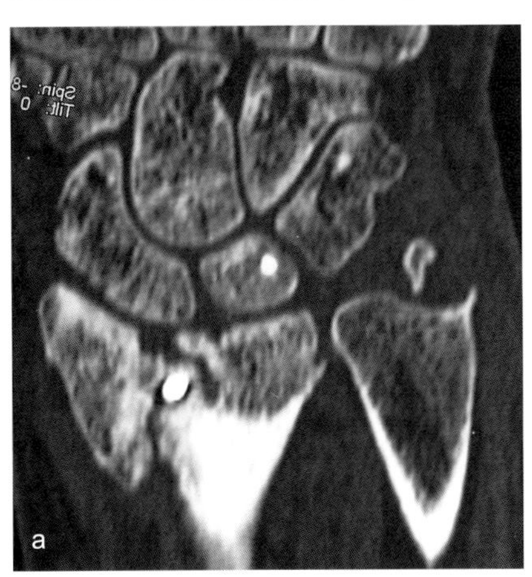

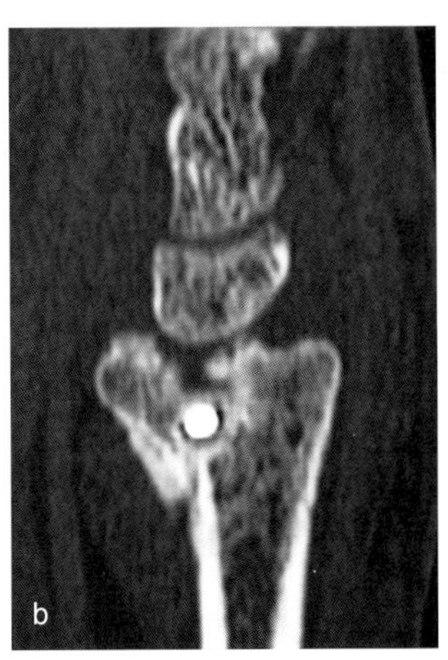

**图5-5-21 a、b.** 这位患者的CT扫描展现桡月和桡舟两个关节的关节炎改变，它们是桡骨远端骨折最初闭合复位和经皮固定治疗后畸形愈合的后遗症。腕中关节的软骨没有损伤。注意，在侧位片上腕关节向掌侧半脱位，桡骨远侧关节面有4~5 mm间隙。需要进一步用桡舟月关节融合术治疗。

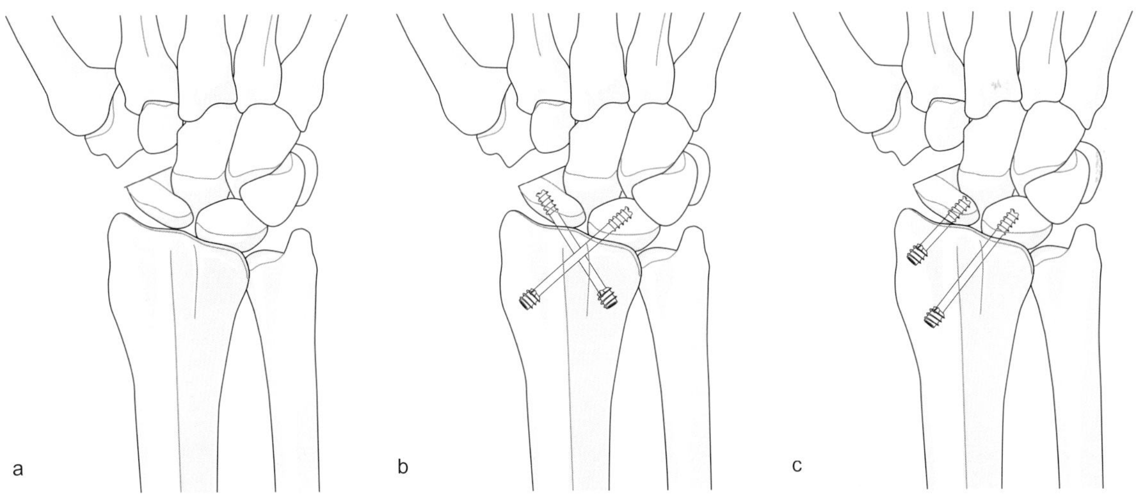

**图5-5-22 a~c.** 当桡腕关节做融合手术时，腕关节的活动度将在很大程度上减少，常常多达50%。出于这个原因，有时推荐切除舟骨远侧半以改善腕中关节的活动（a）。固定包括以交叉方式（b）或从桡骨茎突平行置入螺钉（c）。

## 固定和结果

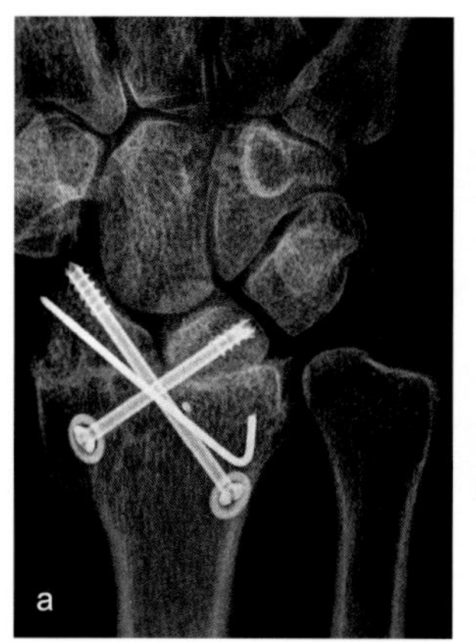
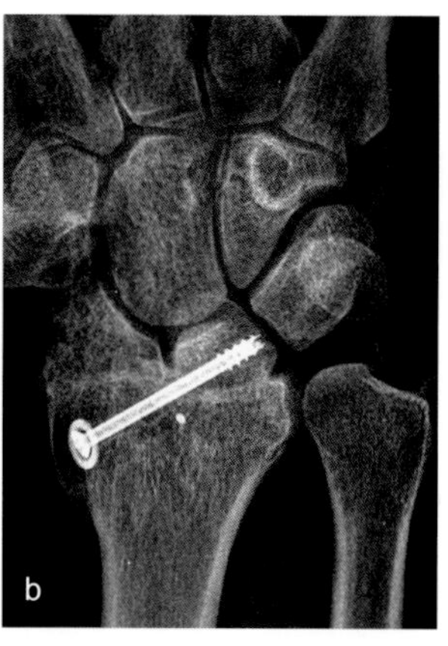

图5-5-23 a、b. 治疗包含切除舟骨远侧半，同时置入2枚带垫片的3.5 mm螺钉和1根克氏针。正侧位X线片显示术后4个月融合完全愈合（a）。注意，舟骨和月骨之间的正常关系得到保留，以维持腕中关节的平整。术后6个月时显示坚固融合（b）。当时由于肌腱激惹，将从桡骨置入舟骨的螺钉取出。

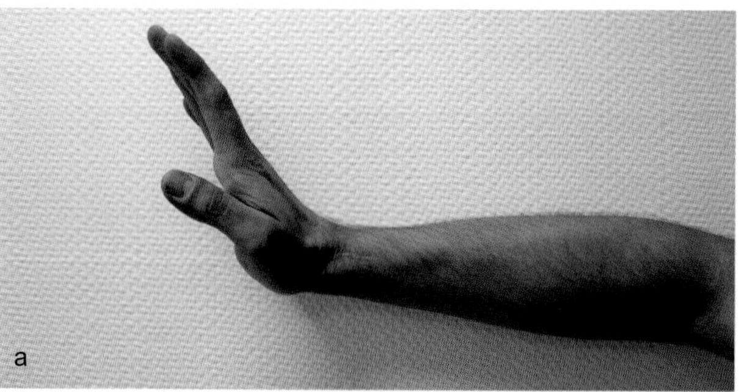
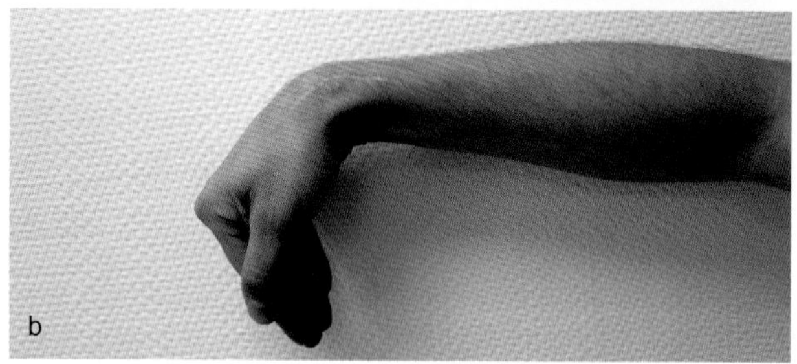

图5-5-24 a、b. 到7年随访时已获得良好的活动范围。

# 第 6 章 Kienbock病——用全腕关节融合术治疗

Kienbock's disease treated with total wrist arthrodesis

## 1 病例描述

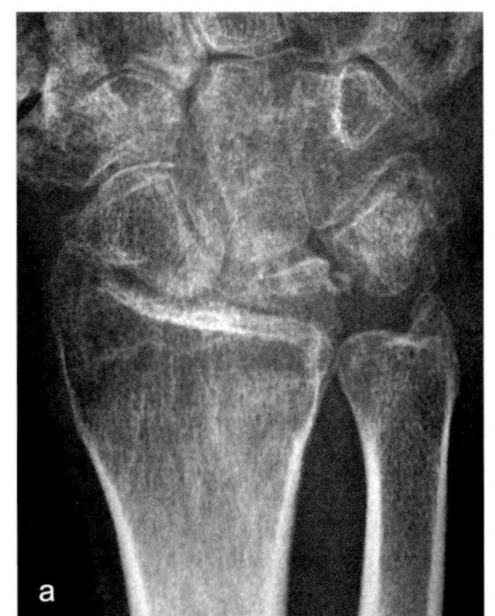
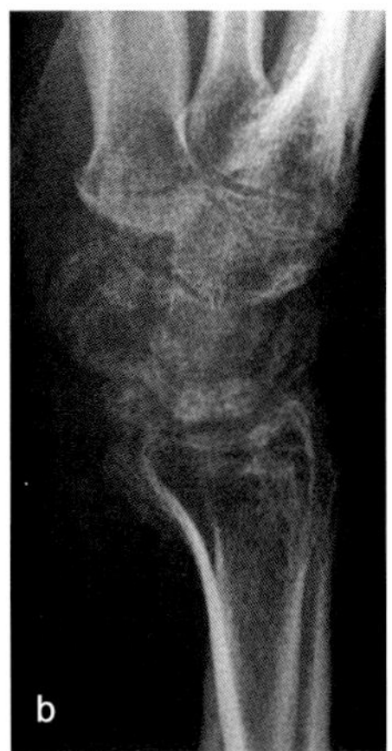
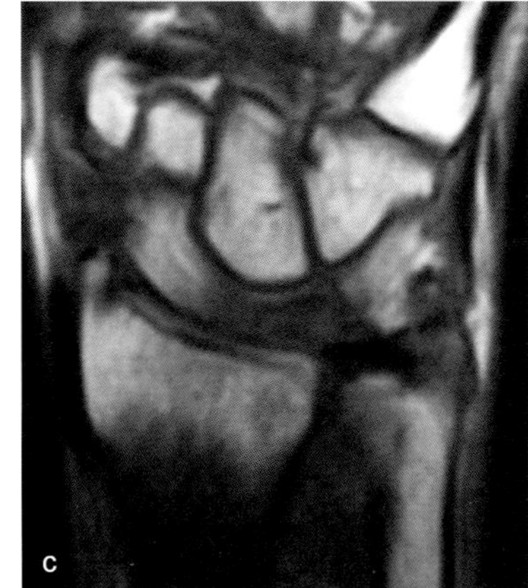
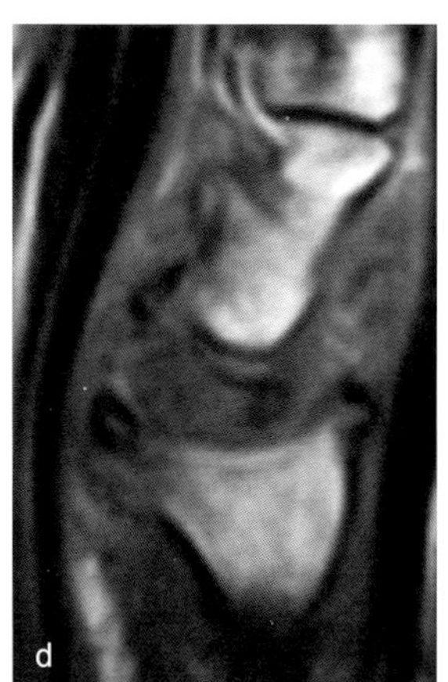

图5-6-1 a~d. 患者，男性，47岁，右利手，出租车司机，在举起重物（车轮）时遭受扭转损伤之前有持续3年的腕关节轻度疼痛，之后其腕关节变得极度疼痛。正侧位X线检查显示Ⅲ B期Kienbock病，月骨严重塌陷，骨质疏松（a、b）。MRI检查证实了这一诊断，月骨血供丧失并明显塌陷（c、d）。

临床检查揭示腕关节明显肿胀、活动受限。患者腕关节仅伸直10°，屈曲5°，尺偏10°，且不能桡偏。患手的握力明显跌至仅15.5 kg（正常同龄人的平均握力为52 kg）。

## 2 适应证

### Kienbock病（月骨缺血性坏死）

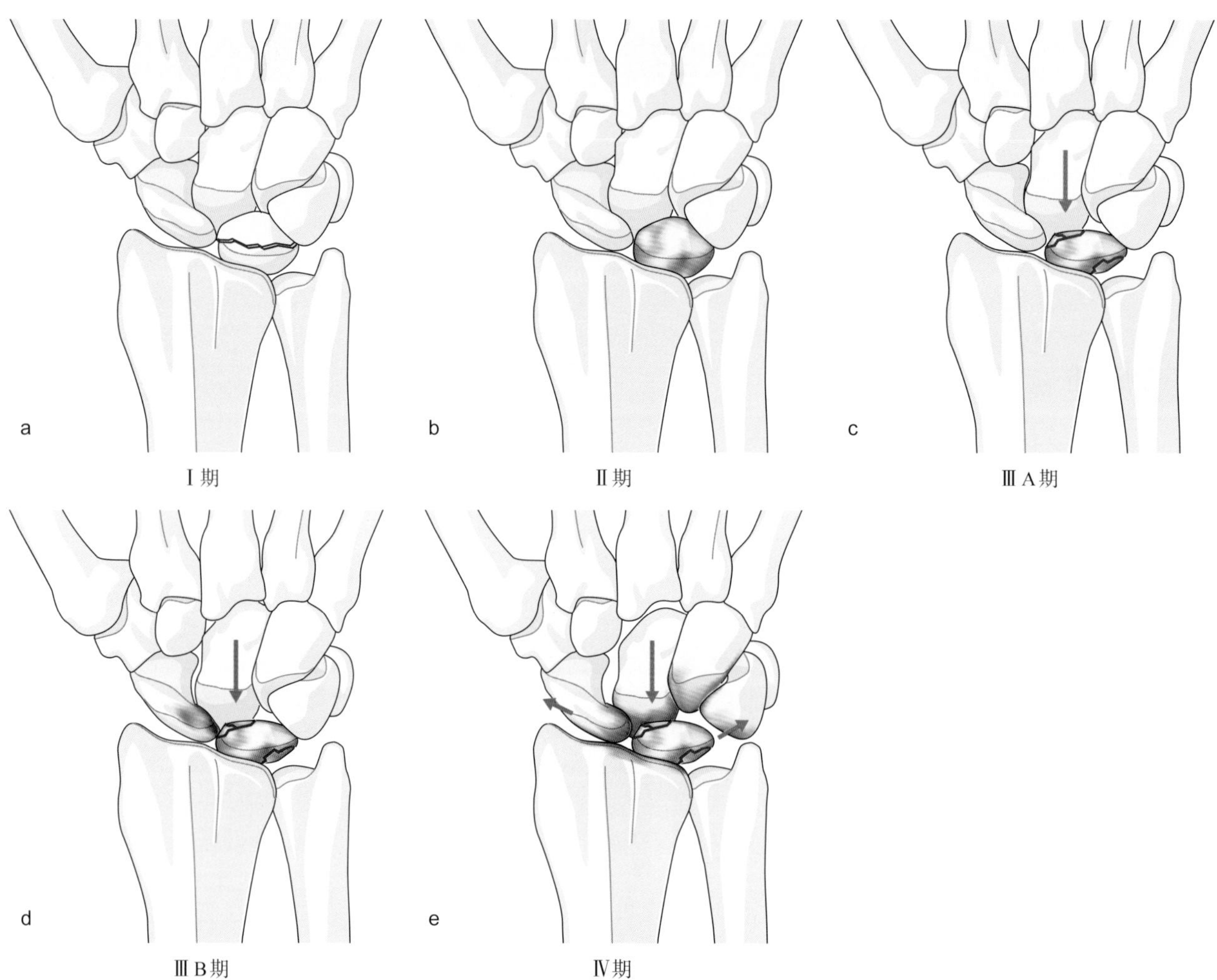


**图5-6-2 a~e.** Kienbock病是指月骨缺血坏死并最终可能塌陷的疾病。源自月骨血供中断，由一种或几种因素造成，但常与腕关节初始外伤有关。可以依据月骨塌陷和粉碎的程度对疾病进行分型。

- Ⅰ期：正常的月骨骨折。
- Ⅱ期：月骨硬化，没有塌陷。
- ⅢA期：除头状骨向近侧移动以外，月骨塌陷并粉碎。
- ⅢB期：除头状骨向近侧移动加上舟骨固定屈曲畸形以外，月骨塌陷并粉碎。
- Ⅳ期：月骨周围退行性变，桡腕和腕中关节有关节炎改变。

任何病因的症状性腕关节功能障碍都需要重建，而挽救性手术常常是实现腕关节稳定无痛的唯一途径。按照理想的做法保留活动并避免远期并发症，可考虑的手术方案如下。

- 有限腕关节融合术。
- 近排腕骨切除术。
- 关节成形术。
- 全腕关节融合术。

### 全腕关节融合术

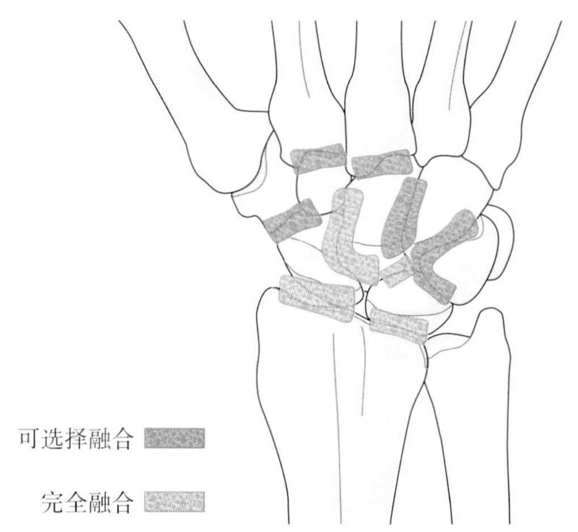


**图5-6-3**　全腕关节融合术包含整体融合桡腕关节和腕中关节。这是个挽救性手术，适用于患者已经丧失腕关节的功能性活动，或者罹患持续不断的疼痛及广泛的腕中关节炎。手术的最终目的是无痛而稳定的腕关节，恢复功能性握力。

### 选择内植物

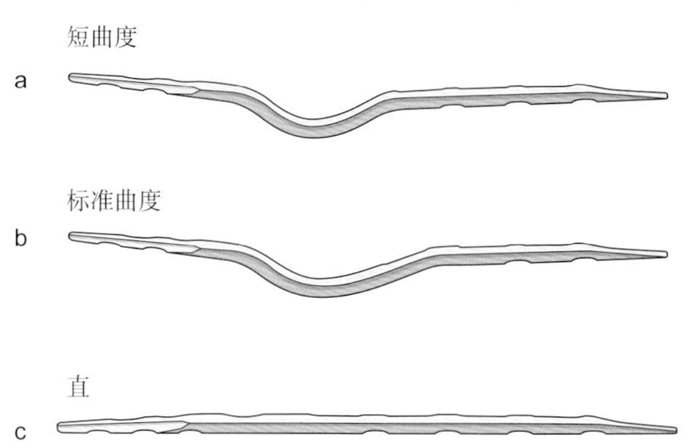


**图5-6-4 a~c.**　可选择的内植物为有短曲度或标准曲度（或在某些情况下根本没有弯度）的腕关节融合钢板。预先塑形的弯钢板可以减少术中将钢板弯曲以适应腕关节自然形状的必要性。钢板也把手放在合适的位置上。腕关节融合弯钢板的设计将桡骨置于10°背伸位，这是个理想的位置，因为手术的目的是取得腕关节背伸10°、尺偏15°的关节融合。为这位患者选择了短曲度钢板。

## 3　术前计划

### 装备

- 一套锁定加压钢板（LCP）腕关节融合工具。
- 2.7 mm或3.5 mm腕关节融合钢板。
- 咬骨钳。
- 骨刀。
- 影像增强器。

### 患者的准备和体位

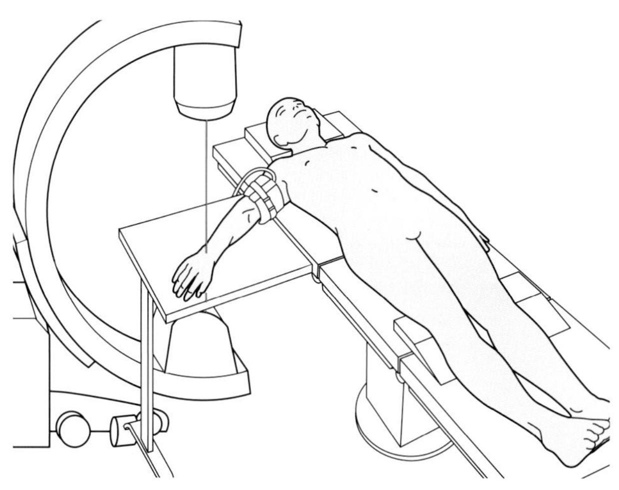

**图5-6-5**　让患者仰卧，前臂放在搁手台上。将前臂旋前。肢体的位置应当允许术中对桡骨远端进行额状面和矢状面的各项影像检查。使用不消毒的充气止血带。预防性抗生素是非强制的。

# 4 手术方法

## 入路

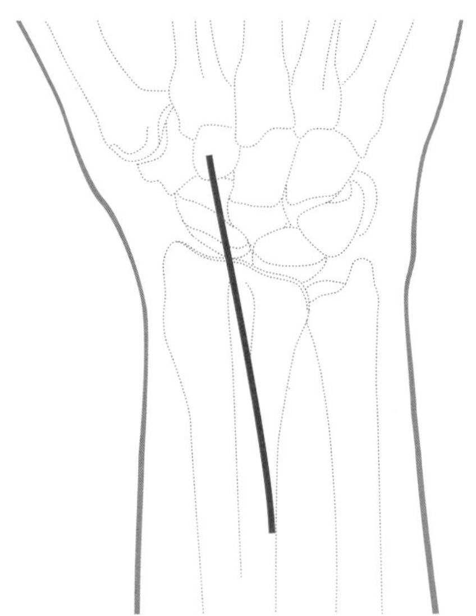

图5-6-6 使用的手术入路为背侧入路（见第1篇第8章“显露桡骨远端的背侧入路”）。用这个入路，在第三和第四伸肌间室之间做一个直的纵行切口。

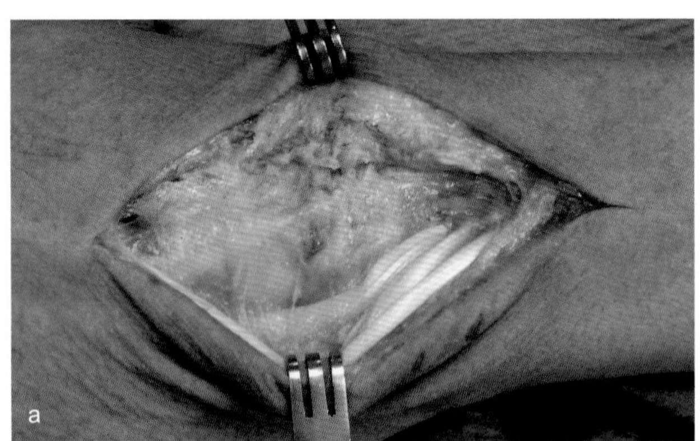

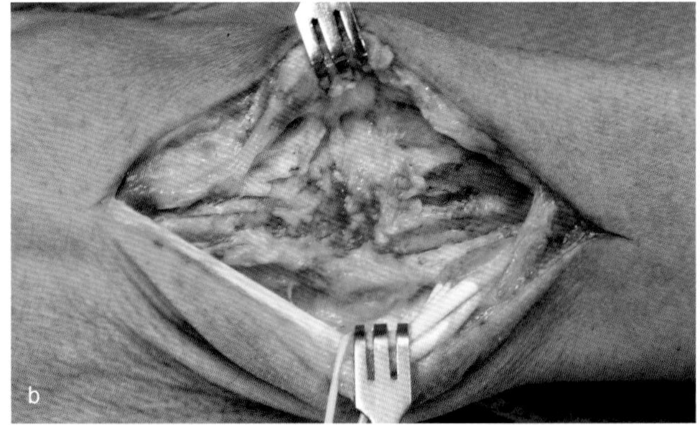

图5-6-7 a、b. 做一个直的背侧纵行切口（a）。纵行切开背侧关节囊后的腕关节背侧（b）。

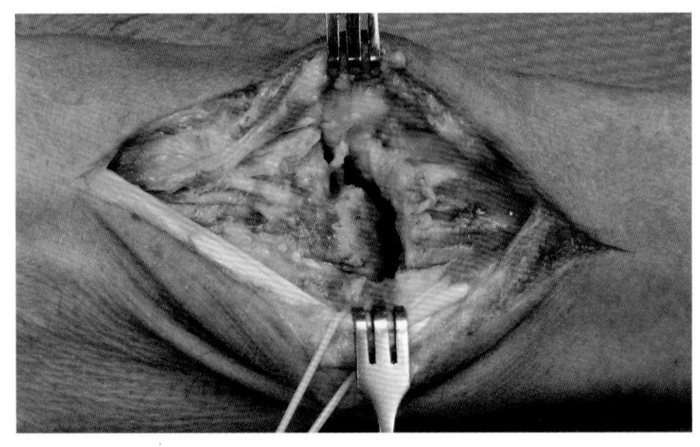

图5-6-8 进行桡腕和腕中关节的软骨清创，直到表面有出血为止。

# 5 复位

## 植骨

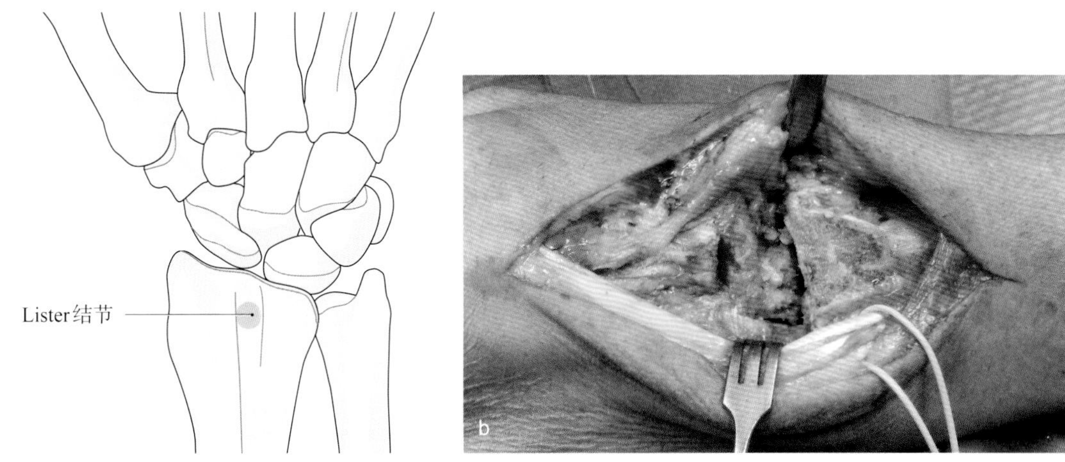


图5-6-9 a、b.　从桡骨远端切取移植物，供之后植入患侧腕关节。在这种情况下，将Lister结节和桡骨远端的背侧半取下作为植骨材料。

## 嵌入骨移植物

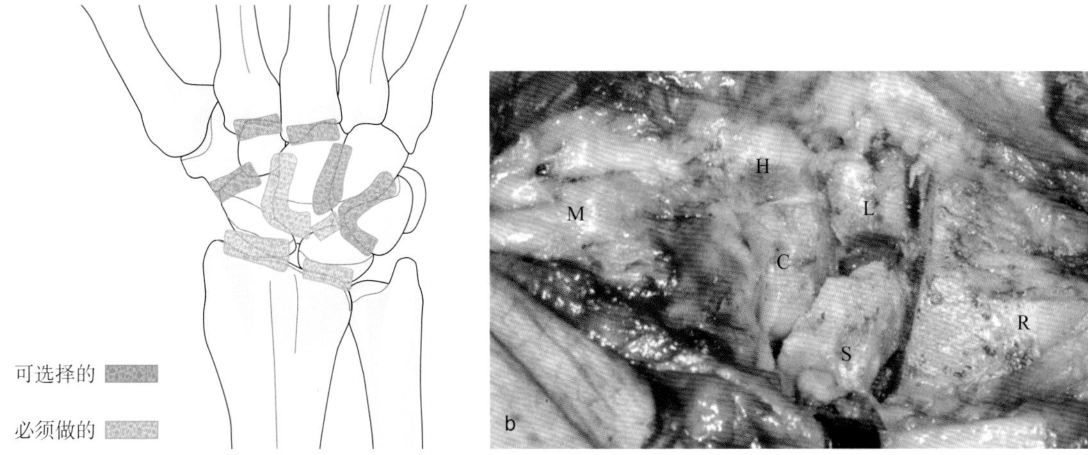


要融合的关节如下。

- R：桡骨。
- L：月骨。
- S：舟骨。
- C：头状骨。
- H：钩骨。
- M：第三掌骨。

图5-6-10 a、b.　对将要包括在融合里的关节面进行暴露和准备。将骨松质铺满整个桡腕关节和腕中关节以增强融合手术。

# 6 固定

## 选择并贴附钢板

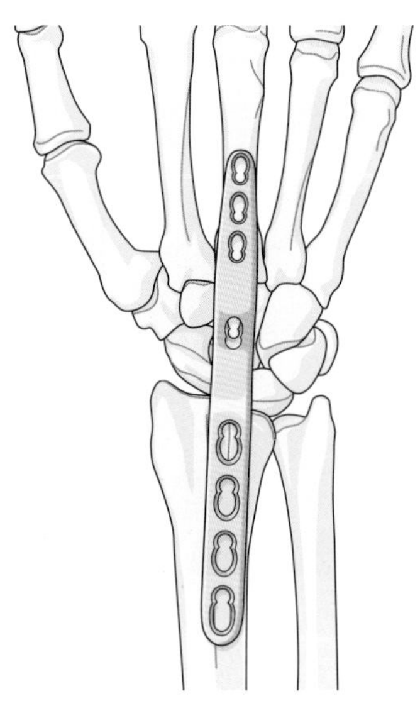

**图5-6-11** 通过背侧切口插入钢板，并直接把钢板的远侧放在第三掌骨上，近侧放在桡骨上。

## 测量螺钉的深度

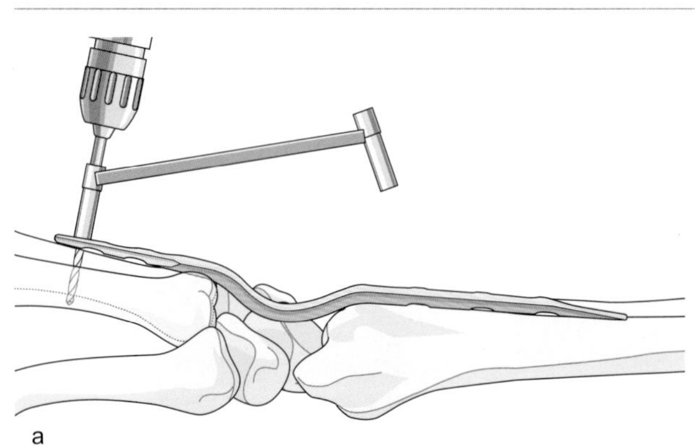

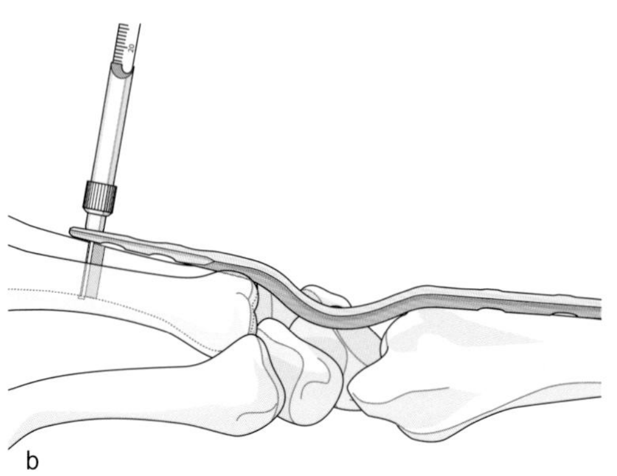

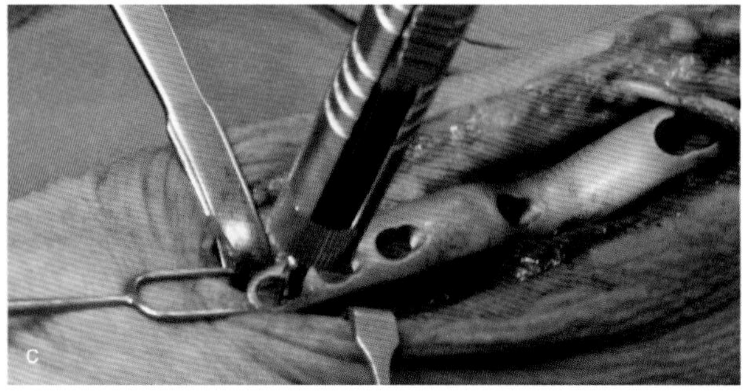

**图5-6-12 a~c.** 将钻头导向器放在第一个（最远侧的）孔里，并用2.0 mm钻头钻至所要的深度。移除钻头和导向器并测量螺钉的长度。

## 置入远侧螺钉

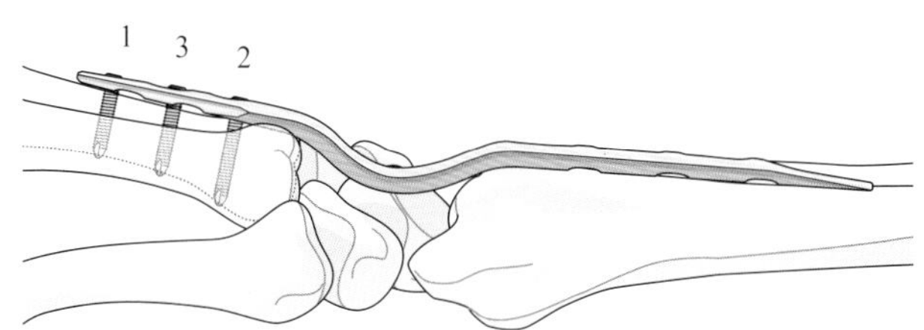


图5-6-13 在这一步，钢板的远端用2.7 mm加压或锁定螺钉，拧进头状骨或掌骨。比较粗的3.5 mm加压或锁定螺钉用于固定桡骨。先置入2.7 mm远侧螺钉（用图示推荐的螺钉置入顺序）。

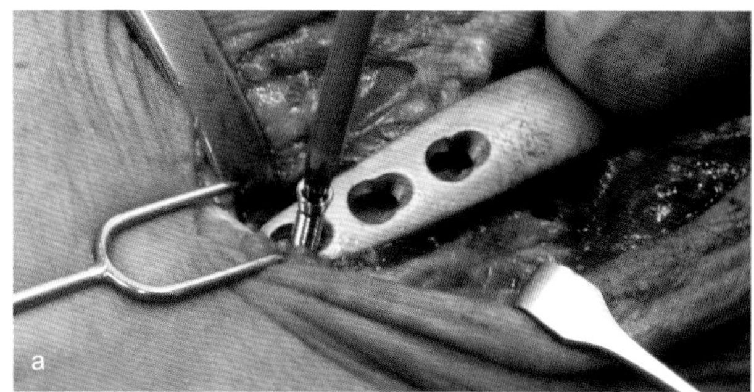

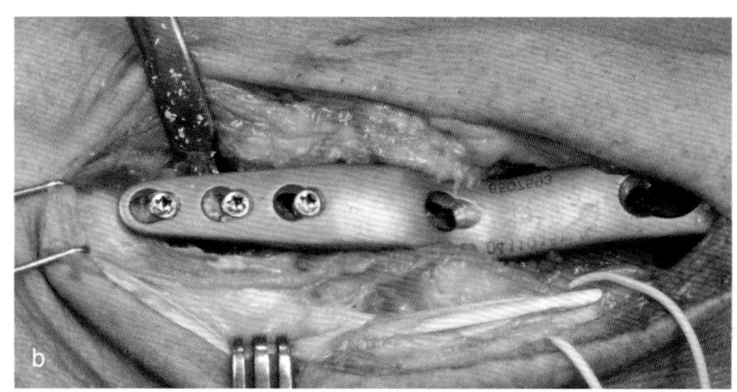

图5-6-14 a、b. 术中照片显示置入第三掌骨的2.7 mm锁定螺钉。

## 测深并将螺钉置入头状骨内

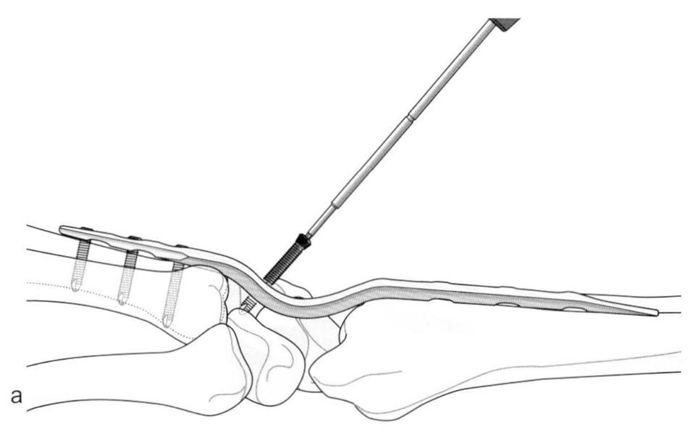

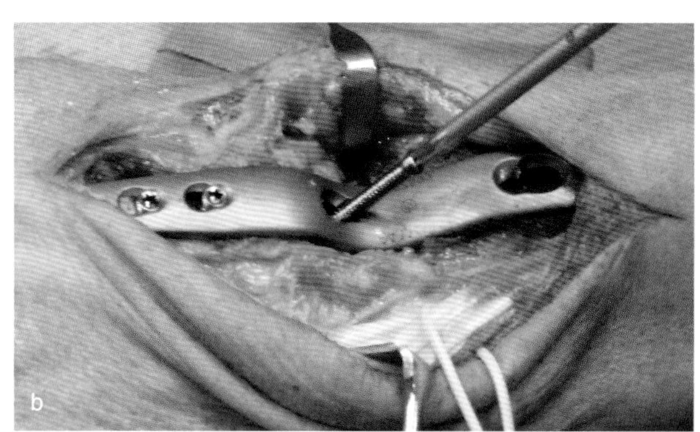

图5-6-15 a、b. 确定螺钉的长度，并经钢板中央的孔将2.7 mm锁定螺钉置入头状骨内。

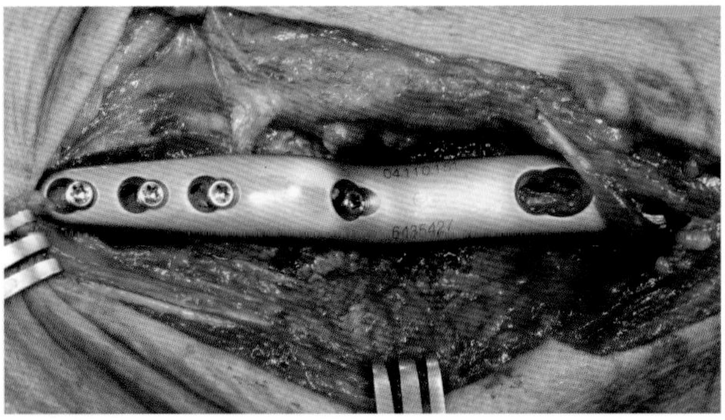

图5-6-16　术中照片显示远侧固定的螺钉进入第三掌骨和头状骨。

## 校准钢板并测量近侧螺钉的深度

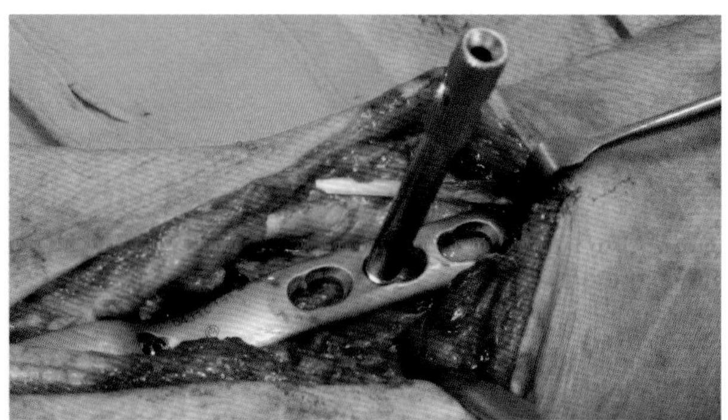

图5-6-17　在桡骨上校准钢板，将钻头导向器放在最近侧第3个孔上，并用2.5 mm钻头钻孔至所要的长度。这将成为5号螺钉。移除钻头和钻头导向器并测量螺钉长度。用影像增强器确认。

## 置入近侧螺钉

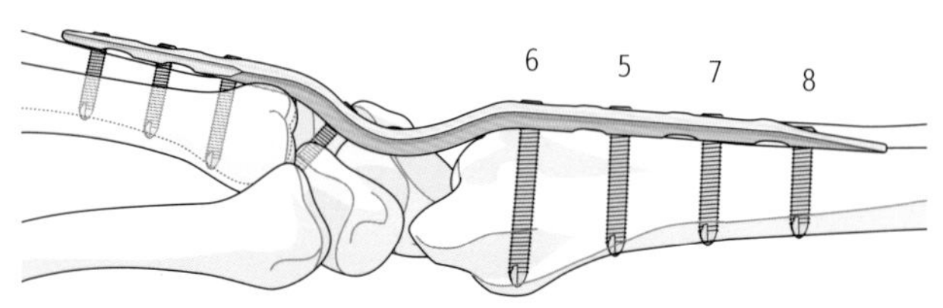


图5-6-18　现在用3.5 mm加压或锁定螺钉插入桡骨内(用图示推荐的螺钉置入顺序)。第5枚螺钉能够用作加压螺钉，以将钢板贴附至桡骨背侧。

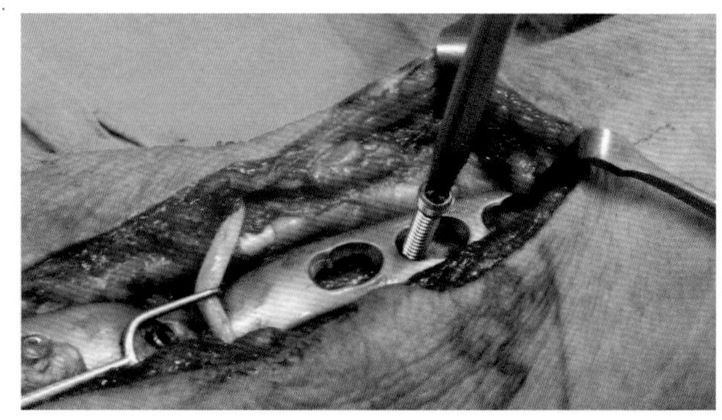

图5-6-19　术中照片显示正在将3.5 mm锁定螺钉置入桡骨内。

## 完成固定

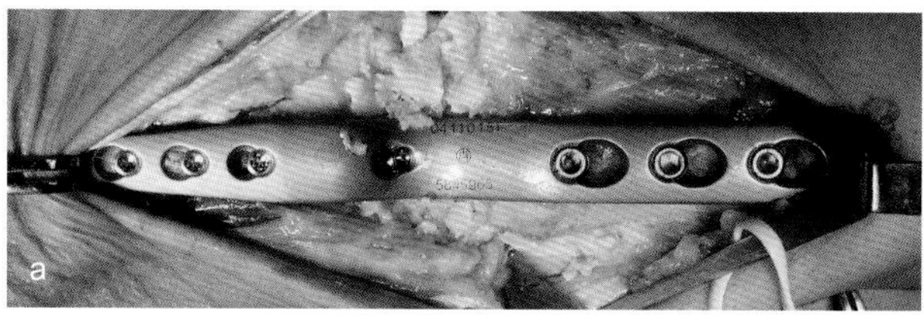

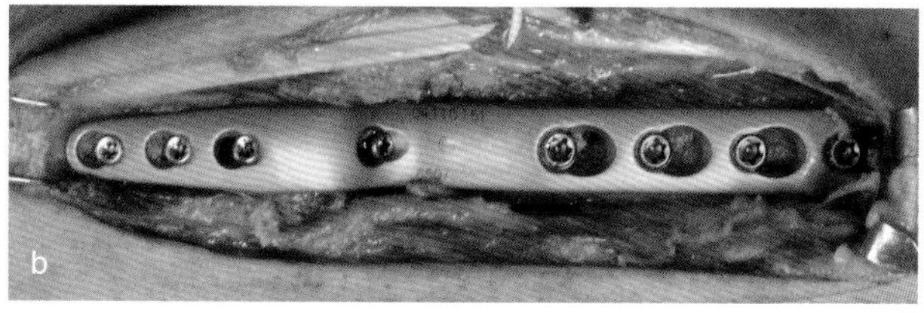

图5-6-20 a、b.　将之前清理所获的局部骨移植物嵌入这个区域以完成固定。

# 7　康复

## 术后处理、随访和功能锻炼

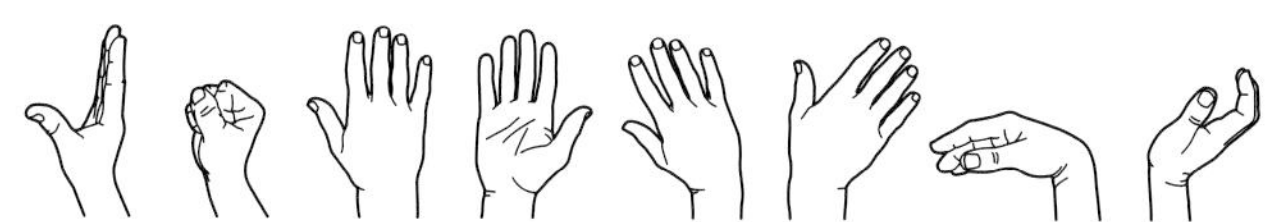

图5-6-21　患者应当接受标准的术后休息、患肢抬高、随访、拆线和按要求制动。术后开始活动范围有控制的主动锻炼。进一步信息见第4篇第1章“桡骨茎突骨折——用桡侧柱钢板治疗”的“7　康复”。

## 8 结果

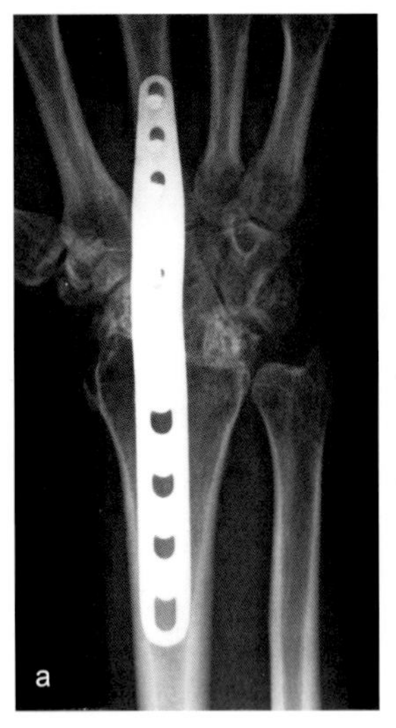
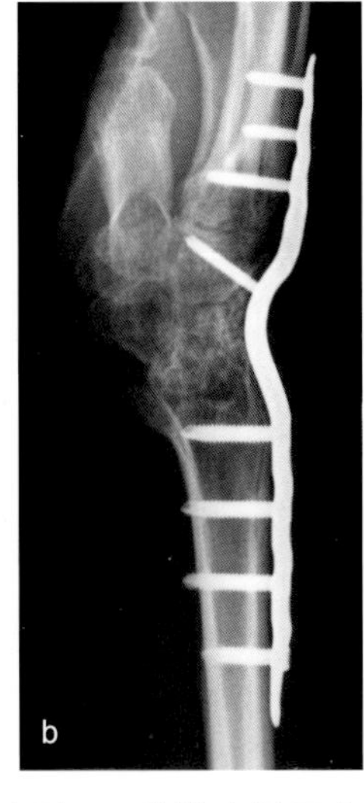

**图5-6-22 a、b.** 13周随访时，X线检查显示全腕关节彻底融合，骨移植物完全整合。

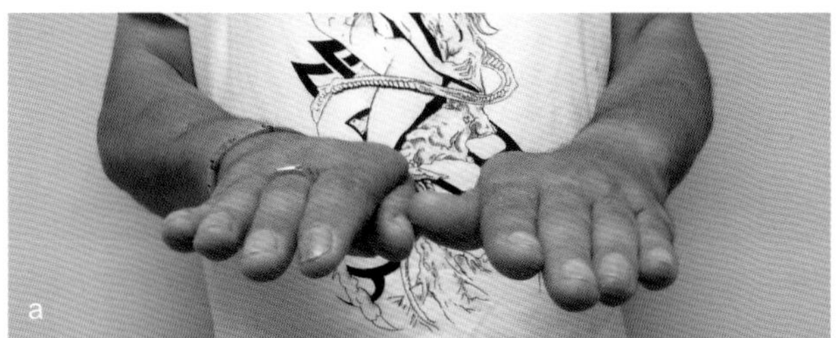
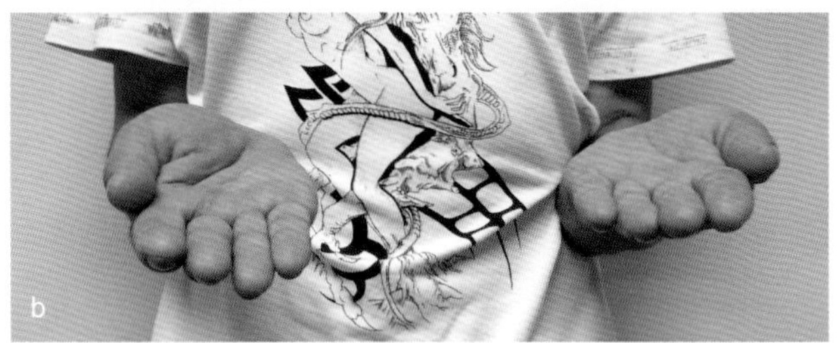

**图5-6-23 a、b.** 腕关节融合6个月之后，患者已重操出租车司机的旧业。5年随访时，患者注意到强力活动时偶有不适感，但大体上活动范围好（a、b），握力已经改善至46.5 kg，患者满意度达到9分（可视化满意度量表：0~10分）。

### 视频

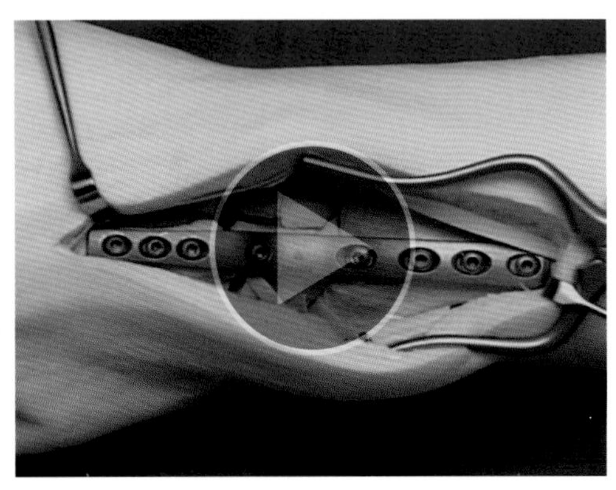

**视频5-6-1** 本视频展示用腕关节融合钢板进行腕关节融合的过程。

# 第7章 骨折畸形愈合伴尺腕撞击综合征——用尺骨短缩截骨术治疗

Malunited fracture with associated ulnar abutment syndrome treated with an ulnar shortening osteotomy

## 1 病例描述

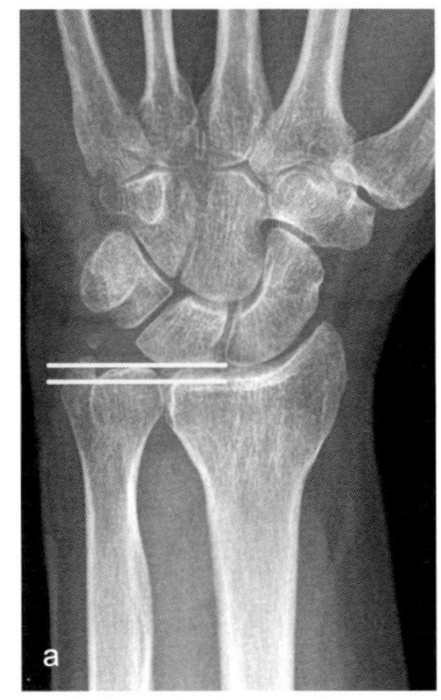

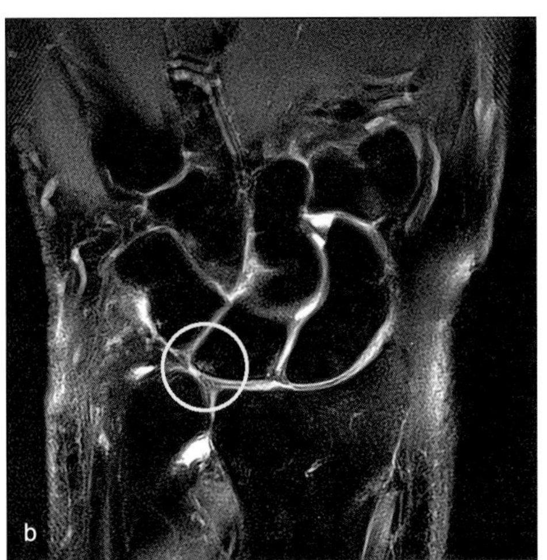

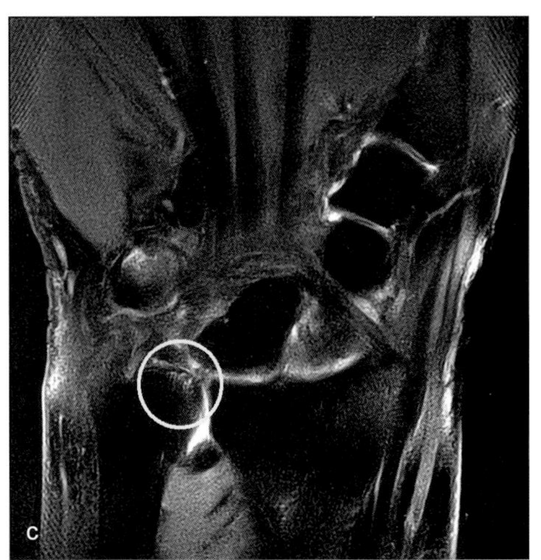


图5-7-1 a~c. 患者，男性，64岁，摔倒后非优势左手遭受桡骨远端闭合骨折。用短臂石膏管型固定6周进行非手术治疗，骨折愈合伴桡骨长度轻微丢失。

保守治疗后，新拍的正侧位X线片显示尺骨正变异2 mm，且尺骨茎突远端有撕脱（a）。前臂旋转变得越来越痛，并限制其完全旋前的能力。新做的MRI显示月骨的尺侧拐角处及尺骨头相对的部分有水肿性改变（b、c），这些是尺骨和月骨之间撞击的结果。

# 2 适应证

## 桡骨月骨不等长和尺腕撞击综合征

桡骨远端骨折后尺骨桡骨轻度不等长并非罕见，然而能够耐受症状的却是极少的。在这个病例中，尺骨相对延长（桡骨短缩所致）已经造成前臂旋转活动受限（由于下尺桡关节半脱位）以及腕关节尺侧疼痛。患者诉说完全旋前和屈曲时腕关节尺侧疼痛加重。与健侧相比，整个前臂旋转活动的范围常常减少。对于这位患者，通过休息、夹板制动、类固醇药物注射进行的初期处理没有使症状缓解，因此推荐尺骨短缩截骨术。

尺腕撞击（或尺骨撞击）综合征是由尺骨与其靠得最近的腕骨（典型的是月骨）之间过度撞击造成的，常常是尺骨正变异的结果。情况的范围变化从单纯磨损，到三角纤维软骨复合体穿孔，到晚期病例有尺腕骨关节炎。

## 尺骨变异

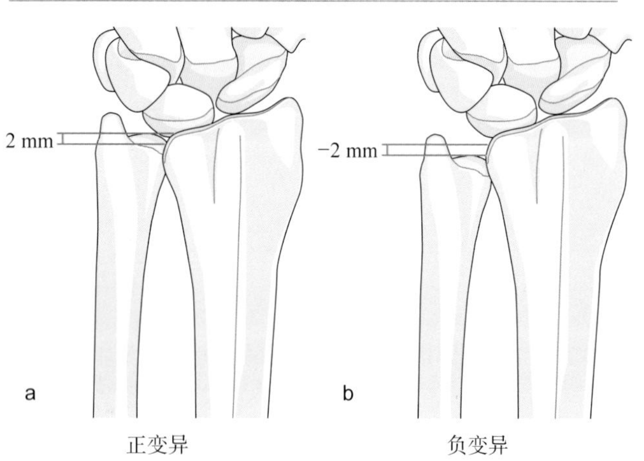


图 5-7-2 a、b.　尺骨和桡骨远侧关节面相对高度的变化被称为尺骨变异。当尺骨的关节面比桡骨的关节面位于更加远侧时，就存在尺骨正变异（a），而尺骨长度使其关节面位于更近侧就造成尺骨负变异（b）。变异≥ 2 mm 总是需要手术治疗的。放射学上有很多方法能够对变异进行评估，但是必须做的一件事是，获得健侧腕部的比较 X 线片以评估放射测量的相关性。

## 影像学检查

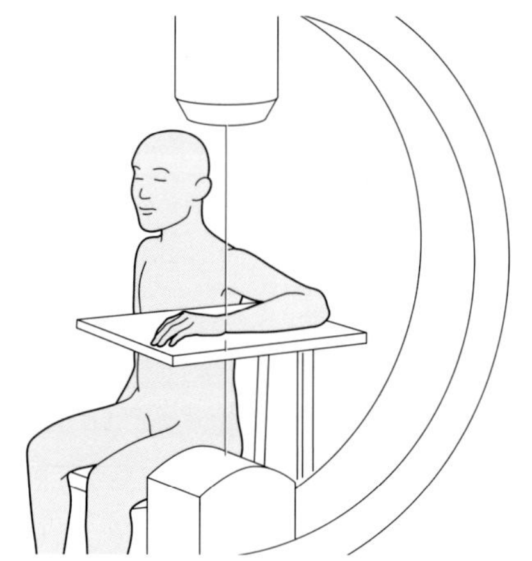

图 5-7-3　应当拍摄标准位置的 X 线平片。为了达到最佳的效果，让患者坐着并将患侧上肢置于肩外展 90°、肘屈曲 90°，前臂旋转中立位上。

## 短缩方式

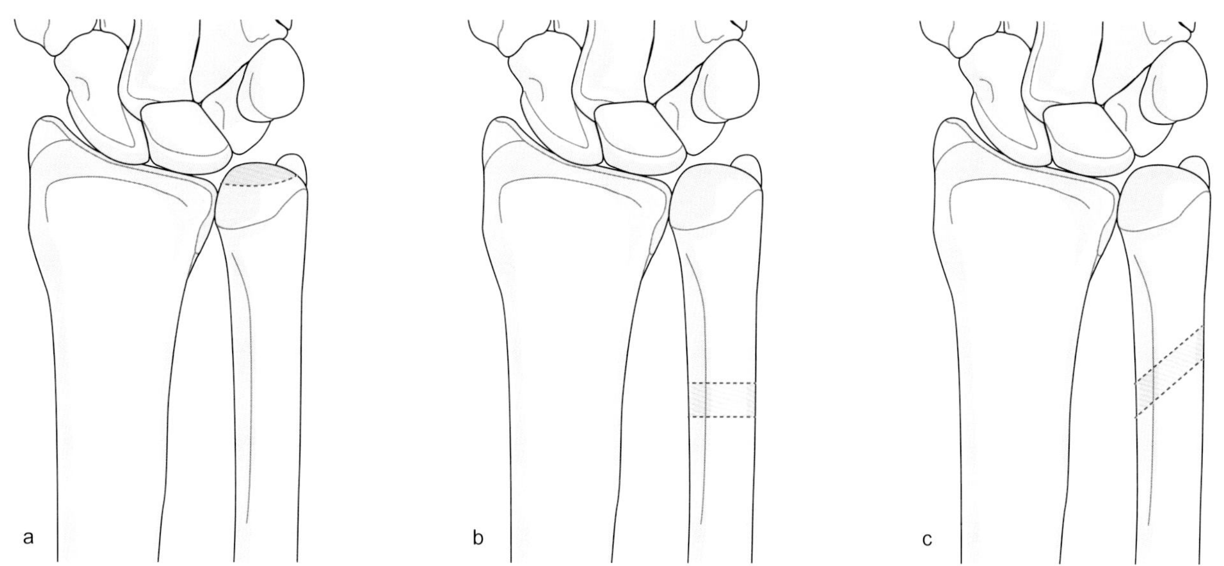


图5-7-4 a~c.　当采用尺骨短缩治疗尺桡骨长度不匹配时，通过以下方法能够做到。

· 通过开放手术或者关节镜手术从尺骨头切除部分骨头（片状切除）。

· 或者通过尺骨远侧干骺端截骨术短缩尺骨（尺骨短缩截骨术）。

片状切除术不着力于下尺桡关节半脱位，并且适用于原发性尺骨撞击而不是由桡骨短缩所造成的继发性尺骨撞击。片状切除术将尺骨头的末端部分切除，但难以做到精确切除事先计划的骨量。不过，下尺桡关节不受干扰（a）。

尺骨短缩截骨术能够准确实施并做到精确切除，获得准确的短缩量（b）。在合适的病例中，能够对下尺桡关节进行重新排列。截骨用直板固定。作为替代的选择，斜行截骨形成一个比较大的表面积供骨愈合，也增加骨块的旋转稳定性，防止旋转畸形愈合（c）。在应用内固定方面，斜行截骨也有好处。再次用直的钢板固定截骨，但使用一枚垂直越过骨折线的拉力螺钉。为这位患者选择了斜行截骨术。

## 选择内植物

使用2.7 mm锁定加压钢板（LCP）尺骨截骨系统和直的钢板做到按预先计划的量精确缩短，并提供稳定的固定。

## 3 术前计划

### 装备

· 一套LCP尺骨截骨工具。
· 2.7 mm尺骨截骨LCP。
· 1.4 mm~1.6 mm克氏针。
· 摆锯。
· 影像增强器。

### 患者的准备和体位

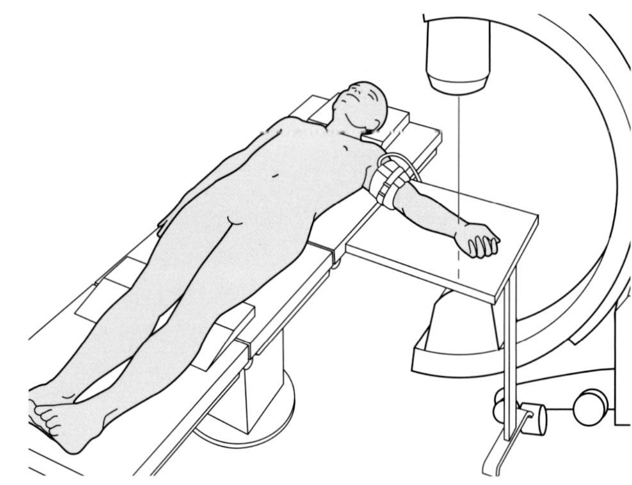

**图5-7-5** 让患者仰卧，前臂放在搁手台上。将前臂旋后。肢体的位置应当允许对尺骨和桡骨远端进行额状面和矢状面的各项影像检查。使用不消毒的充气止血带。预防性抗生素是非强制的。

# 4 手术方法

## 入路

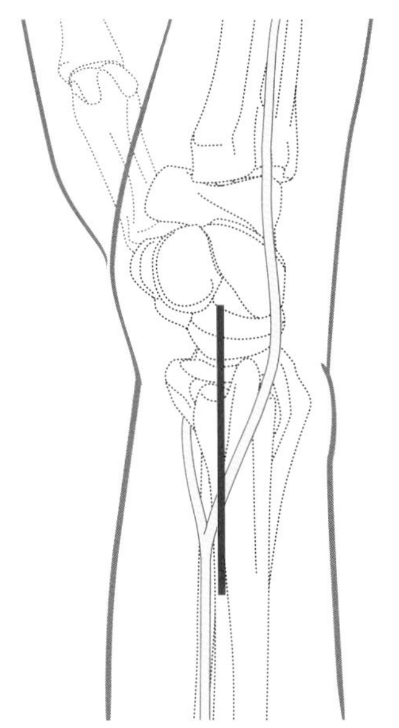

图5-7-6　使用的手术入路为尺侧入路（见第1篇第10章“显露尺骨远端的尺侧入路”）。

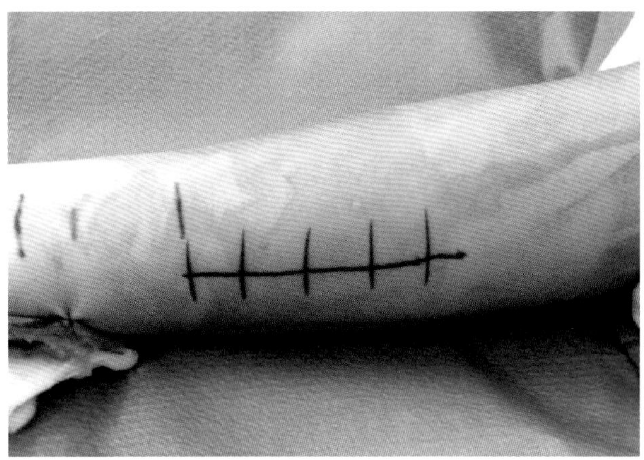

图5-7-7　通过在尺骨远侧皮下缘上面的纵行切口进行显露。

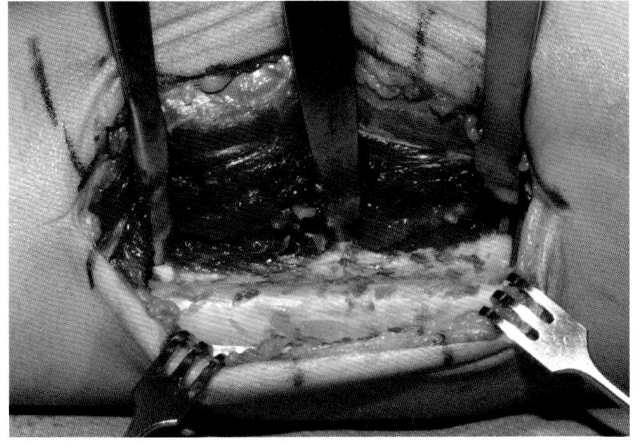

图5-7-8　将尺侧屈腕肌牵向桡侧。这样做可以保护尺侧的血管神经束并暴露尺骨骨干远侧平坦的表面。

# 5 复位

## 置入短缩导向器

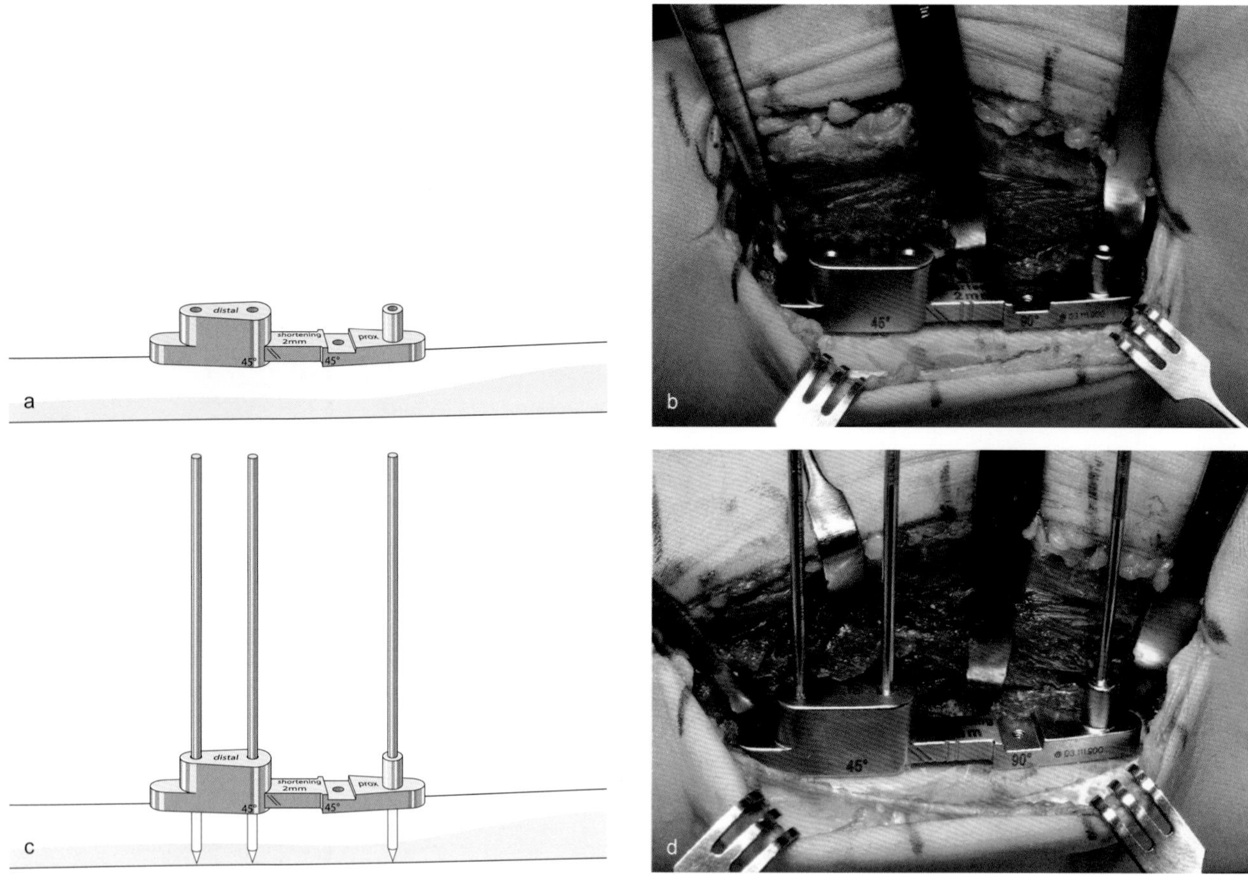


图5-7-9 a~d. 根据计划好的缩短量（本例为2 mm）选择正确的短缩导向器。将缩短挡板放在尺骨远端最平坦的部分（a、b）。用多根克氏针将导向器固定在尺骨远端，克氏针必须穿透两侧骨皮质（c、d）。术中X线片确保排列正确。

## 选择截骨挡板和角度并进行截骨

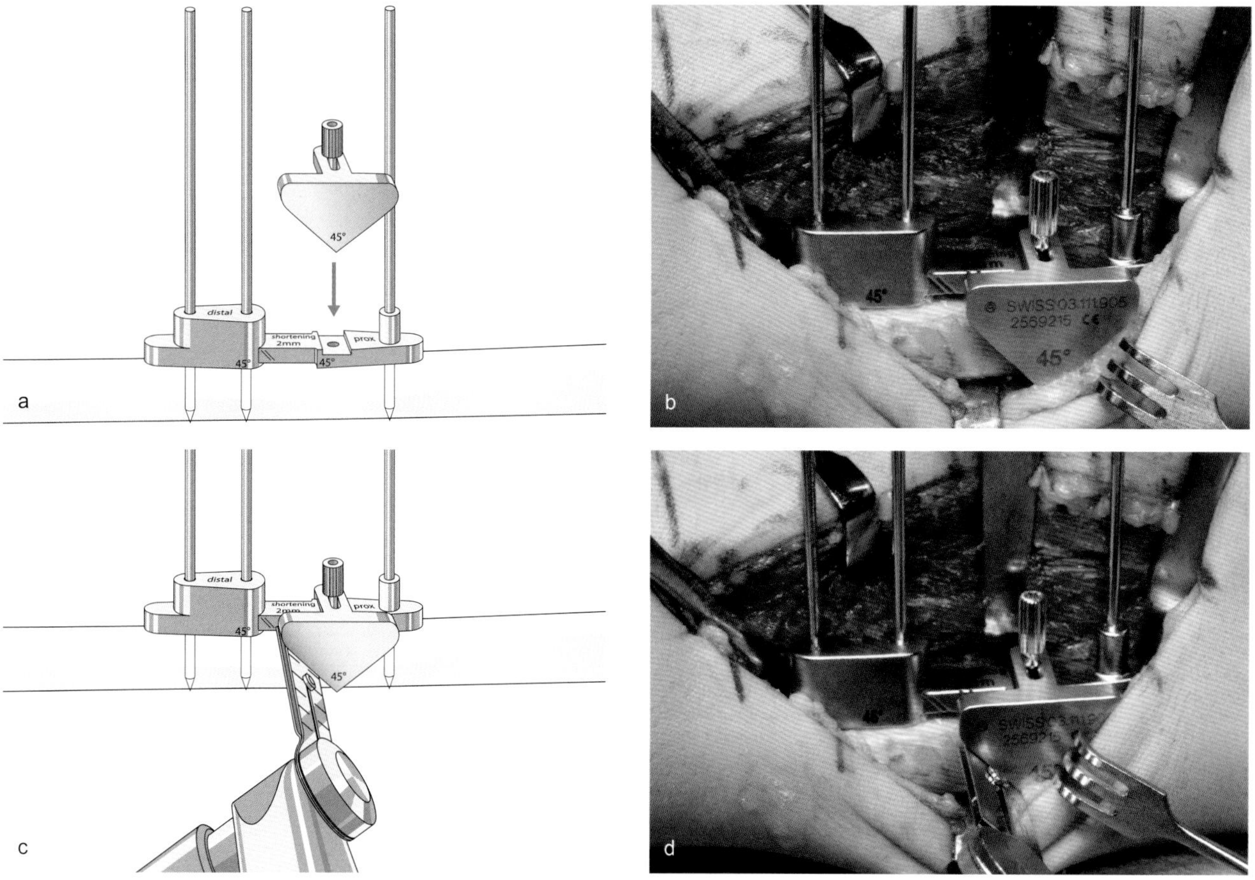

图5-7-10 a~d.　选择合适的截骨挡板（本例已经计划做斜行截骨术），并将其贴附至短缩导向器（a、b）。用预先选好大小（2 mm）的平行锯片进行预先计划的截骨（c、d）。锯片必须完全切断远侧皮质使截骨面能够平整对合。

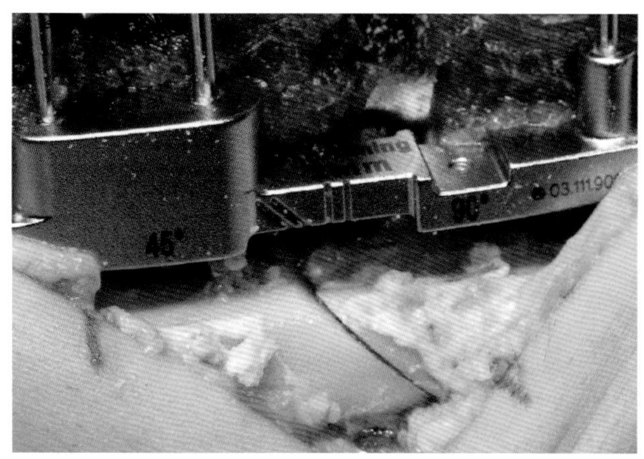


图5-7-11　取出截下的骨片并将导向挡板拆除。

# 6 固定

## 选择并贴附钢板

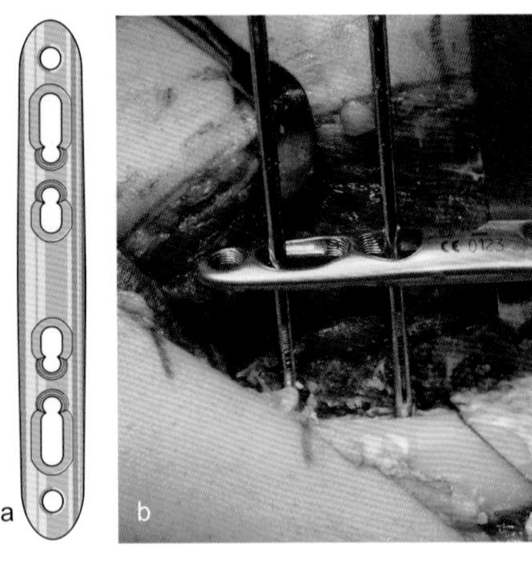

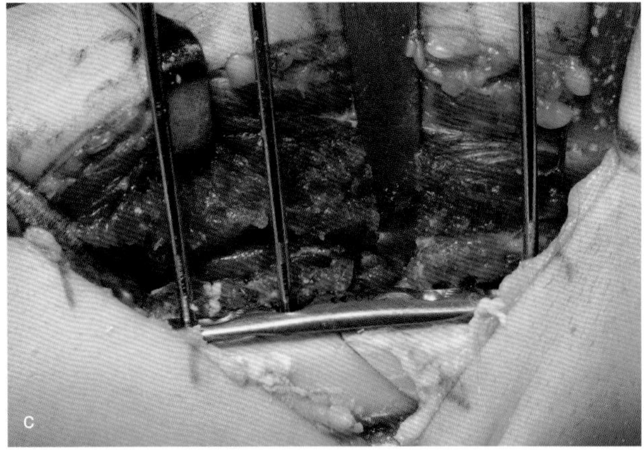

图5-7-12 a~c. 选择一块钢板，将其套在克氏针上，往下推至骨面（a、b)。凭借这些克氏针维持旋转排列（c)。

## 置入螺钉

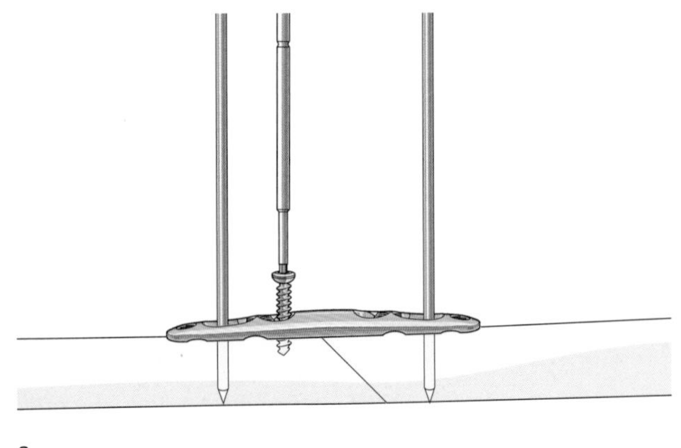

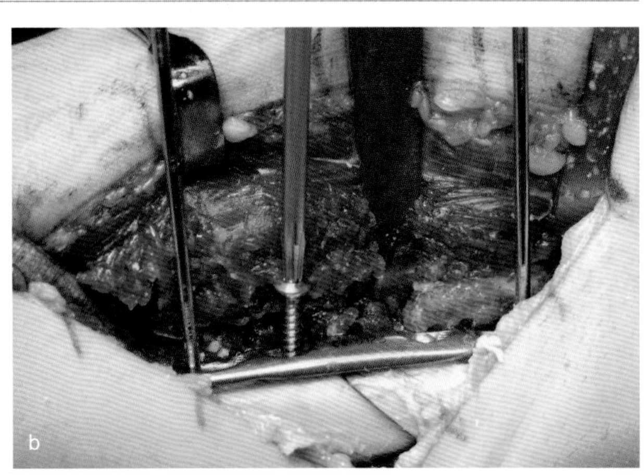

图5-7-13 a、b. 必须通过依次取出每一根克氏针，代之以骨皮质螺钉来固定钢板。

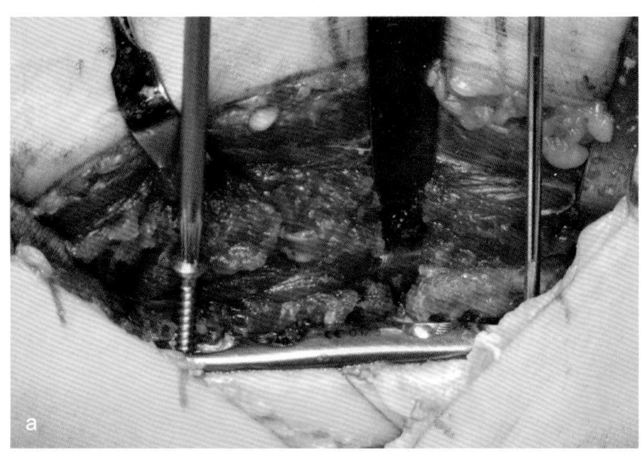


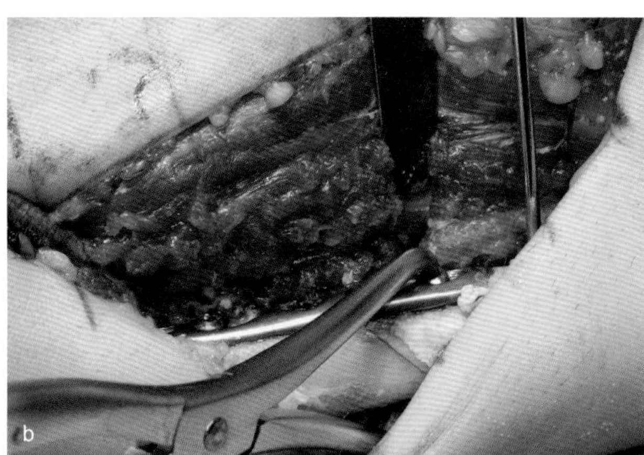


图5-7-14 a、b.　先置入远侧2枚螺钉，将钢板紧紧地排列在骨头表面（a）。在去除近侧克氏针之前，用一把钢板复位钳临时固定钢板在截骨近侧部骨头上的位置（b）。

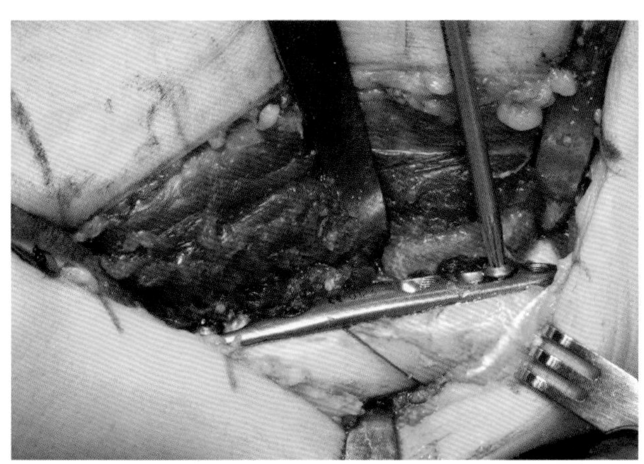

图5-7-15　置入并拧紧近侧螺钉，截骨的间隙闭合成加压状态。稳定的关键是斜行截骨的轴向加压。

## 置入拉力螺钉

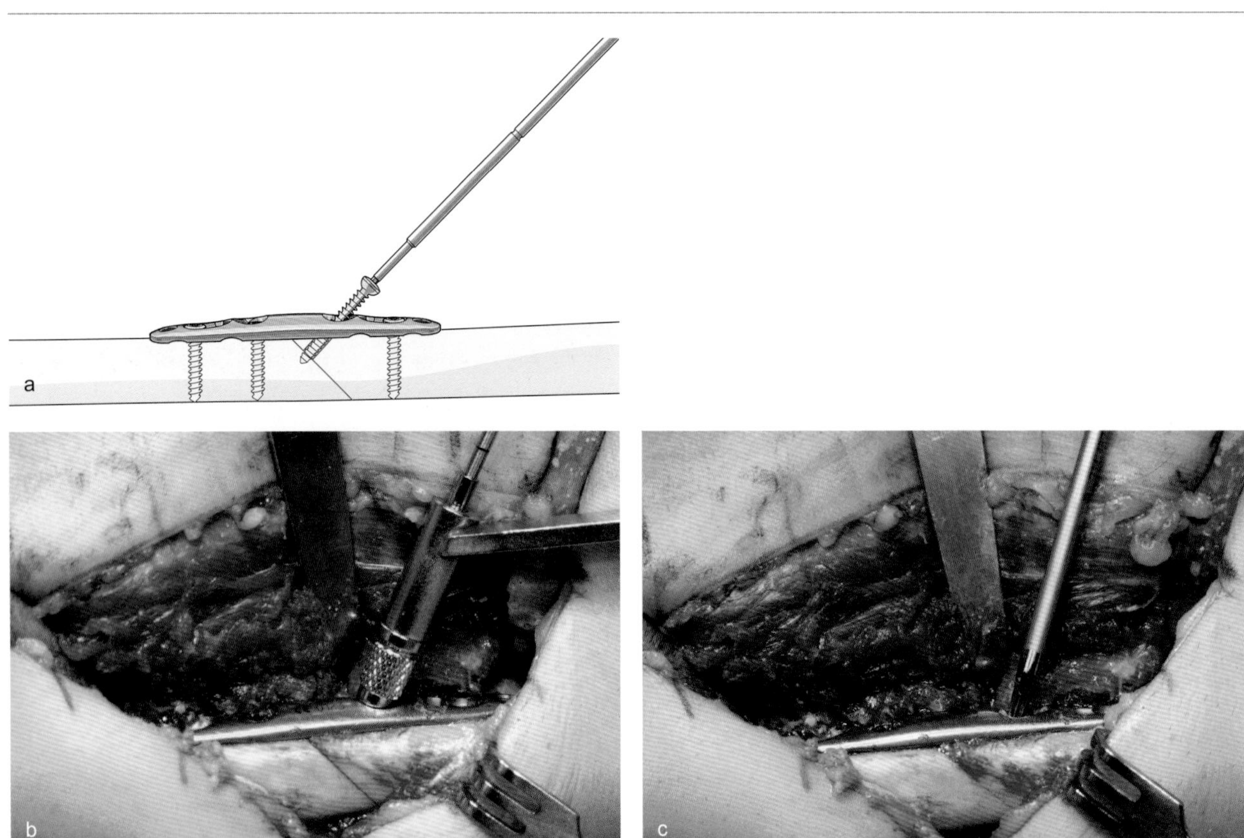


图5-7-16 a~c. 经钢板置入一枚骨皮质螺钉，作为拉力螺钉，以进一步对截骨面进行加压并改善其稳定性。

## 置入锁定螺钉

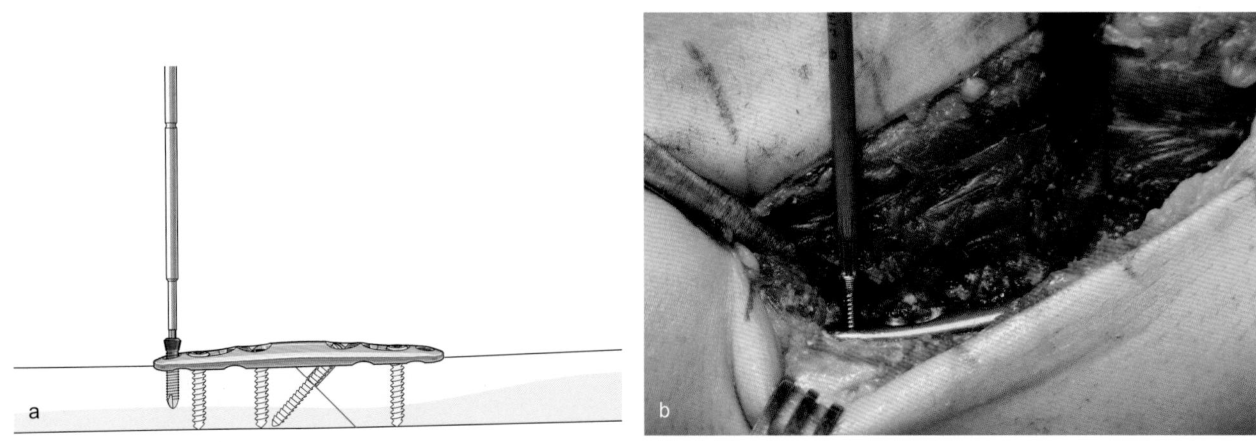


图5-7-17 a、b. 一旦已经取得完全加压，就在钢板的每一端置入锁定螺钉。

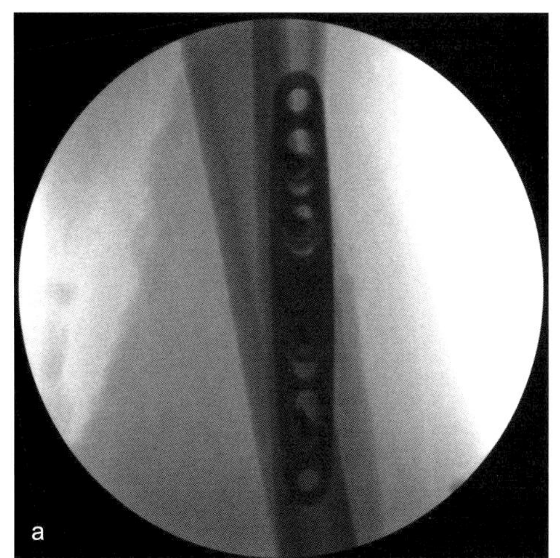

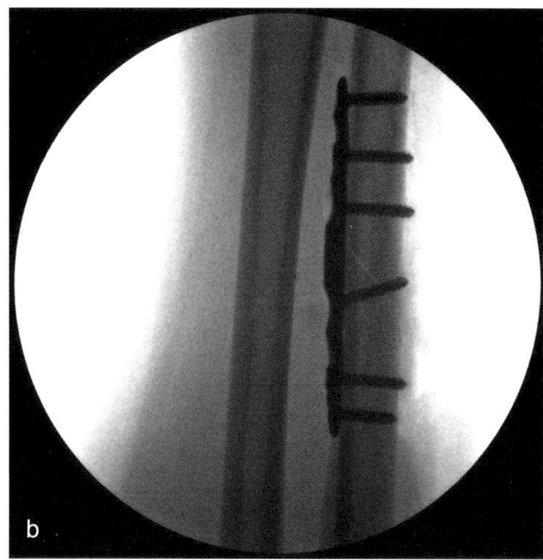

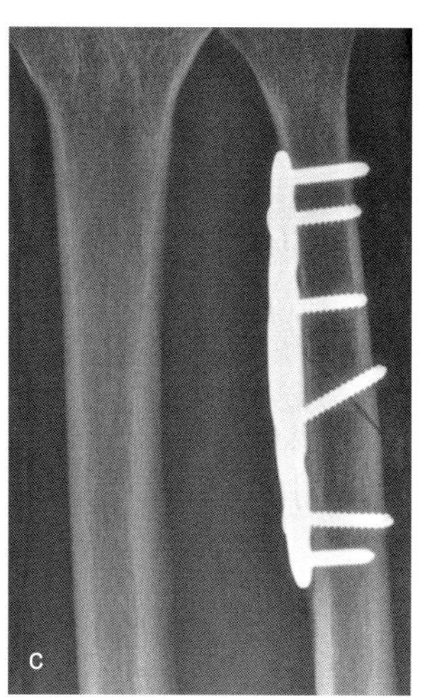


**图5-7-18 a~c.** 术中影像检查证实钢板的放置位置正确、拉力螺钉的长度正确。应当对取得的尺骨短缩的量进行确认。

## 评估下尺桡关节

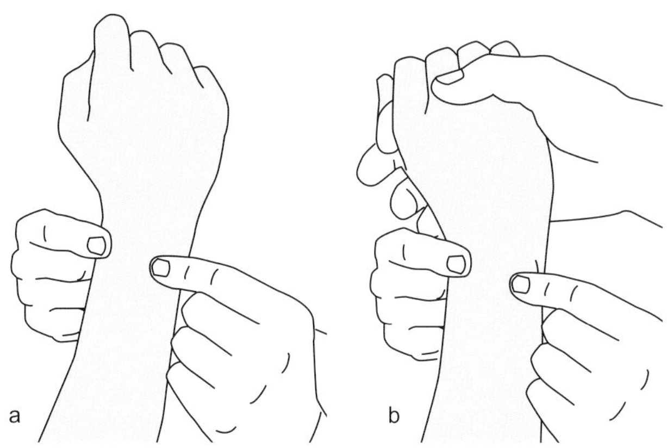


**图5-7-19 a、b.** 固定之后，应当对下尺桡关节进行评估，前臂旋转和稳定两者都要检查。确定下尺桡关节是否存在不稳定的方法在第4篇第1章“桡骨茎突骨折——用桡侧柱钢板治疗”的“6　固定”中有介绍。

# 7 康复

## 术后处理、随访和功能锻炼

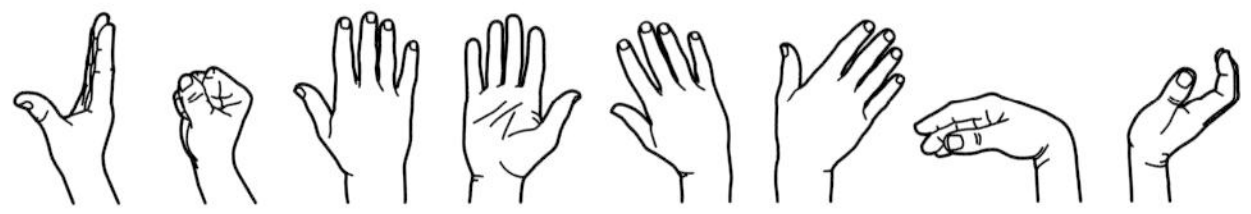

图5-7-20 患者应当接受标准的术后休息、患肢抬高、随访、拆线和按要求制动。术后开始活动范围有控制的主动锻炼。进一步信息见第4篇第1章“桡骨茎突骨折——用桡侧柱钢板治疗”的“7 康复”。

# 8 结果

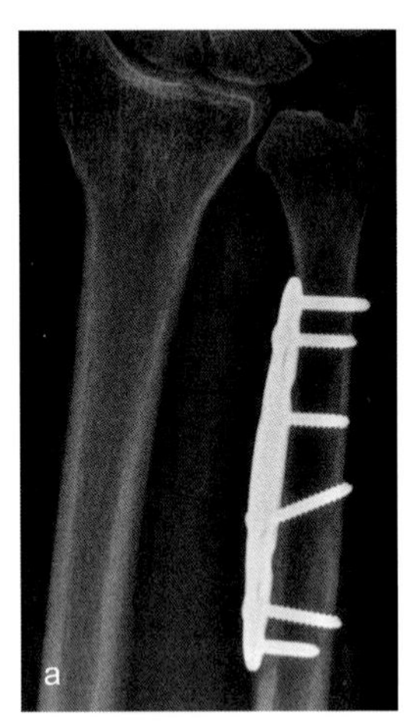

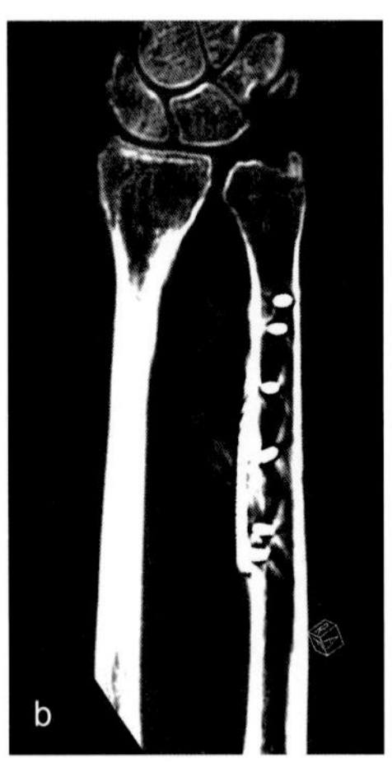

图5-7-21 a、b. 6个月随访时，X线检查和CT扫描影像证实放射学愈合。

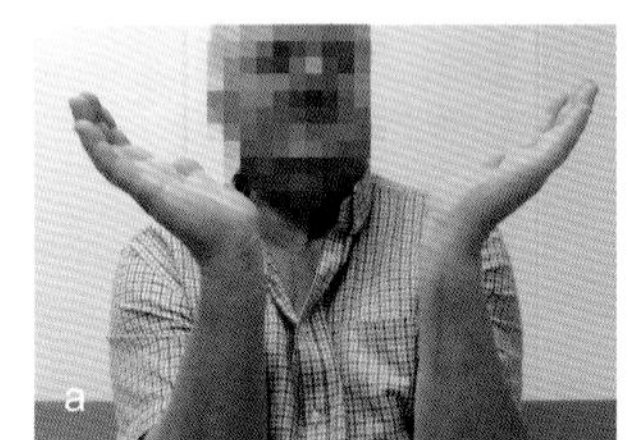

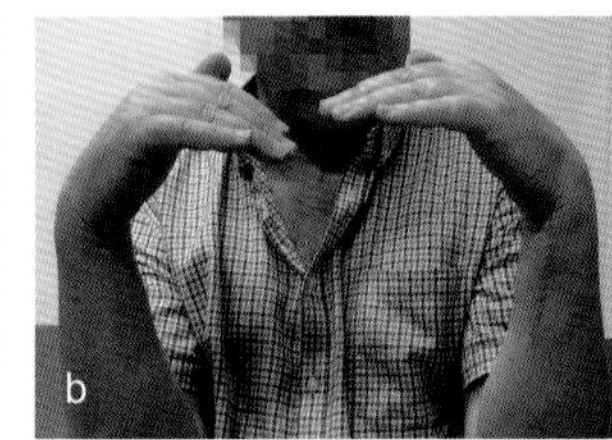

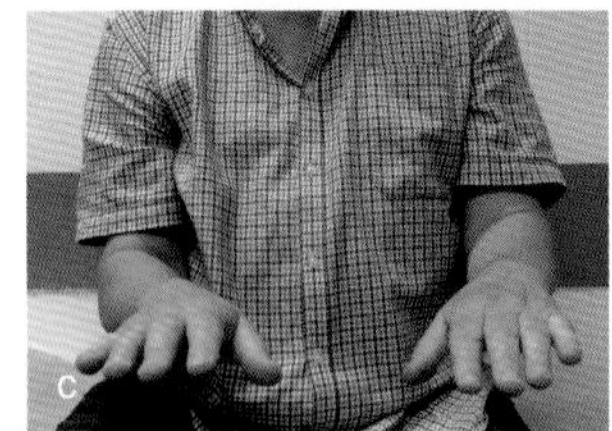

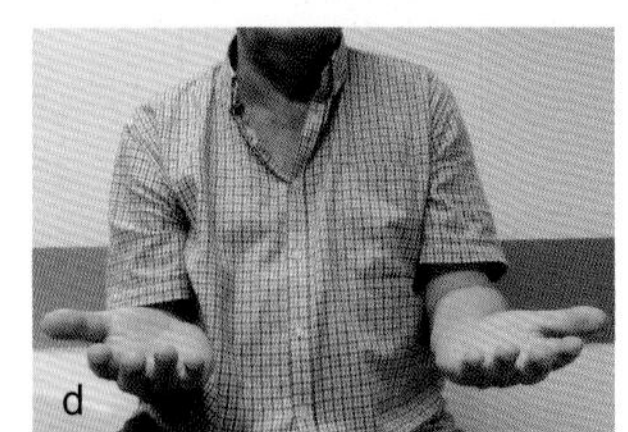

图5-7-22 a~d. 患者已经获得完美的活动度，尺骨月骨撞击的问题得到解决，没有疼痛。

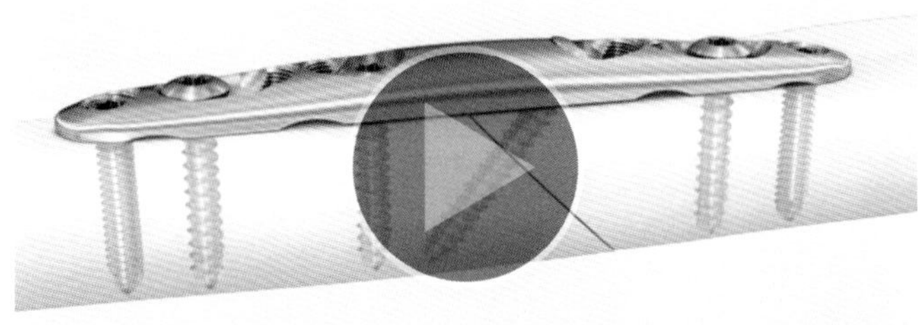

视频5-7-1　本视频展示斜行短缩截骨2.7 mm LCP尺骨截骨系统固定处理尺骨干。

## 9 可供选择的技术一

### 使用标准动力加压钢板的尺骨短缩

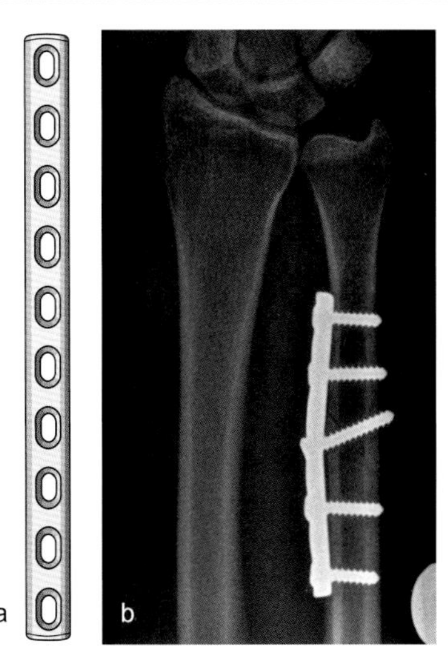


图5-7-23 a、b.　用标准的动力加压钢板（DCP）或者3.5 mm有限接触动力加压钢板（LC-DCP）替代尺骨短缩钢板。徒手做横行或斜行（如这里所展示的）截骨。必须将内植物预弯以便对远侧皮质加压，必须对斜行截骨进行计划使得加压发生在轴性方向。

# 10 可供选择的技术二

## 使用尺骨远端钢板的尺骨干骺端短缩

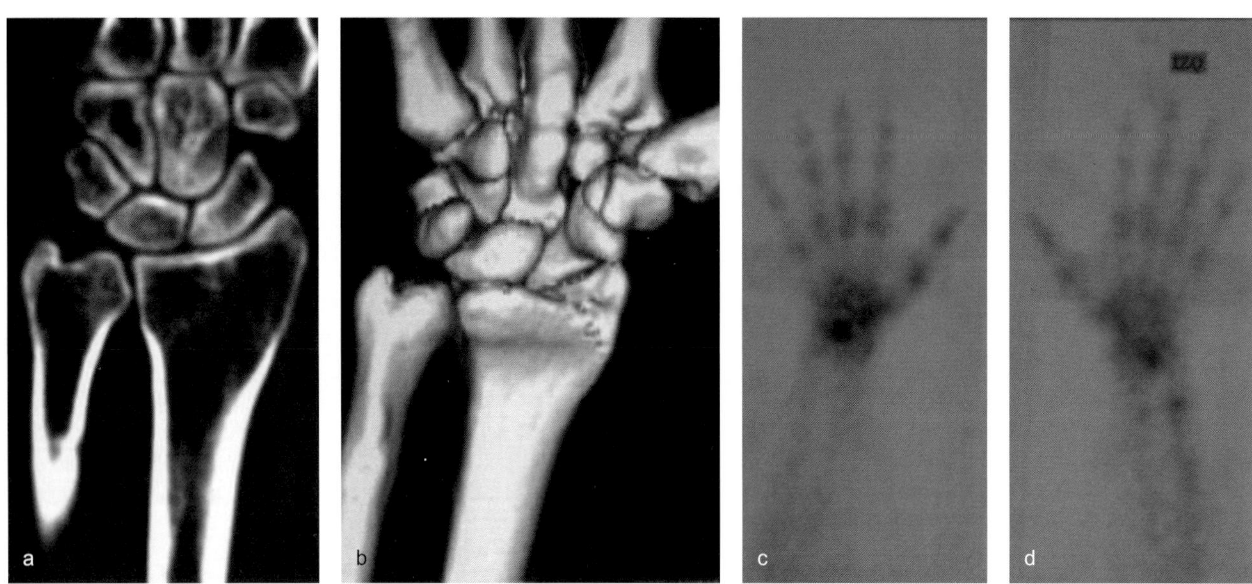


**图5-7-24 a~d.** 本章至此已经介绍的原则和可供选择的技术包含骨干的截骨，在那个部位骨皮质厚，而骨松质的面积有限，因此愈合可能缓慢。然而，尺骨远侧干骺端骨松质的面积大、皮质薄，因此在较远侧的部位做截骨，其结果应当愈合得比较快。

患者，30岁，机械操作工，长期左腕尺侧疼痛，做过非手术治疗但没有效果。二维和三维CT扫面显示尺骨远端关节面匹配度不佳（a、b）。骨扫描显示下尺桡关节周围锝的吸收增加（所以不正常）（c、d）。

## 选择钢板

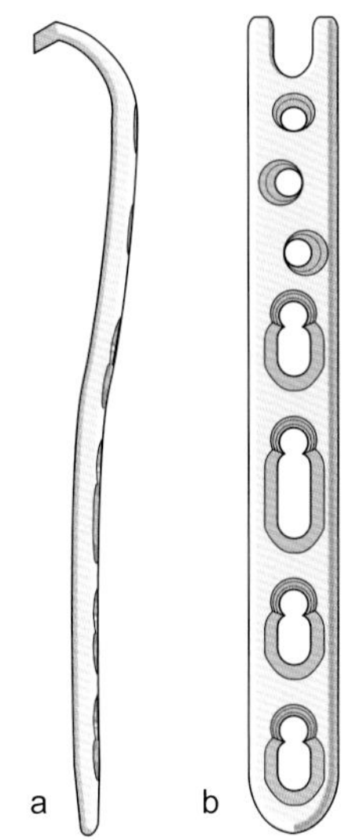


图5-7-25 a、b.　诚如为这位患者选择的，尺骨远端钩钢板为位于比较远侧的截骨提供完美的固定，钢板在截骨部位的两侧都有锁定螺钉，截骨系徒手以横行或斜行的方式进行的。

## 确定变异的水平

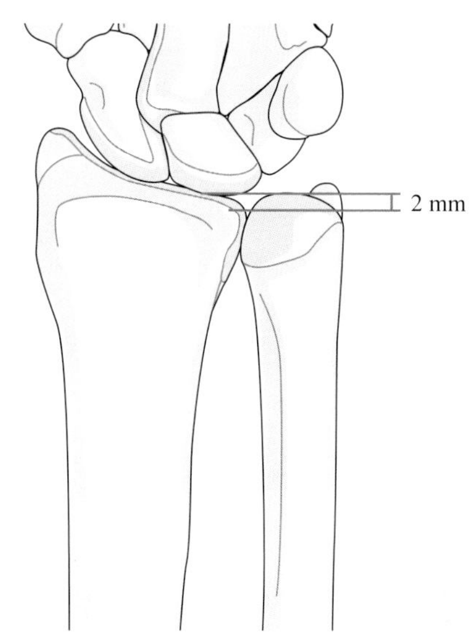


图5-7-26　第一步是分析并确定变异的水平。这位患者有2 mm的尺骨正变异。

## 贴附钢板

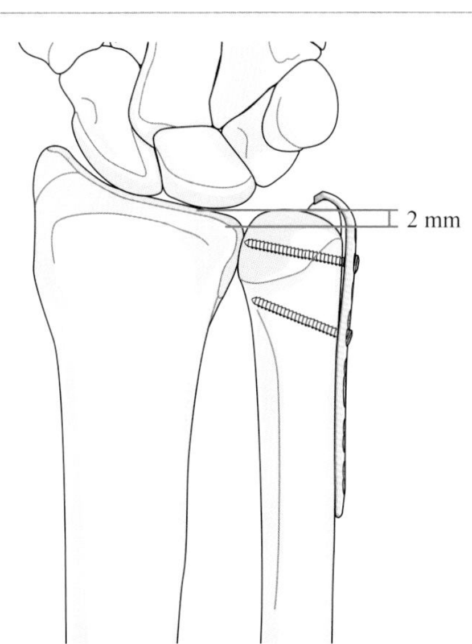


图5-7-27　贴附钢板，将其钩置于尺骨茎突上，并用打入尺骨头的两枚螺钉做临时固定。

## 进行截骨

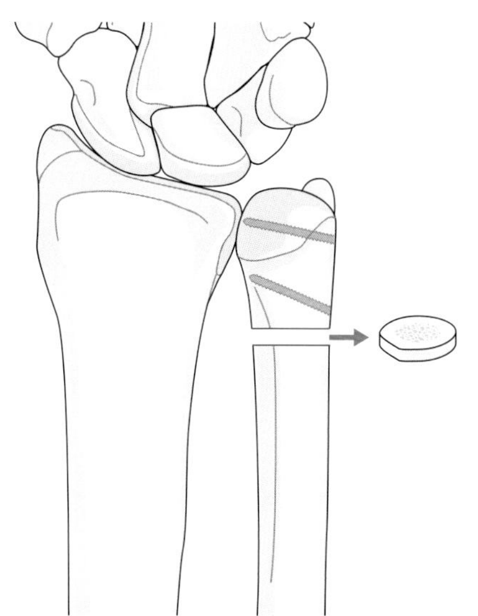

图5-7-28　拆除钢板和螺钉，在尺骨远侧干骺端截除2 mm薄片骨头。

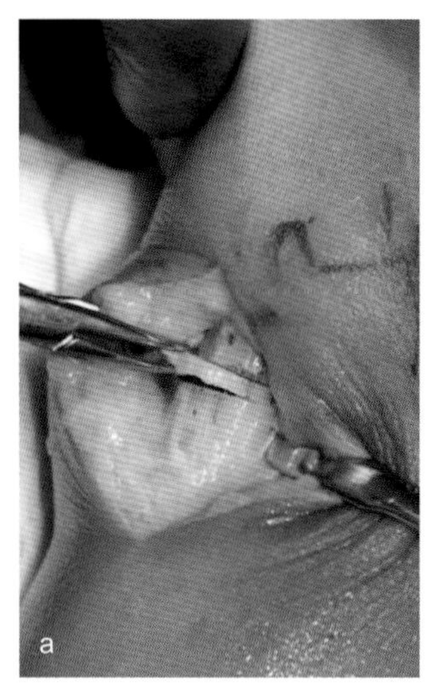

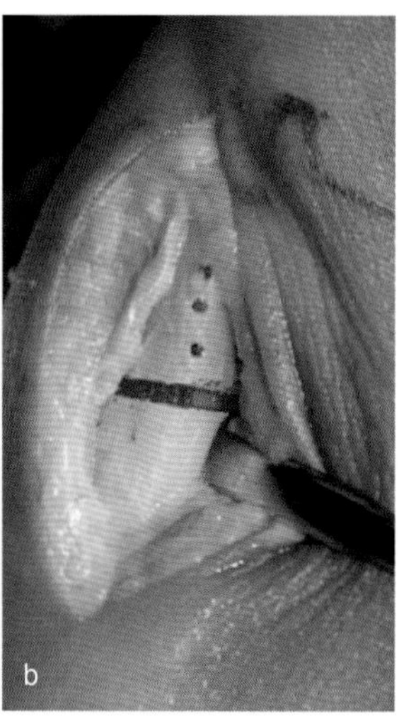

图5-7-29 a、b. 术中照片显示正在截除和取下的2 mm薄片骨，揭示截骨的部位。

## 重新放置钢板

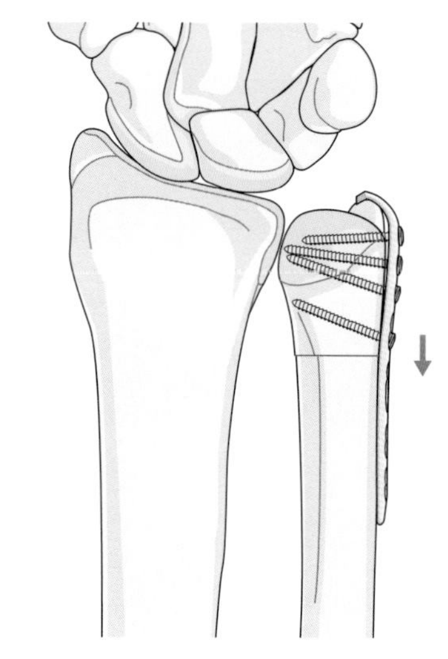

图5-7-30 重新贴附钢板并置入远侧螺钉。

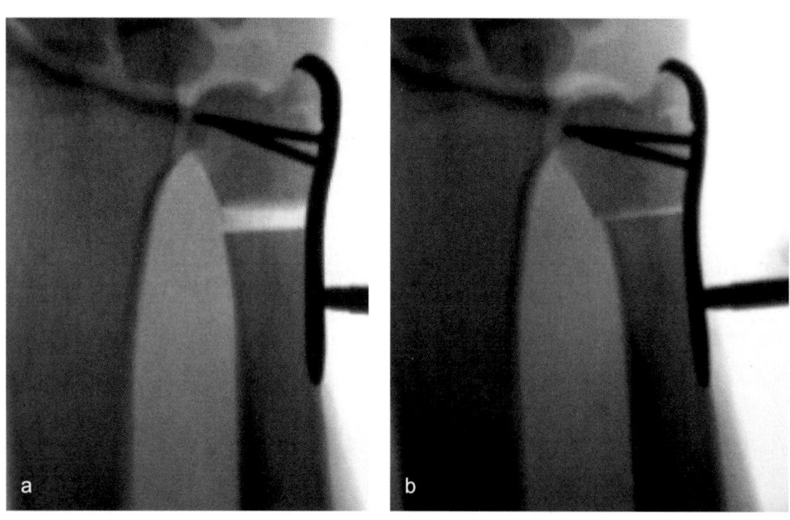

图5-7-31 a、b. 用钻头导向器做把柄，能够将钢板移向近端并使截骨部位和尺骨复位。

## 置入近侧螺钉

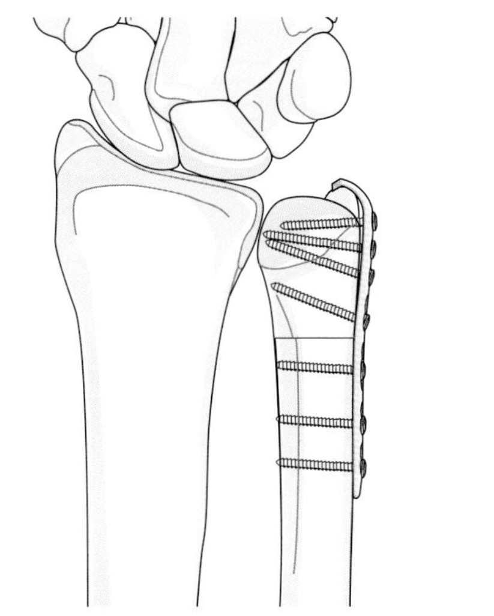

图5-7-32　置入近侧螺钉，通过钢板实施轴向加压。

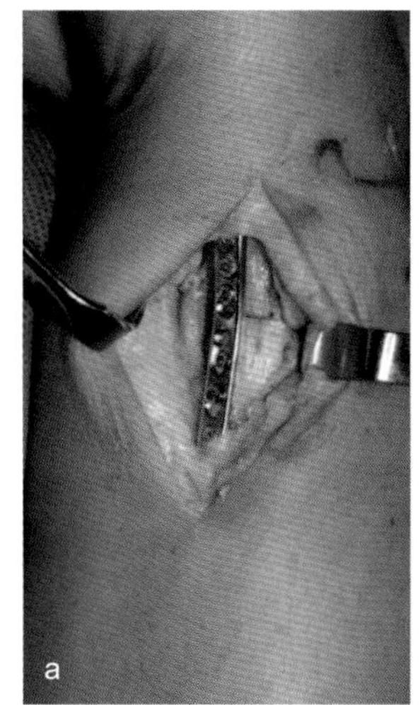

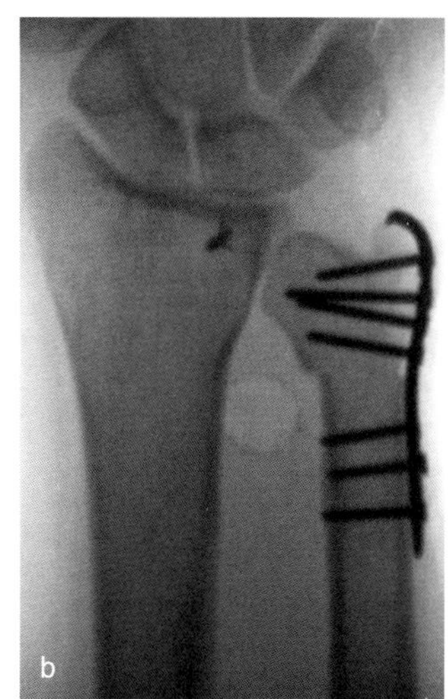

图5-7-33 a、b.　拧紧固定尺骨钢板和螺钉，将截骨部位置于加压之下。

## 备选：斜行截骨

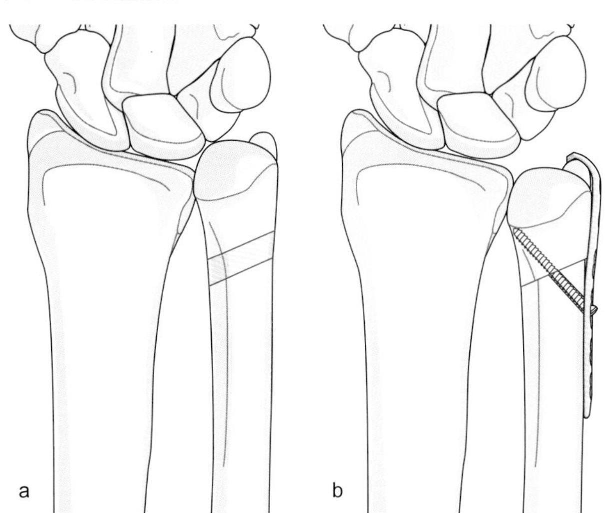

图5-7-34 a、b.　作为另一个选择，这个步骤可以做斜行截骨（a），允许放置一枚拉力螺钉以提供额外的支持（b）。

## 结果

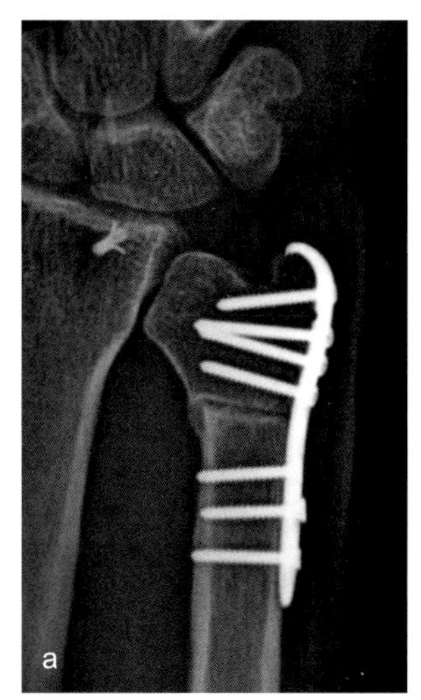

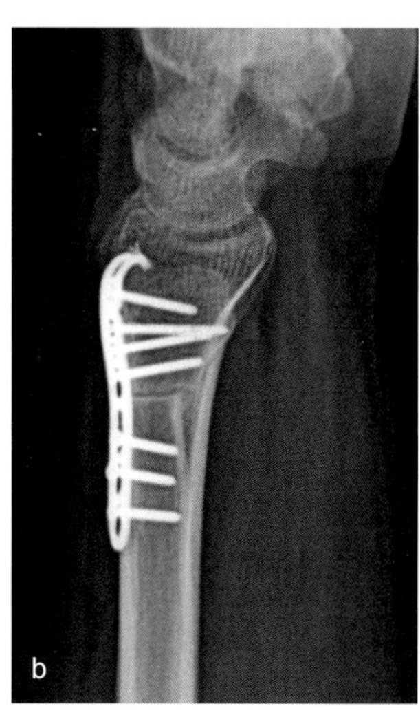

图5-7-35 a、b.　到术后3个月随访时已经取得完全连接。

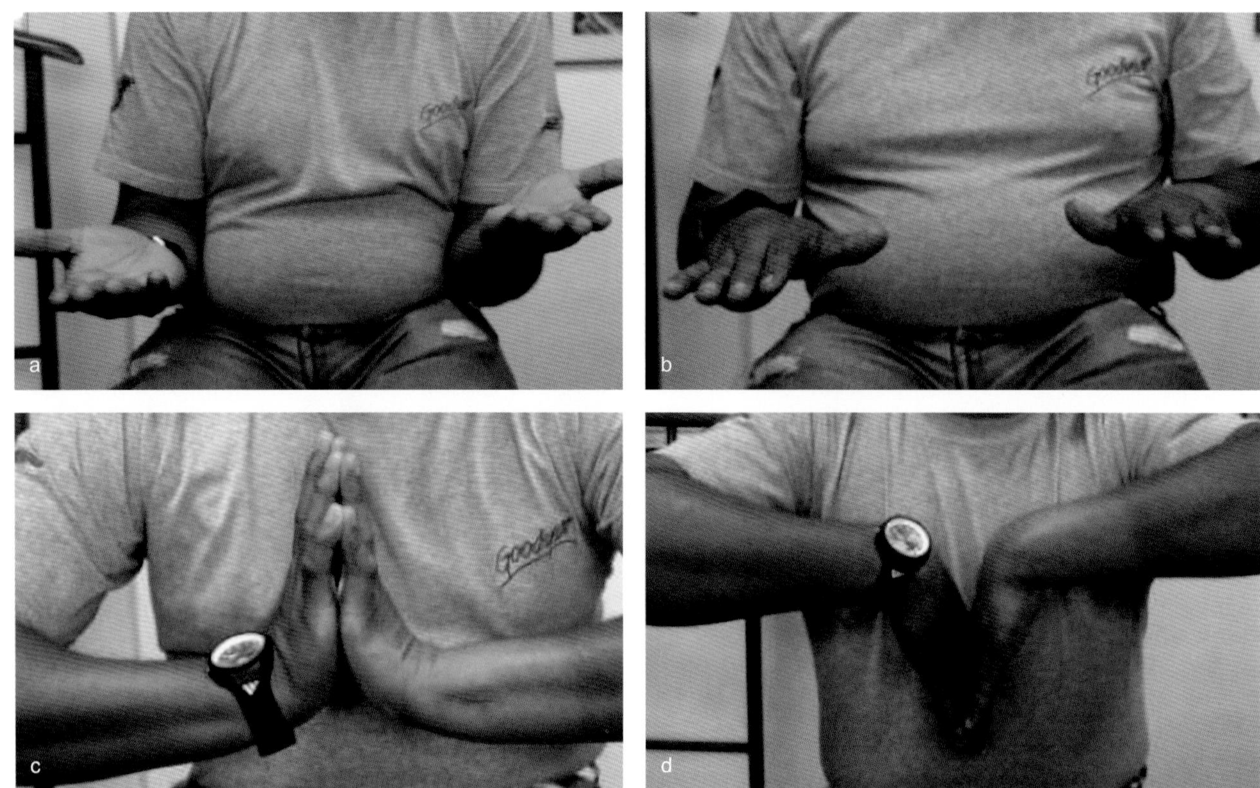

图5-7-36 a~d. 患者获得完全的功能康复，没有疼痛。

# 第8章 桡骨长期骨不连——用尺骨远端切除和桡骨双钢板固定治疗

Long-standing nonunion treated with resection of the distal ulna and double plating of the radius

## 1 病例描述

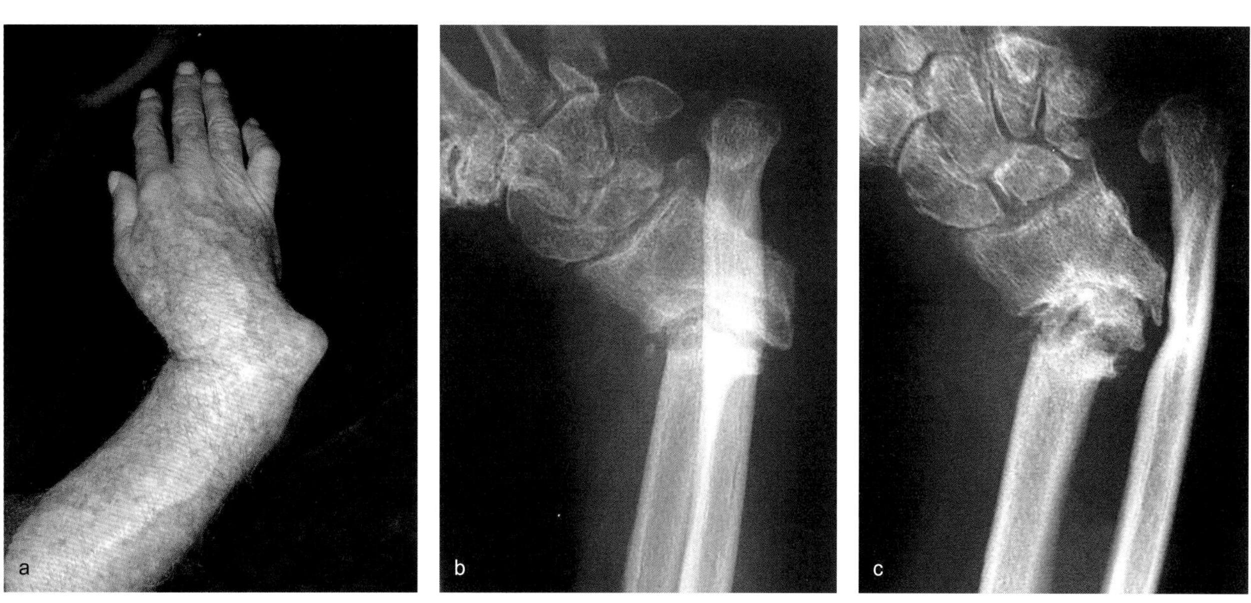


图5-8-1 a~c. 患者，男性，67岁，退休，右侧桡骨远端关节外骨折长期不连接，有明显畸形。临床照片及X线片展现短缩和成角，提示滑膜假关节形成。以前有人告诉患者没有办法治疗了，但是不断发展的不稳定、畸形和疼痛迫使他继续寻求医疗帮助。

## 2 适应证

### 桡骨远端骨不连

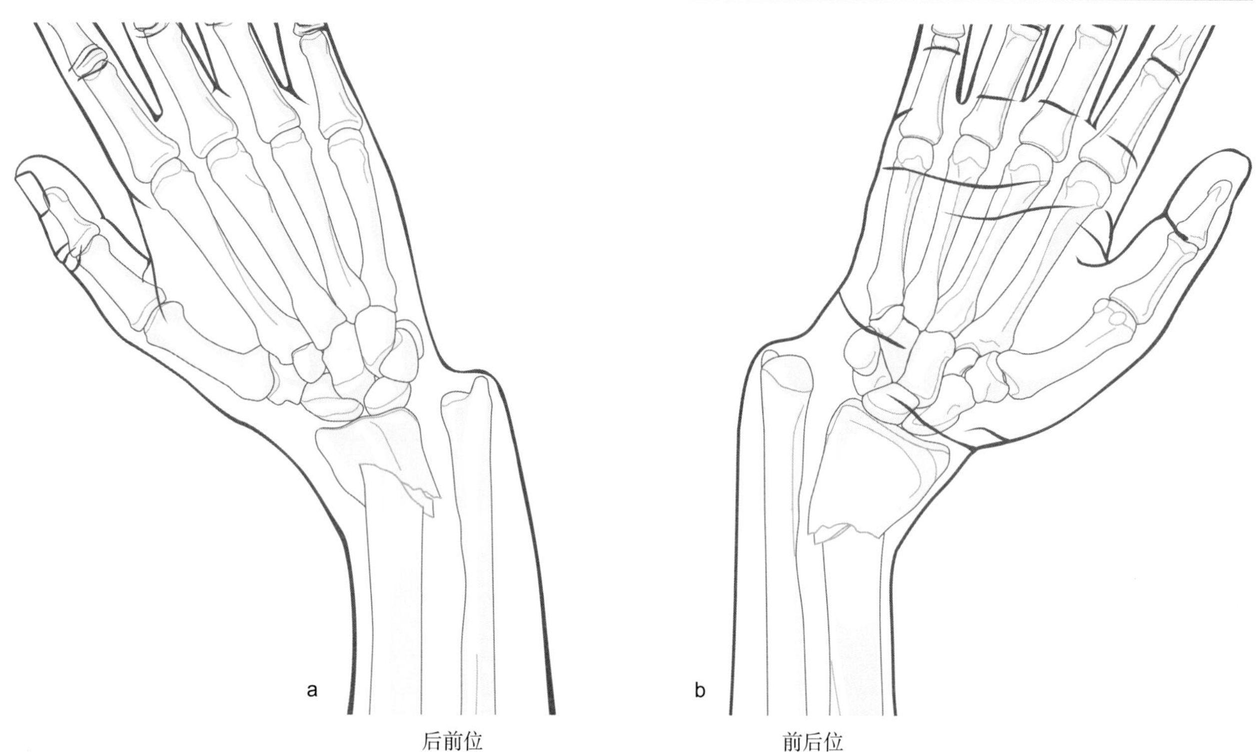


图5-8-2 a、b. 桡骨远端骨折后骨不连极其罕见。最为可能的原因包括内固定失败、感染，或者Charcot关节病。如果不治疗，由于骨折位于桡腕关节的近侧，骨不连有发展成假关节活动的可能性，给重建手术增加复杂性。另外，桡骨远侧干骺端及关节部分大小有限，以及可能合并废用性骨质疏松，对取得坚强内固定及最终愈合提出了明确的挑战。

### 尺骨头切除术

虽然保留下尺桡关节对活动和稳定两方面都是有帮助的，但像这位要求低的患者，有长期骨不连，有不等长和下尺桡关节创伤后关节病，可能需要切除尺骨远端，切除的骨头能够提供局部骨移植物。

### 选择内植物

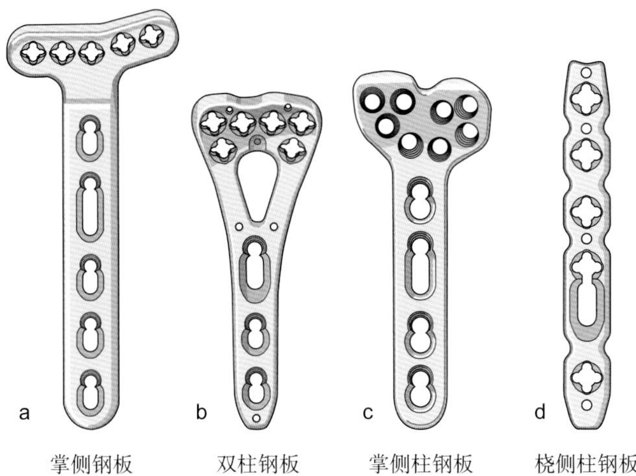


图5-8-3 a~d.　考虑到患者桡骨远侧骨干的骨不连的程度，应当考虑比较长的角稳定性钢板和有比较大且多孔的头及角度可变（VA）锁定螺钉选择的钢板，以帮助维持稳定性。为了增加稳定性，也有人推荐插入一块桡侧柱钢板。

## 3　术前计划

### 装备

- 长干掌侧锁定钢板。
- 2.4 mm桡侧柱钢板。
- 1.4 mm~1.6 mm克氏针。
- 小型外置牵开器。
- 自体骨移植或骨替代物。
- 摆锯。
- 影像增强器。

### 患者的准备和体位

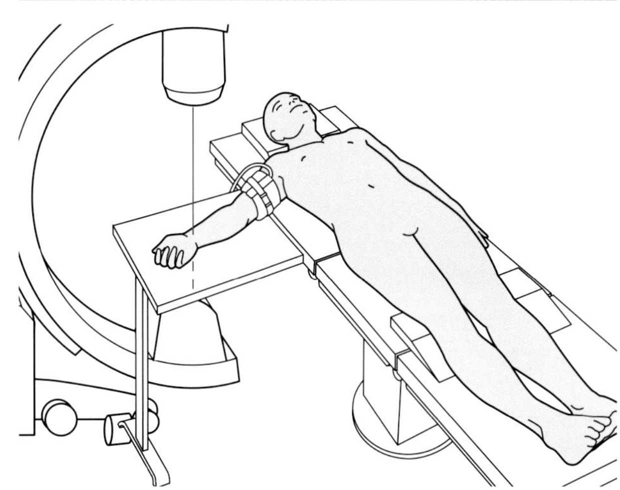

图5-8-4　让患者仰卧，前臂放在搁手台上。将前臂旋后。肢体的位置应当允许对桡骨远端进行额状面及矢状面的各项影像检查。使用不消毒的充气止血带。预防性抗生素是非强制的。

# 4 手术方法

## 入路

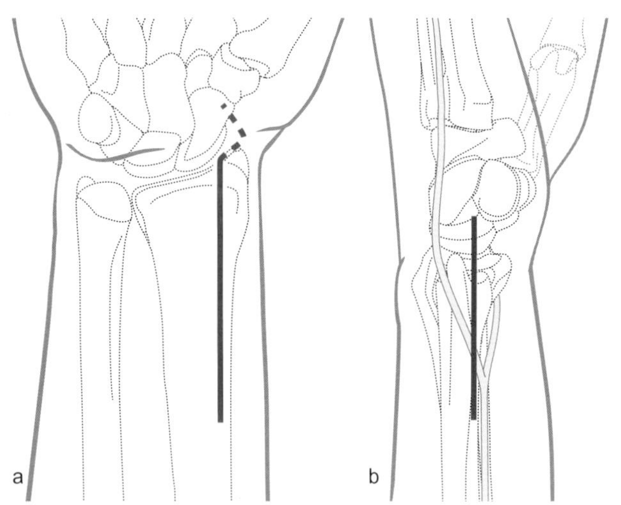


图5-8-5 a、b. 使用的第一个手术入路为改良掌侧Henry入路（见第1篇第6章“显露桡骨远端的改良Henry掌侧入路”）。跟随其后的是显露尺骨的尺侧入路（见第1篇第10章“显露尺骨远端的尺侧入路”）。

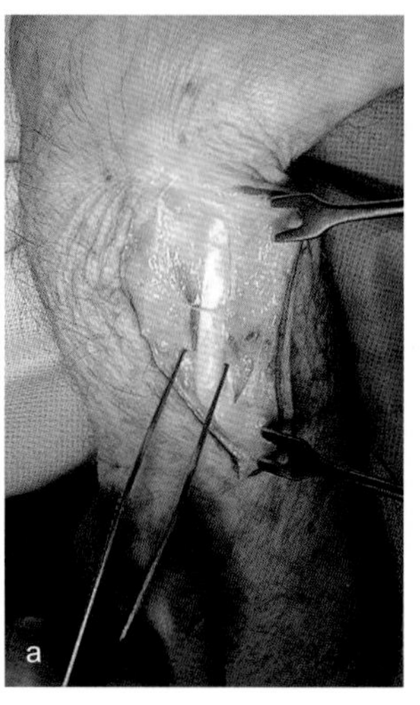


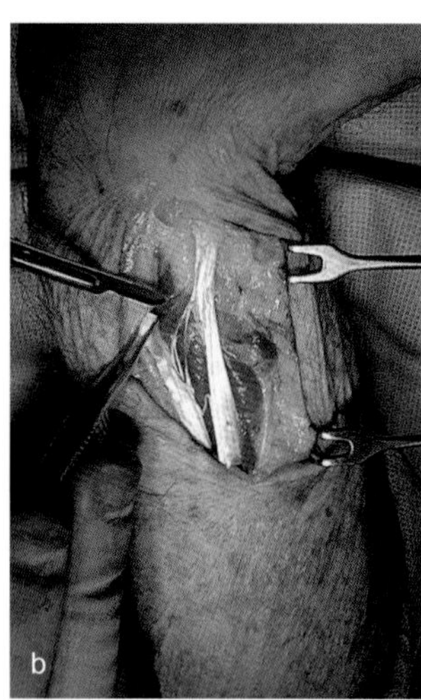


图5-8-6 a、b. 经改良的掌侧Henry入路暴露桡骨远端。辨认桡侧腕屈肌肌腱（a）。切断挛缩的桡侧腕屈肌肌腱，随后切断肱桡肌肌腱（b）。

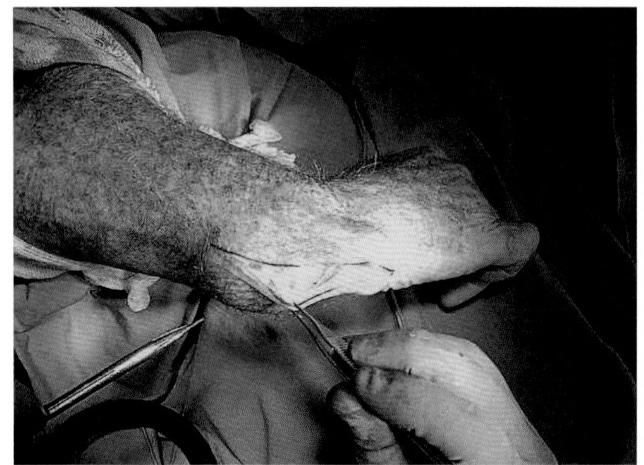

图5-8-7 然后沿着尺骨在其上做第二个切口，以便对尺骨进行截骨。

### 尺骨截骨术

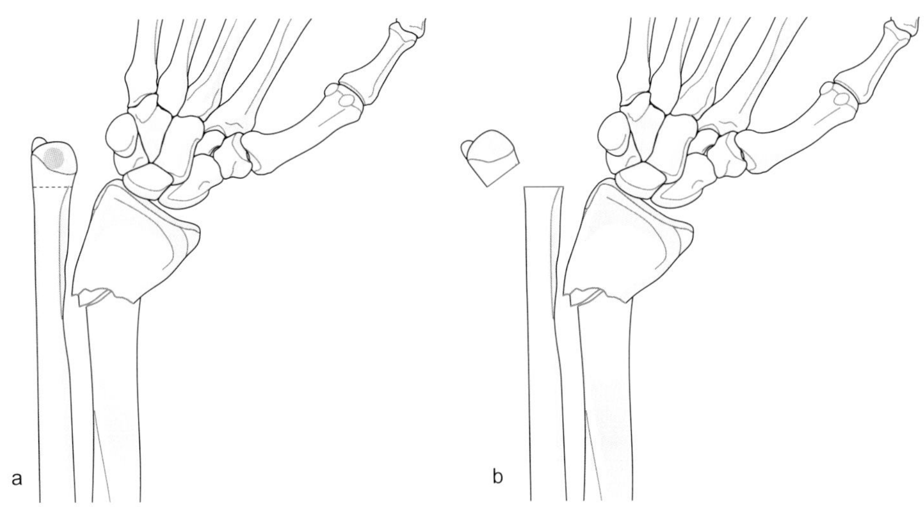

图5-8-8 a、b.　测量并截除一段尺骨，使桡骨和尺骨的长度相等。截下的骨材就能够在之后用作植骨材料。

## 5 复位

### 置入外固定针

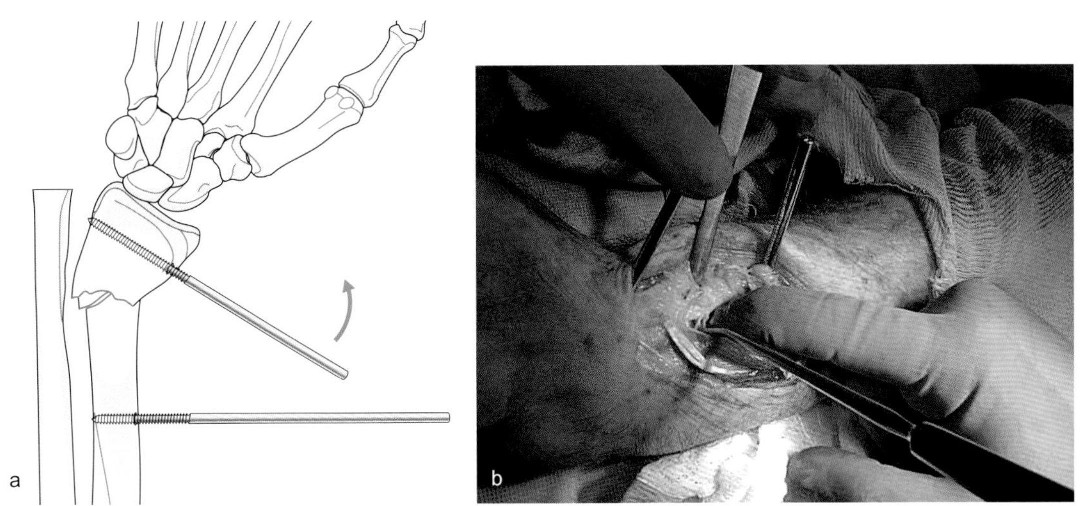

图5-8-9 a、b.　置入两根小型外置牵开器的螺纹针/克氏针用作撬棒：一根在桡骨远侧干骺端，另一根在近侧骨干里。

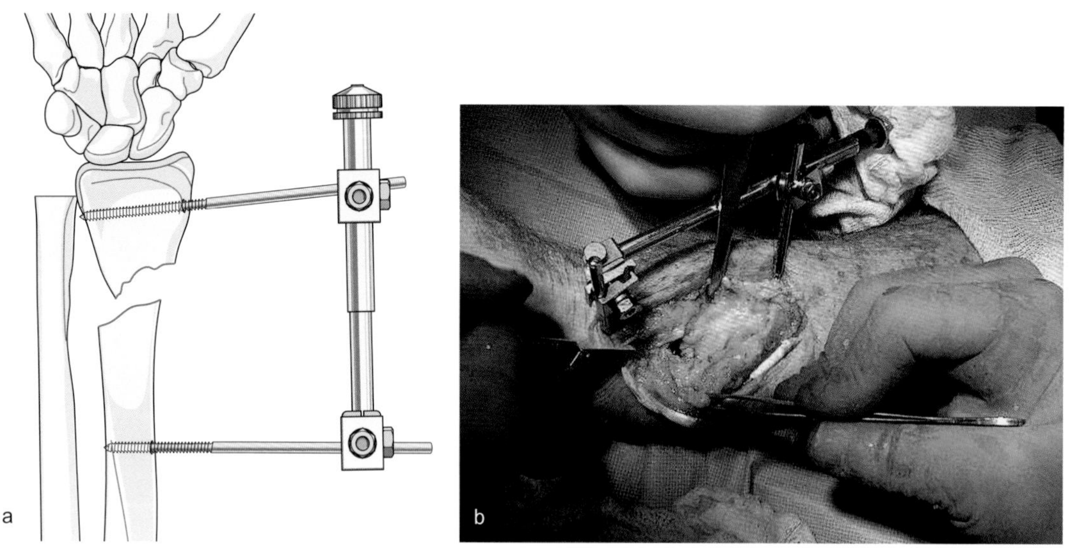


图5-8-10 a、b. 重新排列骨不连并用小型牵引器固定其位置（a）。骨不连的清创需要切除滑膜（b）。

## 植骨

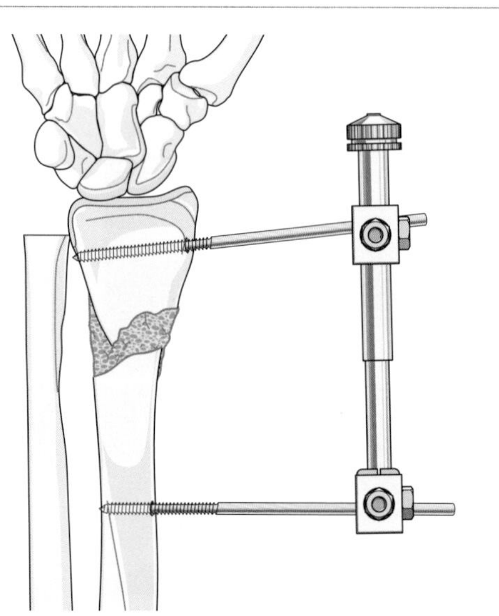

图5-8-11 骨折重新对线后，对取自尺骨截骨的自体骨移植物进行准备并植入桡骨断端的间隙。

# 6 固定

## 掌侧钢板固定

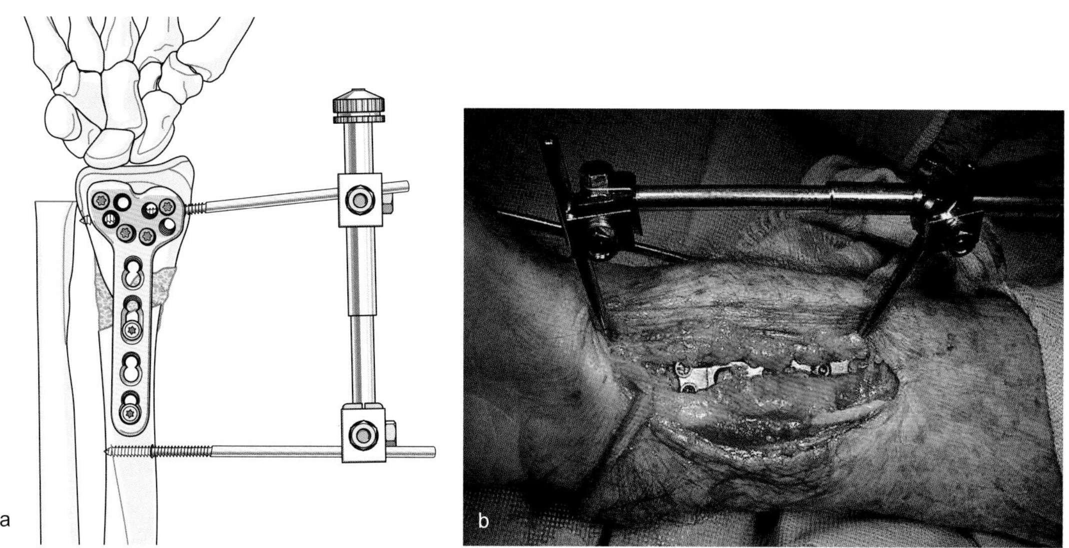


图5-8-12 a、b.　应当用合适的掌侧钢板进行桡骨远端的固定。常规步骤包括根据骨不连的形状选择合适的钢板、置入远侧螺钉、置入近侧螺钉和术中影像检查。

## 桡侧柱钢板固定

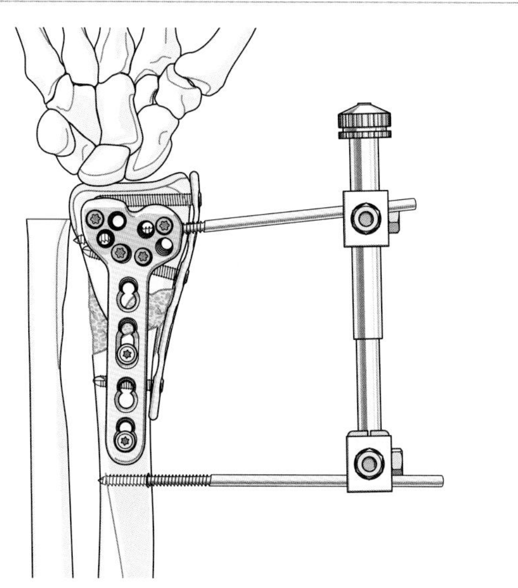

图5-8-13　随后置入桡侧柱钢板以求额外的稳定性。固定步骤包括选择、塑形和贴附钢板、固定桡侧柱，以及置入近侧和远侧螺钉。

## 7 康复

### 术后处理、随访和功能锻炼

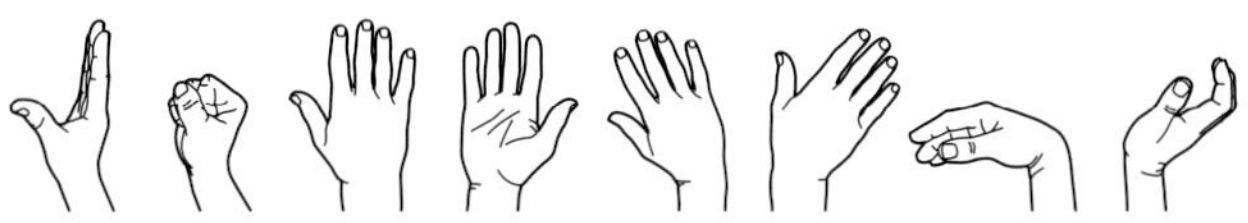

图5-8-14 患者应当接受标准的术后休息、患肢抬高、随访、拆线和按要求制动。术后开始活动范围有限制的主动锻炼。进一步信息见第4篇第1章“桡骨茎突骨折——用桡侧柱钢板治疗”的“7 康复”。

## 8 结果

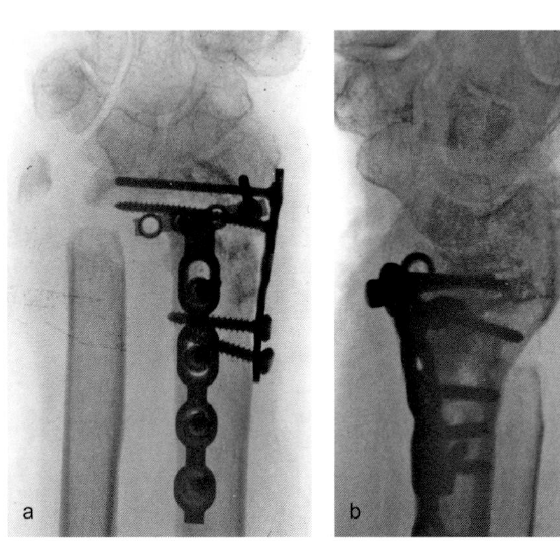

图5-8-15 a、b. 6个月随访时，X线片显示桡骨远端愈合，恢复比较正常的排列。

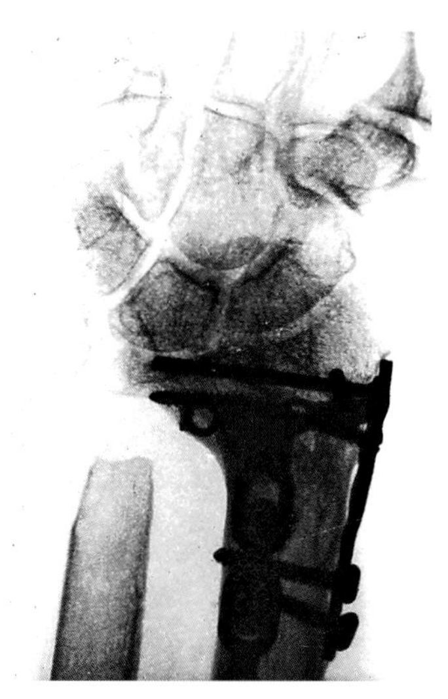

图5-8-16 术后3年的X线片显示骨折完全愈合。

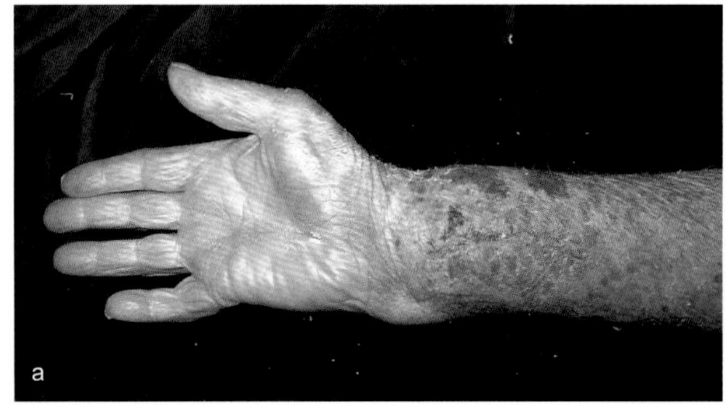

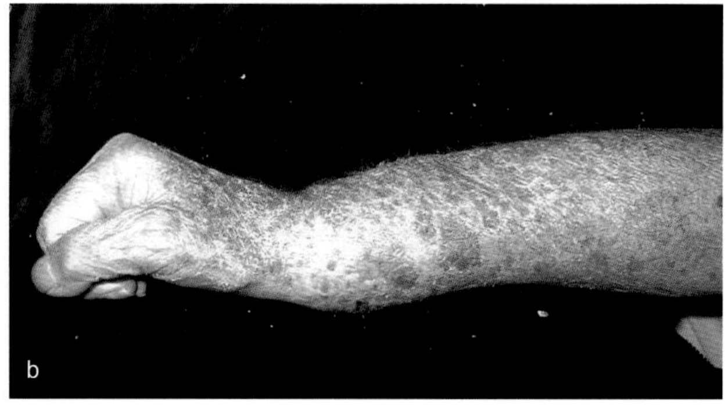

图5-8-17 a、b. 现在，患者拥有稳定并排列良好的前臂及手腕。尽管过去许多年功能障碍，但现在他的手恢复了功能，有良好的握力及感觉。

# 第9章 慢性腕中关节炎——用舟骨切除和四角融合治疗

Chronic intercarpal arthritis treated with scaphoid resection and 4-corner fusion

## 1 病例描述

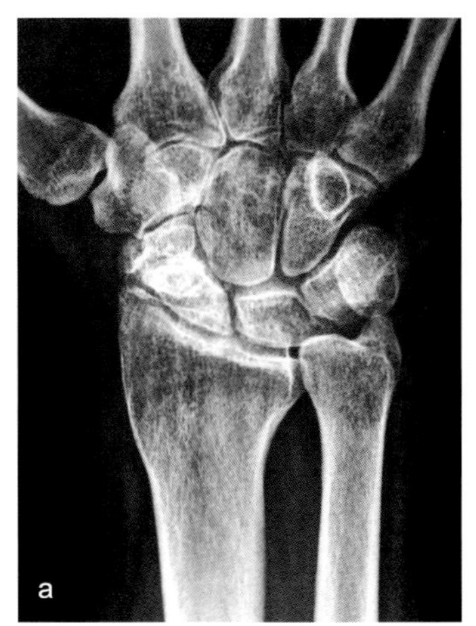
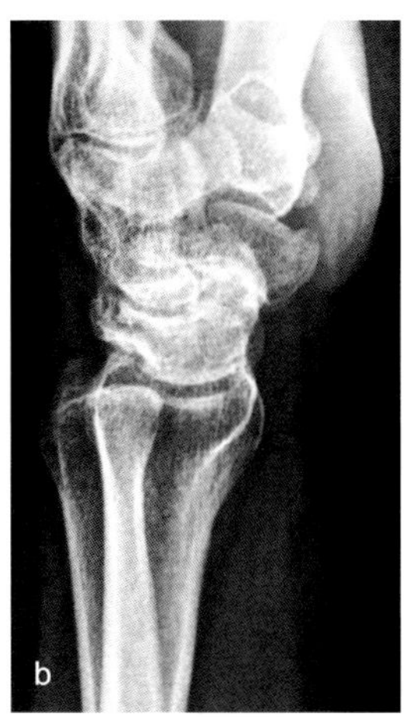

图5-9-1 a、b. 患者，男性，42岁，珠宝店店主和设计师，摔倒时腕关节伸直位撑地，但没有寻求医治；直到1年后出现腕关节持续疼痛和活动受限。X线检查显示桡舟关节有骨关节炎改变的证据和舟骨骨折不连接。

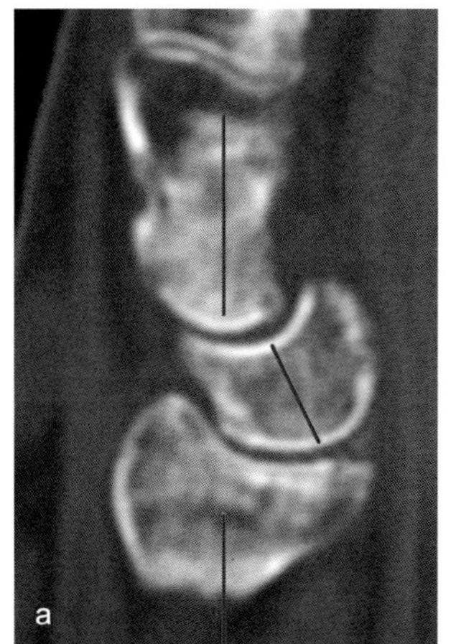
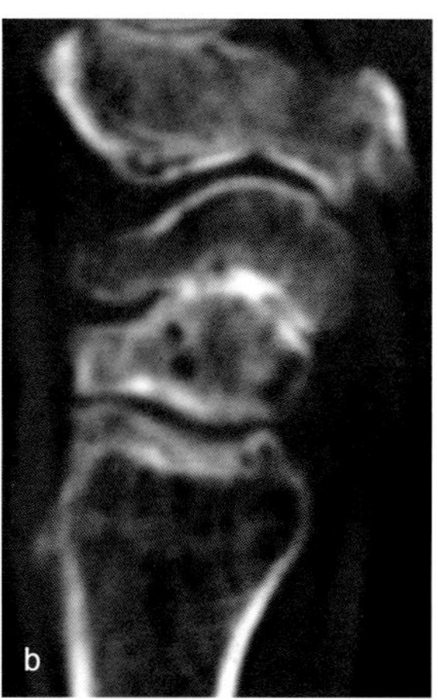

图5-9-2 a、b. 矢状面CT扫描显示腕关节塌陷、畸形，舟骨短缩，而且骨关节炎的改变也很明显。

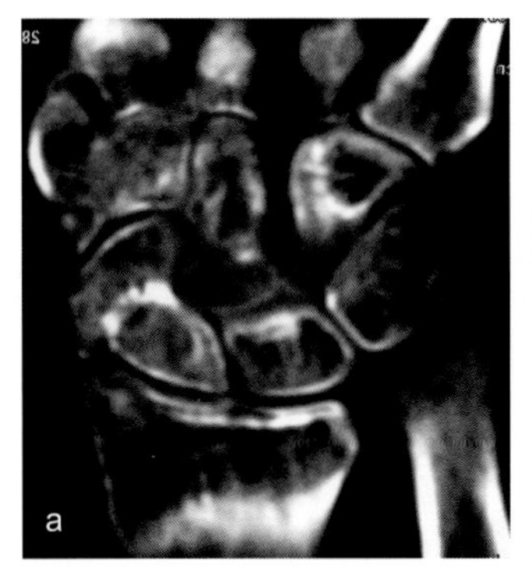
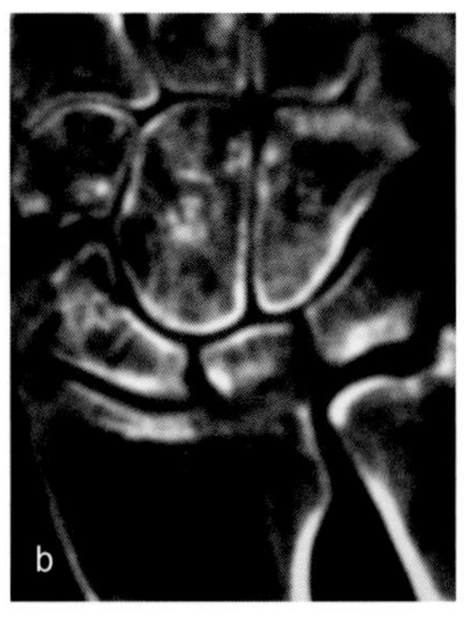
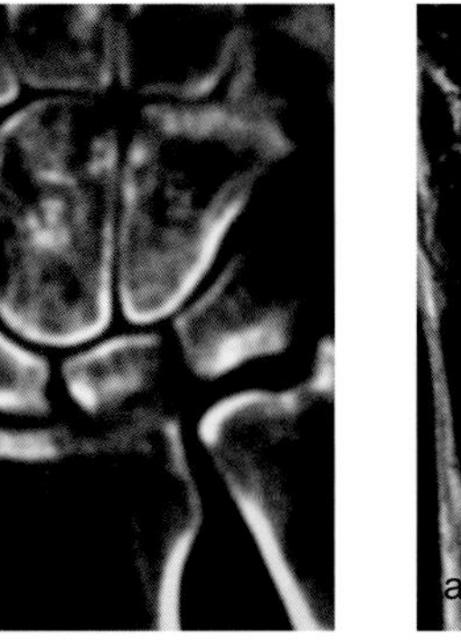

图5-9-3 a、b. 冠状面CT扫描揭示舟骨长时间骨不连伴腕中及桡腕关节关节炎，或舟骨骨不连进行性塌陷(SNAC)。

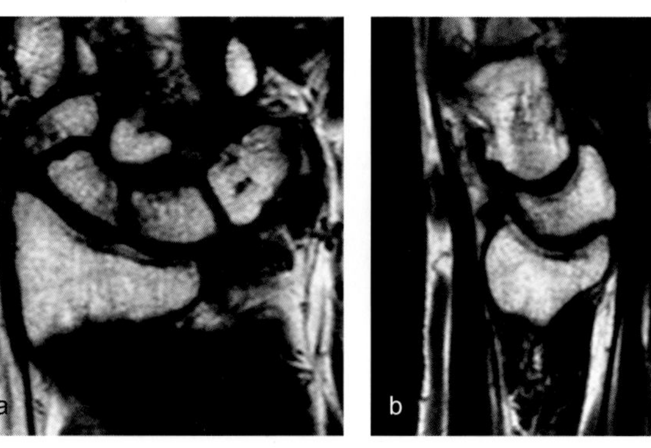

图5-9-4 a、b. MRI显示桡舟关节的软骨缺失。提出的治疗包含四角融合，作为挽救性手术。

## 2 适应证

### 腕中骨性关节炎和舟月骨进行性塌陷/舟骨骨不连进行性塌陷

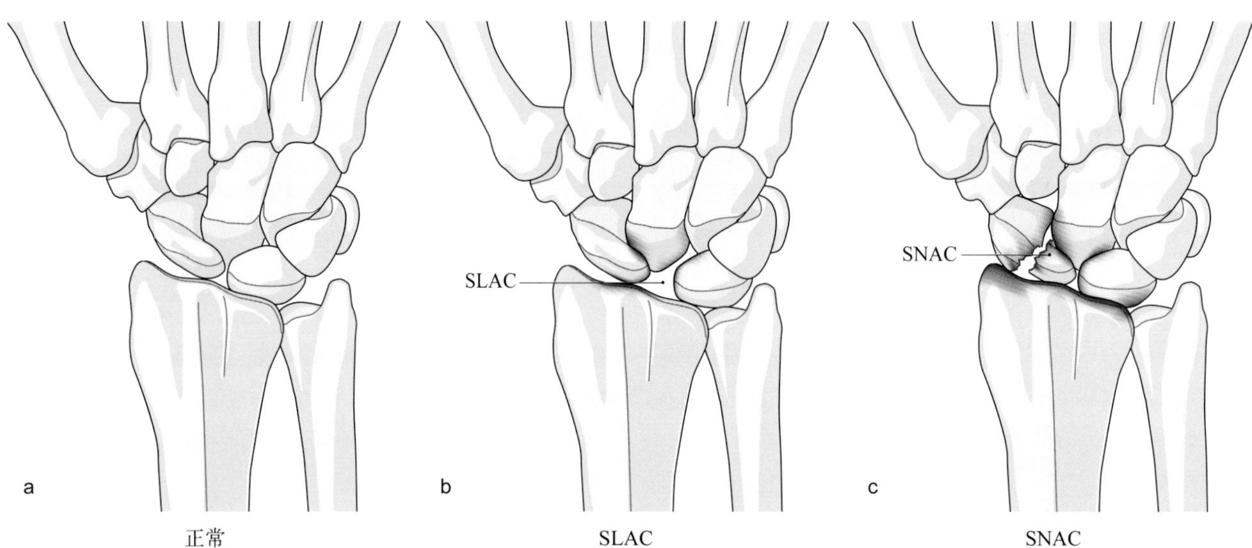


图5-9-5 a~c. 本书业已阐明，舟骨骨折及其周围韧带损伤常见，还会由于多种因素而发生不愈合。当舟骨损伤最初没有诊断出来，或者患者没有立即寻求医治时，其结果可能特别成问题。这些情况的潜在后果包括坏死及骨不连，也可能导致一些病变，如舟月骨进行性塌陷（SLAC）或舟骨骨不连进行性塌陷（SNAC），它们是严重影响腕关节功能的骨性关节炎类型。这两种病变通常都会造成腕关节活动丧失、腕中关节肿胀、舟骨变形、关节运动学变化，以及疼痛。挽救性手术措施为许多患者提供了一种有效的治疗选择。

## SNAC的分类

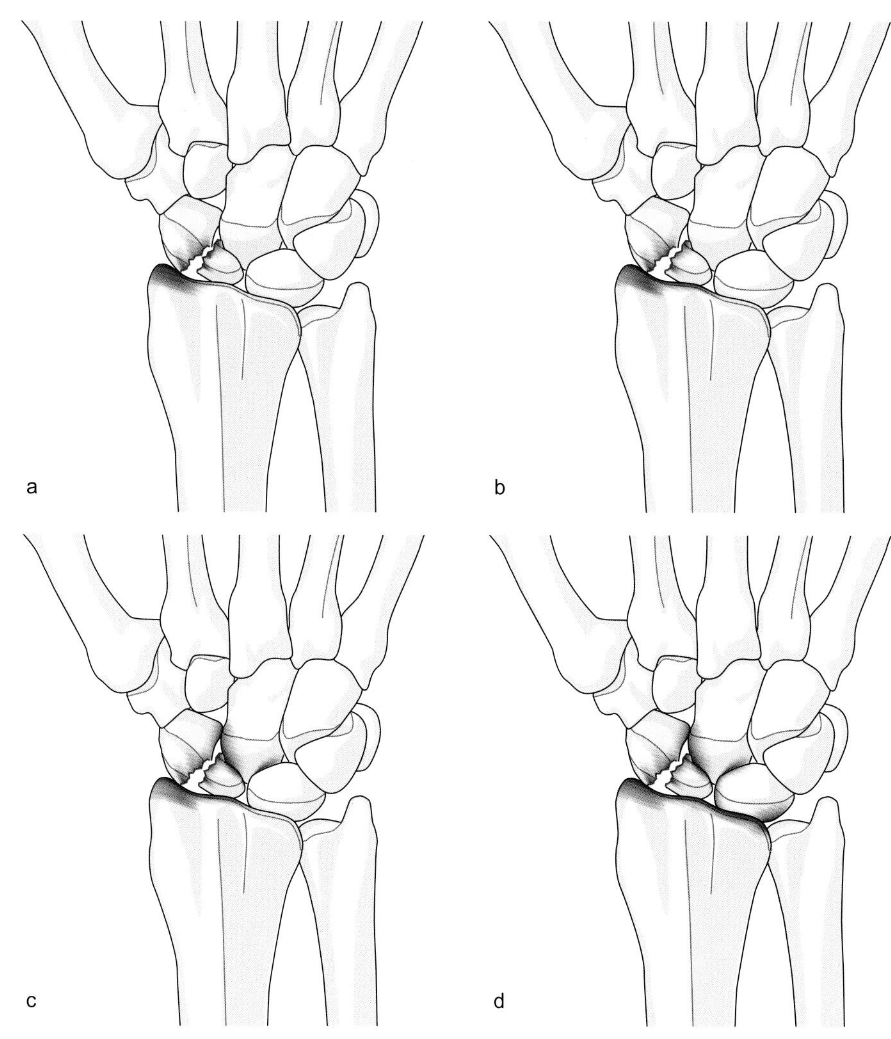


图5-9-6 a~d.　SNAC的4个分期如下。

a. Ⅰ期：桡骨茎突关节炎。

b. Ⅱ期：舟骨窝关节炎。

c. Ⅲ期：头月关节关节炎/腕中关节关节炎。

d. Ⅳ期：腕关节弥漫性关节炎。

任何病因导致的有症状的腕关节功能障碍均可能需要重建，而挽救性手术往往是实现腕关节稳定无痛的唯一途径。许多手术选择既理想地保留活动，又避免远期并发症，可考虑的手术选择如下。

- 有限腕关节融合术。
- 近排腕骨切除术。
- 关节成形术。
- 全腕关节融合术。

## 用四角融合的腕关节有限融合术

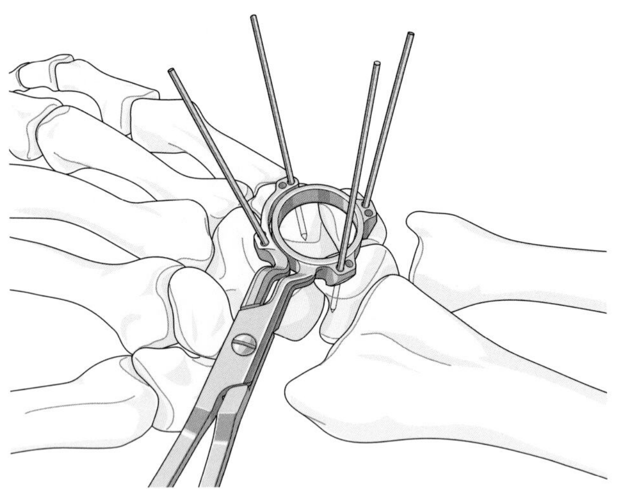

**图5-9-7** 四角融合是一种提供给腕关节晚期退行性变患者的有限腕关节融合术，其间把腕骨（如月骨、头状骨、三角骨、钩骨）融合。因为它只是部分融合，所以可以保留有限的活动，减轻受累关节的疼痛。通过腕骨间融合钢板将“四个角落”的腕骨固定，而舟骨将部分或全部切除。

## 选择内植物

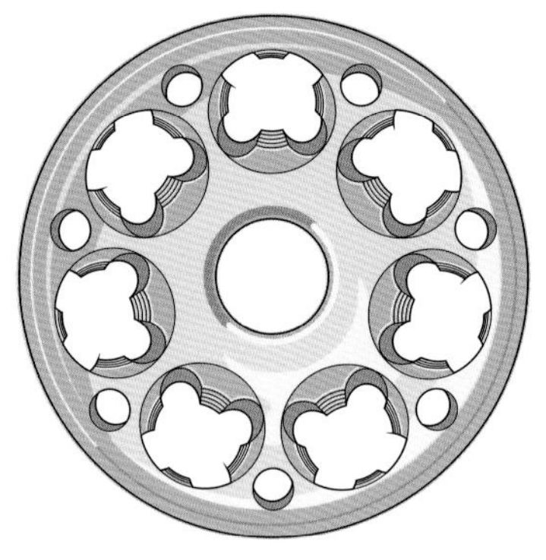

**图5-9-8** 四角融合术是用腕骨间融合钢板（背侧环状钢板或蛛网状钢板）进行的。钢板允许置入角度可变（VA）的螺钉，并能够适应患者特异的解剖。

# 3 术前计划

## 装备

· VA锁定腕骨间融合系统。
· 腕骨间融合钢板。
· 1.1 mm~1.2 mm克氏针。
· 1.4 mm~1.6 mm克氏针。
· 咬骨剪/咬骨钳。
· 骨刀。
· 影像增强器。

## 患者的准备和体位

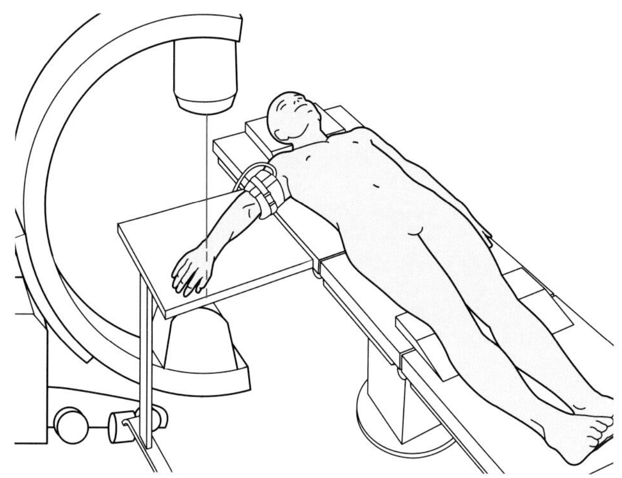

图5-9-9 让患者仰卧，前臂放在搁手台上。将前臂旋前。肢体的位置应当允许对桡骨远端进行额状面和矢状面的各项影像检查。使用不消毒的充气止血带。预防性抗生素是非强制的。

# 4 手术方法

## 入路

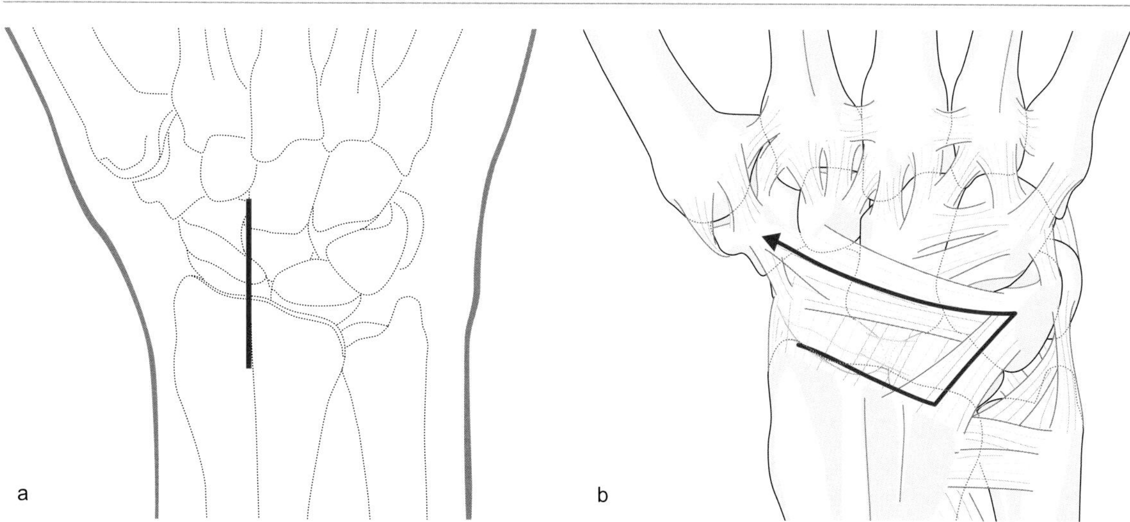


图5-9-10 a、b. 出于损伤的特殊性，使用的手术入路为背侧入路（见第1篇第3章“处理月骨及月骨周围损伤的联合入路”，但这个病例只需要背侧入路）。在这个入路中，需要掀起一个基底在桡侧的关节囊韧带瓣，以及做一个关节囊切开术的切口。

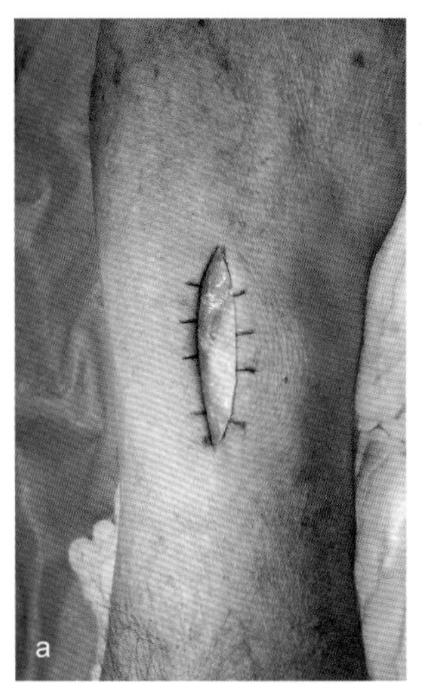
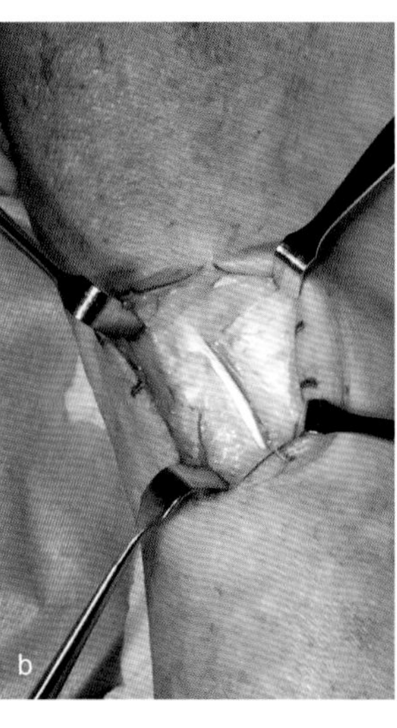

图5-9-11 a、b. 通过切开拇长伸肌肌腱上面的伸肌支持带在第三伸肌间室上方进行显露。松解拇长伸肌肌腱，并连同第二间室的伸肌腱一起向桡侧牵开。

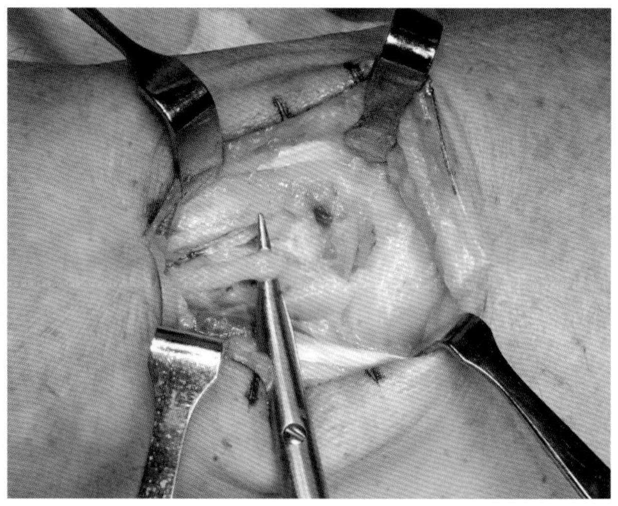

图5-9-12 辨认并切除骨间背侧神经，使腕关节的这个区域部分去神经支配以帮助限制术后疼痛。

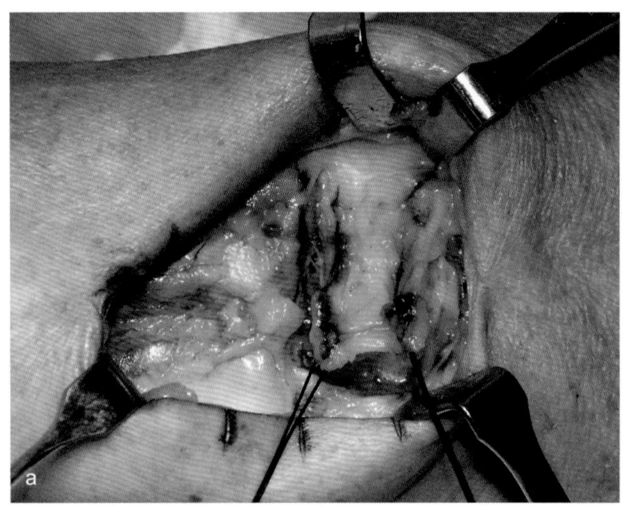
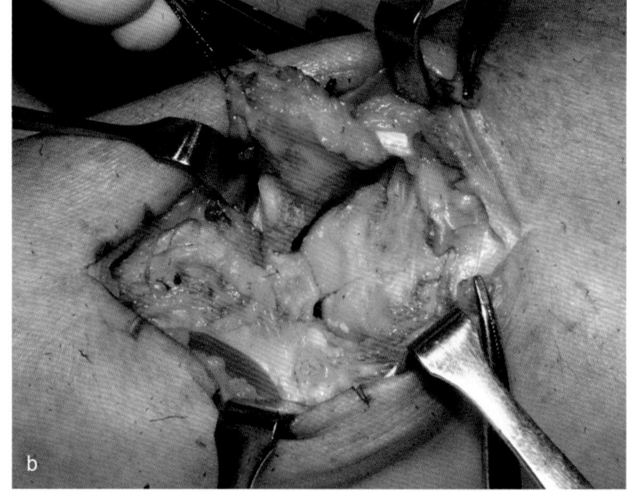

图5-9-13 a、b. 术中照片显示基底在桡侧的关节囊韧带瓣，保留桡月三角韧带 (a)。通过自尺侧向桡侧进行锐性解剖，掀起这个关节囊瓣 (b)。

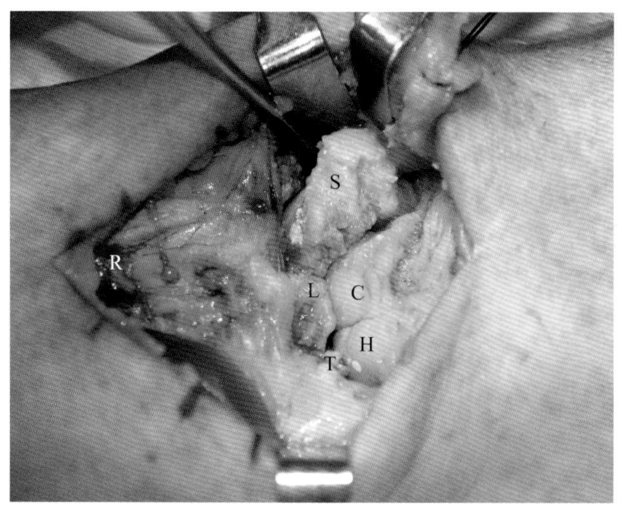


图5-9-14　然后暴露并辨认腕骨（S，舟骨；C，头状骨；H，钩骨；T，三角骨；L，月骨；R，桡骨）。

## 切除舟骨

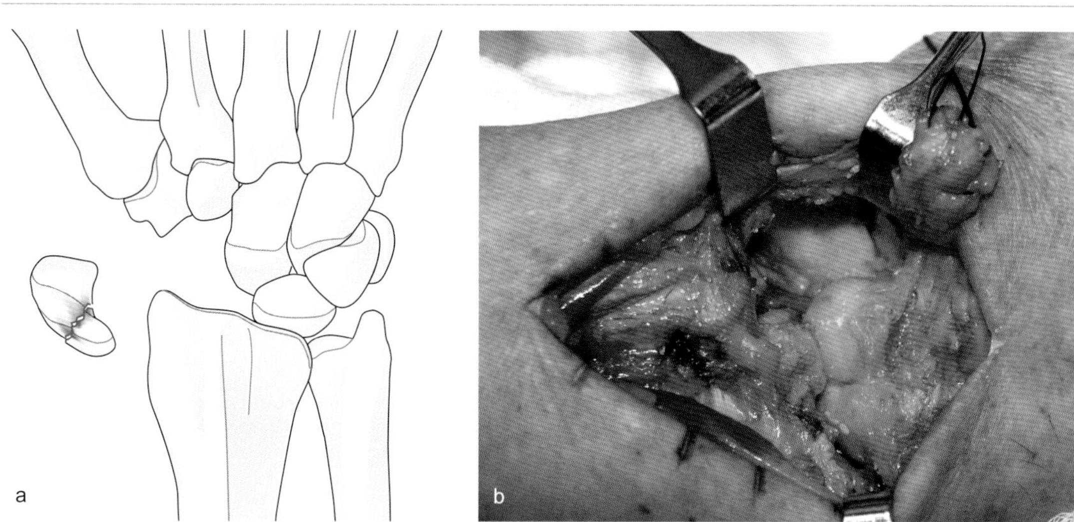


图5-9-15 a、b.　因为慢性骨不连及周围的关节炎性改变，这个手术的第一个部分就是完全切除舟骨。必须特别小心保留掌侧桡舟头韧带。在某些情况下，切除的舟骨能够提供一些自体骨移植材料。

# 5 复位

## 纠正旋转畸形并临时固定腕骨

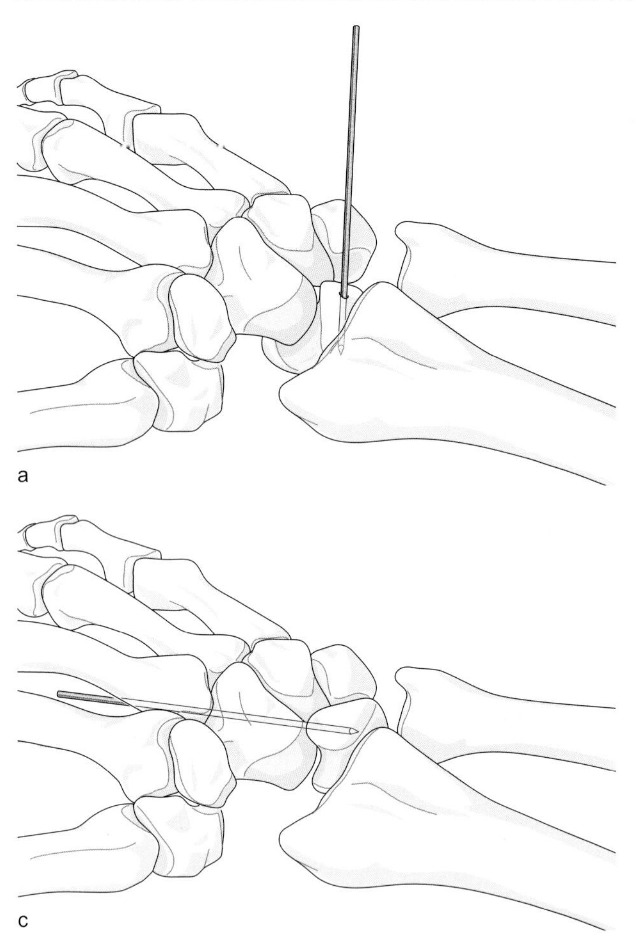


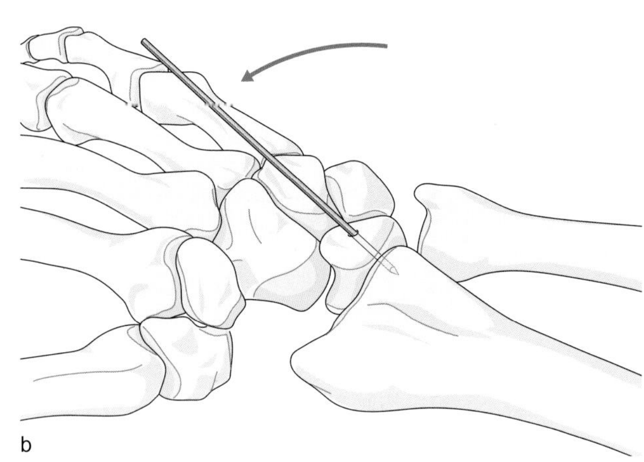


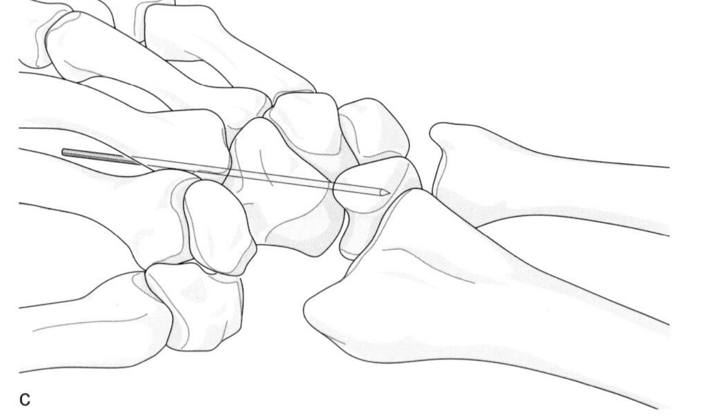


图5-9-16 a~c. 用一根粗的撬棒克氏针矫正月骨的背屈畸形，并用经头状骨插入的克氏针固定，以将桡骨、月骨和头状骨排列在中立的位置。

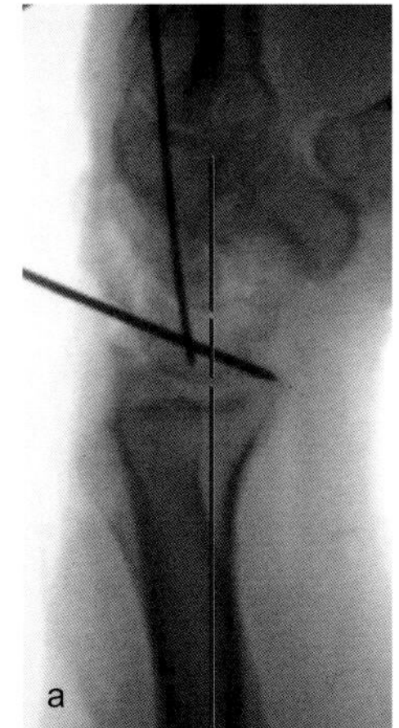


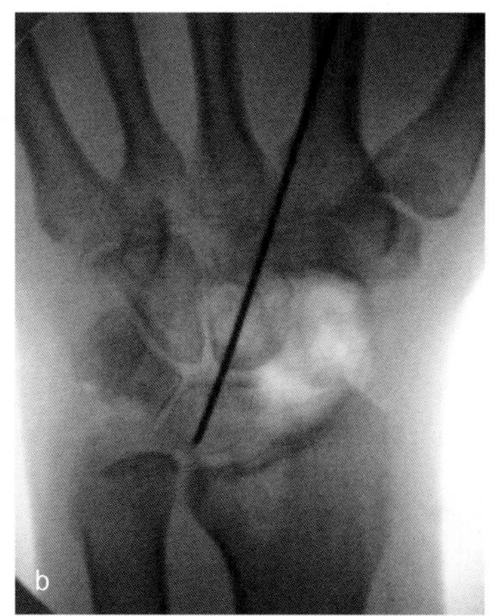


图5-9-17 a、b. 术中影像显示克氏针在位。

### 清理腕中关节

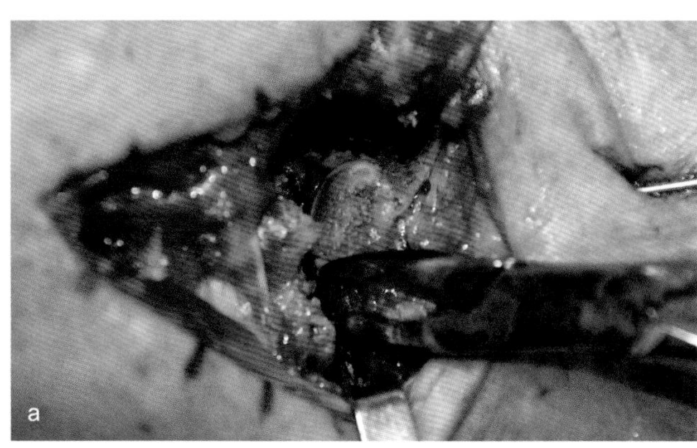

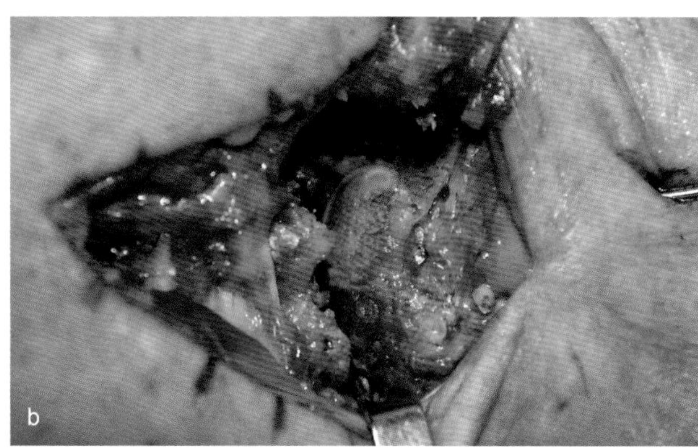


图5-9-18 a、b.　用小型咬骨钳和骨刀去除腕中关节的软骨，以暴露软骨下骨（清理腕中关节）(a)。确保清除硬化和致密的软骨下骨，往下达骨松质（b)。可选择做头钩关节和月三角关节的准备，或者可以在临时固定之后进行。应当避免过度清除骨组织，否则腕关节的形状将会改变。

## 6 固定

### 选择固定的方法和钢板

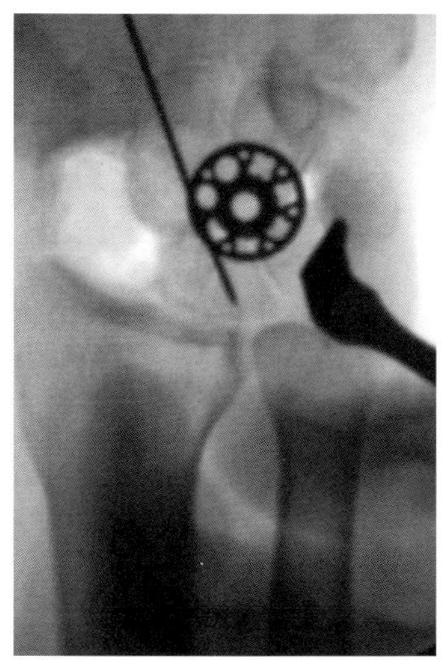

图5-9-19　使用VA锁定腕骨间融合系统（图示钢板已放置到位）以达到腕中关节融合，这是个用于腕中关节有限融合的角度可变的锁定技术。用影像增强器选择大小合适的钢板，它也能用于确认腕骨的正确排列。

## 放置扩孔导向器

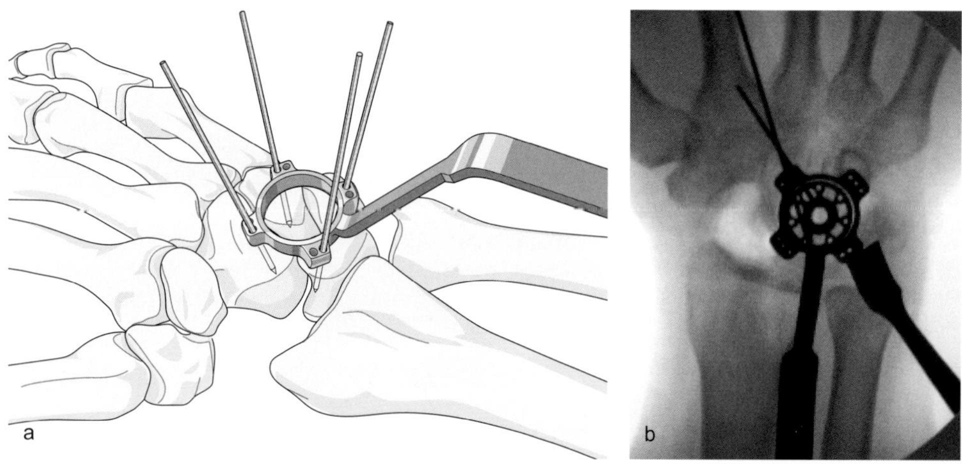

图5-9-20 a、b. 开始时，根据选定的钢板选择合适的扩孔导向器并用每块腕骨至少1根1.1 mm/1.2 mm克氏针将导向器临时固定在四骨汇合处的中心上（a）。如有必要，可以去除固定头状骨月骨的掌侧克氏针，以免之后影响扩孔器（b）。

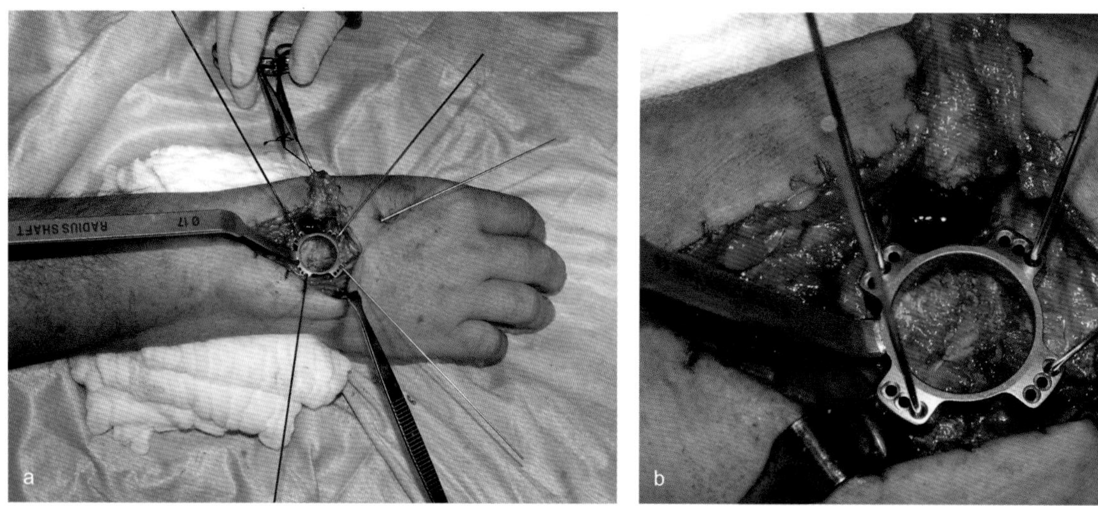


图5-9-21 a、b. 扩孔导向器的把手应当与桡骨干一致（a）。用克氏针将扩孔导向器临时固定在四骨汇合处中心的上方（b）。

## 可选器械：复位扩孔导向器

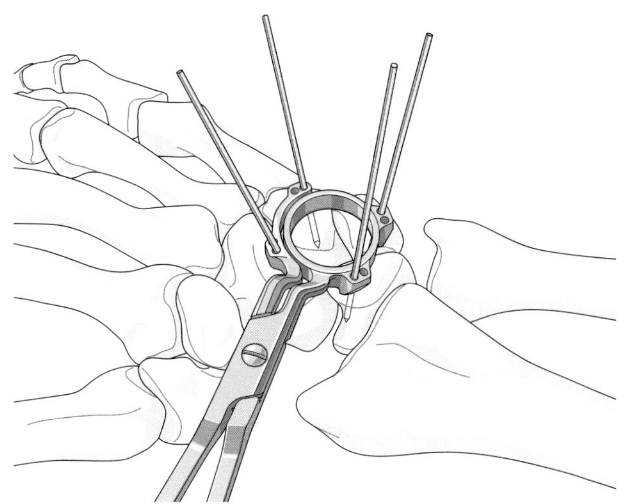

图5-9-22　如果需要对腕骨进行复位，就用复位扩孔导向器。这种特殊的导向器有补偿脚，使之很轻松地坐落在腕骨上。如果使用这种导向器，在处理右侧腕关节时，就像本例一样，导向器的把手必须位于腕骨的桡侧；在处理左侧腕关节时，就位于腕骨的尺侧。

## 打磨钢板凹槽

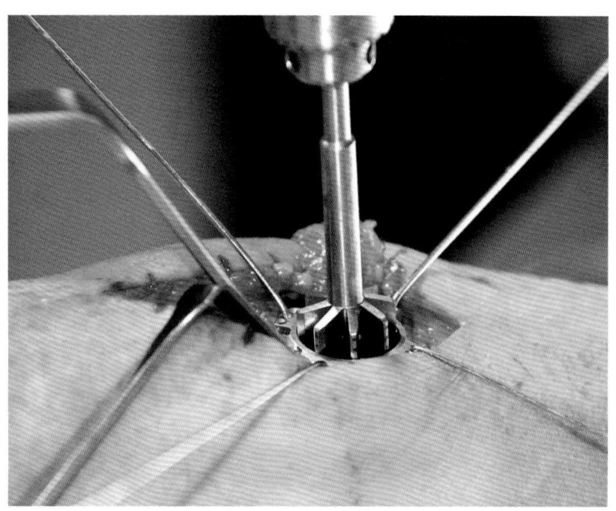

图5-9-23　选择和（复位）导向器相应的扩孔器。经导向器扩磨至第一条激光标记线。

## 贴附钢板

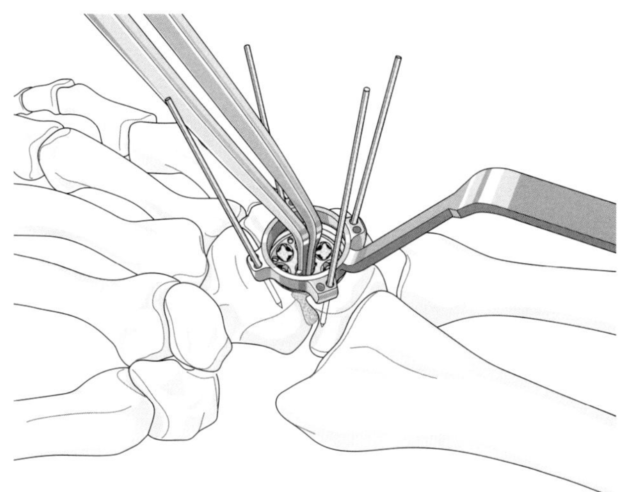

图5-9-24　用钢板把持器选取大小合适的钢板，通过复位扩孔导向器安放钢板。

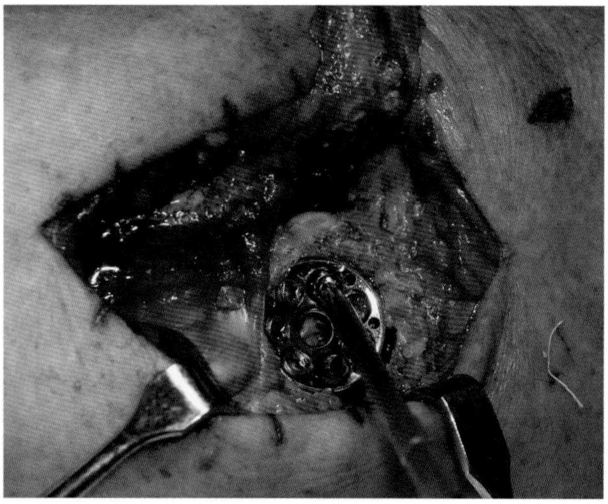

图5-9-25　如图所示安放钢板。通过试放钢板检查打磨的深度是否足够，确保钢板的边缘在腕骨的任何部位都不突出于腕骨之外。极为重要的是，确保钢板的边缘不能突出超过扩磨后缺损的近侧边缘，否则内植物撞击将阻挡腕关节背伸。

## 用锁定螺钉固定钢板

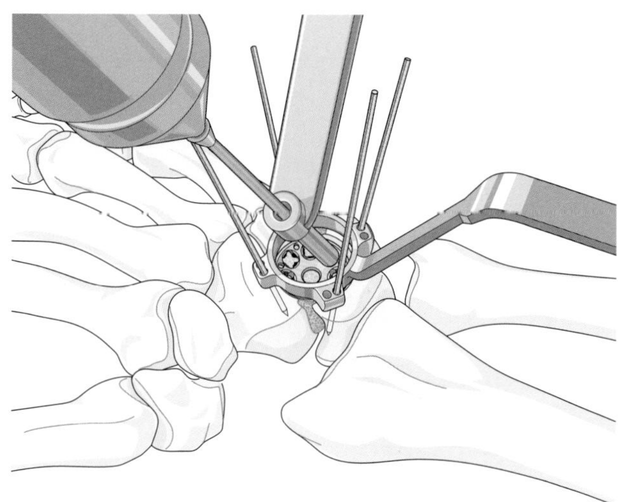

图5-9-26　从在月骨上安置VA锁定螺钉开始钢板的固定。使用1.8 mm钻头导向器的角度可变部分（见标记"VARIABLE ANGLE"）并将其完全插入锁定螺钉孔。用1.8 mm钻头以想要的角度钻孔。

## 用深度量规测量螺钉的长度

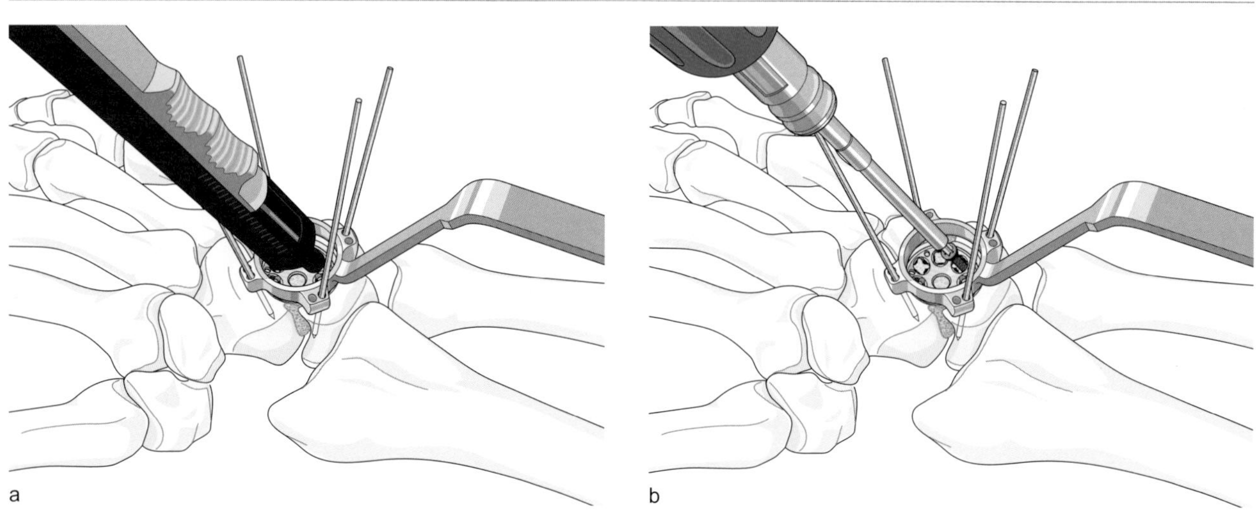


图5-9-27 a、b.　用T8螺丝刀柄置入锁钉，柄上连有快速匹配的星钻。在月骨上要安置至少2枚螺钉。

### 植骨

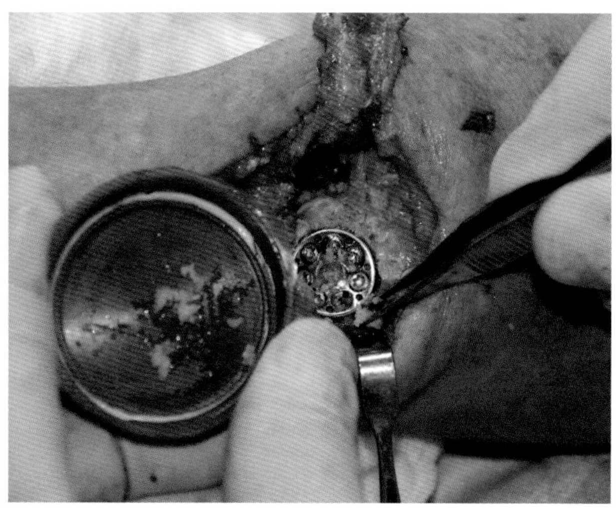

图5-9-28 用切除的舟骨，或者取自髂嵴或桡骨Lister结节的自体骨移植物填充四块腕骨之间的间隙。作为替代，也可在置入钢板之前放置骨移植物。

## 7 康复

### 术后处理、随访和功能锻炼

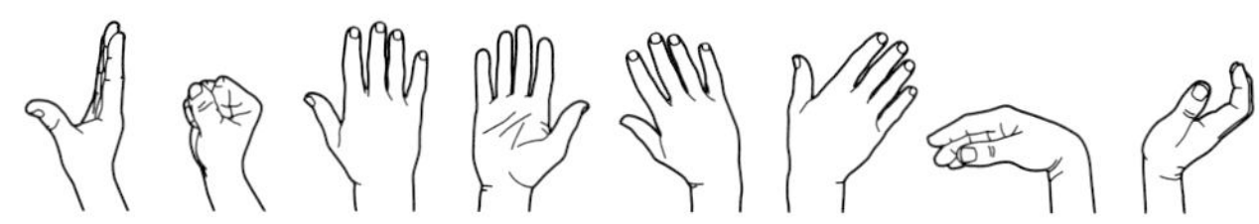

图5-9-29 患者应当接受标准的术后休息、患肢抬高、随访、拆线和按要求制动。术后开始活动范围有限制的主动锻炼。进一步信息见第4篇第1章“桡骨茎突骨折——用桡侧柱钢板治疗”的“7 康复”。

# 8 结果

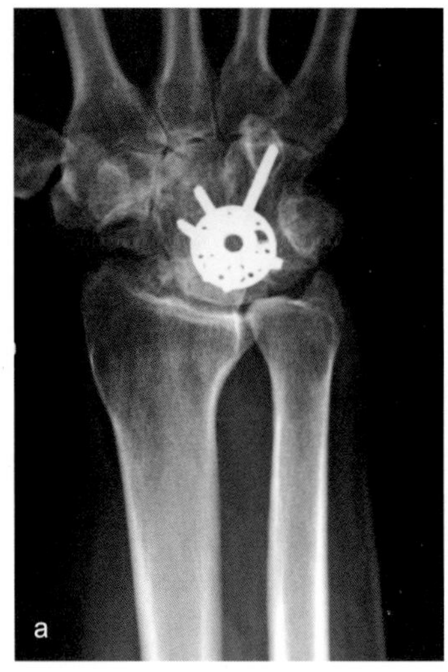
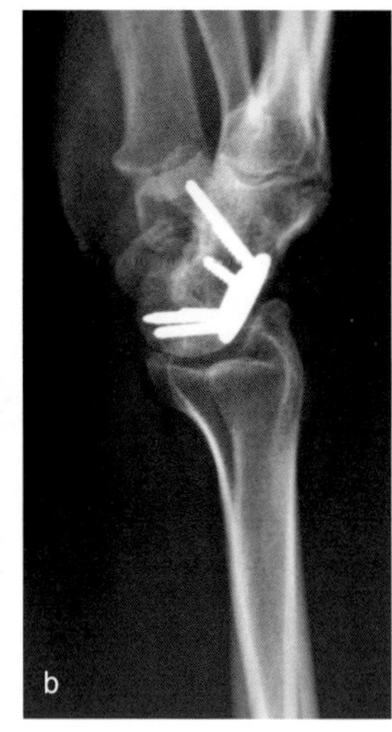

图5-9-30 a、b. 3个月随访的X线片显示已取得融合。

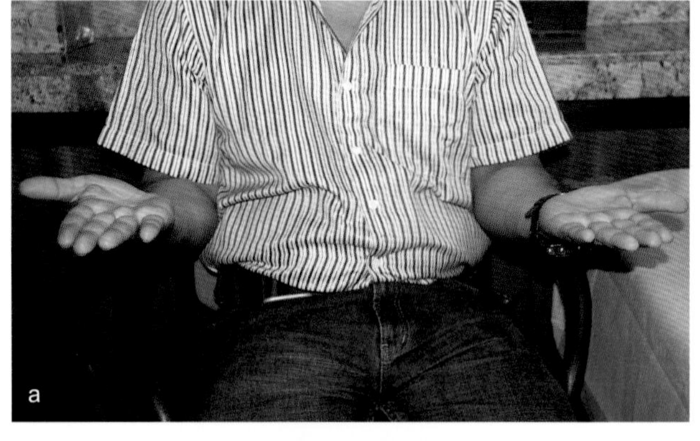
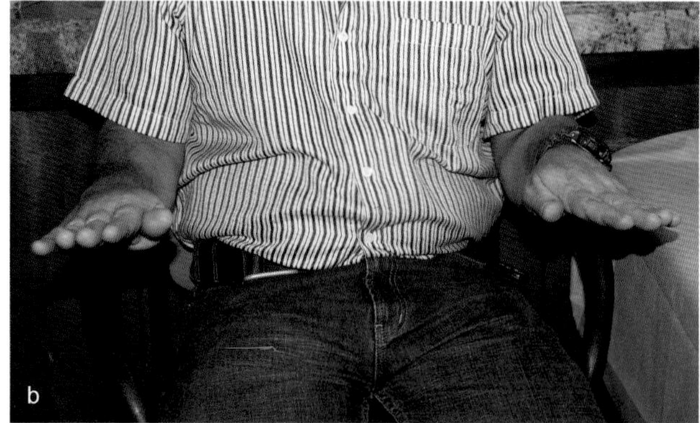
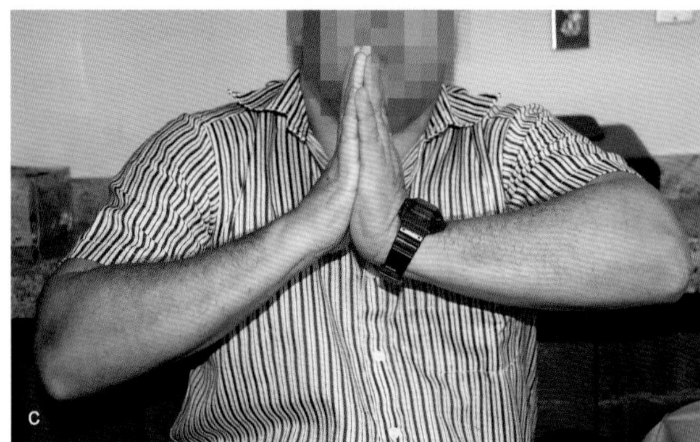
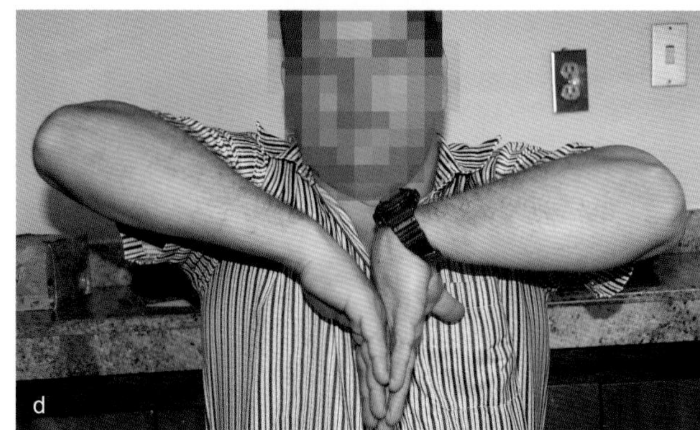

图5-9-31 a~d. 1年随访时，疼痛完全解决，功能活动恢复但屈伸活动有些受限。

## 视频

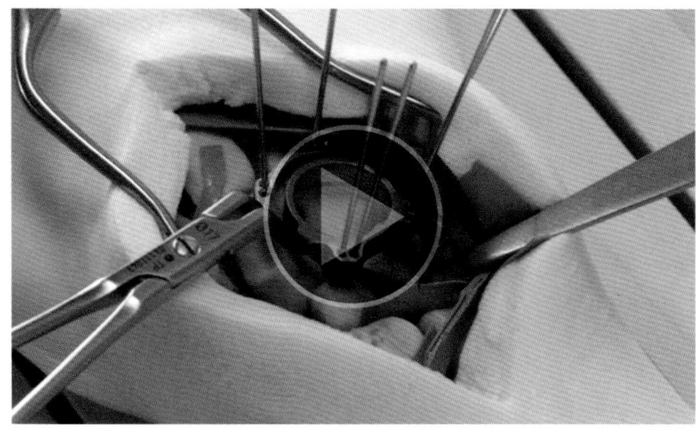

**视频5-9-1** 本视频展示用VA锁定腕骨间融合系统行腕中关节融合术。

# 附　录

Appendix

# 延伸阅读

Further reading


## 腕关节损伤

**Adkison JW, Chapman MW.** Treatment of acute lunate and perilunate dislocations. *Clin Orthop Relat Res*. 1982;199–207.

**Bain GI, McLean JM, Turner PC, et al.** Translunate fracture with associated perilunate injury: 3 case reports with introduction of the translunate arc concept. *J Hand Surg Am*. 2008;33:1770–1776.

**Blazar PE, Murray P.** Treatment of perilunate dislocations by combined dorsal and palmar approaches. *Tech Hand Up Extrem Surg*. 2001;5:2–7.

**Capo JT, Corti SJ, Shamian B, et al.** Treatment of dorsal perilunate dislocations and fracture-dislocations using a standardized protocol. *Hand NY*. 2012;7:380–387.

**Fenton RL.** The naviculo-capitate fracture syndrome. *J Bone Joint Surg Am*. 1956;38-A:681–684.

**Forli A, Courvoisier A, Wimsey S, et al.** Perilunate dislocations and transscaphoid perilunate fracture-dislocations: a retrospective study with minimum ten-year follow-up. *J Hand Surg Am*. 2010;35:62–68.

**Gilula LA, Destouet JM, Weeks PM, et al.** Roentgenographic diagnosis of the painful wrist. *Clin Orthop Relat Res*. 1984;52–64.

**Graham TJ.** The inferior arc injury: an addition to the family of complex carpal fracture-dislocation patterns. *Am J Orthop (Belle Mead NJ)*. 2003;32:10–19.

**Green DP.** The effect of avascular necrosis on Russe bone grafting for scaphoid nonunion. *J Hand Surg Am*. 1985;10:597–605.

**Haddad FS, Goddard NJ.** Acute percutaneous scaphoid fixation: a pilot study. *J Bone Joint Surg*. 1998;80:95–99.

**Herbert TJ, Fisher WE.** Management of the fractured scaphoid using a new bone screw. *J Bone Joint Surg*. 1984;66(1):114–123.

**Herzberg G.** Acute dorsal trans-scaphoid perilunate dislocations: Open reduction and internal fixation. *Tech Hand Up Extrem Surg*. 2000;4:2–13.

**Herzberg G, Comtet JJ, Linscheid RL, et al.** Perilunate dislocations and fracture-dislocations: a multicenter study. *J Hand Surg Am*. 1993;18:768–779.

**Herzberg G, Forissier D.** Acute dorsal trans-scaphoid perilunate fracture-dislocations: medium-term results. *J Hand Surg*. 2002;27:498–502.

**Hildebrand KA, Ross DC, Patterson SD, et al.** Dorsal perilunate dislocations and fracture-dislocations: questionnaire, clinical, and radiographic evaluation. *J Hand Surg Am*. 2000;25:1069–1079.

**Inoue G, Kuwahata Y.** Management of acute perilunate dislocations without fracture of the scaphoid. *J Hand Surg*. 1997;22:647–652.

**Inoue G, Shionoya K.** Herbert screw fixation by limited access for acute fractures of the scaphoid. *J Bone Joint Surg*. 1997;79:418–421.

**Inoue G, Shionoya K, Kuwahata Y.** Herbert screw fixation for scaphoid nonunions. An analysis of factors influencing outcome. *Clin Orthop Relat Res*. 1997 Oct;343:99–106.

**Jiranek WA, Ruby LK, Millender LB, et al.** Long-term results after Russe bone-grafting: the effect of malunion of the scaphoid. *J Bone Joint Surg Am*. 1992;74:1217–1228.

**Johnson RP.** The acutely injured wrist and its residuals. *Clin Orthop Relat Res*. 1980;33–44.

**Jones DB Jr, Bürger H, Bishop AT, et al.** Treatment of scaphoid waist nonunions with an avascular proximal pole and carpal collapse. A comparison of two vascularized bone grafts. *J Bone Joint Surg Am*. 2008;90:2616–2625.

**Jupiter JB, Nunez FA Jr, Nunez F, et al.** Current perspective on complex wrist fracture-dislocation. *Instr Course Lect*. 2018;67:155–174.

**Kardashian G, Christoforou DC, Lee SK.** Perilunate dislocations. *Bull NYU Hosp Jt Dis*. 2011;69:87–96.

**Knoll VD, Allan C, Trumble TE.** Trans-scaphoid perilunate fracture dislocations: results of screw fixation of the scaphoid and lunotriquetral repair with a dorsal approach. *J Hand Surg Am*. 2005; 30:1145–1152.

**Komurcu M, Kurklu M, Ozturan KE, et al.** Early and delayed treatment of dorsal transscaphoid perilunate fracture-dislocations. *J Orthop Trauma*. 2008;22:535–540.

**Kremer T, Wendt M, Riedel K, et al.** Open reduction for perilunate injuries—clinical outcome and patient satisfaction. *J Hand Surg Am*. 2010;35:1599–1606.

**Krief E, Appy-Fedida B, Rotari V, et al.** Results of perilunate dislocations and perilunate fracture dislocations with a minimum 15-year follow-up. *J Hand Surg* Am. 2015;40:2191–2197.

**Mack GR, Bosse MJ, Gelberman RH, et al.** The natural history of scaphoid non-union. *J Bone Joint Surg Am*.

1984;66:504–509.
**Mayfield JK, Johnson RP, Kilcoyne RK.** Carpal dislocations: pathomechanics and progressive perilunar instability. *J Hand Surg Am.* 1980;5:226–241.
**Merrell GA, Wolfe SW, Slade JF III.** Treatment of scaphoid nonunions: quantitative meta-analysis of the literature. *J Hand Surg Am.* 2002;27:685–691.
**Minami A, Kaneda K.** Repair and/or reconstruction of scapholunate interosseous ligament in lunate and perilunate dislocations. *J Hand Surg Am.* 1993;18:1099–1106.
**Nakamura R, Horii E, Watanabe K, et al.** Proximal row carpectomy versus limited wrist arthrodesis for advanced Kienbock's disease. *J Hand Surg.* 1998;23:741–745.
**Nunez FA Jr, Luo TD, Jupiter JB, et al.** Scaphocapitate syndrome with associated trans-scaphoid, trans-hamate perilunate dislocation. *Hand.* 2016;12(2):27-31.
**Robbins RR, Carter PR.** Iliac crest bone grafting and Herbert screw fixation of nonunions of the scaphoid with avascular proximal poles. *J Hand Surg Am.* 1995;20:818–831.
**Russe O.** Fractures of the carpal navicular. *J Bone Joint Surg Am.* 1960;42:759–768.
**Scalcione LR, Gimber LH, Ho AM, et al.** Spectrum of carpal dislocations and fracture-dislocations: imaging and management. *Am J Roentgenol.* 2014;203:541–550.
**Schuind F, Haentjens P, Van Innis F, et al.** Prognostic factors in the treatment of carpal scaphoid nonunions. *J Hand Surg Am.* 1999;24:761–776.
**Sheetz KK, Bishop AT, Berger RA.** The arterial blood supply of the distal radius and ulna and its potential use in vascularized pedicled bone grafts. *J Hand Surg Am.* 1995;20:902–914.
**Sotereanos DG, Mitsionis GJ, Giannakopoulos PN, et al.** Perilunate dislocation and fracture dislocation: a critical analysis of the volar-dorsal approach. *J Hand Surg Am.* 1997;22:49–56.
**Souer JS, Rutgers M, Andermahr J, et al.** Perilunate fracture-dislocations of the wrist: comparison of temporary screw versus K-wire fixation. *J Hand Surg Am.* 2007;32:318–325.
**Straw RG, Davis TR, Dias JJ.** Scaphoid nonunion: treatment with a pedicled vascularized bone graft based on the 1,2 intercompartmental supraretinacular branch of the radial artery. *J Hand Surg.* 2002;27:413–416.
**Teisen H, Hjarbaek J.** Classification of fresh fractures of the lunate. *J Hand Surg.* 1988;13:458–462.
**Trumble T.** Fractures and dislocations of the carpus. In: Trumble T, ed. *Principles of Hand Surgery and Therapy*. Philadelphia: Saunders;2000:90–125.
**Trumble T, Verheyden J.** Treatment of isolated perilunate and lunate dislocations with combined dorsal and volar approach and intraosseous cerclage wire. *J Hand Surg Am.* 2004;29:412–417.
**Wozasek GE, Moser KD.** Percutaneous screw fixation for fractures of the scaphoid. *J Bone Joint Surg.* 1991;73;138–142.
**Zaidemberg C, Siebert JW, Angrigiani C.** A new vascularized bone graft for scaphoid nonunion. *J Hand Surg Am.* 1991;16:474–478.

## 腕关节不稳

**Allieu Y, Brahin B, Ascencio G.** Carpal instabilities: radiological and clinicopathological classification. *Ann Radiol.* 1982;25:275–287.
**Berger RA.** The ligaments of the wrist: a current overview of anatomy with considerations of their potential functions. *Hand Clin.* 1997;13:63–82.
**Brunelli GA, Brunelli GA.** Carpal instability with scapho-lunate dissociation treated using the flexor carpi radialis and scapho-trapezoid ligament repair: foundations, technique and results of preliminary series. *Rev Chir Orthop Reparatrice Appar Mot.* 2003;89:152–157.
**Cooney WP, Bussey R, Dobyns JH, et al.** Difficult wrist fractures: perilunate fracture-dislocations of the wrist. *Clin Orthop Rel Res.* 1987;214:136–147.
**Fenton RL.** The naviculo-capitate fracture syndrome. *J Bone Joint Surg Am.* 1956;38:681–684.
**Garcia-Elias M, Lluch AL, Stanley JK.** Three-ligament tenodesis for the treatment of scapholunate dissociation: indications and surgical technique. *J Hand Surg Am.* 2006;31:125–134.
**Geissler WB, Freeland AE, Savoie FH, et al.** Intracarpal soft-tissue lesions associated with an intra-articular fracture of the distal end of the radius. *J Bone Joint Surg Am.* 1996;78:357–365.
**Goldfarb CA, Stern PJ, Kiefhaber TR.** Palmar midcarpal instability: the results of treatment with 4-corner arthrodesis. *J Hand Surg Am.* 2004;29:258–263.
**Johnson RP.** The evolution of carpal nomenclature: a short review. *J Hand Surg Am.* 1990;15:834–838.
**Larsen CF, Amadio PC, Gilula LA, et al.** Analysis of carpal instability, I: description of the scheme. *J Hand Surg Am.* 1995;20:757–764.
**Lichtman DM, Bruckner JD, Culp RW, et al.** Palmar midcarpal instability: results of surgical reconstruction. *J Hand Surg Am.* 1993;18:307–315.
**Lichtman DM, Wroten ES.** Understanding midcarpal instability. *J Hand Surg Am.* 2006;31:491–498.
**Linscheid RL, Dobyns JH.** Treatment of scapholunate dissociation. *Hand Clin.* 1992;8:645–652.
**Linscheid RL, Dobyns JH, Beabout JW, et al.** Traumatic instability of the wrist: diagnosis, classification, and pathomechanics. *J Bone Joint Surg Am.* 1972;54:1612–1632.
**Mayfield JK, Johnson RP, Kilcoyne RK.** Carpal dislocations: pathomechanics and progressive perilunar instability. *J Hand Surg Am.* 1980;5:226–241.
**Minami A, Kaneda K.** Repair and/or reconstruction of scapholunate interosseous ligament in lunate and perilunate dislocations. *J Hand Surg Am.* 1993 Nov;18(6):1099–1106.
**Mitsuyasu H, Patterson RM, Shah MA, et al.** The role of the dorsal intercarpal ligament in dynamic and static scapholunate instability. *J Hand Surg Am.* 2004;29:279–288.
**Rettig ME, Raskin KB.** Long-term assessment of proximal row carpectomy for chronic perilunate dislocations. *J Hand Surg Am.* 1999;24:1231–1236.
**Rikli DA, Honigmann P, Babst R, et al.** Intra-articular pressure measurement in the radioulnocarpal joint using a novel sensor:

in vitro and in vivo results. *J Hand Surg Am*. 2007;32:67–75.

**Ritt MJPF, Linscheid RL, Cooney WP, et al.** The lunotriquetral joint: kinematic effects of sequential ligament sectioning, ligament repair, and arthrodesis. *J Hand Surg Am*. 1998;23:432–445.

**Saffar P.** Classification of carpal instabilities. In: Büchler U, ed. *Wrist Instability*. London: Martin Dunitz;1996:29–34.

**Shin AY, Weinstein LP, Berger RA, et al.** Treatment of isolated injuries of the lunotriquetral ligament: a comparison of arthrodesis, ligament reconstruction and ligament repair. *J Bone Joint Surg*. 2001;83:1023–1028.

**Siegel JM, Ruby LK.** A critical look at intercarpal arthrodesis: review of the literature. *J Hand Surg Am*. 1996; 21:717–723.

**Taleisnik J.** *The Wrist*. New York: Churchill Livingstone;1985.

**Viegas SF.** Ligamentous repair following acute scapholunate dissociation. In: Gelberman RH, ed. *Master Techniques in Orthopedic Surgery: The Wrist*. New York: Raven Press;1994:135–146.

**Walsh JJ, Berger RA, Cooney WP.** Current status of scapholunate interosseous ligament injuries. *J Am Acad Orthop Surg*. 2002;10:32–42.

**Watson HK, Ashmead D IV, Makhlouf MV.** Examination of the scaphoid. *J Hand Surg Am*. 1988;13:657–660.

**Watson HK, Weinzweig J, Zeppieri J.** The natural progression of scaphoid instability. *Hand Clin*. 1997;13:39–49.

**Zdravkovic V, Sennwald GR.** A new radiographic method of measuring carpal collapse. *J Bone Joint Surg*. 1997; 79:167–169.


## 桡骨远端损伤


**Cohen MD, Jupiter JB.** Fractures of the distal radius. In: Browner BD, ed. *Skeletal Trauma: Basic Science, Management, and Reconstruction*. 4th ed. Philadelphia: WB Saunders, 2009:1405–1458.

**Dumontier C, Meyer zu Rexkendorf G, Sautet A, et al.** Radiocarpal dislocations: classification and proposal for treatment. A review of twenty-seven cases. *J Bone Joint Surg Am*. 2001;83:212–218.

**Fernandez DL.** Correction of post-traumatic wrist deformity in adults by osteotomy, bone-grafting, and internal fixation. *J Bone Joint Surg Am*. 1982;64:1164–1178.

**Fernandez DL.** Fractures of the distal radius: operative treatment. *Instr Course Lect*. 1993;42:73–88.

**Fernandez DL, Ring D, Jupiter JB.** Surgical management of delayed union and nonunion of distal radius fractures. *J Hand Surg Am*. 2001;26A:201–209.

**Gong HS, Cho HE, Kim J, et al.** Surgical treatment of acute distal radioulnar joint instability associated with distal radius fractures. *J Hand Surg Eur*. 2015; 40:783–789.

**Hanel DP, Lu TS, Weil WM.** Bridge plating of distal radius fractures: the Harborview method. *Clin Orthop Relat Res*. 2006;445:91– 99.

**Jakob M, Rikli DA, Regazzoni P.** Fractures of the distal radius treated by internal fixation and early function. A prospective study of 73 consecutive patients. *J Bone Joint Surg*. 2000;82:340–344.

**Jupiter JB, Ring D.** A comparison of early and late reconstruction of malunited fractures of the distal end of the radius. *J Bone Joint Surg Am*. 1996;78:739–748.

**Karnezis IA, Panagiotopoulos E, Tyllianakis, et al.** Correlation between radiological parameters and patient-rated wrist dysfunction following fractures of the distal radius. *Injury*. 2005;36:1435–1439.

**Krämer S, Meyer H, O'Loughlin PF, et al.** The incidence of ulnocarpal complaints after distal radial fracture in relation to the fracture of the ulnar styloid. *J Hand Surg Eur*. 2013;38:710–717.

**Lafontaine M, Hardy D, Delince PH.** Stability assessment of distal radius fractures. *Injury*. 1989;20:208–210.

**Leslie BM, Medoff RJ.** Fracture specific fixation of distal radius fractures. *Tech Orthop*. 2000;15:336–352.

**Lozano-Calderón SA, Doornberg J, Ring D.** Fractures of the dorsal articular margin of the distal part of the radius with dorsal radiocarpal subluxation. *J Bone Joint Surg Am*. 2006;88:1486–1493.

**MacKenney PJ, McQueen MM, Elton R.** Prediction of instability in distal radius fractures. *J Bone Joint Surg Am*. 2006;88:1944–1951.

**Melone CP Jr.** Articular fractures of the distal radius. *Orthop Clin North Am*. 1984;15:217–236.

**Nunez FA Jr, Zhongyu L, Campbell D, et al.** Distal ulna hook plate: angular stable implant for fixation of distal ulna. *J Wrist Surg*. 2013 Feb;2(1):87–92.

**Orbay JL, Fernandez DL.** Volar fixed-angle plate fixation for unstable distal radius fractures in the elderly patient. *J Hand Surg Am*. 2004;29:96–102.

**Rikli DA, Regazzoni P.** Fractures of the distal end of the radius treated by internal fixation and early function. A preliminary report of 20 cases. *J Bone Joint Surg*. 1996;78(4):588–592.

**Ring D, Prommersberger KJ, González del Pino J, et al.** Corrective osteotomy for intra-articular malunion of the distal part of the radius. *J Bone Joint Surg Am*. 2005;87:1503–1509.

**Souer JS, Ring D, Matschke S, et al.** Effect of an unrepaired fracture of the ulnar styloid base on outcome after plate-and-screw fixation of a distal radial fracture. *J Bone Joint Surg Am*. 2009; 91:830–838.

**Taleisnik J, Watson HK.** Midcarpal instability caused by malunited fractures of the distal radius. *J Hand Surg Am*. 1984;9:350–357.

**Zenke Y, Sakai A, Oshige T, et al.** The effect of an associated ulnar styloid fracture on the outcome after fixation of a fracture of the distal radius. *J Bone Joint Surg*. 2009; 91:102–107.


## 下尺桡关节损伤


**Adams BD, Berger RA.** An anatomic reconstruction of the distal radioulnar ligaments for posttraumatic distal radioulnar joint instability. *J Hand Surg Am*. 2002;27:243–251.

**Allan CH, Joshi A, Lichtman DM.** Kienböck's disease: diagnosis and treatment. *J Am Acad Orthop Surg*. 2001;9:128–136.

**Bednar MS, Arnoczky SP, et al.** The

microvasculature of the triangular fibrocartilage complex: its clinical significance. *J Hand Surg Am.* 1991;16:1101–1105.

**Bilos ZJ, Chamberland D.** Distal ulnar head shortening for treatment of triangular fibrocartilage complex tears with ulna positive variance. *J Hand Surg Am.* 1991;16:1115–1119.

**Breen TF, Jupiter JB.** Extensor carpi ulnaris and flexor carpi ulnaris tenodesis of the unstable distal ulna. *J Hand Surg Am.* 1989;14:612–617.

**Chen NC, Wolfe SW.** Ulna shortening osteotomy using a compression device. *J Hand Surg Am.* 2003;28:88–93.

**Chun S, Palmer AK.** The ulnar impaction syndrome: follow-up of ulnar shortening osteotomy. *J Hand Surg Am.* 1993;18:46–53.

**Constantine KJ, Tomaino MM, Herndon JH, et al.** Comparison of ulnar shortening osteotomy and the wafer resection procedure as treatment for ulnar impaction syndrome. *J Hand Surg Am.* 2000;25:55–60.

**Darrow JC Jr, Linscheid RL, Dobyns JH, et al.** Distal ulnar recession for disorders of the distal radioulnar joint. *J Hand Surg Am.* 1985;10:482-491.

**Ekenstam F, Hagert CG.** Anatomical studies on the geometry and stability of the distal radioulnar joint. *Scand J Plast Reconstr Surg.* 1985;19:17–25.

**Friedman SL, Palmer AK.** The ulnar impaction syndrome. *Hand Clin.* 1991;7:295–310.

**Geissler WB, Fernandez DL, Lamey DM.** Distal radioulnar joint injuries associated with fractures of the distal radius. *Clin Orthop Relat Res.* 1996 Jun;327:135–146.

**Hulsizer D, Weiss AP, Akelman E.** Ulnar-shortening osteotomy after failed arthroscopic débridement of the triangular fibrocartilage complex. *J Hand Surg Am.* 1997;22:694–698.

**Kapandji IA.** The Kapandji-Sauve procedure. *J Hand Surg.* 1992;17:125–126.

**Nunez FA Jr, Barnwell J, Li Z, et al.** Metaphyseal ulnar shortening osteotomy for the treatment of ulnocarpal abutment syndrome using distal ulna hook plate: Case series. *J Hand Surg Am.* 2012;37A:1574–1579.

**Palmer AK, Werner FW.** Biomechanics of the distal radioulnar joint. *Clin Orthop Relat Res.* 1984;187:26–35.

### 桡骨远端骨折畸形愈合

**Amadio PC, Botte MJ.** Treatment of malunion of the distal radius. *Hand Clin.* 1987;3:541–561.

**Fernandez DL.** Correction of post-traumatic wrist deformity in adults by osteotomy, bone-grafting, and internal fixation. *J Bone Joint Surg.* 1982;64A:1164–1178 and 2000;120:23–26.

**Fernandez DL.** Malunion of the distal radius: current approach to management. *Instr Course Lect.* 1993;42:99–113.

**Fernandez DL, Jupiter B.** *Fractures of the Distal Radius: A Practical Approach to Management*. New York: Springer;1996.

**González del Pino J, Nagy L, González E, et al.** Complex intra-articular osteotomy for malunion of the distal radius. Indications and surgical technique. *Rev Orthop Traumatol.* 2000;44:406–417.

**Jenkins NH, Mintowt-Czyz WJ.** Mal-union and dysfunction in Colles' fracture. *J Hand Surg.* 1988;13B:291–293.

**Jupiter JB, Fernandez DL.** Complications following distal radial fractures. *Instr Course Lect.* 2002;51:203–219.

**Jupiter JB, Ring D.** A comparison of early and late reconstruction of malunited fractures of the distal end of the radius. *J Bone Joint Surg Am.* 1996;78A:739–748.

**Knirk JL, Jupiter JB.** Intra-articular fractures of the distal end of the radius in young adults. *J Bone Joint Surg Am.* 1986;68A:647–659.

**Lozano-Calderon SA, Brouwer KM, Doornberg JN, et al.** Long-term outcomes of corrective osteotomy for the treatment of distal radius malunion. *J Hand Surg Am.* 2010;35E:370–380.

**Prommersberger KJ, Van Schoonhoven J, Lanz UB.** Outcome after corrective osteotomy for malunited fractures of the distal end of the radius. *J Hand Surg.* 2002;27B:55–60.

**Rikli DA, Regazzoni P.** Fractures of the distal end of the radius treated by internal fixation and early function. A preliminary report of 20 cases. *J Bone Joint Surg.* 1996;78(4):588–592.

**Ring D, Roberge C, Morgan T, et al.** Osteotomy for malunited fractures of the distal radius: a comparison of structural and nonstructural autogenous bone grafts. *J Hand Surg Am.* 2002;27A:216–222.

**Ring D, Prommersberger KJ, Gonzalez del Pino J, et al.** Corrective osteotomy for intra-articular malunion of the distal part of the radius. *J Bone Joint Surg Am.* 2005;87A:1503–1509.

### 腕关节融合术

**Bain GI, Watts AC.** The outcome of scaphoid excision and four-corner arthrodesis for advanced carpal collapse at a minimum of ten years. *J Hand Surg Am.* 2010; 35(5):719–725.

**Bolano LE, Green DP.** Wrist arthrodesis in post-traumatic arthritis: A comparison of two methods. *J Hand Surg Am.* 1993;18:786–791.

**Borisch BN, Haussmann P.** Radio-lunate arthrodesis in the rheumatoid wrist: a retrospective clinical and radiological long-term follow-up. *J Hand Surg.* 2002;27:61–72.

**Chamay A, Della Santa D, Vilaseca A.** Radiolunate arthrodesis factor of stability for the rheumatoid wrist. *Ann Chir Main.* 1983;2:5–17.

**Cohen MS, Kozin SH.** Degenerative arthritis of the wrist: proximal row carpectomy versus scaphoid excision and four-corner arthrodesis. *J Hand Surg Am.* 2001;26:94–104.

**Cooney WP, Linscheid RL, Dobyns JH.** Scaphoid fractures: problems associated with nonunion and avascular necrosis. *Orthop Clin North Am.* 1984;15:381–391.

**Friedman S, Palmer A.** The ulnar impaction syndrome. *Hand Clin.* 1991;7:295-310.

**Garcia-Elias M, Cooney WP, An KN, et al.** Wrist kinematics after limited intercarpal arthrodesis. *J Hand Surg Am.* 1989;14:791–799.

**González del Pino J, Campbell D, Fischer T, et al.** Variable angle locking intercarpal fusion system for four-corner arthrodesis: Indications and surgical technique. *J Wrist Surg.* 2012 Aug;1(1):73–78.

**Hastings H.** Arthrodesis of the osteoarthritic wrist. In: Gelberman RH, ed. *Master Techniques in Orthopaedic Surgery. The Wrist*. New York: Raven Press;1994:345–350.

**Hastings H, Weiss APC, Quenzer D, et al.** Arthrodesis of the wrist for post-traumatic disorders. *J Bone Joint Surg Am*. 1996;78:897–902.

**Krakauer JD, Bishop AT, Cooney WP.** Surgical treatment of scapholunate advanced collapse. *J Hand Surg Am*. 1994;19:751–759.

**Krimmer H, Wiemer P, Kalb K.** Comparative outcome assessment of the wrist joint—mediocarpal partial arthrodesis and total arthrodesis. *Handchir Mikrochir Plast Chir*. 2000;32:369–374.

**Mulford JS, Ceulemans LJ, Nam D, et al.** Proximal row carpectomy vs four corner fusion for scapholunate (SLAC) or scaphoid nonunion advanced collapse (SNAC) wrists: a systematic review of outcomes. *J Hand Surg Eur*. 2009;34(2):256–263.

**Nagy L, Büchler U.** Long-term results of radioscapholunate fusion following fractures of the distal radius. *J Hand Surg*. 1997;22:705–710.

**Ozyurekoglu T, Turker T.** Results of a method of 4-corner arthrodesis using headless compression screws. *J Hand Surg Am*. 2012;37(3):486–492.

**Palmer AK, Dobyns JH, Linscheid RL.** Management of post-traumatic instability of the wrist secondary to ligament rupture. *J Hand Surg Am*. 1978;3:507–532.

**Shin AY.** Four-corner arthrodesis. *J Am Soc Surg Hand*. 2001;1:93–111.

**Shin EK, Jupiter JB.** Radioscapholunate arthrodesis for advanced degenerative radiocarpal osteoarthritis. *Tech Hand Up Extrem Surg*. 2007;11:180–183.

**Strauch RJ.** Scapholunate advanced collapse and scaphoid nonunion advanced collapse arthritis—update on evaluation and treatment. *J Hand Surg Am*. 2011; 36(4):729–735.

**Watson HK, Ballet FL.** The SLAC wrist: scapholunate advanced collapse pattern of degenerative arthritis. *J Hand Surg Am*. 1984;9:358–365.

**Weiss APC, Hastings H.** Wrist arthrodesis for traumatic conditions: a study of plate and local bone graft application. *J Hand Surg Am*. 1995;20:50–56.

**Wyrick JD, Stern PJ, Kiefhaber TR.** Motion-preserving procedures in the treatment of scapholunate advanced collapse wrist: proximal row carpectomy versus four-corner arthrodesis. *J Hand Surg Am*. 1995;20:965–970.

# AO/OTA 骨折和脱位分型

AO/OTA Fracture and Dislocation Classification

## 桡骨和尺骨远端

Distal radius and ulna

## 手和腕部

Hand and carpus

可进一步获取完整的骨折分类
和脱位分型的相关材料。

# 桡骨和尺骨远端

## 2R3/2U3

**位置：**桡骨/尺骨，远端节段 2R3/2U3

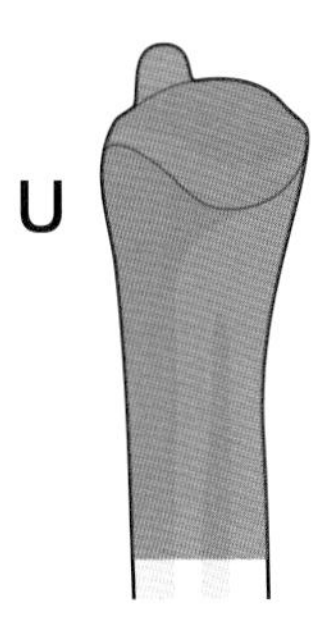


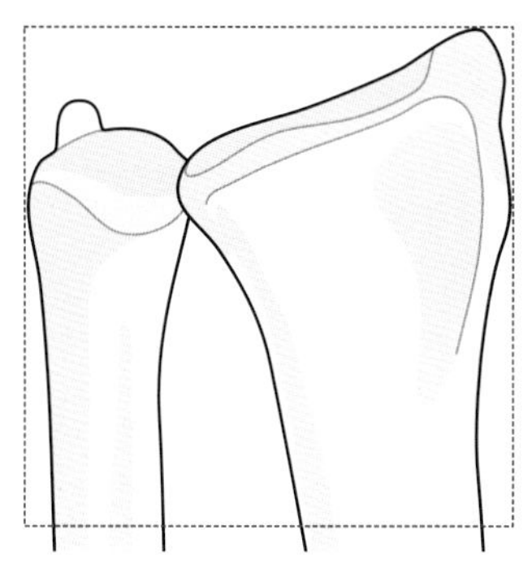

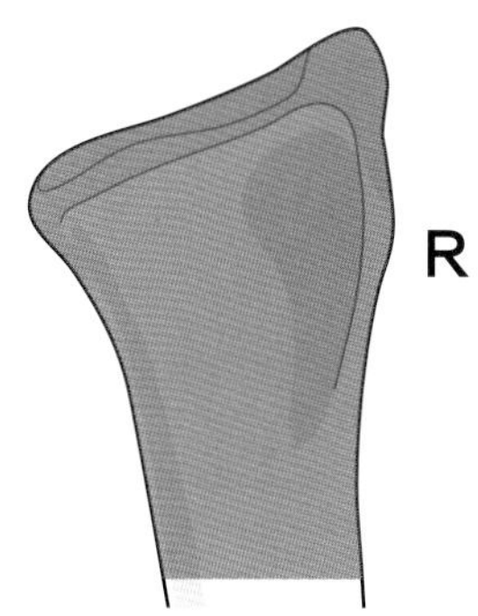


**类型：**

桡骨，远端节段，
关节外骨折
2R3A

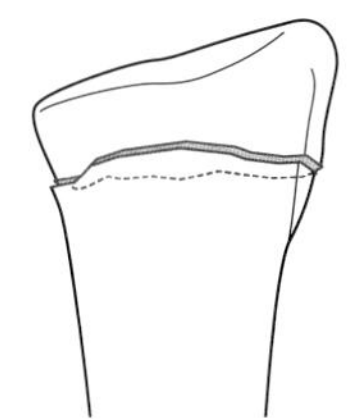

桡骨，远端节段，
部分关节内骨折
2R3B

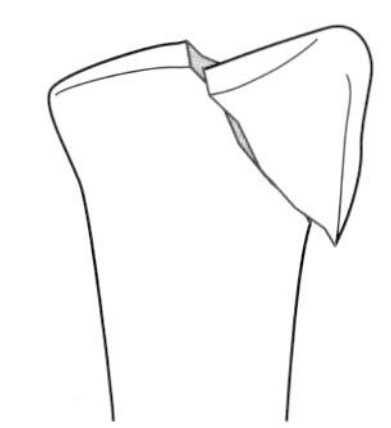

桡骨，远端节段，
完全关节内骨折
2R3C

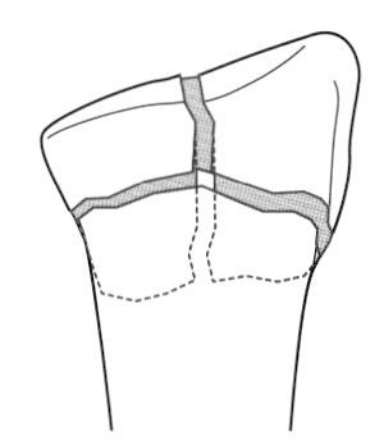

尺骨，远端节段，
关节外骨折
2U3A

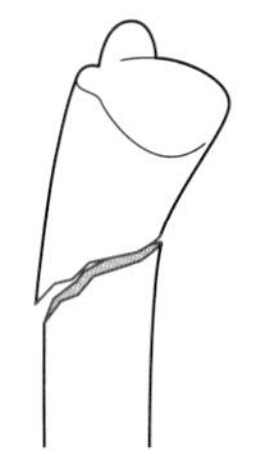

尺骨，远端节段，
部分关节内骨折
2U3B

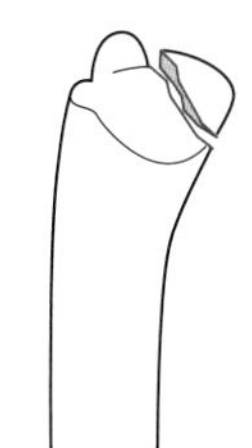

尺骨，远端节段，
完全关节内骨折
2U3C

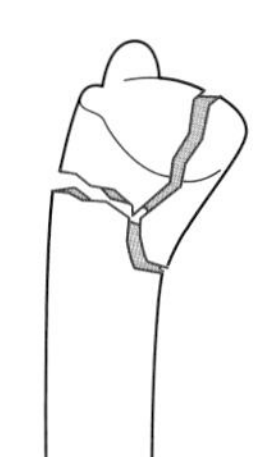

## 2R3A

**类型：**桡骨，远端节段，关节外骨折 2R3A

**分类：**桡骨，远端节段，关节外骨折，桡骨茎突撕脱骨折 2R3A1

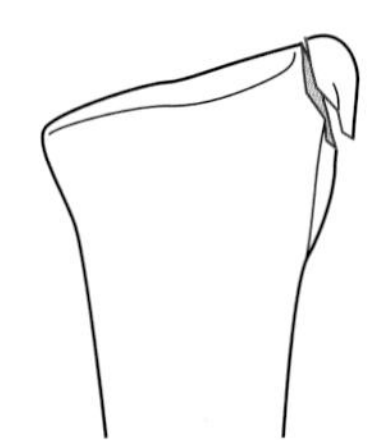

**分类：**桡骨，远端节段，关节外骨折，简单骨折 2R3A2

**亚类：**

横向，无移位/倾斜
(可有短缩)
2R3A2.1

背侧移位/倾斜
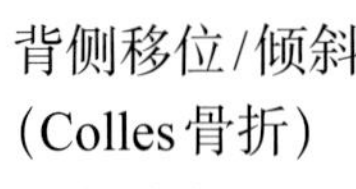
(Colles骨折)
2R3A2.2

掌侧移位/倾斜
(Smith骨折)
2R3A2.3

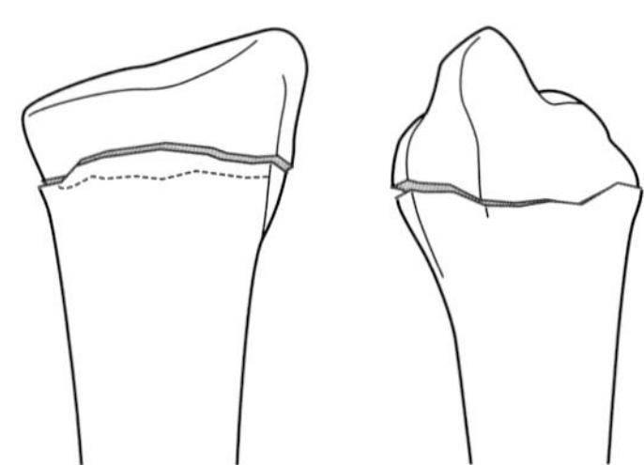

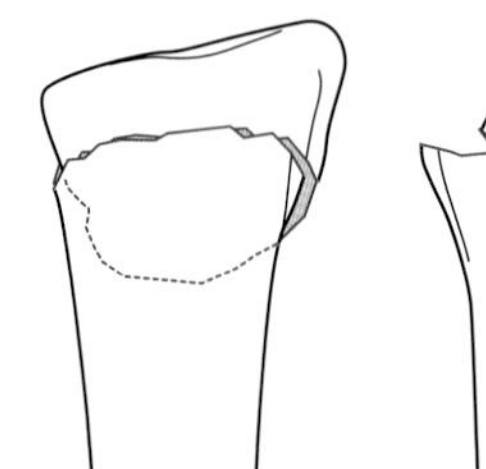

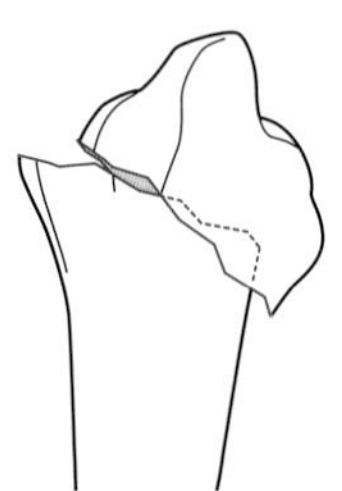

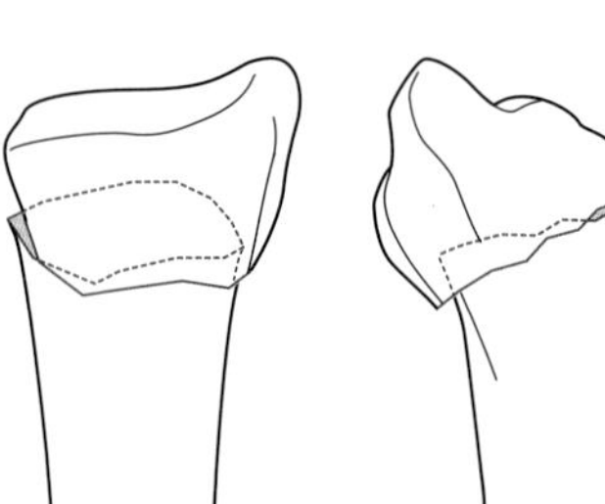

**分类：**桡骨，远端节段，关节外骨折，楔形或粉碎性骨折 2R3A3

**亚类：**

楔形骨折块完整
2R3A3.1

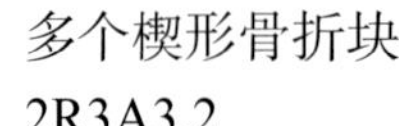
多个楔形骨折块
2R3A3.2

粉碎性骨折
2R3A3.3

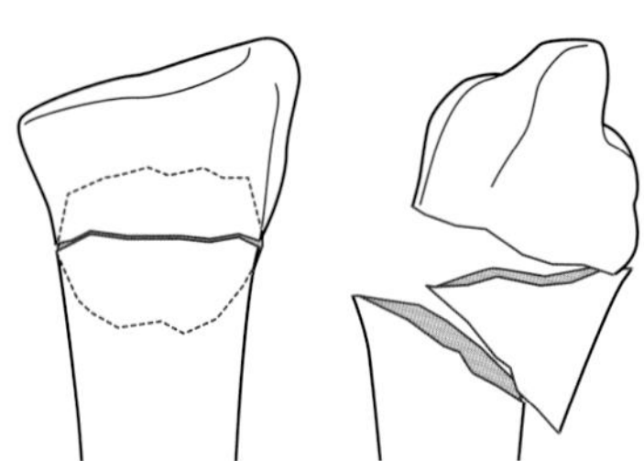

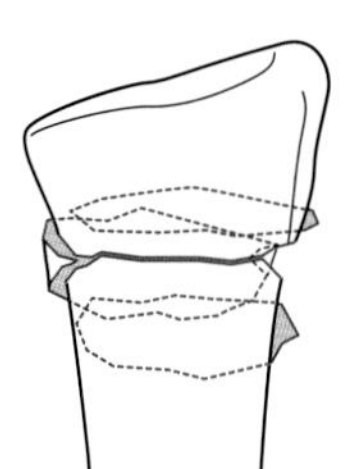

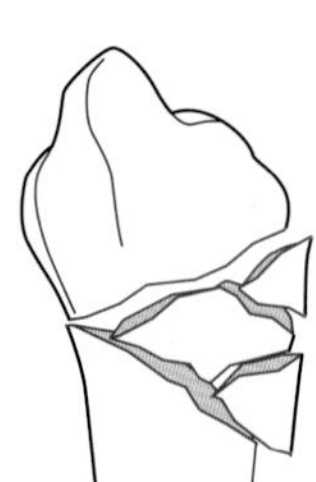

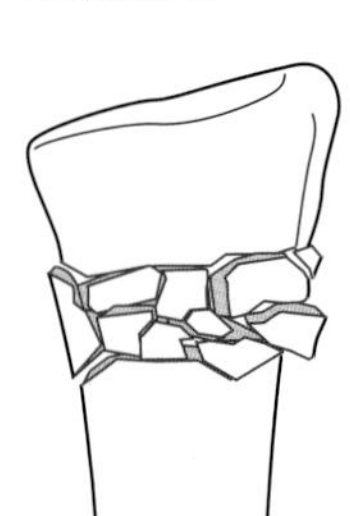

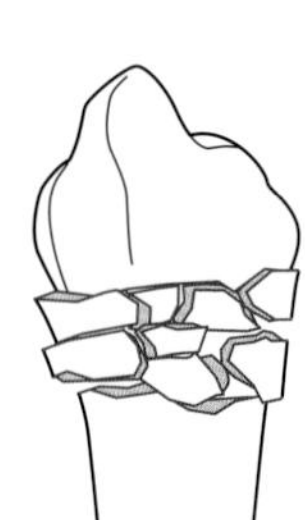

## 2U3A

**类型：** 尺骨，远端节段，关节外骨折 2U3A

**分类：** 尺骨，远端节段，关节外骨折，茎突骨折 2U3A1

**亚类：**

茎突尖端骨折
2U3A1.1

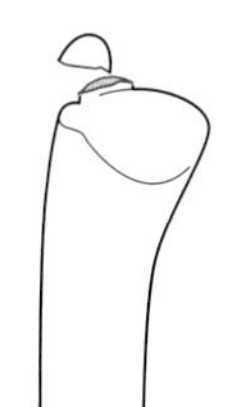

茎突基底部骨折
2U3A1.2

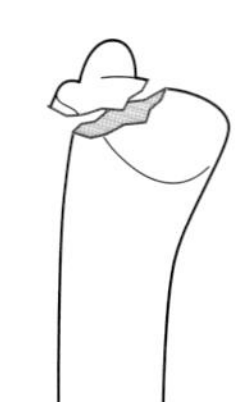

**分类：** 尺骨，远端节段，关节外骨折，简单骨折 2U3A2

**亚类：**

螺旋形骨折
2U3A2.1

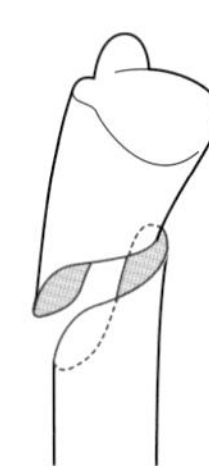

斜行骨折（≥30°）
2U3A2.2

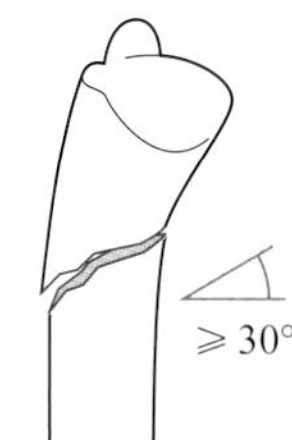


横行骨折（<30°）
2U3A2.3

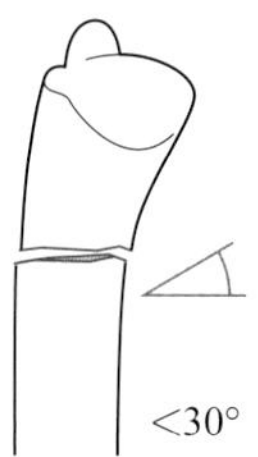


**分类：** 尺骨，远端节段，关节外骨折，粉碎性骨折 2U3A3

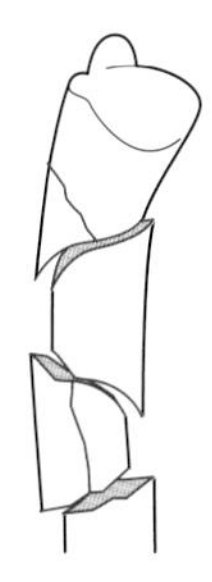

## 2R3B

**类型：**桡骨，远端节段，部分关节内骨折 2R3B

**分类：**桡骨，远端节段，部分关节内骨折，矢状面骨折 2R3B1

**亚类：**

累及舟骨窝

2R3B1.1

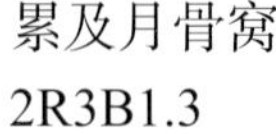

累及月骨窝

2R3B1.3

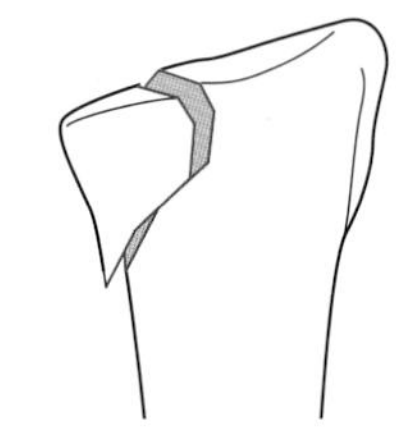

**分类：**桡骨，远端节段，部分关节内骨折，背侧缘骨折（Barton骨折）2R3B2

**亚类：**

简单骨折

2R3B2.1

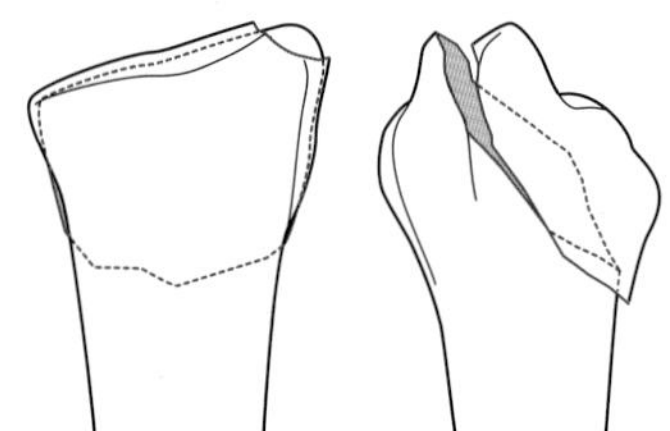

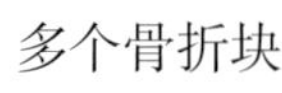

多个骨折块

2R3B2.2

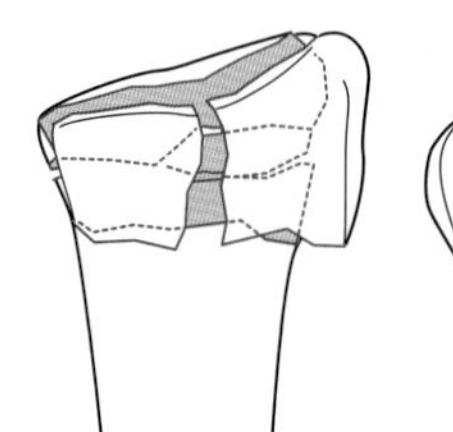

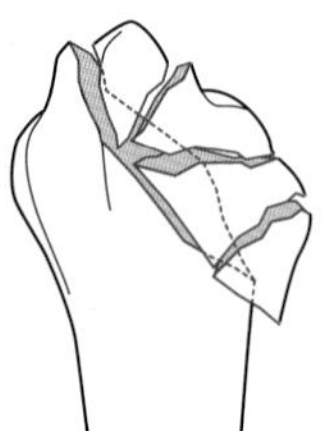

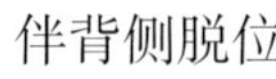

伴背侧脱位

2R3B2.3

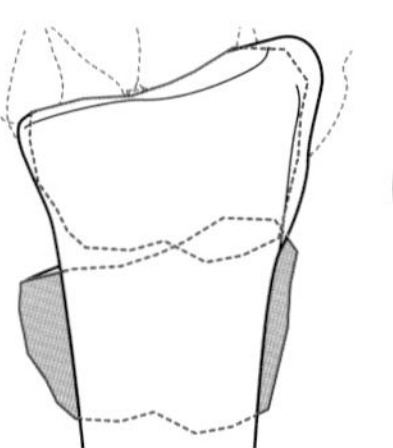

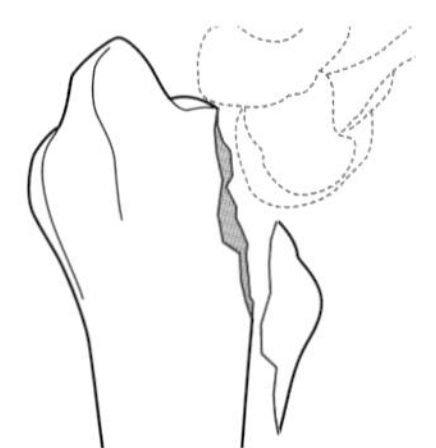

**分类：**桡骨，远端节段，部分关节内骨折，掌侧缘骨折（反Barton骨折，Goyrand-Smith Ⅱ型骨折）2R3B3

**亚类：**

简单骨折

2R3B3.1

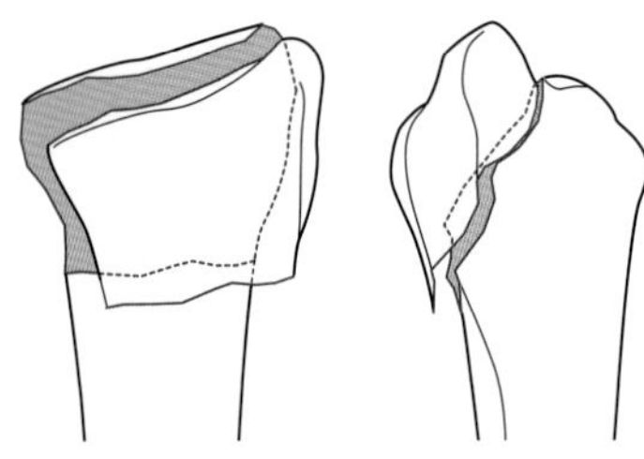

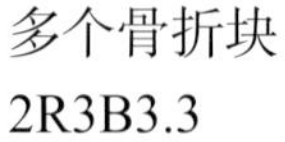

多个骨折块

2R3B3.3

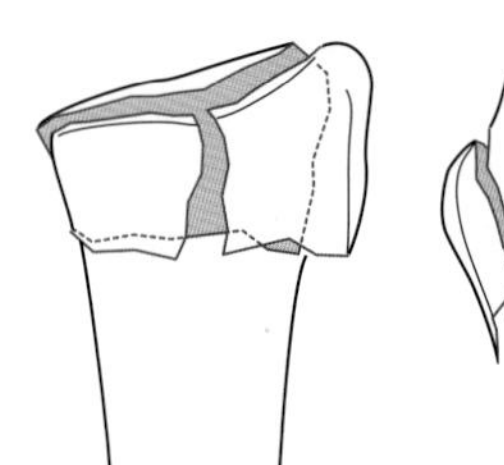

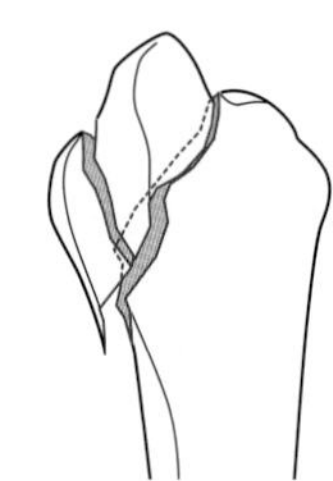

## 2R3C

**类型：**桡骨，远端节段，完全关节内骨折 2R3C

**分类：**桡骨，远端节段，完全关节内骨折，关节内和干骺端简单骨折 2R3C1

**亚类：**

背内侧关节内骨折
2R3C1.1*

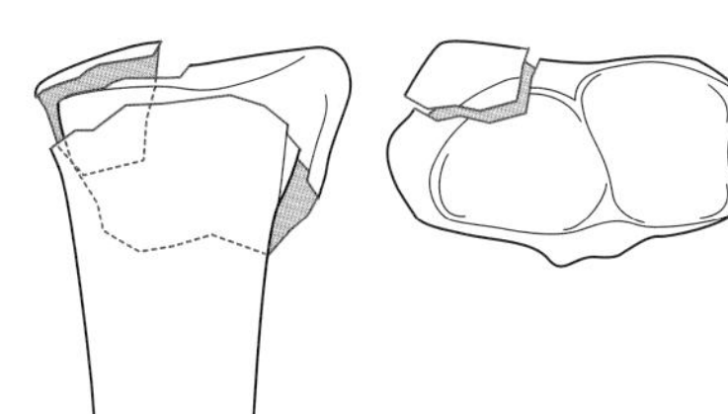

矢状面关节内骨折
2R3C1.2*

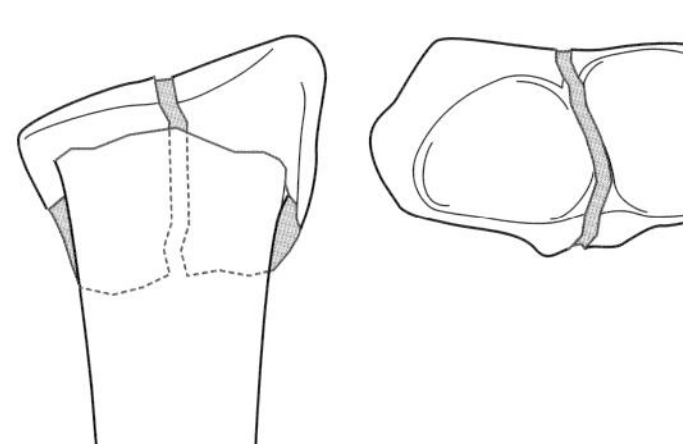

额/冠状面关节内骨折
2R3C1.3*

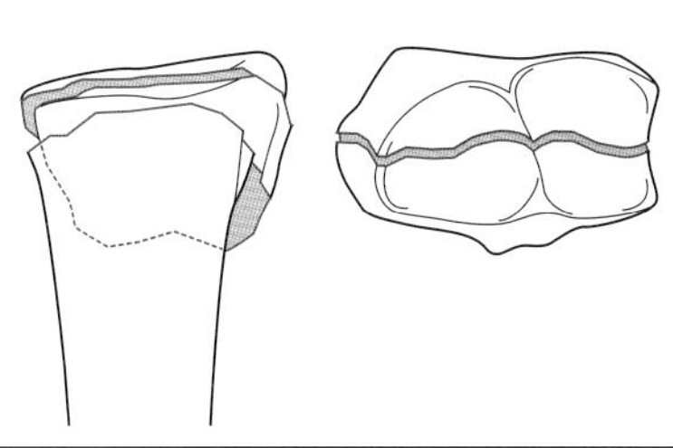

* 限定条件：t 下尺桡关节稳定
u 下尺桡关节不稳定

**分类：**桡骨，远端骨折，完全关节内骨折，关节内简单骨折，干骺端粉碎性骨折 2R3C2

**亚类：**

矢状面关节内骨折
2R3C2.1*

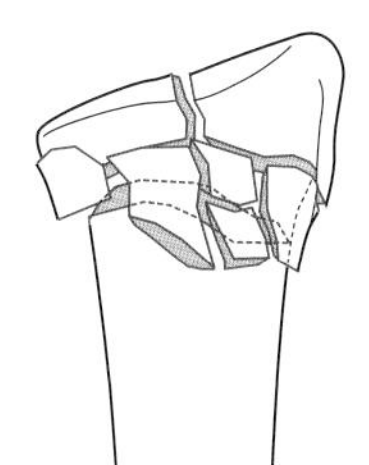

额/冠状面骨折
2R3C2.2*

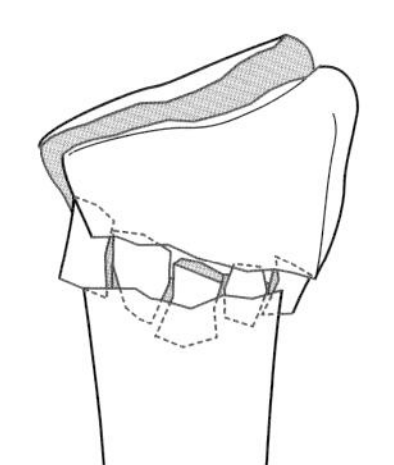

骨折延伸到骨干
2R3C2.3*

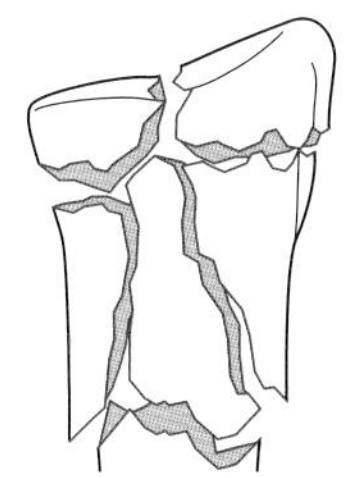

* 限定条件：t 下尺桡关节稳定
u 下尺桡关节不稳定

**分类：**桡骨，远端节段，完全关节内骨折，关节内粉碎性骨折，干骺端简单或粉碎性骨折 2R3C3

**亚类：**

干骺端简单骨折
2R3C3.1*

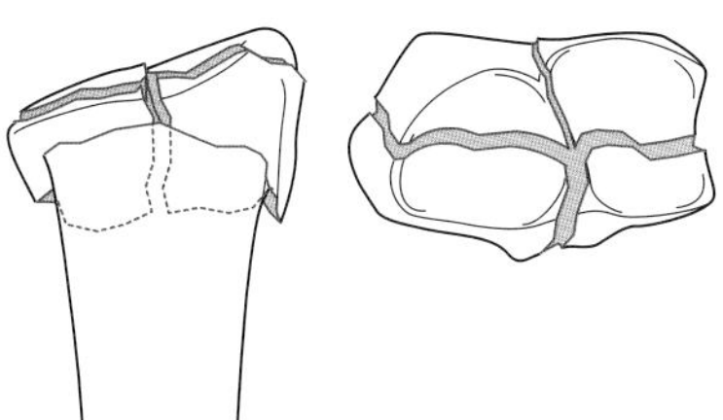

干骺端粉碎性骨折
2R3C3.2*

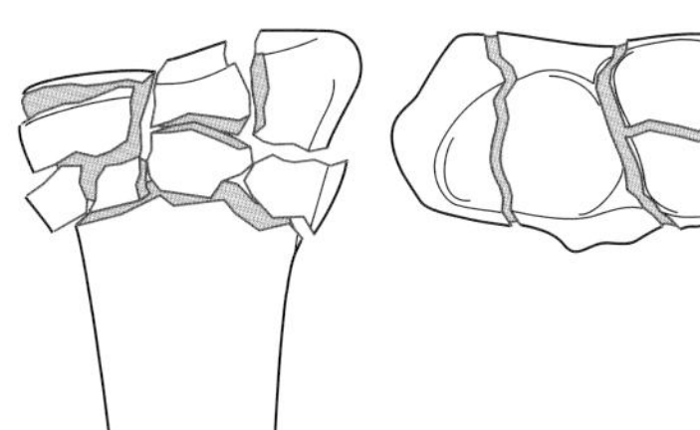

骨折延伸到骨干
2R3C3.3*

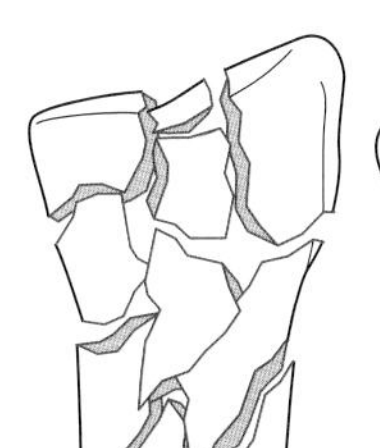

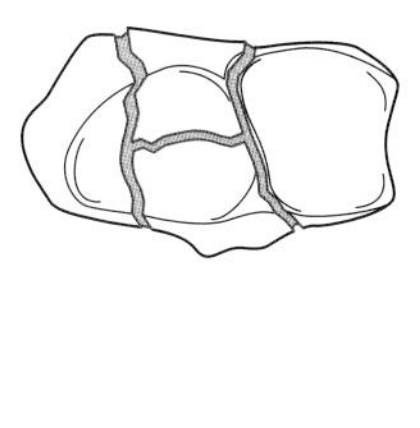

* 限定条件：t 下尺桡关节稳定
u 下尺桡关节不稳定

注：限定条件是可选的，它适用于大括号内由星号标注的骨折代码（由小写字母表示）。不止一种限定条件可用于骨折的分类，多种限定条件之间用逗号隔开。如需获取更多信息，请扫描二维码。

# 手和腕部

**解剖区域：**手和腕部 7

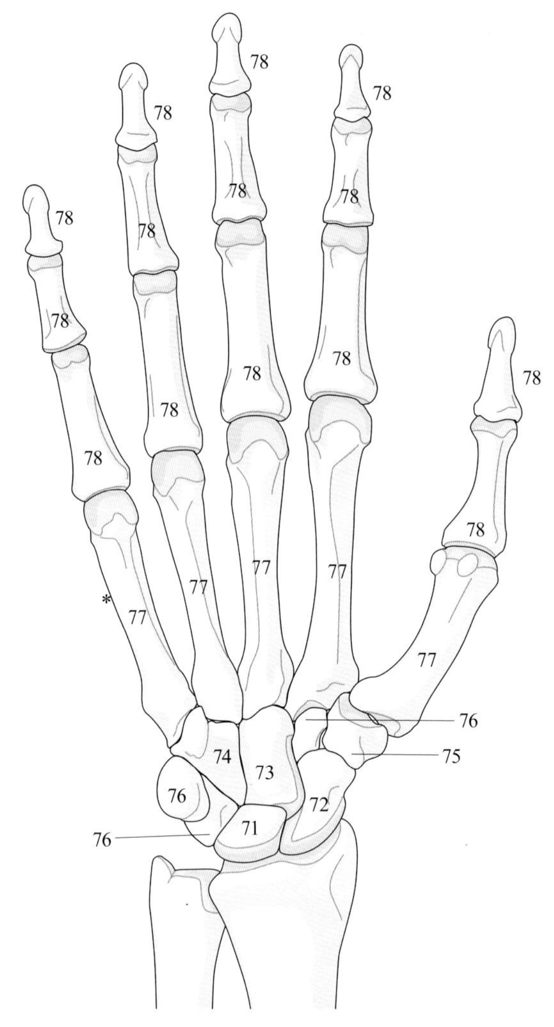


**骨骼**

手和腕部，月骨 71
手和腕部，舟骨 72
手和腕部，头状骨 73
手和腕部，钩骨 74
手和腕部，大多角骨 75
手和腕部，其他腕骨 76
手和腕部，掌骨 77
手和腕部，指骨 78
手和腕部，粉碎性、多发性骨折 79

注：限定条件是可选的，它适用于大括号内由星号标注的骨折代码（由小写字母表示）。不止一种限定条件可用于骨折的分类，多种限定条件之间用逗号隔开。如需获取更多信息，请扫描二维码。

## 月骨 71

**骨骼：**手和腕部，月骨 71

**类型：**

手和腕部，月骨，
撕脱骨折
71A

手和腕部，月骨，
简单骨折
71B

手和腕部，月骨，
粉碎性骨折
71C

## 舟骨 72

**骨骼：**手和腕部，舟骨 72

**类型：**

手和腕部，舟骨，
撕脱骨折
72A

手和腕部，舟骨，
简单骨折
72B*

手和腕部，舟骨，
粉碎性骨折
72C*

* 限定条件：a 近极
b 腰部
c 远极

## 头状骨 73

**骨骼：**手和腕部，头状骨 73

**类型：**

手和腕部，头状骨，
撕脱骨折
73A

手和腕部，头状骨，
简单骨折
73B

手和腕部，头状骨，
粉碎性骨折
73C

## 钩骨 74

**骨骼：**手和腕部，钩骨 74

**类型：**

手和腕部，钩骨骨折
钩骨折
74A

手和腕部，钩骨，
简单骨折
74B

手和腕部，钩骨，
粉碎性骨折
74C

## 大多角骨 75

**骨骼：**手和腕部，大多角骨 75

**类型：**

手和腕部，大多角骨，
撕脱骨折
75A

手和腕部，大多角骨，
简单骨折
75B

手和腕部，大多角骨，
粉碎性骨折
75C

# 其他 76._.

**骨骼：**手和腕部，其他 76.__.

| 豌豆骨 | 三角骨 | 大多角骨 |
| --- | --- | --- |
| 76.1. | 76.2. | 76.3. |

→骨骼标识符（位于两个点.__.之间）添加到解剖区域之后的代码中。

## 76.1

手和腕，豌豆骨 76.1.

**类型：**

| 手和腕部，其他，豌豆骨，撕脱骨折 | 手和腕部，其他，豌豆骨，简单骨折 | 手和腕部，其他，豌豆骨，粉碎性骨折 |
| --- | --- | --- |
| 76.1.A | 76.1.B | 76.1.C |

## 76.2

手和腕部，三角骨 76.2.

**类型：**

| 手和腕部，其他，三角骨，撕脱骨折 | 手和腕部，其他，三角骨，简单骨折 | 手和腕部，其他，三角骨，粉碎性骨折 |
| --- | --- | --- |
| 76.2.A | 76.2.B | 76.2.C |

## 76.3

手和腕部，大多角骨 76.3.

**类型：**

| 手和腕部，其他，大多角骨，撕脱骨折 | 手和腕部，其他，大多角骨，简单骨折 | 手和腕部，其他，大多角骨，粉碎性骨折 |
| --- | --- | --- |
| 76.3.A | 76.3.B | 76.3.C |

# 掌骨 77.__.

**骨骼：**手和腕部，掌骨 77.__.

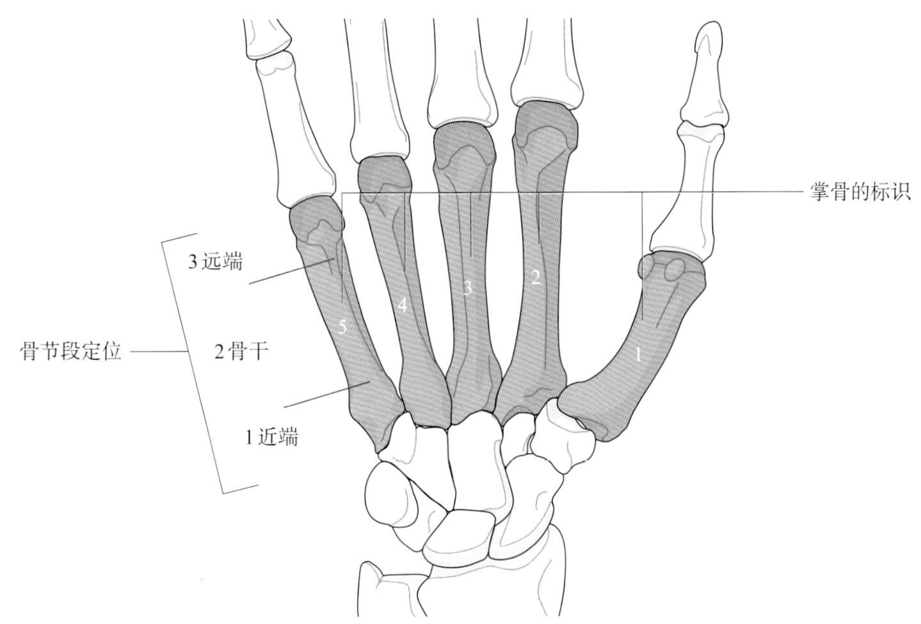


→掌骨的识别如下：拇指=1；示指=2；中指=3；环指=4；小指=5。
→添加掌骨标识（在两个点.__.之间），在骨骼代码之后。
→然后添加骨节段的位置。
→例如：手，第三掌骨，近端节段=77.3.1

**位置：**手和腕部，掌骨，近端节段 77.__.1
→示例代码（第三掌骨用下划线表示）：77.<u>3</u>.1

**类型：**

手和腕部，掌骨，近端节段，关节外骨折
77.<u>3</u>.1A

手和腕部，掌骨，近端节段，部分关节内骨折
77.<u>3</u>.1B

手和腕部，掌骨，近端节段，完全关节内骨折
77.<u>3</u>.1C

**位置：**手和腕部，掌骨，骨干 77.__.2
→示例代码（第三掌骨用下划线表示）：77.<u>3</u>.2

**类型：**

手和腕部，掌骨，骨干，简单骨折
77.<u>3</u>.2A

手和腕部，掌骨，骨干，楔形骨折
77.<u>3</u>.2B

手和腕部，掌骨，骨干，粉碎性骨折
77.<u>3</u>.2C

**位置：**手和腕部，掌骨，远端节段 77.__.3
→示例代码（第三掌骨用下划线表示）：77.<u>3</u>.3

**类型：**

手和腕部，掌骨，远端节段，关节外骨折
77.<u>3</u>.3A

手和腕部，掌骨，远端节段，部分关节内骨折
77.<u>3</u>.3B

手和腕部，掌骨，远端节段，完全关节内骨折
77.<u>3</u>.3C

# 指骨 78.__.__.

**骨骼：**手和腕部，指骨 78.__.__.

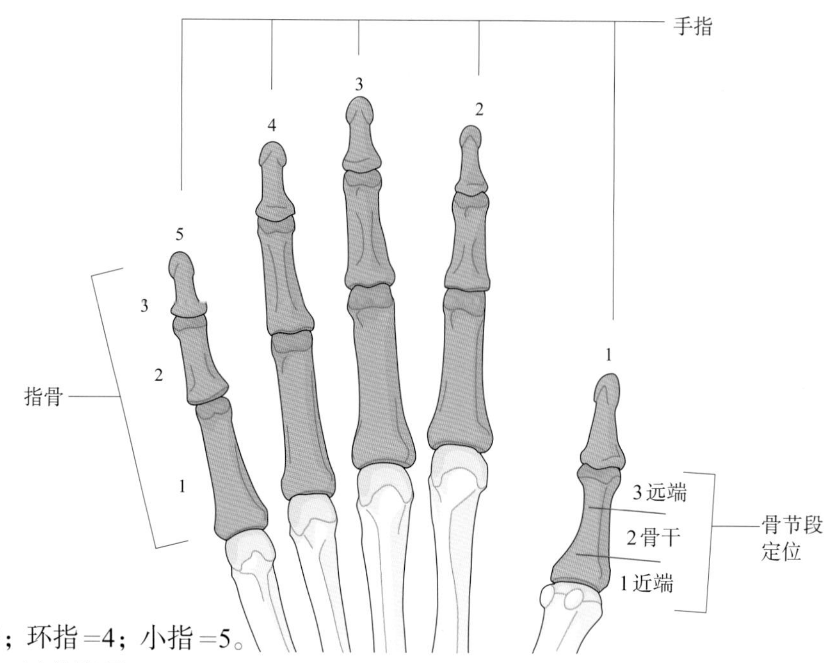


→手指和指骨识别如下。
手指：拇指=1；示指=2；中指=3；环指=4；小指=5。
指骨：近节指骨=1；中节指骨=2；远节指骨=3。
在骨骼代码之后添加手指和节段的识别代码（在点.__.__.之间）。
→例如：拇指近节指骨为78.1.1.
→然后，添加定位
→解剖区域+骨骼.手指.指骨.骨节段位置
→例如：拇指近节指骨近端骨折为78.1.1.1

**位置：**手和腕部，指骨，近端节段 78.1.1.1
→示例代码（拇指近节指骨用下划线表示）：78.1.1.1

**类型：**

| 手和腕部，指骨，近端节段，关节外骨折 78.1.1.1A | 手和腕部，指骨，近端节段，部分关节内骨折 78.1.1.1B | 手和腕部，指骨，近端节段，完全关节内骨折 78.1.1.1C |
|---|---|---|

**位置：**手和腕部，指骨，骨干 78.1.1.2
→示例代码（拇指近节指骨用下划线表示）：78.1.1.2

**类型：**

| 手和腕部，指骨，骨干，简单骨折 78.1.1.2A | 手和腕部，指骨，骨干，楔形骨折 78.1.1.2B | 手和腕部，指骨，骨干，粉碎性骨折 78.1.1.2C |
|---|---|---|

**位置：**手和腕部，指骨，远端节段 78.1.1.3
→示例代码（拇指近节指骨用下划线表示）：78.1.1.3

**类型：**

| 手和腕部，指骨，远端节段，关节外骨折 78.1.1.3A | 手和腕部，指骨，远端节段，部分关节内骨折 78.1.1.3B | 手和腕部，指骨，远端节段，完全关节内骨折 78.1.1.3C |
|---|---|---|

# 粉碎性、多发性骨折 79

手和腕部，粉碎性、多发性骨折 79

注：限定条件是可选的，它适用于大括号内由星号标注的骨折代码（由小写字母表示）。不止一种限定条件可用于骨折的分类，多种限定条件之间用逗号隔开。如需获取更多信息，请扫描二维码。